临床诊疗知识库丛书

心血管疾病临床精要

许俊堂　主　编

中国健康传媒集团
中国医药科技出版社

内 容 提 要

　　本书为"临床诊疗知识库丛书"之一，主要从心血管疾病症状与体征、辅助检查等方面进行了总论，详细介绍了高血压、高脂血症、冠心病、心肌病等心血管疾病以及与心血管疾病相关的其他系统疾病的诊断和治疗。全书结构清晰、简洁易懂，聚焦用循证证据解决常见病、多发病的临床问题。本书既可供广大临床医师使用，也可作为各级医院的住院医师、实习医师的参考用书。

图书在版编目（CIP）数据

心血管疾病临床精要／许俊堂主编. —北京：中国医药科技出版社，2024.10.
（临床诊疗知识库丛书）
ISBN 978 - 7 - 5214 - 4870 - 2

Ⅰ. R54

中国国家版本馆 CIP 数据核字第 202440LX33 号

美术编辑　陈君杞
版式设计　友全图文

出版　**中国健康传媒集团**｜中国医药科技出版社
地址　北京市海淀区文慧园北路甲 22 号
邮编　100082
电话　发行：010 - 62227427　邮购：010 - 62236938
网址　www.cmstp.com
规格　889×1194mm $\frac{1}{16}$
印张　36 $\frac{1}{2}$
字数　1105 千字
版次　2024 年 10 月第 1 版
印次　2024 年 10 月第 1 次印刷
印刷　河北环京美印刷有限公司
经销　全国各地新华书店
书号　ISBN 978 - 7 - 5214 - 4870 - 2
定价　**198.00 元**

获取新书信息、投稿、为图书纠错，请扫码联系我们。

丛书编委会

总 主 编　田立新

编　　　委　（按姓氏笔画排序）

马　鑫　王津存　许俊堂　吴　晖

张甦琳　陈钢钢　徐京杭

组织编写　医脉通

本书编委会

主　编　许俊堂（北京大学人民医院）

副主编　（按姓氏笔画排序）

马　旃（首都医科大学附属北京积水潭医院）
马建新（解放军第三〇五医院）
叶绍东（中国医学科学院阜外医院）
任　静（天津医科大学总医院）
刘睿方（首都医科大学附属北京安贞医院）
阳　全（香港大学深圳医院）
严健华（上海交通大学医学院附属新华医院）
何水波（航天中心医院）
邹长虹（中国医学科学院阜外医院）
汪晶晶［中国人民解放军总医院（北京301医院）解放军总医院第一医学中心）］
易　忠（航天中心医院）
周　荣（山西医科大学第二医院）
胡勇军［湖南省人民医院（湖南师范大学附属第一医院）］
董秋婷（中国医学科学院阜外医院）
靳文英（北京大学人民医院）
谭慧琼（中国医学科学院阜外医院）

编　委　（按姓氏笔画排序）

马　越（北京大学第三医院）
支爱华（中国医学科学院阜外医院，云南省阜外心血管病医院）
孔令锋［中国人民解放军白求恩国际和平医院（中国人民解放军联勤保障部队第九八〇医院）］
朱法胜（中国医学科学院阜外医院）
刘　刚（河南中医药大学第一附属医院）
刘晓妍（中国医学科学院阜外医院）
刘晓辉（武汉亚洲心脏病医院）
孙晓昕（中国医学科学院阜外医院）
苏　强（广西壮族自治区江滨医院）
杨　丹（中国医学科学院阜外医院）

李　欢（首都医科大学附属北京佑安医院 ）

李　玲（武汉亚洲心脏病医院）

李　琳（中国医学科学院阜外医院）

吴　双（中国医学科学院阜外医院）

吴寸草（北京大学人民医院）

吴雪怡（中国医学科学院阜外医院）

余　鹏（福建省立医院）

邹玉宝（中国医学科学院阜外医院）

汪　汉（成都市第三人民医院）

张　凯（天津市胸科医院）

张　鸥（清华大学附属北京清华长庚医院）

张　晗（中国医学科学院阜外医院）

张　颖（成都市第三人民医院）

张艺文（成都市第三人民医院）

陆敏杰（中国医学科学院阜外医院）

武　强（中国人民解放军总医院第六医学中心）

武昊鹏（山东中医药大学附属医院）

范庆坤（武汉亚洲心脏病医院）

赵雪东（首都医科大学附属北京安贞医院）

南　京（首都医科大学附属北京天坛医院）

娄　莹（中国医学科学院阜外医院）

姚　飞（航天中心医院）

徐　晶（中国医学科学院阜外医院）

唐　超（成都市第三人民医院）

梅金平［武警特色医学中心（中国人民武装警察部队特色医学中心）］

梁建军（武威市凉州医院）

董　徽（中国医学科学院阜外医院）

程宇婧（首都医科大学附属北京安贞医院）

曾　芳（暨南大学附属广州红十字会医院）

靳　鹏（中国人民解放军联勤保障部队第九四〇医院）

蔡广盛（云南省阜外心血管病医院）

蔺亚晖（中国医学科学院阜外医院）

臧小彪（阜外华中心血管病医院，河南省人民医院心脏中心）

翟　琳（中国医学科学院阜外医院）

序

医脉通作为医学信息领域的专业企业，践行"助力中国临床决策"的使命，经过 27 年的深耕，通过对诊疗知识库的持续耕耘与创新，成功编写了这套具有实用性的"临床诊疗知识库丛书"。这套丛书的出版，不仅是医学界的一大创新，更是对全国医疗事业的一份有益贡献。

"临床诊疗知识库丛书"紧密结合临床实践，以全新的视角和创新的思路，为广大医生提供了一个实用、高效的疾病知识获取途径，充分体现了"循证、全面、及时、互助"的原则，助力医生快速获取疾病知识。该丛书在编写过程中，利用统一的标准框架，覆盖疾病的全周期，实现了知识的深度结构化，即由编审专家团队把控全局，各编者分别完成初稿，再由专业分编小组严格审核、集体讨论定稿，最后由主编进行系统整理和整体优化。

在医脉通创始人田立新总经理及其团队的辛勤努力下，自 2010 年医脉通开始建立诊疗知识库，到 2019 年创建上线医知源肿瘤诊疗知识库，并于 2021 年医知源成为涵盖多学科疾病诊疗知识库平台，再到"临床诊疗知识库丛书"的出版，医脉通始终致力于为广大医生提供全面、系统、精准的疾病临床知识服务。

经过详细翻阅各大医学教材和临床指南共识，我深感"临床诊疗知识库丛书"具有专业、实用、规范的显著特色。

我衷心希望该丛书能够保持一流的质量，不断创新和发展，为医学事业再创辉煌！

医脉通董事长

2023 年 8 月

前言

　　医学事业的繁荣发展是全球共同关注的焦点。对于医生而言，只有全面、系统、精准地获取高质量且不断更新的医学知识，才能为患者提供最佳的诊疗决策。然而，疾病知识的分布分散、浩如烟海、日新月异，给知识获取带来了巨大挑战。医学涵盖众多知识单元，如疾病、辅助检查、诊断、药品、手术、循证医学证据、医学基础等。特别是疾病涉及面广泛，从基础医学知识到诊断、治疗、药物等临床相关知识，以及新理念、新诊治手段和新药，都离不开疾病。因此，有必要将疾病作为核心知识，连接相关知识，从分散到知识集，形成完整的疾病知识体系。

　　回顾医脉通在医学信息化领域的发展历程，医脉通深耕医学领域 27 年，专注诊疗知识库 10 余年，自 2010 年起投入大量资源搭建知识库，2011 年在官网发布了"医脉通诊疗知识库"，并紧跟技术的发展，持续投入对知识库的研发，针对疾病知识的表达研发了统一的标准框架，贯穿疾病的预防、诊断、治疗、预后等多个环节，对知识进行了深度的结构化，整合高质量的循证证据、临床指南推荐的诊疗策略等。医知源建设了以疾病为核心的知识库，将分散的知识连接起来，形成了完整的疾病知识体系。

　　同时，医脉通还建立了创新性的内容生产模式，通过编审团队的严格审核，保证知识库内容的专业性、实用性、规范性。这些编审团队成员大多来自国内顶尖三甲医院，拥有博士学位，并在包括中国临床肿瘤学会（CSCO）、中国抗癌协会、中华医学会等国家级和（或）地方级学会任职。他们对参与医知源的内容制作充满热情，严谨认真，为知识库的内容提供了质量保障。

　　2019 年，医脉通对肿瘤诊疗知识库率先产品化，上线了"医知源肿瘤版"小程序，并持续拓展其他临床医学学科领域。2021 年，产品名称正式启用"医知源"，2022 年，医知源应用程序（APP）上线。如今，医知源已成为一个涵盖多个学科疾病知识库的平台，并继续在医学知识的海洋中砥砺前行。

　　医知源秉承"循证、全面、及时、互助"四大理念，以医生获取最新、规范、实用的知识为宗旨，邀请国内专家编写，不仅遵循循证原则，还根据中国患者的特点进行调整，并持续更新。其目的是打破时空局限，提升医生获取知识的便捷性，让知识可以付诸实践，让知识创造价值。为了全方位地满足临床医生在不同临床场景中都能随查随用，医知源采取线上与线下相结合的方式，精选部分内容编写成"临床诊疗知识库丛书"。无论是一线城市三甲医院的医生，还是县镇乡级医院的医生，都能通过医知源或本套丛书进行浏览、查询，便捷地获取权威诊疗规范和最新诊疗理念，从而真正服务于我国人民的健康事业。

医脉通总经理

2023 年 8 月

编写说明

当今信息化和人工智能加速了知识的更新和技术的进步。随着对人类自身和疾病认识的加深，新的问题不断涌现，同时人类对于健康的要求也在不断提升，临床医生面对的挑战不是减少了，而是在不断增加。

为了提升医务人员诊疗的效率与准确性，有效应对心血管疾病日益复杂的临床环境，自 2021 年 8 月启动，共计 62 位作者、17 位审稿专家和 8 位编辑合力打磨，历经 3 年共同努力，"医知源"心血管疾病诊疗知识库终于完稿上线。

"医知源"心血管疾病诊疗知识库同时在"医知源"小程序和应用程序（APP）上发布，读者可以通过手机随时查阅。初步上线有 108 篇文章，线上版本的正文总字数超过 118 万字，内容丰富、全面详实、循证中立、实用性强，且随着医学科学的进展，将不定期对知识库内容进行补充和更新。

为配合线上"医知源"心血管疾病诊疗知识库，我们编辑出版《心血管疾病临床精要》（临床诊疗知识库丛书）一书。本书核心目标是为临床医生提供一套较为全面且实用的诊断与治疗参考书，内容涵盖范围广泛，除高血压、冠心病、心力衰竭等常见病以外，同时也涉及少见病及急诊、急救情境下的心血管疾病的诊治。受限于出版版面，目前本书只收录了 84 篇文章，并精选其中的诊断、治疗章节以更贴近临床医生的工作。全书大部分内容配有详细的诊断与治疗流程图、实用的药物治疗方案，以及对于症状和体征的精准描述，为临床决策提供支持。配合"医知源"线上平台，本书将成为一本全面认识心血管疾病的案头书。

《心血管疾病临床精要》（临床诊疗知识库丛书）及"医知源"心血管疾病诊疗知识库适用于心血管专科医生、全科医师、医学生及其他医疗专业人员，是不可或缺的参考资料。其广泛的知识覆盖和实用性将有效促进心血管医学领域的知识共享与交流，助力医务工作者在快速发展的医学环境中实现持续进步，更好地服务于患者，共同为心血管健康事业的进步贡献力量。

尽管已尽力确保内容的全面性与准确性，但心血管医学的迅速发展以及编者视角的局限，使得书中难免存在不足之处，因此诚恳期望读者给予批评与指导，以便后续版本的改进。您的反馈将是推动本书不断完善的重要动力。

许俊堂

2024 年 9 月

目录

第三篇　多学科交叉疾病

第一篇　总　论

第一章　心血管疾病总论

图1-1-1　心血管疾病总论思维导图

心血管系统（cardiovascular system）由心脏、动脉、静脉、毛细血管和调节血液循环的神经体液组成。心血管疾病（cardiovascular disease，CVD）是指心血管系统的结构和/或功能发生改变的一组疾病，包括冠心病（coronary heart disease，CHD）、卒中、心律失常、心力衰竭、先天性心脏病、主动脉疾病、心肌病、深静脉血栓形成、肺栓塞、瓣膜性心脏病、心包疾病、风湿性心脏病、脑血管疾病和外周血管疾病等。

心血管疾病综合风险评估

对CVD进行风险评估可以分辨CVD高危人群，以便对处于不同危险等级的人群进行不同强度的干预。目前主要是对动脉粥样硬化性心血管疾病（atherosclerotic cardiovascular disease，AS-CVD）进行综合评估。建议所有患者在开始治疗前，依据CVD危险因素水平高低和数目对未来10年CVD发生风险（10年内首次发生CVD的风险）进行评估和危险分层，确定CVD的一级和二级预防措施。尽管目前终生风险（指85岁前首次发生CVD的风险）评估并不能直接用于指导药物治疗和临床决策，但是对于指导生活方式干预、促进生活方式改善及维持健康的生活方式具有重要作用，进而有利于CVD的早期预防和危险因素的长期管理，尤其有利于10年风险低危和中危人群CVD的早期预防。

针对健康人群的10年CVD风险，美国的"2019 CVD一级预防指南"推荐汇总队列方程（pooled cohort equations，PCE）评分系统，欧洲的"2021 CVD预防临床实践指南"推荐使用新的系统性冠状动脉风险评估2（systematic coronary risk estimation 2，SCORE2）评分系统（40~69岁）和高龄老人SCORE2（SCORE2 - older persons，SCORE2 - OP）评分系统（70岁以上）。但我国人群CVD及其危险因素的特征与西方人群有较大差异，欧美指南中的一些建议并不完全适用于我国。因此下面主要介绍我国指南推荐的适合我国人群的评估系统。

一、中国ASCVD风险预测研究心脑血管风险评估系统

在中国ASCVD风险预测研究（China - PAR）项目中，纳入21320名受试者建立风险评估模型，并分别在14123名和70838名受试者中进行验证，在2016年和2018年分别提出了适合我国人民的ASCVD的10年风险和终身风险评估标准，2019年提出卒中的10年风险评估标准。China - PAR风险评估系统没有传统评估系统中的无症状靶器官受累指标和临床合并症指标，评估更为简便，对人民群众自我评估和大规模评估有很大的便利性。China - PAR项目开发了具有自主知识产权的风险评估工具，包括网站（https：//www.cvdrisk.com.cn/）和"心脑血管风险"手机软件，方便人民群众和医务人员使用。

（一）评估指标

China - PAR评估指标包括性别、年龄、现居住地区（以长江为界的北方或南方）、城市或农村、腰围、总胆固醇、高密度脂蛋白胆固醇（high - density lipoprotein cholesterol，HDL - C）、当前血压水平、是否服用降压药、是否患有糖尿病、现在是否吸烟、是否有CVD家族史（指父母、兄弟姐妹中有人患有心肌梗死或卒中）。China - PAR评分中没有纳入体重指数（body mass index，BMI）是因为在模型中腰围指标对CVD的预测效果更好，但并不否认BMI在预防超重和肥胖中的作用。

1. 血压 上肢测量双侧上臂肱动脉处血压，下肢测量双侧踝部足背动脉或胫后动脉处血压。双上肢的血压测量多采用坐位，四肢的血压测量采用卧位。选择认证合格且定期校准的上臂式医用电子血压计或动态血压计，去除可能对血压有影响的因素（测量前半小时内避免运动、吸烟、饮用咖啡或茶等，排空膀胱），并休息至少 5min。取坐位，身体保持放松，将上臂置于高低合适的桌面上，使上臂中点与心脏位于同一水平线，血压计的袖带下缘在肘窝上 2.5cm（约两横指）处，松紧程度以可插入 1~2 手指为宜。详见第五章第一节"原发性高血压"。

2. 腰围 中心型肥胖的定义：腰围（肚脐以上 1cm 处）男性≥90cm，女性≥85cm。

（二）评估流程与危险分层

心血管疾病总体风险评估分为 10 年风险和终生风险评估两个部分。风险评估流程如图 1-1-2 所示。首先，对 20 岁及以上没有 CVD 的个体进行 CVD 的 10 年风险评估，并进行 10 年风险分层。CVD 的 10 年风险 < 5.0% 为低危，5.0% ~ 9.9% 视为中危，≥10.0% 视为高危。对于 10 年风险低危和中危且年龄为 20~59 岁的个体，进行 CVD 终生风险评估，终生风险 < 32.8% 为低危，≥ 32.8% 为高危。

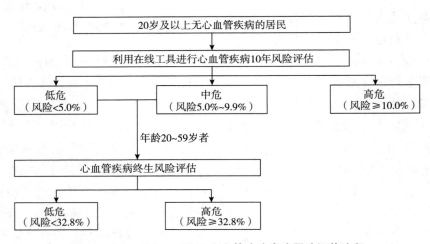

图 1-1-2　China-PAR 心血管疾病发病风险评估流程

二、传统评估系统

（一）生理指标

需要采集的生理指标包括：血压、静息心率、BMI 和腰围。

1. 血压和腰围 同前所述。

2. 静息心率 可以通过触诊脉搏、心脏听诊、电子血压计、动态心率监测获得，至少测量 2 次心率并取平均值。触诊脉搏测量心率时，时间不应短于 30s。测量静息心率前应避免运动、吸烟、饮酒、饮用咖啡或茶等，至少安静休息 5min，避免噪声和交谈。

3. 体重指数 体重指数是体重与身高平方的比值，计算公式为：BMI = 体重（kg）/身高^2

（m^2）。BMI < 18.5kg/m^2 为体重过低；18.5kg/m^2 ≤ BMI < 24.0kg/m^2 为体重正常；24.0kg/m^2 ≤ BMI < 28.0kg/m^2 为超重；BMI≥28.0kg/m^2 为肥胖。

（二）临床指标

1. 病史信息

（1）家族史：包括高脂血症、高血压和糖尿病家族史，一级亲属患高脂血症、高血压或糖尿病史；早发 CVD 家族史，一级直系亲属中男性在 55 岁或女性在 65 岁前患缺血性 CVD 病史。

（2）心血管疾病相关的既往病史：既往明确诊断缺血性卒中、短暂性脑缺血发作（transient ischaemic attack，TIA）、冠心病、外周动脉粥样硬化性疾病、高血压、糖尿病、慢性肾脏病（chronic kidney disease，CKD）、心房颤动（简称房颤）等。

（3）行为习惯：包括吸烟或被动吸烟、饮酒、膳食摄入、睡眠情况、身体活动等。可以采用问卷调查方式进行评估。

（4）社会心理因素：可对教育程度、经济收入、精神心理问题、人格或性格类型、生活环境等情况做出简单评估，或以问卷调查方式进行评估。

2. 实验室检查指标 包括血脂、血糖、同型半胱氨酸、尿酸、血肌酐、尿微量白蛋白/肌酐比值、尿蛋白定量等。

（三）靶器官受累指标

1. 无症状靶器官损害（target organ damage, TOD）

（1）左心室肥厚：左心室肥厚是心血管事件的独立危险因素，常用的检查方法包括心电图和超声心动图。

（2）肾脏损伤：一般为肾功能中度下降。肾小球滤过率（estimated glomerular filtration rate, eGFR）为 $30 \sim 59$ ml/（min·1.73m^2）；或血肌酐水平轻度升高，男性 $115 \sim 133 \mu mol/L$（$1.3 \sim 1.5$ mg/dl），女性 $107 \sim 124 \mu mol/L$（$1.2 \sim 1.4$ mg/dl）；或尿白蛋白排出量增加，尿微量白蛋白 $30 \sim 300$ mg/24h 或尿白蛋白/肌酐比值 ≥ 30 mg/g（3.5mg/mmol）。

（3）血管结构与功能受损：评估外周血管受累的指标包括颈动脉内膜中层厚度（intima-media thickness, IMT）、颈动脉斑块、脉搏波传导速度（pulse wave velocity, PWV）和踝臂指数（ankle brachial index, ABI）。主要评价指标是 IMT，PWV 和 ABI 可作为选用指标。正常 IMT 应 <1.0 mm，IMT 在 $1.0 \sim 1.2$ mm 之间为内膜增厚，IMT 在 $1.2 \sim 1.4$ mm 之间为斑块形成，IMT >1.4 mm 为颈动脉狭窄。颈-股动脉 PWV ≥ 12 m/s 为异常。可考虑将 ABI ≤ 0.9 作为诊断下肢动脉狭

窄的阈值。ABI 的测量和计算方法详见第二章第十节"周围血管征"。

2. 临床合并症

（1）缺血性脑血管疾病：缺血性脑血管疾病主要包括缺血性卒中和 TIA。诊断主要依据典型症状和头颅 CT、头颅 MRI 等影像学检查。

（2）冠心病：冠心病包括急性冠脉综合征［急性冠状动脉综合征（acute coronary syndromes, ACS）、心肌梗死和不稳定型心绞痛］和慢性冠脉综合征［慢性冠状动脉综合征（chronic coronary syndrome, CCS）、稳定型心绞痛和缺血性心肌病］。

（3）严重肾脏损伤：一般表现为肾功能严重下降。eGFR <30 ml/（min·1.73m^2）；或血肌酐水平升高，男性 $\geq 133 \mu mol/L$（1.5mg/dl），女性 $\geq 124 \mu mol/L$（1.4mg/dl）；或尿白蛋白 ≥ 300 mg/24h。

（4）外周动脉粥样硬化性疾病：指除心脑血管等中央动脉以外的外周动脉由于粥样硬化斑块和（或）血栓造成的狭窄或闭塞。可通过动脉造影和多普勒超声检查明确管腔狭窄程度、病变部位、范围大小和血流情况。

（5）视网膜病变：视网膜病变包括眼底出血、渗出或视神经盘（视神经乳头）水肿，可反映小血管病变情况。通常采用检眼镜检查，方便掌握。高血压或糖尿病患者建议进行眼底检查。

（四）评估流程与危险分层

《中国心血管病预防指南（2017）》和《基层心血管病综合管理实践指南 2020》指出，在进行 CVD 风险评估时，应按步骤（图 1-1-3）进行，逐一确定危险分层。并按照不同组合的 ASCVD 的 10 年发病平均风险 $<5\%$、$5\% \sim 9\%$ 和 $>10\%$ 分为低危、中危和高危。对 ASCVD 的 10 年发病风险为中危且年龄 <55 岁的人群进行 ASCVD 终生（余生）风险评估，以识别中青年中 ASCVD 终生风险为高危的个体。

具有以下条件者，不需要进行细致的评估，直接定义为极高危和高危人群

极高危：具有明确诊断的ASCVD，包括ACS、稳定性冠心病、血运重建术后、缺血性心肌病、缺血性脑卒中、TIA、外周动脉粥样硬化、CKD 4期等，直接列为极高危人群

高危：符合下列条件之一，列为高危人群：①糖尿病患者（年龄≥40岁）。②LDL-C≥4.9mmol/L或TC≥7.2mmol/L。③SBP≥180mmHg或DBP≥110mmHg。④高血压伴靶器官损害或CKD分期≥3期。⑤重度吸烟（吸烟≥30支/天）

↓ 不符合上述条件者根据下表评估10年ASCVD发病风险

危险因素*的个数		血清胆固醇水平分层			
		TC<3.1mmol/L 或 LDL-C<1.8mmol/L	TC：3.1~4.1mmol/L 或 LDL-C：1.8~2.6mmol/L	TC：4.1~5.2mmol/L 或 LDL-C：2.6~3.4mmol/L	TC：5.2~7.2mmol/L 或 LDL-C：3.4~4.9mmol/L
无高血压	0~1个	低危（<5%）	低危（<5%）	低危（<5%）	低危（<5%）
	2个	低危（<5%）	低危（<5%）	低危（<5%）	中危（5%~9%）
	3个	低危（<5%）	低危（<5%）	中危（5%~9%）	中危（5%~9%）
有高血压	0个	低危（<5%）	低危（<5%）	低危（<5%）	低危（<5%）
	1个	低危（<5%）	低危（<5%）	中危（5%~9%）	中危（5%~9%）
	2个	中危（5%~9%）	中危（5%~9%）	高危（≥10%）	高危（≥10%）
	3个	高危（≥10%）	高危（≥10%）	高危（≥10%）	高危（≥10%）

↓ 年龄<55岁且10年ASCVD发病风险为中危者，评估余生风险

此类人群具有以下任意2项及以上危险因素者，定义为ASCVD高危人群：①SBP≥160mmHg或DBP≥100mmHg。②非HDL-C≥5.2mmol/L。③HDL-C<1.0mmol/L。④BMI≥28.0kg/m²。⑤吸烟

图1-1-3　动脉粥样硬化性心血管病发病风险评估流程

* 危险因素包括吸烟、低HDL-C（<1.0mmol/L）、男性≥45岁或女性≥55岁；ASCVD 动脉粥样硬化性心血管病；ACS 急性冠脉综合征；TIA 短暂性脑缺血发作；CKD 慢性肾脏病；LDL-C 低密度脂蛋白胆固醇；TC 总胆固醇；SBP 收缩压；DBP 舒张压；HDL-C 高密度脂蛋白胆固醇；BMI 体重指数

三、指南建议

（1）对于10年CVD风险达到高危或单个CVD危险因素达到治疗起始值的个体，推荐进行经常性10年CVD风险评估。每年评估1次，并与医生沟通，采取相应的临床治疗。

（2）对于≥35岁且存在CVD危险因素的个体（如：吸烟、高血压、糖尿病、血脂异常、超重或肥胖等），推荐每1~2年进行1次10年CVD风险评估。

（3）对于≥35岁不存在CVD危险因素的个体，应密切关注自身健康状况，可以每2~3年进行1次10年CVD风险评估。

（4）对于20~34岁个体，应关注自身CVD危险因素，可以每3~5年进行1次10年CVD风险评估。

（5）年龄在20~59岁且10年风险处于中、低危的成年人，可以考虑每3~5年进行1次终生风险评估。

（6）低危人群（CVD发病风险<5%），需要采取恰当的生活方式以保持健康状态；对于中危人群（5%≤CVD发病风险<10%），需要纠正危险因素（戒烟、控制体重、保持平衡的膳食营养结构等），必要时接受药物治疗；对于高危人群（CVD发病风险≥10%），除上述生活方式的改变之外，还要根据自身存在的危险因素在医生指导下进行降压、调脂、降糖等药物治疗，以降低未来的CVD风险。

（7）需要注意的是，人群中CVD的风险值是连续分布的，并没有绝对的切点值，不能简单地认为超过切点值就符合用药指征或应该启动某种治疗措施，当低于此切点值时，也不能认为某些生活方式指导没有必要。从心血管健康管理或临床治疗的角度，定义切点值和进行风险分层的目的主要是便于发现CVD高危的个体，使个体能够相对准确而及时地获知CVD风险，对不同风险的个体推荐不同强度的生活方式干预或药物治疗，合理利用公共卫生资源，使纠正危险因素和药物治疗等干预的获益最大。

▶ 治疗

临床治疗 CVD 主要采用药物治疗。

药物治疗

（一）血压管理

（1）在改善生活方式的基础上，根据高血压患者的总体风险决定是否给予降压药物，以降低心血管并发症和死亡总风险。

（2）血压超过 140/90mmHg 的 CVD 高危患者，应启动降压药物治疗。

（3）血压超过 140/90mmHg 的 CVD 低危、中危患者，应考虑启动降压药物治疗。

（4）血压 130～139/85～89mmHg 且合并糖尿病和/或 CKD 3/4 期的高危患者，可考虑启动降压药物治疗。

（5）一般高血压患者的最佳血压目标为 <130/80mmHg，基本血压目标值为 <140/90mmHg。糖尿病患者的降压目标为 <130/80mmHg。老年（65 岁以上）高血压患者的血压目标可考虑为 <140/90mmHg，可耐受的情况下考虑降压目标为 130/80mmHg。虚弱老年患者的血压目标需要根据患者的耐受性做个体化判断。

具体药物使用、降压方案及注意事项详见第五章"高血压"。

（二）血脂管理

胆固醇控制目标并不是指化验单上的参考值，不通人群有不同的控制目标（表 1-1-1）。无论是否启动药物治疗，改善生活方式都是血脂控制的基础。他汀类药物是降低低密度脂蛋白胆固醇（low density lipoprotein cholesterol，LDL-C）的基石，首选中等强度他汀类药物；若不耐受或不达标，联合应用依折麦布可获得进一步有效调脂效果；若仍然不达标，可考虑加用前蛋白转化酶枯草溶菌素 9（proprotein convertase subtilisin/kexin type 9，PCSK9）单抗类药物。CVD 高危以上患者在 LDL-C 达标后仍持续存在甘油三酯水平升高者（>2.3mmol/L），可考虑联合高纯度鱼油 4g/d 或贝特类药物治疗，以进一步降低 CVD 风险。药物

用法及注意事项详见第六章"高脂血症"。

表 1-1-1 推荐的胆固醇控制目标

人群分类	首要靶点：LDL-C	次要靶点：非 HDL-C
年龄≥40 岁的糖尿病患者 20～39 岁患有糖尿病且 CVD 风险为高危者	<1.8mmol/L（70mg/dl）且较基线下降 >50%	<2.6mmol/L（100mg/dl）
无糖尿病的 CVD 高危者 CVD 中危者	<2.6mmol/L（100mg/dl）	<3.4mmol/L（100mg/dl）
CVD 低危者	<3.4mmol/L（100mg/dl）	<4.2mmol/L（100mg/dl）

注：CVD 心血管疾病；LDL-C 低密度脂蛋白胆固醇；HDL-C 高密度脂蛋白胆固醇；非 HDL-C 总胆固醇减去 HDL-C。

（三）血糖管理

对于一般糖尿病患者，糖化血红蛋白（glycated haemoglobin，HbA1c）≥7% 是启动临床治疗或需要调整治疗方案的重要判断标准，条件许可时可转诊至内分泌科或糖尿病专科。

在无低血糖或其他不良反应的情况下，应当控制 HbA1c <6.5% 或尽可能地接近正常，以降低糖尿病并发症的发生风险。对于病程较长、有严重低血糖史、老年、有显著外周血管并发症的糖尿病患者，应采取相对宽松的 HbA1c 目标（如 <8.0%），并要注意预防低血糖，充分评估强化血糖控制的获益和风险。

在开始治疗阶段，建议每 3 个月检测 1 次 HbA1c，一旦达到治疗目标可每 6 个月检查 1 次。

（四）抗血小板治疗

应用阿司匹林作为 CVD 一级预防措施的最重要原则是权衡获益和风险，取决于出血风险、阿司匹林治疗依从性、CVD 发病风险以及年龄等。

用药前必须评估出血风险，并采取防范措施，出血危险因素包括服用大剂量阿司匹林、血小板减少、凝血功能异常、严重肝功能和肾功能不全、正在使用增加出血风险的药物、消化道溃疡病史、近期有出血病史或外科手术史、未经控制的高血压或药物难以控制的高血压等。对出血风险大于

血栓形成风险的患者，不推荐使用阿司匹林进行一级预防；对于年龄≥80岁或＜30岁的人群和无症状的外周动脉粥样硬化（狭窄程度＜50%）人群，目前阿司匹林的一级预防证据不足，需结合其他情况进行评估。

《中国心血管病风险评估和管理指南》建议下列人群在权衡利弊后服用小剂量阿司匹林（75～100mg/d）进行 CVD 的一级预防。

（1）心血管疾病 10 年风险高危（≥10.0%）人群。

（2）糖尿病患者：年龄≥50 岁，且至少伴有以下 5 项主要危险因素中的 1 项。①早发 CVD 家族史（发病时年龄男性＜55 岁或女性＜65 岁）。②高血压。③吸烟。④血脂异常。⑤蛋白尿（尿白蛋白/肌酐比值≥30mg/g）。

（3）高血压患者：血压＜150/90mmHg，且至少伴有以下 3 项危险因素中的 2 项。①吸烟。②低 HDL－C（＜1.0mmol/L）。③男性≥45 岁或女性≥55 岁。

（4）不符合以上条件者，应至少同时具备以下 5 项危险因素中的 4 项。①吸烟。②男性≥45 岁或女性≥55 岁。③早发 CVD 家族史。④肥胖（BMI≥28.0kg/m^2）。⑤血脂异常。

作者：靳鹏（中国人民解放军联勤保障部队第九四〇医院）
审稿：汪晶晶〔中国人民解放军总医院（北京 301 医院）解放军总医院第一医学中心）〕

参考文献

第二章　症状与体征

第一节　心　悸

图 2 - 1 - 1
心悸思维导图

心悸（palpitation）是指患者主观上对心脏跳动的不适感或心慌感，其发生发展程度除了与病因的进展和发作有关外，还与患者对自身的注意力和某些医源性因素有关。心悸时心率可快、可慢，也可出现心律不齐等，部分患者心律和心率均正常。

诊断

一、诊断流程

（1）如患者存在心悸突发突止、突发渐止等发作特点，或存在脉律、心律不齐等情况，应考虑心律失常所致心悸可能，可完善心电图、动态心电图等检查。

（2）如患者持续存在心悸症状，或与活动状态相关的心悸不适，需考虑高动力循环状态所致的心悸症状，如贫血、甲亢等。

（3）如患者心悸伴胸痛、呼吸困难等症状，应完善超声心动图、B 型利钠肽（B - type Natriuretic Peptide，BNP）、肌钙蛋白、D - 二聚体等检查。

（4）如果除心悸外，还伴有精神症状者，应考虑精神神经因素所致心悸。若体检无明显异常，辅助检查无相关异常，且综合心理咨询治疗可改善病情者，多是由精神神经因素所致。该类型心悸多见于年轻人，女性好发，常与情绪因素、压力因素等相关。

二、问诊与查体

（一）问诊与症状

1. 问诊要点

（1）发作诱因、时间、频率、病程、持续时间、缓解因素。

（2）发作时有无心前区疼痛、呼吸困难、头晕、发热、晕厥、头痛、抽搐、消瘦及多汗、焦虑、失眠等相关症状。

（3）有无心脏病、贫血性疾病、内分泌疾病、神经症等病史。

（4）有无嗜好咖啡、浓茶、烟酒等情况，有无精神刺激史。

2. 伴随症状

（1）伴心前区疼痛：见于冠心病心绞痛、心包炎、心肌炎、主动脉瓣狭窄或关闭不全，也可见于神经症。

（2）伴发热：见于风湿热、传染病、心包炎、心肌炎等。

（3）伴晕厥或抽搐：见于缓慢型或快速型心律失常，包括心室颤动、高度房室传导阻滞、病态窦房结综合征、室性心动过速等。

（4）伴贫血：可见于各种原因导致的急性失血，患者此时常伴有脉搏细速、出汗、血压下降或休克。慢性贫血患者的心悸在劳累后较为明显。

（5）伴呼吸困难：可见于急性心肌梗死、心力衰竭、心肌炎、心包炎、重度贫血等。

（6）伴消瘦及出汗：可见于甲状腺功能亢进。

（7）伴头晕、失眠及乏力等神经衰弱症状：可见于神经症。

（8）伴阵发性高血压：可见于嗜铬细胞瘤。

（二）查体与体征

临床医师往往很难在心悸发作时检查患者，但体格检查依然有助于发现能够提示心悸病因的异常情况。

（1）测量基础生命体征，包括体温、血压、脉搏、氧饱和度和呼吸频率。如体温升高往往提示感染、恶性肿瘤等可能。体温升高时的心率加快是一种正常的生理现象；血压升高可能提示存在嗜铬细胞瘤、β - 受体拮抗剂撤药或其他与儿茶酚胺过量有关的情况。

（2）通过心脏体格检查、脉搏触诊可以测定脉搏速率（pulse rate），发现节律不齐或者期外收缩（早搏）。如果发现心律绝对不齐，应同时听诊测定心室率（heart rate）。听诊是很重要的一个环节。如若沿胸骨左缘听到粗糙的全收缩期杂音，且在患者做 Valsalva 动作时增强，则提示肥厚梗阻性心肌病。而肿瘤扑落音则往往提示左房黏液瘤

的可能。对于心律失常患者，尤其是期前收缩或心动过速患者，听诊可以发现心率和节律的变化。

此外，还应该警惕系统性疾病导致的心悸症状，包括甲状腺功能亢进（简称甲亢）、贫血等疾病。甲亢的征象包括发汗、细微震颤、眼球突出、甲状腺肿大和深腱反射活跃。而贫血则会有嘴唇和甲床苍白、乏力等表现。

治疗

心悸诊治流程如图 2-1-2 所示。大部分患者的心悸症状无需特殊治疗。初步评估无异常者，定义为不明原因心悸患者，一般无需进一步检查，安抚患者，定期随访即可。

由心脏外疾病所致心悸，如贫血患者，需专科就诊，评估贫血的严重程度、筛查病因，予以相应的治疗；如为甲亢患者，可能需要予以抗甲状腺药物、^{131}I 等治疗。

少部分因心律失常所致的心悸，则需进行评估，并明确是何种心律失常，可针对原因采取针对性的治疗，并遵循相关的指南予以治疗。例如，

针对阵发性室上性心动过速患者，导管消融疗效优于药物治疗效果，且并发症相对可控。而针对房性期前收缩或室性期前收缩等相对良性病因的患者，可以通过调整生活方式和环境因素，如停止酒精制品或咖啡因的摄入，或进行抗焦虑治疗、调整作息后，有可能减少心悸的发生频率和程度，达到控制的效果。

紧急情况下需要予以急诊处理，包括一般治疗，如吸氧、心电监测等，如有快速/缓慢性心律失常所致血流动力学不稳定，需予以紧急电复律或临时起搏器植入。

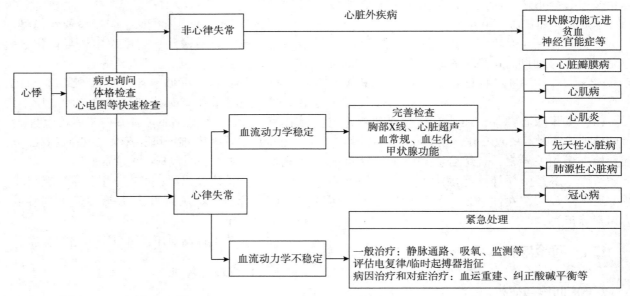

图 2-1-2　心悸诊治流程

作者：朱法胜　叶绍东（中国医学科学院阜外医院）
审稿：周荣（山西医科大学第二医院）

参考文献

第二节 胸 痛

发病部位为上至锁骨上窝水平、下至剑突水平的胸部范围，由于胸壁组织至深层组织的病变所致的疼痛，即可称为胸痛（chest pain）。胸痛性质多种多样，可呈刀割状、烧灼样、针刺样等，也可以为紧缩感、烧心感及类似的不适感（chest discomfort）。胸痛多由胸部本身疾病所致，少部分由其他部位的病变引起。由于患者存在痛阈的个体差异，胸痛程度有时与疾病严重程度并不一致。

诊断

一、诊断流程

对急危重症的胸痛（高危胸痛）患者首先应进行积极抢救，同时，积极明确病因。患者如果处在不具备进一步治疗条件的医疗场所，则应在条件允许的情况下迅速转诊。

对于生命体征稳定的胸痛患者，详细询问病史是病因诊断的关键。诊治每例胸痛患者，均需优先排查致命性胸痛。如果患者出现以下征象，提示存在高危胸痛，需要立即采取紧急处理措施。

（1）神志模糊或意识丧失。

（2）面色苍白。

（3）大量出汗及四肢厥冷。

（4）低血压（血压＜90/60mmHg，1mmHg＝0.133kPa）。

（5）呼吸急促或呼吸困难。

（6）低氧血症（血氧饱和度＜90%）。

这些征象提示需要立即进行紧急处理，以确保患者的生命安全。

临床诊疗中，可按照图2-2-1所示流程对胸痛患者进行处理。首先判断是否存在高危胸痛特征，如果属于高危胸痛人群，完善心电图等快速检查后，根据临床特征选择相应检查。

二、问诊与查体

1. 胸痛病史 青壮年胸痛多见于肋软骨炎、焦虑等，然而应注意胸膜炎、自发性气胸等可能性。在中老年人则应注意ACS、肺栓塞（pulmonary embolism，PE）、主动脉夹层（aortic dissection，AD）、肺癌等情况。近年来随着疾病谱改变，ACS、PE、AD、肺癌等疾病的年轻化趋势也越来越明显。

职业因素有时候也可能提供相应的临床线索。如粉尘工作环境的患者，需警惕呼吸系统疾病的可能，如尘肺病、慢性阻塞性肺疾病等；从事体力劳动的患者，需考虑有无胸壁肌肉、骨骼损伤可能。

如果患者起病急骤，伴有呼吸困难、咯血，或生命体征不平稳，需警惕是否为高危胸痛患者，应排除致命性疾病如ACS、PE、AD、张力性气胸等情况。

2. 胸痛部位及范围 胸痛部位包括疼痛部位和放射部位。例如，胸壁疾病所致的胸痛常固定在某一部位，且局部有压痛。若为胸壁皮肤的炎症性病变，局部可有红、肿、热、痛表现。

带状疱疹所致的胸痛常伴有沿一侧肋间神经分布区域出现的成簇的水疱，并伴有剧烈的疼痛，且疱疹不超过体表中线。肋软骨炎引起的胸痛通常伴有在第一、二肋软骨处出现的单个或多个隆起，局部可出现压痛，但无红肿表现。心绞痛和心肌梗死引起的疼痛主要位于胸骨后方和心前区，也可向左肩和左臂内侧放射，甚至可达到环指和小指，有时还可放射到左颈部或面颊，容易被误认为是牙痛。AD引起的疼痛多发生在胸背部，可向下放射至腰部、下腹、两侧腹股沟区和下肢。胸膜炎引起的胸痛多发生在胸侧部。食管和纵隔病变引起的胸痛多出现在胸骨后方。肝胆疾病和膈下脓肿引起的胸痛多发生在右下胸，当侵犯膈肌中心部时，疼痛可放射至右肩部。肺尖部肺癌引起的疼痛主要集中在肩部和腋下，并向上肢内侧放射。

3. 胸痛性质 带状疱疹胸痛呈刀割样痛或灼痛，难以忍受。食管炎胸痛则多为烧灼痛。心绞痛呈压榨性胸痛，心肌梗死胸痛更剧烈而持久，并向左肩和左臂内侧放射。干性胸膜炎胸痛常呈尖锐刺痛或撕裂痛。PE 导致的肺梗死则主要表现为随深呼吸和咳嗽加重的胸膜性胸痛，并伴有呼吸困难与咯血。

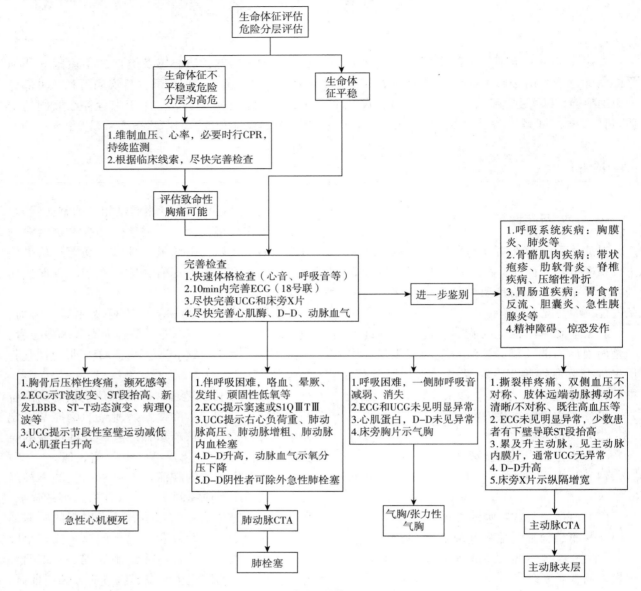

图 2-2-1 高危胸痛患者诊疗流程图

D-D D-二聚体；LBBB 左束支传导阻滞；CPR 心肺复苏；UCG 超声心动描记术；ECG 心电图；CTA 计算机断层血管造影

4. 胸痛持续时间 骨骼肌或内脏平滑肌或血管痉挛所致疼痛多为阵发性，常可自行缓解；而炎症、肿瘤、心肌梗死等所致胸痛多为持续性。

5. 胸痛诱发和缓解方式 需关注患者胸痛加重与缓解方式，如咳嗽、深呼吸，以及与活动、进餐、情绪的关系等。

体力活动和精神紧张可诱发心绞痛发作，舌下含服硝酸甘油可使心绞痛症状缓解，而对心肌梗死无效。胸膜炎、自发性气胸和心包炎引起的胸痛则可因用力呼吸及咳嗽而加剧。反流性食管炎引起的胸骨后烧灼痛在服用抗酸剂（奥美拉唑等）和促动力药物（如多潘立酮等）后可减轻或消失。心脏神经症引起的胸痛在体力活动后反而可能减轻。胸壁疾病所致的胸痛常在局部有压痛。食管疾病引起的胸痛常于吞咽时出现或加剧。

6. 胸痛伴随症状 临床还需关注胸痛患者是否伴有吞咽困难、咽下痛与反酸，以及有无发热、咳嗽、咳痰、咯血、呼吸困难等。

（1）伴发热：需考虑炎症、肿瘤、肌炎等可能。

（2）伴咳嗽：提示呼吸道疾患，如气管、支气管、肺实质等处疾病。

（3）伴呼吸困难：需考虑 PE、心肌梗死、气胸。

（4）伴吞咽障碍或食物反流：需考虑食管病变。

（5）伴循环障碍（苍白大汗、血压下降、休克）：需考虑 PE、心肌梗死、AD 破裂。

（6）伴咯血：需考虑 PE、支气管肺癌、肺结核、支气管扩张等。

（二）查体与体征

以"胸痛"为主诉的患者就诊时，需要采集患者的基础生命体征情况，包括血压（必要时测双上肢血压，甚至四肢血压）、心率、呼吸频次、指氧等，还包括患者一般状态、意识等情况。此外，对胸痛患者的查体既要全面而精炼，也要根据问诊结果针对性查体。如患者胸痛随体位改变而发生变化，则考虑病变部位为胸壁肌肉、胸膜等处的可能性大，此时需要进行针对性的详细查体。

如患者撕裂样胸痛伴随血压升高，需要警惕 AD 可能，完善双上肢血压，必要时测量四肢血压。

呼吸频次增快可能是由于胸痛导致交感兴奋，需要警惕是否是由于缺氧引起。

胸痛伴有指氧下降，需要警惕 PE、气胸等疾病。

查体胸部皮肤有无红肿、创伤、皮疹等情况，呼吸运动是否居中，气管是否居中，局部是否存在压痛等。双肺叩诊是否存在浊音、鼓音、过清音等，听诊呼吸音是否对称，有无胸膜摩擦音。心脏听诊注意有无心脏杂音、心包摩擦音等。

需要强调的是，体格检查和辅助检查共同提供了胸痛鉴别诊断的依据，缺一不可，勿出现重视辅助检查，轻视体格检查的情况。

三、鉴别诊断

接诊胸痛患者时需始终警惕可能危及生命的情况（高危胸痛），包括 ACS、AD、PE、张力性气胸等。

（一）急性冠状动脉综合征

ACS 包括急性心肌梗死（acute myocardial in-farction，AMI）和不稳定型心绞痛（unstable angina pectoris，UAP）。

心电图是早期快速识别 ACS 的重要工具，标准 18 导联心电图有助于识别心肌缺血部位。如胸痛持续不缓解时，需每隔 5～10min 复查 1 次心电图。心肌损伤标志物是鉴别和诊断 ACS 患者的重要检测手段，目前推荐对于无法早期确诊的胸痛患者在首次就诊时留取完善高敏心肌肌钙蛋白检查，即使为阴性结果，也应该间隔 1～3h 复查以排除心肌梗死。

鉴别诊断要点：①胸痛部位、特点、伴随症状、持续时间、缓解因素等。②心电图（electro-cardiogram，ECG）提示可能存在相关导联 ST 段抬高或动态演变。③超声心动描记术（ultrasonic car-diography，UCG）提示节段性室壁运动异常。④肌钙蛋白。⑤冠脉影像学异常。

（二）主动脉夹层

AD 患者常以骤然发生的剧烈胸痛为主诉，对于未明确诊断而具有上述危险因素的胸痛患者，可采用 AD 筛查量表（表 2-2-1）进行初步筛查。评分为低度可疑的患者，如果 D-二聚体（D-dimer，D-D）阴性，可以排除 AD；结果为中度可疑或高度可疑的患者，需行影像学检查确诊。

表 2-2-1 AD 筛查量表

病史及体征	评分（分）
病史满足以下任意 1 项：马方综合征、主动脉疾病家族史、主动脉瓣疾病、近期主动脉手术、胸主动脉瘤	1
胸痛特点满足以下任意 1 项：骤然出现，剧烈疼痛，撕裂样疼痛	1
体征满足以下任意 1 项：灌注不足表现（脉搏短细、双侧收缩压不对称、局灶神经功能缺损），新发主动脉瓣关闭不全杂音，低血压或休克状态	1

注：评分 0 分为低度可疑，1 分为中度可疑，2～3 分为高度可疑。

主动脉 CT 血管成像（computed tomography an-giography，CTA）是首选的影像学检查。经胸壁和（或）食道超声心动图可用于辅助诊断部分累及主动脉根部的患者。部分 AD 患者的胸片可见纵隔增宽。

鉴别诊断要点为：①胸痛特点，如撕裂样痛等。②双侧血压不对称，上下肢血压差值异常等。

③UCG 提示主动脉内膜飘动，可见双腔改变等。④D－D 升高。⑤主动脉 CTA 提示双腔改变。

（三）肺栓塞

80％的 PE 患者可见胸痛、呼吸困难及气促等症状，严重时可出现烦躁不安、惊恐，甚至濒死感，可能与患者低氧血症有关。晕厥或意识丧失也可以是 PE 患者的首发或唯一症状。

对尚未明确诊断的胸痛患者可采用急性 PE 筛查量表完成初步筛查。结果为低度或者中度可疑的患者，如果 D－D 阴性，可以排除 PE，无须进一步行 CT 肺动脉造影或者超声检查；临床评估高度可疑的患者，须直接行影像学检查，确定是否为急性 PE。

鉴别诊断要点为：①伴咯血、晕厥、紫绀、顽固性低氧等。②ECG 提示窦性心动过速或 SIQ Ⅲ T Ⅲ。③UCG 提示右心负荷重、肺动脉高压、肺动脉增粗、肺动脉内血栓等。④D－D 升高，且动脉血气示氧分压下降。⑤临床低中度可能者，若 D－D 阴性，可除外急性 PE。

（四）张力性气胸

张力性气胸（tension pneumothorax）为气胸的严重状态，患者可表现为胸痛，伴呼吸困难。缺氧严重者出现发绀、烦躁不安、昏迷，甚至窒息。

鉴别诊断要点为：①单侧呼吸音减弱、消失。②ECG/UCG 未见异常。③肌钙蛋白、D－D 未见异常。④床旁胸片提示气胸。

治疗

由于胸痛表现多样复杂，风险各不相同，处理也因病而异，若处理不当会延误治疗导致严重后果。因此，基层医生需迅速识别高危胸痛（AMI、AD、PE、心包压塞、张力性气胸等），以确保高危胸痛患者得到及时有效的治疗。

ACS 患者确诊后应予以抗栓药物等治疗，如存在急诊冠状动脉造影指征，应尽快行冠状动脉造影检查，必要时行冠状动脉介入治疗。AD 患者则积极予以镇痛、降压、控制心率等治疗，尽可能为后续治疗创造条件，并根据 AD 部位选择相应治疗，如主动脉内腔内隔绝术、人工血管置换术等。而 PE 患者应通过危险分层，选择相应治疗，如溶栓、抗凝治疗等。具体治疗方法，请参考第七章第二节"非 ST 段抬高型急性冠状动脉综合征"、第十六章第二节"急性肺栓塞"、第十五章第一节"主动脉夹层"。

作者：朱法胜　叶绍东（中国医学科学院阜外医院）

审稿：周荣（山西医科大学第二医院）

参考文献

第三节　呼吸困难

呼吸困难（dyspnea）是指患者主观上感到空气不足、呼吸费力，客观上表现为呼吸运动用力。在严重情况下，可能出现张口呼吸、鼻翼扇动、端坐呼吸（orthopnea），甚至发绀，呼吸辅助肌也参与呼吸运动，同时可能伴有呼吸频率、深度和节律的改变。

根据呼吸困难的发生机制及临床表现特点，可将其归纳为以下五种类型（表 2－3－1）。

表 2 - 3 - 1 呼吸困难分类及特点

分类		临床表现特点
肺原性呼吸困难	吸气性呼吸困难	主要特点为吸气显著费力,严重者吸气时会出现"三凹征"(three depression sign),表现为胸骨上窝、锁骨上窝和肋间隙明显凹陷。此外,患者也会出现干咳和高调吸气性喉鸣 三凹征的出现主要是由于呼吸肌极度用力,胸腔负压增加所致
	呼气性呼吸困难	主要特点为呼气费力、呼气缓慢、呼吸时间明显延长,通常伴有呼气期哮鸣音 通常由肺泡弹性减弱和(或)小支气管的痉挛或炎症导致
	混合性呼吸困难	主要特点是吸气期及呼气期均感呼吸用力、呼吸频率变快、幅度变浅 此外,患者可能会伴有异常呼吸音或病理性呼吸音
心原性呼吸困难	左心衰竭	1. 存在引起左心衰竭的基础疾病,例如风湿性心脏病、高血压心脏病、冠状动脉硬化性心脏病等疾病 2. 表现为混合性呼吸困难,即活动时呼吸困难会加重,休息时则程度有所减轻或消失。卧位时症状明显,而在坐位或立位时则会减轻。因此,当病情较重时,患者往往会被迫采取半坐位或端坐体位呼吸(orthopnea) 3. 肺底部或全肺出现湿啰音 4. 强心剂、利尿剂和血管扩张剂可以改善左心功能,减轻呼吸困难症状。急性左心衰竭时,患者可出现夜间阵发性呼吸困难,表现为夜间睡眠中突然感到胸闷、气急,坐起后症状缓解 5. 轻度症状持续数分钟至数十分钟后逐渐减轻或消失,但病情较重者可能会出现端坐呼吸、面色发绀、大量出汗、哮鸣音,咳出粉红色泡沫痰,两肺底部有较多湿性啰音,心率加快,甚至可能出现奔马律。这种呼吸困难也被称为"心原性哮喘"(cardiac asthma)
	右心衰竭	1. 存在引起右心衰竭的基础病因,如三尖瓣反流、肺动脉高压、肺栓塞、慢性呼吸系统疾病等 2. 亦常采取半坐位呼吸(orthopnea),如有肺部基础疾病,可伴有肺原性呼吸困难表现 3. 肺部基础病和右心功能改善后,呼吸困难症状随之好转
中毒性疾病		1. 存在引起代谢性酸中毒的基础病因,如尿毒症、糖尿病酮症等 2. 呈酸中毒深大呼吸(Kussmaul 呼吸),表现为深长而规则的呼吸,可能伴有鼾音 3. 有药物或化学物质中毒史 4. 呼吸缓慢、变浅,同时呼吸节律异常,可能出现陈 - 施呼吸(Cheyne - Stokes 呼吸,又称潮式呼吸)或毕奥(Biots)呼吸(间停呼吸)
神经精神性疾病		精神性呼吸困难主要表现为呼吸频率快而浅,可能伴有叹息样呼吸或手足搐搦 这种情况在临床上常见于癔症患者,患者可能会突然出现呼吸困难
血液病		重度贫血时血红蛋白携氧能力下降,可出现呼吸困难,多与活动相关,严重情况下静息状态也可发生

诊断

一、 诊断流程

呼吸困难诊断流程如图 2 - 3 - 1 所示。在对急危重症的呼吸困难患者进行抢救的同时,积极明确病因,如无处理相关疾病的技术能力,可在条件允许的情况下迅速转院。对于呼吸困难患者,详细询问病史是病因诊断的关键。诊治呼吸困难患者前,均需优先排查致命性疾病情况,如急性心衰、肺栓塞、张力性气胸、哮喘等,以确保高危患者得到及时有效的治疗。最重要的是快速查看生命体征,患者如出现以下征象,则提示为高危患者,需进行紧急处理。

(1) 神志模糊或意识丧失。

(2) 面色苍白、发绀。

(3) 大汗、四肢厥冷。

(4) 呼吸音不对称、减弱,甚至消失。

(5) 低血压(血压 < 90/60mmHg)。

(6) 低氧血症(血氧饱和度 < 90%)。

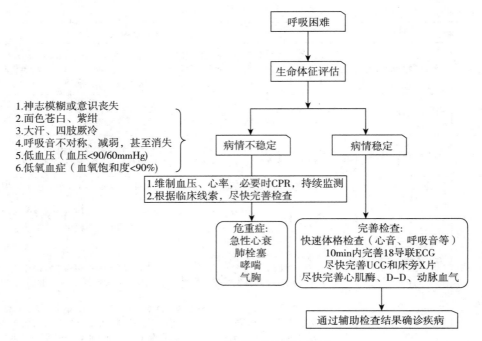

图 2 - 3 - 1 呼吸困难诊断流程图

CPR 心肺复苏；ECG 心电图；UCG 超声心动描记术；D - D - 二聚体

二、 问诊与查体

（一）问诊与症状

1. 询问病史 引起呼吸困难的疾病众多，任何系统的疾病只要影响到呼吸系统或引起通气需要增加，都可能导致呼吸困难，因此应全面搜集临床资料，为进一步鉴别诊断提供临床依据和线索。

（1）判断有无呼吸困难：针对初诊患者，医生除询问有无主观气短或呼吸费力症状外，还应同时观察有无客观的体征表现，以及该表现是哪个系统的疾病所致，以便进一步分析鉴别。与心脏跳动不同，呼吸快慢、暂停在一定范围内直接受大脑控制。部分患者因过于关注自身的呼吸节奏、频率等而发现异常，如呼吸费力、呼吸不畅、叹气样呼吸等，查体无客观异常，考虑为功能性，但需进一步检查进行判断，以排除器质性疾病所致的呼吸困难。

（2）年龄与性别：儿童呼吸困难时应高度警惕呼吸道异物、哮喘、先天性疾病（如肺囊肿、先天性心脏病等）、急性感染性疾病等。青壮年呼吸困难多见于胸膜疾病、肺部疾病如结核等、风湿性心脏瓣膜病。老年人呼吸困难多见于冠心病、肺气肿、肿瘤等。

（3）起病缓急：起病缓慢者见于心、肺慢性疾病，如肺结核、肺气肿、肺部肿瘤、肺纤维化、尘肺、肺心病、冠心病、先天性心脏病等。起病急骤者见于肺水肿、肺不张、肺炎、大量胸腔积液等。而突然发生的严重呼吸困难则见于呼吸道异物、张力性气胸、大块肺梗死、急性呼吸窘迫综合征等。反复发作者多见于支气管哮喘。

（4）呼吸时限：吸气性呼吸困难多见于上呼吸道不全性阻塞，如异物、白喉、喉头水肿、喉癌、气管肿瘤、气管瘢痕狭窄，或肺顺应性降低疾病，如肺间质纤维化、广泛炎症和肺水肿等。呼气性呼吸困难多见于下呼吸道不全阻塞，如慢性阻塞性肺病、支气管哮喘、肺气肿等。混合性呼吸困难常见于大量胸腔积液、大量气胸、呼吸肌麻痹、胸廓限制性疾病。

（5）体位与劳力：充血性心力衰竭患者取端坐呼吸位，一侧大量胸腔积液患者喜侧卧位，一侧大量气胸者易取患侧向上卧位，心包积液者易取前俯坐位，重度肺气肿患者常静坐且缓慢吹气。活动或劳力后呼吸困难，见于慢性心肺疾病，如二尖瓣狭窄、冠心病、肺气肿等。

（6）职业环境：接触各种粉尘的职业可发生各类尘肺；接触毒气或毒物者发生呼吸困难，可做出相应诊断；接触霉草、饲鸽、种蘑菇者发生的呼吸困难可能为外源性过敏性肺泡炎的表现；

登高山时突发呼吸困难可能是高山肺水肿等。

（7）基础疾病：心血管疾病患者出现呼吸困难可能是发生了心力衰竭、肺水肿；慢性支气管炎患者出现呼吸困难考虑发生了肺气肿、肺心病，或者合并肺部感染；肺癌放射治疗后发生呼吸困难，应排除是否是放射性肺炎；近期胸腹手术史者出现呼吸困难，应考虑为肺不张、胸腔积液；呼吸急促 >28 次/分，且伴有低氧血症时，应考虑急性呼吸窘迫综合征；广泛腹部或盆腔手术后突发呼吸困难、胸痛、咯血，应考虑肺栓塞合并肺梗死；长期卧床的老年人需警惕吸入性肺炎或肺栓塞可能；糖尿病患者出现 Kussmal 呼吸需考虑糖尿病酮症酸中毒可能；免疫功能低下者发生肺部感染应考虑是条件致病菌、真菌感染，还是卡氏肺孢子虫感染。

2. 伴随症状

（1）发作性呼吸困难伴哮鸣音：多见于支气管哮喘、心原性哮喘。突发性重度呼吸困难则见于急性喉水肿、气管异物、大面积肺栓塞、自发性气胸等。

（2）呼吸困难伴发热：考虑为支气管或肺部感染性疾病，如肺炎、肺脓肿、肺结核、胸膜炎、急性心包炎等。

（3）呼吸困难伴一侧胸痛：可能出现在肺炎、急性胸膜炎、肺栓塞、自发性气胸、急性心肌梗死、支气管肺癌等疾病中。

（4）呼吸困难伴咳嗽、咳痰：可能出现在慢性支气管炎、阻塞性肺气肿继发肺部感染、支气管扩张、肺脓肿等疾病中。如果伴有大量泡沫痰，可能是有机磷中毒的表现；如果伴有粉红色泡沫痰，可能是急性左心衰竭的表现。

（5）呼吸困难伴意识障碍：可能出现在脑出血、糖尿病酮症酸中毒、尿毒症、肺性脑病、急性中毒、休克型肺炎等疾病中。

（6）呼吸困难伴神经系统症状：当患者存在脑实质、脑膜疾患或转移性肿瘤时，有时可累及呼吸中枢，从而导致呼吸困难。

（7）其他：呼吸困难伴霍纳综合征（Horner's syndrome）者，见于肺尖癌；呼吸困难伴有上腔静脉梗阻综合征时，应考虑纵隔肿瘤；呼吸困难伴锁骨上淋巴结肿大者，常见于肺癌转移；呼吸困难患者颈部皮下触及捻发感时，应考虑纵隔气肿或气胸所致的皮下气肿。

（二）查体与体征

1. 呼吸频率改变　呼吸频率 >24 次/分，应考虑发热、贫血、甲亢、呼吸系统疾病、心血管疾病；呼吸减慢，呼吸频率 <12 次/分，应考虑麻醉剂或镇静剂过量，还有颅内压增高等。

2. 呼吸深度的改变　呼吸浅快，见于呼吸肌麻痹、腹胀气、腹腔积液、肺气肿、肺炎、胸腔积液、气胸等；呼吸深长称 Kuassmal 呼吸，见于糖尿病酮症酸中毒和尿毒症酸中毒。

3. 呼吸节律改变

（1）潮式呼吸：又称为陈 - 施呼吸（Cheyne - Stokes），特点是呼吸逐步减弱以致停止和呼吸逐渐增强交替出现，周而复始，呼吸呈潮水涨落样。潮式呼吸是由于呼吸中枢的兴奋性降低，使调节呼吸的反馈系统失常所致，多见于中枢神经系统疾病，如脑炎、脑膜炎、颅内压增高、巴比妥中毒、糖尿病酮症酸中毒等。需要与潮式呼吸鉴别的是间停呼吸，又称毕奥（Biots）呼吸。该呼吸与潮式呼吸不同，它每次呼吸深度相等，而非深浅起伏，呼吸暂停时间比潮式呼吸长，呼吸次数也明显减少。间停呼吸发生机制与潮式呼吸大致相同，但患者呼吸中枢抑制比潮式呼吸者更重，病情也更严重，预后不良，多在呼吸完全停止前出现。

（2）矛盾呼吸：矛盾呼吸见于胸腔积液、肋骨骨折、胸部严重外伤。

（3）叹气样呼吸：叹气样呼吸见于神经衰弱、精神紧张、抑郁症等。此外，叹气样呼吸也常被医生作为诊断重病患者病危濒死的临床参考表现之一。

4. 胸部体征

（1）胸廓异常：桶状胸提示肺气肿；胸廓一侧膨隆见于大量胸腔积液、气胸、一侧严重的代偿性肺气肿、肿瘤、膈疝等；胸廓一侧平坦或下陷常见于肺不张、肺纤维化、广泛胸膜增厚和粘连等；心前区隆起常见于先天性心脏病（简称先心病）、大量心包积液患者。

（2）呼吸系统疾病常见体征：如肺实变、肺气肿、肺不张、胸腔积液、气胸等，均有相应典型胸部异常改变。

（3）心原性呼吸困难心脏病体征：如心界扩

大、瓣膜杂音、附加音、心律失常、发绀及下肢浮肿等。

三、 辅助检查

1. 血液检查 包括血常规、电解质、血糖、血酮体及血气分析等检查。如肺炎时，血中白细胞总数及中性粒细胞增多；哮喘时，血中嗜酸粒细胞增多；重症贫血伴呼吸困难时，血红蛋白降低。此外，血气分析用于诊断呼吸衰竭等，血糖、酮体异常有助于酮症酸中毒的诊断等。

BNP 和 N 末端 B 型利钠肽原（N terminal - pro B type natriuretic peptide, NT - proBNP）有助于发现心力衰竭的患者；D - 二聚体可协助医生区分患者是否存在肺栓塞，其阴性排除价值极高。

2. 胸部 X 线和 CT 检查 X 线和 CT 检查是呼吸困难病因诊断的主要方法。胸腔积液、自发性气胸、肺不张、肺结核、肺气肿都具有典型的 X 线表现。胸部 CT 对肺癌、纵隔肿瘤、肺间质纤维化、支气管扩张、肺梗死诊断价值较高。

3. 支气管镜及胸腔镜检查 支气管镜检查对肺癌、支气管结核、肺不张是不可缺少的重要诊断方法，也是气管异物诊断和治疗的首选方法；胸腔镜检查对原因不明的胸腔积液如肿瘤有诊断意义。

4. 超声检查 超声心动图对心原性呼吸困难有重要的诊断价值；超声对于胸腔积液的诊断及穿刺抽液前的定位是不可缺少的。

5. 肺功能检查 阻塞性肺气肿表现为阻塞性通气障碍，并且残气量占肺总量百分率增大；支气管扩张试验或支气管激发试验可用于支气管哮喘的诊断。

6. 心电图检查 对心原性呼吸困难如心肌梗死、心肌病、心律失常、肺心病等有辅助诊断意义。

7. 其他 CT 肺动脉造影能够明确诊断肺动脉栓塞。

四、 鉴别诊断

（一）肺原性呼吸困难

肺原性呼吸困难的诊断要点为：①有吸烟史、长期呼吸系统症状史，或呼吸系统疾病史。②表现为吸气性、呼气性或混合性呼吸困难，可伴随相应的体征，具体请参见本节"问诊与症状"。③肺部影像学检查有异常改变。④B 型利钠肽（BNP 或 NT - proBNP）、D - 二聚体、肌钙蛋白、超声心动图等检查可区分肺原性呼吸困难和心原性呼吸困难，然而需要注意在部分患者中，肺原性呼吸困难和心原性呼吸困难可同时存在。

（二）心力衰竭

医生可根据患者的病史、体征、BNP 或 NT - proBNP 和超声心动图结果等进行鉴别诊断。

心力衰竭的诊断要点为：①伴有粉红色泡沫痰、端坐呼吸、水肿等。②心电图提示 T 波改变、ST 段抬高、新发左束支传导阻滞（left bundle branch block, LBBB）、ST - T 动态演变、病理性 Q 波等。③BNP 升高。

（三）中毒性呼吸困难

中毒性呼吸困难的诊断要点为药物毒物接触史，或血气分析提示内环境紊乱。

（四）神经性和精神性呼吸困难

神经性呼吸困难主要是由于呼吸中枢受增高的颅内压和供血减少的刺激，使呼吸变得慢而深，并常伴有呼吸节律的改变，如双吸气（抽泣样呼吸）、呼吸遏制（吸气突然停止）等。

精神性呼吸困难是由于情绪因素和心理障碍因素如癔症等所致，多为主观意识主导下的呼吸不畅，去除上述因素后可恢复。

（五）肺栓塞

肺栓塞患者常出现胸痛、呼吸困难及气促等症状，见于 80% 的肺栓塞患者。严重者可出现烦躁不安、惊恐甚至濒死感，晕厥或意识丧失也可以是肺栓塞的首发或唯一症状。肺动脉 CT 血管成像（computed tomography angiography, CTA）对于段以上的肺栓塞具备确诊价值，推荐作为临床首选的影像学检查。多数患者胸片缺乏特异性诊断价值。超声心动图对提示诊断、鉴别诊断及危险分层与预后判断均有重要价值。

肺栓塞的诊断要点为：①伴咯血、晕厥、发绀、顽固性低氧等。②ECG 提示窦性心动过速或 SI Q Ⅲ T Ⅲ。③UCG 提示右心负荷重、肺动脉高压、肺动脉增粗、肺动脉内血栓等。④D－二聚体升高，动脉血气示氧分压下降。⑤D－二聚体阴性者，可除外急性肺栓塞。

（六）张力性气胸

张力性气胸（tension pneumothorax）患者表现为胸痛，伴呼吸困难。缺氧严重者出现发绀、烦躁不安、昏迷，甚至窒息。体格检查可见患侧胸部饱胀、肋间隙增宽、呼吸幅度减低，可有皮下气肿。叩诊呈鼓音。听诊呼吸音消失。胸部X线检查示胸膜腔大量积气，肺可完全萎陷，气管和心影偏移至健侧。

张力性气胸的诊断要点为：①单侧呼吸音减弱、消失。②ECG/UCG未见异常。③心肌酶、D－二聚体未见异常。④床旁胸片提示气胸。

（七）哮喘

哮喘（asthma）为青年人群中常见的呼吸困难病因。个体过敏体质及外界环境的影响是发病的危险因素。常见变应原包括尘螨、真菌等。促发因素包括空气污染、吸烟、呼吸道感染等。患者常有白色黏痰，查体双肺可闻及哮鸣音。

哮喘的诊断要点为：①发绀、皮疹、过敏史等。②ECG/UCG和床旁X线未见异常。③动脉血气提示低氧血症。④支气管激发试验提示气道高反应。

（八）气道梗阻

气道梗阻是由不同病因所致的气道严重受阻的临床危急重症，其临床表现不一，有时与支气管哮喘及阻塞性肺病等疾病难以鉴别。临床上，气道梗阻好发于儿童群体，少数情况下，亦可见于成人，如脑血管意外、肿瘤等。

气道梗阻的临床表现与发生梗阻的部位、程度和病程的急缓有关。临床常见的气道梗阻为上气道梗阻，儿童群体中常见病因是气道异物。查体可见吸气时伴喘鸣音，在颈部最为明显，有时可传导至肺部，加大吸气的幅度，喘鸣音也会加重。喘鸣音提示气道梗阻的程度重，气道内径多<5mm。有时候患者会同时伴有吸气时锁骨上窝、胸骨上窝和肋间隙凹陷的情况，即"三凹征"。吸气相喘鸣音提示上呼吸道梗阻，即声带或声带以上部位的梗阻；而吸气相和呼气相的喘鸣音则提示梗阻部位在声门下或气管内。

幼儿群体罹患喉支气管炎时，可出现夜间犬吠样咳嗽，而会厌炎患者多会出现吞咽困难、流涎等症状。部分患者甚至会出现声音的改变，如累及单侧声带，会导致声音嘶哑；而双侧声带麻痹者，虽然声音正常，但会出现声调的改变。

气道梗阻的诊断要点为：①伴有三凹征、异物吸入、呼吸音低等。②ECG、UCG和床旁X线无异常。③动脉血气提示低氧血症。

▶ 治疗

一、治疗原则

由于呼吸困难病因较多，且表现复杂多样，风险各不相同，处理也因病而异，若处理不当会延误治疗导致严重后果。因此，早期识别和处理高危患者，是首要的原则。

如患者出现下述征象，需紧急处理。①神志模糊或意识丧失。②面色苍白、发绀。③大汗、四肢厥冷。④呼吸音不对称、减弱，甚至消失。⑤低血压（血压<90/60mmHg）。⑥低氧血症（血氧饱和度<90%）。治疗包括气道的维护、血流动力学的维护等。

气道维护包括常用的氧疗、无创呼吸机，甚至有创呼吸机的应用等。若是由于气道异物所致（儿童常见），需紧急行海姆立克法等排出气道异物，或紧急行纤维支气管镜气道异物取出术。若是由于喉头水肿、会厌炎等情况导致的呼吸困难，必要时需行气管切开、气管插管等措施，以维持气道通畅。

血流动力学的维护包括升压药物的应用，有创设备如主动脉内球囊反搏（intra－aortic balloon pump，IABP）、体外膜肺氧合（extracorporeal membrane oxygenation，ECMO）、左室辅助装置等的应用。

二、治疗细则

1. 心力衰竭　治疗上予以镇静、吸氧，坐位及双腿下垂有助于减少静脉回流；应用强心剂、利尿剂、血管扩张剂以改善患者的症状和心功能，详见第十章"心力衰竭"。

2. 肺栓塞 急性肺栓塞的治疗与预后取决于其危险分层，欧洲心脏病学学会《急性肺栓塞诊治指南》推荐了简单易行的危险分层方法，有助于临床医师制定合理的治疗决策，详见本章第二节"胸痛"。

3. 张力性气胸 紧急情况下应行紧急穿刺引流或者胸腔闭式引流，以解除胸膜腔内高压力状态。

4. 哮喘 治疗上予以消除病因和诱发原因；吸入药物首选激素，如缓解症状时首选 β 受体激动剂；规律吸入激素后病情控制不理想者，宜联合吸入长效 β 受体激动剂，或缓释茶碱，或白三烯调节剂（联合用药）等。

5. 气道梗阻 由于引起气道梗阻的原因较多，因此需要根据其病因和严重程度选择治疗方法。遇到严重的上气道梗阻时，应紧急处理以解除呼吸道梗阻。对于一些类型的上气道阻塞，改变体位可以减轻其症状；对于感染性疾病引起的上气道阻塞，例如咽后壁脓肿等，应及时给予抗生素治疗。

急性气道阻塞通常发生在医院之外，患者难以及时获得诊断和处理，会增加死亡的风险。如判断为上气道异物阻塞，须通过急救手法或者支气管镜解除气道阻塞。

其次，对于喉或气管痉挛所致的上气道阻塞，以及一些炎症疾病引起的黏膜水肿所致上气道阻塞，药物治疗具有一定的价值。对这类上气道阻塞有效的药物主要为肾上腺素和糖皮质激素，但这两类药物对会厌炎治疗效果不佳，甚至会导致不良反应，不宜使用。必要时，为了保持气道通畅和维持有效呼吸，可进行气管插管或切开。

此外，部分患者是由于接触过敏源如药物、坚果（花生、杏仁等）、麸质蛋白等，从而出现喉头水肿、呼吸困难等症状。由于肾上腺素具有强大的气道舒张作用，也可采取肾上腺素经人工气道滴入等方式治疗。如合并休克等表现，也可应用肾上腺素肌内注射的方式，改善过敏性休克和呼吸困难。

作者：朱法胜　叶绍东（中国医学科学院阜外医院）

审稿：周荣（山西医科大学第二医院）

参考文献

第四节　晕　厥

晕厥（syncope）是由于一过性全脑供血不足，导致急性发生的、自限性的、短暂的意识丧失（transient loss of consciousness，TLOC）。

根据病因及病理生理特征将晕厥分为：神经介导性晕厥（neurally – mediated syncope）或反射性晕厥（reflex syncope）、直立性低血压（orthostatic hypotension，OH）晕厥和心原性晕厥（cardiac/cardiovascular syncope）。心原性晕厥又分为心律失常性晕厥和器质性心血管病性晕厥。

➡ 诊断

一、 诊断流程

接诊晕厥患者时，应立即完善病史采集、体格检查、心电图等，进行初始评估。对于初始评估即能明确的，无需进一步评估。如初始评估不能明确，应进一步完善针对性检查。初始评估提示神经介导性晕厥时，应进行自主神经评估；初始评估考虑反射性晕厥时，应进行直立倾斜试验；初始评估提示心原性晕厥时，应进一步进行经胸心脏彩超、心脏核磁共振或植入式心电检测、动态体外心电检测及心内电生理检查。最终根据发作过程、相应辅助检查做出晕厥及晕厥病因相应诊断。诊断流程见图2-4-1。

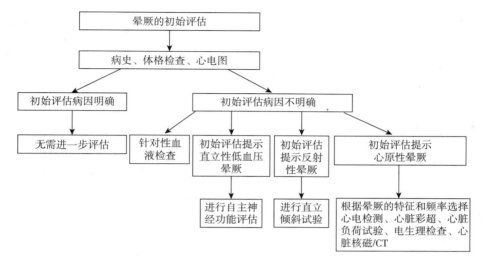

图2-4-1 晕厥诊断流程图

二、 初步评估

初步评估的目的是：① 明确是否是晕厥。② 是否能确定晕厥的病因。③ 是否是高危患者。评估内容包括详细询问病史，行体格检查和心电图检查，然后进行危险分层。

（一）评估是否为真性晕厥

1. 病史及体格检查 大多数反射性晕厥通过典型病史和症状即可诊断。发现诱发因素，了解药物的使用情况及并发症，有助于判断预后。需要通过详细的病史采集及初步检查对患者晕厥过程进行准确了解。真性晕厥为发作突然的、短暂的、自限性的意识丧失。先兆晕厥（presyncope）症状包括严重头晕、视觉异常（如管状视野、黑矇等）、不同程度的意识改变但无完全意识丧失。先兆晕厥可以发展成为晕厥或者不发生晕厥。典型的晕厥常包括晕厥前期、晕厥期、晕厥后期三个过程。

晕厥前期通常自主神经症状明显，表现为头晕、面色苍白、恶心、出汗、黑矇等，持续约几秒至十秒，要么症状逐渐缓解，要么进展至晕厥期；晕厥常常发作突然，晕厥期意识、肌张力完全丧失，患者可倒地，若持续时间长，甚至可能发生抽搐。经过短暂的晕厥期，至晕厥后期，患者意识、肌张力逐渐恢复，晕厥之后的症状也可提示特定病因，应询问晕厥后是否存在乏力、损伤、恶心、呕吐、怕冷或湿冷、心悸、呼吸急促、胸痛、小便或大便失禁等表现。

并非所有晕厥患者都有典型的三期表现，但病史采集时应对晕厥前、晕厥中、晕厥后所有信息进行详细的采集。评估晕厥时患者的体位（仰卧位、坐位或站立位）以及晕厥前数分钟是否有任何体位改变，可能能提示病因。反射性晕厥最常发生在患者直立时。直立性低血压所致晕厥的患者常伴有从仰卧到直立姿势的转变，不过患者有可能在起身后经过数分钟才出现症状。与之相比，患者仰卧位时出现的晕厥常提示心律失常，这种晕厥应引起足够重视。同时，应询问晕厥时的环境，是否存在某种诱发因素，比如晕厥是发生在排尿、排便、咳嗽或吞咽期间还是之后即刻，是否与身处温暖和/或拥挤场所中有关，是否与长时间站立、餐后有关，是否与情绪应激、恐惧或剧烈疼痛，或突然的颈部运动等因素有关。如果有人目击了晕厥事件，除了采集患者病史，还应该让目击者提供尽量多的信息。进行体格检查时，还应检测卧位和直立3min内的血压和心率变化。需要注意心率和节律、心脏杂音、奔马律、心包摩擦音等指示器质性心脏疾病的证据。此外，还需要进行基本的神经系统检查，以寻找局灶性功能缺损，并在必要时进行进一步的神经系统检查。

2. 心电图检查 心电图一般是首先获得的检查，具有应用广泛和价格低廉等优势，可以帮助发现晕厥的具体或潜在原因，如缓慢性心律失常、室性心律失常等，并且可以检测可能导致心脏性猝死（sudden cardiac death，SCD）的疾病，如预激综合征、Brugada 综合征、长 QT 综合征或致心律失常性右心室心肌病等。

（二）初步危险分层

晕厥的预后可能取决于不同的病因，有些情况下预后良好，但也有可能危及生命。因此，对晕厥进行危险分层对指导治疗、减少复发和降低死亡风险非常重要。在对急诊晕厥患者进行初步评估时，低危因素可能提示良性病情。晕厥的低危因素主要包括：具有与反射性晕厥相关的典型前驱症状（如发热感、出汗、恶心、呕吐等）；突然且意外出现的令人不适的光线、声音、气味或疼痛；长时间站立或处于拥挤、炎热的环境；在进食或进餐后发生晕厥；咳嗽、排便或排尿引起晕厥；头部转动或颈动脉窦压迫（如肿瘤、刮胡子、领带过紧）时发生晕厥；从仰卧位/坐卧位到立位时发生晕厥；具有与最近发作事件特点相同、反复发作且低风险的晕厥病史（1 年以上）；没有结构性心脏病史。高危因素常提示存在严重病症。高危晕厥和次高位晕厥常见表现如下（表 2 - 4 - 1、表 2 - 4 - 2）。初诊晕厥患者应尽快识别高危因素，尽早做出相应处理。

表 2 - 4 - 1　高危晕厥表现

项目	临床表现
主诉	• 新发的胸部不适、呼吸困难、腹痛或头痛 • 在用力或静息时晕厥 • 突发心悸后，即刻出现晕厥
既往史	• 严重的结构性心脏病或冠状动脉疾病
体格检查	• 急诊科不明原因的收缩压 <90mmHg • 直肠检查提示消化道出血 • 清醒状态下非运动锻炼所致的持续心动过缓（心率 <40 次/分） • 不明原因的收缩期杂音
心电图表现	• 急性心肌缺血的心电图改变 • 二度 II 型和三度房室阻滞 • 缓慢性心房颤动（ <40 次/分） • 在清醒状态下持续窦性心动过缓（ <40 次/分）、反复窦房阻滞或窦性停搏 >3s 而非体力运动训练所致 • 束支阻滞、室内阻滞、心室肥厚，Q 波符合心肌缺血或心肌病的心电图表现 • 持续性和非持续性室性心动过速 • 植入性心脏起搏器［起搏器或植入式心律转复除颤器（implantable cardioverter - defibrillator，ICD］功能障碍 • 1 型 Brugada 综合征 • 1 型 Brugada 综合征伴 V$_1$ ~ V$_3$ 导联 ST 段抬高 • 反复 12 导联心电图 QTc 间期 >460 ms，提示长 QT 间期综合征

表 2 - 4 - 2　次高危晕厥表现

项目	临床表现
主诉	没有警示症状或前驱症状短暂（≤10s；有早发的心脏猝死的家族史、坐位晕厥史（伴发结构性心脏病或心电图异常时为高危）
心电图表现	• 二度 I 型房室阻滞和一度房室阻滞，伴有显著的 PR 间期延长 • 无症状的轻度窦性心动过缓（40 ~ 50 次/分）或慢性房颤（40 ~ 50 次/分） • 发作性室上性心动过速或心房颤动 • 提前出现的 QRS 综合波 • 短 QT 间期（≤340 ms） • 非典型性 Brugada 综合征 • 右胸导联 T 波倒置，Epsilon 波提示致心律失常性右室心肌病

三、 辅助检查

（一）优先检查

1. 生化检查 包括血常规、肌钙蛋白、BNP、D-二聚体、肝肾功能、电解质等。一般常规检验旨在了解患者一般情况，有无重度贫血、严重肝肾功能损害、高凝状态、急性心肌损伤、急性心力衰竭等。

2. 心电图及动态心电图 心电图检查简便、容易获得，常为晕厥患者首先完善的检查，对患者心脏基础情况有初步评估（表2-4-1、表2-4-2）。心电图检查可以发现晕厥的具体或潜在原因，例如急性心肌梗死、缓慢性心律失常、室性心律失常等。同时，心电图还可以发现可能导致SCD的疾病。动态心电图记录包括长时程动态心电事件记录仪、植入型心电事件记录仪和家庭视频记录等方法，可记录患者发作时的情况。

3. 超声心动图 心脏彩超旨在了解患者有无严重心脏结构、功能障碍。

（二）可选检查

诊断晕厥还可选择颈动脉窦按摩、卧立位试验、直立倾斜试验、长时程心电时间记录仪、运动负荷试验、心内电生理检查等。

1. 颈动脉窦按摩 有助于诊断颈动脉窦高敏和颈动脉窦综合征。适用于无严重心律失常、严重器质性心脏病，且年龄超过40岁的原因不明晕厥患者。当按摩颈动脉窦导致的心脏停搏超过3s和/或收缩压下降超过50mmHg时，视结果为阳性，可诊断为颈动脉窦高敏。这种情况在年龄较大或有心血管病的患者中较常见，而在年龄小于40岁的患者中较为罕见。如果伴有晕厥症状，且临床特征符合反射性晕厥，可以诊断为颈动脉窦综合征。颈动脉窦按摩是一种有一定风险的检查方法，需要在卧位和立位时顺次按摩右侧和左侧颈动脉窦，不允许同时按压双侧。只需在10s内诱发晕厥症状即可做出诊断，整个过程需要持续心电监护来检测心率和血压，一般在倾斜床上进行。对于颈动脉狭窄的患者，可能引发卒中，不宜进行颈动脉窦按摩。

2. 直立应激评估 对可疑体位性低血压者，可先进行卧立位试验，在平卧位和站立3min时用常规血压计分别测上臂血压，测量频率不应超过4次/分。如果血压降低呈进行性，收缩压下降超过20mmHg或舒张压下降超过10mmHg，或收缩压降至90mmHg，即认为结果是阳性的。如果伴有晕厥发作，可诊断为直立性低血压性晕厥；如果没有晕厥发作，可诊断为疑似直立性低血压性晕厥。如果站立时心率增加超过30次/分，或在站立10min内增加到超过120次/分，收缩压下降少于20mmHg，并且出现相关症状，应考虑体位性心动过速综合征。

疑似有血管迷走性晕厥且已排除心原性晕厥，或者需要区分反射性晕厥与直立性低血压性晕厥的患者，可进行直立倾斜试验（tilt table test）。该项检查存在一定风险，应掌握适应证及禁忌证。直立倾斜试验采用特殊电动倾斜床，可使患者从仰卧位调整为倾斜70°。基础试验最长持续45min。如果基础试验结果为阴性，可给予硝酸甘油或异丙肾上腺素，作为激发性诊断药物，再进行20min的试验。

3. 运动负荷试验 适于运动中或运动后立即发生晕厥的患者。需排除严重梗阻性心脏疾病（如肥厚梗阻性心肌病、严重主动脉瓣狭窄）、严重心律失常等严重器质性心脏疾病，以及怀疑晕厥与交感神经兴奋相关的遗传性心律失常。检查应在严密心电监测下进行。

4. 电生理检查 对于经无创检查不能明确病因的患者，如陈旧性心肌梗死、双束支传导阻滞、无症状性窦性心动过缓、不能排除与心动过缓相关的晕厥、发作前有突发短阵心悸等，可进行心内电生理检查。

（三）其他检查

其他检查包括神经系统疾病相关检查、自主神经系统相关检查、精神疾病评估、鼻颈部CT等。完善脑电图、视频脑电图等检查，旨在与癫痫等神经系统疾病进行鉴别诊断。对于有神经系统表现的患者还应完善头部影像学相关检查。鼻咽部CT旨在明确有无鼻咽部肿瘤压迫颈动脉窦等情况。

四、 鉴别诊断

晕厥需要与造成短暂性意识丧失（transient loss of consciousness，TLOC）的常见原因（图2-4-2）以及昏迷、休克、心脏骤停等进行鉴别。

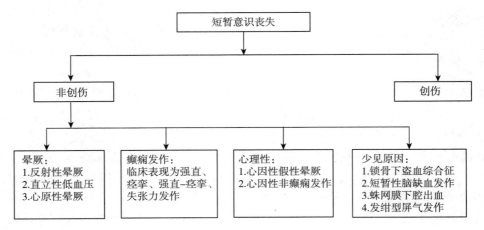

图 2 - 4 - 2 短暂性意识丧失常见原因

（一）眩晕

眩晕是指感觉到自己或周围的景物在旋转或摇摆晃动，尤其在眼睛或头部移动时症状会加重，通常没有意识障碍。

（二）昏迷

昏迷（coma）是一种极为严重的意识障碍，指的是意识完全丧失，无法对外界进行反应，刺激也不能使其恢复清醒的状态。临床上根据严重程度不同将昏迷分为 3 级。

1. 浅昏迷 浅昏迷（light coma）患者意识完全丧失，可能会有较少的无意识自发动作。对于周围的事物、声音和光线刺激没有任何反应；对强烈的刺激，例如疼痛刺激，会有痛苦的表情和回避动作，但无法觉醒；脑干反射，如角膜反射、瞳孔对光反射、吞咽反射和咳嗽反射等，基本上是保留的；生命体征没有明显的改变。

2. 中度昏迷 中度昏迷（middle coma）患者对外界的正常刺激没有任何反应，自发动作非常少。在面对强烈刺激时，防御反射和角膜反射的反应减弱，瞳孔对光反射的反应也变得迟钝。此外，患者可见呼吸节律紊乱等轻度生命体征的改变、大小便潴留或失禁。

3. 深昏迷 深昏迷（deep coma）患者对任何刺激都无反应；全身肌肉松弛，无任何自主运动；眼球固定，瞳孔散大，各种反射消失；生命体征显著改变，呼吸不规则，血压或有下降；大小便失禁。昏迷的意识障碍持续时间较长，若不纠正原发疾病，则意识较难恢复。而晕厥是由于一过性全脑供血不足导致的急性发生的、自限性的、短暂的意识丧失，可自行恢复。

（三）休克

休克患者早期意识仍清醒，或仅表现为精神迟钝，周围循环衰竭更明显且持久。

（四）癫痫

癫痫小发作患者发作无诱因，不倒地，面色、血压及脉搏无改变，发作及终止均比晕厥快，发作完毕可立即继续原来的工作或活动；脑电图显示 3Hz 的棘慢波。在晕厥发作时，如果伴有抽搐，需要与癫痫全面性发作进行鉴别。后者发作时面色发绀，血压和脉搏的变化不明显。抽搐多表现为开始时四肢为强直性，然后转变为痉挛性；而晕厥持续时间较长后出现的抽搐多表现为肢体不规则的零星抽动。

（五）心因性假性晕厥（癔症）

心因性假性晕厥患者发作频繁，每次发作时持续数分钟至数小时。焦虑、癔症、惊恐和极度沮丧等可引起类似晕厥的症状，如精神紧张或癔症发作时出现的过度换气综合征，产生的低碳酸血症可降低脑灌注量，引起晕厥。患者一般较年轻，心脏病发病率低，但该症状发作频繁。

（六）蛛网膜下腔或颅内出血

蛛网膜下腔或颅内出血患者常表现为意识逐渐丧失，且伴严重头痛或其他症状。

（七）短暂性脑缺血发作

短暂性脑缺血发作患者多无意识丧失，可有

局灶性症状和体征。

但多数意识不丧失。

（八）代谢性疾病

代谢性疾病（如低血糖、低氧血症、过度通气造成的低碳酸血症等）患者意识受影响时间长，

（九）心脏骤停

心脏骤停患者意识丧失不能自行恢复。

治疗

一、治疗流程

临床应根据晕厥的危险分层和特定的发病机

制制订治疗方案，治疗流程见图2-4-3。

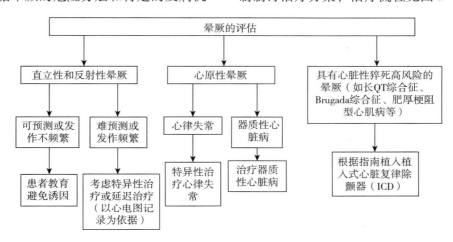

图2-4-3 晕厥治疗流程

二、治疗原则

晕厥治疗一般原则如下所示。

（1）决定治疗效果的主要因素是晕厥的发生机制。

（2）确定治疗效果的标准是观察治疗后症状是否再次发作。

（3）起搏治疗可以有效改善与缓慢心律失常相关的症状，但不能纠正与低血压相关的症状。

（4）目前对于直立性低血压和低血压反射尚缺乏特异性治疗方法。

（5）针对存在SCD风险的患者，应根据危险分层制定个体化的治疗方案。

三、治疗细则

（一）反射性晕厥

反复和无法预测的晕厥发作可能会导致伤残。

治疗的目标是预防再次发作，避免造成外伤，提高生活质量。对于低危患者来说，无需住院治疗；但对于反复发作或高危患者来说，需要住院接受进一步的检查和评估。

1. 物理治疗 物理治疗为一线治疗方法。肢体加压动作是一种临时措施，双腿或双上肢肌肉做等长收缩（如双腿交叉、双手紧握和上肢紧绷），可增加心脏的输出量并升高血压，从而延缓或避免意识丧失的发生。在有先兆且时间充裕的情况下，这种方法通常是有效的。但不建议在老年患者中使用。

2. 药物治疗 对于该病药物治疗疗效欠佳。短期应用盐酸米多君是血管抑制性晕厥且不伴高血压患者的首选药物（表2-4-3）。

（二）直立性低血压晕厥

直立性低血压晕厥的常见治疗药物见表2-4-3。

（三）心原性晕厥

心律失常、器质性心脏病的治疗参见相关章节。当患者的临床表现、病史、辅助检查，特别是心电图提示高危晕厥者，须根据病因不同尽快处理。比如急性心肌梗死的患者尽早进行血运重建，高度或三度房室传导阻滞的患者尽早进行心脏起搏治疗。

（四）具有心脏猝死高风险的晕厥

当患者诊断为长 QT 综合征、Brugada 综合征、肥厚梗阻性心脏病等，需要根据指南确定是否需要植入 ICD，具体相关治疗参见相关章节。

（五）假性晕厥

1. 与疑似假性晕厥患者进行诊断方面的坦诚交流　一些研究报道表明，以一种明确而富有同情心的方式认可疾病发作的非自愿特性，并告知疑似假性晕厥诊断，对患者可能有益。

2. 认知行为治疗　非对照性研究表明，心理治疗尤其是认知行为疗法，可能对转换障碍有益。一项随机对照研究报道，采用认知行为疗法治疗 3 个月有改善假性晕厥的倾向，尽管此趋势无显著统计学差异。目前尚没有数据支持药物治疗能给假性晕厥患者带来益处。

四、药物治疗方案 （表 2 - 4 - 3）

表 2 - 4 - 3　直立性低血压晕厥药物治疗

药物名称	给药途径	常用剂量	给药次数或持续时间	备注
盐酸米多君	口服	成人每次 2.5～5mg	每日 2～3 次，通常每天剂量不超过 10mg	可能出现头皮发麻、毛发竖起和尿潴留等不良反应
氟氢可的松	口服	0.1mg	每天最大剂量不超过 0.3mg	典型不良反应为局部水肿，包括肺水肿和腹腔积液。还可见高血压和低血钾。因此，心衰、肾衰竭，或高血压是使用氟氢可的松的禁忌证
米多君	口服	米多君剂量应从 2.5mg 逐步调整至 10mg，	一天 3 次。最大剂量不应超过 40mg/d	对于不能或不愿意耐受氟氢可的松不良反应的患者，可联合氟氢可的松或将其单独用作一线药物

作者：张颖（成都市第三人民医院）

审稿：周荣（山西医科大学第二医院）

参考文献

第五节　水　肿

水肿（edema）指人体组织间隙有过多的液体积聚，从而使组织肿胀。按波及范围可分为全身性水肿（generalized edema）和局限性水肿（specific area edema）。本文不涉及内脏器官局部的水肿，如肺水肿、脑水肿等。

依照水肿的性质可分为以下几种类型，相关病因如下。

（一）全身性水肿与局限性水肿

当体内各血管外组织间隙均有体液聚积时，称为全身性水肿；体液聚集于局部组织间隙时，称为局限性水肿。

1. 全身性水肿　包括心原性水肿、肾原性水肿、肝原性水肿、营养不良性水肿、药物性水肿、结缔组织疾病所致水肿、内分泌疾病性水肿、特发性水肿等，多表现为全身性水肿。

2. 局限性水肿　常因局部静脉或淋巴回流受阻，或因局部炎症致毛细血管通透性增加所致。常见疾病有局部炎症、静脉病变（静脉血栓形成及血栓性静脉炎、静脉曲张、上下腔静脉阻塞综合征）、淋巴回流障碍、局部黏液性水肿等。

（二）炎症性水肿与非炎症性水肿

炎症性水肿以局部水肿伴红、肿、热、痛为特征。

（三）凹陷性水肿与非凹陷性水肿

凹陷性水肿是由体液聚集于皮下疏松结缔组织间隙所致，压之凹陷后逐渐回弹；非凹陷性水肿常发生于慢性淋巴回流受阻或甲状腺功能减退所致的黏液性水肿。

诊断

一、诊断流程

1. 全身性水肿

（1）如患者合并呼吸困难、乏力、颈静脉怒张、心界扩大等心力衰竭症状和体征时，应考虑心原性水肿，需进一步完善超声心动图了解心脏结构、功能，检测 BNP/NT - proBNP，辅助急、慢性心力衰竭诊断。

（2）如患者合并眼睑水肿、蛋白尿、高血压、尿量减少、贫血貌等表现时，应考虑肾原性水肿，应完善肾脏超声波检查，了解肾脏大小形态，完善肾功能检查，检测血常规了解有无肾性贫血等。

（3）如患者合并乏力、纳差、黄疸、肝大等表现时，应考虑肝原性水肿，应完善肝脏超声检查，了解肝脏形态，检测肝功能全套，完善病毒性肝炎、自身免疫性肝病等相关检查，寻找肝功能不全病因。

（4）若患者合并消瘦、恶病质等表现时，应考虑营养不良性水肿，可完善肿瘤、结核、感染等相关检查，寻找相关病因。

（5）如患者存在纳差、嗜睡、体重增加等表现时，应考虑甲状腺功能障碍性水肿，需完善甲状腺功能和甲状腺形态学检查。

2. 局限性水肿

（1）如单侧下肢水肿，应警惕深静脉血栓形成，应完善深静脉血栓风险评估、双下肢血管超声以及 D - 二聚体检查。如为局部水肿伴疼痛、发热，应警惕局部感染，应完善局部超声检查，并检测炎症指标。如下肢水肿，应仔细询问病史，完善体格检查，筛查是否存在心力衰竭相关症状、体征，并进一步完善相关检查，评估肝脏功能、肾脏功能、甲状腺功能以筛查相关病因。

（2）如为局部皮肤呈皮革样粗糙增厚的非凹陷性水肿，应警惕局部淋巴回流障碍性疾病。

（3）如局部水肿伴局部静脉扩张，应考虑局部静脉受压回流不畅、静脉曲张等疾病，完善局部血管彩超。

总之，应详细询问病史，完善体格检查，根据相应诊断线索进行有针对性的进一步检查，以求尽早明确水肿病因，并进行相应治疗。诊治流程图如下所示（图 2 - 5 - 1）。

二、问诊与症状

（一）病史

对于水肿患者重点询问内容包括：①水肿出现的时间、缓急、开始部位及蔓延情况。②水肿为全身性还是局部性。③双侧是否对称，是否凹陷。④伴随症状。⑤是否合并心肾肝脏疾病、内分泌系统疾病、恶性肿瘤等。⑥服药史、月经史等。

（二）全身性水肿

1. 心原性水肿　心原性水肿可分为左心原性和右心原性。外周组织水肿为右心衰竭常见表现。水肿程度由于心力衰竭严重程度不同而有所不同，水肿部位一般首先从身体下垂部位开始，严重时可由双侧踝部发展至全身性水肿。

2. 肾原性水肿　见于各种肾炎、肾病。水肿特点为晨起眼睑或颜面部水肿，随着疾病进展，可逐渐发展为全身性水肿。高血压、低蛋白血症、高脂血症及尿液性质改变有助于肾原性水肿的诊断。另外，肾原性水肿患者可有腰痛、肾区叩击痛等表现。

3. 肝原性水肿　肝硬化失代偿期常出现腹腔积液，严重时可发展为全身性水肿，但头面部、上肢无水肿。

心原性水肿、肾原性水肿、肝原性水肿鉴别要点见表 2 - 5 - 1。

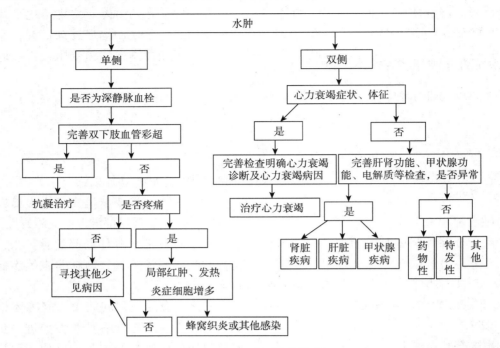

图 2 - 5 - 1　水肿诊治流程

表 2 - 5 - 1　心原性水肿、肾原性水肿、肝原性水肿鉴别要点

鉴别要点	心原性水肿	肾原性水肿	肝原性水肿
开始部位	从足部开始，由下向上蔓延至全身	从眼睑、颜面部开始，逐渐蔓延至全身	可首先表现为腹腔积液，也可由踝部向上蔓延，头面部、上肢常无水肿
发展快慢	较缓慢	常迅速	常迅速
伴随疾病	伴有心功能不全病征，如心脏增大、心脏杂音、颈静脉怒张等	伴有肾脏疾病病征，如高血压、蛋白尿、血尿、管型尿等	伴有肝脏疾病病征，如纳差、厌油、肝大、黄疸等

4. 其他原因所致的全身性水肿

（1）营养不良性水肿：常见于慢性消耗性疾病、重度烧伤、严重胃肠道疾病所致低蛋白血症或维生素 B_1 缺乏患者，主要特点为水肿前常有体重减轻、消瘦等全身性疾病表现。

（2）药物性水肿：糖皮质激素、钙通道阻滞剂、非甾体抗炎药等均可引起水肿，特点是水肿在用药后发生，停药后可消失。

（3）结缔组织疾病所致水肿：系统性红斑狼疮、皮肌炎等免疫疾病可累及全身多系统，出现水肿表现。

（4）内分泌疾病性水肿：甲状腺功能减退、甲状腺功能亢进、原发性醛固酮增多症等内分泌系统疾病可致水肿。

（5）特发性水肿：是一种液体潴留综合征，表现为面部、手、躯干及肢体肿胀。

（6）其他：包括流行性腮腺炎并发胸骨前水肿、经前期紧张性水肿、血清病、老年性水肿等。

（三）局限性水肿

1. 局部炎症导致的水肿　常由局部丹毒、蜂窝织炎等局部炎症导致毛细血管通透性增加所致。此类疾病常伴有局部红、肿、热、痛。

2. 淋巴性水肿　丝虫病、非特异淋巴管炎、淋巴结切除术后等疾病可引起局部淋巴回流受阻，导致局限性水肿。象皮肿为晚期丝虫病特征性表现之一，患肢皮肤粗糙增厚，如皮革样。

3. 静脉病变或深静脉血栓形成　下肢静脉功

能不全（venous insufficiency）是下肢静脉疾病的总称，包括下肢静脉倒流性疾病和下肢静脉回流障碍性疾病两大类。

下肢静脉倒流性疾病以下肢大隐静脉曲张为主要表现。下肢大隐静脉曲张不是一个单一的疾病，而是下肢静脉功能不全的最主要表现。下肢静脉曲张可见患肢静脉血管隆起、高度扩张、弯曲，后期甚至会出现局部皮肤色素沉着、慢性溃疡。

慢性上腔静脉阻塞综合征常见于肺部肿瘤压迫患者，肿瘤压迫导致上肢静脉血液回流受阻，水肿常位于面、颈、上肢、上腔静脉回流区域。慢性下腔静脉阻塞综合征常见于恶性肿瘤压迫、下肢深静脉血栓形成（deep vein thrombosis，DVT）等致下腔静脉回流受阻疾病。

4. 血栓形成后综合征　血栓形成后综合征（post-thrombotic syndrome，PTS）是指在 DVT 后出现的慢性静脉功能不全的症状和体征，该并发症十分常见。静脉瓣关闭不全引起的反流和血栓阻塞引起的静脉高压共同导致了 PTS。该病以下肢肿胀、足靴区皮肤色素沉着及下肢慢性溃疡为主要表现，为下肢深静脉血栓形成最常见和最重要的并发症。

5. 血管神经性水肿　以发作性、局限性皮肤或黏膜水肿为主要临床特征，无疼痛、瘙痒及皮色改变。普遍认为本病的发病基础是自主神经功能不稳定，常因食物或药物过敏引起急性局限性水肿。本病有家族遗传倾向，如 C1 抑制物缺乏。服用血管紧张素转化酶抑制剂（angiotensin-converting enzyme inhibitor，ACEI）类药物偶可发生血管神经性水肿，可发生于嘴唇、舌头、口腔、鼻部与面部其他部位，偶可发生于喉头而威胁生命，发生机制与缓激肽或其代谢产物有关。

三、　体格检查

在全身体格检查的基础上重点检查：①皮肤，注意皮肤色泽、湿润度及毛发的改变。②心血管系统，注意心脏大小、颈静脉及肝-颈静脉回流情况。③腹部，注意肝脾大小、腹壁静脉、肾区叩击痛等情况。④局部水肿，注意有无红、肿、热、痛等情况。

四、　辅助检查

（一）优先检查

水肿患者优先检查血常规、肝肾功能、甲状腺功能、心电图、B 型利钠肽、肌钙蛋白、D-二聚体、血糖等。

如存在贫血，应考虑水肿可能与慢性肾脏病有关。血浆总蛋白低于 55g/L 或白蛋白低于 30g/L，表明血浆胶体渗透压降低。其中白蛋白的降低更具参考价值，当降低至 25g/L 以下时，易产生腹腔积液。血浆总蛋白与白蛋白降低常见于肾病综合征、肝硬化及营养不良。心原性水肿患者通常 BNP 或肌钙蛋白有相应改变。肝原性水肿常可见肝功能、病毒性肝炎等指标有异常改变。肾原性水肿可见肾功能、尿蛋白等指标异常。D-二聚体升高提示可能存在血栓。

水肿患者还可行 B 型超声检查。肝原性水肿者可有肝脏大小、形态、肝静脉和门静脉内径以及脾脏大小的改变，还可探及腹腔积液；部分肾原性水肿者可有肾脏形态学改变。心脏超声有助于心原性水肿的诊断，并可评估心脏功能。

（二）可选检查

1. 血管彩超　有助于发现下肢深静脉血栓。

2. 上、下腔静脉造影　疑有上、下腔静脉阻塞综合征时可进行选择性上、下腔静脉造影。

3. 胃肠镜检查　可明确有无消化道肿瘤和食管、胃底静脉曲张。

4. 自身抗体检查　有助于风湿性疾病的诊断。

5. 肾上腺皮质功能、性腺功能测定　有助于内分泌疾病的诊断。

五、　鉴别诊断

全身性水肿应与肥胖鉴别。肥胖以中老年人较常见，女性多于男性，手感较水肿硬，非凹陷性，无其他器官受损相关临床表现。

局部性水肿应与局部感染、外伤以及肿物等相鉴别。局部肿物多有明确边界，质地多样，彩色 B 超多可鉴别。

▶ 治疗

水肿的治疗包括病因治疗，限钠限水，以及利尿治疗等，具体请参见有关章节。

作者：张颖（成都市第三人民医院）

审稿：周荣（山西医科大学第二医院）

参考文献

第六节　咯　血

咯血（hemoptysis）是指喉部以下的呼吸器官（即气管、支气管或肺组织）出血，并经咳嗽将血液或者血凝块从口腔排出的过程，多伴有喉痒感。

▶ 诊断

一、诊断流程

接诊咯血患者时，应重点进行相关问诊及检查，以排除口腔、胃肠等其他部位出血的可能。对于口腔和咽部出血患者，通常可以观察到局部出血灶。鼻腔出血多从前鼻孔流出，经常可在鼻中隔前下方发现出血灶，诊断较为明确。然而，有时鼻腔后部出血量较多，可能被误诊为咯血。此时，可通过鼻咽镜检查，观察血液是否从后鼻孔沿咽壁下流，以明确诊断。此外，还需注意有无鼻咽癌、喉癌、口腔溃疡、牙龈出血及咽喉炎的可能性。注意观察有无黄疸、贫血、全身皮肤黏膜出血、杵状指（趾），心、肺有无异常体征，肝、脾与淋巴结有无肿大，有无体重减轻等。如果咯血开始时某侧呼吸音减弱或出现啰音，而止血后恢复正常，常表示该侧出血。然后需根据疑诊疾病进行针对性检查、诊断及治疗。咯血诊断流程见图2-6-1。

二、问诊与查体

临床上进行病史采集和体格检查之前，应快速对咯血患者病情进行评估从而确定出血的严重程度，评估患者是否存在呼吸道受损，尝试确定出血来源，以及形成初步的鉴别诊断。大咯血危及生命时需急诊处理，其原则是确保气道通畅，隔离出血源。

1. 咯血量和性状

（1）咯血量的估计：准确评估咯血量在临床实践中具有一定挑战。一方面，咯血时血液中可能混有痰液或唾液，影响对出血量的判断；另一方面，患者咯出的血量未必等同于肺内实际的出血量，部分甚至大部分血液可能滞留于肺内，如弥漫性肺泡出血症。支气管扩张、肺结核、肺曲霉菌感染、坏死性肺炎、隐源性咯血和肺癌是导致大咯血的常见原因。对于多次反复少量咯血的患者，应警惕支气管肺癌的可能性。

（2）咯血性状如下。

①咯血颜色：咯血呈鲜红色，是由于肺结核、支气管扩张症、肺脓肿和出血性疾病等所致。铁锈色血痰，可见于典型的肺炎球菌肺炎、肺吸虫病和肺泡出血。二尖瓣狭窄所致咯血为浆液性粉红色泡沫痰，可见于左心衰竭。肺梗死患者可咳黏稠暗红色血痰。

②是否混有痰液：咯血伴脓痰可见于支气管扩张、肺脓肿、化脓性肺炎等。部分空洞型肺结核患者并发感染时也可以伴有脓痰。

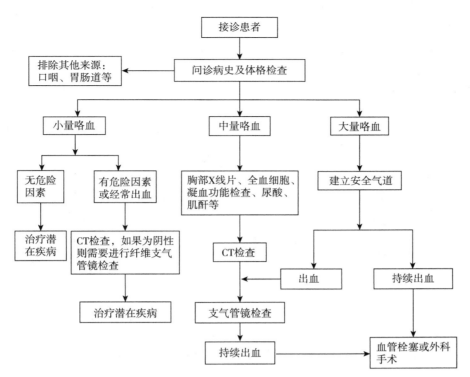

图 2-6-1 咯血诊断和处理流程

危险因素 吸烟，年龄 >40 岁

2. 症状是新发还是复发 咯血发生于幼年，可见于先天性心脏病。儿童、少年反复慢性咳嗽伴少量咯血和低色素性贫血，可见于肺含铁血黄素沉着症。青壮年反复咯血多见于肺结核、支气管扩张等疾病。青年女性与月经相关的咯血需考虑子宫内膜异位症。长期大量吸烟史者要高度警惕支气管肺癌。

3. 伴随症状

（1）有无呼吸困难：如果伴有呼吸困难，可能提示咯血量较大，需急诊处理。

（2）有无发热：咯血伴有发热者，可见于肺结核、肺炎链球菌性肺炎、肺脓肿、肺出血型钩端螺旋体病、流行性出血热、支气管肺癌等。咯血伴有长期低热、夜间盗汗，提示结核可能。咯血患者长期咳脓痰，不伴发热者，多见于支气管扩张。

（3）有无伴剧烈呛咳：咯血伴有剧烈呛咳见于肺癌、支原体肺炎。

（4）有无提示全身性疾病的症状：咯血伴皮肤黏膜出血，应考虑血液病、流行性出血热、钩端螺旋体病、血管炎等。咯血伴黄疸，除钩端螺旋体病外还需要考虑肺炎球菌肺炎和肺梗死。咯血伴进行性消瘦，需考虑活动性肺结核与支气管肺癌。

（二）查体与体征

1. 视诊 需床旁观察患者咯出的血以确定血的量和颜色，以及是否混有脓性分泌物。当发生呼吸急促、心动过速、用力呼吸、发绀、乏力或出汗等全身症状时，可能存在呼吸窘迫，需急诊处理，确保气道通畅，隔离出血源。如果有进行性消瘦，需考虑活动性肺结核与支气管肺癌。

2. 触诊 若咯血患者触及锁骨上淋巴结肿大，提示肺内癌细胞转移可能。

3. 叩诊 胸腔积液、肺实变、肺部肿块、膈肌上抬导致咯血者，叩诊呈浊音；气胸或肺过度通气导致咯血者，叩诊为过清音。

4. 听诊 若咯血患者某侧呼吸音减弱或出现啰音，则考虑对应肺组织存在病变。还应注意心脏是否有二尖瓣狭窄或二尖瓣关闭不全的杂音。

三、 辅助检查

（一）优先检查

1. 血常规 首选应该行常规实验室检查——血常规。血红蛋白和血细胞比容可评估出血的程度和长期性；白细胞计数及分类计数可寻找感染证据；当嗜酸性粒细胞增高时，怀疑寄生虫感染。

2. 痰液检查 痰液检查可发现结核杆菌、真菌、肺吸虫卵、癌细胞等。

3. 胸部 X 片和胸部 CT 除病史及体格检查以外，胸部 X 片是所有咯血患者最重要的初始检查项目。但其假阴性率较高，即便是胸片正常也不能排除肺恶性肿瘤或支气管扩张的可能性。在 24h 咯血量低于 300ml 或不低于 300ml 但胸片正常的患者中，大约 70% 的患者在高分辨率 CT（high resolution CT，HRCT）检查中被发现有支气管扩张。HRCT 是咯血最重要的影像学检查方法，其敏感性高于胸片。增强 CT 对肺栓塞、动静脉畸形或动脉瘤等血管性疾病有较高的诊断价值。

（二）可选检查

1. 尿液分析和生化检查 可用于筛查诸如肺出血、肾炎综合征或肉芽肿性多血管炎等。肝功能检查及凝血功能检查可以排除血小板减少或其他凝血病。

2. BNP 检测 考虑心力衰竭（简称心衰）所致咯血者，需进行血浆 BNP 或 NT‑proBNP 检测。

3. D‑二聚体检测 考虑与肺栓塞相关的肺梗死咯血者，可检测到 D‑二聚体升高。

4. 骨髓穿刺 必要时做骨髓检查，可明确出血性疾病的诊断。

5. 纤维支气管镜 纤维支气管镜和 HRCT 在

临床各有优势。HRCT 能更好地发现支气管扩张和肿瘤，而纤维支气管镜检查在发现细微的黏膜病变方面更有优势。另外，纤维支气管镜下可获取病理组织或细胞学标本，从而更好地明确诊断。目前比较公认的是先行 HRCT 检查，根据结果决定是否行纤维支气管镜检查。

6. 数字减影心血管造影术（digital subtraction angiography，DSA） 对部分考虑呼吸系统疾病导致咯血，但 X 线与胸部 CT 检查又呈阴性结果者，特别是咯血量较大者，可考虑行支气管动脉造影检查，可明确出血部位和出血原因。DSA 不仅仅是检查手段，更重要的是，其还是一种治疗方案，当找到出血部位后可行动脉栓塞术止血。因此，目前比较公认的是 DSA 适用于已做其他检查如气管镜、HRCT/CTA 但仍无法诊断，或拟行支气管动脉栓塞治疗的患者。

四、鉴别诊断

咯血应与口腔、咽、鼻出血以及呕血相鉴别。咯血与口腔、咽、鼻出血鉴别较为容易，经详细的体格检查基本可鉴别，当诊断困难时，可借助耳鼻喉专科器械鉴别。咯血与呕血之间鉴别较为困难，呕血是指上消化道疾病或全身性疾病所致的上消化道（食管、胃、十二指肠、胰腺、胆道）出血，血液经口腔呕出。值得注意的是，呕血和口腔内出血进入气道也可能表现为咯血。具体鉴别可参考表 2‑6‑1。

表 2‑6‑1　呕血与咯血鉴别

鉴别点	呕血	咯血
病因	肺结核、支气管扩张、肺癌、心脏病等	消化性溃疡、肝硬化等
出血前症状	喉部痒感、胸闷、咳嗽等	腹部不适、恶心、呕吐等
出血方式	咯出	呕出，可为喷射状
血内混有物	泡沫和（或）痰	食物残渣、胃液
出血颜色	鲜红	棕黑色或暗红色、咖啡色
黑便	无（如咽下血液时可有）	有，可在呕血停止后仍持续数日
酸碱反应	碱性	酸性
出血后血痰	有血痰数日	无血痰

治疗

一、治疗原则

应根据患者病情严重程度和病因确定相应的

治疗措施，包括止血、病因治疗、预防咯血引起的窒息及失血性休克等。

少量咯血患者明确病因后，根据病因治疗原

发病。

中量咯血患者首先应保持呼吸道通畅，适当镇静，监测生命体征，吸氧开放静脉通道，使用止血药，完善血常规、凝血功能、胸片等检查。

大咯血患者要求绝对卧床，就地抢救，避免不必要的搬动，以免加重出血。

二、治疗细则

（一）大咯血的处理

当患者生命体征不稳定或者咯血量较大时（24h 内咯血量不少于 500 ml，或者出血速度不低于 100 ml/h），应考虑患者为大咯血。大咯血的病死率大约为 6.5%～38%，需立即处理。若患者发生严重大咯血，引起气道梗阻甚至窒息，医生应通过简要病史、体格检查、实验室和影像学检查尽量采集有用的临床信息，同时，应确保患者的氧合与通气充分，适当摆放患者体位（侧卧位，疑似出血侧朝下），确保血流动力学的稳定性，建立静脉通路并采取初步措施控制出血，若能安全转移，通常应将患者收入重症监护病房（intensive care unit，ICU）进行密切监测。

在临床实践中，应根据大咯血的病因、治疗医生的经验以及可用的医疗资源来制定救治策略。这一过程应由呼吸与危重症医学科、介入放射科、心胸外科以及麻醉科等多学科医师团队共同完成。支气管镜在大咯血诊治中具有重要作用。其中，柔性支气管镜操作较为方便，但吸引能力有限，视野容易受到影响，对快速大咯血的救治具有一定局限性。相反，硬质支气管镜可进行快速吸引，同时保持气道通畅和通气，但需在全麻下操作，操作相对复杂，且无法进入气管、隆突、主支气管之外的气道。因此，若条件允许，建议柔性支气管镜和硬质支气管镜结合使用，以达到最佳的诊断、评估和出血控制效果。具体治疗措施如下。

1. 确保气道通畅，隔离出血源　大咯血的急诊处理原则是确保气道通畅，隔离出血源。如果存在血流动力学不稳定，应紧急输血及抗休克。

（1）保持气道通畅：在急性活动性出血伴随大咯血的情况下，清除气道内积血和分泌物的最佳方式是患者自身的咳嗽反射。应支持患者通过咳嗽自行清理气道中的积血。若患者咳嗽反射无法有效清除气道内积血、缓解窒息症状，并出现

进行性呼吸困难或低氧血症时，应立即实施气管插管。在必要情况下，可直接使用硬质支气管镜进行处理。

（2）隔离出血源：在进行气管插管或硬质支气管镜操作以快速清除气道内积血、保持气道通畅的过程中，应尽快隔离出血源，以防止血液流入健康侧肺部形成血凝块，阻塞气道并影响肺泡气体交换。

2. 取出血凝块　大咯血后，血凝块可能形成并阻塞中央气道，导致低氧血症或窒息。在这种情况下，优先考虑取出血凝块以改善通气。

3. 全身止血药的应用　大咯血发生时，在执行以上治疗措施的基础上，可同时应用全身止血药。应根据病情和药物特点合理选择止血药物（表 2-6-2）。

4. 大咯血的后续针对性处理　大咯血的患者经病因诊断、急诊处理后还需进行后续针对性治疗。目前常用方法有：支气管动脉栓塞术、外科手术治疗和病因治疗。

（二）一般咯血的处理

（1）吸氧，密切监护生命体征，密切观察患者的咯血量、呼吸、脉搏等情况，适当补充液体，补足血容量，防止休克的发生。

（2）患者应保持冷静，避免惊慌，并尽量采取卧位，头部偏向一侧，鼓励患者轻柔地将血液咳出，以减少血液在呼吸道内滞留的风险。若已知出血病灶部位，可选择患侧卧位，防止血液流入健康肺部。若出血部位不明确时，则采取平卧位，头部偏向一侧，以预防窒息的发生。避免用力排便，防止因用力而加重咯血。

（3）镇静以缓解紧张情绪：针对患者的紧张不安情绪，及时给予心理安抚。在必要情况下，可以适当给予少量镇静药物，例如口服地西泮。

（4）对于咳嗽剧烈的大咯血患者，可以适量给予镇咳药物，但应谨慎使用。禁用过强的镇静止咳药物，以防止过度抑制咳嗽中枢，导致血液在气道内淤积，引发窒息。

（5）保持呼吸道通畅：当患者出现胸闷、气促、喘息等症状时，应及时帮助患者清除口鼻分泌物，并确保室内空气流通。

（6）抢救窒息患者，如若发生大咯血窒息，立即体位引流，取头低足高位（可将床尾抬高 45°

左右）或侧头拍背。

（7）适当使用止血药物（表2-6-2）。

（8）寻找病因，对因治疗。

（三）止血药物及其应用

咯血经常使用的止血药物主要有以下3种。

1. 垂体后叶素 垂体后叶素包括催产素和加压素，具有收缩支气管动脉和肺小动脉的作用，通过减少肺内血流量，降低肺循环压力，达到止血的效果，因此被视为治疗咯血（尤其是大咯血）的首选药物。通常将5~10 U垂体后叶素加入25%的葡萄糖溶液20~40 ml中，缓慢静脉注射，继之将10~20 U的垂体后叶素加入5%的葡萄糖溶液250~500 ml中，缓慢静脉滴注，直至咯血停止1~2天后停用。

在用药期间，需要严格控制药物剂量和滴速，并密切观察患者是否出现头痛、面色苍白、出虚汗、心悸、胸闷、腹痛、便意、血压升高等不良反应。若出现这些不良反应，应立即减慢输液速度，并进行相应处理。对于同时患有冠心病、动脉粥样硬化、高血压、心力衰竭等疾病的患者及妊娠妇女，应慎用或禁用垂体后叶素。

2. 酚妥拉明 酚妥拉明是一种α-受体拮抗药物，能够直接作用于血管平滑肌，实现舒张作用，从而降低肺动静脉血管压力，达到止血效果。主要适用于垂体后叶素禁忌或无效的情形。通常将10~20mg酚妥拉明加入5%的葡萄糖溶液250~500 ml中进行静脉滴注，每日1次，连续使用5~7天。在用药过程中，患者需卧床休息，监测血压、心率和心律的变化，并根据实际情况调整药物剂量和输液速度。

3. 6-氨基己酸（氨甲苯酸） 6-氨基己酸通过抑制纤维蛋白溶解（简称纤溶）起到止血作用，主要适用于存在纤溶亢进的患者，如某些外伤后出血患者。可将6-氨基己酸4~6 g加入5%的葡萄糖溶液250 ml中静脉滴注，每日1~2次。

表2-6-2　常用止血药物

药物名称	给药途径	常用剂量	给药次数或持续时间	备注
垂体后叶素	肌内、皮下注射或稀释后静脉滴注	静脉滴注：由0.1U/min开始，可逐渐加至0.4U/min 静脉注射：5~10U/次 肌内注射：5U/次	静脉：1次/6~8h 肌内注射：2~3次/天	止血效果明确，起效迅速，是首选药物，但对于高血压、心衰、动脉粥样硬化患者及妊娠妇女需慎用
酚妥拉明	静脉滴注	10~20mg	每天1次	用药时患者需要卧床休息，注意观察患者的血压、心率和心律的变化，并随时酌情调整药物的剂量和滴速
6-氨基己酸	静脉滴注	4~6 g	每天1~2次	—

作者：张颖（成都市第三人民医院）

审稿：周荣（山西医科大学第二医院）

参考文献

第七节　发　绀

发绀（cyanosis）又称紫绀，指皮肤和黏膜呈现蓝色的异常外观，既是一种症状，也是一种体征，主要是由于血液中脱氧血红蛋白（deoxyhemoglobin）［又称还原血红蛋白（reduced Hb）］含量增多引起，少数情况下异常血红蛋白增多也可引起发绀，以口唇、脸颊、鼻尖、耳垂、甲床及身体下垂部位表现较为突出（图2-7-1）。发绀多为疾病导致组织/器官缺氧的表现之一，也可以由空气或者环境低氧所致。根据发生部位的不同，发绀可以分为中心性发绀（central cyanosis）与周围性发绀（peripheral cyanosis）。

图2-7-1 指端发绀

诊断

一、 诊断流程

发绀多出现在口唇、脸颊、鼻尖、耳垂、甲床及身体下垂部位，在荧光灯下比在日光下更容易探测到发绀。首先确定是否是发绀，其次鉴别发绀相关原因，既有中心性因素，也有周围性因素。

二、 问诊与症状

（一）病史

1. 发病时间与既往病史 一旦发现发绀，需要询问患者出现发绀的具体时间，为持续性发绀还是间歇性发绀。既往是否有急慢性呼吸道疾病、先天性心脏病、冠心病、心力衰竭、下肢静脉血栓、肺栓塞、血液病、免疫系统疾病等病史。还要询问患者久居地的海拔，排除高原环境低氧所致发绀。

2. 毒物接触史 询问患者是否有苯胺、硝基苯、伯氨喹啉、亚硝酸盐、磺胺类及硫化物等毒物接触史，以排除是否与中毒相关。

（二）症状

1. 中心性发绀 中心性发绀表现为黏膜和肢端同时出现发绀，常见部位为舌头、口腔黏膜（唇内侧、牙龈、软腭、颊黏膜）、下睑结膜。患者四肢皮温正常，可伴有呼吸困难、杵状指、动脉血氧分压及氧饱和度降低，吸氧后可部分改善。

2. 周围性发绀 周围性发绀是指只有肢端出现发绀，常见部位为：四肢、指尖、甲床、鼻尖、耳垂及嘴唇外侧。肢端皮温低，给予加热保温后可改善。动脉血氧分压多数正常，动脉搏动减弱。

三、 辅助检查

（一）中心性发绀

通过发绀累及的部位及特点，考虑为中心性发绀的，需要进一步完善如下检查。

1. 主要检查 动脉血气分析评估氧分压及氧饱和度；胸部X线评估肺是否有渗出、积液、气胸及占位病变等情况，评估心脏是否扩大；超声心动图评估是否有结构性心脏病、先天性心脏病及心脏功能异常；疑似有肺栓塞者需要完善肺动脉CTA及通气灌注扫描检查；疑似中毒的需要检测高铁血红蛋白、硫化血红蛋白、一氧化碳及氰化物水平。

2. 次要检查 包括血常规、尿常规、便常规、肝肾功能、凝血功能、心电图。

（二）周围性发绀

1. 主要检查 动脉血气分析评估氧分压及氧饱和度；疑似为低心排量休克所致肢端发绀，可完善血常规、超声心动图等检查，查找休克原因；疑似为周围血管闭塞引起的发绀，可进一步完善肢体血管超声及CTA，测量踝臂指数；疑似环境所致周围血管痉挛引起的发绀，可进一步完善自身免疫相关检查（类风湿因子、抗核抗体、抗Sm抗体、红细胞沉降率等）。

2. 次要检查 包括血常规、尿常规、便常规、肝肾功能、凝血功能、心电图。

四、 鉴别诊断

（一）判断是真性发绀还是假性发绀

真性发绀通常是由于血液中脱氧血红蛋白含量上升，或存在异常的血红蛋白所致。假性发绀通常源于皮肤黏膜上异常色素的沉积或异物的沉积，比如金或银的沉积，这些通常仅限于皮肤，不会沉积在黏膜上。而由先天性肾上腺皮质增生症导致的色素沉积虽然是全身性的，但其主要集中在皮肤易摩擦区域、掌纹、乳晕或瘢痕等处，表现更为明显。

（二）发绀原因鉴别

1. 发绀出现时间 发绀症状自出生或幼年时期就存在的，多为先天性心脏病或先天性高铁血红蛋白血症引发。如果是伴有左向右分流的先天性心脏病患者，在并发肺动脉高压的情况下也可能出现发绀，但这种情况出现的相对较晚。由于呼吸系统疾病导致的肺性发绀，则病程进展较慢。而急性发绀则常常是由于急性中毒（可能源于药物、食物或化学物质）、急性心功能不全或休克等引发。

2. 发绀部位 中心性发绀会影响全身的皮肤和黏膜，通常由肺和心血管疾病引起。然而，周围性发绀通常只在血液循环受阻的区域出现，由于血流缓慢，组织从血液中过多摄取氧气，因此多出现在肢体末端和下垂部位。痉挛性血管病变通常呈双侧对称分布，如双手指和足趾出现发绀；而血管闭塞性疾病引起的发绀呈非对称分布，主要在受影响的肢体上。还有一些疾病导致的发绀有特殊的分布模式，例如二尖瓣狭窄时，口唇和双颊部的发绀较明显。在完全性大动脉转位伴有动脉导管未闭合且肺动脉高压的情况下，上肢和头面部的发绀明显多于下肢。

3. 发绀伴随症状和疾病 在确定患者为中心性发绀后，需要进一步鉴别其是心原性发绀还是肺原性发绀。单纯的心原性全身发绀患者通常不会有严重的呼吸困难，除非并发急性肺动脉栓塞或急性肺水肿。肺原性发绀患者无一例外地伴有严重的呼吸困难。如果是肺原性发绀，经过 5 ~ 10min 的纯氧吸入治疗，发绀症状可明显缓解，甚至完全消失，而心原性发绀患者则无此反应。只有在采取降低肺血管阻力的治疗措施或输注含有溶解性氧的液体后，心原性发绀的症状才可能有所减轻。

口唇发绀可见于寒冷天气、先天性心脏病、心功能不全、慢性阻塞性肺气肿、肺动脉栓塞及药物或食物中毒等。

杵状指可以出现在多种情况下，包括发绀型先天性心脏病和多种肺部疾病，也可能是先天性的，并不伴有其他任何疾病，是法洛四联症的典型症状。在肺部疾病中，肿瘤、支气管扩张症和肺脓肿是最常见的引起杵状指的疾病，肺内分流（如动静脉瘘）也可能导致杵状指的出现。伴有杵状指的肿瘤通常是恶性的。慢性阻塞性肺疾病或慢性肺结核的患者很少出现杵状指，如果此类患者出现了杵状指，应该怀疑是否存在肿瘤。杵状指也可能是由于梅毒引起的。

4. 其他 高铁血红蛋白血症可能由药物和化学品中毒引起，如硝酸盐和含硝酸盐化合物、苯胺、磺胺等。其病程可急骤或缓慢，甚至可能出现集体突发。通过高铁血红蛋白定性实验，可以进行诊断。该病的特征是血液在空气中颜色不变；而由呼吸和循环系统疾病引起的发绀，其血液在空气中可以迅速氧化变为鲜红色。借此可与心原性发绀、肺原性发绀鉴别。

硝基甲苯、乙酰苯胺、农用杀虫剂代森锌等可引起硫化血红蛋白血症性发绀。硫化血红蛋白呈紫褐色，一经合成不能恢复为血红蛋白，因此发绀时间长，可达几个月或更长。

➔ 治疗

确诊为发绀，明确发绀原因之后，按照不同的病因采取不同的处理措施，具体治疗原则参见相关疾病。本节简述治疗流程。

治疗流程

（一）中心性发绀

如考虑为肺栓塞及肺动脉高压所致低氧，可给予抗凝、溶栓、降低肺动脉压以及肺动脉球囊扩张术等治疗；如考虑为严重呼吸道感染，可给予抗感染治疗；如考虑为慢性阻塞性肺疾病，可给予解痉、平喘等治疗；如考虑为张力性气胸，则需要紧急行胸腔闭式引流术治疗。如果考虑为动静

图 2-7-2 中心性发绀治疗流程

脉瘘或先天性心脏病所致的解剖分流，则建议行手术矫正治疗（图2-7-2）。

（二）周围性发绀

如考虑为低心排量状态，可给予静脉补液，如心原性休克需要在中心静脉压监测下补液，同时给予正性肌力、正性节律及收缩血管药物；如考虑为动脉栓塞或血栓形成，可给予溶栓、手术取栓、支架植入等；如动脉闭塞为血管痉挛所致，可给予钙通道阻滞剂（图2-7-3）。

图2-7-3 周围性发绀治疗流程

作者：赵雪东（首都医科大学附属北京安贞医院）
审核：严健华（上海交通大学医学院附属新华医院）

参考文献

第八节　心脏增大

心脏增大（cardiac enlargement）是指心房和/或心室的大小超出正常范围，通常表现为心腔扩张和（或）心壁肥厚。除了心肌病变，心腔扩张通常还可由于心脏在舒张期过度充盈引起，如在二尖瓣或主动脉瓣关闭不全时出现；心壁肥厚主要是由于收缩期心肌过度负荷所致，如在心室流出道受阻时。临床上两者往往同时或先后出现。

诊断

一、诊断流程

（一）初步评估

（1）详细询问患者病史，包括是否有活动后呼吸困难、喘憋、夜间不能平卧、双下肢水肿、心律不齐等症状。

（2）注意查看是否有心脏增大的体征。

（二）检查

1. 心电图　初步了解心脏的电生理状态，排除心律失常等可能影响诊断的因素。

2. 胸部X线　初步了解心脏和肺部病变，评估心脏大小。

3. 超声心动图　观察心脏结构、功能，定量分析心脏大小，排除结构性心脏病。

（三）详细评估

（1）结合既往病史和辅助检查的结果，进行病因分析。

（2）对病因不明确的患者，进一步进行磁共振成像（magnetic resonance imaging，MRI）或CT等检查，获取更详细的心脏形态和功能信息，以辅助诊断。

二、问诊与查体

（一）问诊与症状

1. 病史

（1）婴幼儿患者：询问是否存在发绀和活动时喜蹲踞、呼吸困难等表现。

（2）青少年：询问有无反复扁桃体感染、游走性关节疼痛、发热，以及发病前是否出现上呼吸道感染、呼吸困难和水肿等症状。

（3）中老年：询问有无高血压、心绞痛、糖尿病、慢性咳嗽、咯血、气促、酗酒史、药物及食物过敏史、放射线及毒物接触史，是否有呼吸困难和水肿等。

2. 症状 心脏增大患者可能呈现不同阶段的症状。在心功能代偿期，可无任何症状，也可能表现为乏力、心悸等轻微症状。在心功能失代偿期，可出现与心力衰竭相关的症状（详见第十章"心力衰竭"）。

（二）查体与体征

根据心脏肥大的不同程度，在查体的过程中可表现出不同的体征。

1. 左心室增大 心尖搏动向左下移位，叩诊发现心脏浊音界向左下移位，心腰加深，心界呈现靴形。

2. 右心室增大 心尖搏动向左侧移位，并在剑突下或胸骨左缘第3、4肋间可触及显著的抬举样搏动；叩诊时右心室轻度增大，显示绝对浊音界增大，而相对浊音界无明显改变；当右心室显著增大时，心界向左右扩展。

3. 左心房增大 左心房显著增大时，胸骨左缘第3肋间心界增大，心腰消失；若左心房与肺动脉段均增大，则胸骨左缘第2、3肋间心界增大，心腰更为丰满或膨出，心界呈梨形。

4. 右心房增大 叩诊可发现右侧心浊音界增大，但不如X线检查明显。

5. 全心增大 叩诊时可发现心浊音界增大，且左界向左下增大，呈普大型。

6. 局限性心脏增大 通常在体格检查时较难发现，需要通过X线检查发现。但先天性心包缺损患者，可在胸骨左缘第2肋间闻及收缩期喷射性杂音，并出现心尖搏动点左移等改变。

三、辅助检查

1. 心电图

（1）左心室增大：心电轴左偏，QRS波群电压升高 [$R_I > 1.5mV$，$R_I + S_{III} > 2.5mV$；$R_{V5} + S_{V1} > 3.5mV$（女性）/$4.0mV$（男性）；$R_{aVL} > 1.2mV$，$R_{aVF} > 2.0mV$]，QRS波时限延长介于$0.09\sim0.11s$之间，ST-T段出现以R波为主的导联上ST压低及T波倒置的改变。

（2）右心室增大：心电轴右偏，QRS波群电压改变（S_{V1}减小或消失，R/S在V_1上 >1，S_{V5}加深，R/S在V_5上 <1；$R_{V1} > 1.0mV$，$R_{V1} + S_{V5}$ >

$1.2mV$；$R_{aVR} > 0.5mV$，且其 R > Q），V_1的室壁激动时间 >0.03s，V_1、V_2的ST段下降，T_{V1}倒置。

（3）左心房增大：P_{V1}导联上的负向波时限 >0.04s、深度向下 >1.0mm，P_{II}时限 >0.11s，出现双峰，且两峰间距 >0.04s，P波宽度与P-R段之比超过1.6。

（4）右心房增大：P波时限不延长，P_{V2}波幅达0.15mV或P_{II}波幅达0.25mV。

（5）全心脏增大：心电图表现为单侧心脏增大，或者因为电压相互抵消而心电图图形正常，较少可同时出现双侧心脏增大的心电图表现。

（6）局限性心脏增大：心室壁瘤者会出现持续性ST段抬高；先天性心包缺如者呈现电轴右偏、顺钟向转位、不完全性右束支传导阻滞；转移性心脏肿瘤者可表现为二度或三度房室传导阻滞、心房颤动、ST-T改变等。

2. 胸部X线

（1）左心室增大：胸部X线后前位上成像表现为心尖向左下延伸，搏动点上移，左心室段圆隆、延长；在左前60°位置，左室后缘与脊柱重叠，室间沟向前下移位；左侧位成像显示心后间隙变窄或消失，心后下缘与食管前间隙消失。

（2）右心室增大：后前位可见心尖向左侧增大，心腰部膨隆；左前斜位显示心室膈段增大，室间沟向后、上移位；右前斜位显示心前缘下段膨隆，心前间隙变窄。

（3）左心房增大：前位显示心右缘出现增大的左心房右缘影，心左缘则呈现左心耳突出，形成第三弓；左前斜位出现左主支气管上抬；右前斜位可见食管中段前缘受压或食管中段移位。

（4）右心房增大：胸片后前位显示心右缘下段向右扩展，最突出点位置较高；左前斜位时，右心房段与心前缘长度比值大于1/2。

（5）全心脏增大：后前位可见心横径显著增宽、支气管分叉角度增大、食管后移；右前斜位可见心前间隙和心后间隙同时缩小、食管普遍受压或移位。

（6）局限性心脏增大：心包囊肿者出现右或左心膈角处圆形或椭圆形阴影，均质性、边缘光滑，与心影相连；心室壁瘤者出现左心缘局限性凸出；先天性心包缺如者肺动脉段明显突出，心脏明显左移而气管位置仍居中；转移性心脏肿瘤者表现为心外形不规则或局限性扩张。

3. 超声心动图　超声心动图是临床最常用的判断心脏肥大的辅助检查，可直接测量心脏各腔室大小，同时可以评估心脏瓣膜、心肌运动等情况。

四、鉴别诊断

（一）各类心脏增大的鉴别

左心室增大、右心室增大、左心房增大、右心房增大、全心脏增大、局限性增大的鉴别如下（表 2-8-1）。

表 2-8-1　各类心脏增大的鉴别

类型	临床表现	X 线特点	心电图表现	超声心动图
左心室增大	心尖向左下移位，心脏浊音界扩大	心尖向左下延伸，左心室段圆隆	心电轴左偏，QRS 波电压升高，ST-T 段压低及 T 波倒置	左心室内径增大，壁肥厚，收缩功能降低
右心室增大	心尖向左移位，心界向左右扩展	心尖向左增大，心腰膨隆	心电轴右偏，QRS 波电压改变，V_1 室壁激动时间增加，ST 段下降，T_{V_1} 倒置	右心室内径增大，壁肥厚，收缩功能降低
左心房增大	胸骨左缘第 3 肋间心界增大	左心房右缘影增大，左心耳突出	P_{V_1} 导联负向波时限增加，P_{II} 时限延长，出现双峰	左心房内径增大，壁肥厚，收缩功能降低
右心房增大	右侧心浊音界扩大	心右缘下段向右扩展	P 波时限不延长，P_{V_2} 波幅增大或 P_{II} 波幅增大	右心房内径增大，壁肥厚，收缩功能降低
全心脏增大	心浊音界增大，左界向左下增大	心横径增宽，支气管分叉角度增大	可因电压相互抵消而心电图形正常	心腔内径增大，心壁肥厚，收缩功能降低
局限性心脏增大	先天性心包缺损患者胸骨左缘第 2 肋间可闻及喷射性杂音，心尖搏动点左移	局限性心脏增大，如心包囊肿、心室壁瘤等	根据具体病变，可能出现 ST 段抬高、电轴右偏等	可能有局限性心壁肥厚或薄弱、心脏结构异常等

（二）心脏增大原发病的鉴别

引起上述心脏改变发生的原发疾病鉴别诊断如下（表 2-8-2～表 2-8-7）。

表 2-8-2　左心室增大的原发病鉴别诊断

疾病名称	临床表现	X 线特点	心电图表现	超声心动图表现
主动脉缩窄（coarctation of aorta）	缩窄动脉远端的动脉血压降低，动脉供血不足时出现：下肢麻木、乏力、发凉、跛行、足背动脉搏动减弱；缩窄动脉近心端的动脉血压升高，供血增多时出现：头晕、头痛、面色潮红、耳鸣、失眠、动脉搏动增强等	左心室增大，升主动脉增宽	ST 段降低和 T 波倒置	左心内径增大，左心室壁增厚，主动脉缩窄环及其上下的扩张及压力阶差增加
慢性二尖瓣关闭不全	心悸、咳嗽、劳力性呼吸困难、疲乏无力	左心房及左心室增大，肺淤血征	轻度二尖瓣关闭不全者心电图可正常，严重者可有左室、左房肥大的心电图表现	左室舒张末直径大于 50mm，彩色多普勒血流显像测出收缩期二尖瓣异常反流信号
主动脉狭窄（aortic valve stenosis）	轻度狭窄者：无症状；中、重度狭窄者：呼吸困难、心绞痛、运动时晕厥	心影扩大，主动脉弓部增宽，心脏左室增大	轻度：心电图可无明显改变；重度：V_1 导联 S 波加深、V_5 导联 R 波振幅增高	二叶瓣畸形或主动脉瓣狭窄，出现压力阶差

疾病名称	临床表现	X线特点	心电图表现	超声心动图表现
缺血性心肌病（ischemic cardiomyopathy）	心绞痛或心肌梗死病史 心脏增大，以左心室扩大为主 心力衰竭、心律失常	心影增大，多数呈主动脉型，少数呈普大型 可见升主动脉增宽及主动脉结钙化等	ST段压低、T波低平或倒置、QT间期延长、QRS波电压低	局限性室壁心肌运动异常、心脏扩大、收缩功能减退
高血压性心脏病（hypertensive heart disease）	心尖抬举样搏动、心尖搏动左移 主动脉瓣区第二心音增强 心尖区收缩期杂音	主动脉增宽延长或扭曲，心影呈主动脉型改变	呈电轴左偏、左室肥厚、心肌劳损的心电图表现，初期为QR波电压增高，后期出现ST段下降及T波的低平与倒置，电轴左偏	左室向心性肥厚

表 2-8-3 右心室增大的原发病鉴别诊断

疾病名称	临床表现	X线特点	心电图表现	超声心动图表现
先天性肺动脉瓣狭窄	• 中度：无症状 • 重度：疲乏、劳力性呼吸困难、晕厥、右心衰竭 • 体格检查时胸骨左上缘粗糙、菱形，收缩中期闻及喷射音以及收缩期震颤，第一心音正常 • 严重狭窄时可闻及第四心音，收缩期前肝脏搏动，第二心音减弱	• 右心室增大 • 肺血流减少	• 电轴右偏，T波倒置、P波高尖	肺动脉口处存在局部或弥漫性的狭窄，肺动脉血流速度增快、右心室壁增厚，伴有右心室腔变小
室间隔缺损（ventricular septal defect）	• 初生儿症状较少，1岁后呼吸困难、反复支气管炎和发育停滞 • 小型室间隔缺损（Roger病）多无症状，小缺损喷射性杂音，第二心音分裂 • 大缺损可闻及胸骨左缘第3、4肋间全收缩期杂音	• 主动脉结偏小，左室增大，左心缘弧形线向左下延长	• T波出现前半部圆顶、后半部高尖的形态改变	• 大的室间隔缺损可能会导致左室和右室之间的压力差减小，诱发左右分流
法洛四联症	• 呼吸困难、发绀，劳累后常蹲踞位休息，严重时可引起晕厥 • 右心室增大，胸骨左缘第2、3肋间收缩期闻及喷射性杂音	• 心影大小正常，右房增大，左房、左室不大，上纵隔血管影增宽	• 窦性心律、电轴右偏	• 可以看到4个典型的改变：室间隔缺损、肺动脉瓣狭窄或肺动脉口狭窄、右心室肥大以及主动脉骑跨
原发性肺动脉高压症（primary pulmonary hypertension）	• 呼吸困难、晕厥、咯血、疲乏、雷诺现象 • 体格检查：出现慢性发绀、肺动脉第二心音亢进、三尖瓣反流、右心室增大及右心衰竭	• 右心房、右心室增大	• 无特异性	• 右心室壁和右心房壁增厚，腔室扩大，肺动脉血流速度增快，三尖瓣反流以及肺动脉瓣反流
右心室双出口（double outlet right ventricle）	• 明显发绀、杵状指、心衰 • 体格检查：胸骨左缘第3、4肋间闻及粗糙收缩期杂音，心前区抬举感	• 肺动脉段突出，胸骨右缘升主动脉影，心影增大	• 电轴右偏、P-R间期延长	• 两条大动脉完全起自右心室，两组半月瓣与房室瓣之间均无纤维延续性，而以肌性圆锥结构分开，形成双肌性流出道，常合并室间隔缺损，伴或不伴肺动脉瓣或瓣下狭窄
三尖瓣关闭不全（tricuspid incompetence）	• 颈静脉扩张伴收缩期搏动、肝大、肝脏搏动、胸腹腔积液等 • 听诊三尖瓣区全收缩期杂音	• 心影明显增大，左、右心缘均向两侧扩大，上腔静脉增宽，也可见肺动脉段膨隆	• 不完全右束支传导阻滞，V_1导联有Q波	• 右心房、右心室、三尖瓣环明显扩张

续表

疾病名称	临床表现	X线特点	心电图表现	超声心动图表现
肺动脉瓣关闭不全（pulmonary incompetence）	• 听诊可闻及胸骨左缘第2肋间功能性格斯（Graham-Steel）杂音 • 肺动脉瓣区第二心音亢进和分裂，胸骨左缘第4肋间可闻及第三和第四心音	• 右室增大，肺动脉段扩大	• 右心前区导联为rsr	• 肺动脉瓣叶增厚、活动受限，舒张期可见肺动脉瓣反流，同时可能伴有右心室增大和肥厚
慢性肺原性心脏病	• 慢性咳嗽、咳痰、胸闷、气促，桶状胸、肺叩诊过清音等	• 右下肺动脉干横径≥15mm，右下肺动脉与气管横径比值≥1.07，右心室增大	• 额面电轴≥90°，V_5 R/S≤1，aVR R/S≥1，$R_{V_1}+S_{V_5}$ >1.05mV，肺型P波	• 右心室内径≥20mm，右心室流出道内径≥30mm，肺动脉主干≥20mm，右肺动脉内径≥18mm，右/左心室比值 >1/2，右心室/左心房 > 1.4，右心室前壁厚度≥5mm，室间隔厚度≥12mm • 可见肺动脉瓣收缩中期关闭征，右心房增大≥25mm

表 2-8-4 左心房增大的原发病鉴别诊断

疾病名称	临床表现	X线特点	心电图表现	超声心动图表现
二尖瓣狭窄（mitral stenosis）	• 临床上患者可有心悸、劳力型呼吸困难及反复咯血史等 • 体格检查：可见二尖瓣面容、左心房增大和右心室增大的体征	• 后前位：右心缘有双房影，左心房增大使心左缘变直，心影呈梨形 • 左前斜位：左主支气管上抬；右前斜位上，食管中段前缘受压或食管中段移位	• P_{V_1}负向波时限 >0.04s、深度向下 >1.0mm • $P_Ⅱ$时限 > 0.11s，出现双峰（峰间距 >0.04s）	• 二尖瓣叶增厚、僵硬，活动受限，开放面积减小，瓣口呈"鱼嘴"形。二尖瓣叶之间的交叉点向心尖部移位
左心房黏液瘤	• 发热、贫血、体重减轻、关节痛、皮疹、杵状指、雷诺现象等	• 左心房增大或心影局限性突出	• 无特异性	• 左心房内可见到一个或多个回声均匀的团块状物质，形状不规则，表面光滑或不光滑。可以表现为悬浮状、蒂植状或壁附着状

表 2-8-5 右心房增大的原发病鉴别诊断

疾病名称	临床表现	X线特点	心电图表现	超声心动图表现
三尖瓣狭窄（tricuspid stenosis）	• 可见颈静脉怒张、肝大、腹腔积液及水肿等，还可闻及三尖瓣区的舒张期杂音，可伴有震颤	• 后前位：心右缘见右心房和上腔静脉突出，右房缘距中线的最大距离常 >5cm • 左前斜位：右心房段与心前缘长度比值大于1/2，且膨隆与心室段形成折角	• P波时限不延长，P_{V_2}波幅达0.15mV或$P_Ⅱ$波幅高达0.25mV	• 呈圆顶状，活动受限
右心房黏液瘤	• 可见疲劳、周围水肿、腹腔积液、肝大、颈静脉怒张等右心衰竭的症状和体征	• 右心房增大或心影局限性突出	• 无特异性	• 可见心房内巨大的云雾状团块，反光较均匀，其蒂附着于房间隔卵圆窝周围

表 2-8-6 全心脏增大的原发病鉴别诊断

疾病名称	临床表现	X线特点	心电图表现	超声心动图表现
永存动脉干	• 发绀、心力衰竭、心脏增大 • 胸骨左缘第3、4肋间可闻及全收缩期喷射样杂音伴有震颤、舒张中期杂音，心前区隆起伴抬举感	• 肺血流增多时全心增大 • 肺血管阻力增高和肺血流减少时右心室增大	• 电轴正常、偶可见极度左偏（-90°～-120°）	• 增宽的动脉干根部骑跨于室间隔，动脉干瓣膜异常，左右心室内径增大，二尖瓣与动脉干根部连接
全心衰竭	• 左心衰竭：肺循环淤血和心排血量降低 • 右心衰竭：体循环淤血	• 心影普遍增大或以左心房、左心室增大为主	• QRS波群低电压	• 可见右心房、心室均增大或以左心房、左心室增大为主，左室整体和节段收缩功能低下，左室射血分数（left ventricular injection fraction，LVEF）降低

表2-8-7　局限性心脏增大的原发病鉴别诊断

疾病名称	临床表现	X线特点	心电图表现	超声心动图表现
心室壁瘤	患者多有顽固性心力衰竭、反复发作心绞痛、栓塞等 体格检查：心界向左扩大、心脏搏动较广泛，可闻及收缩期杂音	左心缘局限性凸出，凸出部分搏动减弱，或呈反向搏动，可有阴影密度增加及心包粘连	ST段抬高	真性室壁瘤：心尖二腔切面可见下壁基底部室壁瘤 假性室壁瘤：心包腔内血肿 功能性室壁瘤：心包腔内血肿
心脏肿瘤	心前区有异常杂音，心律失常或其他心电图异常，瘤体造成血流动力学梗阻引起充血性心力衰竭，瘤体脱落造成继发体、肺循环栓塞，以及发热、红细胞沉降率增快和贫血等全身症状	心脏外形不规则、心脏内阴影增浓、心影迅速增大	部分患者可伴有ST-T波改变，但均无特异性	心腔内或心壁上出现回声不均匀的团块状影
心包囊肿	患者多有心前区闷痛	右或者左心膈角处呈均质性，圆形或椭圆形阴影，边缘光滑，与心影相连	无特异性	心包局限性无回声区

▶ 治疗

心脏增大应在明确原发病后进行治疗，具体治疗见相关章节。

作者：赵雪东（首都医科大学附属北京安贞医院）
审核：严健华（上海交通大学医学院附属新华医院）

参考文献

第九节　心脏杂音

图2-9-1　心脏
杂音思维导图

心脏杂音（heart murmurs 或 cardiac murmurs）是指正常心音与额外心音之外，在心脏收缩或舒张时出现的异常声音。正常心音指第一心音（S_1）和第二心音（S_2）。额外心音包括第三心音、第四心音、开瓣音、心包叩击音、肿瘤扑落音、收缩期喀喇音、人工瓣膜音和人工起搏音等。正常心动周期中心音出现的时机见图2-9-2。

时间（秒）	0.0	0.1	0.2	0.3	0.4	0.5	0.6	0.7	0.8
心房	收缩				舒张				
心室	舒张		收缩			舒张			
房室瓣	开放		关闭			开放			
半月瓣	关闭		开放			关闭			
心音	S_4	S_1				S_2	S_3		

图2-9-2　正常心动周期和心音的关系
S_1 第一心音；S_2 第二心音；S_3 第三心音；S_4 第四心音

诊断

一、 诊断流程

心脏杂音的诊断流程如下图所示（图2-9-3）。

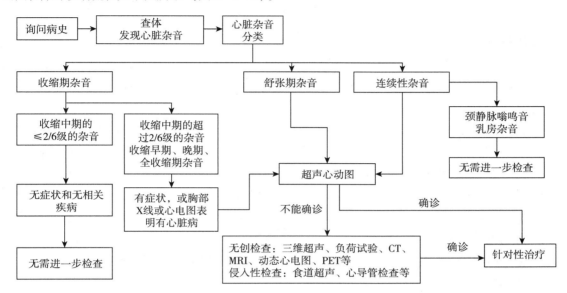

图2-9-3 心脏杂音的诊断流程
PET 正电子发射断层扫描

二、 问诊和查体

（一）问诊与症状

详细询问病史，了解有无心脏病史以及其他病史、有无家族史，判断有无瓣膜性心脏病相关病因。了解有无心脏病相关症状，如：胸闷、胸痛、乏力、呼吸困难、运动耐量下降、端坐呼吸、咳嗽、咳痰、咯血、发绀、心悸、黑矇或晕厥、栓塞事件、水肿、肝肿大、腹腔积液和胸腔积液等。详见第十四章"心脏瓣膜病"、第八章"心肌病"等。患者可没有任何症状，只是在查体中发现心脏杂音。

（二）查体和体征

心脏杂音听诊要明确杂音最响亮的部位、心动周期、性质、强度、传导方向，以及运动、体位和呼吸对杂音的影响关系，心脏杂音与常见疾病的关系如下所示（表2-9-1）。

表2-9-1 心脏杂音与常见疾病的关系

听诊部位	收缩期杂音	舒张期杂音
心尖区	二尖瓣关闭不全 二尖瓣脱垂	二尖瓣狭窄 Austin-Flint 杂音 左房黏液瘤
肺动脉瓣区	肺动脉瓣狭窄 动脉导管未闭 房间隔缺损	肺动脉瓣关闭不全 动脉导管未闭 Graham-Steel 杂音
主动脉瓣区 和主动脉瓣 第二听诊区	主动脉瓣狭窄	主动脉瓣关闭不全
三尖瓣区	三尖瓣关闭不全 三尖瓣脱垂	三尖瓣狭窄 右房黏液瘤
胸骨左缘第 3、4 肋间	室间隔缺损 肥厚梗阻型心肌病	—

心脏杂音常见疾病的心脏体征如下所示。

1. 二尖瓣狭窄

（1）视诊：二尖瓣面容，心尖搏动可向左移位。

（2）触诊：心尖部常可触及舒张期震颤。

（3）叩诊：心浊音界早期向左，后期也向右扩大，心腰部膨出，呈梨形。

（4）听诊：心尖部 S_1 亢进，可闻及较局限的递增型隆隆样舒张期杂音，伴有开瓣音；肺动脉瓣区第二心音（P_2）亢进，出现分裂；肺动脉扩张产生肺动脉瓣相对性关闭不全时，肺动脉瓣区可闻及高调吹风样递减型的舒张早中期杂音（Graham – Steel 杂音），可向三尖瓣区传导，吸气时增强。

2. 二尖瓣关闭不全

（1）视诊：心尖搏动向左下移位，较局限。

（2）触诊：心尖搏动向左下移位，可呈抬举样搏动。

（3）叩诊：心浊音界向左下扩大，后期亦可向右扩大。

（4）听诊：心尖部有较粗糙的全收缩期吹风样杂音，范围较广，前叶损害可以向左腋部或左肩胛下角传导，后叶损害可以向心底部传导，常掩盖 S_1，P_2 可亢进。

3. 主动脉瓣狭窄

（1）视诊：心尖搏动向左下方移位，较局限，强而有力。

（2）触诊：在主动脉瓣区可触及收缩期震颤。

（3）叩诊：心浊音界向左下扩大。

（4）听诊：心尖部 S_1 减弱，主动脉瓣区第二心音（A2）减弱或消失，可闻及粗糙的收缩期递增递减型杂音，向颈部传导。

4. 主动脉瓣关闭不全

（1）视诊：颜面较苍白，颈动脉搏动明显，心尖搏动向左下移位，范围较广，可见点头运动、毛细血管搏动等。

（2）触诊：心尖部向左下移位，呈有力的抬举样搏动，有水冲脉。

（3）叩诊：心浊音界向左下扩大，心腰明显，呈靴形。

（4）听诊：心尖部 S_1 减弱，A_2 减弱或消失，在主动脉瓣区可闻及舒张期哈气样杂音，并向心尖部传导。如有相对性二尖瓣狭窄，可在心尖部闻及隆隆样舒张早中期杂音（Austin – Flint 杂音）。

5. 三尖瓣狭窄

（1）视诊：心尖搏动位置正常或稍向左移。

（2）触诊：三尖瓣区可触及舒张期震颤。

（3）叩诊：心浊音界正常或向右扩大。

（4）听诊：三尖瓣区可闻及舒张中晚期低调隆隆样杂音，吸气末增强，呼气或 Valsalva 动作（吸气后做屏气动作）时减弱。

6. 三尖瓣关闭不全

（1）视诊：心尖搏动位置正常或稍向左移。

（2）触诊：三尖瓣区可触及收缩期震颤。

（3）叩诊：心浊音界正常或向右扩大。

（4）听诊：三尖瓣区可闻及全收缩期杂音，吸气和压迫肝脏后杂音可增强；三尖瓣脱垂可闻及三尖瓣区非喷射样喀喇音。

7. 肺动脉瓣狭窄

（1）视诊：心尖搏动位置正常或稍向左移。

（2）触诊：肺动脉瓣区可触及收缩期震颤。

（3）叩诊：心浊音界正常或稍扩大，心腰部可膨出。

（4）听诊：肺动脉瓣区可闻及粗糙的收缩期喷射样杂音，吸气时明显，P_2 可减弱和分裂。

8. 肺动脉瓣关闭不全

（1）视诊：心尖搏动位置正常或稍向左移。

（2）触诊：肺动脉瓣区可触及舒张期震颤。

（3）叩诊：心浊音界正常或稍扩大，心腰部可膨出。

（4）听诊：肺动脉瓣区可闻及舒张早期哈气样递减型杂音，可下传至第 4 肋间；瓣膜活动度良好时，右心室每搏输出量增加，导致肺动脉突然扩张，出现肺动脉瓣区收缩期喷射样杂音；伴随肺动脉高压时，P_2 可亢进和分裂。

9. 动脉导管未闭

（1）视诊：心尖搏动位置正常或稍向左下移位。

（2）触诊：肺动脉瓣区有收缩期震颤，亦可为连续性震颤。

（3）叩诊：心浊音界正常或稍向左下扩大，心腰部稍膨出。

（4）听诊：肺动脉瓣区处有连续性机器样杂音，可掩盖 P_2，分流量较大时心尖部可有舒张中期杂音，P_2 可亢进和分裂。

10. 室间隔缺损

（1）视诊：心尖搏动位置正常或稍向左移。

（2）触诊：胸骨左缘第 3、4 肋间可有收缩期震颤。

（3）叩诊：心浊音界正常或向两侧扩大，心腰部稍膨出。

（4）听诊：胸骨左缘第3、4肋间处有粗糙的收缩期杂音，P_2亢进，分流量大时心尖部可有舒张中期杂音。

11. 房间隔缺损

（1）视诊：心尖搏动位置正常，有时可稍向左移。

（2）触诊：心尖搏动位置正常或稍向左移。

（3）叩诊：心浊音界正常或稍向两侧扩大，心腰部饱满。

（4）听诊：肺动脉瓣区有收缩期杂音，P_2可亢进和分裂，分流量大时在三尖瓣区可有舒张中期杂音。

三、 辅助检查

超声心动图能有效辨析心脏杂音的发生原因，明确心脏和大血管结构及功能。

心电图可以了解心律、心率以及心电变化。

胸部X线检查可以了解心肺结构以及大血管变化，可初步判断。

如果上述检查不能明确原发病，可以进一步选择无创检查〔三维超声、负荷试验、CT、MRI、动态心电图、正电子发射体层成像（positron emission tomography，PET）等〕和侵入性检查（食道超声和心导管检查等）进一步明确诊断。参见第

十四章"心脏瓣膜病"和第八章"心肌病"等。

四、 鉴别诊断

（一）心包摩擦音

心包摩擦音通常见于心包炎，也可见于心肌梗死、尿毒症和系统性红斑狼疮等疾病。心包摩擦音通常与心搏一致，音质粗糙、高音调、摩擦样声音，在心前区或胸骨左缘第3、4肋间最响亮，坐位前倾和呼气末更明显，屏气时摩擦音仍存在。

（二）胸膜摩擦音

胸膜摩擦音通常见于胸膜炎，也可见于尿毒症和累及胸膜的其他疾病，如肺炎、肿瘤等。胸膜摩擦音通常与呼吸一致，音质可柔软如丝绸摩擦，也可粗糙如握雪音，通常在前下胸壁处明显，吸气末和呼气开始时明显，深呼吸时摩擦音增强，屏气时摩擦音消失。

（三）呼吸音

气管和肺部呼吸音与呼吸相关，屏住时呼吸音消失。

（四）血管杂音

颈部、胸部、腹部的血管杂音可传播至心脏听诊部位，引起混淆。因为血管杂音产生部位距离心脏较远，可与心动周期不太一致。

▶ 治疗

生理性杂音无需处置。

病理性杂音需要针对原发病进行治疗，参见

第十四章"心脏瓣膜病"和第八章"心肌病"等相关章节。

作者：靳鹏（中国人民解放军联勤保障部队第九四〇医院）

审稿：马骎（首都医科大学附属北京积水潭医院）

参考文献

图 2 - 10 - 1　周围血管征思维导图

第十节　周围血管征

周围血管征（peripheral vascular signs）是指由于心输出量和脉压（收缩压和舒张压之差值）变化，导致外周血管搏动和波形改变而产生的一系列体征，包括杜氏双重杂音（Duroziez 征）、水冲脉（water - hammer pulse, Corrigan 征）、毛细血管搏动征（Quincke 征）、股动脉枪击音（Traube 征）、颈部搏动增强（Corrigan 征）和点头运动（De Musset 征）、交替脉（pulsus alternans）、重搏脉（dicrotic pulse）、双峰脉（pulsus bisferiens）、奇脉（paradoxical pulse）、洪脉（bounding pulse）、细脉（small pulse）、无脉（pulseless）、双上肢血压相差过大、上下肢血压相差过小或过大、腹主动脉搏动增强和其他周围血管征等。

诊断

一、诊断流程（图 2 - 10 - 2）

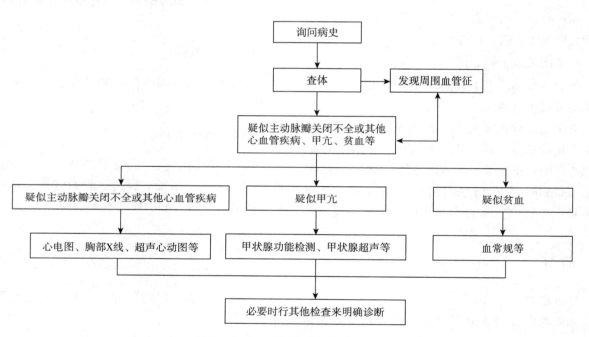

图 2 - 10 - 2　周围血管征的诊断流程

二、问诊与查体

（一）问诊和症状

详细询问病史，了解有无心脏病史以及其他病史。主动脉瓣关闭不全时可有心力衰竭的症状，甲状腺功能亢进症时可有甲亢面容，严重贫血时可有贫血貌等。

（二）查体和体征

1. 主动脉瓣关闭不全、甲状腺功能亢进症、严重贫血、发热等相关周围血管征

（1）水冲脉：脉搏骤起骤落，犹如潮水涨落，用手掌握紧患者手腕桡动脉处，将前臂高举过头部，可明显感到桡动脉水冲样的急促有力的脉搏冲击。

（2）毛细血管搏动征：用手指轻按患者的指甲末端或者用清洁玻片轻压患者的口唇黏膜，造成局部组织发白，当心脏收缩时局部组织又变红，随着心脏的搏动，局部组织表现出有规律性的红白交替现象。

（3）枪击音：指股动脉（或其他大动脉）处听到的与心脏搏动一致的短促声音，犹如手枪射击的声音，还可听到第2个隆隆样声音。

（4）杜氏双重杂音：用听诊器钟型件稍加压于股动脉，可闻及收缩期和舒张期吹风样杂音，前臂肱动脉处也可闻及双期杂音。主动脉瓣关闭不全时，听诊器下缘（动脉远端）加压可闻及舒张期杂音增强；而 Duroziez 征者加重杂音的方法则相反，听诊器上缘（动脉近端）加压可闻及舒张期杂音增强。

（5）颈部搏动增强：收缩期能看到和触及颈部动脉强有力的冲击，但在舒张期会有一种脉搏"崩溃"或落空感。

（6）点头运动：随着心脏的搏动或颈部脉搏跳动，头部上下运动或摆动。用拇指和食指按压颈背部可以停止。有时会对患者造成相当大的困扰。

（7）洪脉：触诊发现脉搏强而大。

2. 心室功能障碍相关周围血管征

（1）交替脉：脉搏节律正常，强弱交替出现。必要时嘱患者在呼气中屏住呼吸，避免呼吸的影响。如果测量血压时将气袖放气至刚好能听到脉搏声，此时仅能触及强脉搏，不能触及弱脉搏，脉搏频率刚好是心率的一半。

（2）重搏脉和双峰脉：一次心脏搏动可触及两个脉搏，重搏脉的第二个波峰在舒张期，双峰脉的第二个波峰在收缩晚期。

（3）细脉和无脉：触诊发现脉搏细弱无力或消失。

3. 心脏压塞或心包缩窄相关周围血管征 奇脉：指吸气时脉搏明显减弱或消失，又称吸停脉。不明显的可用血压计检测，吸气时脉搏声音减弱或消失，收缩压比呼气时低 10mmHg 以上。

4. 血管疾病相关周围血管征

（1）双上肢血压相差过大：双上肢血压差距超过 10mmHg。

（2）上下肢血压相差过小或过大：通常下肢血压超过上肢血压 17～20mmHg 以上。

（3）臂间血压差异、踝间血压差异和踝臂指数的测量方法和临床意义如下。

①测量方法：上肢测量双侧上臂肱动脉处血压，下肢测量双侧踝部足背动脉或胫后动脉处血压。双上肢的血压测量多采用坐位，四肢的血压

测量可采用卧位，可使用动脉硬化检测仪进行检测，也可使用 2 台或 4 台同型号电子血压计同步测量，测量 2 次（间隔 1～2min），计算四肢收缩压和舒张压的平均值。单侧踝臂指数（ankle - brachial index，ABI）使用同侧下肢（踝部）和上肢（上臂）收缩压计算比值（ABI = 踝部收缩压/上臂收缩压）。最小 ABI 通常选择双下肢收缩压中更低的数值与双上肢收缩压中更高的数据计算比值。

②临床意义如下。

臂间血压差异（inter - arm blood pressure difference，IAD）：收缩压 IAD > 10mmHg，提示心血管事件和外周血管病风险增加；收缩压 IAD > 20mmHg，舒张压 IAD > 10mmHg，提示上肢相关动脉非对称性狭窄或夹层（狭窄侧血压降低）。

踝间血压差异（inter - ankle blood pressure difference，IAND）：收缩压 IAND > 15mmHg，提示下肢动脉非对称性狭窄或夹层（狭窄侧血压降低）。

ABI：正常参考值 1.0 ≤ ABI < 1.4。0.9 ≤ ABI < 1.0 提示心血管风险增加；双侧 ABI < 0.9 提示主动脉狭窄或夹层；单侧 ABI < 0.9 提示下肢动脉非对称性狭窄；双侧 ABI ≥ 1.4 提示主动脉和大血管壁钙化和硬化；单侧 ABI ≥ 1.4 提示头臂和锁骨下动脉狭窄闭塞，导致肱动脉收缩压降低。

5. 主动脉瓣关闭不全的其他周围血管征

（1）Müller 征：指收缩期悬雍垂、软腭或扁桃体的搏动。

（2）Becker 征：指通过检眼镜可见视网膜动脉搏动。

（3）Gerhardt 征：指在可触及脾脏的情况下触及脾脏的搏动。

（4）Hill 征：指卧位时下肢（腘动脉）血压明显高于上肢（肱动脉）血压（超过 40mmHg）。

（5）Rosenbach 征：指触及收缩期肝脏的搏动。

（6）Lincoln 征：患者坐位双腿交叉（二郎腿）时（较明显），如果抬高的脚随着每次脉搏搏动而上下摆动，则视为阳性。

（7）Bozzolo 征：指可见的鼻黏膜内动脉搏动。

（8）Landolfi 征：指与光线无关的瞳孔在收缩期收缩、舒张期舒张。患者站立、使用洋地黄或压迫股动脉或腹主动脉时加强。

（9）Mayne 征：指抬高上肢时，舒张压下降超过 15mmHg。

（10）Shelley 征：指与心脏搏动同步的子宫颈搏动。

（11）Morton - Mahon 征：指与头颈部动脉搏动相对应的面部反复潮红和发白。

（12）Sherman 征：老年人慢性主动脉瓣关闭不全时，足背动脉搏动明显。

（13）Ashrafian 假性眼球突出症：指眼部脉搏幅度增加，造成的搏动性假性眼球突出症。

（14）腹主动脉搏动增强：指腹部实质性器官肝脏、脾脏等随脉搏的搏动。

三、 辅助检查

根据病史及体格检查结果，考虑主动脉瓣关闭不全、甲状腺功能亢进症、严重贫血等疾病时，可根据疾病情况选择辅助检查。

（一）主动脉瓣关闭不全或其他心血管疾病

怀疑主动脉瓣关闭不全或其他心血管疾病时，可行心电图、胸部 X 线、超声心动图、血管超声等检查，必要时可选择三维超声、负荷试验、CT、MRI、动态心电图、PET 等无创检查，或食道超声、心导管检查等侵入性检查来明确诊断和治疗方案。

（二）甲状腺功能亢进症

怀疑甲状腺功能亢进症时，可行甲状腺功能检测、甲状腺超声等检查，必要时可选择甲状腺自身抗体检测、碘^{131}摄取率检测、甲状腺核素显像等检查来明确病因和治疗方案。

（三）贫血

怀疑贫血时，可行血常规检测。必要时可行进一步检查来明确贫血的病因和治疗方案。

四、 鉴别诊断

临床需根据原发疾病的体征进行鉴别诊断。

（一）杜氏双重杂音的鉴别诊断

正常人用听诊器钟型件加压于股动脉可闻及收缩期杂音，但无舒张期杂音。

（二）点头运动的鉴别诊断

1. 正常人 气温过高、运动等可使血管扩张、脉搏增强，可出现类似的点头运动，降温后消失。

2. 癫痫 癫痫患者可能出现突然的成串的点头发作，完善的神经系统检查可鉴别诊断。

3. 点头痉挛 指发生于婴儿时期，以眼球震颤、点头、斜颈为特征的罕见临床综合征，呈自限性，头部运动和眼球震颤呈间歇性，速度和方向均不一致，在仰卧、闭眼、睡眠时消失。头部运动可能是代偿眼球震颤的视力下降。神经系统检查和眼科检查均无异常。

4. 类点头痉挛样病 类点头痉挛样病临床表现类似点头痉挛，常见于眼科疾病如视网膜疾病、全色盲、先天性静止性夜盲症、斜视、严重屈光不正和弱视等，神经系统疾病如视神经和视交叉胶质瘤、小脑发育不全、丘脑和第三脑室肿瘤、脑穿通性囊肿、间脑综合征、Leigh 综合征、眼肌阵挛和 Bardet - Biedl 综合征等。完善的眼科检查和神经系统检查可鉴别诊断。

➡ 治疗

明确原发病后进行治疗，具体治疗见相关章节。

作者：靳鹏（中国人民解放军联勤保障部队第九四〇医院）

审稿：马旆（首都医科大学附属北京积水潭医院）

参考文献

第三章　辅助检查

第一节　心血管生物标志物

近年来，心血管生物标志物（cardiovascular biomarkers）在心血管疾病的早期诊断、鉴别诊断、治疗效果评估和预后判断等方面越来越受重视，是实现精准医疗的重要手段之一。

理想的心血管生物标志物应具备以下特征：①检测方法简便易行，个体损伤小。②具有较高的敏感性和特异性。③具有良好的稳定性。④可以为心血管疾病的诊断、危险性分层、治疗效果评价、预后判断提供帮助。⑤具有较高的经济学效应，利于推广。

C - 反应蛋白

C - 反应蛋白（C reactive protein，CRP）是急性时相反应蛋白（acute phase reactant）之一，是一种炎症反应指标。CRP浓度水平与机体炎症程度相关。

超敏C反应蛋白（high sensitive CRP，hs - CRP）可检测出低水平（0.1 ~ 10mg/L）的CRP浓度，该水平的微小变化与心血管疾病密切相关。hs - CRP是不良心血管事件例如心肌梗死或缺血性卒中发生的独立预测因子。

一、CRP在心血管疾病中的应用

CRP的作用是激活补体系统、促进中性粒细胞黏附、吸引冠状动脉斑块中的补体。这在动脉硬化的形成和发展中发挥着重要的作用。hs - CRP升高反映了动脉硬化存在低度炎症过程、粥样斑块脱落。

2003年，美国心脏协会（American Heart Association，AHA）发布的《炎症和心血管疾病的标志物》声明，将hs - CRP < 1.0mg/L、1.0 ~ 3.0mg/L和 > 3.0mg/L界定为心血管疾病一级预防中冠心病发生的低危、中危、高危三类风险（表3 - 1 - 1）。

hs - CRP可用于预测稳定性心绞痛、不稳定性心绞痛、经皮血管成形术及急性冠脉综合征患者的缺血和死亡的风险。CRP联合年龄、吸烟、高血压等危险因素时，有助于评估初始心血管事件的风险。

CRP通常在心肌梗死3 ~ 6h后升高，一般在3 ~ 4天达峰值；在肌酸激酶MB（creatine kinase - MB，CK - MB）恢复正常后7 ~ 10天，CRP也降至正常。当CRP仍持续升高时，提示该心肌梗死患者可能存在并发症或预后不良。

表 3 - 1 - 1　hs - CRP 水平与心血管疾病危险评估

hs - CRP（mg/L）	危险评估	处理
< 1.0	心血管疾病低危	—
1.0 ~ 3.0	心血管疾病中危	建议给予抗感染治疗（间隔2周后再检测一次，取平均值作为观察的基础）
> 3	心血管疾病高危	建议给予抗炎与抗栓联合治疗

注：当hs - CRP > 10mg/L时，应鉴别是否合并感染。

综合现有的临床试验和流行病学调查结果发现，动脉粥样硬化往往伴随出现急性时相反应蛋白的升高，而在诸多急性时相反应蛋白中，只有hs - CRP与冠状动脉不良预后有关，且比其他炎性因子更能反映冠状动脉病变的过程，是冠心病的一个长期或短期的危险因素。但CRP是否可作为临床治疗干预的靶点，以及hs - CRP最佳阈值的选择目前仍存在争议。

二、CRP结果解读注意事项

hs - CRP在心血管疾病患者中应用时，首先需排除炎症和感染因素，尤其是当hs - CRP ≥ 10mg/L时，应在2周后进行复查除外感染和炎症。

CRP升高的程度能够反映炎症范围和活动情况，但是轻度急性局部炎症以及部分慢性疾病患者的CRP可能处于正常水平内（表3 - 1 - 2）。

CRP 浓度水平有助于区分细菌感染和病毒感染。细菌内毒素是急性时相反应的有效刺激，革兰阴性菌感染时，CRP 浓度水平较高；革兰阳性球菌和寄生虫感染时，CRP 水平呈中度升高；病毒感染时，CRP 可轻度升高，反应不如内毒素产生的刺激剧烈。CRP 浓度变化为临床抗生素治疗提供良好的监测手段，持续升高的 CRP 水平则提示治疗效果不佳或预后较差。

CRP 在许多急、慢性炎症和免疫性疾病中均存在不同程度的增高，例如风湿性关节炎、青少年慢性关节炎、强直性脊椎炎、牛皮癣性关节炎（Retier 综合征）、结晶性关节炎、骨关节炎、风湿性多肌痛、系统性脉管炎、结缔组织性疾病、A 型淀粉样变性、肠道炎性疾病、各种类型细菌病毒及真菌感染、急性白血病、同种骨髓移植、手术患者和恶性肿瘤等。

表 3 - 1 - 2　CRP 的临床应用提示

患者类型	CRP 浓度/（mg/L）	临床提示
儿童	<10	病程大于 6~12h，可基本除外细菌感染或细菌已被清除
	10~25	①可能为病毒感染 ②如有抗生素治疗时，CRP 应降至此水平以下 ③如病程较短，不能除外细菌感染，建议间隔数小时复查
	>25	细菌感染
成人	10~25	①提示病毒感染 ②抗生素治疗时，CRP 应降至此水平以下 ③如病程尚短，不能除外细菌感染，应数小时后再复查
	25~50	提示细菌或病毒感染
	50~100	①通常为细菌感染 ②病毒感染不常见
	>100	①提示细菌感染 ②病毒感染基本可排除

注：1. 孕妇在健康状况下的正常范围 <20mg/L。
2. 吸烟者在健康状况下，中值为 11.5mg/L。
3. 《全国临床检验操作规程（第四版）》中指出，CRP 在 0~50mg/L，提示轻度炎症，≥100mg/L，提示较严重的细菌感染，同时在界值的基础上结合病情做判断。

心肌损伤标志物

一、肌钙蛋白

肌钙蛋白（troponin，Tn）是一种异三聚体复合物，包含肌钙蛋白 C（troponin C，TnC）、肌钙蛋白 T（troponin T，TnT）、肌钙蛋白 I（troponin I，TnI）三个亚基，在骨骼肌和心肌均有表达，是肌肉兴奋收缩耦联中重要的结构蛋白。

心肌肌钙蛋白 I（cardiac troponin I，cTnI）和心肌肌钙蛋白 T（cardiac troponin T，cTnT）在心肌细胞中特异表达。当心肌损伤（myocardial injury）或坏死时，cTnT 和 cTnI 以单体和复合物等多种形式释放到外周血液中。这两种蛋白是反映心肌损伤的生物标志物。在急性心肌梗死的诊断中，cTnI 和 cTnT 具有同等价值。

二、天冬氨酸氨基转移酶和丙氨酸氨基转移酶

天冬氨酸氨基转移酶（glutamic oxalacetic transaminase，AST）和丙氨酸氨基转移酶（glutamic - pyruvic transaminase，ALT）是一组催化 α - 酮酸和氨基酸之间氨基转移反应的酶类，临床上常用于肝胆疾病、心肌损伤和骨骼肌损伤的诊断、鉴别诊断以及治疗监测评估。

三、乳酸脱氢酶及同工酶

乳酸脱氢酶（lactate dehydrogenase，LDH）是氧化型烟酰胺腺嘌呤二核苷酸（NAD^+）的氧化还原酶，存在于体内所有细胞的细胞质中。组织中 LDH 浓度比血浆中高约 500 倍，因此，轻微组织

损伤也可能导致血浆中 LDH 活性增高。日常检测的外周血 LDH 为总活性，诊断心肌梗死的敏感性高而特异性低，其诊断和鉴别诊断的价值有限。

四、 肌酸激酶及同工酶

肌酸激酶（creatine kinase，CK）活性包含三种同工酶的总和，正常情况下以 CK - MM 为主。CK 增高主要用于全身性肌肉疾病和他汀药物导致骨骼肌损伤的监测。在未出现肌钙蛋白之前，CK、CK - MB 是诊断急性心肌梗死的重要生物标志物，可用于评估梗死范围或再梗死情况。

具体可参见本章第二节"心肌损伤标志物"。

▶ 利钠肽

所有疑似心衰患者都应使用利钠肽（natriuretic peptides，NPs）进行筛查。诊断和排除心衰时，应依据患者临床情况，选择对应的 NPs 阈值进行诊断。影响 NPs 的因素较多，所有结果都应结合临床综合判断。NT - proBNP 和 BNP 对心衰判断具有同等价值。

一、 利钠肽对心衰排除和诊断价值

2021 年欧洲心脏病学会（European Society of Cardiology，ESC）心衰指南和中国急、慢性心衰指南均推荐对所有可疑心衰患者进行利钠肽（BNP 或 NT - proBNP）的筛查（表 3 - 1 - 3）。

非常低的利钠肽浓度具有很高的阴性预测值，在非急性情况下，NT - proBNP < 125pg/ml 或 BNP < 35pg/ml，排除心衰的阴性预测值为 0.94 ~ 0.98。少数研究显示，在非急性情况下，中区心房利钠肽前体 < 40pmol/L 也可作为排除心衰的标准。

射血分数保留的心衰（heart failure with preserved ejection fraction，HFpEF）合并房颤（atrial fibrillation，AF）者，建议将 NT - proBNP > 365 pg/ml 或 BNP > 105pg/ml 作为心衰的诊断阈值。

和急性心衰相比，在慢性心衰的临床应用中，BNP/NT - proBNP 用于排除心衰诊断的价值更高。当 BNP < 35pg/ml，NT - proBNP < 125 pg/ml 时，阴性预测值高，表明患者存在心衰的可能性非常小。如果 BNP、NT - proBNP 高于上述诊断界值，则需要进一步检查，结合临床表现进行诊断，并且需要考虑到引起 BNP/NT - proBNP 升高的非心衰因素。在诊断心衰时，NT - proBNP 诊断阈值需考虑患者的年龄和肾功能因素，根据年龄分层设定诊断界值，阳性预测值能达 88%。肥胖患者则需要进一步降低诊断阈值。

表 3 - 1 - 3 利钠肽临床应用临界值参考

项目	临床用途	最佳界值（pg/ml）	备注
BNP	排除急性心衰	< 100	—
	诊断急性心衰	> 500	—
	排除慢性心衰	< 35	—
	诊断慢性心衰	> 150	—
NT - proBNP	排除急性心衰	< 300	非年龄依赖性
	诊断急性心衰	> 450	年龄 < 55 岁
		> 900	年龄 55 ~ 75 岁
		> 1800	年龄 > 75 岁
		> 1200	肾功能不全 [eGFR < 60 ml/（min · 1.73m^2）]
	排除慢性心衰	< 125 pg/ml	—
	诊断慢性心衰	> 600pg/ml	—

注：肥胖患者（BMI ≥ 30kg/m^2）：BNP 排除心衰的界值应 < 50pg/ml，BNP/NT - proBNP 诊断界值应降低 50%；房颤患者：BNP/NT - proBNP 诊断界值应提高 20% ~ 30%；肾功能不全 [eGFR < 60ml/（min · 1.73m^2）] 患者：NT - proBNP 诊断心衰界值应 > 1200pg/ml，而 BNP 排除心衰界值应 < 200pg/ml。

二、 利钠肽结果解读注意事项

除心衰可导致 NPs 显著增高外，还有许多影响 NPs 的因素（表 3 - 1 - 4），如年龄、性别、肥胖、贫血、肾功能和甲状腺功能等，均可对 NPs 的生物参考区间产生影响。除此之外，非心血管系统疾病和应激状态均可刺激心脏释放 NPs，例如慢性阻塞性肺疾病等。

NT - proBNP 和 BNP 随年龄增加而升高，NT - proBNP 表现更明显，尤其是当年龄 >65 岁时；正常健康女性的 NPs 略高于男性，约为男性的 1.4 倍；体重指数与外周血循环中的 NPs 含量成反比，肥胖（$BMI > 30kg/m^2$）较非肥胖者的 BNP/NT - proBNP 降低了约 17%。

BNP 清除主要通过中性肽链内切酶（neprilysin，NEP）降解，而 NT - proBNP 主要经肾脏清除，所以，肾功能对 NT - proBNP 的影响大于 BNP，尤其当 $eGFR < 60ml/（min·1.73 m^2）$ 时。因此，NPs 升高需考虑肾功能不全的影响。贫血也会导致 NPs 增高。

血管紧张素受体拮抗剂——脑啡肽酶抑制剂（angiotensin receptor/enkephalin inhibitors，ARNI）是近年来推出的作用于射血分数降低型心衰患者的新型药物，可同时抑制血管紧张素 II - 1 型受体和脑啡肽酶。现有证据表明，ARNI 不仅在治疗心衰方面有效，还具有肾脏保护作用。但需注意的是，医生在应用该药物时应做好患者肾功能和血压的监测。

血样本的质量对 NPs 影响较大。BNP 离体后稳定性较差，室温和 4℃ 低温均会导致 BNP 快速降解，BNP 采血需要用塑料 EDTA 抗凝试管（紫帽），采样后需要立即送检，2～4h 内需完成检测。而 NT - proBNP 相对稳定（室温可稳定 7 天），血清或肝素血浆均可检测。

当患者在多家医院进行 NPs 检测时，结果解读需考虑实验室方法学因素。市面上 BNP 的商品化试剂盒众多，受不同厂家选择的抗体类型、标准品等因素影响，不同检测系统差异达 30%～50%，甚至更大，不同检测系统间 BNP 可比性差。

BNP 和 NT - proBNP 是不同的分子，清除途径也不同，临床上结果不能直接比较。检验工作者应了解本实验室检测 BNP/NT - proBNP 的检测方法和检测过程中直接相关的分析前及分析中的影响因素，并掌握分析后结果解读的相关影响因素。遇到与患者临床表现不一致的可疑结果时，实验室应积极回应相关临床质疑。综上所述，NPs 的结果需结合患者自身状态来进行综合分析。

表 3 - 1 - 4　NPs 浓度升高的原因

分害	具体因素
非心脏因素	高龄 缺血性卒中 蛛网膜下腔出血 肾功能不全 肝功能不全（主要是肝硬化伴腹水） 副肿瘤综合征 慢性阻塞性肺疾病 严重感染（包括肺炎和败血症） 严重烧伤 贫血 严重的代谢和激素异常（甲状腺毒症或糖尿病酮症）
心脏因素	心衰 急性冠脉综合征 肺栓塞 心肌炎 左心室肥厚 肥厚型或限制型心肌病 瓣膜性心脏病 先天性心脏病 房性和室性快速性心律失常 心脏挫伤 心脏复律、ICD 电击 涉及心脏的外科手术 肺动脉高压

注：ICD 心律转复除颤器。

➡ D - 二聚体

本节仅介绍 D - 二聚体的临床应用。

D - 二聚体的临床应用

（一）静脉血栓栓塞症的诊断和排除

D - 二聚体检测最大的临床价值是用于排除静脉血栓栓塞症（venous thromboembolism，VTE），包括肺栓塞（pulmonary embolism，PE）和深静脉血栓（Deep vein embolism，DVT）。很多疾病或病理因素（手术、肿瘤或心血管疾病等）都对凝血有一定影响，导致 D - 二聚体升高，因此临床须结合患者的临床表现及既往病史进行 VTE 的诊断。

根据 2019 年 ESC《急性肺栓塞诊断和治疗指南》，临床可疑 VTE 患者，首先应进行临床可能性评估。当验前概率（临床可能性）为低、中可能，同时 D-二聚体检测为阴性［<0.5mg/L 纤维蛋白原等量单位（fibrinogen equivalent units，FEU）］时，即可排除 DVT 和 PE，无须再做进一步的影像学检查。如果 D-二聚体检测为阳性，则需要进一步的影像学检查。D-二聚体结合验前概率可使 30%~35% 疑似 DVT/PE 患者避免进一步检查，从而减少患者不必要的痛苦和费用。当验前概率评估为高度可能，无须进行 D-二聚体检测，直接行 CTPA 检查。详见图 3-1-1。

然而，并非所有 D-二聚体检测方法都具有足够的灵敏度来排除 VTE。根据美国临床和实验室标准协会（Clinical & Laboratory Standards Institute，CLSI）的规定，用于排除 VTE 的检测方法应具有 ≥98% 的阴性预测值和 ≥97% 的灵敏度。临床医生和实验室专业人员须了解所使用 D-二聚体检测方法的特定临界值。

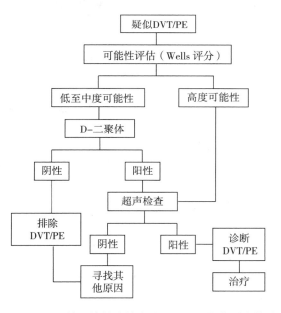

图 3-1-1　评估血栓栓塞的方法和 D-二聚体测定的效用

（二）评估抗凝持续时间和预测血栓复发

无诱因 VTE 者口服抗凝药物的持续时间尚存在争议，较长的抗凝持续时间或可增加患者的出血风险，而较短的抗凝持续时间可能会增加患者 VTE 的复发风险。

Legnani 等研究显示，患者在静脉血栓栓塞抗

凝治疗期间，直接口服抗凝药者 D-二聚体阳性率明显高于应用华法林者，但仅在抗凝治疗 30 天时差异有统计学意义。鉴于该研究暂无停止抗凝治疗后患者 VTE 复发的相关数据，因此，能否使用 D-二聚体作为预测 VTE 复发风险的临床指标，尚需进一步评估。

Steinbrecher 等近期研究表明，首次发生 VTE 者暂停口服抗凝药物后，采用免疫比浊法测定患者 D-二聚体水平，较服药期间加倍者，其在 3 周、3 个月、9 个月和 15 个月后 VTE 复发的风险增高。

（三）弥漫性血管内凝血

弥漫性血管内凝血（disseminated intravascular coagulation，DIC）是指在某些致病因素的作用下，全身小血管广泛的微血栓形成以及继发性纤溶亢进的一种综合征。D-二聚体在 DIC 的诊断和病程监测上具有良好的应用价值。

在 DIC 形成早期，甚至在 DIC 形成前数天，D-二聚体已经开始上升，随病程发展可持续升高 10 倍甚至 100 倍以上。将 D-二聚体 >3.0μg/ml 作为临界值时，DIC 和非显性 DIC 的诊断敏感性和特异性之和达最大值，而误诊和漏诊率之和最小。D-二聚体的连续监测可以为 DIC 患者是否得到了成功治疗提供临床依据。

中国弥散性血管内凝血诊断积分系统（Chinese DIC scoring system，CDSS）在 2017 年被正式写入《弥散性血管内凝血诊断中国专家共识（2017 年版）》，CDSS 主要包括导致 DIC 的原发病、临床表现、血小板计数、D-二聚体（D-二聚体 <5mg/L，评分为 0 分；D-二聚体在 5~9mg/L 之间，评分为 2 分；D-二聚体 ≥9mg/L，评分为 3 分）、凝血酶原时间和活化部分凝血活酶时间等。≥7 分的非恶性血液病者或 ≥6 分的恶性血液病者，可诊断为 DIC。

（四）D-二聚体与心血管疾病

1. 冠心病　D-二聚体与很多心血管疾病都有关系，如冠心病、心房颤动（简称房颤）、急性主动脉夹层、心搏骤停等。

基线 D-二聚体水平可能对判断 CAD 患者的

预后具有重要价值。CAD 患者中，基线 D - 二聚体水平升高与主要心血管不良事件（major adverse cardiovascular events，MACE）、心血管死亡和全因死亡率风险独立相关。既往研究发现，D - 二聚体水平是经皮冠状动脉介入术（percutaneous coronary intervention，PCI）后急性冠状动脉综合征（acute coronary syndromes，ACS）患者不良结局的独立预测因子。基于 D - 二聚体的风险分层或可用于区分具有较高死亡风险的 ACS - PCI 患者。

2. 心房颤动　房颤是最常见的室上性心律失常之一，房颤患者血浆 D - 二聚体水平高于非房颤患者，易引起左心房血栓。研究发现，高 D - 二聚体水平与左心房血栓相关。D - 二聚体对预测左心房血栓具有中等敏感性和特异性。

3. 主动脉夹层　凝血和炎症反应在主动脉夹层（aortic dissection，AD）的发病和预后中具有重要意义。

相关研究报道了 D - 二聚体对急性主动脉夹层诊断的敏感性，D - 二聚体升高会影响急性主动脉夹层的预后。鉴于 D - 二聚体的准确性不足，可能需要结合其他指标对 AD 进行系统评价。

2014 年 ESC《主动脉疾病诊断和治疗指南》指出，D - 二聚体升高提示患者存在主动脉夹层的风险增加。此外，主动脉夹层患者的 D - 二聚体值会在短时间内快速增加到顶点，而其他疾病患者的 D - 二聚体值则是逐渐增加的。在胸痛发病后的第 1 个小时进行检测的诊断价值最高，但即使检测结果为阴性，仍有可能存在壁内血肿和穿透性溃疡。此外，该检查还具有鉴别诊断的重要意义。

2017 年《主动脉夹层诊断与治疗规范中国专家共识》中提到，对于突发剧烈、撕裂样胸背痛者，合并 D - 二聚体快速升高时，需警惕主动脉夹层的可能。

4. 心脏骤停　血浆 D - 二聚体水平反映了凝血和纤溶活性，而院外心脏骤停（out of hospital cardiac arrest，OHCA）患者在持续的心脏复苏过程中，会激活凝血 - 纤溶系统，并因此影响 D - 二聚体水平。

Asano 等评估院外心脏复苏患者 D - 二聚体水平后发现，D - 二聚体水平与心脏骤停持续时间正相关，尤其是在心血管疾病所致 OHCA 患者中。研究还发现，幸存者的 D - 二聚体水平显著低于非幸存者。上述研究结果或可帮助医生评估 OHCA 患者的生存率。

（五）D - 二聚体与2019 新型冠状病毒感染

急性呼吸综合征冠状病毒 2 型（severe acute respiratory syndrome coronavirus 2，SARS - CoV - 2）是一种呼吸道病原体，对抗这种病毒的宿主防御机制之一是激活肺特异性凝血系统，也称为支气管肺泡止血。

正常情况下，支气管肺泡止血的凝血 - 纤溶平衡发生变化时，这种高纤维蛋白溶解活性（主要是尿激酶纤溶酶原激活剂）会努力清除沉积在肺泡隔室中的纤维蛋白，从而达到不间断的气体交换。然而，当 2019 新型冠状病毒感染（coronavirus disease 2019，COVID - 19）（和其他传染性状态）发生时，这种平衡则向促凝侧转移，目的是产生肺血栓，限制病毒入侵，这些血栓的分解会导致 D - 二聚体增加。同时，COVID - 19 患者中的过度炎症（细胞因子风暴、内皮和巨噬细胞激活）、DIC、制动、继发于过度肺损伤的缺氧等病理事件可导致 VTE 事件。

据报道，COVID - 19 患者可能存在不同程度的凝血功能障碍。大约 50% 的 COVID - 19 患者在疾病进展过程中伴随 D - 二聚体水平升高。而在重症及死亡患者中，纤维蛋白原降解产物及 D - 二聚体升高的程度显著高于轻症及幸存患者。

在 COVID - 19 疾病的早期阶段，D - 二聚体和纤维蛋白原浓度增加，D - 二聚体水平升高 3 ~ 4 倍与预后不良有关。此外，糖尿病、癌症、中风和怀孕等可能会导致 COVID - 19 患者的 D - 二聚体水平升高。测量疾病早期的 D - 二聚体水平和凝血参数有助于控制和管理 COVID - 19 疾病。

（六）其他相关疾病及最新动态

D - 二聚体也会在肝脏疾病、其他心血管疾病、癌症、外伤、妊娠、感染、炎症疾病和严重肾病等疾病中升高。然而，这些情况下 D - 二聚体升高的特异性不如 DVT/PE。

目前，有关 D - 二聚体联合其他实验室指标，如 P - 选择素、中性粒细胞比值、CRP、血小板计数等，用于特定疾病的诊断、监测、预后判断的研究逐渐增多，可能会成为新的研究热点。

作者：范庆坤　李玲　刘晓辉（武汉亚洲心脏病医院）
审稿：董秋婷（中国医学科学院阜外医院）

参考文献

第二节　心肌损伤标志物

心肌损伤（myocardial injury）是指心肌细胞膜的结构完整性丢失，细胞内的生物活性物质、结构蛋白等内容物释放到细胞外（包括外周血或细胞间质），导致心肌细胞死亡或功能丢失的病理过程。心肌血流供应不足、心脏创伤、感染和中毒等均可导致心肌损伤。心肌损伤分为心肌细胞坏死的不可逆性心肌损伤和心肌应激情况下的可逆性心肌损伤。当心肌损伤达到一定程度，可表现为急性心肌梗死、应激性心脏病、心肌炎等临床疾病。

心机特异性标志物

一、心肌肌钙蛋白

（一）临床意义

1. 急性心肌梗死诊断标准 依据 2018 年第四版心肌梗死全球通用定义，急性心肌梗死诊断标准包括：心肌肌钙蛋白 T 或 I（优先选择高敏肌钙蛋白）的水平上升和（或）下降，并且至少有一次超过健康人群第 99 百分位参考上限（99th percentile upper reference limits，99th URL），同时伴有至少一项临床心肌缺血的证据。①出现急性心肌缺血的症状。②新发心电图缺血性改变。③心电图显示病理性 Q 波。④影像学证据显示存活心肌丢失或与缺血原因一致的节段性室壁运动异常。⑤血管造影或尸检发现冠状动脉内血栓。

2. ST 段抬高型心肌梗死的诊断 临床实践中，为确定是否即刻采取再灌注治疗，常根据有缺血症状时是否存在相邻至少 2 个导联的 ST 段抬高的心电图进行分类，分为 ST 段抬高型心肌梗死（ST - segment elevation myocardial infarction，STEMI）和非 ST 段抬高型心肌梗死（non - ST - segment elevation myocardial infarction，NSTEMI）。

冠状动脉粥样硬化斑块的纤维帽破裂，继发血栓形成，阻塞冠状动脉的管腔，从而导致心肌出现严重而持久的急性缺血。当冠状动脉急性闭塞导致的缺血时间超过 20min 时，心肌即可发生缺血性坏死，临床上通常表现为 STEMI。对于 STEMI 的诊断，需要同时满足急性心肌损伤（血清中 cTn 升高）和新出现的缺血性心电图改变（ST 段抬高）这 2 项标准。

动态监测心电图是症状、体征高度疑似急性心肌梗死（acute myocardial infarction，AMI）患者诊断的重要手段，应在接诊患者后 10min 内完成第一次心电图检测。若相邻 2 个导联 J 点新出现 ST 段抬高（即：① < 40 岁男性，$V_2 \sim V_3$ 导联 ≥ 2.5mm。② ≥ 40 岁男性，$V_2 \sim V_3$ 导联 ≥ 2mm。③女性 $V_2 \sim V_3$ 导联 ≥ 1.5mm。④ 其他导联 ≥ 1.0mm），可诊断为 STEMI。对于明确诊断 STEMI 的患者，可不必等待 cTn 检测结果，应尽早进行再灌注治疗。

3. 非 ST 段抬高型心肌梗死的诊断 所有疑似患有急性冠状动脉综合征的患者都应进行心肌肌钙蛋白的检测。其中，高敏肌钙蛋白是首选，其敏感性和特异性明显优于肌酸激酶（creatine kinase，CK）、肌酸激酶同工酶（creatine kinase MB form，CK－MB）、肌红蛋白（myoglobin，Myo）、心型脂肪酸结合蛋白（heart－type fatty acid binding protein，h－FABP）以及和肽素（copeptin）。当胸痛症状出现后，cTn 的水平可迅速升高并能维持数天，特别是高敏感心肌肌钙蛋白（high－sensitive cardiac troponin，hs－cTn）的水平，通常在症状出现后的 1h 内就可以升高。连续采血动态检测 cTn 浓度变化是诊断急性冠状动脉综合征的重要手段。与普通敏感性心肌肌钙蛋白（conventional cardiac troponin，con－cTn）相比，hs－cTn 可显著提高早期胸痛患者诊断准确性。hs－cTn 替代 con－cTn 用于急诊疑似非 ST 段抬高型急性冠状动脉综合征（NSTE－ACS）患者的诊断时，可提高非 ST 段抬高型心肌梗死诊断率（NSTEMI，1 型心梗相对增加约 20%，2 型心梗相对增加 200%），减少不稳定性心绞痛（unstable angina pectoris，UAP）的诊断比例，同时可降低死亡风险。值得强调的是，虽然 cTn 水平高于 99th URL 是诊断急性心肌梗死的必要条件，但并非唯一的条件。诊断急性心肌梗死必须依据临床心肌缺血的证据，没有临床心肌缺血证据的 cTn 急性升高或降低，不能被诊断为急性心肌梗死。在数小时或数天内动态检测 cTn 变化对于诊断急性心肌梗死非常重要，无论是升高还是降低，在诊断急性心肌梗死中的临床意义都是一致的。系列检测时，hs－cTn 表现为升高还是下降取决于采血时机和病程，通常急性心肌梗死发生时 hs－cTn 快速升高，然后缓慢下降，其幅度部分取决于血管闭塞情况和梗死面积。应用 hs－cTn 变化值诊断急性心肌梗死时，绝对变化（即系列检测浓度与基线检测浓度的差值）优于相对变化（即系列检测与基线检测浓度差值占基线浓度的比值）。

（1）hs－cTn 在 NSTEMI 诊断中的策略：阴性预测值（negative predictive value，NPV）指检验结果为阴性的全部受试者中真正阴性受试者的比例，可反映诊断方法排除非患者的能力。hs－cTn 由于敏感性显著提高，因此其在 NSTEMI 排除诊断中的作用得到提升。

采用 hs－cTn 检测方法后，推荐使用间隔时间更短的系列检测，以实现快速诊断。0~1h 的流程是最佳策略，而 0~2h 的流程则是次优策略。对于经过 0~1h 或 0~2h 流程评估后仍需要进一步观察的患者，需要在 3h 后再次检测 hs－cTn 以进行判断（图 3－2－1）。如果无法实现或错过 0~1h 或 0~2h 系列检测，可采用 0~3h 快速流程（图 3－2－2）。

0~1h/0~2h 快速诊断流程中，对于心电图正常、无缺血证据且胸痛时间大于 3h 的急性胸痛患者，如果就诊时首次 hs－cTn 检测结果低于检测限（limit of detection，LoD）时，可以排除急性心肌梗死，随访 30 天发生严重心血管事件的阴性预测值高于 99%。0~1h 或 0~2h hs－cTn 绝对浓度变化较大的患者，高度怀疑 NSTEMI。值得注意的是，不同 hs－cTn 检测方法应采用适合各自特征的 LoD 和绝对浓度变化值作为阈值。

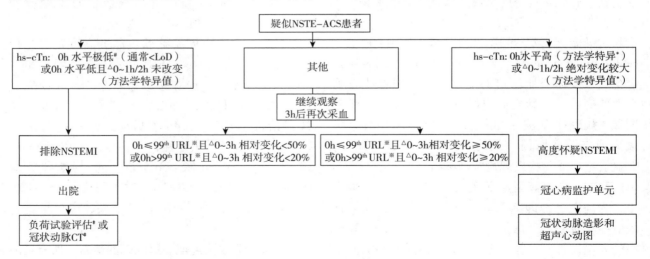

图 3－2－1　hs－cTn 0~1h/0~2h 快速诊断流程

仅用于胸痛时间大于 3h 患者；△0~1h 间变化值，或 0~2h 间变化值；* 见表 3－2－1；※ 性别特异性 99th URL；‡ 对于中度或低度疑似 UA 患者可选择采用；LOD 检测限；图中的 0h 指就诊后首次采血，1h/2h/3h 分别指距首次采血后的 1h、2h 和 3h 再次采血

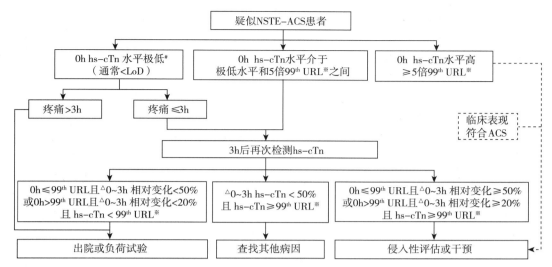

图 3-2-2 hs-cTn 0~3h 快速诊断流程

方法学特异性；※ 性别特异性99th URL；LOD 检测限；图中的0h指就诊后首次采血，3h指首次采血后的
3h再次采血；相对变化指3h和0h检测hs-cTnh浓度差值占0h浓度的比值。

表 3-2-1 利钠肽 0~1h/0~2h 快速诊断临床应用临界值参考

项目	hs-cTnI	hs-cTnI	hs-cTnI	hs-cTnI	hs-cTnT
检测平台	Abbott Architect	Beckman Coulter Access	Clinical Diagnostics Vitros	Siemens Centaur	Roche Elecsys
极低水平界值（ng/L, 0~1h/0~2h）	<4/<4	<4/<4	<1/<1	<3/<3	<5/<5
低水平界值（ng/L, 0~1h/0~2h）	<5/<6	<5/<5	<2/待确定	<6/<8	<12/<14
高水平界值（ng/L, 0~1h/0~2h）	≥64/≥64	≥50/≥50	≥40/≥40	120/120	≥52/≥52
变化排除界值（ng/L, 0~1h/0~2h）	<2/<2	<4/<5	<1/待确定	<3/<7	<3/<4
变化纳入界值（ng/L, 0~1h/0~3h）	≥6/≥15	≥15/≥20	≥4/待确定	≥12/≥20	≥5/≥10

0~3h 快速诊断流程中，就诊首次 hs-cTn 水平高于 5 倍 99th URL 时，1 型心肌梗死的阳性预测值高于90%；若高于 3 倍小于 5 倍 99th URL，急性心肌梗死的阳性预测值（positive predictive value，PPV）为 50%~60%。对于初次检测 hs-cTn 水平处于 1 倍（胸痛时间少于 6h）到 5 倍 99th URL 之间的患者，应在初次抽血后的 3h 再次进行 hs-cTn 检测。如果初次 hs-cTn 水平超过 99th URL 并且 0~3h 的浓度变化 ≥20%，或者初次 hs-cTn 水平虽低于 99th URL 但 0~3h 的浓度变化 ≥50%（同时 3h 的 hs-cTn 水平高于 99th URL），则可以考虑诊断为 NSTEMI。对于疑似 NSTEMI 的住院患者（如非心脏手术患者、冠状动脉血运重建术后患者），由于常常受到多种并发症情况的影响，0~3h 的诊断流程可以提高急性心肌梗死的诊断特异性。

在应用 0~1h、0~2h 和 0~3h 的快速诊断流程时，需要注意以下几点。①任何筛查流程都应紧密结合临床表现，例如胸痛的特征和心电图的变化。②对于就诊时间较早的患者（症状发作在 1h 内），应在 3h 进行复查。③约 <1% 的患者可能出现肌钙蛋白升高的延迟，因此对于临床高度怀疑急性心肌梗死的患者或症状反复的患者应系列检测 cTn。④系列检测时应使用相同的检测方法和样本类型。⑤为保证最佳临床应用，应采用检测方法特异性的界值。⑥0h 符合纳入（NSTEMI）条件后即可制定治疗决策，不必 1、2 或 3h 后再次检测。

（2）con-cTn 在 NSTEMI 诊断中的策略：con-cTn 通常在急性心肌梗死患者出现症状后大约 4h 开始升高，并且能持续大约 2 周（STEMI）。在 NSTEMI 中，con-cTn 小幅升高，通常能持续 2~3 天。即使是单次 con-cTn 检测水平低于 99th URL，也仍存在约 10% 的住院死亡风险，因此这不能单独作为排除 NSTEMI 诊断的标准。大多数 NSTEMI 患者在 6~9h 后再次检测时，con-cTn 的水平会升高。而且，即时检测心肌肌钙蛋白（point-of-care testing，POCT-cTn）敏感性仅能达到 con-cTn 的敏感性水平（有些甚至更低），高敏的 POCT-cTn 仍在研发和探索中。因此，单次检测 con-cTn 或者 POCT-cTn 阴性或低于 LoD

都不可直接排除急性心肌梗死，应在至少6h后再次检测以观察变化。使用con-cTn或者POCT-cTn诊断NSTEMI更多依赖临床，单次检测容易存在误诊和漏诊，需至少间隔6h后再次检测，并结合临床，以便可靠排除或者诊断NSTEMI（图3-2-3）。

4. 心肌损伤的病因诊断和鉴别 心肌损伤可见于多种心脏和非心脏疾病（图3-2-4），心肌肌钙蛋白水平高于正常参考范围99th URL定义为心肌损伤。如果伴随明显的（≥20%）上升或下降趋势，考虑为急性心肌损伤；如持续处于升高状态，且变化幅度小于20%，则可能为慢性心肌损伤（图3-2-5）。

心肌损伤的机制相当复杂，损伤后游离与结合的肌钙蛋白会释放到血液中。由于检测的敏感性和性能得到了大幅提升，现在cTn检测所涵盖的病理生理学范围已经极大地扩展。生理状态下包括心肌细胞的更新和凋亡、细胞膜通透性增加和膜泡的形成释放。病理机制方面，除了心肌缺血/坏死之外，还涉及氧化应激、炎症反应、儿茶酚胺过量、心肌细胞膜应力增加、心脏浸润和心脏直接创伤等引起的心肌损伤。因此，肌钙蛋白被认为是"心肌损伤的标志物"。考虑到临床情况的复杂性，心肌损伤可能由多种机制共同导致，需要进行综合考虑。

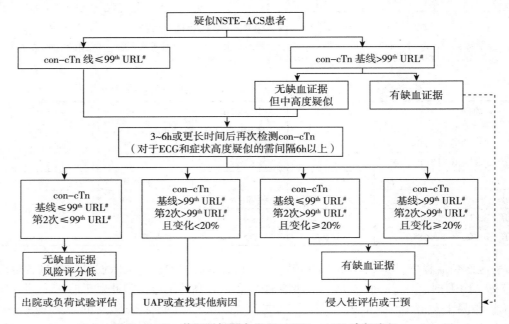

图3-2-3 普通肌钙蛋白用于NSTE-ACS诊断流程

方法学和/或性别特异值；UAP 不稳定心绞痛

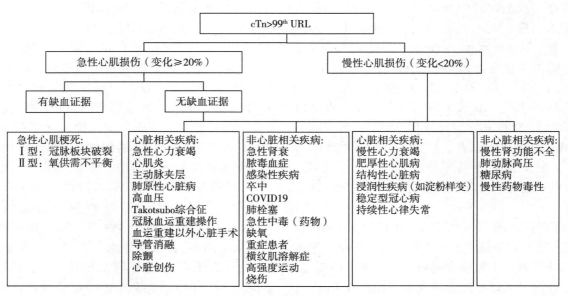

图3-2-4 高敏肌钙蛋白与疾病诊断关系示意图

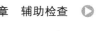

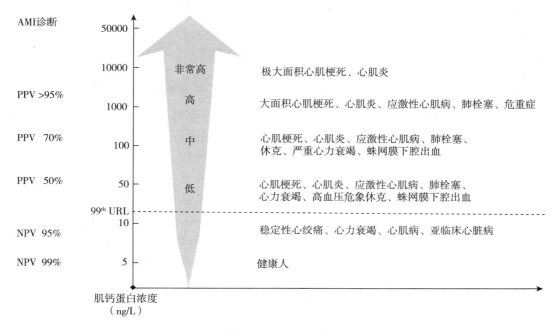

图3-2-5 高敏肌钙蛋白与疾病诊断关系示意图

虽然在 hs-cTn 水平略高于 99th URL 的情况下需要鉴别的疾病范围较广，但是当水平超过 99th URL 的幅度越大时，需要鉴别的疾病就越少。hs-cTn 的慢性、轻微升高常见于慢性肾病、糖尿病、左室显著肥厚、慢性心力衰竭和结构性心脏病等；中等程度升高常见于快速心律失常、急性心力衰竭、高血压危象、危重症、心包心肌炎、应激性心肌病（Takotsubo 综合征）、主动脉夹层、主动脉狭窄或肺栓塞。在 cTn 水平超过 10 倍 99th URL 的急诊患者中，常见疾病有 AMI、Takotsubo 综合征和心肌炎。由于无论哪种原因引起的 hs-cTn 升高都与不良预后有关，因此在临床上一旦检测到 hs-cTn 升高都应该展开症状、体征、心电图、负荷试验、超声心动图、胸部 CT、心脏磁共振和冠状动脉造影等检查手段进行鉴别诊断，找出 hs-cTn 升高和水平变化的原因，并进行积极干预。

（1）心肌肌钙蛋白在心力衰竭相关的心肌损伤或心肌梗死中的应用：相当一部分心力衰竭患者（包括射血分数降低和射血分数正常的心力衰竭患者）的 hs-cTn 水平高于 99th URL，在急性失代偿性心力衰竭患者中能检测到 hs-cTn 的动态变化。心力衰竭患者 cTn 升高的机制包括并发 1 型心肌梗死和由于室壁压力、贫血、低血压引起的 2 型心肌梗死，此外还涉及细胞凋亡、自噬、细胞毒性，以及早期释放到胞质 cTn 池中的肽段通过胞吐释放入血等。

所有急性失代偿心力衰竭患者应立即进行 cTn 和心电图检测。如果 cTn 出现明显的升高或下降，特别是伴有心肌缺血证据（如心绞痛或等同症状、心电图和影像学改变）时，应诊断为急性心肌梗死。

（2）心肌肌钙蛋白在 Takotsubo 综合征中的应用：Takotsubo 综合征是以可逆的左心室室壁运动异常为特征的心肌疾病，又称心尖球囊综合征（apical ballooning syndrome）或"心碎综合征"，是一种临床症状与急性心肌梗死极其相似的病症，常见于女性患者。大约 95% 的患者会出现一过性的 cTn 升高，但其峰值水平相比于广泛性心肌梗死来说较低。如果患者存在冠心病，则与心肌梗死的鉴别将会相对困难，应尽快进行超声心动图或冠状动脉造影检查以进行鉴别诊断。如果在左心室的影像学检查中发现了 Takotsubo 综合征的特征性改变——"章鱼篓"形状，有利于鉴别诊断。

（3）心肌肌钙蛋白在肾脏疾病相关的心肌损伤中的应用：很多慢性肾功能不全患者外周 cTn 水平会持续高于 99th URL，尤其是肌钙蛋白 T 升高更为明显。虽然肾功能会对 cTn 的清除产生影响，但其升高的主要机制仍然是由于心肌损伤。慢性肾功能不全的患者常常伴有冠心病，这类患者如果合并心肌梗死也会出现 cTn 的升高和降低。如果 cTn 水平一直稳定，心肌梗死的可能性较小，但不能排除冠心病。如果 cTn 出现明显的波动，可能原因是过度的容量负荷、充血性心力衰竭或合并心肌梗死。对于肾功能不全的患者，hs-cTn 检测仍是鉴别急性心肌梗死的首选工具，为了减少漏诊，不推荐使用更高的单次检测截断值，而更应依赖于 hs-cTn 的动态变化，并结合缺血证据（如症状和心电图）以支持心肌梗死的诊断。需要注意的是，透析后的短时间内，hs-cTn 水平可能会降低 10%～12%。

慢性肾功能不全患者常合并多种心血管疾病，致死和非致死性心血管病发生率与终末期肾病发生率相当。hs-cTn 不仅具有高度心脏特异性，也可以识别早期心血管病变，较传统风险因素预测慢性肾功能不全患者的心血管事件具有更高特异性和灵敏性，尤其对于心力衰竭和急性冠脉综合征具有良好的预后评估价值。

（4）cTn 在全身性疾病导致的心肌损伤中的应用：重症患者常出现 cTn 升高，提示并发 2 型心肌梗死（血液/氧供需不匹配）的比例较高，也可能是 1 型心肌梗死（斑块破裂和血栓形成）。严重感染引发的"炎症因子风暴"和组织低氧可导致急性非缺血性心肌损伤，例如脓毒血症患者和脓毒血症休克患者 cTn 升高比例可达 61%～85%，新型冠状病毒（COVID-19）感染导致 7.2%～17% 的住院患者急性 cTn 升高。cTn 水平与死亡风险和疾病严重程度显著相关，临床医生应依据全身性疾病的临床特点及其他辅助检查特点进一步寻找病因。

（二）结果解读注意事项

1. 关于参考区间建立 "第四版全球心梗通用定义"仍建议将 99th URL 作为诊断心肌梗死的临界值，建议 hs-cTn 检测应按照性别差异设定 99th URL。通常，男性的 99th URL 会高于女性，如果采用统一的 99th URL 可能会导致对女性患者心肌梗死（myocardial infarction，MI）的漏诊。目前，con-cTn 检测方法通常设定男性和女性统一的 99th URL。具备条件的实验室可对新生儿等非成年人设立不同年龄段的心肌肌钙蛋白参考值。

2. 干扰心肌肌钙蛋白检测的因素 任何抗原-抗体反应都无法避免地会出现假阳性或假阴性结果。尽管大部分现代免疫检测试剂中都包含了非特异性免疫球蛋白封闭剂以减少干扰的影响，但并不能完全避免。hs-cTn 分析技术极为敏感，微小的干扰就能对检测结果造成较大的影响，特别是对低水平肌钙蛋白的影响更大，即使是较小幅度的检测浓度变化（如 2～6ng/L），也可能导致不同的临床诊断（NSTEMI 和其他）。影响心肌肌钙蛋白检测的常见因素如下（表 3-2-2）。

表 3-2-2 心肌肌钙蛋白检测影响因素

影响因素	描述	假性升高	假性降低	备注
	溶血	—	常见（≥500mg/dl）	—
	纤维蛋白凝块或微颗粒	常见	—	影响因素： ①离心不充分（特别是对于冻融的样本） ②凝血功能障碍病患者或抗凝治疗患者 ③检测时纤维蛋白丝干扰导致假阳性
外源性因素	不恰当的样本稀释	—	常见	以导管内采集的样本，如残液排除不充分、管道冲洗不彻底会出现假阴性
	室温保存时间	常见（>6h）	—	—
	检测"跳值"	可见	可见	跳值率通常低于 1%
	标准曲线偏移	可见	可见	—
	试剂变质	可见	可见	—
	仪器异常	可见	可见	—
	仪器携带污染	常见	—	—

影响因素	描述	假性升高	假性降低	备注
内源性因素	高胆红素血	—	常见（≥400mg/dl）	—
	异嗜性抗体	可见	可见	影响因素： ①影像检查和肿瘤治疗中使用的鼠单克隆抗体 ②接触动物或其抗原 ③感染引起
	磷酸化/去磷酸化	—	可见	影响因素： ①蛋白激酶 A 磷酸化 cTnI N 端的 S23 和 S24 ②蛋白激酶 C 磷酸化 cTnT N 端的 S2
	高浓度碱性磷酸酶	可见	—	仅针对于采用碱性磷酸酶检测系统的方法学
	自身抗体	可见	可见	影响因素： ①自身免疫性疾病，如类风湿因子 ②肌钙蛋白特异性自身抗体
	巨肌钙蛋白复合物	—	可见	—
	肌钙蛋白编码基因突变	—	可见	常见 TNNI2 或 TNNT3 基因多于 100 个核苷酸突变
	骨骼肌肌钙蛋白	可见	—	影响因素： ①慢性骨骼肌损伤严重者，胎儿骨骼肌肌钙蛋白重表达导致的交叉反应 ②如果是急性严重骨骼肌损伤，可导致动态变化，与急性心肌梗死相似 ③庞贝氏病（Pompe's disease）
	生物素	—	可见	①仅针对于采用生物素链亲和素检测系统的方法学 ②正常膳食和日常补充复合维生素者（摄入量 <0.3mg/d）无影响 ③美发美甲、生物素治疗剂量者（摄入量 >5mg/d）可见假阴性

二、心脏肌球结合蛋白 C

（一）临床意义

心肌肌球蛋白结合蛋白 C（cardiac myosin binding protein - C，cMyBP - C）是一个非常有潜力的早期诊断 AMI 的心肌特异性标志物，诊断流程如下（图 3 - 2 - 6）。

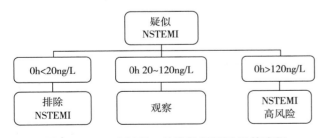

图 3 - 2 - 6　cMyBP - C 诊断 NSTEMI 的流程

在急性胸痛患者中诊断和排除 AMI 时，cMyBP - C 与 hs - cTn 价值相当，但优于 con - cTn。有报道显示，对于胸痛时间不足 3h 的患者，cMyBP - C 诊断价值优于 hs - cTnT；对于胸痛时间不足 2h 的患者，cMyBP - C 排除 AMI 的阴性预测价值接近 100%。cMyBP - C 被欧洲 ESC 的 NSTE-MI 指南推荐，可作为 hs - cTn 的替代检测标志物。

（二）结果解读注意事项

cMyBP - C 的表观健康人参考上限尚缺乏大规模多种族研究，在我国尚无任何数据，现仅限于临床研究。

心肌非特异性标志物

一、肌酸激酶及肌酸激酶 MB 型同工酶

（一）临床意义

1. 诊断急性心肌梗死 AMI 后 3 ~ 9h 肌酸激酶（creatine kinase，CK）活性开始升高，10 ~ 20h 达峰，72h 后回到正常水平，而且 CK 活性水平与 AMI 不良预后相关。由于骨骼肌、肝脏、肾脏等其他组织也含有大量 CK，因此 CK 诊断 AMI 并不特异。另一方面，由于老年人或过于消瘦人群的骨骼肌总量低，CK 基线水平低，发生 AMI 时易漏诊。因此，多年来指南已不再推荐 CK 活性检测用于 AMI 诊断。传统心肌酶谱中包含 CK 和肌酸激酶 MB 型同工酶（creatine kinase - MB，CK - MB）的活性检测，通过计算 CK - MB/CK 活性比值可分辨假阳性：小于 3，可能是来源于骨骼肌的 CK - MB 升高；大于 5，可能来源于心肌损伤；比例介于 3 ~ 5，为灰区。与单纯 CK - MB 活性升高相比，计算 CK - MB/CK 活性比值可增加 AMI 诊断特异性，但是敏感性降低。需注意的是，若心肌损伤和骨骼肌损伤同时发生，则该比值并不适用。

一般心肌损伤发生后 4 ~ 8h CK - MB 开始升高，12h 后才能在所有患者中观察到升高，通常 15 ~ 24h CK - MB 达到峰值，48 ~ 72h 内恢复到正常水平。72h 至 2 周内若再次出现 CK - MB 水平升高，提示可能有梗死再发生。CK - MB 质量法诊断对于小规模的 AMI 并不敏感。

2018 年第三版全球心梗定义推荐，当 cTn 检测无法开展时，CK - MB 质量法可以作为替代，并应采用性别特异的 99th URL 作为界值。每 6h 的动态检测有助于找到峰值。假阴性的出现常常由于采血检测次数较少，如仅在 24h 内检测，或在心梗后 <4h 或 >72h 检测。

2. 治疗检测与预后评估 治疗后系列检测 CK - MB，其释放的峰值水平和释放斜率能被用于评估再灌注。首次 AMI 发作后 18h 内，单独的 CK - MB 浓度再次升高不能被用于诊断再梗死，应联合 ST 段抬高、再次胸痛或血流动力学失代偿才可诊

断。首次 AMI 发作后 18h 后，单独的 CK - MB 浓度再次升高或其他任意一个证据均可诊断再梗死。同样也适用于 PCI 和 CABG 术后再梗死。经皮冠状动脉介入术或冠状动脉旁路移植术（coronary artery bypass grafting，CABG）术后 CK - MB 质量浓度的升高幅度（如高于正常上限 5 倍以上）与心肌受损程度相关，可预测术后死亡率。

3. 非急性冠状动脉综合征导致的 CK 升高 血清 CK 活性升高可能与急性脑血管病、神经外科干预、脑缺血有关，也会在大多数患者损伤、炎症、骨骼肌坏死的患者中升高，可能涉及疾病包括各种类型的肌营养不良（特别是进行性肌营养不良，如杜氏肌肉营养不良症）、病毒性肌炎、多发肌炎及类似的肌肉疾病、恶性高热（如麻醉剂使用导致的以高热为特征的威胁生命的情况）。

4. 非急性冠状动脉综合征导致的 CK - MB 升高 常见于心肺复苏后的心肌损伤、心脏复律、除颤、心脏或非心脏外科手术、伴有心脏挫伤的胸外伤和吸毒等。此外，横纹肌溶解和肌炎等肌组织相关疾病也可导致 CK - MB 升高。

（二）结果解读注意事项

1. CK - MB 活性法检测常见干扰因素 采用免疫抑制法检测 CK - MB 活性时，因正常人外周血 CK - BB 含量极低，故免疫抑制法是在假定 CK - BB 忽略不计的情况下，将测定的所有 B 亚基的活性等同于 CK - MB 活性。因此，当患者罹患恶性肿瘤、颅脑损伤等疾病时，CK - BB 水平升高，易导致 CK - MB 免疫抑制法结果假性升高。

巨型 CK 主要分为 I 型和 II 型，I 型巨型 CK 常见于 CK - BB（CK - MM 少见）与免疫球蛋白（IgG 常见，IgA 和 IgM 罕见）形成的大于 200kDa 的免疫复合物，II 型巨型 CK 是由线粒体 CK 形成的大于 300kDa 的多聚体。免疫抑制法不能完全抑制巨型 CK 的活性，会导致结果假性升高。

标本发生溶血时，红细胞中腺苷酸激酶（adenylate kinase，AK）释放，AK 可使测定 CK 反应中二磷酸腺苷（adenosine diphosphate，ADP）转化为

三磷酸腺苷（adenosine triphosphate，ATP）的速度加快，引起 CK－MB 测定值假性升高。

以上三种情况可见 CK－MB 活性高于总 CK 活性，即 CK/CK－MB 活性比例倒置。

2. CK－MB 质量法检测常见干扰因素　常见的免疫方法检测的干扰因素，如类风湿因子、异嗜性抗体（人抗兔抗体和人抗鼠抗体）和 CK－MB 自身抗体等，均可干扰 CK－MB 质量法的检测结果。

二、 肌红蛋白

（一）临床意义

1. 早期诊断急性心肌梗死　肌红蛋白（myoglobin，MYO）是首个用于 AMI 诊断的非酶类标志物，早在 20 世纪 70 年代就已用于临床。由于 MYO 分子量较小（约 17 kDa），故心肌细胞发生坏死 1～2h 后，MYO 水平即可快速升高，4～12h 达到峰值，24～36h 恢复至正常水平。在 AMI 早期诊断中，MYO 具有高度敏感性和高度阴性预测价值，尤其在胸痛发生 4h 内，其敏感性高于 CK－MB。胸痛后 1～2h 内，MYO 升高 25%～40% 提示 AMI 高风险；胸痛后 2～6h 内，系列检测 MYO 诊断 AMI 的敏感性可以达到 90%。由于骨骼肌中存在大量 MYO，因此 MYO 诊断 AMI 的特异性较低（60%～90%）。早期对 MYO 的研究采用基于 CK－MB 的世界卫生组织（World Health Organization，WHO）的心梗定义，但是随着美国心脏病学会（American College of Cardiology，ACC）和 ESC 采用基于肌钙蛋白的心梗定义，MYO 的诊断敏感性大幅降低。研究显示，诊断心梗可以不必检测 MYO，仅检测肌钙蛋白即可。

2. 非 ACS 中 MYO 升高　MYO 的心原性升高，除 AMI 外，还可见于心力衰竭、心肌病和心律失常。MYO 在骨骼肌中广泛表达，因此非心源性 MYO 升高可见于骨骼肌外伤、供血不足、肌病、横纹肌肉瘤、横纹肌溶解和累积性肌营养不良，甚至健身等力量运动也可以导致 MYO 水平升高。较小的分子量也使 MYO 在肾衰患者体内不能被有效清除，从而导致外周血水平升高。

（二）结果解读注意事项

MYO 已不被任何指南推荐为诊断急性心肌梗死的必检标志物。

三、 乳酸脱氢酶

（一）临床意义

1. 在急性心肌梗死中的意义　乳酸脱氢酶－1 和乳酸脱氢酶－2 水平与心脏和肝脏病理改变相关。心肌梗死后 12h，乳酸脱氢酶（lactate dehydrogenase，LDH）开始升高，24～48h 到达峰值，并持续 10 天左右。LDH－1/LDH－2 在心肌梗死发生时会出现从 <1 至 >1 的改变，但由于特异性问题，已不再用于心肌损伤和心肌梗死的诊断。LDH－5 可在心肌损伤后导致的肝损伤或肝脏血流灌注不足情况下升高，也可在骨骼肌损伤和皮肤病患者中升高。因此，LDH－5 也不能作为肝损伤的标志物。

2. 在非急性心肌梗死中的意义　LDH 大幅升高可见于巨幼红细胞贫血、恶性贫血、霍奇金淋巴肉芽肿、腹部和肺部的肿瘤、严重休克和缺氧，其中恶性肿瘤和肝脏疾病常见 LDH－4 和 LDH－5 升高。

LDH 轻度至中度升高可见于肺梗死、肺栓塞、白血病、溶血性贫血、感染性单个核细胞增多症、进行性肌损伤、肝脏和肾脏疾病。肝脏、胰腺、脾脏疾病常见 LDH－2、LDH－3 和 LDH－4 升高。

（二）结果解读注意事项

（1）红细胞裂解等均可导致 LDH 水平升高。

（2）巨乳酸脱氢酶（巨 LDH）可导致 LDH 水平非病理性、假性升高。蛋白电泳方法是鉴别巨 LDH 的有效方法。

四、 心型脂肪酸结合蛋白

1. 在急性心肌梗死中的意义　急性心肌梗死 1h 内，可见心型脂肪酸结合蛋白（heart－type fatty acid binding protein，hFABP）水平升高，4～6h 后达峰，24h 后恢复到梗死前水平。在 4h 内的胸痛患者中，hFABP 排除急性心肌梗死的阴性预测值为 43%～98%，其特异性和敏感性也远低于 hs－cTn，因此已不被任何指南推荐用于急性冠状动脉综合征的诊断。

2. 心血管疾病的预后价值 hFABP 与心衰、心率失常和肺栓塞等致死性心血管病的不良预后相关，但由于 hFABP 水平受年龄、性别、心血管危险因素等影响较大，使其在各疾病中的临界值差异较大，故仍需要依据临床症状进行判断。

作者：蔺亚晖（中国医学科学院阜外医院）
审稿：任静（天津医科大学总医院）

参考文献

第三节 心电图技术

心脏本身具有生物电活动，发生在机械活动之前，这种电活动可以通过组织及体液传递到全身，包括体表。心电图或心电描记术（electrocardiogram，ECG）是通过放置在体表相应部位的测量电极，记录心动周期中生物电活动变化及规律的曲线。

临床应用

ECG 在临床上的应用如下所示。

（1）检测心律和心率的改变，发现心律失常。例如，早搏、房颤、房扑、室速、房室传导阻滞、室内传导阻滞等，都可以通过心电图明确诊断。

（2）可以通过 ST-T 的变化，比如 ST 段抬高或压低、T 波低平或倒置等，判断有无心肌缺血、心肌损伤、心肌结构/功能异常。

（3）判断治疗效果：比如急性心肌梗死再灌注治疗后抬高的 ST 段回落 50% 以上，或出现了再灌注心律失常，提示血管再通；服用抗心律失常药物时，观察心律失常是否得到改善或是否存在药物过量；观察植入起搏器后的起搏情况等。

（4）辅助诊断电解质失衡、心肌疾病及结构性心脏病：比如高钾血症的 T 波高尖、低钾血症的 u 波、高钙血症的 ST 段缩短等；心房增大时的 P 波改变；结构性心脏病时 QRS 波或 ST-T 改变等。

报告解读

正常心电图波段（表3-3-1、图3-3-1）。

表3-3-1 正常心电图波段

心电图波段	相应心电活动的意义	时限（s）
P 波	心房除极	<0.12
PR 间期	房室传导时间	0.12~0.20
QRS 波群	心室除极	<0.1
ST 段	心室除极完成，复极开始	—
T 波	心室复极化	—
QT 间期	心室除极到完全复极的时间	0.44

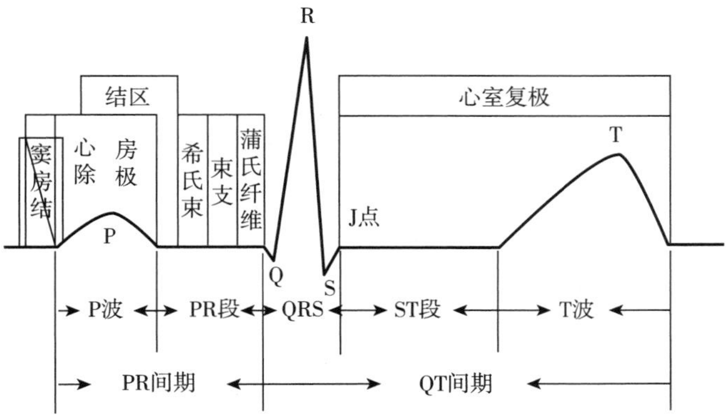

图 3 - 3 - 1 心脏除极、复极与心电图各波段的关系

QTc 间期是按心率矫正的 QT 间期，反映心脏复极功能，QTc 间期延长表示心脏复极延迟，反映心脏电活动异常。目前常用的 QTc 间期计算公式为 Bazetts 公式，即 $QTcB = QT / (RR^{0.5})$，RR 为标准化的心率值（60 除以心率）。由于 QT 间期与心率成反比，所以计算 QTc 间期的目的是把 QT 间期通过计算转换成非心率依赖的校正值，以去除心率的影响。

一、 P - QRS - T 波形、 间期及其意义

由于窦房结位置靠近右心房与上腔静脉交界处，心房除极方向为左向右，P 波前部代表右房除极，中间为左、右房同时除极，后部代表左房除极。PR 间期包括心房激动、心房 - 房室交界区和房室交界区 - 心室传导时间，相当于心内电图的 AH + HV 间期，反映从心房开始激动到心室激动开始的时间。PR 间期 > 0.20s 一般可视为房室传导时间延长。QRS 波群代表心室的除极过程。ST 段及 T 波代表心室的复极过程，ST - T 在判断心肌缺血、心肌损伤、心肌病、电解质紊乱等情况中具有重要意义。正常 ST 段在任何导联压低均不超过 0.05mV，$V_1 \sim V_3$ 导联抬高应小于 0.3mV，其他导联抬高不能超过 0.1mV，若超过上述数值需警惕异常情况。T 波的方向、振幅、宽度对于上述几类疾病亦有重要的诊断意义，故有 "ST - T 改变" 的说法。QT 间期反映心室除极及复极时间，在诊断心律失常、指导抗心律失常药物使用及判断心肌梗死预后等方面有重要价值。U 波在 T 波之后出现，意义不明确，与心肌梗死、电解质紊乱关系密切。

二、 心电图读图要点

粗读图可分以下几步：①看节律（分别看 P 波、QRS 波的节律及关系，是否整齐）。②看频率（P 波、QRS 波的次数，两者是否一致）。③看大小（各波段宽度、振幅是否在正常范围）。④看方向（各波段的方向是否正常，是否有压低或抬高）。

如果心电图有异常，可进一步精读图，从 P 波开始逐个波段分析，可从肢体导联开始读至胸导联，或根据具体疾病情况重点精读部分导联。

需要注意的是，由于目前起搏器功能较复杂，且各个厂家设计差异，故起搏器需用专业的程控仪器进行测试，而心电图仅能对起搏器的起搏和感知功能进行判断，有较大的局限性，遂不能仅通过心电图来判断起搏器的功能是否完全正常。当起搏信号向量很小时，有时在心电图导联上看不出起搏钉。

三、 正常心电图特点

（1） 正常窦性心律（normal sinus rhythm，NSR）的频率为 60 ~ 100 次/分（图 3 - 3 - 2），约 25% 的青年人

图 3 - 3 - 2 正常成人心电图

心率为 50 ~ 60 次/分，6 岁以下儿童可超过 100 次/分，初生婴儿则可达 100 ~ 150 次/分，运动员心率可低至 40 ~ 50 次/分。节律基本整齐，青年人可有窦性心律不齐，心率大多在正常范围。窦性心律时，心率大于 100 次/分称为窦性心动过速，心

率小于 60 次/分称为窦性心动过缓,心率快慢不等、失去一致性时称为窦性心律不齐。

(2) P 波规律出现,P 波在 Ⅰ、Ⅱ、aVF 导联上直立,在 aVR 导联上倒置。

(3) P-R 间期为 0.12~0.20s。

(4) 同一导联上 P-P 间距相差 <0.12s。

(5) QRS 波在 V₁ 导联呈 rS 型,且 r 波振幅不超过 1.0mV。

心电图类型

一、标准导联心电图

12 导联心电图体系是目前国际上公认的心电图检测方法,由肢体导联 Ⅰ、Ⅱ、Ⅲ、aVR、aVL、aVF 和胸导联 V₁~V₆ 构成,特殊情况下可加做右心导联 V₃R~V₆R 及胸后壁导联 V₇~V₉ 以观察右室及左室后壁心肌电活动。

二、频谱心电图

频谱心电图(frequency spectrum electrocardiogram,FCG)是采用快速傅里叶转换(Fast Fourier transform,FFT)技术将心电信息由常规的时间信号转换成频率数据进行分析的一种检查方法。FCG 利用心电信息,集中时间域、空间域、频率域的整体信息,经数字化处理后获得综合参量,突破了心电图系统时间与分析的概念,具有信息量大、敏感度高、速度快等特点。对心肌缺血定位,及诊断心肌缺血的特异性和敏感性都有极大的提高。若相邻 3 个导联发生心电能量谱(ECG energy spectrum)异常,提示该导联相应的心脏部位存在心肌缺血。对于常规心电图不敏感的心肌缺血,FCG 能够更敏感地反映出来,而对于常规心电图能够诊断的心肌缺血,FCG 能够更加精确地确定发病部位。

三、高频心电图

高频心电图(high frequency ECG,HFECG)是应用高频响范围(0.05~1000Hz 以上)、高扫描速度(200~700mm/s)、高增益(20~500mm/s)的放大记录系统所描记的心电图,可描记到常规心电图上难以显示的微小而快速化的高频成分,也称高频切迹。如 QRS 波群曲线上(除 R 波顶和 Q、S 波底之外)具有破坏 QRS 波群曲线光滑度的、频率在 100Hz 以上的曲线节段,即为高频成分,主要包括切迹、扭挫和顿结三种类型。

HFECG 的导联有:6 导联系统,即 3 个最大肢体导联再加上 V₄~V₆ 导联;9 导联系统,即 3 个最大肢体导联再加 V₁~V₆ 导联。所谓 3 个最大肢体导联,是指在 Ⅰ 与 aVF、Ⅱ 与 aVL、Ⅲ 与 aVR 这 3 组导联中,每组导联轴互为垂直,相对代数和小的导联为最大肢体导联,比如标准 Ⅰ 导联代数和为 0,则最大肢体导联是 aVF。

HFECG 对缺血性心肌病的诊断具有一定参考价值。常规心电图对心肌缺血的检测筛选阳性率在 50% 左右,而 HFECG 为 80%~97%,说明后者比常规心电图的敏感性要高得多,特别适用于病情较轻或隐匿型冠心病患者。

四、QT 离散度

QT 离散度(QT dispersion,QTd)是指同步 12 导联心电图上不同导联测量出的最大 QT 间期(QTmax)与最小 QT 间期(QTmin)之差,单位为毫秒。QTd 的形成与动作电位 3 期心肌细胞复极时离子通道开放和关闭时间相关,各个心肌细胞复极的早晚也是形成 QTd 的细胞电生理基础。心肌细胞复极离散是室性心律失常重要的电生理基础。QTd 可以间接反映心室肌细胞复极的离散程度,代表心室肌细胞兴奋性或不应期的差异程度。这种差异程度越大,QTd 数值越大,更易形成折返而诱发心律失常。QTd 增大可以从整体上反映心肌的复极异常,但不能代表心肌复极的区域性差异。

QTd 检测简便、无创,是识别严重心律失常事件高危患者的重要指标。可用于:①预测严重室性心律失常和心脏性猝死。②诊断冠心病及评估预后。③诊断长 QT 综合征及评估预后。④心肌病和心力衰竭的危险评估。⑤抗心律失常药物的疗效评价等。

QTd 的计算公式如下。

（1）QTd = QT_{max} - QT_{min}（max 最大，min 最小）。

（2）QTcd 为用心率校正的 QTd，QTcd = QTc_{max} - QTc_{min}。

QTc 计算常用 Bazett 公式：QTc = QT/RR^{-2}，此处 RR 为标准化的心率值，用 60 除以心率得到，即 QTc = $QT/(60/HR)^{-2}$。

QTd 的正常值为 30 ~ 50ms，因此目前暂定 QTd < 50ms 为大致正常，QTd ≥ 50ms 有临床参考价值，QTd ≥ 80ms 有预测价值。

五、心室晚电位

心室晚电位（ventricular late potentials，VLP）指在心电图上 QRS 波末端出现的低振幅、高频率、多形性的碎裂心电信号，可延伸到 ST 段内，是心室肌内存在非同步性除极和延迟传导的电活动表现，与折返密切相关。这种电信号非常弱，一般在几十微伏以下，其频率下限为 25 ~ 100 Hz，上限为 300 ~ 500 Hz，与肌电频谱部分重合，常规心电图难以捕捉，需要使用专门的晚电位仪来检查。

以下三项中有两项阳性，可诊断 VLP 阳性。①总 QRS 时限 > 120ms。②晚电位时限，QRS 终末部振幅小于 40mV 的时限 > 40ms。③晚电位电压，QRS 波终末部 40ms 的振幅 < 25mV。

心室晚电位是心肌电活动不稳定的表现。临床意义主要有：①是心室内发生折返的标志，部分室性心律失常的发病机制与此相关。②可作为心室内折返定位的依据，给外科手术切除部分心肌或内科射频消融折返部位提供参考。③可作为部分室性心律失常、室速、室颤的预测指标。④对于不明原因晕厥的患者，可作为一种鉴别诊断方法。⑤可作为某些抗心律失常药物疗效观察的辅助指标。

六、起搏心电图

传统的心脏起搏分为单腔起搏器、双腔起搏器。单腔起搏器目前常用的模式为 VVIR，双腔起搏器常用模式为 DDD。近年来，三腔起搏的应用越来越广泛。三腔起搏器亦称为心脏再同步化治疗，多用于治疗左右心室激动不同步的患者，通过在左右心室各植入电极来同时起搏双室，使双室同步激动，从而达到改善心功能的目的。随着技术的发展，目前左束支区域起搏应用逐渐增多，亦可起到心脏同步化激动的作用，达到改善心功能的效果。

为了统一对起搏器性能的识别，1974 年开始使用起搏器编码，但当时的编码仅有 3 位。随着起搏器功能的不断完善，1985 年北美心脏起搏和电生理学会（North American Society of Pacing and Electrophysiology，NASPE）和英国心脏起搏和电生理工作组（Britsih Pacingand Electrophysiology Group，BPEG）共同编制了 NBG 编码，通常用 3 ~ 5 个字母表述一个起搏器的类型及起搏模式，如 A（atrium）、V（ventricular）、D（double）、T（trigger）、I（inhibit）、R（response）等字母，此外，用 S（single）代表单腔。详见表 3 - 3 - 2。

表 3 - 3 - 2　起搏器的类型及起搏模式

I 起搏心腔	II 感知心腔	III 感知后反应	IV 程控功能/频率应答	V 抗快速心律失常功能
V = 心室	V = 心室	T = 触发	P = 程控频率和/或输出	P = 抗心动过速起搏
A = 心房	A = 心房	I = 抑制	M = 多项参数程控	S = 电击
D = 双腔	D = 双腔	D = T + I	C = 通讯	D = P + S
O = 无	O = 无	O = 无	R = 频率适应	O = 无
—	—	—	O = 无	—

普通起搏器主要用于治疗心动过缓，主要有以下几种方式。

（一）单腔起搏模式

1. VVI 通常于右心室植入一根电极，是最基本的心脏起搏方式。工作方式为心室起搏，心室感知，感知

图3-3-3 VVI起搏心电图

自身心室活动后抑制心室脉冲发放，又称R波抑制型心室起搏。在VVI（R）模式下（图3-3-3），心房信号不被感知。适用于慢心室率的持续性房颤或心房静止患者。

图3-3-4举例说明VVI（R）的工作方式。当自身心室率低于设定的基础起搏频率时，起搏器以设定的最低心室起搏频率发放脉冲

图3-3-4 VVI（R）的工作方式

夺获心室，心电图上心室激动波前可见起搏钉（pacer spike）。当自身心室率高于设定的最低频率时，起搏器不发放脉冲。而当需要更快的心室率而自身心室率达不到时，起搏器亦可发放脉冲起搏心室，如运动时，心室率加快，心脏变时效应不良的患者心率达不到运动所需，VVI（R）可进行快速起搏使心率达到身体所需。

2. AAI 工作方式为心房起搏，心房感知，感知自身心房活动后抑制心房脉冲发放。在AAI（R）模式下（图3-3-5），心室信号不被感知。适用于病态窦房结

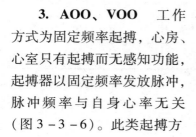

图3-3-5 AAI起搏心电图

综合征（sick sinus syndrome，SSS），但房室传导功能正常者。持续性房颤、房扑、心房静止等情况为禁忌证。

3. AOO、VOO 工作方式为固定频率起搏，心房、心室只有起搏而无感知功能，起搏器以固定频率发放脉冲，脉冲频率与自身心率无关（图3-3-6）。此类起搏方

图3-3-6 VOO起搏心电图

式不单独作为起搏器使用，一般用于评估起搏器功能或预防电磁干扰导致的感知不良，如外科手术使用电刀等。

4. AAT、VVT 工作方式为心房、心室触发型起搏方式，心房、心室均有起搏和感知功能，起搏器以固定频率发放脉冲，脉冲频率与自身心率无关。此类起搏方式不单独作为起搏器使用，一般用于评估起搏器功能或预防电磁干扰导致的感知不良，如外科手术使用电刀等。

（二）双腔起搏模式

DDD（图3-3-7）工作方式为心房、心室双重感知、触发和一种双重反应的起搏方式，又称房室顺序起

图3-3-7 DDD起搏心电图

搏，是一种更接近生理性起搏的方式，适用于SSS或房室传导阻滞者。持续性房颤及心房静止者为禁忌。

DDD分别植入心房、心室电极，起搏模式为心房、心室均有起搏功能，同时心房、心室均有被感知的功能。心房电极感知到心房的电活动后，抑制起搏器发放心房脉冲而触发心室脉冲，心室电极起搏心室；心室电极感知心室电活动后，抑制起搏器发放心房、心室脉冲而启动心房逸搏间期。DDD的工作方式需根据患者心律失常情况而做相应的参数设定，主要由患者的自主心率和房室结功能决定。DDD主要有以下4种基本工作方式（图3-3-8）。

（1）房室顺序起搏（A）：当自身心房率低于设定的基础起搏频率时，起搏器以设定的最低心房起搏频率发放脉冲夺获心房，若设置的AV间期亦短于房室结传导时限时，起搏器则紧跟发放一次心室起搏脉冲。心电图上心房激动波及心室激动波前均可见起搏钉。

（2）心房起搏心室感知（B）：当自身心房率低于设定的起搏器最低频率，且房室结传导时限短于起搏器设定的AV间期时，起搏器发放脉冲起搏心房，而心室不起搏。心电图上心房激动波前可见起搏钉，而心室激动波前无起搏钉。

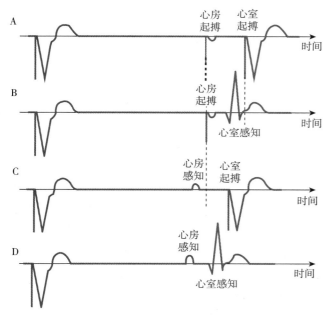

图3-3-8 DDD的四种基本工作方式

A 房室顺序起搏；B 心房起搏心室感知；

C 心房感知心室起搏；D 房室自身激动

（3）心房感知心室起搏（C）：当自身心房率高于设定的起搏器最低频率，且房室结传导时限长

于起搏器设定的 AV 间期时，心房不起搏，而发放心室脉冲触发心室起搏。心电图上心室激动波前可见起搏钉，而心房激动波前无起搏钉。

（4）房室自身激动（D）：当自身心房率高于设定的起搏器最低频率，房室结传导时限短于起搏器设定的 AV 间期时，心电图表现为自主心律。此时起搏器感知心房和心室，但均不起搏，而是实时监测自身心率与房室传导的变化，一旦达到设定的起搏范围，起搏器立即自动选择相应的工作方式进行起搏。

DDD 起搏模式实际上包括了 AAI、AVI、VAT、VDD、DDI、DVI、VDI 等多种方式，根据自身心律的不同，可表现不同的起搏方式。以 VAT 为例（图3-3-9），心室只具有起搏功能而不具

图3-3-9 VAT 起搏心电图

有感知功能，心房只具有感知功能而不具有起搏功能，感知心房 P 波后心室发放一次脉冲。此起搏方式的关键是 P 波的正确感知。

心电图运动负荷试验

心电图运动负荷试验（exercise stress test）是指通过运动增加心脏负荷，使心肌耗氧量增加，可诱发静息状态下未表现出来的心血管系统的异常。常用的有活动平板运动试验（treadmill exercise test）、踏车运动试验。

心电图运动负荷试验在协助疾病诊断、评估以及指导康复锻炼等领域有较大的应用价值，临床上广泛应用于冠心病及其他心血管疾病的诊断与预后评价，具体如下。

（1）可作为冠心病的诊断依据之一。但由于影响因素较多，易出现假阳性。而心肌普遍缺血时，心电向量抵消，易出现假阴性。所以不能单

独依靠运动试验结果的阳性或阴性来确诊或排除冠心病，需结合患者危险因素、症状、体征，及其他检查结果来综合判断。

（2）可为有症状或既往有冠心病病史的患者进行风险及预后评估。比如，对于稳定性心绞痛患者，运动耐量 >10METs 表示预后良好。

（3）可对心肌梗死患者进行危险分层及预后评估，帮助判断患者的心脏功能及运动能力，发现心律失常，指导药物治疗及康复治疗等。

（4）可辅助诊断运动诱发的心律失常，但存在一定危险性，一般不作为单独诊断运动诱发心律失常的检查方法。

心电监测

心电监测（electrocardiogram monitoring）是监测心脏电活动的一种手段。常规心电图检测时间仅有十几秒钟，只能描记检查时的心脏电活动情况。而心电监护可通过特殊的心电监护仪对心脏

电活动进行连续监测，监测时间长短可根据需求来设定，且具有无创、便捷等优点。心电监测可同时进行心律（节律）和心率（速率）的检测。心电监测是发现心律失常和心肌缺血的重要检查

方法。根据不同检查目的，目前心电监测主要分为床旁心电监测、遥测心电监护、动态心电监测、远程心电监测等方式。

一、床旁心电监测

一般情况下，利用床旁心电监护系统可以在床旁对危重患者进行心电监测，可视化屏幕不仅可以监测患者心律、心率、血压、呼吸及血氧饱和度等，还可以实时监测心电图变化，以及回顾一段时间内的心电图情况。床旁心电监测能及时发现病情变化，为及时救治患者及调整治疗方案争取时间，可提高抢救成功率，减少不良事件发生。但床旁监护系统体型较大，不自带电池或自带电池但电量有限，需插电源使用，一般位置较固定，且电极导线有长度限制，仅能在床旁一定范围内使用，患者外出检查时则需暂时摘除。

为了方便病情较轻、可下床活动的患者进行心电监测，目前已有可携带式床旁心电监护系统问世。此类监护装置一般无可视化屏幕，包含一个体积较小的便携式监护仪及 5 根电极导线，类似 Holter 装置。监护仪连接无线网，可实时发送心电图信号至中心监测系统，中心监测系统屏幕可显示患者的心电图情况。但一般有距离限制，超出信号发送范围时无法进行心电监测，仅能在医院内或科室内使用。

二、动态心电监测

动态心电监测也称为动态心电图，在患者日常生活状态下，通过动态心电图仪连续记录 24h 或更长时间心电活动的过程，用于常规体表心电图检查时不易发现的心律失常或心肌缺血等。目前常用的动态心电图仪有 Holter、便携式环路心电记录仪、植入式心电记录器等。

（一）Holter

Holter 由美国人 Holter 于 1949 年首创，并以此命名。临床上已由单导、双导发展为 12 导联全记录，一般可监测 24h，最长可达 1 周。监测结束后将心电图数据输入至计算机的专用分析系统，对系统进行相关设置后，系统可对心律、心率及 ST－T 变化等进行初筛，而后需心电专业医师进行详细分析，得出最后结论。Holter 可监测 24h 总心搏、最快心率、最慢心率、平均心率、心率变异性，及房性和（或）室性心律失常、ST－T 变化、缺血总负荷等。

心率变异性（heart rhythm variability，HRV）是指逐次心跳周期差异的变化情况。心率变异性的大小实际上反映的是神经体液因素对窦房结的调节作用，也就是反映交感神经与迷走神经对心血管系统的调控能力。自主神经系统（autonomic nervous system，ANS）包括交感神经和副交感神经，两者对窦房结的调节作用使心跳周期存在几十毫秒的差异。在迷走神经活性增高，或者交感神经活性减低时，心率变异性增高，反之，心率变异性减低。比如：心律失常性心脏性猝死者中大部分是室性快速心律失常所致，心率变异性减低与迷走神经活性减弱、交感神经活性增强有关。因此，心率变异性可能是预测心脏性猝死和心律失常事件的一个有价值的指标。

心肌缺血总负荷（total ischemic loading）指 24h 内符合动态心电图心肌缺血标准的 ST 段下降幅度和总时间的乘积，包括有症状和无症状性的心肌缺血（silent myocardial ischemia），是定量评价心肌缺血的临床标准，对预测冠心病患者预后有重要意义，尤其对评估无症状性心肌缺血患者的预后价值更大。心肌缺血总负荷 ≥ 60（mm · min）/24h 的患者，常提示有广泛的冠状动脉病变。

计算公式：心肌缺血总负荷 ＝ 24h 内 ST 段下降幅度 × 发作阵次 × 发作时间。

（二）植入式循环记录仪

植入式循环记录仪（implantable loop recorder，ILR）（图 3－3－10）也称"植入式 Holter"，是一种微创植入式心跳记录仪，一般仅几厘米长。

图 3－3－10　植入式循环记录仪

ILR 的植入部位多位于胸骨左缘，尽量靠近第一肋骨，以减少体位变化和运动造成的干扰。女性应尽量远离乳腺区，避免牵拉和切割损伤。ILR 可以长时间、持续监测及记录各种异常心电活动（心律和心率），监测时间可达 2 年。主要用于在心电图及普通 Holter 下不易检测到的心律失常，如用于高危心律失常患者；不明原因晕厥、晕厥前兆、心悸或者胸痛患者；房颤消融手术进行术后监测复发；诊断不明确的心律失常等。

三、 远程心电监测

远程心电监测（ECG telemonitoring）是指远程移动心电监测系统，由心电监测手机终端、医院监测中心服务器和网络通信支持三部分组成。通过记录发射器，可以连续采集患者日常生活中的各种心电信息，监测心脏电活动变化。有的远程心电监测系统发送监测数据后可自动分析及诊断，通过动态心电分析软件，分析患者多种症状，自动给出诊断报告。有的远程心电监测系统可连接手机，通过手机应用程序将心电图发送至医院监测中心，由专业医师进行分析和诊断，并将分析结果以手机短消息、微信等多种形式反馈给患者，指导患者及时进行进一步处理或就医。

作者：翟琳（中国医学科学院阜外医院）
审稿：董秋婷（中国医学科学院阜外医院）

参考文献

第四节　血压检测

图 3-4-1　血压检测思维导图

血压（blood pressure，BP）是指血管内流动的血液对血管壁的侧压强。国际标准计量单位中规定的单位为帕（Pa）或千帕（kPa），临床常用的单位为毫米汞柱（mmHg）。

临床上常提到的血压为动脉血压（arterial blood pressure，ABP），常用指标主要有收缩压（systolic blood pressure，SBP）、舒张压（diastolic blood pressure，DBP）、脉搏压（pulse pressure，PP）及平均动脉压（mean arterial pressure，MAP）。

静脉血压（venous blood pressure）一般很低，手动测量常用厘米水柱（cmH_2O）表示。按照测量部位不同可分为中心静脉压（central venous pressure，CVP）和外周静脉压（peripheral venous pressure）。中心静脉压指胸腔内大静脉和右心房的压力，正常参考范围为 4~12cmH_2O。如果采用的是血流动力学监测，一般认为健康人正常参考范围为 3~6mmHg（不同文献中稍有差异）。外周静脉压指各器官内的静脉压力。

血压类型

一、 诊室血压

（一）诊室高血压水平分级

诊室血压（office BP，OBP）指的是在诊室内测量血压，无论是使用智能式电子血压计还是水银柱式血压计，抑或无医护人员在诊室内进行的血压测量，都属于诊室血压。诊室血压仍是高血压检测和管理中最常用的方法，相关研究和证据也最充分。

基于诊室血压的高血压定义：未服用降压药时 SBP ≥ 140mmHg 和（或）DBP ≥ 90mmHg。具体分级详见表 3-4-1。

表 3-4-1　我国及 2020 年 ISH 国际高血压指南基于诊室的血压水平分级（mmHg）

血压分级	我国高血压指南		2020 年 ISH 国际高血压指南	
	收缩压	舒张压	收缩压	舒张压
正常血压	<120	<80	<130	<85
正常高限血压	120~139	80~89	130~139	85~89

血压分级	我国高血压指南		2020 年 ISH 国际高血压指南	
	收缩压	舒张压	收缩压	舒张压
高血压 1 级	140 ~ 159	90 ~ 99	140 ~ 159	90 ~ 99
高血压 2 级	160 ~ 179	100 ~ 109	≥160	≥100
高血压 3 级	≥180	≥110	—	—

注：ISH 国际高血压学会。

（二）无人值守的自动化诊室血压

无人值守的自动化诊室血压（unattended auto-mated office blood pressure）是指医务人员不在现场时进行的自动化诊室血压测量，可以减少白大衣高血压现象，但并不能消除白大衣效应。通常情况下，自动化诊室血压测量数值多低于诊室血压测量数值。由于无充分数据支持及临床可行度不高，目前无人值守的自动化诊室血压对高血压的诊断及临床规范化实施仍处于不断探究中。

二、诊室外血压

诊室外血压包括动态血压监测（ambulatory blood pressure monitoring，ABPM）、家庭自测血压（home blood pressure monitoring，HBPM）以及在其他环境（如药房、公共场所等）所测量的血压。有研究表明，相对于诊室血压，诊室外血压（ABPM 或 HBPM）与靶器官损害的相关性更为显著，对于未来心血管事件风险的预测能力优于诊室血压。

（一）动态血压监测

动态血压监测通常是指 24h 动态血压监测，在每个受试者熟悉的生活环境中，通过自动血压测量仪进行多次诊室外血压测量。ABPM 可以协助诊断高血压，发现白大衣高血压和隐匿性高血压，识别清晨高血压、夜间高血压，分析血压昼夜节律与变异，进而指导服用降压药，并评估降压效果。指南推荐白天每隔 15 ~ 30min 测量一次血压，夜间每隔 30min 测量一次血压，建议白天 ≥ 20 个读数和夜间 ≥ 7 个读数。

动态血压诊断高血压的标准：白天（清醒时）平均血压 SBP ≥ 135mmHg 和（或）DBP ≥ 85mmHg，夜间（睡眠时）平均血压 SBP ≥ 125mmHg 和（或）DBP ≥ 75mmHg，全天（24h）平均血压 SBP ≥ 130mmHg 和（或）DBP ≥ 80mmHg，满足 3 条中 1 条即可诊断。

生理状态下，大多数人的血压呈现为"双峰双谷"状态，即在清晨和傍晚时各有一个高峰，在凌晨时最低，一般夜间收缩压和（或）舒张压较白天会下降约 10% ~ 20%。根据白天及夜间血压差值程度［（白天血压 - 夜间血压）/ 白天血压 × 100%］，把血压节律分为构型（> 10% ~ 20%）、非构型（0 ~ 10%）、反构型（< 0）及超构型（> 20%）（图 3 - 4 - 2）。根据不同血压节律可以优化降压治疗方案，如非构型和反构型血压患者夜间高血压下降不明显，故应注重夜间血压的控制，而超构型血压患者昼夜血压差距较大，应减少降压药物或选择短效降压药物，以避免潜在夜间血压过低所致低灌注而引起的心脑血管事件。

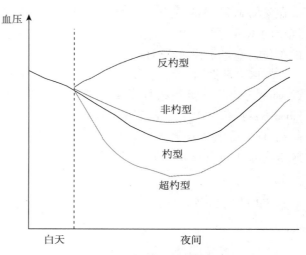

图 3 - 4 - 2 动态血压的昼夜节律

清晨高血压（morning hypertension）：指清晨时段（6：00 ~ 10：00）平均血压 ≥135/85mmHg（无论是否服用降压药及其他时段血压情况如何）。研究表明，血压晨峰与心脑血管不良事件密切相关，评估及控制清晨高血压对于改善高血压患者预后有重要意义。

夜间高血压（nocturnal hypertension）：即指夜间平均血压 ≥125/75mmHg。研究表明，夜间血压升高与更高的全因死亡和复合心血管终点事件结局显著相关。但目前尚无指导单纯夜间高血压降压治疗的临床试验证据，治疗方面可参考隐匿性高血压的治疗。

（二）家庭自测血压

家庭自测血压主要指在家中测量血压，也包括在工作场所、药店测量血压。HBPM最好使用严格认证及定期校准（每年至少1次）的示波式上臂血压计，它能够自动记录和回看数据，有的还具备自动传输数据的能力。HBPM目前广泛应用于高血压患者的血压监测，有助于识别白大衣高血压、隐匿性高血压、顽固性高血压患者。与ABPM相比，患者对HBPM的耐受性更好，可行性更高，成本更低，被推荐为高血压治疗过程中长期随访的首选方法。不同指南对家庭血压测量的建议略有差异，可能主要与不同地区临床实践水平、文化考虑等有关。

2018年，HOPE（高血压心血管结局的预防和证据）亚洲网络专家组共识建议：①为了保证ABPM为患者提供更准确的血压控制水平，应连续测量7天（至少3天），每天测量2次，测量早晨（睡醒排尿后1h，应在早餐及服药前）和晚上（睡前监测）两个时间点的血压，连续测量2次，每次间隔1min。②服用降压药物的患者建议家庭监测血压目标值≤135/85mmHg；对于心血管事件高风险患者（尤其合并糖尿病、慢性肾脏疾病），收缩压≤125mmHg可能对患者有益。

2020年，中国台湾高血压学会（Taiwan Hypertension Society，THS）和中国台湾心脏病学会（The Taiwan Society of Cardiology，TSOC）在家庭血压监测管理共识中建议：①ABPM遵循"722原则"，即连续测量7天（至少4天），测量2个时间点血压——早晨（早餐及服药前1h）和晚上（睡前1h内），连续测量2次（如果合并心房颤动，则3次），间隔1min。②测量前30min禁止剧烈活动、摄入咖啡因，并排空膀胱，测量前5min坐于有靠背的椅子上，双足着地（非悬空或交叉状态）。③建议合并高血压介导的靶器官损害（hypertension-mediated-organ damage，HMOD）或心血管事件高风险患者HBPM的目标值为≤130/80mmHg。④指南推荐的"722"原则适用于监测疑似高血压患者血压，以明确高血压诊断及高血压分类。⑤初始药物降压治疗后2周进行一次基于"722"原则的HBPM，之后血压控制良好时，每3个月进行一次基于"722"原则的HBPM，血压控制不佳时每1个月进行一次基于"722"原则的HBPM，如血压控制不佳，调整药物治疗后血压监测方案同"初始药物降压治疗"血压监测流程。

2021年，欧洲高血压学会（European Society of Hypertension，ESH）发布的诊室及诊室外血压测量指南提出，HBPM应连续测量7天（至少3天），早晚2次于服药前且用餐前测量，连续测量2次，间隔1min，以提供较准确的血压数据用于诊断高血压。对于降压治疗患者院外长期随访，建议每次就诊前遵循上述建议重复测量血压，以评估血压控制状况，同时应保持每周（最频繁）或每月（最低要求）重复测量1次或2次。

尽管细节稍有不同，但是上述指南对ABPM诊断高血压标准达成共识。即建议以早晨和晚上血压读数的平均值为参考值，当家庭监测平均血压≥135/85mmHg时，定义为高血压。同时结合患者诊室血压，可鉴别白大衣高血压、隐匿性高血压。与诊室血压相比，家庭自测血压预测心血管事件能力更强。当两者存在诊断差异时，推荐优先基于家庭自测血压进行诊断，条件允许时，完善ABPM进行确认。

注意共识中有关血压测量不同方法推荐，是作为诊断标准，还是初始治疗监测？因为这涉及1~4周和7天的问题。

综上，根据诊室血压监测及不同诊室外血压测量的方法诊断高血压的界值标准（表3-4-2）不同。根据所处环境及需求的不同可采取不同监测方法，具体测量步骤及要求应遵循各部分指南建议。

**表3-4-2 基于诊室血压及诊室外
血压测量的高血压诊断标准**

分类		高血压诊断标准
诊室血压		≥140/90mmHg
诊室外血压	家庭自测血压	≥135/85mmHg
	动态血压监测	≥130/80mmHg（全天） ≥135/85mmHg（白天） ≥125/75mmHg（夜间）

三、 特殊血压类型

（一）白大衣高血压

白大衣高血压（white - coat hypertension，WCH）是指未服用降压药的患者诊室血压水平处于高血压范围，而诊室外血压（如 ABPM 或 HBPM）处于正常血压范围。白大衣效应（white - coat effect）是指服用降压药患者诊室外血压处于正常血压范围，而诊室血压水平处于高血压范围。

（二）隐匿性高血压

隐匿性高血压（masked hypertension，MH）是指未服用降压药物的患者诊室血压处于正常血压范围，而诊室外（白天、夜间或全天）血压处于高血压范围。隐匿性未控制高血压（masked uncontrolled hypertension）是指服用降压药患者诊室血压处于正常血压范围，而诊室外血压处于高血压范围。

根据诊室血压及动态血压/家庭自测血压的高血压分类（表3-4-3），需要同时测量诊室血压及诊室外血压（动态血压/家庭自测血压），结合服用降压药情况加以诊断及鉴别。

表3-4-3 基于诊室血压及动态血压/家庭自测血压的高血压分类

类型	诊室血压		动态血压/家庭自测血压		服用降压药	
	高	正常	高	正常	是	否
白大衣高血压	√			√		√
白大衣未控制高血压	√			√	√	
隐匿性高血压		√	√			√
隐匿性未控制高血压		√	√		√	
血压控制正常		√		√	√	
正常血压		√		√		√

（三）假性高血压

假性高血压（pseudohypertension，PHT）是指无创袖带测压值高于有创动脉内测压值，收缩压差 10mmHg 或舒张压差 15mmHg 及以上。临床上主要分为收缩期假性高血压、舒张期假性高血压、袖带充气高血压。袖带充气高血压是指在袖带充气时由神经介导引起的血压升高，具体机制尚不明确。目前普遍认为，假性高血压的机制主要与动脉硬化有关，老龄、糖尿病、尿毒症、硬皮病、慢性肾脏疾病病史、袖带与臂围匹配程度、体重指数等可能与假性高血压的发生相关。袖带与臂围匹配程度会影响血压测量准确性，大袖带测值偏低，小袖带测值偏高。

误诊为高血压（假性高血压）及其相关治疗，一方面会给患者带来身体上的不良影响，如发生体位性低血压甚至晕厥等，另一方面会加重患者罹患高血压的精神负担。此外，长期用药的经济负担也需考虑在内。因此，为减少误诊误治，临床医生对假性高血压的鉴别不应只根据袖带血压读数，还需结合患者靶器官（心、脑、肾、视网膜、大动脉等）损害程度。另一方面，高血压患者规律长期调整药物种类及剂量后，监测血压仍持续提示较高的血压读数，以及给予患者适当的降压药物治疗后出现体位性低血压症状时，也需怀疑假性高血压的可能性。

诊断假性高血压主要依赖于有创直接动脉内血压测量，而脉搏波传导速度（pulse wave velocity，PWV）、奥氏征（Olser 征）阳性、ABPM 中血压变异性分析、脉搏压等可能有助于识别假性高血压。PWV 反映主动脉及大动脉的顺应性，动脉粥样硬化程度越高，动脉弹性越低，PWV 值越大，而动脉粥样硬化、动脉弹性是假性高血压产生的主要机制。以袖带测压法测血压时，当袖带压力超过患者 SBP 约 20mmHg 时，尚能清楚地触摸到桡动脉或肱动脉搏动，即为 Osler 征阳性，反之为阴性。Osler 征阳性提示存在显著的动脉硬化。ABPM 结果提供血压变异情况，有研究提出血压变异性与血管硬化程度成正相关，因而假性高血压的发生率可能会升高。脉搏压作为评价动脉硬化的指标，可能预测假性高血压的发生。目前，这些技术手段尚未获得广泛的临床认可，开发一种临床可接受的假性高血压筛查方法仍然是重要挑战。

高血压诊断要点

高血压诊断要点：①诊室血压的评估通常建议每1~4周随诊复查2~3次（取决于血压水平及心血管风险）。②诊室高血压通常不推荐仅通过一次就诊时血压升高就诊断，除非血压非常高（≥180/110mmHg），且同时伴有明显靶器官损害或合并心血管疾病。③多数情况下，应通过ABPM或HBPM确诊高血压，尤其是对于经过或未经降压治疗的个体血压水平处于1级高血压（140~159/90~99mmHg）或者正常高限血压（135~139/85~89mmHg）时，以减少"白大衣高血压"的误诊。④首次测量血压应同时测量双上肢血压，之后通常测量数值较高的上肢。

作者：李欢（首都医科大学附属北京佑安医院）
审稿：任静（天津医科大学总医院）

参考文献

第五节　指脉氧监测

图3-5-1　指脉氧监测思维导图

血氧饱和度（oxygen saturation of blood，SO_2）指人体血液中与氧气结合的氧合血红蛋白占总血红蛋白的比例，即血氧含量（oxygen content）与血氧容量（oxygen binding capacity）比值。动脉血氧饱和度（arterial blood oxygen saturation，SaO_2）正常参考范围为95%~98%，静脉血氧饱和度（venous blood oxygen saturation，SvO_2）正常参考范围为70%~75%。

血氧饱和度监测方法包括有创的动脉血气分析（arterial blood gas analysis）和无创的脉搏血氧仪（pulse oximeter）监测。常用的指脉氧监测是通过指端脉搏血氧仪监测血氧饱和度。

临床应用

脉搏血氧仪提供了一种安全、简单、连续和非侵入式估算SaO_2的方法，其结果被称为指脉氧氧饱和度（pulse oxygen saturation，SpO_2）。任何有低氧血症风险的患者都可以使用脉搏血氧仪监测，因此被广泛应用于急诊科、重症医学科、门诊患者一般状况评估、围手术期监测等医疗环境和家庭护理中，在所有患者中均具有实用性。它可以协助医生尽快明确患者是否缺氧及缺氧程度，指导氧疗方案，并监测氧疗疗效。

（1）脉搏血氧仪通过血氧饱和度监测患者（尤其是呼吸系统疾病）的氧合状态，评估氧疗效果并协助调控呼吸机参数。而且，它还可以帮助麻醉医师及时发现围术期低氧血症患者（SpO_2<90%），并尽早提供改善措施。一项涉及超过20000名围手术期患者的研究发现，在使用脉搏血氧仪监测的患者中，低氧血症的发现率为7.9%，而在没有使用血氧仪的患者中，低氧血症的发现率仅为0.4%，麻醉医师报告称至少有17%的患者因血氧监测而改变了治疗方法。此外，研究建议在使用脉搏血氧仪作为参考调整机械通气患者吸入氧浓度（FiO_2）时，应保证SpO_2目标达到至少92%。

（2）脉搏血氧仪在诊断睡眠呼吸障碍性疾病，特别是阻塞性睡眠呼吸暂停（obstructive sleep apnea，OSA）方面起着核心作用。OSA 通常表现为特征性夜间反复出现的氧饱和度下降与恢复。通过家用夜间脉搏血氧仪计算氧减饱和度指数（oxygen desaturation index，ODI），即记录中的每小时氧饱和度下降事件的数量，有助于监测中度至重度 OSA。因此，脉氧仪越来越多地被用于筛查 OSA。脉搏血氧仪还特别适用于唐氏综合征患儿 OSA 的初步筛查，从而降低在专科中心（专门筛查唐氏综合征患者的医疗机构）进行多通道睡眠研究确诊 OSA 的需求，减轻家庭负担。此外，有研究基于脉搏血氧仪记录的生命体征建立了一种预测慢性阻塞性肺疾病恶化的模型和算法，结果表明，脉率、氧饱和度和呼吸频率均可预测病情恶化。这有助于尽早发现病情变化，并及时调整治疗。

（3）脉搏血氧仪在重症医学科的潜在价值：临床常用动脉血气中氧合指数（oxygenation index，OI）来协助评估患者呼吸功能，氧合指数 = PaO_2（动脉血氧分压）/FiO_2（P/F 比值）。目前有研究认为，可以使用脉氧仪的 SpO_2 代替血气动脉氧分压估计氧合指数，S/F 比值 = SpO_2/FiO_2。一项随机临床研究认为，S/F 比值可替代 P/F 比值用于诊断急性呼吸窘迫综合征和急性肺损伤。S/F = 235（相当于 P/F 比值为 200），诊断 ARDS 的敏感性为 85%，特异性为 85%；而 S/F = 310（相当于 P/F 比为 300），诊断 ALI 的敏感性为 91%，特异性为 56%。此外，在 ICU 中，可使用 S/F 比值替代 P/F 比值，用于序贯器官衰竭评分（sequential organ failure assessment，SOFA），衡量危重患者器官功能紊乱的严重程度。

➡ 进展

传统的脉搏血氧仪仅可分析两种波长光，而新型的脉搏血氧仪技术具有更多波长，能够测量两种以上形式的血红蛋白，包括碳氧血红蛋白、高铁血红蛋白和总血红蛋白，可更加准确评估患者氧和状态。此外，根据脉搏血氧仪测得的容积图振幅的变化可以检测收缩压的变化，较早地检测出由心脏压塞、阻塞性肺疾病等引起的奇脉（又称吸停脉，指吸气时脉搏明显减弱或消失，是由于左心室搏血量减少所导致的），及时发现相关疾病。还有人提出根据脉搏血氧仪容积图波形振幅评估脉压，然而，在目前的技术条件下这一目标尚未实现。

作者：李欢（首都医科大学附属北京佑安医院）

审稿：任静（天津医科大学总医院）

参考文献

第六节　心血管 X 线

心血管 X 线检查是心血管影像学的基础。X 线是由德国物理学家威廉·康拉德·伦琴于 1895 年发现的。其检查的基本原理是利用 X 射线穿透人体，由于人体不同组织对 X 射线的吸收程度不同，在荧光屏或胶片上形成不同的密度差异，进而可以根据这些影像来判断人体内部的结构和病变情况。随着技术的发展，X 线检查已经经历了从模拟图像到数字化的转变。心血管 X 线检查广泛应用于临床多个系统疾病的诊治中，其拍摄简单快捷、辐射剂量低、检查费用少，是心血管疾病影像诊断可靠的无创筛查手段。

X 线检查难以直接观察心脏各房室腔的形态，只有与含气肺组织相邻的心腔和大血管部分才能作为心脏的边缘而得以显示。根据心脏、大血管在胸腔的解剖方位、各心腔和大血管本身及其与周围组织器官的密度对比关系，分为不同的投照体位。为了尽可能立体地辨认心腔和大血管的形态、位置和大小，通常采取不同的投照位进行观察，常见的心血管X线检查分为远达片和床旁片，患者病情危重或行动不便时才考虑拍摄床旁片。

远达片：焦点至胶片的距离为2m的后前位片称为远达片（图3-6-1）。平静下吸气屏气进行投照。放大率不超过5%，可以用于心脏及其径线的测量。

远达片主要投照体位：后前位片（亦称正位片）、左右前斜位及侧位四个体位，正位和左侧位即可解决大部分问题。新生儿和婴幼儿心影大，呈球形；学龄期（6~7岁）心影接近成人。

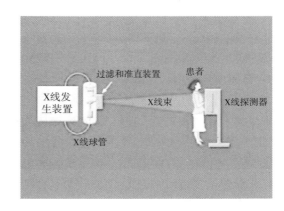

图3-6-1 拍摄远达片示意图

理论基础

一、 心脏及肺循环的正常征象

（一）不同体位正常心脏的X线影像

1. 后前位片（图3-6-2） 右心缘上段为上腔静脉及升主动脉的投影，下段由右心房构成。左心缘上段为主动脉结，中段为肺动脉段，下段最大由左心室构成。

2. 左侧位（图3-6-2） 是用于观察胸廓畸形、主动脉瘤及纵隔肿物的定位较为适宜的体位。心前缘下段为右室，上段为流出道与向后并略向上延伸的主肺动脉干。心后缘上段小部分为左房，大部分为向后凸的左心室。后心膈角的三角形阴影为下腔静脉。

3. 右前斜位 起搏器植入术后，患者可加照右前斜位，观察电极及导线的位置。

（二）肺门及肺血管纹理情况

1. 后前位片 右肺门上部1/3由上肺静脉和上肺动脉、下肺动脉干后回归支构成；下部2/3由右下肺动脉干构成。左肺门上部由左肺动脉弓及其尖后支和前支以及上肺静脉的尖后静脉、前静脉构成，下部由左下肺动脉及其分支构成，左上叶支气管为两部分的分界。

2. 侧位片 上部由后上缘的左肺动脉弓构成，前缘主要为右上肺静脉干；下部由两肺下动脉构成，右侧居前。

二、 心脏及肺循环异常征象及诊断分析

临床常用3种方法判断心脏增大，单位法——心

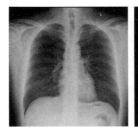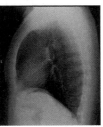

图3-6-2 正常远达片
A 正位；B 侧位

胸比率、二维法——心表面积、三维法——心脏容积。最常使用的是心胸比率，即心脏横径与胸廓横径（通过右膈顶水平胸廓的内径）之比。

（一）心脏房室的增大

1. 左房增大 一般向后、向上，继之向左、向右膨凸。远达片左房耳膨凸，右心缘双房影，气管隆凸角度开大。左侧位服钡检查食管中下段有局限性压迹和移位［食管压迹Ⅰ°——左房轻大，Ⅱ°——左房中度增大，Ⅲ°——左房高度增大（图3-6-3）］。

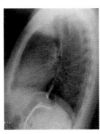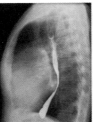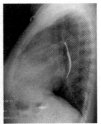

图3-6-3 左房增大分度（食道服钡左侧位）
A 食道前缘压迹Ⅰ°；B Ⅱ°食道压迹位于Ⅰ°和Ⅱ°之间；C 食道压迹后移超过胸椎前缘Ⅲ°

2. 左室增大 一般向左下，继之向后上膨凸，远达片左室段延长，心尖下移。左侧位心后缘下段向后膨凸超过下腔静脉后缘15mm，可认为左室增大。

3. 右房增大 向右上方，继之向后向左膨凸。心高比是量化右房增大的重要参考依据，心高比 = 右心房高/心高（图3-6-4）。远达片上，右房高/心高 >0.5，可认为右房增大。

4. 右室增大 一般先向前向左上，继之向下膨凸。远达片心尖上翘、圆凸。左侧位心前缘前凸，与胸骨的接触面增大。

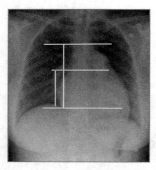

图3-6-4 心高比测量
右心房高（短竖线）右房与大血管交点至右心膈角水平垂直距离；心高（长竖线）主动脉弓至右心膈角水平垂直距离；心高比 = 右心房高/心高

（二）肺循环异常的X线表现

肺循环状态犹如心脏的镜子，反映了心脏的血流动力学及功能状态。

1. 肺血多 指肺动脉血流量增多，也称为肺（动脉）充血。主要病因为：①左向右分流或双向分流心脏病。②心排血量增加。

X线表现为：①肺血管纹理增多、增粗。②肺动脉段凸出，肺门动脉扩张（右下肺动脉干成人 >1.5cm，幼儿横径 >胸锁关节水平气管横径）。③扩张的肺血管边缘清楚。④肺野透过度正常。

2. 肺血少 指肺动脉血流量减少，亦称肺（动脉）缺血。主要病因为：①右心排血受阻或右向左分流心脏病。②肺动脉阻力 – 压力升高。③肺动脉分支本身狭窄。

X线表现为：①肺（动脉）血管纹理变细、稀疏，肺静脉亦相应缩小。②肺动脉正常或缩小。③肺野透过度增加。

3. 肺动脉高压 肺动脉收缩压 >35mmHg 或平均肺动脉压安静状态下 >25mmHg 或活动时 ≥30mmHg，即可诊断肺动脉高压。

肺动脉高压的分度：①轻度肺动脉高压，30 ~

50mmHg。②中度肺动脉高压，50 ~ 70mmHg。③重度肺动脉高压，>70mmHg。

X线表现为：①肺动脉段凸，中心肺动脉扩张。②肺动脉外围分支纤细、稀疏。③右室大。

4. 肺静脉高压 当肺毛细血管 – 肺静脉压超过10mmHg（1.3kPa）时，即为肺静脉高压。静脉压 >18mmHg 时，即可出现肺淤血；若压力 >20 ~ 25mmHg（3.3kPa），血浆可外渗而出现间质性肺水肿；压力进一步升高达25mmHg以上，即可出现肺泡性肺水肿；严重者可升高至 35 ~ 45mmHg（4.6 ~ 6kPa）。同时，肺静脉压力增高可导致小叶间隔出现异常增厚或液体积聚，X线表现为小叶间隔水肿的征象。

随着肺静脉压力不同，X线不同表现如下。

（1）肺淤血：①上肺静脉扩张，上、下肺静脉管径比例失调。②肺血管纹理普遍增多，边缘模糊。③肺门影增大。④肺野透过度明显减低。

（2）间质性肺水肿：①Kerley 线，也称为小叶间隔线，是间质性肺水肿的特征性影像学表现，常见于心力衰竭等心肺疾病中。这种线条通常表现为两上肺静脉增粗和肺间隔线的出现，包括 ABC 线，每种线的形成机制和位置有所不同。Kerley A 线：A 线从肺的外周向肺门方向延伸，表现为不透明线，是由外周和中心淋巴组织的交通支液体潴留所致。Kerley B 线：B 线多为短而直的水平线，位于肺基底部，与胸膜表面垂直，由肺叶间隔膜水肿引起。B 线通常宽1mm，长 1 ~ 2cm。Kerley C 线：C 线是位于肺基底部的不透明网格状线，是肺血重新分布的结果。②胸膜下和（或）胸腔少量积液。

（3）肺泡性肺水肿：①两肺广泛分布的斑片状阴影，边缘模糊，密度较低，常常融合成片。②以双肺门为中心的蝴蝶状阴影。③累及单侧或单肺叶的实变影。④阴影"来去匆匆"，短期内变化较大。

（三）心脏外形

不同疾病可使心影外形发生不同的变化，主要归纳为以下几种类型（图3-6-5）。

1. 二尖瓣型 主要特征是肺动脉段凸出及心尖上翘。

2. 主动脉型 主要特征是肺动脉凹陷及心尖下移。

3. 普大型 心脏向两侧扩大，肺动脉段平直。

4. 其他 包括"靴形心""8"字心、怪异心等。

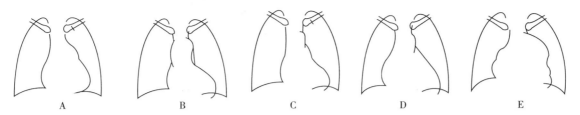

图 3 - 6 - 5　各种心脏阴影外形示意图

A "二尖瓣" 型；B "主动脉" 型；C "二尖瓣 - 主动脉瓣" 型；D "普大" 型；E 其他（ "怪异" 型）

临床应用

一、 主动脉夹层和动脉瘤的 X 线诊断及评价

（一）主要征象

（1）纵隔阴影增宽或形成肿块影，纵隔右缘弧形膨凸，提示升主动脉扩张，主动脉结增宽，纵隔左缘弓降部迂曲增宽。

（2）瘤壁可见钙化。

（3）瘤体可压迫或（和）侵蚀周围器官。

（4）心影形态可正常或增大。

主动脉瘤患者的 X 线表现如图 3 - 6 - 6 所示。

（二）评价

根据平片征象可对主动脉瘤或夹层进行初步诊断，如要 "定性" "定位"，则需行 CT 或 MR 检查。

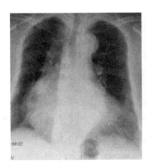
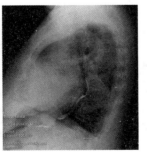

图 3 - 6 - 6　主动脉瘤

A 正位，右上纵隔影增宽，主动脉结增宽，降主动脉迂曲增宽；B 侧位片，降主动脉迂曲、增宽，牵拉食管移位

二、 冠心病的 X 线诊断及评价

X 线平片检查对冠心病及其各种类型的 "定性" 诊断无任何帮助，但对继发于心肌缺血或心肌梗死的肺淤血、肺水肿和心脏左室增大的病情判断和预后评估有重要意义。

三、 瓣膜病的 X 线诊断及评价

早期瓣膜病 X 线可能正常，病情发展到一定程度时 X 线可出现异常征象，综合临床资料可以大致判断病变情况及程度。主要异常 X 线征象如下所示。

1. 二尖瓣狭窄　①心影呈二尖瓣型。②左房右室大。③肺循环高压。④少部分患者可见二尖瓣区或左房壁钙化。

2. 二尖瓣关闭不全　①左房或（和）室大。②肺淤血、水肿，肺循环高压。

3. 主动脉瓣狭窄　①左室大。②主动脉瓣区钙化。③升主动脉扩张。

4. 主动脉瓣关闭不全　①升主动脉扩张。②左室大。

5. 三尖瓣损害　①右房室大。②上、下腔静脉扩张。

6. 肺动脉瓣狭窄　①肺动脉段直立样凸出。②右室大。

X 线片在观察心脏轮廓、各房室大小，尤其肺循环异常变化等方面有优越性，是常用的初步诊断检查。

四、 肺栓塞的 X 线诊断及评价

肺栓塞会引起肺血减少或局部分支充盈缺损，胸片可见：①一侧或肺动脉某个区域肺纹理纤细、稀疏。②叶、段动脉或分支粗细不均，走行异常（或缺支）等。③肺动脉高压征象，即中心肺动脉扩张，外围肺纹理纤细，右心大。

X 线平片对本病属于筛查诊断。CT 对于段以上分支肺栓塞的诊断属于 "金标准"。

五、 常见先天性心脏病的 X 线诊断

常见先天性心脏病的 X 线主要表现如下所述。

1. 室间隔缺损 ①左室增大为著。②肺血多，较为明显；肺动脉段凸。

2. 房间隔缺损 ①右房室增大为著。②肺血多，肺动脉段凸。

3. 动脉导管未闭 ①左室增大为著。②主动脉结宽，约1/2可见"漏斗征"，即正位片主动脉弓降部漏斗状投影 – 局部主动脉腔截面积增大，血流减慢，压力增高，造成漏斗状扩张；"3 字"征。③双肺血多。

图 3 – 6 – 7 主动脉缩窄

4. 主动脉缩窄（图3 – 6 – 7） ①左室增大为著。②主动脉结宽，部分可见"漏斗征"。③"3 字"征，CTA 证实上部弧形为扩张的左锁骨下动脉和主动脉弓，下部弧形为降主动脉的狭窄后扩张，切迹为狭窄部位所在。④双侧肋骨下缘切迹，多见于4~8 后肋下缘，为肋间动脉构成侧支循环的证据，多见于晚期患者。

5. 法洛氏四联症（图3 – 6 – 8） ①心影呈"靴型"，心腰凹陷，心尖上翘，右室增大。②主动脉结增宽。③肺血少。

X 线平片不能显示心脏内部形态学结构，对先天性心脏病只能进行初步筛查、诊断。

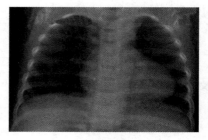

图 3 – 6 – 8 法洛氏四联症，"靴形心"

作者：支爱华（中国医学科学院阜外医院，云南省阜外心血管病医院）

审稿：任静（天津医科大学总医院）

参考文献

第七节 超声心动图

图 3 – 7 – 1 超声
心动图思维导图

超声心动图（echocardiography）的基本技术是利用超声探头发射超声波（＞20000Hz），超声波在穿透人体组织器官的过程中产生各种回波又被超声探头接收，通过压电效应（piezoelectric effect）将回波的机械波转换成电信号，并经过信号处理后显示出来。人体组织器官密度不同，声阻抗不同，回波信号的强弱和时间存在差异，形成了超声图像。

超声探头发射频率影响超声波的穿透力和分辨率，发射频率越高，分辨率越好，但穿透力越低。因此临床上应根据检查的不同需求选择合适的探头。一般成人经胸超声心动图（transthoracic echocardiogram，TTE）探头频率为 2.5 ~ 3.5 MHz，儿童探头一般为 4.5 ~ 7.0 MHz，经食道超声心动图（transesophageal echocardiogram，TEE）探头频率为 3.5 ~ 7MHz，而冠状动脉内超声探头频率较高，约 20 ~ 30 MHz。

▶ 常规超声心动图

一、 M 型超声心动图

M 型超声是记录随时间轴改变的取样线上每一点的运动的技术（图 3 – 7 – 2A）。M 型超声心动图虽然不能直观显示心脏二维结构，但它的优势是时间分辨率最高，可以准确分析测定不同时

间点上局部组织的运动幅度和运动速率。M 型超声可以在任意部位取样，临床检查中最常用的是在左室长轴切面基础上取样线垂直经过室间隔和左室后壁的心室波群。

二、 二维超声心动图

二维图像可以直观显示出心脏各房室腔、瓣膜、大血管等的结构和运动，是判断心血管疾病的重要检测手段（图 3 - 7 - 2B）。

三、 多普勒超声心动图

彩色多普勒（图 3 - 7 - 2C）可以直观显示血流，超声仪通常将朝向探头方向的血流编码为红色，背离探头的血流编码为蓝色。以色彩的亮度来反映血流速度，即流速越快，色彩越鲜亮，流速越低，则越黯淡。

图 3 - 7 - 2　超声技术示例

超声仪对所接收的多普勒频移信号进行分析处理，以音频和频谱两种方式显示结果，即为频谱多普勒（图 3 - 7 - 2D）。频谱多普勒可以测量血流速度，分为脉冲多普勒（pulsed wave Doppler, PW）和连续多普勒（continuous wave Doppler, CW）。PW 可以对血流进行定位诊断，测定取样容积所在位置血流的流速，但不能测量高速血流；CW 可以测量高速血流，但不能定位，测量的是取样线上所有血流的最大速度，没有距离分辨能力。

组织多普勒成像技术（tissue doppler imaging, TDI）是采用低通滤波器设定阈值，滤除血流反射回来的高频低振幅的频移信号，选择性采集室壁运动的低频高振幅信号，通过处理和彩色编码来实现组织多普勒成像。TDI 可以任意在心肌组织取样测定组织的运动速度。临床上常规采集二尖瓣环水平的室壁 TDI 来协助评价左室舒张功能，E'、A' 和 S' 分别代表舒张早期、舒张晚期和收缩期的心肌运动（图 3 - 7 - 2E）。

四、 经食道超声心动图

临床上，经食道超声心动图在心脏瓣膜病、人工瓣膜功能障碍、感染性心内膜炎和先天性心脏病等的诊断中具有重要作用。

五、 负荷超声心动图

负荷超声心动图的适应证包括：无创性诊断心肌缺血，评估存活心肌，对已确诊冠心病的患者评估再血管化后的疗效、评估缺血部位、协助判断预后及危险分层，评估术前风险，用于劳力性呼吸困难的病因学评估，并在主动脉瓣狭窄、肥厚梗阻性心肌病等疾病的诊治中发挥重要作用。

六、 心脏声学造影

心脏声学造影是在常规超声心动图基础上，将含微气泡的液体引入心血管系统达到造影的效果，提高诊断准确性。根据研究部位不同，声学造影分为右心声学造影、左室声学造影（left ventricular opacification, LVO）和心肌声学造影（myocardial contrast echocardiography, MCE）。

（一）右心声学造影

右心声学造影用于诊断、排除肺内或心内分流性疾病，如卵圆孔未闭、房室间隔缺损、肺动静脉瘘、肝肺综合征、永存左上腔静脉、术后残余分流等（图 3 - 7 - 3A）。目前临床常用的右心声学增强剂是震荡无菌生理盐水。

（二）左室声学造影

LVO 条件下心腔心内膜清晰显影，可以更准确测量腔室容积和功能，判断心内结构异常（图 3 - 7 - 3B）。其临床应用包括：急危重患者的诊治，准确评估心脏结构和功能，明确心脏病理解剖结构异常。

（三）心肌声学造影

图 3 - 7 - 3　心脏声学造影示例

MCE 采用高机械指数脉冲破坏心肌内的微泡，然后转回极低机械指数模式观察微泡再灌注的速度和量，间接反映心肌再灌注的血流速度和程度（图 3 - 7 - 3C）。在急性冠脉综合征患者中，可以实时观察心肌微循环的灌注水平。

七、 三维超声心动图

三维超声心动图不需要对腔室进行几何学假设，不受心脏不规则形态的影响，可以更直观、更完整地显示出心脏立体形态，对容积和功能的评估更准确。尤其可以从不同角度模拟外科手术视野下病变组织的三维空间，更准确判断病变的立体形态、病变范围和邻近结构的空间关系，对疾病的诊断和治疗有重要的临床价值（图 3 - 7 - 4A）。

八、 斑点追踪显像

组织多普勒成像技术（图 3-7-4B）检测的是与声束方向平行的心肌组织的运动，有角度依赖性。二维斑点追踪显像（speckle tracking imaging，STI）技术没有角度依赖性，可以定量

图 3-7-4 超声新技术示例

分析心肌各个角度的局部运动变化。心肌应变是指心肌发生变形的能力，利用 STI，可以获得某一局部心肌的应变、应变率、达峰时间、达峰速度、位移等信息。STI 在评估缺血性心脏病、心肌病、心脏再同步化治疗，以及检测早期心肌病变等方面有重要的临床应用价值。

九、 床旁心脏超声

床旁心脏超声（point-of-care cardiac ultrasound，POCUS）是指将超声仪推至患者床边进行检查，具有简便、快速、无创、安全、无放射性等优势，是心血管急危重症以及相关突发事件检查、诊断的重要手段。床旁超声在急性重症患者中的应用如下所示。

1. 低血容量 床旁超声显示左心腔变小、收

缩期闭合、下腔静脉内径缩小、吸气时塌陷等，都是血容量不足的征象。

2. 肺栓塞 肺栓塞时由于肺动脉压力增加，导致右心室后负荷增加。超声心动图上右心室压力负荷增加的表现包括室间隔平直、左室"D 形心"、三尖瓣反流压差增加、右室急性扩大、肺动脉增宽、下腔静脉增宽等。

3. 心包填塞 心包内新发液体聚集，同时有心脏压塞的临床表现，如心动过速、低血压和颈静脉压升高者，要考虑心包填塞的可能性。心脏压塞的其他超声表现包括心脏摆动、右心室舒张期塌陷、右心房塌陷，晚期可出现左室塌陷。

4. 心肌梗死及机械并发症 血流动力学不稳定者发现存在节段性室壁运动异常时，要考虑急性心肌梗死或应激性心肌病的可能性。床旁超声也可以发现心室收缩功能的异常、真性或假性室壁瘤形成、血栓形成，评估急性心梗的机械并发症，如乳头肌断裂、室间隔穿孔、心脏破裂等。

5. 介入术后并发症 经皮导管介入术后、射频消融术后、心包穿刺术等有创操作术后出现血流动力学不稳定时，床旁超声有助于发现心包出血、肺栓塞、急性瓣膜病变等并发症。

超声心动图对心脏结构和功能的评估

一、 房室大小的评估

M 型超声、二维或三维超声可以测量房室大小，包括左右室径线的测量和容积的测量（表 3-7-1）。其中，参考值范围欧美标准引自 2015 年美国超声心动图学会（American Society of Echocardiography，ASE）指南，这也是目前我国临床上广

泛使用的超声参考值范围。英国超声心动图学会指南中进一步更新了不同性别和年龄组的正常参考值范围。我国参考标准引自《中国正常成人超声心动图测值研究》（Echocardiographic Measurements in Normal Chinese Adults，EMINCA 研究），并有更详细的不同年龄段中国成人超声心动图测量参数的正常参考值。

表 3-7-1 房室大小的测量

测量内容	测量方法	正常参考值	临床意义
左室内径	M 型超声或二维超声在胸骨旁左室长轴切面测量左室舒张末内径、收缩末内径、室间隔厚度和左室后壁厚度	欧美（按体表面积矫正）：左室舒末径 $<3.0\mathrm{cm}\cdot\mathrm{m}^{-2}$（M）/ $3.1\mathrm{cm}\cdot\mathrm{m}^{-2}$（F）；室壁厚度 $<1.0\mathrm{cm}$（M）/0.9cm（F）我国绝对值参考：左室舒末径 $<5.5\mathrm{cm}$（M）/5.0cm（F）	1. 判断左室大小 2. 计算左室射血分数 3. 计算左心室质量 = 0.8 {1.04×[（LVIDd + PWTd + IVSd）³ − LVIDd³]} + 0.6g 4. 计算相对室壁厚度：RWT = 2×PWTd/LVIDd，判断左室重构类型。向心性肥厚 RWT > 0.42，离心性肥厚 RWT ≤ 0.42

续表

测量内容	测量方法	正常参考值	临床意义
左室容积	1. 分别于心尖四腔心切面和心尖两腔心切面描记左室舒张末期和收缩末期心内膜边界，采用双平面辛普森（Simpson）圆盘叠加法计算出左室的舒张末和收缩末容积 【注】不建议采用 M 型超声径线测量法计算得出的左室容积（Teichholz 法） 2. 三维超声心动图测量，不受左室形态改变的影响	欧美左室容积参考值（按体表面积矫正）： <74ml·m^{-2}（M）/61ml·m^{-2}（F） 我国绝对值参考： <128ml（M）/107ml（F）	判断左室大小，较单一的径线测量更能反映左室的大小，尤其当左室形态不规则或心力衰竭时应采用容积来判断
左房内径	分别于胸骨旁长轴切面和心尖四腔心切面测量左房前后径、上下径和左右径	我国绝对值参考： 前后径<3.9cm（M）/3.7cm（F） 上下径<5.9cm（M）/5.7cm（F） 左右径<4.5cm（M）/4.3cm（F）	由于左房形态的易变性，左房扩大可以表现为任意方向上的内径增大
左房容积	1. 二维超声下在心尖四腔心切面和两腔心切面分别描记左房内膜面，采用 Simpson 双平面法测量左房容积 2. 三维超声心动图测量，不受左房形态改变的影响	欧美左房容积参考值（按体表面积矫正）： <34ml·m^{-2}（M）/34ml·m^{-2}（F） 我国绝对值参考： <61ml（M）/56ml（F）	左房容积的扩大反映了存在慢性的左房压力的增高，在判断左室舒张功能方面有重要意义
右室内径	在左室长轴切面测量右室前后径；在大动脉短轴切面测量右室流出道内径；聚焦右室的心尖四腔心切面测量右室左右径	欧美标准： 左右径<3.5cm（中间径）/4.1cm（基底径） 我国绝对值参考： 中间段左右径<3.7cm（M）/3.4cm（F） 基底段左右径<4.2cm（M）/3.9cm（F）	从不同切面可以分别测量右室流出道和流入道的多个内径。但由于右室是不规则形态，任一内径都不能完整反映右室的大小。且判断右室的大小时要同时与左室相比较，有时绝对数值在正常范围，但与左室比较右室可能是扩大的
右室容积	三维超声心动图测量	—	由于右室的不规则形态，不能进行几何学假设，不能套用左室的 Simpson 法测量右室的容积。目前最准确的判断右室大小的方法是三维超声所测量的右室容积，但目前尚没有公认的右室容积正常值
右房内径/面积	在心尖四腔心切面测量右房上下径和左右径，也可以描记面积	我国绝对值参考： 上下径<5.4cm（M）/5.1cm（F） 左右径<4.5cm（M）/4.1cm（F）	不如测量右房容积准确
右房容积	在心尖四腔心切面用 Simpson 单平面法测量	欧美右房容积参考值（按体表面积矫正）： <32ml·m^{-2}（M）/27ml·m^{-2}（F）	—

注：IVSd 室间隔舒张期厚度；LVIDd 左室舒张末径；PWTd 左室后壁舒张期厚度；RWT 相对室壁厚度。

二、心室收缩功能

（一）左室整体收缩功能（表 3-7-2）

临床最常用的评价左室收缩功能的指标是超声心动图测量的左室射血分数（left ventricular ejection fraction，LVEF）。左室长轴应变较 LVEF 敏感性高，是检测早期心肌功能异常的理想指标。超声检测值会受患者心律和容量状态的影响，心房颤动时应最少取 5 个心动周期的平均值。

表 3-7-2　左室收缩功能的评估

测量内容	测量方法	正常参考值	临床意义
左室射血分数（LVEF）	• Teichholz 法：采用 M 型超声心动图测量左室舒张末内径和收缩末内径 • 二维 Simpson 双平面法：同左室容积测量方法，LVEF =（LVEDV - LVESV）/LVEDV×100% • 采用三维超声测量左室容积，计算公式同上	男性 >52% 女性 >53%	• Teichholz 法只适用于左室形态正常且无节段性室壁运动异常的情况，目前国际指南已不再推荐使用 • 二维 Simpson 双平面法是目前临床公认且常用的测量方法。但当左室心内膜边界显示不清时，测量不准确。结合左心声学造影可提高诊断准确性 • 理论上更准确，不受左室形态学和几何学假设限制

测量内容	测量方法	正常参考值	临床意义
左室整体长轴应变（GLS）	采用斑点追踪技术分别在心尖四腔心、两腔心和三腔心切面上获得长轴应变，最后求平均应变值	绝对值 >20%	GLS 相当于左室心内膜在舒张期和收缩期之间的长轴上的变化，反映了左室长轴的收缩功能。相较于 LVEF，GLS 可以检测出早期的心肌病变
心肌做功指数（myocardial performance index，MPI）	采用组织多普勒或脉冲多普勒技术测量，MPI =（IVRT + IVCT）/ET	<0.47	是整体评价心室功能的指标

注：IVRT 等容舒张时间；IVCT 等容收缩时间；ET 射血时间。

（二）左室局部收缩功能

1. 室壁节段划分 根据冠脉分布特点，将左室壁分为 17 节段（图 3 - 7 - 5）。心尖四腔心显示左室前侧壁和下间隔；心尖两腔心显示左室前壁和下壁；心尖三腔心显示前间隔和左室下侧壁。沿左室长轴又将各室壁分为基底段、中间段和心尖段。各节段心肌的冠脉分布示意图见图 3 - 7 - 6。

图 3 - 7 - 6 各节段心肌的冠脉分布示意图

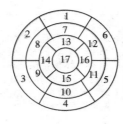

1.前壁基底段	7.前壁中间段
2.前间隔基底段	8.前间隔中间段
3.下间隔基底段	9.下间隔中间段
4.下壁基底段	10.下壁中间段
5.下侧壁基底段	11.下侧壁中间段
6.前侧壁基底段	12.前侧壁中间段

13.前壁心尖段
14.间隔心尖段
15.下壁心尖段
16.心尖帽

图 3 - 7 - 5 左室壁的 17 节段划分法

2. 室壁节段运动积分 对每一节段室壁运动进行定性分析，运动正常或增强表现为心内膜运动幅度≥5mm，室壁增厚率≥50%。根据局部每节段心肌的增厚率进行评分：1 分，运动正常或增强；2 分，运动减低；3 分，运动消失；4 分，反常运动或矛盾运动；5 分，室壁瘤形成（部分指南可能赋值不同）。室壁运动积分指数（wall motion score index，WMSI）即为各室壁节段评分的总和除以参与评分的节段数。WMSI 为 1 说明参与评分的室壁节段运动正常；评分越大，室壁运动异常程度越重。

3. 组织多普勒或斑点追踪技术 将取样容积置于感兴趣的室壁节段，可以单独分析各节段室壁心肌的收缩运动、应变和应变率等指标。

4. 心肌运动的同步性 频谱多普勒可以测量心电图 QRS 波起点至主动脉瓣或肺动脉瓣前向血流频谱起始的时间间隔，即左室流出道或右室流出道的射血前时间，两者之差 >40ms 可认为左、右室收缩不同步。室间隔与左室后壁间的收缩延迟时间≥130ms 可认为心室内收缩不同步。组织同步化像等可测量心肌各节段收缩期达峰时间，观察同步性。

（三）右室收缩功能（表 3 - 7 - 3）

超声心动图对右室收缩功能的评估包括对右室长轴收缩功能、径向收缩功能以及整体收缩功能的测定。

表 3 - 7 - 3 右室收缩功能的评估

测量内容	测量方法	正常参考值	临床意义
三尖瓣环收缩期位移（tricuspid annular plane systolic excursion，TAPSE）	采用 M 型超声取样线通过右室侧壁三尖瓣环处，测量从心电图 QRS 起点至侧壁收缩期最大位移处	≥17mm	TAPSE 与右室的长轴收缩功能高度相关，但右室容量负荷过重时 TASPE 是偏高的。存在心脏摆动现象时不能用于诊断
RV - S′	采用组织多普勒测量右室侧壁三尖瓣环处的收缩期峰值速度	≥9.5cm/s	同上

测量内容	测量方法	正常参考值	临床意义
右室游离壁长轴应变	采用二维斑点追踪技术测量右室游离壁长轴应变	绝对值 > 20%	克服了右室形态学和容量负荷的影响
右室面积变化率（right ventricular fractional area change，RVFAC）	聚焦右室的心尖四腔心切面，描记右室心内膜，测量右室收缩期和舒张期面积	> 35%	反映右室的径向运动和整体收缩功能，但单平面的面积测量忽略了右室流出道
右室射血分数（RVEF）	采用三维超声测量右室射血分数	> 45%	不受右室形态和几何学假设限制，是目前最准确评估右室收缩功能的指标。但受技术影响临床常规应用有限
心肌做功指数（MPI）	采用组织多普勒或脉冲多普勒技术测量，MPI =（IVRT + IVCT）/ET	MPI（PW）< 0.43；MPI（TDI）< 0.54	是评价心室整体功能的指标

注：RV – S′ 三尖瓣环收缩期峰值速度；IVRT 等容舒张时间；IVCT 等容收缩时间；ET 射血时间。

三、心室舒张功能

（一）舒张功能减退的程度分级

大多数患者的舒张功能异常早于收缩功能异常。心室舒张功能包括心室肌的松弛性和顺应性两部分，松弛性为主动耗能过程，顺应性系被动充盈过程。左室舒张功能的评价指标较多，并且影响因素众多，不能用单一指标评估。舒张功能障碍可分为三级：Ⅰ级（左室松弛受损），Ⅱ级（假性正常化），Ⅲ级（限制性充盈）。其中，Valsalva 动作可使假性正常化的患者显示出松弛受损特点。部分患者出现舒张中期流速 L 峰，形成三相波，提示左室松弛受损和充盈压升高。E/e′ > 14 提示左室充盈压升高。舒张功能的多普勒超声诊断示例见图 3 – 7 – 7。

（二）舒张功能减退的诊断标准

目前，将左室舒张功能的超声评价简化到以下 4 个指标，符合其中 3 条或 3 条以上者为舒张功能障碍，3 条或 3 条以上阴性者为正常，只有一半成立者不能确定。

（1）左房容积 > 34ml/m²。

（2）三尖瓣反流最大速度 > 2.8m/s。

（3）平均二尖瓣 E/e′ > 14。

（4）间隔 e′ < 7cm/s 或侧壁 e′ < 10cm/s。

图 3 – 7 – 7 舒张功能分级的多普勒超声示例

（三）舒张功能的诊断流程（图 3 – 7 – 8）

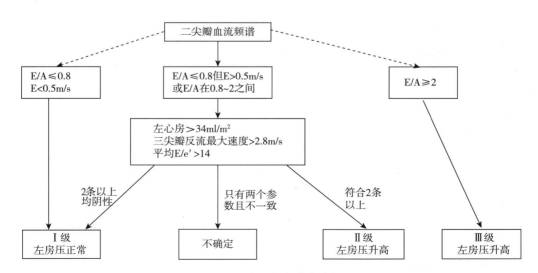

图 3 – 7 – 8 左室舒张功能诊断流程

40 岁以下年轻人可以出现 E/A > 2

常见心血管疾病的超声表现

一、冠心病

节段性室壁运动异常是缺血性心脏病的典型超声心动图表现，但多支冠脉病变及缺血性心肌病也可表现为弥漫性室壁运动异常。超声下室壁运动异常是心肌缺血的敏感指标，早于心电图和临床症状的出现。负荷超声心动图可以检出50%以上的冠脉狭窄，可以进一步区分缺血心肌、存活心肌和梗死心肌。负荷超声心动图结合心肌声学造影可以提高诊断准确性，并能同时评估心肌灌注。

一般按照17节段分析法分析心肌缺血或梗死的受累部位和范围。心肌分段的方法、评分标准以及冠脉分布特点见"左室局部收缩功能"。根据室壁运动异常的节段分布，可以大致推断出受累冠脉。WMSI＝1，说明参与评分的室壁节段运动正常；WMSI≥1.7，提示预后不佳。

冠心病心肌缺血在超声下的典型表现是节段性室壁运动异常，室壁增厚率减低或消失。部分患者静息状态下心肌运动无异常，只在负荷状态下才出现心肌运动的异常。心肌缺血累及二尖瓣乳头肌及临近室壁时，可有不同程度的二尖瓣反流。梗死心肌的超声表现包括：①运动减低、无运动或反常运动。②受累节段室壁变薄，陈旧性心肌梗死受累节段可表现为回声增强。③未受累节段可有代偿性运动增强。④梗死心腔不同程度的扩大。⑤可有心脏收缩及舒张功能减低。

超声心动图可诊断的心肌梗死并发症包括：室壁瘤、假性室壁瘤、血栓形成、缺血性二尖瓣反流、室间隔穿孔或心脏破裂、心包积液等。

其他疾病也可导致节段性室壁运动异常，鉴别诊断见表3-7-4。

表3-7-4　冠心病的超声心动鉴别诊断

疾病	鉴别要点
室间隔运动异常或不协调	1. 左室运动不同步，但心肌收缩期增厚率正常 2. 右室负荷过重，室间隔平直，舒张期D型心 3. 左束支传导阻滞 4. 其他临床情况
扩张型心肌病	大多数呈弥漫性室壁运动减低，但也可表现出节段性运动异常，需行冠脉造影鉴别
致心律失常性心肌病	可累及右室或左室，表现为局部室壁变薄膨出，运动减低，需结合临床病史鉴别

二、心肌病

心肌病的分类庞杂，超声心动图只是形态学评估而不能做出病理诊断。从形态学上划分的几类心肌病的超声心动图特点如下（表3-7-5）。

表3-7-5　心肌病的超声心动鉴别诊断

心肌病	超声诊断要点	其他超声表现	鉴别诊断
扩张型心肌病（简称扩心病）	1. 左室扩大，多为全心扩大，瓣膜开放幅度减低，呈"大心腔，小开口"表现 2. 室壁弥漫性运动减低 3. 左室壁厚度正常或下降 4. 左室射血分数下降	1. 左室"球形"重塑 2. 左室收缩失同步 3. 左室血栓形成 4. 因瓣环扩张导致瓣膜反流 5. 肺动脉高压 6. 左室舒张功能减退	1. 缺血性心肌病：多支冠脉病变的缺血性心肌病可表现为弥漫性运动减低。负荷超声心动图可帮助鉴别：负荷后扩心病者心肌运动增强。此外，临床病史和冠脉造影，以及负荷超声心动图可以鉴别 2. 慢性容量负荷过重如瓣膜反流或先心病心内分流可引起心腔扩大，原发瓣膜或心内结构异常有助于判断 3. 左室心肌致密化不全：心内膜肌小梁增多，非致密化心肌/致密化心肌＞2:1 4. 高血压心脏病：明确的高血压病史，多表现为室壁的对称性肥厚，室壁运动幅度增强，晚期失代偿才会出现心腔的扩大和收缩功能的下降

续表

心肌病	超声诊断要点	其他超声表现	鉴别诊断
肥厚型心肌病（hypertrophic cardiomyopathy，HCM）	1. 左室肥厚：某节段或多个节段室壁厚度≥15mm（或>2SD），HCM一级亲属室壁厚度≥13mm，并且不能用后负荷增加解释 2. 左室流出道梗阻：①收缩期左室流出道流速增快，压差>30mmHg。②M型超声可见二尖瓣前叶收缩期前向运动（SAM）征。③继发于SAM征的二尖瓣反流	1. 非对称性室间隔肥厚：室间隔厚度/左室后壁厚度>1.3 2. 心尖肥厚型心肌病：左室心尖部肥厚，心腔缩小甚至闭塞，左心腔形态类似"黑桃心" 3. S状室间隔：室间隔基底部增厚，老年人多见	1. 运动员心脏：去除诱因后左室肥厚可消退，左室心腔偏大，无HCM特征性表现（包括：不典型部位的左室室壁增厚；左室心腔偏小，右室肥厚；左房扩大；二尖瓣装置异常；存在左室腔的动态梗阻；伴有轻度以上的二尖瓣反流；左室长轴收缩功能减低；左室舒张功能异常） 2. 高血压心脏病：多轻中度对称性肥厚，S状室间隔多见，多无LVOT梗阻和收缩、舒张功能的减低 3. 心肌淀粉样变：多对称性肥厚，心肌呈颗粒状回声增强，常不累及心尖部，心包积液多见
限制性心肌病（restrictive cardiomyopathy，RCM）	1. 室间隔厚度正常 2. 左室心腔正常或减小 3. 左室收缩功能正常或轻度减低 4. 心房扩张（大心房，小心室） 5. 舒张功能异常	特殊类型RCM： 1. 心肌淀粉样变 2. Loffler心内膜炎 3. 心内膜弹力纤维增生	注意与缩窄性心包炎鉴别（见第十二章"心包疾病"）
心肌致密化不全	1. 肌小梁增多，多发深陷的心肌内隐窝 2. 彩色多普勒显示血流与隐窝相通 3. 非致密化心肌与致密化心肌厚度之比>2	1. 左室功能保留或重度降低 2. 晚期受累心腔扩大，室壁运动弥漫性减低 3. 心腔和隐窝间隙内可有血栓形成 4. 非致密化心肌以近心尖部1/3室壁节段变化最明显，可累及室壁中段，很少累及基底段室壁	1. 扩张型心肌病：心室腔扩大，室壁多均匀变薄，心内膜光滑，但有时扩心病也可表现为肌小梁增多。二者之间的鉴别较困难 2. 肥厚型心肌病：可有粗大的肌小梁，但没有深陷的隐窝，致密心肌层增厚 3. 缺血性心肌病：无心肌致密化不全典型表现
应激性心肌病	1. 节段性室壁运动异常，分布区域特点不符合冠脉供血范围 2. 典型表现为心尖部室壁心肌运动减低，而基底段室壁心肌运动代偿性增强，即"心尖球囊"样或"章鱼篓"样改变 3. 也可有累及其他部位的不典型类型，范围多呈环周样且不能用冠脉疾病解释	1. 数周后可完全恢复 2. 病变累及部位无心肌瘢痕形成，无冠脉病变 3. 并发症：左室血栓、心尖破裂、右室受累	与冠心病、致心律失常性心肌病等鉴别，根据临床病史及冠脉造影结果可鉴别

注：LVOT左心室流出道。

三、瓣膜病

心脏有四组瓣膜：连接房室的二尖瓣和三尖瓣，连接心室和动脉血管的主动脉瓣和肺动脉瓣。超声可以评估瓣叶的形态、运动和功能异常的严重程度。掌握瓣膜病的病生理机制对理解瓣膜病的临床症状和超声表现至关重要。需要特别强调的是，二尖瓣的瓣叶、瓣环、腱索、乳头肌以及乳头肌所附着的室壁构成了二尖瓣功能复合体，这一复合体系统的每一个部位的结构和功能异常都可以对二尖瓣的功能产生影响，导致瓣膜狭窄或关闭不全。常见瓣膜病举例如下（表3-7-6）。

表3-7-6　瓣膜病的超声评估

病变	主要超声表现	严重程度评估			
		依据	轻	中	重
二尖瓣狭窄（mitral stenosis，MS）	①瓣叶增厚、粘连或钙化 ②瓣叶活动度下降，开放受限 ③舒张期通过二尖瓣口的高速血流信号，二尖瓣口血流速度加快，跨瓣压差增大 ④左房扩大	瓣口面积（cm²）	>2.5	2.5～1.6	≤1.5
		平均跨瓣压差（mmHg）	<5	5～9	≥10
		压力减半时间（ms）	<100	100～149	≥150
		肺动脉收缩压（mmHg）	<30	30～49	≥50

病变	主要超声表现	严重程度评估			
		依据	轻	中	重
二尖瓣反流（mitral regurgitation，MR）	①瓣叶增厚、粘连或钙化 ②功能性 MR：瓣叶本身无异常，可见瓣环扩张或局部室壁运动异常 ③Barlow：二尖瓣黏液样变形，瓣叶及腱索增厚、冗长 ④先心病：可有二尖瓣裂等结构异常 ⑤瓣叶活动度异常，受限或脱垂 ⑥彩色多普勒可见通过二尖瓣口的反流信号 ⑦左房、左室扩大	反流束颈缩宽度（mm）	<3	3~7	≥7
		反流容积（ml）	<30	30~60	≥60
		有效反流口面积（cm²）	<0.2	0.2~0.4	≥0.4
		二尖瓣流入道 PW 频谱	A 峰为主		E 峰为主（>1.2m/s） A 峰为主 除外重度 MR
		反流束面积	<4cm²	20%~40% 左房面积	>8（10）cm²
			<20% 左房面积		>40% 左房面积
		PISA 内径（cm）	<0.4	0.4~1.0	≥1.0
		MV$_{VTI}$/LVOT$_{VTI}$	<1	1~1.4	≥1.4
主动脉瓣狭窄（aortic stenosis，AS）	①瓣叶增厚、粘连或钙化 ②可有先天性瓣叶数目、形态异常 ③彩色多普勒可见通过主动脉瓣口的高速血流信号，主动脉瓣口流速增快，压差增大 ④可有左室肥厚	峰值流速（m/s）	2.5~3.0	3.0~4.0	≥4.0
		平均跨瓣压差（mmHg）	<20	20~40	≥40
		主动脉瓣口面积（cm²）	—	1.5~1.0	<1.0
		矫正瓣口面积（cm²/m²）	>0.85	0.6~0.85	<0.6
		速度比值（VTI$_{LVOT}$/VT$_{IAV}$）	>0.5	0.25~0.5	<0.25
主动脉瓣反流（aortic regurgitation，AR）	①瓣叶增厚钙化、活动僵硬，开放受限 ②可有先天性瓣叶数目形态异常 ③可有主动脉根部的扩张 ④左室扩大 ⑤彩色多普勒可见舒张期左室腔内起自主动脉瓣的反流束	反流束颈缩宽度（mm）	<3	3~6	>6
		反流束压力减半时间（ms）	>500	200~500	<200
		反流容积（ml）	<30	30~60	≥60
		有效反流口面积（cm²）	<0.1	0.1~0.3	≥0.3
		反流束/左室流出道宽度	<25%	—	>65%
		降主动脉舒张期逆流	早期	全舒张期逆流 V$_{max}$>20cm/s	—
感染性心内膜炎	①瓣叶上附着活动的等回声团块，赘生物的活动独立于瓣叶本身的活动 ②赘生物常发生于血流冲击或局部产生涡流的地方，附着于瓣膜的低压腔侧，如 MR 的心房侧、AR 的心室侧等 ③赘生物大小形态各异，活动或不活动	—			

四、心包疾病

正常生理状态下，心包内有少量液体，超声可以在左房室沟处见到少许液性暗区，主要见于收缩期，舒张期消失。积液量超过 50ml 时为病理性。心包积液在超声下表现为无回声的液性暗区，收缩期液深增加，可局限于某处或环形包绕心脏。

渗出性心包积液有时可见纤维条索状物附着漂动。大量心包积液可见心脏摆动征。超声对心包积液的半定量评估：无回声液性暗区的深度 <1cm 为少量；1~2cm 为中等量；>2cm 为大量。

（一）心包填塞的超声表现

（1）心腔塌陷：收缩期心房塌陷或舒张期心

室塌陷现象，常见于右心房、右心室。

（2）心室充盈减少，心搏量降低。

（3）心室充盈、流出道和肝静脉血流的呼吸变化率增加：吸气时左心充盈减少，二尖瓣 E 峰降低，三尖瓣 E 峰增高，呼气时则相反。二、三尖瓣呼吸变化率 >30%。

（4）下腔静脉增宽，呼吸变化率 <50%。

（5）吸气时室间隔凸向左室，呼气时室间隔凸向右室。

（6）可见心脏摆动征。

（二）缩窄性心包炎的超声表现

（1）室间隔异常运动：心尖四腔切面上可见室间隔弹跳征：舒张早期异常地向左室腔内摆动并在舒张中期迅速向右室侧反弹。胸骨旁左室长轴切面 M 型超声可见室间隔舒张早期 V 形切迹。

（2）呼气时二尖瓣 E 峰增加 >25%，吸气时三尖瓣 E 峰增加 >30%。

（3）组织多普勒测二尖瓣环速度：e' 间隔 > e' 侧壁（瓣环倒置），间隔 e' >7cm/s。

（4）下腔静脉增宽，呼吸变化率 <50%。

（5）心包增厚 >3 ~5mm（敏感性低）。

（6）其他：双房扩大，心室舒张受限。二尖瓣 E 峰减速时间 EDT <160ms；左室等容舒张时间在吸气后增加 >20%；肝静脉频谱呼气相逆流。

五、 肺动脉高压

肺动脉高压是由于各种疾病导致的肺动脉压力的升高，其诊断金标准是静息状态下右心导管评估的平均肺动脉压（mean pulmonary artery pressure，mPAP）≥25mmHg。超声心动图利用三尖瓣反流速度所估测的肺动脉压力与右心导管测值高度相关，是临床上公认的无创安全的有效替代指标。肺动脉收缩压（pulmonary artery systolic pressure，PASP）= $4 \times TR_{max}^2 + RAP$（$TR_{max}$——三尖瓣反流最大速度，RAP——右房压）。一般来讲，超声心动图根据三尖瓣反流压差所估测的肺动脉

压力较右心导管测值偏高些，但有些情况下如果不能获得良好清晰的三尖瓣反流频谱或取样线与反流束夹角过大时，所测反流速度会低估。需要注意的是，没有三尖瓣反流不代表没有肺动脉高压，二者并不一定平行。根据三尖瓣反流速度求得右房室的跨瓣压差，再加上右房压即为肺动脉收缩压。右房压的评估见表3-7-7。此外，其他一些提示肺动脉高压的超声表现见表3-7-8。指南推荐直接采用 TR_{max} 对肺动脉收缩压进行评估，将肺高压的可能性分为低度、中度和高度可能（表3-7-9）。

表3-7-7　右房压（RAP）的评估

下腔静脉内径（cm）	呼气塌陷率	右房压（mmHg）
<2.1	>50%	3（0~5）
	<50%	8（5~10）
>2.1	>50%	
	<50%	15（10~20）

表3-7-8　其他肺动脉高压的超声心动图征像

部位	超声心动征像
A：心室	右室基底部/左室基底部 >1.0 室间隔平直
B：肺动脉	右室流出道加速时间 <105ms 和/或收缩中期切迹 舒张早期肺动脉瓣反流速度 >2.2m/s 肺动脉内径 >25mm
C：下腔静脉和右房	下腔静脉内径 >21mm 呼气塌陷率减低 右心房面积 >18cm²

表3-7-9　肺动脉高压可能性的超声评估

TR_{max} 测量值	其他肺高压征象（A，B，C）	肺高压可能性
≤2.8m/s 或无法测量	否	肺高压低度可能
2.9~3.4m/s	是	肺高压中度可能
	否	
>3.4m/s	是	肺高压高度可能
	不需要	

报告解读

一、 超声报告单的构成

超声心动图报告单一般分为以下几个部分：图像示例、M 型或二维超声测量值、多普勒超声测量值、超声所见描述和超声主要异常的诊断结论。

（一）图像示例

图像示例是指超声医师将一些典型的图像展现在报告单中，但由于图像较小且印刷质量不一，对临床医师来讲一般并不重要。

（二）M 型和二维超声心动图测值

超声报告单一般给出了各房室内径、左室容积和左室射血分数以及大动脉内径的测值，具体的正常参考值临床医师了解即可。值得指出的是，目前国内大多数医院给出的是绝对测值，并未根据患者个体的体表面积进行矫正。对一些体型明显偏胖或偏瘦的患者个体来讲，需要进行体表面积的矫正。一些异常的房室内径测值经过矫正后可能属于正常范围。

（三）多普勒超声测值

多普勒超声测值包括彩色多普勒显像、频谱多普勒成像和组织多普勒成像指标。一般给出了主动脉最大流速、二尖瓣频谱的血流速度、三尖瓣反流的最大速度和压差等。左室流出道梗阻、各种瓣膜病等需要根据所测速度和压差评估病变严重程度

（四）超声所见描述

即使临床医师不了解超声测值的正常范围，在超声所见描述一般也可以找到超声异常发现的具体描述。此部分一般会具体描写大动脉是否增宽，各房室是否扩大，瓣膜的数目、形态、运动有无异常，瓣膜病变的严重程度，有无先天性心脏异常等。

（五）超声报告的结论

超声报告的结论（图3-7-9）需列出主要的超声异常诊断。

图3-7-9 超声报告

二、 心脏收缩和舒张功能的临床解读

（一）左室收缩功能评价

1. 左室射血分数的测量 目前我国临床上常规超声心动检查中 LVEF 是采用 M 型超声的 Teich-holz 法进行测量的，其优点是测量方便省时，适合我国国情。当左室形态正常且无节段运动异常时，这种方法是比较准确的。但是，当存在节段性室壁运动异常和心腔扩大变形时，这种方法并不准确。此时需要采用二维描记心内膜的 Simpson 双平面法来评估射血分数。其缺点是测量时间较长，且当心内膜边界显示不清时测量的误差较大。这也是目前国际上认可的测量左室容积和射血分数的方法。此外，利用左心声学造影技术可以提高测量的准确性和可重复性。三维超声心动图所测 LVEF 与心脏核磁的一致性更高，重复性更好。

2. LVEF 值和心功能 需要特别指出的是，心功能不全是一个临床诊断，并不能仅仅根据 LVEF 判断。对临床医师来讲，仅仅了解 LVEF 的测值是远远不够的，必须结合临床具体情况判断。需要区分 LVEF 和有效心搏出量的概念。例如一些严重的瓣膜反流，如重度主动脉瓣反流、重度二尖瓣反流、室间隔缺损时，心脏收缩所泵出的血液并不能全部进入体循环，有效心搏出量降低，此时射血分数是高估的。部分肥厚型心肌病、缩窄性心包炎患者因左室充盈受限，有效心搏出量亦是减低的，此时虽 LVEF 正常，但患者仍有严重的外周灌注不足、心功能不全的表现。相反，扩张型心肌病患者虽然可能 LVEF 很低，但因其左室心腔扩大，有效心搏出量反而不一定明显减少，可以没有心衰的症状。

（二）左室舒张功能评价

舒张功能不全多数早于收缩功能不全出现。舒张功能不全的诊断比较复杂，具体诊断标准和诊断流程见前。总体来讲，E/E′>14 是舒张功能不全的重要指标，提示左房压增加，左室充盈压增加。仅仅根据 E/A 比值是不能判断舒张功能的。正常情况下，E/A>1；左室松弛受损时，E/A<0.8。早期左室舒张功能受损时可有假性正常化，此时 E/A 比值在正常范围内，患者做 Valsalva 动作可出现 E/A<0.8。而 E/A>2 多提示Ⅲ级舒张功能不全，提示限制性充盈，左房压升高，但年轻患者也可以出现 E/A>2。

目前我国舒张功能不全的超声诊断仍不完善，地方差异很大，有时舒张功能的超声指标并未测量完整，临床医师需结合临床来具体判断。

三、 超声常见异常的临床分析思路

（一）心腔扩大

1. 左心扩大　常见疾病如扩张型心肌病、二尖瓣关闭不全、主动脉瓣关闭不全、高血压性心脏病、缺血性心脏病，先天性心脏病（简称先心病）里常见室间隔缺损和动脉导管未闭。

2. 右心扩大　常见疾病如三尖瓣关闭不全、肺动脉瓣关闭不全、右侧心肌病、房间隔缺损、埃布斯坦畸形（Ebstein 畸形）、肺静脉异位引流、右室发育不良等。

3. 全心扩大　常见疾病如扩张型心肌病、多瓣膜病变、心衰晚期复杂先心病等。

4. 双房扩大　常见疾病如心房颤动、限制性心肌病、肥厚型心肌病、缩窄性心包炎等。

（二）心室肥厚

1. 左室肥厚　常见于高血压病、主动脉瓣狭窄、肥厚型心肌病、左室流出道狭窄、心肌淀粉样变、法布里病（Fabry 病）等。

2. 单纯室间隔增厚　常见于局限性肥厚型心肌病、高血压心脏病、心梗后的左室重塑等。

3. 右室肥厚　常见于肺动脉高压、右室流出道狭窄、肺动脉瓣或肺动脉狭窄、法洛氏四联症等。

（三）左室流出道梗阻

超声诊断左室肥厚时，临床医师需要注意有无左室流出道梗阻，梗阻可以是机械性的，也可以是动力性的。部分患者心腔较小，存在血容量不足时，为缓解心排血量的不足，心肌代偿性收缩增强，造成左室流出道梗阻。这些患者补充血容量后梗阻可消失。另外，有的患者只在负荷状态下才出现梗阻。如果有可疑的临床症状，应请超声医师特别观察患者在做 Valsalva 动作后左室流出道压力阶差有无增加，或者行运动负荷超声心动图检查。

（四）瓣膜病

风湿性心脏病表现为瓣膜的增厚粘连、运动障碍，而老年退行性瓣膜病表现为瓣膜的钙化、回声增强、运动幅度减低。

1. 瓣膜狭窄　跨瓣压差是决定瓣膜狭窄严重程度的重要指标。二尖瓣狭窄常导致左房扩大，主动脉瓣狭窄常导致左室肥厚，后期左室扩大。

2. 瓣膜反流　超声心动图对瓣膜反流的评估应包含瓣膜的形态结构（数目？增厚？钙化？粘连？）、瓣膜反流的原因（先天性？风湿性？退行性变？缺血性？）、反流机制（瓣膜活动受限？腱索断裂？瓣叶穿孔？）和反流严重程度的估测，以及瓣膜反流对心脏大小和心功能的影响。二、三尖瓣瓣环的扩张是常见的继发性二、三尖瓣反流的原因。

中重度瓣膜反流导致心脏容量负荷过重。主动脉瓣和二尖瓣反流均可导致左室容量负荷过重，左室扩大。此时测量的射血分数是高估的，譬如二尖瓣重度反流时左室射血分数低于 60% 即提示左心失代偿，此时已有外科手术指征。

（五）室壁运动异常

1. 弥漫性室壁运动减低　多见于扩张型心肌病、非缺血性心脏病导致的心力衰竭、糖尿病心肌病、酒精性心肌病、心肌炎等。但需注意冠脉多支病变导致的缺血性心肌病也可表现为弥漫性心肌运动的减低。

2. 节段性室壁运动异常　除缺血性心脏病以外，还可见于右室负荷过重时室间隔运动异常、左束支传导阻滞、胸廓畸形、开胸手术后、包裹性局限性心包粘连等。此时需仔细鉴别室壁心肌的增厚率。

（六）升主动脉增宽

升主动脉增宽常见于高血压患者和部分健康个体。病理性升主动脉扩张见于先天性主动脉瓣二叶畸形、马方综合征、主动脉瓣狭窄后扩张等。胸痛患者要注意有无主动脉夹层。

（七）肺动脉高压

轻度或微量的三尖瓣反流可见于 65% ~ 75% 的正常人，这也使得利用三尖瓣反流估测肺动脉收缩压成为可能。但需注意，当不能获得清晰三尖瓣反流频谱时，估测的肺动脉收缩压不准确。同时，反流程度并不与肺动脉收缩压平行，轻度反流可有高的反流速度，反映高肺动脉压力，部分肺高压疾病时可无三尖瓣反流。相反，有时重度三尖瓣反流右房压明显升高时，跨瓣压差反而减小，此时不能根据反流速度估测肺动脉压。

四、 一些常见的不是 "病" 的问题

1. 轻度瓣膜反流　微量或轻度的瓣膜反流没有临床病理意义，不需要进一步检查或治疗。

2. 左房扩大　临床上左房扩大非常常见，老年人和高血压患者的检出率较高。单纯左房扩大而无其他临床表现者无需进一步诊治。

3. 室间隔基底段增厚　舒张期左室壁厚度正常范围是 6～11mm，任何部位的室壁舒张期厚度＞11mm 即可诊断为室壁增厚。其中室间隔基底段增厚尤其多见。老年人多见室壁增厚，称为 S 形室间隔，多数为轻度增厚，无需特殊诊治，但少数情况下可引起左室流出道梗阻。

4. 左室舒张功能减退　早期的左室松弛受损是老年人常见的生理表现，无需进一步诊治。

5. 轻度肺动脉高压　超声是根据三尖瓣反流速度评估肺动脉收缩压，一般比右心导管测值偏高，因此一般超声所测肺动脉收缩压在 40mmHg 以上才会在结论里诊断肺动脉收缩压升高。肺动脉收缩压在 40～60mmHg、60～90mmHg 和 ＞90mmHg 时，分别诊断轻度、中度和重度肺动脉高压。一般轻度肺动脉高压者不需要进行针对肺动脉压的药物治疗。

五、 其他注意事项

（1）临床医师开具超声心动图申请单时，应写明检查目的和临床诊断，提供一定的临床资料，以协助超声医师有目的、有重点的进行检查，减少漏诊或误诊。

（2）临床医师应懂得超声心动图的基本原理和基本检查方法，了解各种检查方法的优势和不足，能够读懂超声报告单，客观分析结果。

（3）任何疾病的诊断均需结合临床病史和临床资料，不能依赖超声报告的结果盲目判断。

作者：靳文英（北京大学人民医院）

审稿：马旆（首都医科大学附属北京积水潭医院）

参考文献

第八节　血管内超声

图 3-8-1　血管内超声思维导图

血管内超声（intravascular ultrasound，IVUS）是指通过导管技术将微型超声探头植入血管腔内，可获取血管的横截面图像，进而提供在体血管腔内的影像信息。IVUS 能够高精度测定血管腔、血管直径，评估病变的严重程度和性质，在深入认识冠状动脉病变及指导介入治疗方面起着至关重要的作用。

▶ 临床应用

冠状动脉腔内影像学检查用于指导手术策略、优化手术过程，在以下临床情况下可考虑启动腔内影像学检查：造影显示模糊或可疑的病变（如夹层、血栓、钙化结节等）、左主干病变、复杂分叉病变、弥漫性病变、慢性完全闭塞病变（chronic total occlusion，CTO）、明确急性冠脉综合征（acute coronary syndromes，ACS）罪犯病变、可吸收支架植入、支架失败机制的识别等。

在指导和优化大多数经皮冠状动脉介入治疗（percutaneous coronary intervention，PCI）流程方面，IVUS 与光学相干断层成像（optical coherence tomography，OCT）等效。尽管 OCT 有更高的分辨率，能够更准确地识别易损斑块、侵蚀病变、残留的支架边缘夹层、支架植入后即刻的贴壁不良

等，但由于 OCT 检查需对比剂冲洗管腔以及 OCT 组织穿透性较差等原因，其在评估左主干开口病变、弥漫性病变的斑块负荷和外弹力膜（external elastic membrane，EEM），指导开通 CTO 病变的应用中存在局限性，不适用于对比剂肾病高风险人群这些情况更适合应用 IVUS。

一、 血管内超声优化支架植入治疗

理想的裸金属支架植入的 IVUS 标准（也称为 MUSIC 标准）包括：①支架完全贴于血管壁。②支架内的最小横截面积（cross sectional area，CSA）≥平均参考血管 CSA 的 90%。③偏心指数 ≥0.7。在药物支架时代，支架的扩张是影响预后的最主要指标。支架内的最小管腔面积（minimal lumen area，MLA）≤5mm^2、支架边缘的斑块负荷 ≥50%、存在支架边缘夹层，或者弥漫支架贴壁不良等都是远期不良事件的独立预测因素（图 3-8-2）。受限于冠状动脉造影的局限性，上述标准难以通过冠状动脉造影精确评估，而 IVUS 能够精确测量冠状动脉管腔的直径，判断病变性质及严重程度，指导并优化支架的植入策略，同时 IVUS 还能评估支架是否扩张充分、贴壁是否良好，从而尽可能减少血管的地理丢失，并且能够及时发现支架边缘的夹层和血肿等并发症。近些年的大规模荟萃分析均表明，使用 IVUS 指导支架植入能够降低主要不良心血管事件，改善预后。这一结果在指导复杂病变介入治疗中的优势更为明显。

近年来的荟萃分析结果显示：对于非左主干病变、参考血管直径 >3mm 的病变，介入治疗的 IVUS 界限值为 MLA <2.8mm^2；对参考血管直径 <3mm 的病变，介入治疗的 IVUS 界限值为 MLA <2.4mm^2。但笔者认为，冠状动脉管腔直径、管腔面积以及是否存在侧支循环均存在个体差异，血运重建的依据仍需结合功能学检查以及患者的临床情况综合评估。

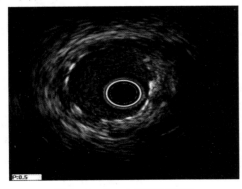

图 3-8-2　支架贴壁不良

二、 血管内超声在冠脉钙化病变中的应用

冠状动脉钙化是由平滑肌和/或巨噬细胞凋亡与钙化基质泡诱发，是冠脉粥样硬化的标志。随着我国人口结构老龄化，冠状动脉钙化病变随之增加。流行病学资料显示，在 40~49 岁人群中，冠脉钙化的发生率约为 50%，在 60~69 岁人群中的发生率约为 80%。严重的钙化病变常伴有扭曲、成角，如不能充分预处理可导致器械通过困难、支架膨胀不全、支架贴壁不良，增加手术即刻的并发症以及早期和晚期主要不良心血管事件的发生率。因此，如何正确地识别、评估钙化病变，并选择合适的治疗策略，对于减少手术并发症、提高手术成功率、改善患者长期预后至关重要。

冠状动脉钙化的识别在不同影像学评估中的敏感性及特异性存在较大差异。进行冠状动脉 CT 血管造影检查时，一般认为 CT 值 >130 HU 的病变为钙化病变，具有较高的敏感性和特异性。冠状动脉造影诊断钙化病变的特异性高达 89%，尤其是对严重钙化病变诊断的特异性可达 98%，但受其分辨率及个体差异影响，其敏感性仅 48%。光学相干断层成像（optical coherence tomography，OCT）具有高空间分辨率（10~20μm），钙化病变的诊断敏感性和特异性分别为 96% 和 97%。在 OCT 图像中，钙化斑块具有低反射和低衰减的特性，通常呈现为边缘清晰的低信号或不均匀区域。根据钙化斑块范围、深度等特性，将其分类为以下 4 种类型。①环形钙化，即钙化斑块的角度超过 270°。②点状钙化，指的是钙化角度不超过 90°、长度 <10mm 的钙化。③深层钙化，即钙化斑块距离管腔的距离超过 100 μm。④浅表钙化，即钙化斑块距离管腔的距离在 65~100μm 之间。

血管内超声中，钙化病变的表现为病变表面的明亮、白色影像，其后方伴有黑色声影，常伴多重反射。血管内超声诊断钙化病变的敏感性为 90%，特异性为 100%。血管内超声图像可明确钙化病变在冠状动脉的分布位置和累计范围，根据分布位置不同分为内膜钙化、基底膜钙化和混合钙化。根据累及血管腔的范围，将钙化病变分为 Ⅰ~Ⅳ 级。①Ⅰ 级，钙化范围 <90°。②Ⅱ 级，钙化范围在 91°~180°。③Ⅲ 级，钙化范围在 181°~270°。④Ⅳ 级，钙化范围 ≥271°。血管内超声不足之处在于无法穿透钙化病变，导致不能定量钙化

病变的厚度，因此往往低估钙化病变的深度和斑块的负荷。

对 IVUS 检查提示成角超过 271° 的内膜钙化，可直接行冠状动脉斑块旋磨术，再行球囊预扩张后植入支架。冠状动脉斑块旋磨术的作用可分为斑块消蚀和斑块修饰。如今冠状动脉斑块旋磨术在药物洗脱支架（drug eluting stent，DES）时代的作用主要被定义为斑块修饰，针对重度的钙化病变，斑块修饰强调通过旋磨头打磨钙化斑块之后形成新的通道，除了方便器械通过，同时能有效修饰钙化斑块，为进一步预处理（包括非顺应球囊、切割球囊、棘突球囊扩张）创造有利条件。IVUS 能够精确测量血管直径，指导选择旋磨头直径（磨头直径/血管直径 <0.6），评估旋磨及球囊预扩张后效果，有助于指导支架的选择，评估支架扩张及贴壁情况。

三、 血管内超声在左主干、 分叉病变治疗中的应用

在累积证据及临床实践支持下，冠状动脉左主干（left main coronary artery，LMCA）病变患者进行 PCI 治疗已成为可行选择。相比 LMCA 开口及体部病变，左主干远段病变更为常见（70% ~ 80%），且病变易累及左前降支（90%）及左回旋支（62%）。LMCA 较短、直径较粗，与左前降支及左回旋支存在直径落差，LMCA 病变的介入治疗策略和技术应用更为复杂。冠状动脉造影往往难以充分评估 LMCA 病变，因此需要分别对开口部位病变进行 IVUS 图像的采集，这对精确判断前降支及回旋支开口部位的病变程度及分布情况尤为重要。在左回旋支病变距开口 >5mm、斑块负荷 <50%、最小管腔面积 >4.0mm^2，或者回旋支发育细小的情况下，可选择单支架植入技术，反之则考虑双支架技术或者主支支架植入、分支药物球囊扩张成型。

支架的充分扩张和贴壁是决定双支架技术即刻及远期预后的重要预测因素。有研究定义左主干最小管腔面积（minimal lumen area，MLA）<8mm^2、分叉部（polygon of confluence，POC）MLA <7mm^2、前降支近段 MLA <6mm^2、回旋支近段 MLA <5mm^2 为支架扩张不良，其中左回旋支开口处的支架扩张不良的发生率相对较高。有支架扩张不良的患者的再狭窄率也相对较高（24.1% vs

5.4%，$P <0.05$）。然而，由于左主干病变的个体差异较大，因此在实际操作中需要注意个体化治疗。

多个观察性研究已证实，采用血管内超声指导支架的直径和长度的选择、指导支架的定位和扩张优化，且积极处理发现的支架边缘夹层和血肿，能够改善介入治疗的预后。因此，国内外冠心病介入治疗指南中均推荐使用 IVUS 指导优化左主干病变治疗。然而，由于血管严重的钙化、成角或者重度狭窄及支架植入后等因素可能会增加 IVUS 导管或血管损伤的风险，因此临床操作中需小心谨慎。

在分叉病变中，由于主支血管和分支血管的角度重叠，或由于分支血管的负性重构等因素，使得冠状动脉造影在评估分叉病变的解剖特征、严重程度和分叉嵴的情况时存在一定的缺陷。相比之下，IVUS 能够精确评估分叉病变的性质、分布、形态和血管直径，更有利于优化分叉病变的介入治疗。在分叉病变中，术前主支及分支均应进行 IVUS 检查，重点应关注分叉远端主支斑块负荷及分布，这对于预判分支闭塞有指导意义。一般来说，分叉处斑块负荷越重，斑块移位、嵴移位可能性越大，主支架术后边支闭塞的风险也越高。此外，不同的双支架术式过程中分支导丝穿支架网眼的位置有不同要求，IVUS 有助于观察导丝的走形，明确导丝重新进入分支的位置及其与嵴部的关系，同时还能指导近端优化扩张技术（proximal optimization technique，POT）时球囊直径的选择。同左主干及其他病变一样，分叉病变介入治疗后，IVUS 除评估支架膨胀、贴壁支架边缘情况外，还可观察分叉嵴部位支架小梁覆盖、支架丝覆盖情况，有助于优化对吻扩张及 POT 技术。

四、 血管内超声在 CTO 中的应用

CTO 的介入治疗是冠状动脉介入领域"最后的堡垒"。对于 CTO 患者，成功的血运重建可有效改善心肌缺血、缓解心绞痛、改善左心室功能，改善长期临床预后。

因 CTO 远端血管长期处于低灌注状态，并且管腔可能存在负性重构，造影往往显示为弥漫性病变且管腔较小，故仅依靠造影结果定位支架较为困难。另外，CTO 进行球囊扩张后常造成明显

的内膜撕裂，正向推注对比剂可加重内膜撕裂及血肿范围，需利用 IVUS 测量血管直径、选择合适的着陆区以指导支架的植入。

（一）血管内超声在正向冠状动脉慢性闭塞病变介入治疗技术中的应用

CTO 开通的关键在于指引导丝通过闭塞部位，在正向冠状动脉慢性闭塞病变介入治疗（chronic total occlusion – percutaneous coronary intervention，CTO – PCI）技术中，如果导丝位于 IVUS 可观察的无回声区外侧，即导丝在内膜下空间外部时，如无正向夹层再入真腔（antegrade dissection reentry，ADR）技术则难以再次使导丝重新进入远端血管真腔，因此确保导丝入口方向正确是成功的第一步。无残端 CTO 往往有可以利用的侧支血管，只要 IVUS 能够沿导丝进入，就可以利用 IVUS 确认入口，指导导丝的进攻方向。因导丝操作需使用微导管，因此根据所使用的 IVUS 选择合适尺寸的指引导管非常重要。理论上，指引导管内腔越大，可操作空间就越大，但受限于临床实际，常选择 7F、8F 指引导管。

在 CTO 开通中，导丝误入内膜下空间后，因导丝的反复操作，远端冠状动脉受血肿挤压，导致造影效果差，在无明显的侧支循环无法实施逆向技术的情况下，可将 IVUS 插入内膜下空间，明确导丝误入内膜下的位置以及真腔的方向，在微导管的支撑下，尝试操作另一根导丝进入斑块内或远端真腔血管。需注意的是，在此种情况下送入 IVUS 时需使用小球囊预扩张，因此必须确认起始导丝没有出冠状动脉血管结构，否则扩张时可能会导致冠状动脉穿孔引起急性心包填塞。

（二）血管内超声在逆向冠状动脉慢性闭塞病变介入治疗技术中的应用

逆向导引钢丝技术主要包括逆向导引钢丝通过技术、正逆向导引钢丝对吻技术、控制性正向和逆向内膜下寻径（controlled antegrade and retrograde subintimal tracking，CART）技术、反向控制性正向和逆向内膜下寻径（Reverse CART）技术。目前在逆向技术中，IVUS 应用频率最高的是 Reverse CART 技术，当正向导丝准备完毕，逆向导丝与正向导丝交叉之后，通过正向导丝送入 IVUS 确认正向导丝与逆向导丝的位置关系。

Reverse CART 可分为 4 种类型：①正逆向导丝均位于真腔内。②正逆向导丝均位于内膜下。③正向导丝位于真腔、逆向导丝位于内膜下。④正向导丝位于内膜下、逆向导丝位于真腔。前 2 种情况下，Reverse CART 相对容易成功，当正逆向导丝分别位于不同空间时，Reverse CART 失败率会增加，IVUS 可以指导正向撕裂内膜所需球囊直径的选择，选择最佳扩张部位行 Reverse CART 技术。

▶ 报告解读

一、　血管内超声图像判读

（一）正常冠状动脉

正常冠状动脉的血管壁因不同的回声特性，在 IVUS 图像上呈现 3 层结构（图 3 – 8 – 3）：内层表现为纤薄的白色回声带，代表内膜和内弹力膜；中层为中间无回声层（黑色或暗灰色），代表中膜；外层有特征性的"洋葱皮"样表现，代表外膜和外膜周围的组织。需要注意的是，因分辨率的局限性，IVUS 图像上的 3 层结构并不真正代表血管的 3 层结构，仅有 2 个清楚的界面与组织学对应，为管腔 – 内膜交界面和中膜 – 外膜交界面。

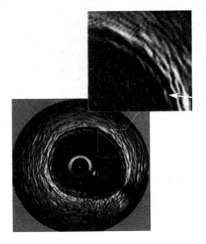

图 3 – 8 – 3　正常血管三层结构
（白色箭头所指为黑色中膜）

（二）冠状动脉粥样硬化斑块

根据斑块内的回声与血管组织代表的回声进行比较，IVUS 图像上可显示以下几种类型的斑块（图 3 - 8 - 4）。

1. 低回声斑块（常称之为软斑块） 提示斑块中脂质含量较高。此外，当斑块破裂其内容物溢出后留下的空腔、壁间血肿或血栓等也可能呈现低回声。

2. 等回声斑块 通常提示纤维斑块，其回声与外膜相似。

3. 高回声斑块 提示斑块内发生钙化，表现为回声强度超过周围外膜组织，并且伴有声影。混合性斑块则指斑块中含有 1 种以上回声特性的组织，也有将其描述为纤维钙化斑块或纤维脂质斑块。

易损斑块是指不稳定和有血栓形成倾向的斑块，包含薄纤维帽斑块（thin—capped fibroatheromas，TCFA）、侵蚀病变和部分钙化结节。灰阶 IVUS 因分辨率有限，在识别易损斑块中并无明显优势，在此不做赘述。

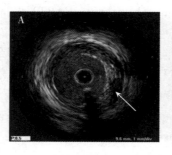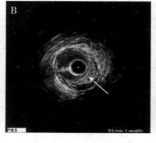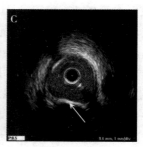

图 3 - 8 - 4 IVUS 斑块（白色箭头所指）
A 软斑块；B 纤维斑块；C 钙化斑块

（三）血栓病变

血栓性病变在 IVUS 图像上表现为突入管腔的不规则团块，具有密度不均、外观呈分叶状、内有微小裂隙、向血管腔内浮动等特征，IVUS 无法区分血栓与胶原成分较少、富含细胞和细胞外基质的粥样斑块，这是目前 IVUS 检测冠状动脉内血栓敏感性不高的主要原因。有研究显示，IVUS 识别血栓的特异性为 95%，敏感性仅为 57%。

（四）冠状动脉夹层

在 IVUS 图像上，冠状动脉夹层呈孤立的新月形组织斑片，可随心动周期飘动。在撕裂斑片后方有环形无回声区，深达内膜下或中层，注射对比剂或生理盐水后，可见该无回声区消失或被充盈（图 3 - 8 - 5）。

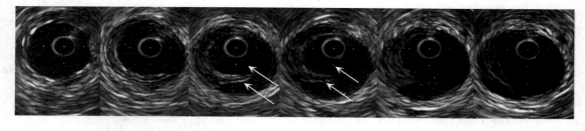

图 3 - 8 - 5 冠状动脉夹层（白色箭头）

（五）心肌桥

在 IVUS 图像中，心肌桥节段的冠状动脉在收缩期管腔缩小，舒张期增加，心肌桥特征性表现为围绕壁冠状动脉一侧的半月形低回声或无回声区。该无回声区具有高度特异度和敏感度，存在于几乎所有的心肌桥部位，称为半月现象。

（六）支架

在血管内超声图像上，支架为沿血管走行的强回声点或回声弧。据 IVUS 评价支架贴壁良好是指 IVUS 显示支架小梁紧贴血管壁，使得小梁与管壁之间没有血流通过。支架贴壁不良（incomplete stent apposition，ISA）定义为1个或多个支架小梁与血管壁分离，需除外支架与血管分支开口部位管壁分离。贴壁不良情况下往往可以在支架后方看到闪烁的血流信号。如存在支架贴壁不良，IVUS可以同时测量没有贴壁的支架小梁所占的角度与长度。

在血管内超声图像上，支架内再狭窄定义为支架内的最小管腔面积<4mm²（左主干<6mm²）和/或直径狭窄<参考管腔直径的70%。早期支架内再狭窄时，内膜增生通常表现为低回声组织，有时其回声强度甚至低于血流斑点。晚期支架内再狭窄观察到的内膜增生通常呈现出较强的回声。

二、血管内超声的定量测量

（一）边界的识别

冠状动脉管壁在IVUS图像上呈现3层结构：内层、中层、外层。因内膜与中膜、中膜与外膜有两个清晰的声学界面，在使用IVUS进行定量测定时，通常关注两个声学界面：一个是内膜与管腔之间的界面，另一个是中膜与外膜之间的界面。其中，中膜-外膜交界面的面积被定义为外弹力膜横截面积（cross sectional area，CSA）。

（二）管腔测量

一旦确定了管腔的边界，就可以进行下一步的测量。以下测量中各项径线均以穿过管腔中心为准（图3-8-6）。

图3-8-6 管腔的测量

1. 管腔横截面积 管腔边界围成的区域。

2. 最小管腔面积 病变最狭窄处的管腔面积。

3. 最小管腔直径 经过管腔中心的最短直径。

4. 最大管腔直径 经过管腔中心的最长直径。

5. 管腔偏心率 （最大管腔直径-最小管腔直径）/最大管腔直径。

6. 管腔面积狭窄 （参考段管腔CSA-最小管腔CSA）/参考段管腔CSA。所使用的参考段可以是远端、近端，也可以是平均参考段。

（三）动脉粥样硬化病变的测量

在血管内超声图像上，动脉粥样硬化病变的定义是指与正常或相对正常的参考段冠状动脉相比，明显突入管腔的各种斑块病变，包括脂质、钙化、纤维化、混合的斑块病变；冠状动脉狭窄定义为管腔CSA减少了至少50%的病变。最重狭窄处指管腔面积最小的狭窄部位。

由于在IVUS图像上很难确定内弹力膜的位置，因此无法测定组织学意义上的斑块面积，通常利用外弹力膜面积减去管腔面积计算得到斑块与中膜的面积来代替斑块面积。因为中膜面积在其中所占比例很小，因此很少影响对斑块面积的测定。病变处斑块负荷可以通过上述算法所得的斑块面积比上外弹力膜面积得出。

（四）血管重构

在冠状动脉粥样硬化过程的不同阶段，血管重构（vascular remodeling）发挥了不同的意义。在动脉粥样硬化早期阶段，由于斑块形成，血管管腔代偿性扩大，即发生正性重构，意义在于保证冠状动脉血流量的相对恒定，是一种代偿性的重构。在这种重构过程中，各种细胞因子的大量分泌导致一系列病理生理改变，最终导致易损斑块形成，增加了斑块破裂、血栓形成的风险。当血管无法代偿时会发生负性重构，导致血管腔狭窄。IVUS所指冠状动脉重构是指动脉粥样硬化进展过程中不同阶段、不同病理生理状态下外弹力膜横截面积（external elastic membrane - cross sectional area，EEM - CSA）的变化（图3-8-7）。目前应用重构指数（remodeling index，RI）来描述重构的程度及趋势。

重构指数计算公式：病变处外弹力膜横截面积（EEM - CSA）/参考段平均外弹力膜横截面积（EEM - CSA）。

重构指数>1.05为正性重构（扩张性重构），重构指数<0.95为负性重构（缩窄性重构）。

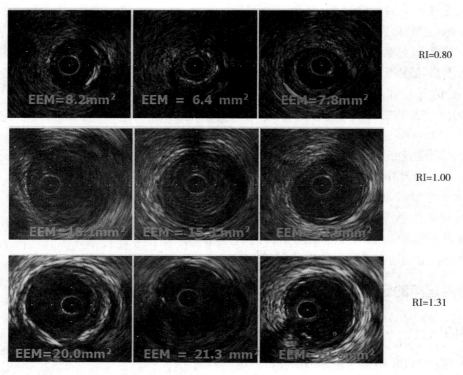

RI=0.80

RI=1.00

RI=1.31

图 3 - 8 - 7　血管重构的测量

作者：刘刚（河南中医药大学第一附属医院）

审稿：任静（天津医科大学总医院）

参考文献

第九节　心血管 CT

CT 是 X 线计算机体层成像（X - ray computed tomography）的简称。CT 装置以 X 线束环绕人体，对受检部位一定厚度的层面进行扫描，利用探测器接收透过该层面的剩余 X 线量，转变为可见光，经光电转换和模 - 数、数 - 模转换后由计算机重建断层图像。CT 图像不仅以灰度显示组织密度，还通过组织对 X 线的吸收系数进行换算得出 CT 值，用来定量描述组织密度。目前 CT 检查已经广泛应用于临床多个系统疾病的诊治中，其扫描时间短，空间分辨率高，解剖关系清楚，已成为心血管疾病影像诊断可靠的无创方法。

▶ 注意事项

一、心血管 CT 检查的禁忌证

心血管 CT 是心血管影像检查的重要手段，检查禁忌证及注意事项具体如下所述。

（1）既往有明确严重（Ⅳ级）碘过敏史（Ⅰ~Ⅲ级需征得临床医生同意）。

（2）有明显甲状腺疾病（需提供 1 个月内 T₃/T₄ 化验单）或近期甲状腺功能明显不正常（除非临

床必须做该检查，且咨询内分泌专家后认为是相对安全的）。

（3）各种原因所致肾功能不全的患者，需依据1个月内的肌酐水平评估肾小球滤过率（glomerular filtration rate，GFR），GFR＜60%为相对禁忌证，GFR＜30%为绝对禁忌证（除非临床认为必须做该检查，且做好了肾脏透析的准备）。

（4）糖尿病，尤其是服用二甲双胍且估算的肾小球滤过率（estimated glomerular filtration rate，eGFR）为30～50ml/（min×1.73m²）的患者，应在对比剂使用前48h停药（若肾功能无恶化，应在对比剂给药后48h重新服用）。

（5）已经怀孕的患者非必要不检查。

（6）其他临床高危患者，包括严重心功能不全（不能躺平）、严重慢性肺动脉高压（有右心衰竭临床表现明显）、哮喘急性发作、急性全身感染状态等。

（7）高危患者等待身体机能恢复正常后再行该检查。需注意，高危患者应要求申请检查的医师陪同完成检查过程。

二、 CT检查准备及射线剂量问题

（一）准备工作

扫描前由护士给患者佩戴好铅围脖和铅围裙，做好甲状腺、性腺等辐射敏感器官的防护工作。非必要情况下，禁止家属陪同。若病情需要，家属须穿戴好防辐射铅衣。

（二）射线剂量问题

CT检查有一定的辐射损伤，辐射剂量是严格控制的，在曝光前将显示X线辐射剂量，必须确认后才能扫描。近年来通过不断优化扫描方案，其较小的辐射剂量并不会明显增加癌症的发生率，不会威胁到人体的健康。理论上，10mSv的辐射剂量可导致终生患癌概率增长0.05%，而一次心脏冠状动脉CT检查的辐射剂量约为3～5mSv（取决于设备性能和扫描参数），一次腹部CT扫描的辐射剂量约为8mSv，一次头部CT扫描的辐射剂量约为2mSv。

孕妇非必要情况下不做与射线相关的检查，尤其是孕早期（3个月内）。X线辐射对胎儿影响较大，如确需行X线相关检查，应向孕妇及家属详细说明辐射危害及检查必要性，取得患者及家属知情同意，并在检查过程中严格注意防护。

此外，应尽量避免患者短期内行多次、多部位CT检查。

总体而言，对于绝大多数患者，CT是一种安全、无创的影像学检查技术。

三、 对比剂不良反应的预防及其处置

心血管CT检查当日无需空腹和禁食水，除有特殊说明的药品外（如治疗糖尿病的双胍类药物，依据对比剂使用说明书，检查前后分别需要停药48h），无需停止正在服用的药物。在检查前12～24h内，应避免摄入能够提高心率的食品、饮料和药品，例如酒精、咖啡类饮料以及西地那非类药品。检查前15～20min适当饮水（水化），不做剧烈运动。

对比剂过敏问题是各科室医生和患者共同关心的话题，对于既往食物（如海鲜、花粉等）、药物过敏的患者，需根据患者实际情况具体分析，大多数患者处于非过敏急性期状态可以进行检查，但需注意该类患者属于易过敏人群，注射对比剂过敏风险较正常人群高，检查前可以预防性应用地塞米松，检查后注意留诊（30min以上）观察。处于过敏急性期患者不能进行检查，待过敏期过去后再行检查。

先前有明确对比剂过敏史者，应联系临床医生尽可能寻找可替代的检查方法明确诊断。如果必须行该项检查，应做好抢救准备，在临床医生陪同下再行该项检查。

检查前需详细询问患者是否为"过敏体质"，有无药物过敏史，包括碘对比剂使用史、是否有任何不良反应，向患者解释过敏的风险、注入碘对比剂的种类，征求患者意见同意后，进行检查。2010年版《中华人民共和国药典临床用药须知》已将碘对比剂过敏试验相关内容删除，2014年版《碘对比剂血管造影应用相关不良反应中国专家共识》不推荐使用小剂量对比剂做过敏试验。所以根据行业指南及产品说明书，使用对比剂前不推荐做"碘过敏试验"。

（一）不良反应

碘对比剂的不良反应，主要包括副反应和肾毒性。

1. 副反应

（1）特异质反应：为个体对对比剂的过敏反应，一般与剂量无关，难以预测和预防。常见的症状分为轻、中、重度，具体如下所述。

①轻度反应：全身有热感、恶心、呕吐、咳嗽、流涕、喉部紧缩感、皮肤潮红、皮肤发痒或荨麻疹。应使患者安静休息，有条件者可吸氧，并观察生命体征。

②中度反应：上述反应加重，如全身出现荨麻疹，眼睑、面颊、耳部水肿，胸闷气短，呕吐，呼吸困难。应立即静脉注射地塞米松20mg，皮下注射肾上腺素0.3～1.0mg，并吸氧。

③重度反应和休克：如患者出现呼吸困难、意识不清、休克、惊厥、心律失常、心搏骤停，有生命危险，应立即采取气管插管、心肺复苏等急救措施。

（2）物理和化学反应：物理和化学反应主要与对比剂的渗透压和离子浓度有关，如高渗对比剂可以使液体从红细胞、内皮细胞内移出，可产生疼痛、血管扩张、血压下降等反应。

2. 肾毒性 对比剂90%以上是经过肾脏排出的。碘对比剂肾毒性包括化学毒性（离子性、含碘物质）、渗透毒性、组分中与黏滞度相关毒性。关于对肾毒性的相关机制，目前尚无足够证据达成共识。对比剂肾病（contrast - induced nephropathy，CIN）是指在排除其他原因的情况下，血管内应用碘对比剂后2～3天内血清肌酐升高至少44μmol/L（0.5mg/dl）或超过基础值25%的疾病。注射对比剂前肾功能越差，对比剂的用量越大，发生对比剂肾病的风险越高。因此，对于肾功能不全患者，在使用碘对比剂前，建议采用肾脏病饮食调整研究（modification of diet in renal dis-

ease，MDRD）公式计算 eGFR，使用前对患者进行水化，同时应尽量减少对比剂用量。

对各种原因所致肾功能不全者应慎做检查，除非临床认为必须做该检查，且做好了肾脏透析的准备。此外，临床医生可在检查前6～12h到检查后24h对患者进行充分水化（水化液0.9%氯化钠注射液），有效预防或减少对比剂急性肾损伤的发生。

（二）不良反应处置

注射药物过程中要密切观察患者体征与反应，一旦发生不良反应，应立即停止注药，并根据不良反应的程度进行相应处理。

1. 对于无明显过敏反应的患者，增强扫描检查结束后，指导患者多喝水加强排泄，促进体内残留对比剂排出体外。

2. 注射部位若发生对比剂外渗，导致肢体肿胀、疱疹、破溃、感染等不良后果，必要时需切开减压。

3. 严重不良反应的紧急处理原则

（1）在医务工作者到来前，应尽可能迅速地使患者脱离过敏源，平卧。如患者有呕吐，应保持患者头部偏向一侧并清除异物，以防患者误吸。

（2）救治过程中应对心脏、血压、呼吸、血氧饱和度进行密切监护。

（3）严重过敏反应患者，当发生气道水肿或支气管痉挛而导致严重呼吸困难时，应考虑气管插管或气管切开，紧急情况下对成人可行环甲膜穿刺。

4. 对比剂注射后1h内出现的不良反应为急性不良反应，不同表现及其处理措施如下（表3 - 9 - 1）。

表3 - 9 - 1　急性不良反应及其处理措施

不良反应	措施
恶心、呕吐	1. 症状呈一过性　采用支持疗法 2. 症状为重度，持续时间长　应考虑采用适当的止吐药物
荨麻疹	1. 散发的、一过性荨麻疹　建议采用包括观察在内的支持性治疗 2. 散发的、持续时间长的荨麻疹　应考虑采用适当的肌内或静脉注射 H1 受体拮抗剂，但用药后可能会发生嗜睡和（或）低血压 3. 严重的荨麻疹 （1）考虑使用肾上腺素（1：1 000） 成人：0.1～0.3ml（0.1～0.3mg），肌内注射 6～12 岁患儿：注射1/2 成人剂量 6 岁以下患儿：注射1/4 成人剂量 （2）必要时重复给药

不良反应	措施
支气管痉挛	1. 氧气面罩吸氧（6～10 L/min） 定量吸入 β₂ 受体激动剂气雾剂（深吸 2～3 次） 2. 给予肾上腺素 （1）血压正常时：肌内注射 1：1000 的肾上腺素 0.1～0.3ml（0.1～0.3mg），有冠状动脉疾病或老年患者使用较小的剂量，患儿用量 0.01mg/kg，最多不超过 0.3mg （2）血压降低时：肌内注射 1：1000 的肾上腺素 0.5ml（0.5mg），6～12 岁患儿采用 0.3ml（0.3mg）肌内注射，6 岁以下患儿肌内注射 0.15ml（0.15mg）
喉头水肿	1. 氧气面罩吸氧（6～10 L/min） 2. 肌内注射 1：1000 肾上腺素 （1）成人剂量为 0.5ml（0.5mg），必要时重复给药 （2）6～12 岁患儿肌内注射 0.3ml（0.3mg） （3）6 岁以下患儿肌内注射 0.15ml（0.15mg）
低血压	1. 单纯性低血压 （1）抬高患者双下肢，氧气面罩吸氧（6～10 L/min） （2）用普通生理盐水或林格乳酸盐快速静脉补液，无效时肌内注射 1：1000 肾上腺素 成人剂量：0.5ml（0.5mg），必要时重复给药 6～12 岁患儿：肌内注射 0.3ml（0.3mg） 6 岁以下患儿：肌内注射 0.15ml（0.15mg） 2. 迷走神经反应（低血压和心动过缓） （1）抬高患者双下肢，经氧气面罩吸氧（6～10 L/min） （2）静脉注射阿托品 0.6～1.0mg，必要时于 3～5min 后重复用药。成人总剂量可达 3mg（0.04mg/kg）；患儿剂量 0.02mg/kg（每次最大剂量 0.6mg），必要时重复给药，总量不超过 2mg 3. 用普通生理盐水或林格乳酸盐快速静脉内补液
全身过敏样反应	1. 向心肺复苏小组求助 2. 必要时行气道吸引 3. 出现低血压时按上述处理低血压的方法处理，给予抗组胺药物

5. 迟发性不良反应 ①对比剂注射后 1 小时至 1 周内出现的不良反应。②对比剂给药后可出现各种迟发性症状（如恶心、呕吐、头痛、骨骼肌肉疼痛、发热），但许多症状与对比剂应用无关，临床须注意鉴别。③与其他药疹类似的皮肤反应是真正的迟发性不良反应，通常为轻度至中度，并且为自限性。

处理措施为对症治疗，方法与其他药物引起的皮肤反应治疗相似。

6. 晚迟发性不良反应 在注射对比剂 1 周后可能发生的不良反应，有时会导致甲状腺功能过盛，偶尔出现在未接受治疗的毒性弥漫性甲状腺肿（Graves 病）或结节性甲状腺肿患者、年龄较大和（或）碘缺乏者中。

临床应用

CT 在冠心病、肺栓塞、主动脉夹层、先天性心脏病等常见心血管疾病中的应用如下所示。

一、冠心病

1. 冠状动脉 CTA 成像技术原理 冠状动脉 CTA（coronary CTA，CCTA）作为评估冠状动脉疾病的无创性方法，对冠状动脉疾病的检测具有较高的灵敏度，对于排除冠状动脉病变的诊断价值（阴性预测值）更高，已被临床广泛认可和应用。冠状动脉 CTA 成像主要依赖于心电门控技术，主要分为前瞻性心电门控和回顾性心电门控。所谓前瞻性心电门控，就是 CT 扫描设备先通过电极线监测心动周期心脏运动变化，当达到数据采集要

求的时候（比如心电门控识别到 R 波时），再启动序列扫描进行采集。

回顾性心电门控与前瞻性心电门控明显不同，其是在整个心动周期持续扫描采集数据。由于放了心电门控装置，所以可以检测整个心动周期心脏相位情况。扫描完成后，对心电门控采集的数据进行处理，重建得出不同时相对应的图像。不同心脏相位采集的图像用于重建不同心脏相位图像，这样可以得到类似连续的一个心动周期中不同时刻的心脏电影图像。

前瞻性心电门控的优势是采集速度快，患者接受的辐射剂量较小；回顾性心电门控扫描辐射剂量大，但可以通过重建不同心脏相位图像，从而在一

定程度上避免患者心律不齐造成的图像运动伪影。

2. 冠状动脉钙化积分　目前电子束 CT（electron beam ct，EBCT）及多排探测器 CT（multidetector ct，MDCT）平扫可以实现冠状动脉钙化检查；CT 冠状动脉钙化积分及冠状动脉造影对于冠心病有极强的价值，明显高于高胆固醇、高血压、家族史等，对冠心病二级预防有重要意义。

CT 冠状动脉钙化检查虽不能直接显示冠状动脉狭窄程度，也不能对冠心病作直接诊断，但对于中青年人群，冠状动脉钙化检出冠心病的特异性高（85%～100%），且与钙化积分呈正相关。2016 年，《欧洲心血管病预防指南》推荐钙化积分用于心血管风险的修正（IIb 推荐，B 级证据）。2017 年，《美国心血管 CT 协会专家共识》建议在 40～75 岁、10 年动脉粥样硬化疾病风险 5%～20%、尚无动脉粥样硬化疾病的无症状者中，使用冠脉钙化积分协助临床决策，在某些 10 年风险 <5% 的患者中（比如早发冠心病家族史）也是合理的。

3. 冠状动脉粥样斑块鉴别　CT 鉴别斑块的机制是基于易损斑块与稳定斑块在组织学构成及形态学上的显著差异。不稳定斑块的 CT 形态特征表现为非钙化斑块，小点状钙化斑块，正性重构、环状强化、溃疡样强化、大体积（面积）斑块。Schroeder 等进行对比研究发现，三种类型斑块 CT 值有明显差异，脂质斑块为 -42～47HU，纤维（中等密度）斑块为 61～112HU，硬化（钙化）斑块为 126～726HU。因此，根据 CT 值的差异可以筛查出易损斑块（脂质和纤维斑块）及钙化斑块（图 3-9-1）。

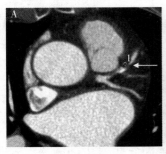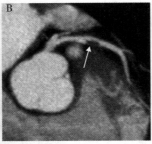

图 3-9-1　冠状动脉易损斑块

A 前降支近心段（第一对角支开口旁↑）偏心性低密度斑块，CT 值 6±21Hu；B 低密度脂质斑块上存在中等密度薄纤维帽，薄纤维膜与管壁呈坡形延续（↑）

4. 对管腔狭窄的判断　MDCT 能够准确判断管腔的狭窄形态特征、狭窄程度、病变长度，做出准确性与定量诊断。目前，MDCT 的工作站均有自动测量及显示功能。但是，重建横断面测量需要手工勾画，然后自动得到数据，又称半自动测量。上述自动或半自动测量数值存在一定误差，只能作为参考，在应用时需予以注意。

根据圆面积公式，当管径狭窄达 50% 时截面积减少 75%，为有血流动力学意义狭窄。这也是冠心病诊断的影像学依据。

根据冠心病报告与数据系统（coronary artery diseasereporting and data system，CADRADS），将冠状动脉狭窄程度分为 6 级，包括 0%、1%～24%、25%～49%、50%～69%、70%～99%、100%。但在实际工作中，对于狭窄程度在 50% 以下的病变采取的治疗策略基本相同，因此一般将狭窄程度分为 0%（无狭窄）、1%～49%（轻度）、50%～69%（中度）、70%～99%（重度）和 100%（闭塞）5 个等级。狭窄程度的判断主要取决于图像质量和病变性质两大因素。

5. CT 对诊断冠状动脉病变的评价　研究证明，MDCT 能显示冠状动脉 3～4 级分支水平，能对 ≥2mm 直径的管腔做出准确评价，MDCT 成像显示的冠状动脉与选择性冠状动脉造影比较有较高的一致性。MDCT 对左主干、前降支近段、回旋支近段及右冠状动脉近段的显示率为 100%；前降支中段、回旋支远段、右冠状动脉中远段、对角支、钝缘支、锐缘支、左室后支及后降支的显示率可达 70%～90%；而前降支末梢段、房室结支、圆锥支、前间隔支、心房支、左室支、右室支及窦房结支等的显示率仅为 10%～50%。因此，选择性冠状动脉造影仍是冠状动脉诊断的"金标准"。

CCTA 对检出冠状动脉狭窄（≥50%）有较高的准确性（>90%），也有较高的阴性预测值（95%～99%），对排除冠心病有重要价值。应用 CCTA 对高危人群做筛查，可以减少对选择性冠状动脉造影的过度应用和依赖。

冠状动脉疾病报告与数据系统（coronary artery disease reporting and data system，CAD - RADS）是由美国心血管 CT 学会（Society of Cardiovascular Computed Tomography，SCCT）、美国放射学会（American College of Radiology，ACR）和北美心血管影像学会（North American Society for Cardiovascular imaging，NASCI）共同发布的冠状动脉 CT 血管造影报告规范。这个分级系统获得了美国心脏

病学会（American College of Cardiology，ACC）认可，也是现在国内正在使用的，旨在规范报告冠状动脉 CTA 的检查结果，便于检查结果的交流以及指导临床医生对患者做进一步处理。同时，也为稳定性或急性胸痛患者的进一步管理提供了具体的建议和指导。CAD‒RADS 以狭窄最严重的血管作为分级指标，适用于直径 >1.5mm 的冠脉评估。

CAD‒RADS 根据冠状动脉狭窄程度进行分级，包括从 CAD‒RADS 0 级（无动脉粥样硬化）

到 CAD‒RADS 5 级（至少有一支完全阻塞）。此外，CAD‒RADS 还将未行诊断性检查者定义为 N 级，代表病变因伪影影响无法判定狭窄程度，需要进一步评估。

对稳定性胸痛和急性胸痛患者，CAD‒RADS 根据狭窄程度的分级分别提出了进一步处理的建议（图 3‒9‒2 ~ 图 3‒9‒8）。其中，CAD‒RADS 4 级又进一步分为 4A 和 4B 两个亚类。分级见表 3‒9‒2 和表 3‒9‒3。

表 3‒9‒2 稳定性胸痛患者的 CAD‒RADS 分类

分级	冠状动脉最大狭窄程度	解释	进一步评价
0 级	0（没有斑块和狭窄）	无冠心病	无
1 级	1% ~24% 轻微狭窄，或无狭窄的斑块	（轻微）非阻塞性冠心病	无
2 级	25% ~49%	（轻度）非阻塞性冠心病	无
3 级	50% ~69%	中度狭窄	功能评价
4 级	4A：70% ~99% 4B：左主干 >50% 或者 3 支血管阻塞（≥70%）	重度狭窄	4A：考虑造影或功能评估 4B：建议造影
5 级	100%	完全闭塞	考虑造影和（或）心肌存活性评估
N 级	无诊断性检查	不能排除冠心病	需行其他评价手段

表 3‒9‒3 首次肌钙蛋白阴性的低 ~ 中等风险的急性胸痛患者，心电图不可诊断或心电图阴性者的 CAD‒RADS 分类

分级	冠状动脉最大狭窄程度	解释
0 级	0（没有斑块和狭窄）	极不可能发生急性冠状动脉综合征（ACS）
1 级	1% ~24% 轻微狭窄，或无狭窄的斑块	极不可能发生 ACS
2 级	25% ~49%	不太可能发生 ACS
3 级	50% ~69%	可能发生 ACS
4 级	4A：70% ~99% 4B：左主干 >50% 或者 3 支血管阻塞（≥70%）	很可能发生 ACS
5 级	100%	极有可能发生 ACS
N 级	无诊断性检查	不能排除 ACS

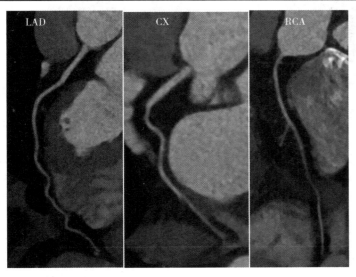

图 3‒9‒2 CAD‒RADS 0：没有斑块和狭窄，无需进一步评价

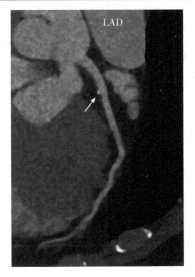

图 3‒9‒3 CAD‒RADS 1：1% ~24% 轻微狭窄，或无狭窄的斑块，无需进一步评价
前降支近段偏心性非钙化为主斑块（↑），管腔狭窄 1% ~24%

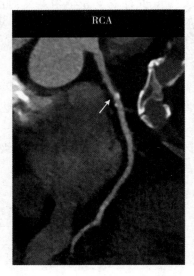

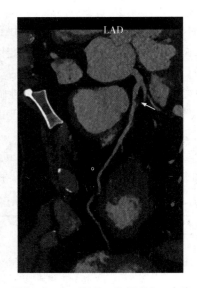

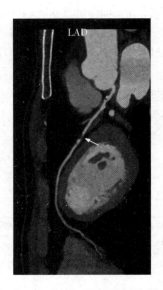

图 3 – 9 – 4 CAD – RADS 2：轻度
狭窄 25% ~ 49%，无需进一步评价

右冠状动脉近段非钙化为主斑
块（↑），管腔狭窄 24% ~ 49%

图 3 – 9 – 5 CAD – RADS 3：中度
狭窄 50% ~ 69%，需进行功能评价

前降支近段非钙化斑块（↑），
中度狭窄 50% ~ 69%

图 3 – 9 – 6 CAD – RADS 4A：重度狭
窄 70% ~ 99%，考虑造影或功能评价

前降支中段非钙化斑块（↑），
重度狭窄 70% ~ 99%

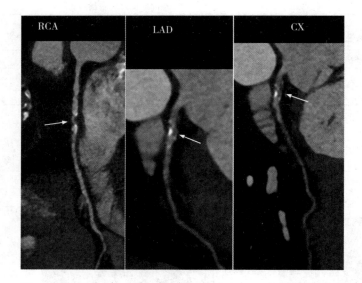

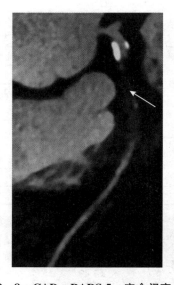

图 3 – 9 – 7 CAD – RADS 4B：重度狭窄，左主干 > 50% 或者
3 支血管阻塞（≥70%），建议造影

三支冠状动脉多发混合斑块，重度狭窄 70% ~ 99%（↑）

图 3 – 9 – 8 CAD – RADS 5：完全闭塞 100%，
考虑造影和（或）心肌存活性评估

前降支近中段非钙化斑块，管腔闭塞 100%（↑）

6. 临床医生需要关注的问题

（1）在判断狭窄程度时，一方面要结合收缩期和舒张期两期的图像，在两期图像均满足诊断的条件下，以舒张期狭窄程度为准。

（2）由于线束硬化伪影及部分容积效应，钙化斑块体积被夸大，影响管腔观察和狭窄程度判断。临床医生应避免单纯根据机器自动测量出的狭窄程度进行临床诊疗。

对于钙化病变的管腔判断，要结合长轴和短轴图像仔细分析，避免出现凡是钙化管腔都无法评估和/或凡是钙化管腔都存在狭窄这两个极端判断。通常情况下，无论长轴或者短轴，钙化斑块处的管腔若能够显示，则狭窄程度通常不重，由冠状动脉造影证实；若钙化弥漫成环形或满月形，完全遮挡管腔，则报告提示管腔评价受限；若钙化斑块同时合并非钙化成分存在，则管腔存在有意义狭窄的可能性较大。

（3）基于 CT 的血流储备分数（CT derived

flow fraction reserve，CTFFR）和 CT 心肌灌注成像（CT myocardial perfusion imaging，CTMPI）目前已进入临床应用阶段。推荐采用 CTFFR 和 CTMPI 成像评估 CCTA 诊断为 30%～90% 狭窄病变的功能学意义，特别是在多支血管病变情况下，以帮助指导是否行侵入性冠状动脉造影（ICA）和血运重建治疗计划。与单独使用 CCTA 相比较，在 CCTA 基础上加入 CTFFR 和负荷 CTMPI 检查，可提高诊断心肌缺血的特异度、阳性预测值和准确度。

二、肺栓塞

1. 采用双期扫描　当感兴趣区的 CT 值超过阈值时启动增强扫描程序。肺血管实行双期扫描，双期扫描范围一致，一期为肺动脉期，二期为主动脉期。双期扫描的意义在于：充分保证了对比剂团注时间与肺动脉 CT 数据采集时间的吻合；主动脉期可以兼顾观察左心系统的病变；对于肺动脉高压或/和右心功能不全循环时间延长者，是一种弥补措施；多期观察可以辨别对比剂充盈不均造成的假象（图 3-9-9）；有利于对肺灌注的评价。

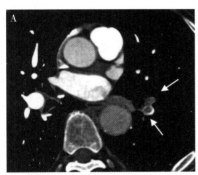

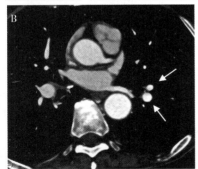

**图 3-9-9　肺动脉增强扫描，
对比剂充盈不均造成的假象**

A 第一期左下肺动脉充盈缺损（箭头），右肺动脉充盈良好；B 第二期左下肺动脉充盈良好（箭头），右肺动脉充盈良好

2. 急性肺栓塞 CT 诊断征象

（1）直接征象：肺动脉内充盈缺损，肺动脉完全性梗阻，肺动脉内漂浮征、蜂窝征、环征、轨道征及鞍状血栓，均为急性或亚急性肺栓塞征象（图 3-9-10）。

**图 3-9-10　急性
肺栓塞**

（2）间接征象："马赛克征"，由于通气血流灌注分布不均匀导致，多表现为肺野密度不均匀，呈不规则补丁状或地图样改变，此为非特异征象，小气道病变亦可形成此种征象；肺梗死，为基底靠近胸膜，尖端指向肺门的近似于三角形实变阴影；肺不张；胸腔积液；肺动脉增宽，同时合并右室扩大，反映右心负荷增大和/或肺动脉高压。

3. CT 诊断肺栓塞的价值

（1）CT 肺动脉造影（CT pulmonary angiography，CTPA）检查在诊断肺栓塞（PE）中的敏感性为 83%，特异性为 96%，对于高度可能性的 PE 的临床评估具有 96% 的阳性预测值，对于中度可能性则具有 92% 的阳性预测值。当 CTPA 与双源 CT 下肢静脉造影（dual - source CT venography，CTV）结合使用时，PE 的检出敏感性为 90%，特异性为 95%。CTPA 是公认的急性 PE 首选诊断检查方法；CTPA 阴性，3～6 个月内发生 PE 的可能性不足 1%。如 CTPA 结果与临床评估不一致时，还需参考其他检查。

（2）CTPA 联合下肢深静脉多普勒超声检查是 PE 诊断检查的最佳组合。肺栓塞的确定性诊断一般有赖于 CTPA，下肢超声用于（包括二维超声、多普勒血流现象和脉冲多普勒，加压或者不加压）只是确定有无深静脉血栓（DVT），或在临床高度可能，但在患者（如孕妇或者高危肺栓塞）不便行 CT 检查时，用于 PE 的诊断下肢血管超声不是 PE 确诊的必要条件。

（3）CTPA 对亚分段 PE 检出率低（检出率约 40%），漏诊较多，核素肺通气/灌注（ventilation/perfusion，V/Q）对提高诊断有重要价值。

三、主动脉夹层

1. 主动脉扫描　扫描方式主要有心电门控和非心电门控两种。检查升主动脉需利用心电门控触发增强扫描，以消除心脏搏动和主动脉搏动伪影；主动脉全程采用非心电门控的连续容积增强扫描。

（1）心电门控扫描：可有效抑制心脏搏动伪影，对于升主动脉的观察较为有利。

（2）非心电门控扫描：即螺旋扫描。螺距选择一般都较大，以便缩短整体检查时间。

（3）主动脉与其他部位联合扫描：实现冠状动脉与主动脉联合扫描。原理是充分利用了CT设备硬件技术进步后扫描速度越来越快、扫描时间大大缩短的特点，实现了以往一次检查的对比剂剂量、多个部位的联合成像，减少了对比剂的注入。

2. CT对主动脉夹层诊断

（1）平扫：主要了解胸部及主动脉整体概况，壁钙化的分布及内移情况，有时可以看到主动脉壁真腔的密度差，特别是当患者贫血时尤为明显。

（2）增强扫描：主动脉夹层患者CT增强扫描的诊断价值如下所示。

①主动脉夹层征象：主动脉管腔扩张，内膜片撕裂形成条状充盈缺损，将管腔分割成双腔或多腔。

②破口及双腔显示，为分型提供依据：Ⅰ型、Ⅱ型（图3-9-11）破口如在主动脉根部，内膜片常呈不规则漂浮。Ⅲ型可以清楚显示破口。如果真腔还是假腔分界明确，真

图3-9-11 主动脉夹层（Ⅱ型）、马方综合征

腔可受压变窄，于降主动脉呈螺旋形向下延伸。出口可以是单个或多个，显示不困难。

③主要分支血管与夹层的关系：可显示冠状动脉、头臂动脉、腹腔内脏动脉及髂动脉，起源于真腔还是假腔，以及受压移位。如果受夹层累及，可见内膜片线状充盈缺损自血管开口部伸入内腔。

④血栓形成：以假腔多见，无对比剂充盈。

⑤主动脉夹层破裂：Ⅰ、Ⅱ型夹层常破入心包，呈现血性心包积液；破入胸腔，可出现单或双侧胸腔血性积液。部分病例假腔外穿形成假性动脉瘤，以弓部多见。

⑥主动脉夹层与周围器官的关系：心腔、气管、食管及腹腔器官可受压移位。

3. CT诊断主动脉夹层的价值

（1）CT的时间和空间分辨率良好，能够进行容积数据采集，扫描速度快，扫描层厚薄，伪影较少。此外，结合工作站强大的图像后处理软件，CT可以为主动脉夹层的诊断提供丰富的信息。它能够呈现大血管各个部位的断层像及其与周围组织结构的关系，视野广阔，能够显示全部胸主动脉、腹主动脉-髂动脉及其主要分支的情况，是夹层定性诊断、分型诊断的"金标准"。

（2）CT是诊断"急性主动脉综合征"的首选检查方法。

四、先天性心脏病

1. 先天性心脏病扫描方法 随着近年来设备技术的进步，CT时间分辨率和空间分辨率都大大提高。相对于成年患者，小儿先天性心脏病CT检查具有特殊性。小儿CT检查需注意：患儿年龄小，常哭闹且不易配合，病情较危重，心血管病变畸形复杂，麻醉后心率快，对电离辐射敏感。不能配合检查的小儿或婴幼儿需麻醉，且需专业麻醉师全程在场。

（1）回顾性心电门控：回顾性心电门控理论上可以重建出心动周期任一时间点的心脏图像，但由于患者心率往往较快，更多的是利用了收缩期心脏重建图像。

（2）前瞻性心电门控：与回顾性心电门控相比，前瞻性心电门控采集时相更加精确，仅在所需要重建图像的时相曝光，所带来的最大益处是大大降低了患者所受的辐射剂量。前瞻性心电门控一般采用收缩末期（45%～55%）曝光，但如需观察患者心肌运动情况或者心脏有占位病变时，建议采用收缩期到舒张期曝光。

2. 先天性心脏病CT诊断 心脏胚胎演进过程分成心房、心室、大动脉三个节段，按照"节段分析法"，在CT上逐一、循序分析各节段的空间位置关系、彼此的连接关系及各节段的发育异常，主要包括对心脏位置、内脏-心房位（图3-9-12）、心室位、大动脉位置关系及心房-心室连接、心室-大血管连接关系的分析。节段分析法是对心血管复杂畸形进行分析诊断的基本方法。

3. CT诊断先天性心脏病价值 MDCT以横断图像为基础的显示与分析，结合完善的重建方法，是复杂先心病实施"节段分析法"最理想的方法，对复杂的心脏结构异常可以做出准确的病理解剖诊断。

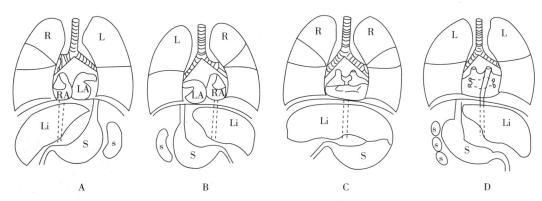

图 3 - 9 - 12 内脏 - 心房位模式图

A 内脏 - 心房正位；B 内脏 - 心房转位；C 内脏 - 心房不定位（右房异构）；

D 内脏 - 心房不定位（左房异构）；L 左肺两叶结构；R 右肺三叶结构

RA 右心房；LA 左心房；S 胃；s 脾；Li 肝脏

作者：支爱华（中国医学科学院阜外医院，云南省阜外心血管病医院）

审稿：任静（天津医科大学总医院）

参考文献

第十节　心血管磁共振

图 3 - 10 - 1 心血管磁共振思维导图

心血管磁共振（cardiovascular magnetic resonance，CMR）自 20 世纪 80 年代末在我国开展至今，实现了从无到有、从弱到强的历史性进步。而今随着 CMR 成像软硬件技术的不断发展和完善，其在心血管疾病诊断中的应用亦越来越广泛。

理论基础

一、检查准备及安全性

为确保磁共振检查的精准进行，临床医生应在申请检查单上尽可能地详细备注患者的现病史，并提醒患者就诊时携带好既往病历，以便影像科医师制定个体化扫描方案。

磁共振检查室内持续存在高强度磁场，任何非磁共振兼容的金属器械及铁磁性物品严禁带入甚至靠近检查室，否则可能会导致严重意外事件的发生。此外，人体植入物如心脏起搏器，也是 CMR 检查的绝对禁忌证。而目前临床应用的其他人体植入物多为弱磁性产品，可与磁共振扫描设备兼容，推荐在弱磁性物质植入 6~8 周后再进行磁共振扫描。需要特别注意的是，针对医生不熟悉的金属植入物，须仔细查询产品说明书以确认是否与磁共振兼容。

CMR 检查通常需要至少 30min，且需要患者重复屏气配合以获得高质量的图像。目前，临床 CMR 心肌灌注、延迟强化扫描及血管成像时所使用的对比剂［以钆喷酸葡胺（gadopentetic acid，Gd - DTPA）为代表］，可通过肾脏排泄。不同于 CT 和 X 线造影时使用的含碘对比剂，Gd - DTPA 无药物毒性，且不会发生碘对比剂过敏等不良反应。

二、 CMR 主要切面

CMR 有 3 个基本切面，即左心室两腔心切面、心脏四腔心切面与左心室短轴切面，其他常见切面还包括左/右心室流出道切面、平行四腔心切面等。

（一）左心室两腔心切面

左心室两腔心切面指在横轴位上以二尖瓣中点与左心室心尖连线为切线扫描得到的图像，显示左心房、左心室及二尖瓣（图 3 - 10 - 2）。其电影序列用于评估左心房/室大小、左心功能及二尖瓣功能。

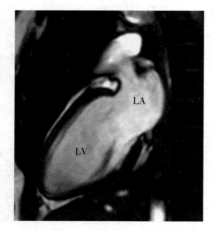

图 3 - 10 - 2　左心室两腔心切面
LV 左心室；LA 左心房

（二）心脏四腔心切面

心脏四腔心切面指在左心室两腔心上，以二尖瓣中点与左心室心尖连线为切线扫描得到的图像，显示心脏的四个腔室（左、右心房及左、右心室）及二、三尖瓣。其电影序列用于评估心脏各房/室腔大小、功能，及房室瓣功能（图 3 - 10 - 3）。

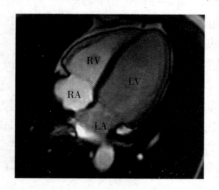

图 3 - 10 - 3　心脏四腔心切面
RV 右心室；RA 右心房；LV 左心室；LA 左心房

（三）左心室短轴切面

左心室短轴切面指垂直于心脏四腔心及两腔心切面，从二尖瓣起点至左心室心尖连续扫描得到的一系列图像，显示左心室及右心室短轴。其电影序列用于左、右心室整体及局部功能分析（图 3 - 10 - 4）。

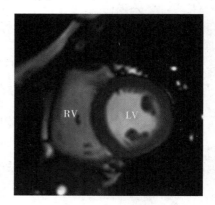

图 3 - 10 - 4　左心室短轴位
LV 左心室；RV 右心室

（四）左心室流出道

在左心室短轴位基底层，以左心室腔和主动脉根部连线为切线进行扫描，也可以四腔心为参考平面，以左心室心尖和二尖瓣终点连线为切线进行扫描，即可得左心室流出道切面，显示左心室、左心室流出道、主动脉瓣及升主动脉根部。其电影序列用于评估左心室流出道通畅情况及主动脉瓣解剖结构和启闭功能（图 3 - 10 - 5）。

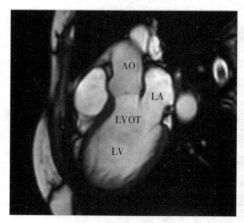

图 3 - 10 - 5　左心室流出道切面
LVOT 左心室流出道；AO 主动脉；
LA 左心房；LV 左心室

三、 CMR 扫描技术

（一）黑血成像序列

黑血成像序列包括半傅里叶采集单次激发快速自旋回波序列、快速自旋回波 T1 加权成像（T1WI）和 T2 加权成像（T2WI）及相关抑脂扫描技术，主要用于常规定位、初步评估心脏解剖、心脏形态及心肌组织特征，心腔、大血管内快速流动的血液因流空效应而呈低信号（图 3 - 10 - 6）。

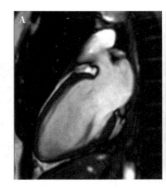
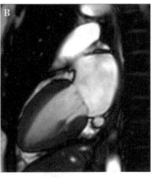

图 3 - 10 - 7　正常志愿者左心室两腔心电影序列

A 舒张末期；B 收缩末期

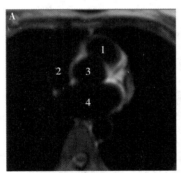

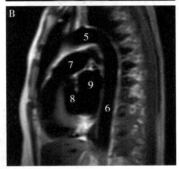

图 3 - 10 - 6　正常志愿者黑血成像序列

A 横轴位；B 矢状位

1 动脉圆锥；2 右心房；3 主动脉窦部；4 左心房；5 主动脉弓；

6 胸主动脉；7 肺动脉干；8 主动脉窦；9 左心房

（二）亮血成像序列

亮血成像序列包括梯度回波序列及相关衍生序列，如扰相梯度回波技术、稳态自由进动技术等。血池和血管腔内血液呈高信号，而相邻心肌呈中等信号强度。亮血序列主要用于电影成像，是心脏磁共振检查非常重要的检查序列（图 3 - 10 - 7）。

（三）心肌灌注

注射对比剂后，对不同心动周期的同一心脏平面和时相进行扫描，随着对比剂的流入和流出，可看到其进入右心室、通过肺循环、左心室显影，然后心肌显影的动态变化过程。这一系列图像即为心肌灌注图像（图 3 - 10 - 8）。

心肌灌注图像主要用于评估心肌供血情况。对可疑心肌缺血患者，可在扫描电影序列前加做心肌负荷灌注成像，静息灌注与负荷灌注之间需间隔 10min 以上。目前，临床上主要应用心肌负荷灌注评估心肌缺血及微循环情况。

（四）延迟强化序列

延迟强化序列（delay enhancement - magnetic resonance imaging，DE - MRI）指在注射对比剂 10 ~ 15min 后扫描所得图像，主要用于识别心肌坏死或纤维化等。不同的延迟强化高信号分布区往往提示不同的疾病，是心脏磁共振评估心肌组织特征最重要的检查序列（图 3 - 10 - 9）。

（五）MR 血管成像

MR 血管成像（magnetic resonance angiography，MRA）对胸部血管（心脏大血管、肺血管）、腹部血管以及搏动性强的四肢血管显示极佳，可在三维空间显影，从形态及功能两方面反映大动脉及其主要分支的病理生理状态，是目前大血管成像采用的主要检查技术，亦为大血管疾病的主要诊断和随访方法之一（图 3 - 10 - 10）。

（六）磁共振冠状动脉成像（coronary MRA，MRCA）

随着磁共振技术的发展，MRA 对冠心病诊断的准确率亦逐步提升（图 3 - 10 - 11），但由于 CT 冠状动脉成像（coronary CT angiography，CCTA）放射剂量不断减低（最低 1mSV 以下）、空间分辨力不断提高，磁共振冠状动脉成像（coronary

MRA，MRCA）并不用于常规检查，多用于造影剂过敏、肝肾功能不全、孕妇、婴幼儿等对比剂使用禁忌及对射线敏感的特殊人群。

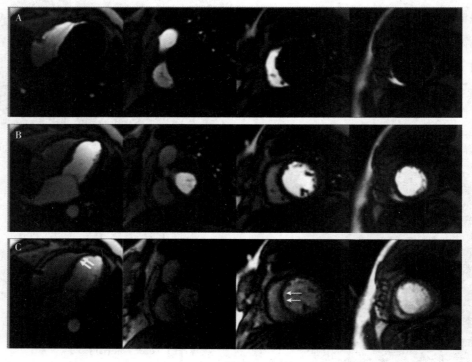

图 3 - 10 - 8　心肌首过灌注序列

A 右心室充盈期；B 左心室充盈期；C 左心室心肌灌注期，可见室间隔心内膜下线状灌注减低区

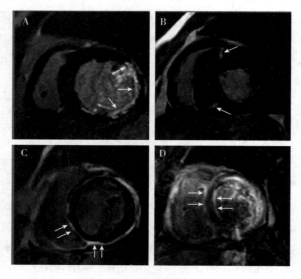

图 3 - 10 - 9　延迟强化序列（DE - MRI）

A 陈旧性心肌梗死患者，晚期延迟强化（late gadolinium Enhancement，LGE）沿心内膜下线状分布，受累节段符合冠状动脉支配区域分布特点；B 肥厚型心肌病患者，LGE 可呈灶状分布于两个右心室插入点；C 心肌炎患者，LGE 呈广泛心外膜下分布；D 淀粉样变患者，可见左、右心室心肌弥漫性、粉尘样 LGE，以心内膜下环形强化为主，室间隔可见"斑马征"

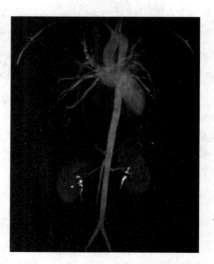

图 3 - 10 - 10　正常志愿者 MRA 图像

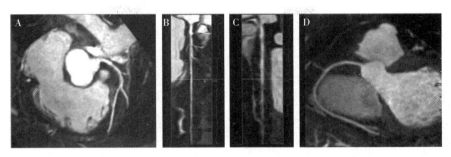

图 3 - 10 - 11　正常志愿者 3.0T 无对比剂自由呼吸全心冠状动脉 MR 血管成像

A 最大密度投影（maximal intensity projection，MIP）显示左前降支近中段；B、C 曲面重建技术（curved plannar reconstruction，CPR）显示左前降支及回旋支；D MIP 显示右冠状动脉近中段

临床应用

急性心肌梗死、陈旧性心肌梗死、室壁瘤、肥厚型心肌病、扩张型心肌病、限制型心肌病、致心律失常性心肌病、心肌炎、心力衰竭、瓣膜性心肌病、先天性心肌病、大血管病的 CMR 诊断要点如下所示。

一、急性心肌梗死

急性心肌梗死（acute myocardial infarction，AMI）是缺血性心脏病（ischemic heart disease，IHD）的严重类型。心肌反复缺血或血流中断、冠状动脉持续闭塞时间超过 40min，可导致不可逆的心肌损伤，这种损伤会逐渐从心内膜扩散至心外膜，发展成 AMI。

1. 病理过程　心肌氧消耗增加和/或供应减少，心肌细胞氧供不足，可以发生的病理生理改变包括：缺血、顿抑、冬眠和梗死（包括急性心肌梗死及陈旧性心肌梗死）。前三者都属于存活心肌，经过血运重建后缺血性损伤可恢复；心肌梗死是心肌不可逆的病理生理过程，包括心肌坏死、纤维化和凋亡过程。

2. AMI 的 CMR 特征　CMR 在缺血性心脏病诊断中的价值突出表现在对心脏结构、功能、心肌灌注和心肌瘢痕等的评估。

（1）心肌水肿：心肌急性缺血后细胞水肿，在 T2WI 和 T2 抑脂（STIR TSE）序列上呈高信号，其范围大于实际梗死面积（图 3 - 10 - 12）。

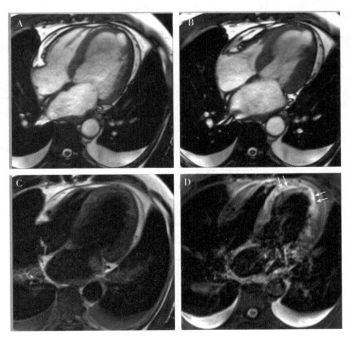

图 3 - 10 - 12　急性心肌梗死心肌水肿的识别

A、B、C、D 分别为电影序列舒张期、收缩期、T2WI 序列和 T2 STIR TSE 序列，可见水肿在 T2 STIR TSE 序列上高信号更明显

（2）节段性功能异常：表现为沿病变冠状动脉分布区的心肌收缩运动障碍，包括运动减低、无运动甚至矛盾运动（图3-10-13）。

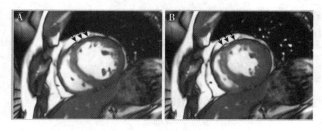

图3-10-13　急性心肌梗死的CMR特征

A、B分别为电影序列舒张末期和收缩末期，可见左心室前壁、前间隔壁无运动，室壁变薄，室壁增厚率减低（黑色箭头）

（3）心肌梗死：晚期延迟强化（late gadolinium enhanced，LGE）被认为是无创性诊断心肌梗死的"金标准"。急性心肌梗死的LGE通常最先出现在心内膜，遵循冠状动脉供血区域分布，并可随缺血的持续和严重程度向心外膜延伸，严重者会发生较大程度的透壁性梗死（图3-10-14）。LGE不仅可以诊断壁间梗死，还是目前检测心内膜下梗死最敏感的方法。荟萃分析结果显示，LGE预测血运重建后节段性左心室收缩功能改善的敏感性为95%。

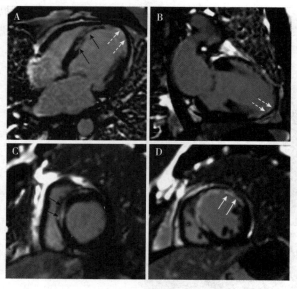

图3-10-14　急性心肌梗死的LGE特征

A、B、C、D分别为DE-MRI四腔心、两腔心、基底层、乳头肌层面短轴位图像，可见室间隔肌壁间线样高信号（黑色箭头）、游离壁（白色箭头），心尖部心内膜下高信号，部分呈透壁样高信号（白色虚线箭头）

值得一提的是，AMI患者高信号的LGE区可能并不完全是坏死组织，梗死周边区心肌水肿及

细胞间隙增大也可表现为轻度延迟强化。也就是说，常规的对比剂延迟强化可能会高估真正的梗死面积。结合T2WI，全面勾画出水肿和梗死范围，可以评估心肌梗死后心肌危险区，并及时进行血运重建。

（4）其他：AMI还可出现心包积液、胸腔积液（图3-10-12）、心脏房室腔的扩大，以及部分患者继发性二尖瓣关闭不全等征象。

二、陈旧性心肌梗死

通常认为，AMI 4~6个月后进入陈旧性心肌梗死期。这期间心肌水肿逐渐消退，周围炎性改变消失，梗死节段心肌组织逐渐被瘢痕替代，继而发生左心室重构，表现为心肌梗死后发生的心室大小、形态、功能等方面的适应性变化。这一过程可通过CMR较好识别。

1. 心脏形态和功能改变（图3-10-15） 陈旧性心肌梗死的CMR可见左心室进行性扩大，左心功能逐渐减低；受累冠状动脉分布区心肌运动减弱、无运动或出现矛盾运动，甚至伴有室壁瘤的形成。当伴有乳头肌受累时，还可导致二尖瓣关闭不全。

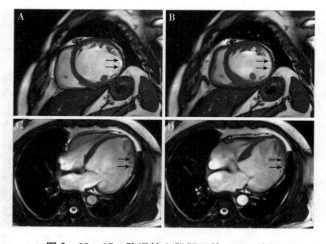

图3-10-15　陈旧性心肌梗死的CMR特征

A、B分别为左心室短轴中段切面电影序列舒张期及收缩期；C、D分别为四腔心电影序列舒张期及收缩期图，可见左心室明显扩张，侧壁节段性明显变薄且收缩运动减弱（黑色箭头）

2. 心肌灌注异常 陈旧性心肌梗死患者心肌梗死区会出现节段性血流灌注减低或者缺损，轻者表现为心内膜下灌注缺损，严重者表现为全层即透壁性灌注缺损（图3-10-16）。

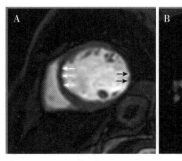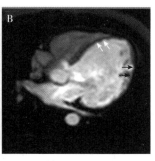

图 3 - 10 - 16　陈旧性心肌梗死患者的磁共振心肌灌注序列

A、B 分别为短轴位及四腔心，可见室间隔、左心室前壁心内膜下灌注减低区（白色箭头），而左心室游离壁明显变薄，呈透壁性灌注缺损（黑色箭头）

3. 心肌结构异常　心肌纤维化在 DE - CMR 上呈高信号，与急性期延迟强化分布的范围相似。

陈旧性心肌梗死在 DE - CMR 上表现为按冠状动脉节段分布的延迟强化，并可根据心肌受累严重程度逐渐向心外膜延伸，严重者可表现为透壁性强化（图 3 - 10 - 9A）。

三、室壁瘤

室壁瘤是心肌梗死常见的并发症之一，通常分为真性室壁瘤和假性室壁瘤两种。

1. 真性室壁瘤　真性室壁瘤瘤壁以纤维瘢痕组织为主，在 CMR 上表现为受累节段室壁变薄，无运动或矛盾运动，瘤体与左心腔相通，瘤口较大，瘤壁呈延迟强化，与左心室壁相连续，无中断现象（图 3 - 10 - 17）。

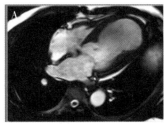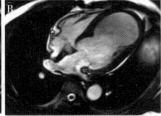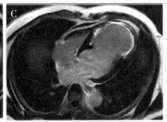

图 3 - 10 - 17　真性室壁瘤

A、B 分别为电影序列收缩末期及舒张末期，显示左心室心尖部圆钝，呈瘤样扩张，心尖部室壁变薄；C 为 DE - MRI，显示室壁瘤呈透壁性 LGE，其内未见血栓形成

2. 假性室壁瘤　是由心室壁破裂后，外周心包粘连形成的包裹性血栓。在 CMR 上其瘤口（室壁破口）一般较小，瘤壁可因大量血栓形成而局部无明显延迟强化（图 3 - 10 - 18）。

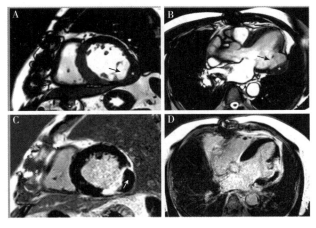

图 3 - 10 - 18　陈旧性心肌梗死伴左心室侧后壁假性室壁瘤形成

A、B 分别为左心室短轴基底段及左心室流出道电影序列收缩末期图；C、D 分别为左心室短轴基底段切面及四腔心切面延迟强化图，左心室侧壁近中段室壁连续性中断（黑色箭头），室壁向外膨突，形成以血栓（白色箭头）为瘤壁的假性室壁瘤

四、肥厚型心肌病

肥厚型心肌病（hypertrophic cardiomyopathy，HCM）是最常见的非缺血性心肌病，发病率约为 1/500，指不能单纯以异常负荷状态解释的。其以左心室肥厚为特征的心肌病，常为不对称肥厚，并累及室间隔，其以左心室充盈受阻、舒张期顺应性下降为主要特征，为常染色体显性遗传病，常有明确家族史。

CMR 可精确测量左心室各节段室壁厚度，评估心肌纤维化，尤其适用于诊断受声窗限制超声心动图无法明确的 HCM。

1. 心肌肥厚　CMR 可根据心肌受累节段不同，将 HCM 分为不同亚型，最常见的为室间隔非对称性 HCM，其他还包括心尖 HCM、左心室中段 HCM 等。在 CMR 电影序列（一般指左心室短轴切面）舒张末期测量最大室壁厚度≥15mm，有家族史者最大室壁厚度≥13mm，且无其他原因可解释此种心肌肥厚时，可诊断 HCM（图 3 - 10 - 19）。但对于心尖肥厚型心肌病，此标准可能需要适当降低。

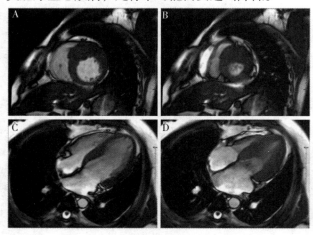

图 3 - 10 - 19　室间隔肥厚型心肌病的 CMR 特征

电影序列短轴位（A、B）及四腔心切面（C、D）显示心脏舒张末期（A、C）及收缩末期（B、D），可见室间隔近中段非对称性明显增厚

2. 心肌纤维化　心肌纤维化是 HCM 常见的心肌组织特征改变，可采用 LGE 进行评估。HCM 心肌纤维化通常沿肌壁内分布，易出现在两个右心室插入点和室壁最厚处（图 3 - 10 - 9B），这也是鉴别高血压性心脏病和肥厚型心肌病的重要征象。最新研究表明，新兴的定量 T1 成像（T1 mapping）技术通过对初始 T1（native T1）值和细胞外容积（extracellular volume，ECV）的定量测量，能较 LGE 更早地识别心肌弥漫性间质纤维化，潜在价值更高。

3. CMR 参数与预后　在 HCM 酒精消融术后的患者中，室间隔增厚是评估疗效的良好预测因子，其中基底段前壁与前间壁厚度之和 >50.9mm 预测术后不良结局的灵敏性和特异性分别为 86% 和 77%。LGE 在 HCM 的预后评估中也有重要应用，无论潜在的病因是什么或纤维化程度如何，左心室 LGE 质量/左心室质量≥15% 均能增加不良心血管事件风险。最新研究表明，native T1 延长也是 HCM 患者全因死亡的独立预测因子。

五、扩张型心肌病

扩张型心肌病（dilated cardiomyopathy，DCM）是一组以单侧或双侧心室扩大伴收缩功能障碍为特征的原发性心肌病。CMR 可为 DCM 的明确诊断提供充分的形态功能学证据，主要包括左心室腔增大（左心室舒张末期横径 >55mm）、室壁变薄、运动功能减低、肌壁间局部纤维化，晚期亦可发现右心房、室腔增大。

1. 心功能异常　DCM 患者左心室收缩功能显著降低，射血分数一般低于 40%，左心室各节段心肌收缩期室壁增厚率普遍减弱或消失，即"腔大壁薄、收缩运动减弱"是其典型心脏结构及功能异常特征。DCM 可合并左心室舒张功能减低，继发相对性二尖瓣关闭不全（图 3 - 10 - 20）。

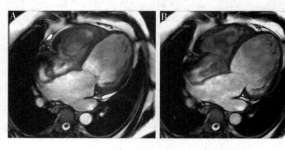

图 3 - 10 - 20　扩张型心肌病的 CMR 特征

A、B 分别为电影序列收缩末期和舒张末期，可见左心室明显扩张，左心室壁普遍变薄，各节段心肌收缩期室壁增厚率普遍减弱

2. 组织特征异常　DCM 患者的 LGE 多呈斑片状，分布于室间隔基底段和中段肌壁间（图 3 - 10 - 21），可与终末期肥厚型心肌病和冠心病引起的左心室功能异常相鉴别。需要指出的是，心肌脂肪沉积也可以是 DCM 的组织特征表现。研究表明，脂肪沉积的程度与左心室功能和心肌纤维化相关。此外，T1 mapping 和 ECV 亦可在评估 DCM 患者心肌间质纤维化中提供额外的价值。

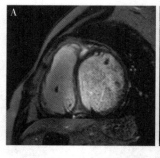
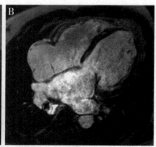

图 3 - 10 - 21　扩张型心肌病的 CMR 特征

A、B 分别为 DE - MRI 短轴位及四腔心层面，显示室间隔心肌壁内细线状高信号，提示心肌纤维化

3. CMR 参数与预后　CMR 测得的左心房容积是 DCM 预后的重要预测因子，当左心房容积 >72ml/m² 时，DCM 患者发生死亡和心脏移植的风险增加。

六、限制型心肌病

限制型心肌病（restrictive cardiomyopathy，RCM）相对于 HCM 及 DCM 少见，可以是特发性、

遗传性心肌病或继发于系统性疾病。

限制型心肌病的心脏形态异常可通过 CMR 黑血成像序列及电影序列识别，表现为心室正常或缩小、室壁厚度正常或轻度增厚、心房多明显扩大、房室大小不成比例、心包无增厚（图 3 - 10 - 22）。

RCM 患者心功能检测多表现为心脏收缩功能正常或轻度减低，但心室充盈受限，顺应性降低，房室瓣继发性关闭不全。

参数成像（T1 和 T2 加权或 T1 mapping 成像）、LGE 成像可显示 RCM 的心肌组织学特征，包括纤维化、瘢痕、炎症、水肿或浸润等。依据病因不同，RCM 可呈现弥漫性、粉尘状、"花瓣样"等不同形态的强化方式，以心内膜下或心肌壁内多见。此外，native T1 延长和 ECV 增加有助于提示心脏淀粉样变性，而 native T1 缩短多提示法布雷病（Fabry 病）或铁超载。

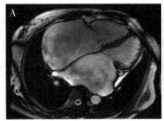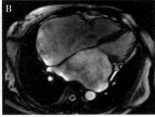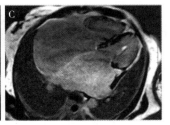

图 3 - 10 - 22　限制型心肌病的 CMR 特征

A、B、C 分别为四腔心电影序列舒张末期、收缩末期及 DE - MRI。限制型心肌病患者的 CMR 可见左、右心房明显扩大，左心室心肌广泛斑片状异常强化，以左心室近中段为著

七、 致心律失常性心肌病

致心律失常性心肌病（arrhythmogenic cardiomyopathy，AC）是一种进行性的、遗传因素为主的特发性心肌病，以心肌细胞丢失、心室壁变薄、心肌细胞被脂肪或纤维脂肪替代、炎症和致死性心律失常等为主要病理生理机制，可单独或同时累及左右心室，其中以致心律失常性右心室型心肌病最常见。CMR 在 AC 患者心脏组织、形态及心功能的评估上具有较高的应用价值，被纳入 AC 临床诊断指南的一部分。

CMR 常规电影序列对鉴别心室心肌脂肪组织与心外膜下脂肪具有挑战性（图 3 - 10 - 23），但参数成像及水脂分离技术对显示右心室脂肪浸润具有优势。

AC 的心肌纤维化也通过 LGE 评估（图 3 - 10 - 24），纤维组织主要分布于右心室游离壁和室间隔，然而受右心室壁薄和心律失常影响，LGE 的特异性、组间重复性均有待提高，尚未纳入指南诊断标准。

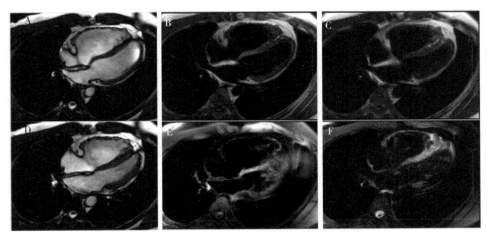

图 3 - 10 - 23　致心律失常性右心室心肌病的 CMR 特征

A、D 分别为四腔心电影序列舒张末期及收缩末期，可见右心增大，右心室游离壁变薄，与心外膜下脂肪分界不清；B、C 分别为 T1WI 及 T2WI 序列，右心室壁、室间隔多发短 T1 长 T2 信号，结合 E、F（T1 抑脂及 T2 抑脂像），可判断为脂肪浸润

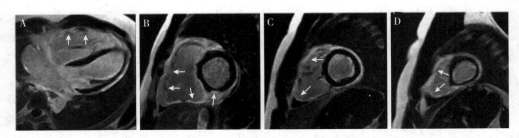

图 3 - 10 - 24　致心律失常性右心室心肌病的延迟强化特征

A 四腔心；B 左心室短轴基底层；C 中间层；D 心尖层 DE - MRI 图像；A、C 患者可见右心室游离壁广泛延迟强化，室间隔右心室面、心尖部、左心室下壁心外膜下延迟强化（箭头）

八、心肌炎

心肌炎是一类以心肌炎症浸润为特征的获得性心肌疾病，多由病毒感染引起。急性期改变包括心肌细胞水肿、坏死、淋巴细胞浸润，慢性期以心肌瘢痕为主。目前诊断心肌炎的"金标准"仍是心内膜活检，但其具有较高的假阴性，且有创，因此 CMR 在心肌炎的诊断中越来越重要。在 2018 年更新的路易斯湖标准中，已经将 CMR 作为主要诊断依据之一，并将原来的 3 项标准（T2WI、EGE 及 LGE）2 项阳性，更新为基于 T2（T2WI 或 T2 mapping）的心肌水肿和基于 T1（LGE、T1 mapping 及 ECV）的心肌损伤 2 项标准 2 项阳性，且被证明显著提高了诊断优势。

心肌炎的磁共振电影序列图像与正常人无明显差异，单独诊断意义不大。心肌水肿主要呈弥散性或局灶性分布，常见于前壁和侧壁心外膜下（图 3 - 10 - 25A、图 3 - 10 - 25C），在治疗过程中水肿逐渐减轻直至消失。对比剂增强可以显示心肌的强化范围，为诊断提供较为可靠的证据。急性期心肌炎表现为左心室侧壁心外膜下及室间隔的局灶性增强（图 3 - 10 - 25B、图 3 - 10 - 25D），在治疗过程中可在几天或几周之内逐渐消散，并有可能在治愈后消失。然而在临床治愈后，部分心肌炎患者可仍伴有大面积的延迟强化，表现为心肌壁内的线样强化。近来研究提出，磁共振 mapping 技术能指导心肌炎的诊断，急性心肌炎表现为初始 T1 值、T2 值及 ECV 增高，但对于慢性心肌炎只有 T2 mapping 有诊断价值，表现为 T2 值升高。

九、心力衰竭

心力衰竭（heart failure，HF）（简称心衰）是指多种原因引起心脏结构重构和心室功能障碍复杂的临床综合征，是各种心脏疾病的严重或晚

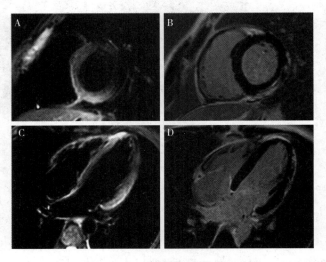

图 3 - 10 - 25　心肌炎患者的 CMR 特征

A、B 分别为急性心肌炎左心室短轴中段 T2 STIR 及延迟强化（LGE）序列图，C、D 分别为四腔心对应序列图像。左心室室间隔中远段、下侧壁心外膜下线状 T2 STIR 高信号，提示心肌水肿；对应位置心外膜下线状延迟强化，范围较水肿范围小

期阶段。原发性心脏损害是发生心衰的主要病因，主要包括缺血性心脏病、非缺血性心肌病、瓣膜病、心包疾病、高血压、心律失常、感染等，及早进行病因分析是心衰患者诊断和治疗的关键。近年来，心脏磁共振凭借其多参数、多平面、多序列成像的优势，可以"一站式"评估心脏解剖结构、运动功能、血流灌注及组织学特征，是心衰患者病因分析中不可或缺的无创性影像学手段，并被多个心衰诊疗指南所推荐。

目前，心衰可根据左心室射血分数（ejection fraction，EF）分为减低型心衰（HF with reduced EF，HFrEF）、轻度减低型心衰（HF with mildly reduced EF，HFmrEF）和保留型心衰（HF with preserved EF，HFpEF）。HFrEF 及 HFmrEF 均有不同程度的 EF 减低，参考扩张型心肌病及缺血性心脏病相关内容。而 HFpEF 以舒张功能障碍为主，

射血分数仍在正常范围（图3-10-26），在既往易被临床所忽视，近年来越来越被临床所关注。HFpEF患者的CMR表现主要包括左心室舒张功能障碍、充盈压增高、肺静脉回流受阻、左心房容积增大等。CMR可准确评估HFpEF左心房储备期、导管期及主动收缩期的容积和功能变化，并可分别计算不同期相左心房射血分数。

单一的临床指标对心衰患者的预后评估价值极为有限，综合磁共振的多参数特征有助于对心衰患者更好地进行危险分层，尤其是近年来新兴的磁共振参数，包括特征追踪技术获得的应变参数、T1 mapping及ECV技术（图3-10-27）等，已被证实在HFpEF的预后评估中具有重要的增量价值。

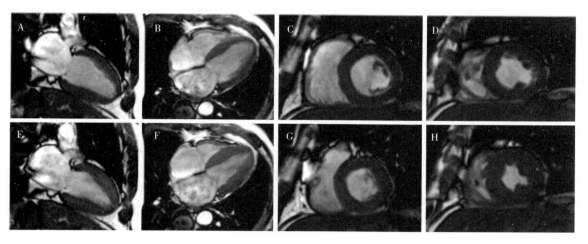

图3-10-26 HFpEF患者的CMR特征

A、B、C、D分别为左心室两腔心、四腔心、短轴基底段、中段舒张末期电影序列图；E-H为对应切面收缩末期电影序列图。左心室EF为52%

十、瓣膜性心脏病

图3-10-27 HFpEF患者的CMR特征

瓣膜性心脏病（valvular heart disease，VHD）是由风湿性、退行性、先天性、感染性、外伤等多种原因引起的心脏瓣膜功能异常的常见疾病。目前，超声心动图是评估心脏瓣膜功能的一线检查。近10年来，随着磁共振在图像质量、扫描时间等方面的改进，特别是流速编码相位对比电影技术的出现，CMR已成为心脏瓣膜功能评估的重要补充方法，尤其是对于右心功能及肺动脉瓣的评估具有一定优势。此外，CMR对继发性瓣膜病的原因探查亦有重要作用。

CMR用于瓣膜评估的主要优点之一是能够从任何所需的图像方向观察每个瓣膜的形态和运动，对经胸、经食道超声心动图显示欠佳的天然/人工心脏瓣膜，CMR亦可测量狭窄性瓣膜面积及量化反流（图3-10-28，表3-10-1）。此外，CMR还可对左心室大小和体积进行定量检测，亦可通过LGE评估瓣膜病引起的心肌纤维化。

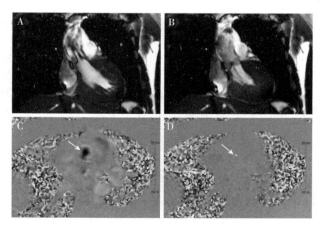

图3-10-28 CMR识别主动脉瓣疾患

A电影序列显示主动脉瓣瓣叶增厚，收缩期开放受限；B舒张期瓣叶关闭不良，可见反流；C、D流速编码的电影序列显示主动脉瓣口收缩期开放受限，舒张期反流信号；后处理分析显示经瓣口峰值流速为368cm/s，舒张期反流指数为28.6%

表 3 - 10 - 1　心脏瓣膜病的 CMR 特征

心脏瓣膜病	房室形态	观察心脏内异常血流信号		
		心脏周期	观察层面	所在腔室
二尖瓣狭窄	左心房增大	舒张期	二尖瓣瓣口层面	左心房→左心室　高速血流
二尖瓣关闭不全	左心房、左心室均增大	收缩期	二尖瓣瓣口层面	左心室→左心房　反流信号
主动脉瓣狭窄	主动脉瓣增厚，升主动脉近中段扩张，继发性左心室肥厚	收缩期	左心室流出道层面	左心室→升主动脉　高速血流
主动脉瓣关闭不全	左心室增大，室壁正常或偏薄，主动脉瓣环扩大，升主动脉扩张	舒张期	左心室流出道层面	升主动脉→左心室　反流信号

然而，需要特别指出的是，由于 CMR 相位对比血流 (flow) 的时间分辨率低于超声，测得的峰值流速往往会被低估。近年来开始应用于临床的 4D flow 可获得更多的血流动力学参数，包括应力、剪切力、张力等，但与 2D flow 比较，其扫描时间长，后处理复杂，目前仍处于临床研究阶段。

十一、 先天性心脏病

近年来，超声心动图、CT 和 MRI 无创影像学已经基本取代了导管插入术成为先天性心脏病 (congenital heart disease，CHD) 的主要诊断手段。超声心动图是 CHD 的一线检查，而 CMR 是复合或复杂 CHD 诊断的主要方式，对评估 CHD 心外受累情况亦有优势，尤其是主动脉弓及其分支的先天性异常及血管环引起的气道和/或食道受压改变。

CMR 常规序列可高精度评估解剖结构及瓣膜功能异常，识别心肌缺血、纤维化等组织学改变，并定量评估心室功能，加上血管成像、相位对比血流成像，还可无创定量评估心肺血流异常，故 CMR 已成为 CHD 手术前后无创影像学评估的一站式方法 (图 3 - 10 - 29、图 3 - 10 - 30)。

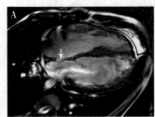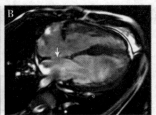

图 3 - 10 - 29　先天性心脏病，房间隔缺损

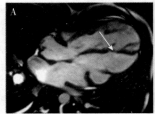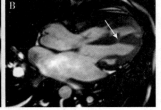

图 3 - 10 - 30　先天性心脏病，(肌部) 室间隔缺损

A、B 分别为电影序列舒张末期及收缩末期，可见室间隔肌部缺损

十二、 大血管疾病

(一) 肺血管疾患

肺血管疾患主要包括肺栓塞、肺动脉高压、血管畸形及肺血管炎等。肺 MR 血管成像 (pulmonary MRA，PMRA) 在肺血管疾患中的应用具有前景，且多个研究提示其准确率与 CT 肺动脉造影 (CT pulmonary angiography，CTPA) 相当。然而，由于 PMRA 扫描时间及空间分辨率不如 CTPA，所以通常不作为排除可疑急性肺栓塞的首选检查，但推荐作为慢性肺动脉血栓栓塞 (图 3 - 10 - 31、图 3 - 10 - 32) 及其继发的肺动脉高压的影像评估方法。

MRI 除了可以评估肺动脉阻塞疾病，初步评估肺动脉解剖、功能及血流，还可进一步对心脏结构及功能进行评估，探究肺动脉高压的病因，所以更适合用于可疑/已知肺动脉高压患者的评估、随访及病因学筛查，尤其是慢性血栓栓塞性肺动脉高压患者的诊断和随访。

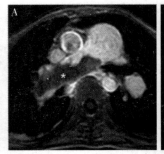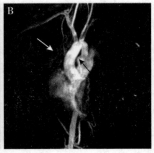

图 3 - 10 - 31　PMRA 识别肺栓塞

A 轴位 PMRA，显示右肺动脉干充盈缺损 (＊)；B 3D PMRA，显示主肺动脉增宽，右肺动脉近段呈截断征 (黑色箭头)，未见各叶、段分支显影 (白色箭头)，左肺动脉充盈可

MRI 评估肺动脉高压主要采用 CMR、肺实质及灌注 MRI、2D/4D flow MRI 等，重点为右心室及肺血管的评估。当超过 50% 的肺阻力血管功能障碍时，静息状态下右心室功能就会受到影响。右心室成像可评估右心室充盈压力及功能等参数，

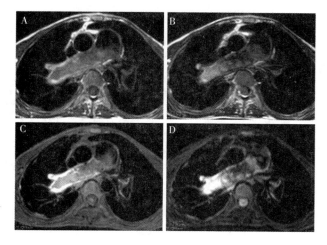

图 3 - 10 - 32　PMRA 评估肺动脉栓塞

A - D 分别为 PMRA 的 T1WI、T2WI、T1 及 T2 压脂像，可显示右肺动脉主干充盈缺损及不同成分血栓信号的变化

以期取代有创的右心插管，同时右心室功能也是肺动脉高压的生存预测因子。

（二）主动脉疾患

主动脉疾患主要包括急性主动脉综合征（acute aortic syndrome，AAS）、主动脉瘤、大动脉炎、动脉粥样硬化、马方综合征、先天性主动脉疾患及外伤性疾患等。

与 CT 一样，MRI 在主动脉评估中的优势包括能够成像整个血管系统，识别主动脉夹层等解剖变异。研究表明，MRI 检查主动脉夹层的敏感性为 95% ~ 98%，特异性为 94% ~ 98%，

图 3 - 10 - 33　主动脉夹层的 MRA 表现

对分支血管受累亦有很高的准确性，可以提供夹层的分型、撕裂定位、夹层范围及相关紧急指标（如心包、纵隔或胸膜出血）等信息（图 3 - 10 - 33）。在 AAS 的诊断中，MRI 的敏感性和特异性基本与 CT 相当，但 MRI 的缺点是成像采集的持续时间较长，因此不适用于急性或血流动力学不稳定的患者。

对于动脉瘤患者，MRI 可以提供瘤体形态、大小、范围，清楚显示瘤壁情况及附壁血栓，并能鉴别出新鲜或陈旧血栓，清晰显示主动脉瘤出血或血肿。此外，MRA 还可清晰显示主动脉分支及其与主动脉瘤之间的关系（图 3 - 10 - 34）。

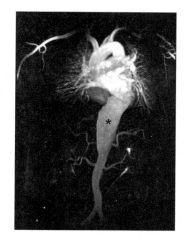

图 3 - 10 - 34　CMR 评估主动脉瘤

在大动脉炎的诊断上，MRI 和 CT 已经在很大程度上取代了数字减影血管造影（digital subtraction angiography，DSA）技术，MRA 的诊断价值甚至与 DSA 相当。MRI 可提供管壁增厚、管腔改变、动脉瘤形成等信息，在大动脉炎早期的可逆阶段，可通过 DE - MRI 敏感地诊断血管壁炎性增厚。

MRI 血流动力学成像是近年来主动脉评估研究的热点之一。主动脉具有独特的血流动力学环境，在正常和病理状态下都存在极端的压力变化、高流量和复杂血流。常规 2D Flow 通常用于主动脉瓣疾病、心脏分流病变和主动脉缩窄等的检查，而三维（3D）重建和电影 MRI 的多平面成像技术进一步实现了慢速血流与血凝块的区分，并可检测主动脉瓣关闭不全，且具有良好分辨率。此外，相位对比 MRI 用于常规 CMR 测量主动脉血流动力学已有 20 多年的历史，目前也已实现血流动态可视，能良好评估相关血流动力学异常。

作者：徐晶　陆敏杰（中国医学科学院阜外医院）

审稿：靳文英（北京大学人民医院）

参考文献

第十一节 核素心肌显像

图 3-11-1 核素
心肌显像思维导图

核素心肌显像在冠心病的诊断、危险分层、治疗决策制定、疗效评价、预后评估，以及其他多种心脏疾病的诊治中具有重要的临床价值。其中，核素心肌灌注显像是准确诊断和评估冠心病患者心肌缺血且循证医学证据最充分的无创性方法；核素心肌葡萄糖代谢显像是目前评价存活心肌的"金标准"。

负荷试验是负荷心肌灌注显像密不可分的组成部分，包括运动负荷试验和药物负荷试验，前者可选择平板或踏车，后者可采用血管扩张类药物（例如腺苷）或增加心肌耗氧类药物（例如多巴酚丁胺）。负荷试验的主要适应证有：诊断冠心病，评估冠状动脉狭窄的功能意义（有无心肌缺血），药物或介入治疗的疗效判断，危险性分级。

目前，国内临床常用的是$^{99}Tc^m$-甲氧基异丁基异腈（sestamibi，MIBI）心肌灌注显像和^{18}F-脱氧葡萄糖（fluorodeoxyglucose，FDG）心肌代谢显像。

▶ 临床应用

一般来说，静息状态下，即使冠状动脉明显狭窄，心肌血流仍可无明显异常；而负荷（运动或药物）状态下，正常的冠状动脉血流量可增加$2\sim5$倍，病变血管可由于冠状动脉储备功能障碍，心肌血流增加受限，表现为相应心肌区域显像剂分布稀疏或缺损。因此，心肌缺血的诊断通常应进行负荷心肌灌注显像和静息心肌灌注显像，并进行对比。

核素心肌灌注显像可准确反映心肌缺血的部位、范围和程度。

一、稳定性冠心病

慢性稳定性劳力型心绞痛、缺血性心肌病和急性冠状动脉综合征（acute coronary syndrome，ACS）稳定期都属于稳定性冠心病。稳定性冠心病（stable coronary arterydisease，SCAD）患者冠状动脉病变的评价包括解剖学和功能学两个方面，核素心肌灌注显像是循证医学证据最充分的无创性功能学评价方法，能准确诊断心肌缺血的位置、程度和范围，对 SCAD 的诊断、危险分层、治疗决策及预后评估有重要价值。运动负荷单光子发射型计算机断层显像（single photon emission computed tomography，SPECT）心肌灌注显像诊断冠心病的敏感度为$82\%\sim88\%$，特异度为$70\%\sim88\%$；药物负荷 SPECT 心肌灌注显像的敏感度为$88\%\sim91\%$，特异度为$75\%\sim90\%$。两者诊断冠心病的效能没有明显差别，可针对各自的适应证作出选择（表 3-11-1）。

表 3-11-1 核素心肌灌注显像诊断 SCAD 的应用推荐

指征	检查方法	推荐类别
中高概率（65% < PTP ≤ 85%）的疑诊 SCAD 患者，能够进行运动负荷试验	运动负荷心肌灌注显像	I
中高概率（65% < PTP ≤ 85%）的疑诊 SCAD 患者，不能进行运动负荷试验	药物负荷心肌灌注显像	I
静息心电图异常、可能影响负荷心电图波形改变解读的疑诊 SCAD 患者	负荷心肌灌注显像	I
CTA 显示冠心病但功能性意义不确定或者非诊断性	负荷心肌灌注显像	I
中低概率（15% ≤ PTP ≤ 65%）的疑诊 SCAD 患者	负荷心肌灌注显像	II
低概率（PTP < 15%）的疑诊 SCAD 患者	负荷心肌灌注显像	III
高概率（PTP > 85%）的疑诊 SCAD 患者	负荷心肌灌注显像	III

注：PTP 验前概率。

对确诊的 SCAD 患者需要进行危险分层，并根据危险分层制定合适的治疗策略。核素心肌灌注显像是 SCAD 患者危险分层的重要无创影像学手段，可根据缺血面积对 SCAD 患者进行危险分层。

（1）负荷心肌灌注显像严重受损（缺血面积>左心室的 10%）患者心血管疾病年死亡率>3%。

（2）负荷心肌灌注显像轻中度受损（1% ≤ 缺血面积≤10%）患者心血管疾病年死亡率为 1% ~3%。

（3）负荷心肌灌注显像正常患者预后良好，心血管疾病年死亡率很低（ <1% ）。

冠状动脉血运重建适用于经强化药物治疗后仍有缺血症状或存在较大范围心肌缺血（缺血面积 >左心室的10%）证据的SCAD患者。

对于症状稳定或无症状的SCAD患者，以及血运重建术后早期（冠状动脉旁路移植术后5年以内或者介入治疗2年以内）的患者，不推荐常规进行核素心肌灌注显像。建议对具备以下高危因素的SCAD患者行核素心肌灌注显像检测心肌缺血：①出现新发症状或症状恶化并且排除不稳定性心绞痛。②具有不完全血运重建的病史。③需要评价药物治疗的有效性。④冠心病相关危险因素有明显变化。⑤非心血管手术前需要重新评估心肌缺血情况。

二、急性冠状动脉综合征

核素心肌灌注显像可用于坏死或缺血心肌的定性和定量检测，对可疑急性冠状动脉综合征（acute coronary syndrome，ACS）患者的诊断和危险分层具有价值（表3 – 11 – 2）。对于疑似ACS，但胸痛缓解、心电图和cTn正常的患者，在冠状动脉造影检查前应进行无创功能学检查，优先推荐负荷核素心肌灌注显像。如果负荷心肌灌注显像提示有心肌缺血，则进行冠状动脉造影和血运重建；如负荷心肌灌注显像正常，则不必进行冠状动脉造影。对于急性胸痛、无心电图异常、cTn正常的可疑ACS患者，静息心肌灌注显像受损提示心肌梗死或严重心肌缺血，有助于ACS的诊断。对于已经确诊的ACS患者，早期、快速、完全地开通梗死相关冠状动脉是改善其预后的关键，不推荐行核素心肌灌注显像。

三、缺血性心力衰竭

缺血性心力衰竭患者可能同时存在心肌缺血和存活心肌。因此，建议对心肌缺血和存活心肌都进行评价（表3 – 11 – 3）。

表3 – 11 – 2　核素心肌灌注显像在ACS中应用的推荐

指征	检查方法	推荐类别
胸痛缓解、心电图和cTn正常但疑似ACS的患者	运动或药物负荷心肌灌注显像	I
急性胸痛、无心电图异常改变、cTn正常的可疑ACS患者	静息心肌灌注显像	II
ST段抬高型心肌梗死	心肌灌注显像	III
非ST段抬高型ACS	心肌灌注显像	III

表3 – 11 – 3　核素心肌显像在缺血性心力衰竭中应用的推荐

指征	检查方法	推荐类别
慢性缺血性心力衰竭患者在血运重建术前进行存活心肌检测，用于指导治疗决策和预后评估	静息心肌灌注显像结合 ^{18}F – FDG心肌代谢显像（检测存活心肌）	I
新诊断、无心绞痛的缺血性心力衰竭，检测心肌缺血和存活心肌，用于指导治疗决策和预后评估	负荷心肌灌注显像（检测心肌缺血）；静息心肌灌注显像结合 ^{18}F – FDG心肌代谢显像（检测存活心肌）	I
心室功能评价	门控心肌显像	II
左心室收缩同步性评价	门控心肌显像	II

（一）存活心肌评价

^{18}F – FDG心肌代谢显像是目前评价存活心肌的"金标准"，而存活心肌是判断血运重建能否获益的重要指标。Allman等在荟萃分析中证明：有存活心肌的缺血性心力衰竭患者经过冠状动脉血管重建，死亡率降低约80%；没有存活心肌的缺血性心力衰竭患者，药物治疗和冠状动脉血管重建后的死亡率无显著差别。尽管STICH和PARR – 2这两个随机对照研究未能证明评价存活心肌在指导血运重建过程中能显著降低重要心血管事件和死亡率，但是，PARR – 2研究中通过PET推荐进行冠状动脉血管重建术的患者的不良事件显著减少。因此，对于缺血性心力衰竭患者，目前认为在血运重建术前应用核素心肌显像评价存活心肌是有意义的。

（二）心肌缺血评估

对于没有明确心绞痛症状的缺血性心力衰竭患者，在临床病情允许的情况下，推荐进行负荷心肌灌注显像以明确心肌缺血的部位、程度和范围。有些缺血性心力衰竭患者的心肌缺血由微循环障碍引起，可行核素心肌血流绝对定量分析，结合冠状动脉外膜血管有无狭窄，可明确是否存在微循环障碍。

（三）心功能评价

门控心肌灌注和代谢显像在获得血流灌注和心肌代谢信息的同时，可一站式评价左心室功能，重复性好，与心脏磁共振有良好的相关性。门控心肌显像的相位分析可以评价左心室机械收缩的同步性，有助于指导心脏再同步化治疗。

四、 其他累及心肌的病变

核素心肌显像在诊断各种心肌病（限制型心肌病、肥厚型心肌病、扩张型心肌病等）上没有特异性表现，一般情况下不作为首选。肥厚型心肌病以心肌肥厚部位血流灌注增高为主要表现，当合并纤维化坏死时则出现与冠状动脉分配区域不一致的灌注缺损表现；扩张型心肌病多表现为心腔增大，灌注图像没有节段性灌注缺损区，而是表现为心肌放射性分布不均匀。

心肌病（特发性或继发性）、瓣膜性心脏病或先天性心脏病等可引起非缺血性心力衰竭。核素心肌显像对于非缺血性心力衰竭的临床应用包括以下两个方面：一方面，用核素心肌灌注显像检测心肌缺血；另一方面，利用门控技术评价心功能。对非缺血性心力衰竭进行心肌缺血评价的病理基础包括：①非缺血性心力衰竭的某些病理改变可以导致心肌缺血，如主动脉瓣狭窄和交感神经异常等。②合并微循环障碍。③合并冠心病。

因此，即使没有心外膜冠状动脉病变，心力

衰竭患者仍然可能存在心肌缺血。对于非缺血性心力衰竭患者的心肌缺血评价，建议行药物负荷心肌灌注显像，可安全用于大多数心力衰竭患者。

此外，心肌 ^{18}F – FDG 显像结合心肌灌注显像在心脏结节病等炎症浸润性疾病的诊疗中有独特的价值。当炎症组织浸润心肌组织时，由于其与心肌组织存在异质性，不会摄取心肌灌注显像剂，故在心肌灌注显像中表现为灌注减低受损，但是炎症组织摄取 ^{18}F – FDG，因此在心肌 ^{18}F – FDG 显像中，病灶区出现放射性摄取增高。通常将两者联合用来评价心肌炎症浸润性病变，可有以下异常表现：①心肌灌注减低伴 ^{18}F – FDG 摄取增高，表明为炎症活动期。②心肌灌注和 ^{18}F – FDG 同等程度减低，表明为心肌坏死瘢痕组织。

心脏炎症 ^{18}F – FDG 显像与评价存活心肌 ^{18}F – FDG 显像虽然显像剂相同，但是显像原理和方法完全不同。进行炎症显像时，患者处于空腹状态，且采用抑制正常心肌摄取 ^{18}F – FDG 的方法，正常心肌组织不摄取显像剂，而炎症细胞对葡萄糖的利用增加导致对显像剂摄取增强。包括结节病在内的各种心肌炎症浸润心肌组织时，都可以用 ^{18}F – FDG 显像评价炎症活动，结合 CMR 能提高诊断活动性炎症的敏感度。至于浸润心肌的炎症类型，则需要病理诊断确定。

另外，包括蒽环类药物在内的多种肿瘤化疗药物均有心脏毒性，多种结缔组织病也可以累及心脏，门控心肌灌注显像既可以评价心肌损害，也可以动态监测左心室功能。

➡ 报告解读

一、 心肌缺血的评估及结果判读

断层显像为三维图形，可通过数据重建得到心肌三个轴向（短轴、垂直长轴、水平长轴）的断层图像。正常心肌显像只能观察到左心室心肌血流或代谢分布，各室壁心肌显像清晰，放射性分布均匀（图 3 – 11 – 2）。

图 3 – 11 – 2　正常 SPECT 心肌灌注显像

劳力性心绞痛导致的可逆性心肌缺血在静息状态下，即使冠状动脉明显狭窄，心肌血流仍可无明显异常。静息状态下，心肌显像表现为心肌各节段放射性分布正常；但在运动高峰时，狭窄冠脉支配区域的局部血流减少，^{99}Tc^m – MIBI 摄取降低，运动显像表现为节段性的放射性稀疏或缺损（受损心肌与狭窄冠状动脉支配区域一致）。图 3 – 11 – 3 为左心室心肌 17 节段与冠脉支配区域示意图。静息与负荷显像结合，缺血心肌表现为可逆性缺损（图 3 – 11 – 4）。部分可逆性缺损代表心

肌梗死与心肌缺血并存（图3-11-5）；不可逆性缺损代表心肌梗死或心肌冬眠（图3-11-6）。表

3-11-4为异常心肌灌注显像的类型及其临床意义。

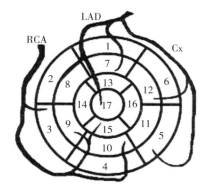

图3-11-3　左心室心肌17节段及
冠脉支配区域示意图
LAD 左前降支；RCA
右冠状动脉；Cx 回旋支

图3-11-4　左心室下
壁可逆性缺损（缺血）

图3-11-5　左心室下
壁可逆性缺损（缺血），
心尖部部分可逆性
缺损（缺血+梗死）

图3-11-6　左心室侧
壁不可逆性
缺损（梗死）

表3-11-4　心肌灌注显像的异常影像类型及其临床意义

临床意义	负荷+静息心肌灌注显像异常类型
心肌缺血	可逆性缺损
心肌梗死和心肌缺血并存	部分可逆性缺损
心肌梗死或心肌冬眠	不可逆性缺损

二、 心肌存活的评估及结果判读

在冠心病患者中，心肌缺血性损伤是一个从可逆性损伤到不可逆性损伤的动态变化过程，由于心肌缺血发生的程度、速度、缺血持续的时间

以及周围组织血流状态的不同，可出现心肌顿抑、心肌冬眠、心肌梗死。心肌灌注代谢不匹配（心肌灌注减低/缺损区^{18}F-FDG摄取正常或相对增加），表明心肌缺血但存活（心肌冬眠）（图3-11-7A）；心肌灌注代谢匹配（心肌灌注缺损区无明显^{18}F-FDG摄取），表明心肌细胞没有活性，纤维化坏死（图3-11-7B）。

图3-11-7　心肌灌注
SPECT/代谢PET显像

作者：孙晓昕（中国医学科学院阜外医院）
审核：马骙（首都医科大学附属北京积水潭医院）

参考文献

第十二节　心导管术

图3-12-1　心导
管术思维导图

心导管术（cardiac catheterization）是通过专门设计的器械将导管由周围血管插入心腔或大血管进行诊断和治疗的技术。

按检查部位可分为右心导管术和左心导管术。右心导管术包括：右心导管检查、漂浮导管检查、

临床电生理检查、经导管心律失常射频消融术、心内膜临时和（或）永久起搏器植入术、心内膜和心肌活检。左心导管术包括：左心室造影、左心室压力测定、主动脉瓣压力测定、冠状动脉造影、经皮腔内冠状动脉成形术（percutaneous coronary intervention，PCI）、血流动力学监测、血流动力学支持如主动脉内球囊反搏（intraaortic balloon counterpulsation，IABP）和体外膜肺氧合（extracorporeal membrane oxygenation，ECMO）。

临床应用

一、适应证

不同的心导管检查项目有各自的适应证，一般包括：通过常规无创检查无法明确诊断的呼吸困难和肺动脉高压等、无创检查无法准确评估患者病情（如心脏瓣膜病、心包疾病等）、无创检查无法准确指导患者治疗（如不明原因的心力衰竭、心肌病等）、通过无创检查无法准确诊断或治疗的冠脉狭窄病变、外科术前评估患者病情（包括心脏手术和非心脏手术）、休克患者的血流动力学评估和机械循环支持、其他特殊行业要求必须通过心导管检查明确病情的情况（如飞行员、驾驶员等）。值得注意的是，所有的心导管检查项目均需要取得患者及其家属的知情同意，并签署书面的知情同意书，对于特殊人群或者危重症患者、检查治疗风险高的患者，必要时可在律师等第三方证明的情况下完成术前谈话和知情同意书的签署。

二、禁忌证

心导管术的禁忌证包括（但不限于）：存在活动性出血、全身或者局部感染、病情不稳定（心力衰竭、高血压未控制）、患者不配合、不能耐受抗栓治疗、妊娠、脑梗急性期等。需注意，不同心导管检查有各自的禁忌证，如复杂的先天性心脏病，需要介入医生与内科、外科医生进行讨论后决定是否完成心导管检查。如果是心房有血栓的患者，左心耳封堵术、房颤射频消融等检查和治疗不能进行。表3-12-1和表3-12-2总结了常见心导管检查的适应证、禁忌证以及相关风险。

表3-12-1　常见左心导管检查的适应证、
禁忌证以及相关风险

分类	具体内容
适应证	①冠心病的评估和治疗 ②冠状动脉搭桥手术的评估和治疗 ③无创检查不能明确的胸痛 ④评估瓣膜疾病、心肌病严重程度 ⑤评估和治疗心力衰竭 ⑥先天性心脏病的介入治疗（如房间隔缺损、室间隔缺损、动脉导管未闭等） ⑦瓣膜病的治疗（球囊扩张或者经皮瓣膜置换术）

续表

分类	具体内容
禁忌证	绝对禁忌证：患者拒绝或者不配合 相对禁忌证： ①严重未控制高血压 ②不稳定的心律失常 ③急性脑血管病 ④活动性出血 ⑤造影剂过敏 ⑥肾功能不全 ⑦患者急性肺水肿不能平卧 ⑧感染 ⑨凝血功能异常 ⑩严重的外周血管病
风险	常见风险：穿刺部位出血/血肿 不常见的风险： ①心律失常 ②血栓栓塞等

表3-12-2　常见右心导管的适应证、禁忌证以及相关风险

分类	具体内容
适应证	①呼吸困难患者的评估 ②肺动脉高压的诊断 ③限制性心肌病的诊断 ④缩窄性心包病的诊断 ⑤射血分数保留心衰的诊断 ⑥心脏内左-右分流的评估 ⑦成人先天性心脏病评估 ⑧心脏移植前评估 ⑨血管辅助装置的围术期评估 ⑩心律失常的诊断与治疗
禁忌证	绝对禁忌证：穿刺部位感染 相对禁忌证： ①血小板减少 ②严重的电解质紊乱和酸碱失衡
风险	常见风险： ①穿刺部位的出血/血肿 ②气胸（颈静脉途径） 不常见风险： ①心律失常 ②心包/肺动脉出血

三、术后监测

接受心导管检查术后根据患者病情的需要，安排入住普通病房或者心脏重症监护室。心导管术后监测的主要内容包括以下几个方面。

（一）生命体征

血压、心率、呼吸以及脉搏是心导管术后重点监测的指标，可以通过定期手动监测，也可以通过遥控心电监护、床旁心电监护设备进行监测。

1. 血压

（1）血压升高：术后患者血压升高的原因包括患者心情紧张、疼痛、急性心力衰竭、急性脑血管病等。一般的血压升高观察一段时间后可以缓慢下降，必要时行降压治疗，但是如果是急性心力衰竭合并血压升高则需要积极治疗。

（2）血压下降：常见原因包括心脏泵血功能下降（心力衰竭、心包填塞、肺栓塞等）、血管容量下降（入量不足、体液丢失过多、活动性出血等）或血管张力下降（迷走反射、应用扩血管药物等）。根据病情予以补液、升压、改善心功能等药物治疗，必要时予以心包穿刺、主动脉球囊反搏等器械治疗。

2. 心率和脉搏

（1）心率和脉搏增快：术后患者心率增加的原因同样也包括患者心情紧张、疼痛等，另外心力衰竭、心包填塞、各种心律失常（术后房颤、房速等）、肺栓塞、气胸等也可以导致心率增快。根据心率增快的原因进行相应处理。

（2）心率和（或）脉搏减慢：需要考虑是否是迷走反射，尤其是合并低血压的患者，但是也需要考虑新发的冠脉缺血事件、经导管主动脉瓣植入术（transcatheter aortic valve implantation，TAVI）术后传导阻滞等。

3. 呼吸

（1）呼吸增快：常由于紧张、疼痛导致，但是也需要排除气胸、肺栓塞、胸腔积液等可能。

（2）呼吸减慢：少见，需要排查患者是否存在脑血管病可能性，术中镇静药物过量、对比剂过敏也有可能导致呼吸减慢。

（二）疼痛

心导管术后疼痛需要密切关注。如果患者诉胸痛，需要评估是心原性、肺原性还是其他疾病导致的疼痛。如果是心脏性疼痛，需要考虑是否存在支架血栓、边支血管闭塞、心包积液等可能性，肺原性疼痛则需要排除气胸、肺栓塞等疾病。如果这些都不是，需要考虑是否有消化道的问题。

对于胸痛的患者，常规完善心电图检查，必要时行心梗3项、心脏超声、胸部X线、血气分析、D-二聚体等检查。

（三）意识状态

心导管术后的意识状态需要密切观察，尤其是房颤射频消融术、TAVI术等致卒中风险较大的手术。另外，冠状动脉造影以及PCI治疗引起急性脑血管病、造影剂相关的脑病的病例也有报道。对于术后血压波动、应用抗血小板和抗凝药物以及既往有脑血管病病史的患者，需要更加密切的监测，必要时完善颅脑CT或者MRI检查。

（四）尿量

心导管术术中如果应用对比剂，术后需要监测患者尿量，尤其是对于既往肾功能不全、糖尿病以及术中造影剂用量比较多的患者。另外，部分患者术后需要卧床制动，这些患者可能出现排尿困难或者尿量减少，必要时可予以留置导尿。

（五）皮肤

心导管术后需要观察皮肤。观察的目的是评估是否出现皮疹，以早期发现对比剂过敏或者其他药物过敏；还需观察是否出现出血点、淤血、瘀斑，这对于静脉接受糖蛋白Ⅱb/Ⅲa受体拮抗剂、低分子肝素治疗的患者有意义，以便早期发现血小板减少。

（六）外周动脉搏动

接受心导管检查的患者穿刺血管后可能会接受加压包扎治疗，术后需要常规监测外周动脉波动，以防血管压迫引起外周动脉缺血。

（七）穿刺点观察

对穿刺部位的观察是心导管术后观察的重要内容，穿刺点观察内容包括局部有无渗血、包块，触诊有无触痛、搏动感，听诊是否存在血管杂音，必要时完善血管超声等检查。

（八）心包填塞的识别

心包填塞是心导管术的严重并发症，处理不当死亡率极高。心包填塞可见于各种心导管检查中,最常见的为心律失常射频消融术,冠状动脉介入治疗和瓣膜病介入治疗随着近年来手术例数的增加,发生心包填塞的情况也不少见。

急性心包填塞的典型表现为呼吸困难、面色苍白、口唇发绀、心动过速,典型患者可出现"Beck 三联征",即血压下降、心音遥远和颈静脉怒张。严重者发生休克。心电图可见窦性心动过速、肢体导联低电压以及电交替等现象。胸部 X 线检查可见心影扩大,大量心包积液者可出现"烧瓶心"。心脏超声对于诊断和评估心包积液量有着重要的临床价值。值得注意的是,急性心包填塞的心包积液量不一定很多,短时间内的少量心包积液同样可以导致患者血流动力学不稳定。

一旦心导管术后患者发生心包填塞,除了积极寻找原因(导丝穿孔、器械损伤等)、扩容补液、输血等抢救治疗外,及时进行心包穿刺引流和外科及时救治是抢救治疗的关键。治疗心包填塞的关键在于早期发现、早期治疗,对于心内科医生,心导管术后不明原因的心率增快、血压下降或者患者意识欠佳,都需要考虑心包填塞的可能性,及时完善相关检查,明确诊断。

(九)出血

心导管术后出血分为穿刺部位出血和非穿刺部位出血,还可根据出血严重程度分为轻度、中度和重度出血。

1. 穿刺部位出血 大部分是小出血。早期发现穿刺部位出血后,通过局部压迫止血的方法能够解决大部分情况。

但是穿刺部位出血也可能导致大出血或者出血部位无法压迫,常见的是股动脉穿刺导致的腹膜后出血。这个时候最重要的是规范穿刺技术,减少腹膜后出血的发生。一旦发生腹膜后出血,早期发现是关键,治疗方面需要积极补液、升压、输血等,同时停用抗血小板、抗凝药物,必要时予鱼精蛋白中和肝素,另外需要定期复查腹部 CT,必要时请外科会诊。

2. 非穿刺部位出血 临床比较常见的是皮肤出血点、瘀斑、牙龈出血等情况,一般情况下密切观察即可。但是如果患者出现消化道出血、呼吸道出血甚至脑出血的时候,需要根据患者病情停用抗栓治疗,并补液升压,必要时请专科评估

行胃肠镜、气管镜甚至外科手术治疗。

四、 并发症识别和处理

(一)心导管检查并发症

目前,心导管检查并发症大体上可以分为穿刺相关的并发症和非穿刺相关的并发症。

1. 穿刺相关并发症 穿刺部位可能出现感染、出血、神经损伤、血肿、血管穿孔、动静脉瘘、假性动脉瘤、深静脉血栓形成等并发症,部分研究还提示存在淋巴管损伤的风险。经桡动脉入路还可能出现桡动脉痉挛、桡动脉闭塞等并发症。股动脉穿刺有可能出现腹膜后血肿,严重者可导致患者大出血甚至死亡。股动脉是目前心导管检查十分常见的血管入路,而股动脉穿刺也是并发症发生最多的操作之一。

股动脉穿刺并发症如下所示。

(1)皮肤瘀斑和血肿:皮肤瘀斑和血肿是股动脉穿刺的常见并发症,主要表现为穿刺部位周围的瘀斑、血肿,没有触痛或者轻微触痛,无波动感,主要是因穿刺过程中损伤血管或者局部压迫止血不恰当导致,多数为自限性。但是如果穿刺点过高而穿入髂外动脉,术后常引起盆腔血肿或腹膜后血肿,这是一种严重的穿刺点并发症。腹膜后血肿往往失血量大,抢救不及时可因失血性休克而死亡。患者表现为失血性休克,同时穿刺部位以及腹膜后可触及搏动,超声以及 CT 可明确血肿情况。腹膜后血肿一旦确诊应立即处理,包括输血和压迫止血,必要时行血管介入治疗和外科修补止血。因此,股动脉穿刺部位出现瘀斑和小血肿患者应使用记号笔观察病变范围,同时每日测量下肢腿围,监测血常规,早期发现可能隐藏的大出血等严重并发症。

(2)动脉夹层:多数与手术复杂、操作时间长、使用大号鞘管以及全身动脉粥样硬化严重、操作粗暴有关。大部分动脉夹层术后动脉造影可以发现,如果没有导致血管穿孔一般不会导致严重并发症,但是少部分患者可能有局部血栓形成,甚至导致远端肢体缺血。因此,一旦出现穿刺侧下肢疼痛、苍白,需要及时进行超声检查,必要时进行造影检查。一般明确血栓形成后需要考虑强化抗凝,必要时行溶栓或者外周血管介入治疗。

（3）动脉穿孔：动脉穿孔是经皮股动脉介入治疗比较严重的并发症，可能为导丝、鞘管或者治疗导管导致，一般情况下在股动脉造影后即可发现，但是因为血管重叠等解剖因素可能会导致造影未发现穿孔。术后主要表现为失血导致的心率增快、血压降低以及穿刺侧下肢肿胀，血常规提示有血红蛋白下降（早期由于血液浓缩血红蛋白可正常），这种需要及时进行动脉造影，必要时进行血管介入治疗。

（4）假性动脉瘤：假性动脉瘤与真性动脉瘤不同，假性动脉瘤是由于穿刺等原因导致血管壁破裂，血管壁的正常结构已经被破坏，血液通过破裂口进入血管外周组织的腔隙中（瘤腔）。由于动脉压力较大，因此血液会持续通过动脉与腔隙之间的通道（瘤颈）流入到瘤腔内，最终形成的一种瘤样结构。

假性动脉瘤的临床表现与动脉瘤的大小和位置有关，全身表现为发热、乏力等出血、失血表现，局部表现主要是穿刺部位的疼痛以及穿刺侧下肢的肿胀、穿刺部位出现搏动性肿块可伴有震颤，听诊可有舒张期杂音，有些患者可出现背痛以及外周血管栓塞等表现。

（5）动静脉瘘：动静脉瘘指的是动脉与静脉之间形成了异常的通道。股动脉穿刺发生动静脉瘘主要是因为穿刺针同时穿透股动脉和股静脉。股动脉静脉瘘形成的主要原因是穿刺部位过低以及反复穿刺损伤股动脉和股静脉。动静脉瘘的临床表现包括全身表现和局部表现，全身表现主要是发热、乏力、心率增快等失血表现，局部表现主要是局部血肿，伴有震颤和杂音，杂音为粗糙、持续的"机器样杂音"，心脏收缩期杂音增强。动静脉瘘分流量高的时候可能引起肢体远端缺血。动静脉瘘的治疗也是优先考虑采用压迫法治疗，如直接手压迫或超声引导下按压修复等，如果压迫效果不佳，必要时可行介入治疗或者外科手术修补术。

（6）血管迷走反射：因其常在拔鞘管时发生，故称之为"拔管综合征"。临床上较为常见，大部分表现轻微。典型的血管迷走反射多表现为拔去动脉鞘时突然发生血压下降、心率减慢、面色苍白、全身大汗淋漓、恶心、呕吐，严重患者可出现神志淡漠、呼吸减慢、心脏骤停。

血管迷走反射的发生有医疗和患者两方面的原因，医疗的原因为患者禁食水、局部按压过于用力等，患者的原因多为紧张、疼痛。

穿刺伤口可予以局部麻醉以减少患者疼痛，拔管时应缓慢，同时按压轻柔，以不出血为主。按压过程中密切监测患者生命体征以及患者神志，可与患者进行交谈以早期发现。一旦发生血管迷走反射应立刻紧急处理，轻者给予快速补充等渗盐水 500 ~ 1000ml，静脉注射阿托品 0.5 ~ 1.0mg，患者多在 15 ~ 30min 缓解；重者应立即静脉注射多巴胺 3 ~ 10mg，阿托品 0.5 ~ 2.0mg，必要时给予多巴胺 500 ~ 1000μg/min 静脉滴注。血管迷走反射大多预后良好，多在 30 ~ 40min 内恢复正常。

2. 非穿刺相关并发症 可以进一步分为器械相关并发症和非器械相关并发症。非器械相关并发症主要包括局部麻醉药物过敏、对比剂过敏、对比剂脑病、对比剂肾病、肝素诱导的血小板减少症（heparin Induced thrombocytopenia，HIT）、糖蛋白Ⅱb/Ⅲa 受体抑制剂诱导的血小板减少，以及患者术中发生的迷走反射、心力衰竭、严重高血压甚至导致脑血管意外等。器械相关的并发症包括血管入路上由于导丝或导管操作不当引起的出血、外周血管穿孔、气体栓塞、血栓栓塞；器械导致的各种类型心律失常、冠脉夹层、冠脉血管急性闭塞、冠脉穿孔、心脏穿孔、心包填塞、急性瓣膜反流、急性心力衰竭、心原性休克甚至猝死；还包括器械打结、坎顿、脱载、器械急性血栓形成；其他可见心房食管瘘、肺动脉狭窄、心包脓肿、膈肌刺激等。

（二）并发症的处理

针对不同并发症需采用相应的处理策略，根据并发症的严重程度以及患者个体情况进行综合分析。总体原则是尽量避免发生并发症，一旦发生并发症应早发现、早诊断、早处理。对于影响患者生命或者会导致较严重后果的并发症（如术中过敏、导丝穿孔、心包填塞、严重迷走反射、急性心力衰竭、腹膜后血肿等），需要抢救处理；对于生命体征相对平稳的并发症（如穿刺部位的血肿、血管痉挛等），在保证患者安全的情况下完成手术、处理并发症。

五、 心导管检查的围术期用药

对于绝大多数心导管检查，二甲双胍、降糖药、肾素血管紧张素系统抑制剂（肾小球滤过率＜60ml/min 需要停用）、抗血小板药物均不需要停药，对于左心导管相关检查（如冠状动脉造影、PCI 等），还需在术前应用双联抗血小板药物 3～5 天。关于抗凝药物，一般的心导管检查应停用抗凝药物（尤其是高危 PCI，如慢性完全闭塞病变开通、需要进行冠状动脉旋磨的操作），中间以低分子肝素桥接，但是心房颤动的射频治疗目前指南认为不需要停用抗凝药物。

➤ 心导管报告解读

心导管结果的报告应该在具有心脏介入诊治资质的医生审核下出具并签字，最好使用结构化报告模板，防止报告内容不全。报告的内容应该包括（但不限于）患者的姓名、性别、病历号、初步诊断、心导管检查的类型、检查日期、入室出室时间、术中用药（造影剂、抗凝药物等）、血管入路、术中患者生命体征、检查内容、检查结论、进一步诊治方案、术后监测等。如进行介入治疗，则术中是否发生并发症、如何处理、使用了哪些介入耗材等均应记录在案。同时介入治疗的耗材需要详细登记并保证耗材可以溯源，有二维码的需要将二维码信息纳入病例中。介入信息应该上传至国家介入中心备案登记。心导管检查的影像资料应该上传至医院的信息系统，同时向患者提供记录。

作者：南京（首都医科大学附属北京天坛医院）
武强（中国人民解放军总医院第六医学中心）
苏强（广西壮族自治区江滨医院）
审稿：任静（天津医科大学总医院）

参考文献

第二篇　心血管疾病各论

第四章　心血管疾病的急诊急救

第一节　恶性心律失常

图 4 - 1 - 1　恶性心律失常思维导图

恶性心律失常（malignant arrhythmia）是导致血流动力学不稳定，进而危及生命的严重心律失常的统称。此外，还有部分心律失常开始相对稳定，但持续较长时间后可能促发患者基础心脏病的恶化，逐渐引起血流动力学障碍，这些心律失常也被归为恶性心律失常范围内。恶性心律失常的常见类型如表 4 - 1 - 1 所示。

表 4 - 1 - 1　恶性心律失常的常见类型

分类	病名
常见的恶性快速性心律失常	室性心动过速（ventricular tachycardia，VT）（图 4 - 1 - 2A） 心室颤动（ventricular fibrillation，Vf）（图 4 - 1 - 2B） 心室扑动（ventricular flutter，VF）（图 4 - 1 - 2C） 心房颤动（atrial fibrillation，Af）伴快速心室率（图 4 - 1 - 2D） 心房扑动（atrial flutter，AF）1：1 下传（图 4 - 1 - 2E） 预激伴心房颤动快速心室率（图 4 - 1 - 2F）
常见的恶性缓慢性心律失常	窦性停搏（sinus arrest，SA）（图 4 - 1 - 2G） 病态窦房结综合征（sick sinus syndrome，SSS） 高度房室传导阻滞（high - grade atrioventricular block，AVB）

根据对血流动力学影响的严重程度，恶性心律失常可分为以下几种类型（图 4 - 1 - 2）。

1. 心室颤动及心室扑动　心脏基本处于蠕动状态，失去有效收缩，不能发挥泵血功能，是心脏骤停最常见的形式之一（图 4 - 1 - 2B、图 4 - 1 - 2C）。

2. 心脏停搏（cardiac asystole）　心脏完全停止收缩。

3. 室性心动过速　心室率超过 230 次/分的持续性室性心动过速可导致血流动力学障碍，引起心力衰竭或心原性休克（图 4 - 1 - 2A）。

图 4 - 1 - 2　不同类型恶性心律失常的心电图表现

4. 预激综合征合并心房颤动　当连续 2 个心室预激波形的 RR 间期 < 250ms 时，可能诱发心室颤动（图 4 - 1 - 2F）。

5. 病态窦房结综合征　并发晕厥的 SSS 如未及时治疗，也可引起血流动力学障碍。

6. 高度房室传导阻滞　严重的 AVB 可导致血流动力学障碍（图 4 - 1 - 2H）。

▶ 诊断

恶性心律失常患者血流动力学多不稳定，可合并休克或意识丧失。如患者表现为心脏骤停（sudden cardiac arrest，SCA），需在实施心肺复苏（cardiopulmonary resuscitation，CPR）的同时，尽快完成心律分析。可以通过心电监测或描记 12 导联心电图明确诊断，并判定心律失常类型。

对于临床症状表现为黑矇、晕厥，甚至 SCA 的患者，当合并基础心脏疾病（如冠状动脉粥样硬化性心脏病、慢性充血性心力衰竭、致心律失常性右室心肌病、肥厚型心肌病、扩张型心肌病等）时，建议完善心电图、心室晚电位分析、动态心电图及超声心动图的检查。对于有猝死家族史的年轻患者，需详细调查其家系，评估是否有潜在的遗传学离子通道疾病。

→ 治疗

一、 治疗流程

因恶性心律失常会导致患者血流动力学不稳定，随时危及患者生命甚至导致死亡，因此需要尽快抢救治疗。发现患者循环不稳定时，应快速判断患者是否发生恶性心律失常，如果是，应及时恢复并稳定窦性心律，维持循环稳定，同时纠正病因，去除诱因。

二、 治疗原则

恶性心律失常血流动力学状态决定了处理原则。对于快速性心律失常，首选电复律。如心电图有可识别的 QRS 波，可应用同步电复律；如心电图无可识别 QRS 波，需应用非同步电复律。对于缓慢性心律失常，首选临时起搏治疗（图 4 - 1 - 3）。无论何种恶性心律失常，在恢复窦性心律的同时，需积极寻找病因（如急性心肌梗死、重症心肌炎等），并尽快纠正诱因（如电解质紊乱、抗心律失常药物的严重不良反应等）。

所有发生 VT/VF 的患者都需评估有无植入型心律转复除颤器（implantable cardioverter defibrillator，ICD）或心脏再同步化治疗（cardiac resynchronization therapy – defibrillation，CRT – D）的指征。

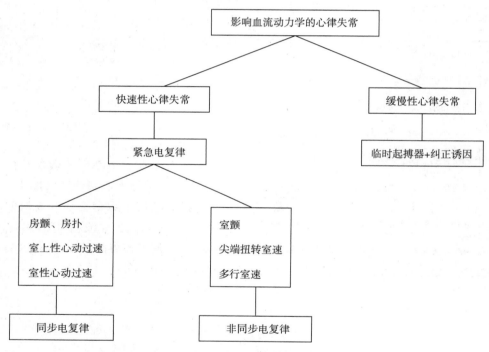

图 4 - 1 - 3   恶性心律失常的处理原则

三、 治疗细则

（一）电复律

对于可电击心律，电复律（electrical cardioversion）是终止快速恶性心律失常的有效手段。

电复律是指通过外加的高能量脉冲通过心脏，使全部或大部分心肌细胞在瞬间同时除极，造成心脏短暂的电活动终止，继而由最高自律性的起搏点（通常为窦房结）重新主导心脏节律，用于转复各种异位快速心律失常的治疗。

心肌易损期在心电图上相当于 T 波前肢达峰前 20 ~ 30ms，为心室肌的相对不应期。易损期内心室心肌细胞刚开始复极，各部分心肌细胞复极程度不同，存在电位差，如此期受到电刺激，极易发生心室颤动。对于有 R 波的快速性心律失常，应采用同步电复律，除颤器可识别心电信号中的 R 波，避开易损期，完成电复律。

1. 电复律适应证

（1）择期电复律：适用于无血流动力学障碍，

有症状且药物治疗无效的广义的室上性心动过速（如多源性房性心动过速、房室折返性心动过速、房室结折返性心动过速、心房扑动、心房颤动）。

（2）急诊电复律：适用于室上性心动过速经药物治疗无效，或伴有心绞痛的血流动力学异常患者，如心房颤动伴预激前传、药物治疗无效的[尖端扭转型室性心动过速（torsades de pointes，TdP）、多形室性心动过速、心室扑动、心室颤动等]室性心动过速。

（3）即刻复律：适用于任何引起血流动力学障碍，意识丧失的快速性心律失常。

2. 电复律禁忌证

（1）具有潜在的诱发更快速性心律失常风险的心律失常：如洋地黄中毒或低钾血症。

（2）具有诱发或导致心动过缓或心脏停搏危险的心律失常：如伴有窦房结功能不良的快速性心律失常，且无起搏器保驾者。

（3）电复律转复成功机会低或复发率高的心律失常：如自律性增高的多源性房性心动过速。

3. 电复律用于急诊抢救的治疗

（1）高危患者：发生恶性心律失常时，患者已出现意识障碍，治疗首要原则是尽快电复律，维持血流动力学稳定。

①对于血流动力学不稳定的心房颤动、心房扑动患者，电复律选择同步模式，初始电量选择双相波100～150J或单相波200～300J。心房颤动、心房扑动电复律成功后，如无禁忌，建议开始抗凝治疗。

②室性心动过速尤其多形室性心动过速常导致患者血流动力学障碍，需要紧急电复律。室性心动过速的电复律成功率可达98%～100%。如有可识别的QRS波，应采用同步电复律，如无可识别R波，可采用非同步电复律。

室性心动过速复律电量：单形室性心动过速无论有无脉搏，选择同步100J。多形室性心动过速除颤电量：儿童经胸壁除颤电量为2J/kg，成人经胸壁除颤电量单向波为360J，双向波为200J。如为开胸后经心脏除颤，成人初始电量为5J，可增加至20J。

血流动力学不稳定多形室性心动过速易蜕变为心室颤动，按室颤处理，需要紧急电除颤。对于血流动力学稳定的多形室性心动过速，根据QT间期是否延长，复律的药物治疗策略也有所不同。对于QT间期延长的多形室性心动过速，若复律后如仍频发TdP，可予以硫酸镁静脉滴注，同时口服

或静脉补钾，维持血钾在4.5～5.0mmol/L。如明确为心动过缓相关的TdP，可予以临时起搏器治疗。

③一旦心电图提示为心室颤动或心室扑动，需紧急电复律，尤其心室颤动早期（1min内），心电图表现为粗颤，除颤成功率高达100%。积极心肺复苏的前提下，尽快获得除颤器完成电复律。如室颤首次除颤未成功，需继续不间断地规范化CPR，2min后再评估是否需要再次除颤，同时可考虑应用胺碘酮静推，提高复律成功率。

成人经胸壁除颤电量单相波为360J，双相波为200J。如为开胸后经心脏除颤，成人初始电量为5J，可增加到20J。儿童经胸壁除颤电量为2J/kg。

（2）低危患者：发生快速性心律失常时，患者血流动力学暂时稳定，但因长时间持续性快速性心动过速可导致心功能恶化，对于有器质性心脏病患者，此时需积极电复律。

复律前最好给予患者高浓度氧吸入3～5min，以改善组织氧合，提高电击成功率；还可让血液内氧饱和度储备更高，以便转复过程个别患者出现心脏停搏等意外情况时，不至于严重低氧。

为避免交感过度兴奋进展为交感电风暴，建议予以患者强镇静或浅麻醉，以保证患者在电击时无恐惧感、不感疼痛。镇静药物宜选用快速、安全和有效的药物，目前常用地西泮、咪达唑仑等药物静脉缓慢注射以达到镇静，常用剂量为地西泮0.3～0.5mg/kg，咪达唑仑2～5mg，个别患者尤其是经常服用安眠药或嗜酒者需要较大剂量。地西泮必须缓慢注射，时间应在3～5min；注射时嘱患者缓慢数数，至患者意识模糊、报数中断或语音含糊呈嗜睡状态时即可电击复律。地西泮虽较安全，但静脉注射过快时可能出现呼吸抑制、心动过缓、低血压或心律失常等不良反应，少数患者有喉头痉挛伴呛咳，应备有预案急救。患者一般在停药后约10～20min清醒，镇静作用持续约1～2h。

4. 电复律的并发症处理

（1）心律失常：电击后心律失常多在数分钟后自动消失，常见各种期前收缩，一般不需特殊处理。复律后如果出现频发室性早搏且有症状，可予以抗心律失常药物（如胺碘酮、利多卡因、β受体拮抗剂等）治疗，注意纠正电解质紊乱。如新发或再发室性心动过速、室颤，可立即再次电复律。如呈现窦性心动过缓、窦性静止、窦房传导阻滞甚至高度房室传导阻滞，轻症、无症状及

无血流动力学障碍者可观察，必要时可予以阿托品或异丙肾上腺素治疗；如果是严重的缓慢性心律失常，影响血流动力学，可予以临时起搏器植入，并评估是否有永久起搏器植入指征。

如电复律后发生室速/室颤电风暴，《2020室性心律失常中国专家共识》建议应用β受体拮抗剂、胺碘酮和/或利多卡因治疗，同时积极纠正可逆因素，如电解质紊乱、致心律失常药物、心肌缺血和慢性心力衰竭失代偿等。如上述治疗仍无效，可考虑在有经验的中心进行导管消融治疗。对于有严重结构性心脏病的持续性多形性室速/室颤电风暴患者，应评估左室辅助装置（left ventricular assist device，LVAD）或心脏移植指征。

（2）低血压、急性肺水肿：电复律后低血压发生率在3%~4%，常见于高能量电击后的患者。如为低血压倾向者、除外低容量状态或严重基础心脏疾病的患者，一般数小时可自行恢复。如患者复律后低血压持续，且出现脏器灌注不足表现，需及时应用血管活性药物维持血压。

电复律后急性肺水肿的发生率不高，约为1%~2%，常见于心功能差或老年患者。如果复律后患者出现明显的呼吸困难，甚至端坐呼吸、咯粉红泡沫痰、烦躁大汗、指氧饱和度低于90%、心率显著增快、双肺听诊闻及湿啰音，提示急性肺水肿，应按照急性肺水肿抢救。

（3）栓塞：电复律后，尤其是心房颤动电复律后的患者，如电复律术前未抗凝，易发生栓塞事件，最常发生在复律后1周内。因此，对心房颤动的患者来说，复律前后需规范化抗凝。

对于心房颤动或心房扑动快速心室率伴血流动力学不稳定患者，因情况危急，延误治疗有可能导致一系列严重后果甚至死亡情况，需采取紧急电复律，暂时不顾及栓塞情况，复律后抗凝治疗。对于择期复律者，电复律前应规范抗凝治疗3周或经食管超声心动图评估心内（特别关注左房、左房耳）无血栓，才可考虑电复律，复律后继续抗凝治疗4~8周，随后依据病情以及血栓风险评分确定是否继续抗凝治疗。

电复律后一旦发生栓塞事件，无论肺栓塞，还是体循环栓塞（尤其脑栓塞），都应评估栓塞及出血风险，确定溶栓和抗凝治疗时机及方案。

（4）心肌损伤：高能量电击，尤其多次高能量电击，可引起心肌损伤，心肌顿抑，心电图可表现为ST-T改变，肌钙蛋白可升高，可持续数天，一般无需特殊处理。如患者复律后心电图出现类似AMI表现，需警惕合并冠心病可能，必要时完善冠状动脉影像学评估，以明确诊断。

（5）皮肤灼伤：电极板与皮肤接触不良、连续电击、高能量电击均可能引起皮肤灼伤。一旦发生皮肤灼伤，注意清洁创面，定期消毒，按照皮肤灼伤处理，避免感染。电击前在电极板表面均匀涂抹医用导电膏，放置除颤位置后略加用力以更好地与胸壁贴合，以减少皮肤灼伤的发生。

（6）呼吸抑制：清醒患者在电复律前一般需应用镇静剂或麻醉剂，消除患者紧张情绪，避免交感电风暴发生。应用镇静剂及麻醉剂前，予以较高浓度吸氧或麻醉机辅助呼吸提高氧合，复苏后注意观察患者意识及呼吸状态。通常无创呼吸机辅助通气可改善低氧状态。如患者复律后无自主呼吸或自主呼吸极弱，需尽快予以气管插管，有创呼吸机辅助通气治疗。

（二）临时起搏器

经皮临时起搏器植入是治疗严重缓慢性心律失常的有效措施。其操作类似于深静脉置管，入路可选择颈内静脉、锁骨下静脉或股静脉。起搏器导线需稳定地固定于右心室心尖部或间隔部，在深呼吸和咳嗽时，导线顶端位置应固定不变。

紧急情况下可行床旁临时起搏器植入治疗，术后及时完善床旁胸片检查，评估起搏器导线位置是否合适。如条件许可，建议尽量在导管室完成临时起搏器植入，在X光透视下可更明确临时起搏器导线植入的位置，减少导线脱位或穿孔的发生风险。

起搏频率设定：通常为50~80次/分（bpm），视患者具体情况而定。如为缓慢性心律失常、心房颤动伴长RR间期，起搏频率可设定为50bpm；伴心力衰竭者必要时设定心率60~70bpm；如为心动过缓依赖性尖端扭转室性心动过速，频率可设定为80~100bpm。

当患者病情好转，可根据患者自身节律逐渐下调起搏频率，当下调至30~35bpm时，复查动态心电图。若动态心电图或心电监测提示24h均为自身心律，可拔除临时起搏器；如仍间断有起搏频率或完全起搏依赖，需植入永久起搏器。

起搏输出设定：一般为起搏阈值的3倍电量，如心室起搏阈值电压<1V，输出能量为3V。

感知灵敏度设定：通常设定为2~5mV，具体数值可根据测得的QRS波来调整。

1. 临时起搏器植入术前注意事项 术前需仔

细评估：植入路径是否有严重感染，是否为怀疑心脏破裂的 AMI 合并严重缓慢性心律失常患者。这两点为临时起搏器植入禁忌。若为此类情况，而病情又需要起搏治疗者，可考虑心外膜临时起搏治疗。

2. 临时起搏器植入术后注意事项

（1）复查心电图、床旁超声心动图及床旁胸片，以确认起搏良好、起搏电极位置正常，也可早期识别是否发生导线移位、穿孔等并发症。

（2）术后常规进行心电监测，或定期通过临时起搏器仪测定其起搏阈值、感知敏感性，以观察、评估起搏器功能是否正常。

3. 并发症

（1）起搏阈值异常增高：电极脱位，心肌组织炎症、水肿或缺血，电解质紊乱，酸中毒，药物等原因，都可导致起搏阈值增加。应积极纠正可逆因素，提高输出电量以改善起搏；如仍无效，需调整电极位置。

（2）心肌穿孔：是临时起搏器植入术的严重并发症之一。导致心肌穿孔的高危因素包括高龄、女性、低体重、心脏扩大、右室心肌梗死。

预防心肌穿孔的措施有：轻柔操作；导线保持适当张力，避免张力过高；如在导管室操作，通过 X 光透视观察心影大小及心脏搏动强弱。

一旦发生心肌穿孔，需在心外科作后备预案的前提下，在 X 线指示下缓慢撤退导线调整位置。一旦发生心脏压塞，立刻行急诊心包穿刺，或外科修补。

（3）栓塞：由于临时起搏器植入侧的肢体相对制动，植入鞘管及电极占用部分血管空间，导致血液回流不畅，易形成患侧深静脉血栓，建议予以预防剂量的低分子肝素抗凝（尤其植入路径为股静脉），加强已植入电极导管侧肢体的被动运动，尽量缩短导管留置时间。一旦明确发生深静脉血栓，加强抗凝治疗，评估溶栓指征，必要时予以溶栓。

（三）病因治疗

缺血性心脏病需积极行血运重建。接受血运重建，并且按照指南推荐药物治疗已达到患者最大可耐受剂量，左室射血分数（left ventricular ejection fraction，LVEF）低于 35% 的患者，需要评估 ICD 植入指征。

对于重症心肌炎导致的恶性心律失常，由于心肌细胞水肿，大量炎症细胞浸润，导致心肌电传导功能障碍，如为暴发型心肌炎，预后很差且电复律难以维持窦律，可予以临时起搏器植入后，应用超速抑制，维持窦性心律。同时需要在积极抗感染治疗基础上，及时予以机械辅助支持治疗，维持循环稳定。

心力衰竭的患者在指南指导的药物治疗已达最大可耐受剂量后，若仍间断发作室性心动过速，则在应用抗心律失常药物治疗的同时，需积极进行 ICD、CRT-D 植入指征的评估，预防猝死。

对于遗传性原发性心律失常综合征的患者（如遗传性长 QT 综合征，Brugada 综合征等），建议积极评估 ICD 指征，预防猝死。

对于已经植入 ICD/CRT-D 的患者，当再次发作恶性心律失常且经过电复律后，需重新进行 ICD/CRT-D 的程控，根据仪器记录的室速事件分析相应参数，并调整。

（四）去除诱因

对于电解质紊乱，尤其低钾血症、低镁血症等，应予以静脉补钾、补镁治疗。应仔细询问患者或家属用药情况，如为药物不良反应所致，需立即停药相应药物。

作者：董秋婷（中国医学科学院阜外医院）
审稿：谭慧琼（中国医学科学院阜外医院）

参考文献

第二节　心脏骤停

图 4-2-1　心脏骤停思维导图

心脏骤停（sudden cardiac arrest，SCA），指各种原因引起的心脏射血功能突然终止。

按照临床表现（根据心电监护中的心电图类型）可包括：①心室颤动（ventricular fibrillation，Vf）：即心室肌快而微弱的收缩或不协调的快速乱颤，心电图表现为QRS-T波群完全消失，出

图 4-2-2　心脏骤停的心电图表现

现大小不等、极不匀齐的低小波；频率达 200～500 次/分（图 4-2-2A）。②无脉性室性心动过速（pulseless ventricular tachycardia，p-VT）：即心脏有电活动，心电图表现为室性心动过速，但心脏无机械活动，触诊无大动脉脉搏（图 4-2-2B）。③无脉性电活动（pulseless electrical activity，PEA）：即心脏有电活动，但无机械活动，意味着心电图有心电表现，但触诊无大动脉脉搏或听诊无心音（图 4-2-2C），即电机械分离（electro-mechanical dissociation，EMD）。④心搏停止（asystole）：心电图表现为一条直线（图 4-2-2D）等。

SCA 发生 10s 左右患者可出现意识丧失，如无有效抢救，4～6min 即可出现脑和其他重要脏器不可逆的损害，并进展为心脏性猝死（sudden cardiac death，SCD）。需注意，SCA 及 SCD 强调起病的突然性，不同于严重疾病终末期导致患者死亡。与SCA 相关的一些常见名词见表 4-2-1。

表 4-2-1　与 SCA 相关的一些概念

名称	概念	结局
SCD	因心脏骤停导致机体所有生物学功能突然（1h内）且不可逆地停止	临床死亡
SCA	由各种原因引起的，在未能预计的时间内心脏射血功能突然停止	很难自行恢复，能否存活取决于复苏后能否恢复自主循环
心血管崩溃	由于心脏和/或外周血管等因素导致突然的有效循环血容量锐减，引起以低灌注为主的一系列临床表现	神经介导性晕厥（即反射性晕厥）、血管迷走性晕厥，大部分可自行恢复，但如果合并严重器质性心脏病，可进展为休克，需要积极干预

注：SCD 心脏性猝死；SCA 心脏骤停。

诊断

SCA 主要根据临床表现进行诊断。

（1）意识丧失（loss of consciousness）或伴有短暂抽搐（convulsion）：是 SCA 最常见的临床症状，抽搐常为全身性，多发生于 SCA 后 10s 内，有时伴眼球偏斜。SCA 发生 30s 后患者可进展至昏迷。

（2）大动脉搏动消失，血压测不出，听诊心音消失。

（3）呼吸断续，呈叹息样（sighing breath），多发生在 SCA 后 20～30s 内，如不及时恢复循环，很快会呼吸停止。

（4）SCA 发生 30～60s，患者瞳孔可散大，对光反射减弱甚至消失。

（5）如患者在院内发生 SCA，心电监测最常见的心电图表现为 Vf 或心室扑动（ventricular flutter，VF）和 p-VT，占 SCA 心电图异常表现的 91%。还可见 PEA，甚至心脏停搏。

（6）发生 SCA 之前数天或数周，部分患者可有前驱症状，表现为胸痛、心悸、晕厥、乏力，或难以描述的不适等，可为新发症状，也可以是原症状进行性加重。

治疗

一、诊疗流程

一旦发现 SCA 患者，判断环境安全后，即刻开始 CPR。每轮 CPR 持续时间为 2min，评估复苏效果的时间间隔为 2min。

（一）院内发生 SCA

患者在院内发生 SCA（图 4-2-3）时，可更快地获得医疗急救资源（及时 CPR、电除颤、氧疗等），较院外心搏骤停（out-of-hospital cardiac arrest，OHCA）患者复苏成功率高。院内发现患者 SCA，即刻实施心肺复苏，同时予以氧疗；快速连接心电监测（如患者之前有心电监测）评估心律，

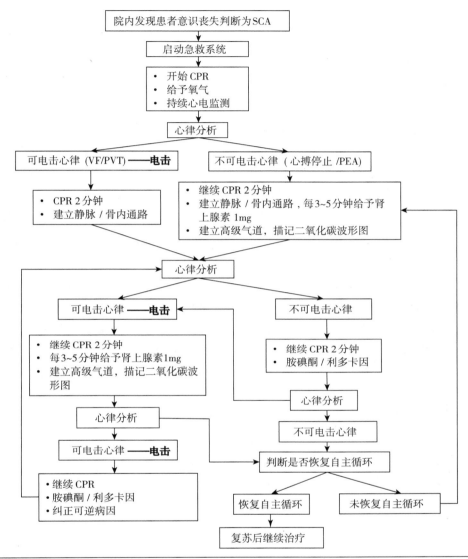

图 4-2-3 院内 SCA 患者急救流程图

院内发现患者意识丧失判断为SCA

启动急救系统

- 开始 CPR
- 给予氧气
- 持续心电监测

心律分析

可电击心律 (VF/PVT) ——电击　　不可电击心律（心搏停止/PEA）

- CPR 2分钟
- 建立静脉/骨内通路

- 继续 CPR 2分钟
- 建立静脉/骨内通路，每3~5分钟给予肾上腺素 1mg
- 建立高级气道，描记二氧化碳波形图

心律分析

可电击心律——电击　　不可电击心律

- 继续 CPR 2分钟
- 每3~5分钟给予肾上腺素1mg
- 建立高级气道，描记二氧化碳波形图

- 继续 CPR 2分钟
- 胺碘酮/利多卡因

心律分析

心律分析　　不可电击心律

可电击心律——电击

判断是否恢复自主循环

- 继续 CPR
- 胺碘酮/利多卡因
- 纠正可逆病因

恢复自主循环　　未恢复自主循环

复苏后继续治疗

- CPR位置：胸骨中下段
- CPR力度：用力按压5~6cm；每次按压必须保证胸廓充分回弹
- CPR频率：100~120 次/分；每2min更换按压者，避免疲劳导致CPR质量下降
- 如无高级气道，按压与通气比例为30：2；如有高级气道，每6s通气一次，同时按压不间断
- 避免过度通气
- 减少按压中断时间

- 胺碘酮注射剂量：首剂300mg，第二剂150mg
- 利多卡因注射剂量：首剂1~1.5mg/kg，第二剂0.5~0.75mg/kg

可逆病因：
- 5H：低血容量（hypovolemia）、低氧（hypoxia）、酸中毒（hydrogen ion）、低钾血症/高钾血症（hypo/hyperkalemia）、低体温（hypothermia）
- 5T：张力性气胸（tension pneumothorax）、心脏压塞（tamponade）、毒素（toxins）、冠脉血栓形成[thrombosis（coronary）]、肺部血栓形成[thrombosis（pulmonary）]

自主循环恢复：
- 恢复血压脉搏
- 有创动脉血压监测到自发性动脉压力波形
- 呼气末二氧化碳分压持续升高，可≥40mmHg

如为可除颤心律，予以除颤，非可除颤心律持续 CPR。尽量减少不必要的 CPR 中断。CPR 同时开通静脉/骨内通路，如为不可除颤心律，CPR 2min 后予以肾上腺素 1mg 静推，每 3～5min 重复/次，直至恢复自主心律。如为可电击心律，快速复律，如不能维持窦律或 4min 以上 CPR 及肾上腺素静推 2 次后仍为不可除颤心律，可予以胺碘酮/利多卡因静推，同时仍不间断 CPR，直至恢复自主循环。急救期间急查血气，如复苏时间长，酸中毒明显，需予以碳酸氢钠静点。注意避免过早应用碳酸氢钠，导致难以纠正的代谢性碱中毒。如患者已恢复自主呼吸或意识，可停止复苏。如积极复苏常温下持续 30min 以上，至急救人员到场，确定患者死亡，可停止复苏。

骨内通路（intraosseous）是一种在特殊情况下利用骨髓腔中丰富的血管网，将药物和液体通过骨髓腔输入血液循环的紧急输液给药方法。在 90s 内无法建立静脉输液通路或 3 次静脉穿刺失败的情况下，可尝试应用骨内通路给药。

急救时，建立骨内通路无绝对禁忌证，穿刺时应尽量避开肢体骨折、局部有显著感染的部位，如蜂窝组织炎、短期内有骨髓穿刺史、人工关节、缺乏解剖学标志位置等部位。穿刺部位主要包括髂骨、

胸骨、股骨、胫骨、桡骨等（图 4-2-4）。在临床实践中，推荐心肺复苏选择穿刺位点的优先顺序为股骨头、胫骨上端、胸骨、桡骨远端。因骨内通路操作及护理要求更高，操作过程同骨髓穿刺类似，输液需要特殊输液器，因此临床普及率不高。

图 4-2-4 骨内通路示意图（胫骨上端）

CO_2 是活细胞的代谢产物，呼出气体中的 CO_2 含量可直接反映肺泡通气的充分性，也是心输出量和代谢率的间接指标。正常的呼气末二氧化碳（end - tidal CO_2，$ETCO_2$）分压为 35～45mmHg。通气过度会导致 $ETCO_2$ 下降（＜30mmHg），通气不足则导致 $ETCO_2$ 升高（＞50mmHg）。在肺泡通气保持不变的情况下，心输出量或代谢率下降会导致 $ETCO_2$ 下降，反之则出现 $ETCO_2$ 升高。

CO_2 波形图反映的就是测量到的 CO_2 呼出量，大部分呼吸机都有二氧化碳测量模块（图 4-2-5）。了解二氧化碳波形图的判读就可以将其应用于通气过度或通气不足病患的管理、心肺骤停和气道漏气的预判、麻醉设备相关并发症的识别与排查。相较于其他麻醉监护设备，二氧化碳波形图可以提供更多关于病患状态的信息。

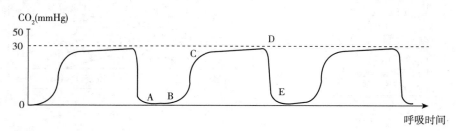

图 4-2-5 CO_2 波形图

AB 段 吸气基线；BC 段 呼气上升支；CD 段 呼气平台期；DE 段 吸气开始，二氧化碳浓度快速减少；D 点 $ETCO_2$

（二）院外发生 SCA

院外发生 SCA，需要非专业人员尽早实施 CPR，在等待救援期间尽量减少 CPR 的中断（图 4-2-6）。如第一目击者有 CPR 基础，及时开始

CPR，同时求助周围的人，尽快获得自动体外除颤器（automated external defibrillator，AED），根据语音提示操作 AED。如施救者仅一人，建议大声呼救的同时，尽量不间断的开始 CPR。施救者需尽快联系 120 后，持续 CRP 至急救人员到达现场。

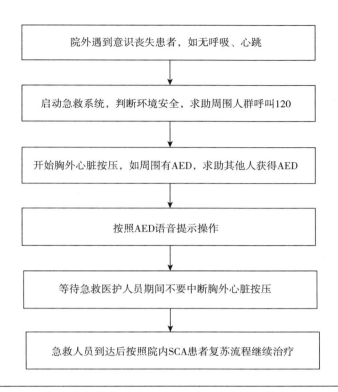

院外遇到意识丧失患者，如无呼吸、心跳

启动急救系统，判断环境安全，求助周围人群呼叫120

开始胸外心脏按压，如周围有AED，求助其他人获得AED

按照AED语音提示操作

等待急救医护人员期间不要中断胸外心脏按压

急救人员到达后按照院内SCA患者复苏流程继续治疗

- 胸外心脏按压位置：胸骨中下段
- 胸外心脏按压力度：用力按压5~6cm；每次按压必须保证胸廓充分回弹
- 胸外心脏按压频率：100~120次/分；每2min更换按压者，避免疲劳导致胸外心脏按压质量下降
- 如无高级气道，按压与通气比例为30：2；如有高级气道，每6s通气一次，同时按压不间断
- 避免过度通气
- 减少按压中断时间

图4-2-6 院外SCA患者急救流程图

二、治疗原则

无论院外还是院内 SCA 患者，一旦被识别，环境安全后，立刻行 CPR，同时积极联系急救人员。CPR 是提高 SCA 患者抢救成功率的唯一方法，具有时效性及可操作性。SCA 后 4 ~ 6min 内如果可以开始有效 CPR，患者有复苏成功的希望；如 SCA 发生 8min 以上还未开始 CPR，除非在低温等特殊情况下，否则患者存活率几乎为零。

三、治疗细则

（一）CPR

CPR 是指通过人工方式建立暂时的循环与呼吸，以便恢复自主循环、呼吸及意识的急救方法。自1966 年美国颁布第一个 CPR 指南起，多次进行了 CPR 指南更新。AHA 及欧洲复苏委员会（European resuscitation council，ERC）在 2020 年及 2021 年均更新了各自的 CRP 指南。本部分内容主要结合 2020 年 AHA、ERC 复苏指南以及 2021 年 ERC 指南，对 SCA 患者的心肺复苏流程进行阐述及总结。

1. SCA 生存链（chain of survival） 虽然 OHCA 与院内心脏骤停（in-hospital cardiac arrest，IHCA）的生存链和救治途径略有差别，但两者的核心内容都是在识别 SCA 后，尽快启动应急反应系统，开始高质量 CPR，条件许可则尽快除颤，维持到急救团队或高级生命支持团队接手。

如图 4-2-7 所示，OHCA 患者能否成功获救，主要依赖发生 SCA 的环境及目击人员。如果环境安全，并且周围有 AED，同时目击者接受过 CPR 培训，OHCA 患者获救的概率高。因此对普通人群进行标准化 CPR 推广及普及，在公共场所配备必要的 AED，可大大提高我国 OHCA 患者复苏成功率。

IHCA 则依赖于专业的心电监控系统监控 SCA 的发生，通过监测发现心电不稳定的潜在风险，给予及时处理和预防 SCA 的发生。医务人员定期接受 CPR 培训，院内医护、工作人员定期演练 CPR 流程，才可在 IHCA 发生时实现成功的 CPR，

为后续高级生命支持奠定基础。

需要注意的是，无论是 IHCA 还是 OHCA 的救治，对患者施行 CPR 时首先要确保环境安全，确认没有紧急的人身威胁，保证施救者及被救者的安全，避免二次伤害。

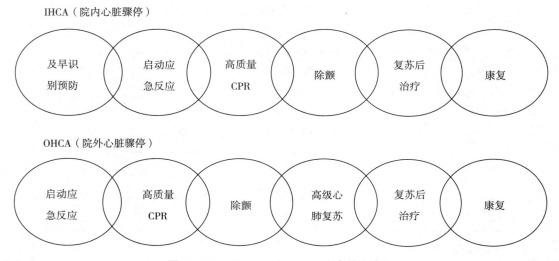

图 4 - 2 - 7　OHCA 和 IHCA 患者的生存链

2. 成人基础生命支持（adult basic life support，BLS）

（1）识别 SCA 患者及启动急救系统，具体如下。

①识别 SCA：快速识别 SCA 患者可大大缩短开始胸外按压的时间。在紧张的医疗情境下，即使是专业的急救人员，也很难准确地判断有无动脉搏动，因此 2020 年版 AHA 指南及 2021 年版 ERC 指南均不推荐对 SCA 进行判断时检查脉搏，主要通过意识和呼吸进行判断，确定 CPR 时机，这样可缩短开始首次胸外按压的时间。

对呼叫和拍打无反应和呼吸异常对 SCA 的诊断有非常高的敏感性，但以此判断为 SCA 仍存在过度诊断的问题。因此，为了避免因 CPR 延迟导致 SCA 患者复苏失败，应对所有疑似 SCA 的患者进行积极复苏。对无反应、呼吸消失或呼吸不正常的人进行 CPR。

缓慢、费力的呼吸（濒死样呼吸）是 SCA 的信号。在 SCA 开始时可出现短暂的类似癫痫发作的动作，需快速评估患者，如无反应、呼吸消失或异常，立即开始 CPR。

②启动急救系统：如发现有人意识丧失，且无呼吸或异常呼吸，立即拨打 120 急救电话（建

议以免提的形式通话），告知位置和患者情况。如目击者有 CPR 基础，需即刻进行 CPR。

（2）有效的 CPR：为了便于临床记忆，CPR 中的 A（airway）、B（breathing）、C（circulation/compression）、D（defibrillation）四个核心内容需熟记。CPR 的核心为尽可能维持患者的有效循环，因此有效的胸外按压（compression）作为 CPR 的首要环节，需要尽快实施。因除颤设备很难随手获得，故目前指南推荐的 CPR 流程为 C、A、B、D。

①胸外按压（compression，C）：有效的胸外按压对提供有效循环十分关键。在可行的情况下，将患者仰卧于坚实的平面，施救者跪于患者胸部一侧，开始胸外按压。尽量减少胸外按压中断（图 4 - 2 - 8）。

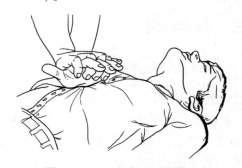

图 4 - 2 - 8　胸外按压示意图

按压位置：胸部中央（胸骨中下段），或者乳头连线中点处。

按压姿势：双手掌根部交叠放于按压处，手指相扣，指端上翘，双肩与地面平行，两上臂垂直，借助身体重力向下按压。

按压深度：胸骨下压 5~6cm，然后使胸廓完全回弹，放松时掌根不能离开按压处。下压与放松的时间相等。

按压频率：100~120 次/分。

每 2min 为一轮有效按压，每 2min 可轮换一次按压员，如感觉疲劳可提前轮换。尽量减少因分析心律、电击前后或其他事情导致胸外按压的中断，中断时间不要超过 10s。胸外按压分数（即发现 SCA 至自主循环恢复整个过程中胸外按压时间的比值）至少达到 60%。在 AED 或抢救人员到达之前，应该持续进行有效心脏按压。

②开放气道（airway，A）：采用仰头抬颏手法打开气道。具体操作为：一只手放在患者额头向下压，另一只手的食指和中指放在患者的下颌骨，抬起下巴，使头后仰，打开气道。注意过程中不要压迫下颌软组织，以免阻塞气道。如口腔或气道有异物，应先行清理干净，包括可摘性假牙（图 4-2-9）。

对于疑似颈椎受伤患者，开放气道前需先行人工约束脊柱活动（如一只手放在患者头部侧面固定），使用推举下颌的方法打开气道。

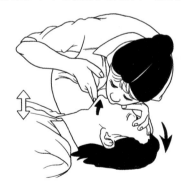

图 4-2-9 开放气道及人工呼吸示意图

③人工呼吸（breathing，B）：只要没有正常呼吸，应立即开始人工呼吸，可通过口对口、口对鼻、口对隔离设备的方式进行人工呼吸。如有条件，可使用球囊面罩或简易呼吸器进行人工呼吸。如施救者未经人工呼吸训练，或无法进行人工呼吸，可实施仅胸外按压的 CPR（每分钟 100~120 次）（图 4-2-9）。

口对口人工呼吸：用一只手的拇指和食指捏紧患者鼻孔，另一只手的食指和中指继续抬起患者下颌，平静的吸气，用嘴包住患者的嘴，确保密闭性，缓慢吹气，持续 1s，同时观察患者胸廓是否上升。

人工呼吸频率：单人 CPR 时，胸外按压与人工呼吸的比例为 30：2，即每 30 次胸外按压，予以人工呼吸 2 次。双人 CPR 时，该比例为 15：1。若未建立高级气道支持（气管插管或喉罩），通气时可短暂中断胸外按压。

如患者有脉搏，可单纯进行通气支持，频率为 10~12 次/分，每次通气 1s。

当建立高级气道支持后，施救者应该每 6s 提供一次人工通气（此时尚未获得呼吸机，需要人工捏简易呼吸器提供气管插管后的氧供），同时进行连续胸外按压。

④AED 除颤（defibrillation，D）：由于 90% 的 SCA 由室颤或无脉性 VT 所致，每延迟 1min 除颤，患者生存率下降 7%~10%。AED 可使除颤实施时间缩短至 SCA 后 3~5min，显著提高 OHCA 患者的复苏成功率。

如 AED 可获得，应尽快获得 AED 后，按照操作说明快速连接电极片至患者胸部，根据 AED 指令进行操作。确保在 AED 分析心律时没有人触碰患者。在等待电击的过程中，不要停止 CPR。如果需要电击，确保没有人触碰患者。电击后立即重新开始 CPR，直到下一次 AED 分析心律。

如无法获得 AED，或 AED 分析心律不建议电击（如心脏停搏、无脉电活动，均不适合除颤），则持续进行 CPR。

3. 高级心血管生命支持 高级心血管生命支持（advanced life support，ALS）是在高质量 BLS 基础上的进一步生命支持，除了继续进行 CPR 外，还包括高级气道支持、循环辅助装置、药物治疗、复苏后治疗及康复。

（1）除颤：尽早除颤是 VF、无脉性 VT 患者存活的主要决定性因素，一旦电击后仍需继续进行有效 CPR，2min 后再行评估心律。

电除颤的能量选择：双向波 120~200J，或使用最大能量（如双向波 200J、单向波 360J），有效性可达 85%~98%。

如果一次除颤未成功，需继续 2min 的 CPR，再判断心律。有效的 CPR 比连续的除颤更有价值。

如果 2min CPR 后仍为 VF 或无脉性 VT，继续除颤，采用相同的能量或增加能量。

对于单形室性心动过速，无论是否有脉搏，可予以单相波 100J 电击除颤，如不成功，可增加能量再次除颤。

（2）辅助呼吸：经过初级 CPR，患者转运至急救室或监护室，通过简易呼吸器过渡，快速建立高级气道（advanced airway），连接呼吸机予以氧疗。转运及建立高级气道过程中，尽量缩短中断 CPR 的时间。

（3）辅助循环：目前人工循环的方法及辅助设施包括心肺复苏背心、心肺复苏机（图 4 - 2 - 10）等。但是这些替代技术与普通 CPR 相比，需要额外的设备和人员培训，并且这些技术并不能改善 SCA 患者出院存活率。因此，此类循环辅助措施仍限于医院内应用，不应替代普通 CPR 或作为高级 CPR 失败后的最后努力。

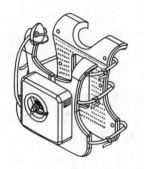 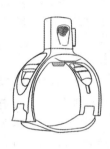

图 4 - 2 - 10 心肺复苏背心（左）及心肺复苏机（右）

（4）药物治疗：在 SCA 治疗中，基础 CPR 和尽快除颤是最重要、最关键的环节，经过初级 CPR 和除颤后，应尽快建立静脉/骨内通路，应用药物改善复苏效果。予以首剂肾上腺素给药后，如患者仍未恢复自主循环，应尽快建立高级气道，改善缺氧。

①肾上腺素：CPR 期间首选用药。一方面作用于 α - 肾上腺素受体收缩血管，增加冠脉灌注压和脑灌注压；一方面作用于 β - 肾上腺素受体，增加心率和心肌收缩力，减轻气道痉挛。对于不可除颤心律，要尽早使用肾上腺素联合高质量的心肺复苏。对于可除颤心律，在两次除颤之后给予肾上腺素，可提高除颤成功率。

如为可电击心律（VF/无脉性 VT）患者：若在进行至少 1 轮 CPR（每轮 2min）和除颤后 VF/无脉性 VT 仍持续存在，可在不间断 CPR 同时，予以肾

上腺素 1mg 静脉推注或骨内注射。每 2min 评估一次心律。肾上腺素给药间隔为 3 ~ 5min。

如为不可电击心律（心搏停止/PEA）患者：在进行至少 1 轮 CPR 后予以肾上腺素 1mg 静脉推注或骨内注射，并持续 CPR。每 2min 评估一次心律。肾上腺素给药间隔为 3 ~ 5min。

②胺碘酮：维持节律的首选用药。如患者为 VF/无脉性 VT，经过 3 轮 CPR（每轮 2min）及除颤，并给予肾上腺素后，仍未转复或难以维持窦性节律，可予以首剂胺碘酮 300mg 静脉/骨内注射，并继续 CPR。如仍未恢复或难以维持窦性节律，可在 CPR 3 ~ 5min 后予以第二剂胺碘酮 150mg 静脉/骨内注射。复苏期间不要停止 CPR。恢复自主循环后，可予以胺碘酮 1mg/min 泵入。

③利多卡因：如胺碘酮不可用，可使用利多卡因。使用时机及频率同胺碘酮。用法：首剂 1 ~ 1.5mg/kg 静脉推注或骨内注射，第二剂 0.5 ~ 0.75mg/kg 静脉推注或骨内注射。

（二）自主循环恢复后的治疗

一旦 SCA 发生，复苏期间可发生低血氧、缺血再灌注损伤，导致多器官功能障碍，大部分患者可能在自主循环恢复（return of spontaneous circulation，ROSC）后数小时或数天内死亡。因此，ROSC 之后的治疗尤为重要，应鉴别和治疗 SCA 原发病，纠正可逆的诱因，减轻缺血再灌注损伤，尽可能恢复各个器官基本正常的功能状态。ROSC 后的治疗包括以下两个阶段的治疗。

1. 初始稳定阶段

（1）气道管理：如先前未行气管插管，有需要者应及早植入气管插管，以改善氧合状态。经气管插管连接呼吸机，可连续监测患者呼气末二氧化碳（end - tidal carbon dioxide，$ETCO_2$）或描记 CO_2 波形图，通常观察到连续 4 ~ 6 个以上的稳定波形即可判断气管插管在气道内。$ETCO_2$ 可作为患者是否恢复自主呼吸的判断依据：$ETCO_2$ 数值突然上升 10mmHg 以上，预示自主循环恢复。但复苏过程中 $ETCO_2$ 的变化受肾上腺素、碳酸氢钠等药物以及胸外按压质量的影响，需联合动脉血压等指标判断自主循环是否恢复。

（2）呼吸参数的管理：维持外周指脉氧饱和度达到 92% ~ 98%；根据血气分析调整呼吸机参数，直至二氧化碳分压波动于 35 ~ 45mmHg。同时

积极预防呼吸道感染，注意口腔护理。

（3）血流动力学参数管理：维持收缩压≥90mmHg，平均动脉压≥65mmHg。根据目标血压调整血管活性药物剂量。

2. 持续管理以及其他紧急措施

（1）尽快描记12导联心电图：如果为急性冠脉综合征（acute coronary syndrome，ACS），建议尽快行急诊冠状动脉造影。

（2）目标体温管理（targeted temperature management，TTM）：ROSC后仍昏迷的患者尽快行TTM，维持32~36℃至少24h。完成一定时间TTM后（通常为24h），严格缓慢恢复体温，每小时体温上升0.25~0.5℃，并积极预防发热。

（3）神经系统监护：SCA后患者抽搐、非惊厥性癫痫持续状态，或者其他癫痫样活动的发生率约为12%~22%。如有条件，建议对ROSC后的患者尽快应用脑电图监测，必要时联系神经系统专科医生会诊，指导神经系统的康复治疗。

（4）其他对症支持治疗：①抬高床头30°预防误吸，降低颅内压。②根据患者年龄、体重计算每日能量摄入，注意监测出入量，避免容量负荷不足或过度。③注意监测肝肾功能，必要时予以保肝治疗，如肾功能快速恶化，及时予以肾脏替代治疗。④预防应激性溃疡，静脉予以质子泵抑制剂（proton pump inhibitor，PPI）治疗。⑤预防深静脉血栓形成。⑥监测血糖，避免血糖过高或过低（随机血糖波动于150~180mg/dl，即8~10mmol/L），必要时应用胰岛素。

（三）预测转归

经过TTM治疗72h后，预测神经功能的转归时机一般是ROSC后5天左右，通过神经系统查体（如瞳孔大小及对光反射、角膜反射、肢体肌力及肌张力评估、病理征查体）、脑电图检查、颅脑CT/CMR等影像学检查及血清标志物（如神经元特异烯醇化酶、S-100B蛋白等）检测等，综合预测患者神经系统功能恢复情况。

目前，我国对于脑死亡的判定比较严格，需要完成以下3个步骤。

（1）首先进行脑死亡临床判定，如果患者深昏迷、脑干反射消失、无自主呼吸，可判定为临床脑死亡。

（2）进行脑死亡确认试验，完成确认试验，至少符合2项脑死亡判断标准。

（3）进行脑死亡自主呼吸激发试验，如确定无自主呼吸，结合前面2个步骤，才可判断为脑死亡。

如果临床判定缺项或有疑问，再增加一项确认试验项目（共3项），并在首次判定6h后再次判定（至少完成一次自主呼吸激发试验并证实无自主呼吸）。复判结果符合脑死亡判定标准，即可确认为脑死亡。

对于未经TTM治疗的患者，使用临床检查预测不良神经功能转归的最早时间为SCA后72h。

目前，尚无统一的循证医学数据确定停止心肺复苏的时机。结合目前国内外指南，目前最佳结局预测指标为：复苏后20min患者呼气末二氧化碳分压仍持续偏低（≤10mmHg），是循环缺失的征象之一。此外，复苏时间超过30min患者仍未恢复持续的灌注节律、患者高龄且合并严重基础疾病、脑干反射缺失等，均为复苏结局不良的表现。因此，停止复苏的决定需密切结合临床，同时充分与患者家属沟通获得其理解，并在病历中详细记录。

作者：董秋婷（中国医学科学院阜外医院）
审稿：谭慧琼（中国医学科学院阜外医院）

参考文献

第三节　心原性休克

图4-3-1　心原性休克思维导图

心原性休克（cardiogenic shock，CS）是指由于心脏功能减退、心排血量不足，导致组织灌注严重不足及多器官功能障碍的一系列以缺血、缺氧、代谢障碍为特征的临床综合征。患者主要表现为严重而持续的低血压、左室充盈压升高或肺淤血，且合并多器官功能衰竭（multiple organ failure，MOF），甚至导致死亡。

→ 诊断

一、诊断及其标准

心原性休克的诊断标准包括临床和血流动力学标准。

（一）临床标准

1. 低血压　收缩压（systolic blood pressure，SBP）<90mmHg或平均动脉压（mean arterial pressure，MAP）<65mmHg，持续30min以上，或需应用血管活性药物（vasoactive drugs）/循环辅助装置支持下维持SBP≥90mmHg。

2. 同时合并器官组织灌注不足表现（至少1项）

（1）排除其他原因的精神状态改变，早期兴奋，晚期抑制、萎靡。

（2）肢端皮肤湿冷、花斑。

（3）少尿（24h尿量<400ml或<17ml/h）或无尿（24h尿量<100ml）。

（4）代谢性酸中毒，血乳酸浓度>2mmol/L。

（二）血流动力学监测诊断标准

1. 心输出量严重降低　心脏指数（cardiac index，CI）≤2.2L/（min·m²）。

2. 心室充盈压升高　肺毛细血管楔压（pulmonary capillary wedge pressure，PCWP）≥18mmHg。

二、心原性休克的危险分层

IABP-SHOCK Ⅱ研究通过建立CS患者30天死亡率预测评分系统（表4-3-1），将CS患者分为低、中、高危死亡风险组。低危组（0~2分）CS患者30天死亡率为28.0%，中危组（3~4分）为42.9%，高危组（5~9分）为77.3%。

表4-3-1　IABP-SHOCK Ⅱ积分表

评分项目	分值
年龄>73岁	1
卒中史	2
入院血糖>10.6mmol/L	1
血肌酐>132.6μmol/L	1
急诊冠状动脉介入治疗后冠状动脉血流<3级	2
血乳酸>5mmol/L	2

三、心原性休克的分类和分期

根据经典休克的血流动力学各项参数变化，如CI下降、外周血管阻力（systemic vascular resistance，SVR）升高或下降、PCWP升高或下降，将CS分为3种类型（表4-3-2）。

表4-3-2　心原性休克血流动力学分类

分类	CI	SVR	PCWP
湿冷型（经典CS）	↓	↑	↑
干冷型（正常容量型CS）	↓	↑	↔
湿暖型（血管扩张型或混合型CS）	↓	↓/↔	↑

2019年，美国心血管造影和介入学会（society for cardiovascular angiography and intervention，SCAI）发布了《2019 SCAI心原性休克分类临床专家共识声明》，根据患者临床症状、实验室检查以及有创血流动力学监测结果，将CS分为5期（图4-3-2、表4-3-3）。病情由轻至重依次为高危期（A期）、早期（B期）、经典期（C期）、恶化期（D期）、终末期（E期）。如B期患者没有被及时识别并治疗，一旦进展至D期，即使经过积

极干预，部分患者也会快速进入 E 期，即濒死期，死亡率显著提高。

心原性休克典型表现为 CI 降低合并 SVR 及 PCWP 升高，但是通过血流动力学监测，尤其右心导管检查，一些新的检测指标，如右心房压（right atrial pressure，RAP）与 PCWP 比值、肺动脉搏动指数 ［pulmonary artery pulsatility index，PAPI，即（肺动脉收缩压 - 肺动脉舒张压）/RAP］、心输出功率（cardiac power output，CPO，即心脏单位时间内作的功），也可用于判断 CS 的分类。对于急性右心功能障碍的患者，RAP/PCWP≥0.8，PAPI＜1.85，CPO≤0.6 为 CS 死亡的独立预测因子。

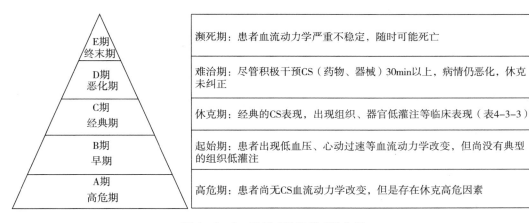

图 4 - 3 - 2　2019 SCAI 的 CS 分期

表 4 - 3 - 3　典型心原性休克特征

不同特征	具体描述
核心标志	组织 + 器官低灌注，需要血管活性药物和/或机械循环支持
临床表现	一般状态差，神志状态快速恶化，皮肤湿冷，双肺可闻及大量湿啰音，尿量＜30ml/h
血液指标	乳酸≥2mmol/L，或肾小球滤过率下降＞50%，或肝功能恶化，BNP 升高
无创监测	SBP＜90mmHg，或 MAP＜60mmHg 或较基线降低＞30mmHg，且需要药物/器械辅助治疗维持血压
有创监测	CI＜2.2L/（min·m²），PCWP＞15mmHg，RAP/PCWP≥0.8，PAPI＜1.85，CPO≤0.6

注：CI 低心脏指数；PCWP 高肺毛细血管楔压；RAP 右心房压；PAPI 肺动脉搏动指数；CPO 心输出功率。

2020 年，欧洲心脏病学会 - 心力衰竭协会（The Heart Failure Association of the European Society of Cardiology，ESC - HFA）根据患者临床表现的严重性和对抗休克治疗的反应性对 CS 也进行了分类，比 SCAI 的分类更简单，分为 CS 前期、CS 期，以及顽固性 CS 期，其中顽固性 CS 期对应的是 SCAI 分类中的 D 期和 E 期。

四、 心原性休克患者临床观察及监测指标

（一）无创监测

1. 生命体征　这是 CS 患者最基本和最重要的指标，尤其是血压、心率、心律、呼吸频率的变化。同时，还应密切观察患者全身情况，如神志、意识、四肢皮肤颜色及温度、足背动脉搏动，以及指氧饱和度及尿量。

2. 心电图　每日至少复查一次心电图，病情变化时随时复查心电图，有助于明确是否存在 AMI 以便尽快启动血运重建，并可评估心律失常的情况。

3. 超声心动图　床旁超声心动图在 CS 患者的病因诊断方面很有价值，通过超声心动图可发现 AMI 患者是否合并机械并发症，可以判断患者左室、右室的功能，同时还能协助判断是否有心包积液及室壁瘤。

（二）有创监测

1. 动脉内血压监测　通过动脉穿刺置管（桡动脉、肱动脉或股动脉）监测有创动脉血压，可以实时、准确地观察血压波形，以便于更好地维持 MAP≥65mmHg。

2. 中心静脉压（central venous pressure，CVP）　CVP 正常值为 6 ~ 12cmH₂O（5 ~

10mmHg），<5cmH$_2$O 提示容量不足，>15cmH$_2$O 提示心功能不全、静脉血管床过度收缩或肺循环阻力增高，如>20cmH$_2$O 表示存在充血性心力衰竭。需要注意的是，CVP 受右室充盈压、循环容量、外周血管阻力、心包腔以及胸腔内压的影响，不能单纯通过 CVP 判断容量负荷状态。

3. 心输出量和心脏指数　有条件的情况下，可应用脉搏指示数连续心排血量监测（pulse - indicated continuous cardiac output，PICCO）或漂浮导管（Swan - Ganz 导管）监测 CS 患者血流动力学状态，根据 CI 数值结合 SVR、PCWP、CVP 对 CS 进行分型（表 4-3-2、表 4-3-3），利于采取针对性的药物以及机械循环支持（mechanical circulatory support，MCS）治疗。

（三）实验室检测

1. 动脉血气分析　CS 患者因组织低灌注，易出现代谢性酸中毒。乳酸及碱剩余（base excess，BE）能反映全身酸中毒情况及组织代谢情况。CS 患者乳酸>2mmol/L，如果>6.5mmol/L，患者住院期间死亡率显著升高。

2. 生物标志物　AMI 患者每 6~24h 复查肌钙蛋白，cTn 越高，迟迟不达峰，提示患者病情越危重，预后差。BNP 或 NT - proBNP 有助于了解心功能及容量负荷状态，可判断预后。同时需监测肝肾功能、电解质、出凝血功能［如 D 二聚体（D - dimer）和纤维蛋白降解产物（fibrin degradation product，FDP）可帮助鉴别是否发生弥漫性血管内凝血（disseminated intravascular coagulation，DIC）、静脉血栓栓塞（venous thrombo embolism，VTE）等］，评价各器官功能状态，评估患者重症程度，帮助判断患者预后（详见第十六章第二节"急性肺栓塞"）。

3. 三大常规　血、尿、便常规监测可辅助判断患者是否合并感染、出血问题，必要时予以对症支持治疗。

治疗

一、治疗流程

一旦识别临床 CS 患者，需积极救治（首先维持循环稳定，适当补液，积极应用血管活性药物），尽快寻找病因（最常见病因为 AMI），治疗原发病（明确为 AMI，有条件的情况下及早进行血运重建；非 AMI，尽快鉴别病因，针对病因治疗），纠正诱因（图 4-3-3）。

如果血管活性药物治疗效果不佳，尽快予以 MCS 治疗，有效维持患者血压及组织灌注，提高患者存活率。如积极治疗 CS 仍无改善，需在 MCS 治疗下，评估是否具备移植指征。如具备指征，继续 MSC 治疗，为移植做准备；如无移植指征，同患者及家属充分沟通病情后，可考虑予以临终关怀治疗。

二、治疗原则

（1）尽快明确病因，针对病因治疗是打断 CS 进展至循环崩溃、避免 CS 进展至休克晚期甚至死亡的非常重要的手段。

（2）建立多学科协作，包括急诊医学、心血管介入、心血管外科、危重症医学以及影像学。

（3）早识别 CS 患者，早治疗。纠正低血压、低灌注状态，维持血流动力学稳定对 CS 患者极为关键。一旦识别 CS 患者，尽早予以血流动力学监测，稳定血流动力学，改善低灌注状态；纠正诱因，治疗病因，维持内环境稳定；预防多脏器功能衰竭。

三、治疗细则

（一）病因治疗

AMI 是 CS 的主要病因，占所有 CS 患者的 60%~80%。其次，常见的 CS 病因还包括各种原因导致的右心功能衰竭、心脏压塞、恶性心律失常等。暴发型心肌炎因起病急骤，进展快速，对于有前驱感染症状的年轻 CS 患者需尽快鉴别，及时予以激素治疗，必要时予以 MSC 支持治疗。对于有急诊手术指征的动力性流出道梗阻的 CS 患者，循环稳定后行急诊外科治疗（表 4-3-4）。

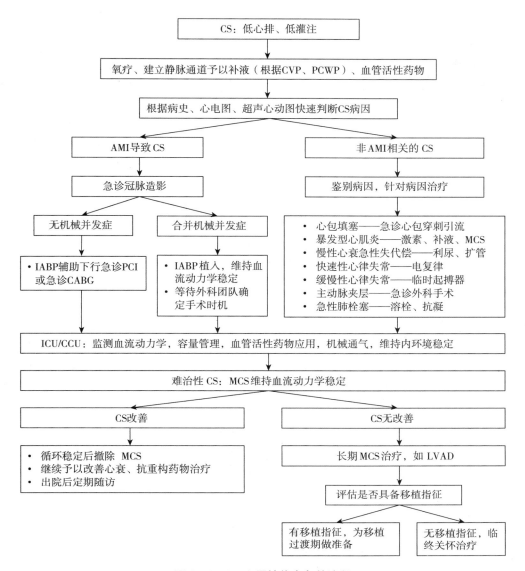

图 4 - 3 - 3　心原性休克急救流程

CS 心原性休克；CVP 中心静脉压；PCWP 肺毛细血管楔压；AMI 急性心肌梗死；IABP 主动脉内球囊反搏；PCI 经皮冠状动脉介
入术；CABG 冠状动脉旁路移植术；ICU 重症监护室；CCU 心脏监护室；MCS 机械循环支持技术；LVAD 左心辅助装置

表 4 - 3 - 4　不同病因导致 CS 的治疗措施

临床疾病	治疗措施
急性心肌梗死	尽快行血运重建治疗；如合并机械并发症，限期外科手术
右心衰竭	补液扩容，注意容量负荷窗窄，针对病因治疗
急性心脏压塞	紧急心包穿刺，必要时外科心包开窗治疗
严重快速型心律失常	血流动力学不稳定——电复律；血流动力学稳定——予抗心律失常药物，纠正诱因
严重缓慢型心律失常	血流动力学不稳定——植入临时心脏起搏器；血流动力学稳定——药物治疗（阿托品、异丙肾上腺素），去除诱因，针对病因治疗
暴发型心肌炎	一般支持，激素及药物治疗，MCS
心脏瓣膜病、主动脉夹层、主动脉窦瘤破入心腔	有手术适应证者，考虑急诊外科手术

心原性休克患者因心功能严重低下，不能耐受大量补液带来的容量负荷，因此实施为改善外周灌注不足而补液维持血压的策略时需谨慎。有条件的情况下尽可能根据患者血流动力学监测的结果，维持容量足够，并联合血管活性药物，维持有效循环血液。应用 2 种以上血管活性药物后，患者血流动力学仍不稳定，需要尽早联合 MCS 稳定循环，并尽快纠正诱因，治疗原发病。

在维持血压的前提下，积极治疗恶性心律失常。对于血流动力学不稳定的快速型心律失常，积极电复律，同时予以抗心律失常药物，避免交感电风暴；如为严重的缓慢性心律失常，建议积极予以临时起搏器植入（详见本章第一节"恶性心律失常"）。

（二）药物治疗

心原性休克时心脏泵功能及外周循环功能障碍并存，补液应严格控制补液量及补液速度，最好在血流动力学监测下指导补液。拟交感活性正性肌力（inotropic agents）药物和缩血管药物通过增加心输出量和外周血管阻力，提高血压，维持血流动力学稳定，改善脏器灌注，是 CS 患者治疗的基础用药（表 4-3-5）。

急性右心室梗死容易出现低血压，约 10% 的患者可能进展为心原性休克。如无左心室收缩功能障碍，建议根据患者的尿量补液，维持平均动脉压超过 65mmHg。如合并左心室功能障碍，建议根据血流动力学检测指标，维持 PCWP 在 15 ～ 18mmHg。

表 4-3-5　血管活性药物的作用受体及血流动力学效应

药物	剂量	作用受体				血流动力学效应
		α_1	β_1	β_2	多巴胺	
升压/正性肌力药物	多巴胺 μg/（kg·min）	0.5～2	−	+	−	+++	CO↑
		5～10	+	+++	+	++	MAP↑、CO↑↑、HR↑、SVR↑
		10～20	+++	++	−	++	MAP↑、CO↑、HR↑↑↑、SVR↑↑
	去甲肾上腺素 μg/（kg·min）	0.05～1	++++	++	+	−	MAP↑↑、CO↑、HR萱、SVR↑↑
	去氧肾上腺素 μg/（kg·min）	0.1～10	+++	−	−	−	SVR↑↑
	肾上腺素 μg/（kg·min）	0.01～0.5	++++	++++	+++	−	MAP↑↑、CO↑↑、HR↑↑、SVR↑↑
	血管加压素 U/min	0.02～0.04	激动血管平滑肌 V1 受体				MAP↑↑、CO↔/↓、HR↔/↓、SVR↑↑、PVR→
正性肌力/扩血管药物	多巴酚丁胺 μg/（kg·min）	2.5～20	+	+++	++	−	MAP↔/↓、CO↑、HR↑、SVR↓、PVR↓
	异丙肾上腺素 μg/min	2～20	−	++++	+++	−	CO↑↑、SVR↓、PVR↓
	米力农 μg/（kg·min）	0.125～0.75	PDE-3 抑制剂				CO↑、SVR↓、PVR↓
	依诺昔酮 μg/（kg·min）	2～10	PDE-3 抑制剂				MAP↔/↓、CO↑、HR↑、SVR↓、PVR↓
	左西孟旦 μg/（kg·min）	0.05～0.2	肌丝 Ca^{2+} 增敏剂，PD-3 抑制剂				MAP↔/↓、CO↑、HR↑↑、SVR↓、PVR↓

注：PDE-3 磷酸二酯酶-3。注意，左西孟旦、依诺昔酮在急性心原性休克期间因血压限制（收缩压要求大于 90mmHg），无法应用。

对于心原性休克患者，考虑到多巴胺致心律失常的不良反应，而去甲肾上腺素可改善 AMI 合并 CS 的低血压状态，且不增加代谢性酸中毒及心动过速的风险，故升压药物首选应用去甲肾上腺素。

理论上对于低 CI 患者，如收缩压波动于 80～

90mmHg，考虑首选强心药物，如多巴胺或多巴酚丁胺（注意 AMI 慎用）；对于严重低血压患者，如 SBP < 80mmHg 或 MAP < 60mmHg，首选去甲肾上腺素。临床实践中，需要根据 CS 患者具体病理生理状态选择药物，单一较大剂量血管活性药物无法维持血压时，建议尽快联合用药。

进展期的 CS 患者，仅仅应用血管活性药物很难维持有效循环灌注，并且大剂量长期应用血管活性药物会增加心肌氧耗，增加心律失常发生风险，强烈的收缩外周血管作用也会增加肾脏、肝脏、胃肠道等脏器的损害。因此，对于进展期 CS 患者来说，应用血管活性药物时需严密监测患者血流动力学状态，深静脉给药，滴定剂量，尽快开始 MCS 治疗，尽量缩短血管活性药物的应用时间。

目前，临床常用的血管活性药物主要包括缩血管药物和正性肌力药物，是较为公认的推荐用于 CS 治疗的药物，其作用受体及常用剂量、血流动力学效果详见表 4 - 3 - 5。

（三）机械循环支持

MCS 的目的是增加心排血量，维持器官及末梢组织灌注，减轻左室前/后负荷，增加冠状动脉血流灌注，给心肌一定的恢复时间。半个世纪前，经皮 MCS 逐渐应用于临床。目前，纠正 CS 的主要器械辅助装置包括：主动脉内球囊反搏（intra - aortic balloon counter - pulsation，IABP）、体外膜肺氧合（extra - corporeal membrane oxygenation，EC-MO）和左心辅助装置（left ventricular assist devices，LVAD）。

1. 主动脉内球囊反搏

（1）适应证：①急性心肌梗死合并 CS。②急性心肌梗死合并机械并发症。③药物治疗无效的顽固性心绞痛。④难治性室性心律失常。⑤高危患者 PCI 或 CABG 围术期辅助。⑥心脏外科手术后低心排。⑦心脏移植或转用其他心脏辅助装置的过渡措施。

（2）禁忌证：包括绝对禁忌证和相对禁忌证。①绝对禁忌证：中重度主动脉瓣关闭不全；主动脉夹层或主动脉瘤；主要脏器活动性出血。②相对禁忌证：径路血管严重狭窄、闭塞、迂曲；严重的凝血功能障碍；严重的感染或败血症；预期生存期有限（如晚期恶性肿瘤、临终状态等）。

2. 体外膜肺氧合

（1）适应证：①心脏术后 CS（包括体外循环术后不能停机者及在 ICU 中应用药物和 IABP 辅助仍无效的低心排现象）。②各种原因引起的心脏骤停或 CS（如 AMI、暴发型心肌炎、心脏介入治疗突发事件、心脏移植等待期 CS 的患者、长期慢性充血性心力衰竭患者的急性失代偿等）。③心脏移植术后出现肺动脉高压危象或心肺功能不全。④各种原因导致的呼吸衰竭：急性呼吸窘迫综合征、肺炎、肺梗死、肺泡蛋白沉积症、严重肺创伤等。⑤肺移植术前或术后严重肺动脉高压或肺功能不全。⑥使用高频通气和（或）一氧化氮治疗 6h 以上，PaO_2 < 50 ～ 60mmHg（FiO_2 为 100%），最大吸气压（peak Inspiratory pressure，PIP）> 35cmH$_2$O。⑦新生儿、婴幼儿复杂先心病术后抢救。⑧呼吸机辅助通气或药物治疗无效的新生儿呼吸衰竭（胎粪吸入综合征、透明膜肺病、先天性膈疝、新生儿顽固性肺动脉高压等）。⑨创伤、冻伤、溺水、一氧化碳中毒、急性药物中毒等抢救性治疗。

（2）禁忌证：①不可恢复性中枢神经系统损害。②严重慢性肺部疾患，如弥漫性肺纤维化等。③多器官功能衰竭。④免疫抑制性疾病。⑤Ⅱ级以上颅内出血。⑥有创机械辅助通气治疗超过 10 天。⑦体重 < 1.6kg，胎龄 < 32 周，年龄 > 70 岁。⑧明显出血倾向。⑨多发性创伤。⑩脓毒血症。

3. 左心室辅助装置 目前国外临床应用较成熟的 LVAD 主要是 Tandem Heart 和 Impella 系统，其中后者应用相对广泛。

对于血流动力学不稳定的 CS 患者，建议尽快植入机械辅助循环装置，各装置的参数比较见表 4 - 3 - 6。如无 ECMO 及 LVAD 支持条件，建议尽快植入 IABP。建议有条件的医院对 CS 患者尽早植入 V - A ECMO（静脉 - 动脉体外膜肺氧合，是一种 ECMO 的管路连接运行方式。心原性休克常用 V - A ECMO），增加心输出量，可同时联合 IABP，降低左室后负荷。

表4-3-6 不同循环辅助装置参数比较

参数	IABP	ECMO	Tandem Heart 系统	Impella 系统
辅助机制	气泵	离心泵	离心泵	轴流泵
鞘管外径（F）	7.5~9	动脉端：18~21 静脉端：15~22	动脉端：21 静脉端：15~17	13~23
增加 CO（L/min）	0.5~1	>4.5	3~5	2.5~5
心脏后负荷	↓	↑	↑	—
呼吸支持功能	无	有	可能	无
肢体缺血风险	低	高	高	较高
抗凝要求	低	高	高	低
溶血风险	低	较高	较高	较高
术后管理	低	高	极高	极高

（四）呼吸辅助支持

1. 有创呼吸机辅助支持 有创呼吸机辅助支持治疗常用于高级心肺复苏、急性左心衰竭、心原性休克等急危重患者的抢救，用于改善肺通气、肺水肿或肺淤血，提高患者氧合状态。

（1）适应证：①心脏骤停、心原性休克或严重心律失常的患者。②呼吸困难发展迅速，合并肺水肿病情恶化的患者。③意识障碍，自主呼吸功能减弱甚至消失的患者。④血气指标进行性恶化：$FiO_2 > 60\%$，$PaO_2 < 60mmHg$，$PaCO_2 > 50mmHg$，$pH < 7.35$。⑤呼吸频率 >35bpm，或呼吸频率为 5~10bpm。⑥肺部重症感染，痰多，痰堵。⑦常规氧疗和药物治疗不能缓解或呼吸困难进行性加重的患者。

（2）禁忌证：①活动性大咯血患者。②严重误吸导致窒息性呼吸衰竭患者。③伴有肺大泡的呼吸衰竭患者。④张力性气胸患者。

（3）机械通气模式：通气模式为指令、辅助、支持和自主四种呼吸类型的不同组合。根据控制类型，分为容量控制模式和压力控制模式。监护室常用的呼吸机通气模式为控制性机械通气模式（control mechanical ventilation，CMV）、辅助通气模式（assisted ventilation，AV）、同步间歇指令通气模式（synchronized intermittent mandatory ventilation，SIMV）、支持通气（supported ventilation，SV），以及持续气道正压通气（continuous positive airway pressure，CPAP）。

临床上根据患者不同临床阶段选择不同呼吸支持模式（表4-3-7）。

表4-3-7 不同阶段患者呼吸机模式选择的比较

选择点	初始阶段	早期恢复阶段	恢复阶段	稳定阶段	撤机阶段
患者特征	无自主呼吸	呼吸弱，次数少	呼吸力可	正常呼吸	正常呼吸
模式	CMV	AV	SIMV	CPAP、SIMV	CPAP
FiO_2（%）	100	50~60	30~40	30	21
VT（ml）	4~10	6~8	6~8	6~8	6~8
RR（bpm）	12~20	12	8~12	8~12	8~12
呼吸末正压（positive end-expiratory pressure，PEEP）（cmH_2O）	3~5	<10	4~8	2~4	0~4
临床表现	意识好转，尿量增加，血压上升	神志清楚，尿量增加，血压恢复	生命体征稳定，血流动力学平稳		
胸片	肺水肿改善	肺淤血好转	肺淤血消散		正常

2. 无创正压通气 无创正压通气（non-invasive positive pressure ventilation，NIPPV）是指通过无创性接口装置（即通过鼻罩、口鼻罩、全面罩或头罩等）将患者与呼吸机相连接进行正压辅助通气的技术，适用于急性或慢性呼吸衰竭患者的早期治疗，也用于预防拔除气管插管后可能出现

的呼吸衰竭。对于 CS 患者，NIPPV 仅适用于 CS 的 A 期、B 期，可采取与有创呼吸机相同的自主呼吸模式进行无创通气，如 AV、SIMV、CPAP、BIPAP。无创呼吸辅助通气的参数设置详见表 4 - 3 - 8。

表 4 - 3 - 8 无创呼吸机参数设置

参数	常用值
VT	6 ~ 12ml/kg
RR（bpm）	16 ~ 30
Ti（s）	0.8 ~ 1.2
吸气压（cmH$_2$O）	10 ~ 25
PEEP（cmH$_2$O）	4 ~ 5
CPAP（cmH$_2$O）	6 ~ 10 伴慢性肺部疾病患者至少为 14 ~ 16

NIPPV 的绝对禁忌证为心脏骤停或呼吸骤停（微弱），此时需要立即行心肺复苏、气管插管等生命支持。

相对禁忌证为：①意识障碍。②无法自主清除气道分泌物，有误吸的风险。③严重上消化道出血。④血流动力学不稳定。⑤上呼吸道梗阻。⑥未经引流的气胸或纵隔气肿。⑦无法佩戴面罩的情况，如面部创伤或畸形。⑧患者不配合。若相对禁忌证者需应用 NIPPV，则应综合考虑患者情况，权衡利弊后再做决策，否则会增加 NIPPV 治疗失败或导致患者损伤的风险。

对无创呼吸辅助患者，需严密监测生命体征、循环灌注状态以及呼吸情况。一旦患者进入 CS 的 C 期，由于脏器及组织灌注不足，会出现脑缺氧，导致中枢性呼吸衰竭，还会出现酸中毒，致呼吸肌肉无力。严重缺氧者会出现肺内血管痉挛，导致肺循环阻力增加，引起外周性呼吸衰竭，患者呼吸极有可能在短期内停止，此时应及时进行气管插管，采取有创呼吸机辅助支持。

作者：董秋婷（中国医学科学院阜外医院）
审稿：谭慧琼（中国医学科学院阜外医院）

参考文献

第四节 心脏压塞

心脏压塞（cardiac tamponade）是指心包疾病或其他疾病累及心包，造成心包积液（pericardial effusion，PE）。如果积液产生迅速或积液量达到一定程度时，超过心包的适应能力，心包腔压力增高接近右心室内压力，可造成心脏回心血量和心排血量明显下降，体循环静脉压力升高，外周动脉压力下降，严重者导致休克等严重临床情况。

急性心脏压塞可在几分钟或 1 ~ 2h 内发生，此时静脉压不能代偿性升高来维持有效血循环，而是通过增加射血分数至 70% ~ 80%（正常 50%）、增加心率及周围小动脉收缩三种代偿机制，保证心、脑、肾脏的灌注。亚急性或慢性心脏压塞表现为心包积液增长速度缓慢，心包逐渐扩张，适应积液量的增加，超过 2000ml 时才出现心脏压塞。

心脏压塞是心包积液的严重阶段，心包积液患者是否发生心脏压塞取决于心包积液产生的速度、心包积液的量以及心包的顺应性。一般来说，产生迅速、心包积液量大、心包顺应性差者容易发生心脏压塞。如果心包积液迅速积聚，即使仅 100 ~ 200ml，也可产生心脏压塞的症状和体征。

病因方面，大量使用抗凝剂、溶栓药物、环孢素等药物，近期心脏手术，钝性胸部外伤，恶性肿瘤晚期，结缔组织病，败血症，尿毒症等容易导致心脏压塞。

▶ 诊断

一、 诊断流程

急性心脏压塞往往存在以下病因，如介入诊疗、外伤、主动脉夹层等。例如，在心脏介入性手术操作过程中有明显突破感，患者迅速出现心脏压塞的临床症状（心悸、胸闷、气短、呼吸窘迫），查体发现特有体征［如 Beck 三联征（低血压、静脉压升高和心音遥远）、面色苍白、心动过速、脉压减少、奇脉等］时，应首先考虑发生心脏压塞。应紧急完善心电图、心脏彩超或胸部 X 线，必要时行胸部 CT 等检查以协助诊断（图 4 - 4 - 1）。

慢性大量心包积液发生心脏压塞的过程往往是渐进性的，需要识别早期征象，可借助超声心动图做出诊断，以便及早处理，避免造成严重后果。

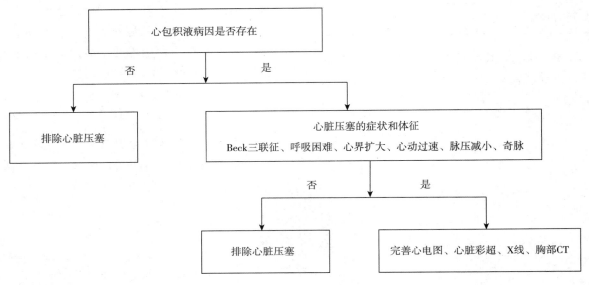

图 4 - 4 - 1 心脏压塞诊断流程图

二、 问诊与查体

（一）问诊与症状

1. 问诊 心脏压塞属于急症，应重点围绕心脏压塞的相关症状进行问诊，尽量缩短问诊时间，提高问诊效率，同时应兼顾既往心血管病、手术史等病史的询问。如心脏压塞的病因诊断相对困难，可待解除心脏压塞后详细问诊。

2. 症状 呼吸困难是心脏压塞时最突出的症状，可能与心脏压塞时肺血流量减少、气血比值降低有关，可伴有胸闷、心悸、面色苍白、紫绀、全身大汗、烦躁不安、神志不清等。全身静脉回流受阻可出现腹部疼痛、全身水肿等。大量心包积液压迫气管、食管，可产生干咳、声音嘶哑、吞咽困难等症状。

（二）查体与体征

（1）典型的心脏压塞体征为 Beck 三联征：低血压、心音遥远、静脉压升高。需警惕基础血压升高者，可能不表现为低血压，如果血压明显下降亦需警惕心脏压塞。

（2）心脏视诊：心尖搏动减弱或消失。触诊：心尖搏动常常不可扪及。叩诊：浊音界向两侧扩大，皆为心脏绝对浊音界。听诊：心音低弱而遥远，心律多数整齐，心率明显增快，原有心脏杂音或心包摩擦音多减弱或不可闻及。

（3）心脏压塞时往往伴有血压下降或原有高血压者较平素基础血压明显降低，还伴有脉压减低，严重者出现急性循环衰竭和休克。

（4）心脏压塞时可出现奇脉（pulsus paradoxus）。奇脉可以通过血压测量来诊断，即吸气时动脉收缩压较呼气相下降 10mmHg 以上。研究表明，心包积液患者存在奇脉时，其心脏压塞的可能性会增加（似然比 3.3）。

（5）心脏压塞时静脉压升高，可表现为颈静脉充盈或怒张、肝颈静脉回流征阳性或腹颈静脉回流征阳性、肝脏肿大伴触痛、腹腔积液、全身皮下水肿。吸气时胸腔负压增加，静脉回心血量增加，但由于心包腔内压力增高，心脏充盈受限，颈静脉较呼气时充盈更明显，临床称之为库斯莫（Kussmaul）征。

（6）心脏压塞时患者心脏向后压迫肺部，可引起左肺下叶肺不张，左肩胛下区常常有浊音区，语颤明显增强，并可闻及支气管呼吸音，称之为心包积液征（Ewart 征）。

三、辅助检查

（一）优先检查

心脏压塞为心脏急症，建议尽量行床边相关检查，避免长时间等待检查及往返转运，优先选择如下检查。

1. 床边心电图 典型的心脏压塞心电图改变可见心率明显增快（多为窦性心动过速）、肢体导联低电压，可见 P 波、QRS 波、T 波完全电交替（图 4-4-2）。

图 4-4-2 心脏压塞患者的心电图

2. 床边胸部 X 线检查 透视下可见心脏搏动减弱或消失，心影内可见透亮带或者出现"日冕"样征象。慢性心包积液在 X 线胸片上显示心影向两侧明显增大，右侧心膈角变锐，心缘正常轮廓消失，呈水滴状或烧瓶状。心影显著增大伴有清晰的肺野，或短期内 X 线摄片显示心影迅速扩大，可作为心脏压塞的可靠线索，相对清晰的肺野有助于鉴别心力衰竭。

3. 床边超声心动图 床边超声心动图是诊断心脏压塞的简单易行、迅速可靠的方法。心脏压塞时心室腔缩小、舒张期室壁运动塌陷，具体表现为：心包积液，部分为大量心包积液，可见心脏在心包积液中漂浮游动，称之为心脏游泳征；舒张早期右心室游离壁塌陷，舒张末期右心房塌陷；吸气时右心室内径增大，室间隔左移，左心室内径减少；下腔静脉扩张，吸气相塌陷率 < 50%；呼气相肝静脉血流反向流动。

（二）可选检查

1. 胸部 CT 检查 对心脏压塞症状不明显或者生命体征相对稳定者，可考虑行胸部 CT 检查。CT 对心脏压塞诊断的敏感性高，较 X 线摄片能提供更多有价值的结果。CT 不仅能显示心包积液的量，还能测定 CT 值，有助于鉴别心包积水、心包积血及心包脂肪垫。CT 亦有助于心包厚度的测量和心包钙化的识别，对心包顺应性判断有一定帮助，并有助于排除包裹性积液或孤立性心包液体积聚，便于鉴别是缩窄性心包炎导致的心脏压塞，还是心包积液导致的心脏压塞。若为心包积液导致的心脏压塞，积液量较大（500ml 以上），心包液充满心包腔，可见环带状液体密度影包绕整个心脏和大血管根部，心尖向头端倾斜，同时压迫横膈，并导致腹部脏器向下移位，积液厚度多 >25mm。

2. 心包穿刺 不建议行单纯诊断性的心包穿刺。多在紧急解除心脏压塞的治疗的同时进行心包穿刺检查，建议在超声或者 X 线引导下实施，必要时给予心包穿刺后引流。

（三）新检查

借助心电图、超声心动图、胸部 X 线、胸部 CT 足以确诊多数心脏压塞，目前尚无更优的新检查用于诊断心脏压塞。

对于心脏介入手术术中的心脏压塞，最常采用的方法是用 X 线透视观察心脏，可见心影搏动减弱或消失，心影进行性扩大。如术中造影剂沿心脏大血管外缘渗出，表明术中操作破入心包，应警惕心脏压塞。

如术中进行右心导管测压，心脏压塞征象有：舒张早期右房压、右室压相似，严重者右心房平均压、右心室平均压、肺动脉舒张压、肺动脉毛细血管楔压相等，四者间差值小于 5mmHg。如术中进行左心导管测压，心脏压塞时可发现主动脉收缩压峰值随呼吸变化超过 10～12mmHg 以上。

四、诊断及其标准

（一）诊断标准

诊断 心脏压塞，首先依据临床症状和体征，超声心动图或胸部 X 线检查有助于进一步确诊。同时满足以下 1、2 条件，并具备 3 或 4 之一者，可确诊心脏压塞。

1. 心脏压塞的症状 呼吸困难是心脏压塞时最突出的症状，可伴有胸闷、心悸、面色苍白、紫绀、全身大汗、烦躁不安、神志不清等。全身静脉回流受阻可出现腹部疼痛、全身水肿等。

2. 心脏压塞的体征 典型的心脏压塞体征为Beck 三联征。此外，心界扩大、脉压缩小、奇脉也有助于心脏压塞诊断。心率增快，且经快速补液、输血、升压等治疗措施后，患者血压、心率等指标虽有所好转，但难以恢复至术前水平，高度提示心脏压塞的发生。

3. 心脏压塞超声心动图表现 心脏压塞早期可见舒张期右心房塌陷及右心室腔缩小；心脏压塞加重可见舒张早期及舒张中期右心室塌陷；严重者出现全舒张期的右心室塌陷。

4. 心脏压塞 X 线检查表现 心影向两侧增大呈烧瓶样状，正常轮廓消失，透视下可见心脏搏动明显减弱或消失，心影内可见透亮带或者出现"日晕"样征象。

（二）并发症诊断

1. 休克 心脏压塞患者如出现明显的心率增快、血压下降、意识改变、尿量减少、各脏器微循环灌注不足等表现，且血乳酸增高，即诊断为梗阻性休克。及时紧急心包积液引流是缓解休克的有效手段。

2. 多脏器功能衰竭 心脏压塞晚期可出现典型休克，有效循环血量不足，组织器官微循环灌注障碍，严重者可出现多脏器功能衰竭。

（三）病因诊断

1. 能引起急慢性心包炎的病因均能够造成心

脏压塞，病因诊断详见第十二章第一节"急性心包炎"和第二节"慢性心包炎"。

2. 急性心脏压塞常见原因为外伤、心血管介入操作，多有明确的外伤史及介入操作史，其诊断相对容易。心肌梗死、主动脉夹层破裂等原因所致心脏压塞也较常见。此外，还需注意识别急性心脏压塞其他病因，如肿瘤、结核病等。

五、鉴别诊断

（一）急性心力衰竭

急性心力衰竭患者可出现呼吸困难、胸闷、心悸、大汗等症状，多数存在基础心脏病，查体可有心音低弱、第 3/4 心音、心界扩大、颈静脉充盈、肺部湿啰音、双下肢浮肿等体征，部分急性心力衰竭患者可合并少量心包积液。心力衰竭者肺部可有湿啰音，奇脉少见，有别于心脏压塞。急性心力衰竭患者实验室检查可见利钠肽指标升高，超声心动图、心脏 X 线无心包积液表现，有助于鉴别诊断。

（二）支气管哮喘急性发作

支气管哮喘急性发作患者多有反复发作哮喘病史，可出现明显呼吸困难、胸闷、心悸、大汗等症状，查体可闻及明显哮鸣音，呼气相明显延长，严重者呼吸音减弱至完全消失。多数无明显颈静脉充盈及心界扩大、下肢浮肿等体征，对支气管扩张药物及激素治疗敏感。急性期血气分析、稳定期肺功能、支气管激发及舒张试验有助于诊断，床边心脏彩超、X 线、心电图等也有助于诊断。

（三）缩窄性心包炎

缩窄性心包炎通常为慢性病程，可逐步出现呼吸困难、浮肿等症状，查体可有颈静脉充盈、心音减弱、奇脉等体征。但本病以心包增厚、心包钙化为主要表现，多数无明显心包积液，心电图、心脏彩超、胸部 CT 有助于鉴别。

（四）急性主动脉夹层

急性主动脉夹层以剧烈撕裂样胸痛为主要表

现，Stanford A 型主动脉夹层（type A aortic dissection，TAAD）可撕裂至主动脉根部，出现心影增大，严重者可伴有休克、呼吸困难、心脏骤停等。主动脉 CTA 检查有助于诊断主动脉夹层，并发现主动脉夹层的内膜破口。

六、误诊防范

（一）易误诊人群

年轻人群，尤其是病程短的患者，易误诊为支气管哮喘；中老年人群，尤其合并有高血压病、糖尿病、高脂血症、吸烟等心血管病危险因素的人群，易误诊为急性心力衰竭。

（二）本病被误诊为其他疾病

本病易误诊为心力衰竭、肺动脉栓塞、支气管哮喘等，积极及时进行相关心脏彩超、X 线等检查有助于鉴别诊断。

（三）其他疾病被误诊为本病

随着心脏彩超等检查的广泛开展，心包积液的诊断相对简单。全身性疾病所致的慢性进展性心包积液，有一定量或较大量的心包积液，虽然无明显心脏压塞表现，但因基础疾病症状多样，易被误诊为心脏压塞。如肾病综合征、肝硬化失代偿、结缔组织病等合并心包积液时易误诊为心脏压塞。值得注意的是，心包积液或心脏压塞为上述全身性疾病的表现之一，在疾病的不同时期可能因病情而发生转化，应注重全身性疾病的诊治，避免误诊、漏诊。

（四）避免误诊的要点

对心脏压塞有明确认识，严格规范的问诊、体格检查是避免误诊的基础，必要时行心脏彩超、胸部 CT、X 线检查，可有效地避免误诊。

治疗

一、治疗流程

解除心脏压塞最有效的方法是清除心包积液。目前最常用的治疗方式是心包穿刺引流术（pericardiocentesis and pericardial drainage），临床上常采取穿刺置管引流治疗（多留置猪尾型导管，接引流袋）。心脏外科术后 14 天内的患者可采用剑突下心包开窗引流术。对于介入操作相关的心包积血心脏压塞，如心包引流术后仍不能缓解症状及体征，应考虑经开胸行心脏修补及引流治疗，治疗同时多采用自体血回输技术（图 4 - 4 - 3）。

二、治疗原则

迅速缓解症状，维持生命体征是心脏压塞治疗的当务之急，同时在诊治过程中积极明确心脏压塞的病因，及时纠正病因，以达到挽救生命的目的。

三、治疗细则

（一）基础治疗

应予吸氧，建立外周静脉通路，对容量不足者应及时补足容量。慎用利尿剂、β 受体拮抗剂、硝酸酯制剂，避免血压持续性下降。严密监测生命体征，对血压降低患者，可使用正性肌力药物，升压药物多选择多巴酚丁胺 5 ~ 15μg/（kg·min），可有效增加患者的心肌收缩力。避免大剂量使用多巴胺，因多巴胺可增加心脏后负荷，使心排量降低。对严重呼吸困难者，可使用呼吸机等呼吸支持技术。

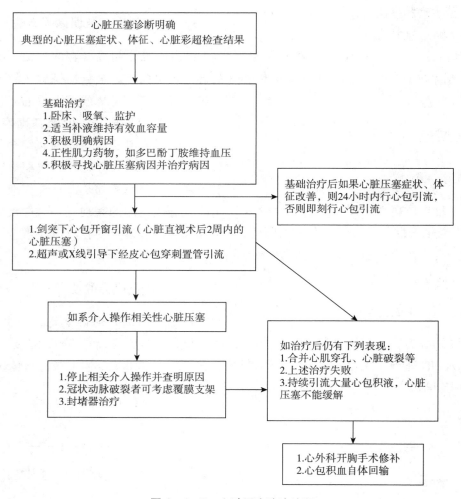

图 4－4－3　心脏压塞治疗流程

（二）心包穿刺术

心包穿刺引流术是治疗性操作技术，可引流心包内积血或积液，缓解心脏压塞，是心脏压塞抢救治疗的最关键的技术（图 4－4－4）。

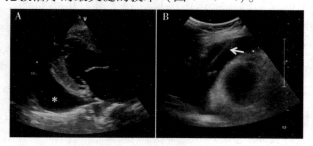

图 4－4－4　心脏超声提示大量心包积液及心包穿刺术治疗

A 超声心动图显示大量心包积液（星号）；

B 超声引导下行心包穿刺术，箭头所指为穿刺针

1. 心包穿刺术适应证　目前广泛应用于心脏压塞患者。

2. 心包穿刺术禁忌证

（1）绝对禁忌证：Stanford A 型主动脉夹层。穿刺引流可能导致主动脉与心包内压力差增大、出血增加及夹层进展，危及生命。

（2）相对禁忌证：患者不能或无法配合，无法保证穿刺操作过程安全（情况允许可考虑镇静下操作）；未纠正的凝血功能障碍或正在接受抗凝治疗；血小板计数小于 5×10^9/L；心包积液量少且位于心脏后部，或已被分隔。

（三）剑突下心包开窗引流术

剑突下心包开窗引流术适用于心脏直视手术后 2 周内的心脏压塞。心脏直视术后 2 周内，由于切口尚未完全愈合，粘连尚不严重，经原切口剑突下心包开窗引流较迅捷。此类患者心包内常有较多血块，开窗引流可充分清除血块。合并有心包积脓者，开窗引流有助于控制感染。

（四）急性 Stanford A 型主动脉夹层合并心脏压塞的治疗

急性 Stanford A 型主动脉夹层合并心脏压塞患者首选外科手术治疗。由于该型主动脉夹层合并心脏压塞有极高的死亡率，而部分患者不具备手术指征，故随着床旁心脏超声技术的广泛应用和超声引导下更精准的心包穿刺技术的开展，部分医学研究中心提出控制性心包引流术的治疗方案，是指在心脏超声引导下经皮穿刺植入心包引流管，每次抽吸约 5 ~ 10ml 心包积血，并间歇抽吸控制心包积血的量，使收缩压维持在 80 ~ 90mmHg 左右，既避免主动脉压的急剧升高，加重主动脉夹层撕裂，又避免心搏量不足，导致循环衰竭。这种治疗方法近年来得到一些指南的支持，但临床上尚存在争议。此措施目的是寄希望在短暂的循环维持状态下，力争即刻行外科开胸手术治疗。

（五）外科开胸手术治疗

对于 Stanford A 型主动脉夹层患者，或持续引流的情况下心包内积血量仍在持续增长，且生命体征不稳定者，建议及早行外科开胸手术干预。

作者：余鹏（福建省立医院）
审稿：谭慧琼（中国医学科学院阜外医院）

参考文献

第五章　高血压

第一节　原发性高血压

原发性高血压（primary hypertension）即为临床上通常所说的高血压病（hypertension）。国际高血压学会（ISH）对高血压定义为：年龄 > 18 岁的成年人，如果非同日多次重复测量血压后，诊室收缩压（SBP）≥140mmHg 和（或）诊室舒张压（DBP）≥90mmHg，间隔 1~4 周复测，如果 3 次以上符合上述标准，即可诊断为高血压。

儿童与青少年（<18 岁）时期发生的高血压也多以原发性高血压为主，多数表现为血压水平的轻度升高，通常无明显临床症状，除非定期体检时测量血压，否则不易被发现。原发性高血压的比例随年龄的增加而升高，青春期前后发生的高血压也多为原发性。7~17 岁男女的收缩压和（或）舒张压 ≥同性别、同年龄、同身高的第 95 百分位数为正常高值血压，非同日 3 次及以上测量均 ≥血压偏高界值点、测量间隔不少于 1~2 周、持续增高者确定为高血压。

▶诊断

一、诊断流程

原发性高血压的诊断主要包括 3 个方面：①确定高血压的诊断，并确定血压水平的分级。②判断导致高血压的原因，以区分是原发性高血压还是继发性高血压。③寻找是否存在其他心脑血管危险因素，并评估靶器官损害的程度以及有无并发症的发生，并以此为依据，结合血压水平分级，对患者进行心血管危险分层。

二、问诊与查体

（一）问诊与症状

1. 问诊技巧

（1）家族史：在详细了解患者病史时，应询问患者是否有高血压、卒中、糖尿病、血脂异常、冠心病或肾脏病的家族史。此外，还应询问一级亲属发生心脑血管病事件时的年龄。

（2）病程和用药史：询问患者初次发现或诊断高血压的时间、场合以及血压最高水平。如果患者已经接受降压药治疗，还需询问患者既往以及目前使用降压药物的种类、剂量、疗效以及是否有不良反应；询问是否长期应用升高血压的药物。

（3）既往史：询问患者目前及既往有无卒中、一过性脑缺血、冠心病、心力衰竭、心房颤动、外周血管病、糖尿病、痛风、血脂异常、肾脏疾病和性功能异常等疾病以及疾病的治疗情况。询问患者有无肾炎史或贫血史；询问患者有无肌无力、发作性软瘫、阵发性头痛、心悸、多汗以及打鼾伴有呼吸暂停等表现。

（4）生活方式：询问患者盐、酒及脂肪的摄入情况，以及体力活动量、体重变化、吸烟情况、睡眠习惯等。

（5）心理社会因素：询问患者家庭情况、工作环境、文化程度以及有无精神创伤史。

2. 症状

（1）一般症状：原发性高血压患者的症状因人而异。由于该疾病起病隐匿，进展缓慢，患者早期可能无症状或症状不明显。

原发性高血压患者常见的症状包括头晕、头痛、颈部僵硬感、疲劳和心慌等。多数症状在患者紧张或劳累后可加重。有些症状不一定是高血压引起，但这些症状本身会升高血压水平。

（2）与靶器官损害相关的症状：随着该疾病病程的延长，患者出现靶器官损害后，可能表现出的症状如下所示。①高血压导致眼底动脉硬化或损伤后，患者可出现视物模糊、复视症状。②长期高血压易使鼻黏膜小血管破裂而出现鼻衄。③长期高血压患者发生脑血管病后可出现记忆力减退、注意力不集中、眩晕、肢体乏力和黑矇等症状，严重者甚至出现晕厥。④肾功能受损的患者，早期可出现夜尿增多等症状，晚期可出现浮肿、尿少等症状。⑤患者发生心脏、血管损害时，如冠心病、高血压性心脏损害等，可出现胸闷、胸痛和喘憋发作等症状。

（3）高血压急症（hypertensive emergency）发生时患者可能出现的症状：当血压突然升高到一定程度（一般＞180/120mmHg）时，患者可出现高血压脑病（hypertensive encephalopathy）的症状，如剧烈头痛，伴有恶心、呕吐和眩晕等，严重者可表现为神志不清、抽搐等。高血压急症的患者可在短期内出现心、脑和（或）肾等器官较为严重的损害，如卒中、急性冠脉事件、主动脉夹层以及急性肾损伤等。值得注意是，患者高血压急症的临床表现与血压升高水平并不一定完全一致。

（二）查体与体征

体格检查有助于发现继发性高血压线索和患者靶器官损害情况，主要包括：①测量患者血压（参见第三章第四节"血压检测"）和心率，必要时测定患者立、卧位血压和四肢血压。②对患者进行视诊、触诊、听诊。③对患者进行全面心肺检查。

血压未经控制的原发性高血压患者，除血压测量值高于正常值外，并无其他特异性体征。部分患者可存在心率增快、心尖搏动增强以及心尖部可闻及1/6～2/6级收缩期杂音等情况。

当患者出现心脏、肾脏及脑等重要器官损害时，可出现与之相关的体征。应测量患者BMI、腰围及臀围；观察患者有无甲状腺功能亢进性面容或库欣面容；对患者的甲状腺和腹部进行触诊；听诊患者颈部血管、胸腹部动脉和股动脉有无杂音。

三、　辅助检查

（一）优先检查

1. 血压测量　血压测量是评估患者血压水平、诊断高血压，以及医生观察降压疗效的根本手段

和方法。诊室血压测量（OBPM）和诊室外血压测量主要用于临床和人群防治工作中，而诊室外血压测量又包括了动态血压监测（ABPM）和家庭血压监测（HBPM）。与诊室血压相比，ABPM和HBPM与靶器官损害的关系更为显著，且ABPM和HBPM预测患者心血管风险的能力优于诊室血压，具体请参见第三章第四节"血压检测"。

2. 实验室检查和其他辅助检查
（1）基本检查项目：常规检查项目主要包括血常规、尿常规、空腹血糖、血脂、肾功能和心电图等。

（2）推荐检查项目：推荐检查项目主要包括超声心动图、颈动脉超声、餐后2h血糖（特别是空腹血糖＜6.1mmol/L时）、同型半胱氨酸、尿微量白蛋白定量（尿蛋白阳性者）、尿蛋白定量（尿蛋白阳性者）、眼底、胸片、脉搏波传导速度（PWV）以及踝臂血压指数（ABI）等。

其他可评估患者靶器官损害的项目还包括计算机断层扫描冠状动脉造影（CTA）、心脏磁共振成像（MRI）、头颅MRI及磁共振血管造影（MRA）等。

（二）可选检查

对于高度怀疑有继发性高血压的患者，根据需要可以进行进一步的检查，包括：血浆肾素活性、血浆血管紧张素水平、血液和尿液中醛固酮的测定、血液和尿液中皮质醇的测定、血液中游离甲氧基肾上腺素的测定、甲氧基去甲肾上腺素的测定、血液或尿液中儿茶酚胺的测定、肾动脉造影、肾脏超声、肾上腺超声、CT或MRI检查，以及睡眠呼吸监测等。

四、　诊断及其标准

（一）诊断标准

1. 诊室测量结果　高血压诊断主要根据诊室测量的血压值。在没有使用降压药物的情况下，如果进行了非同一天的3次诊室血压测量，结果显示SBP≥140mmHg和/或DBP≥90mmHg，可以诊断为高血压。如果SBP≥140mmHg，而DBP＜90mmHg，可以诊断为单纯收缩期高血压。如果患者过去有高血压史，且目前正在使用降压药物，

那么虽然血压低于 140/90mmHg，仍应诊断为高血压。

高血压诊断要点如下所示。

（1）诊室血压的评估通常建议每 1 ~ 4 周随诊复查 2 ~ 3 次（取决于血压水平及心血管风险）。

（2）诊室高血压通常不推荐仅通过一次就诊时血压升高就诊断，除非血压非常高（≥180/110mmHg），且同时伴有明显靶器官损害或合并心血管疾病。

（3）多数情况下，应通过 ABPM 或 HBPM 确诊高血压，尤其是对于经过或未经降压治疗的个体血压水平处于 1 级高血压（140 ~ 159/90 ~ 99mmHg）或者正常高限血压（135 ~ 139/85 ~ 89mmHg）时，以减少"白大衣高血压"的误诊。

（4）首次测量血压应同时测量双上肢血压，之后通常测量数值较高的上肢。

2. 诊室外测量结果 还可参考 ABPM 和 HBPM 测量的血压值进行诊断评估，具体如下所述。

（1）ABPM 的高血压诊断标准：24h 平均血压≥130/80mmHg；日间血压 ≥135/85mmHg；夜间血压≥120/70mmHg。不论患者是否接受降压药物治疗，当患者清晨血压≥135/85mmHg，即可诊断为"清晨高血压"。

（2）HBPM 的高血压诊断标准为血压 ≥135/85mmHg，与诊室血压≥140/90mmHg 相对应。

（二）风险评估和危险分层

高血压的危险分层不仅基于患者血压水平或者分级，还取决于其他危险因素、靶器官损害程度和是否已经发生了心血管疾病。

1. 血压水平分类 目前我国采用正常血压、正常高值和高血压进行血压水平分类（表5-1-1），适用于 18 岁以上成年人。

表 5-1-1 血压水平分类

分类		SBP（mmHg）	DBP（mmHg）
正常血压		<120 和	<80
正常高值		120 ~ 139 和（或）	80 ~ 89
高血压		≥140 和（或）	≥90
1 级高血压	轻度	140 ~ 159 和（或）	90 ~ 99
2 级高血压	中度	160 ~ 179 和（或）	100 ~ 109
3 级高血压	重度	≥180 和（或）	≥110
单纯收缩期高血压		≥140 和	<90

注：当 SBP 和 DBP 分属于不同级别时，应以较高的级别为准。

2. 心血管综合风险评估 高血压是心血管事件发生和预后的独立危险因素。因此，在高血压患者的诊断和治疗过程中，不能仅仅依据血压水平，还需要对患者进行心血管综合风险的评估，并根据评估结果进行分层处理。具体的血压升高患者心血管风险水平分层见表 5-1-2。

表 5-1-2 血压升高患者心血管风险水平分层

其他心血管危险因素和疾病史	血压（mmHg）			
	SBP 130 ~ 139 和（或）DBP 85 ~ 89	SBP 140 ~ 159（或）DBP 90 ~ 99	SBP 160 ~ 179（或）DBP 100 ~ 109	SBP ≥ 180 和（或）DBP ≥110
无		低危	中危	高危
1 ~ 2 个其他危险因素	低危	中危	中/高危	很高危
①≥3 个其他危险因素 ②靶器官损害 ③CKD 3 期 ④无并发症的糖尿病	中/高危	高危	高危	很高危
①临床合并症 ②CKD≥4 期 ③有并发症的糖尿病	高/很高危	很高危	很高危	很高危

注：CKD 慢性肾脏疾病

影响高血压患者心血管预后的重要危险因素包括：①高血压严重程度（1 ~ 3 级）。②年龄，男性 >55 岁、女性 >65 岁。③吸烟或被动吸烟。④糖耐量受损（餐后 2h 血糖在 7.8 ~ 11.0mmol/L 之间波动）和（或）空腹血糖异常（血糖在 6.1 ~ 6.9mmol/L 之间）。⑤血脂异常［总胆固醇（TC）≥5.2mmol/L（200mg/dl）或低密度脂蛋白胆固醇≥3.4mmol/L（130mg/dl）或高密度脂蛋白胆固醇

（HDL－C）＜1.0mmol/L（40mg/dl）]。⑥具有早发心血管病家族史（一级亲属的发病年龄＜50岁）。⑦腹型肥胖（男性腰围≥90cm，女性腰围≥85cm）或肥胖（BMI≥28kg/m²）。⑧高同型半胱氨酸血症（≥15μmol/L）。

影响高血压患者心血管预后的重要靶器官损害包括：①左心室肥厚[心电图结果显示Sokolow－Lyon电压＞3.8mV或Cornell乘积＞244mV·ms；超声心动图结果显示左心室重量指数男性≥115g/m²，女性≥95g/m²]。②颈动脉超声结果显示颈动脉内膜中层厚度≥0.9mm或有动脉粥样斑块。③颈－股动脉脉搏波速度≥12m/s。④踝/臂血压指数＜0.9。⑤eGFR下降[eGFR在30~59ml/（min·1.73m²）之间波动]或血清肌酐（Cr）略有升高[男性血清Cr在115~133μmol/L（1.3~1.5mg/dl）之间波动，女性血清Cr在107~124μmol/L（1.2~1.4mg/dl）之间波动]。⑥尿微量白蛋白在30~300mg/24h之间波动或白蛋白/肌酐比≥30mg/g（3.5mg/mmol）。

此外，合并脑血管病、冠心病、CKD、糖尿病和外周动脉粥样硬化性疾病的高血压患者预后不佳。

（三）并发症诊断

持续的血压升高可造成患者心、脑、肾以及全身血管损害，严重时可导致卒中、急性心肌梗死、心力衰竭、肾功能衰竭和主动脉夹层等危及生命的临床并发症。患者血压越高，病程越长，生活方式越不健康，伴随的危险因素越多，靶器官损害的程度就越严重，发生并发症的危险性也就越大。

五、鉴别诊断

本病需要与继发性高血压进行鉴别。医生只有排除继发性高血压，才能明确诊断原发性高血压。继发性高血压在高血压人群中约占5%~10%，常见病因为肾实质疾病、内分泌疾病（如嗜铬细胞瘤及原发性醛固酮增多症）、血管病变（如主动脉缩窄、肾动脉狭窄和大动脉炎等疾病）和睡眠呼吸暂停低通气综合征，因精神心理问题而引发的高血压也属于这一范畴（参见本章第五节"老年高血压"）。及时明确继发性高血压的病因并予以针对性治疗，有利于降低因高血压及其并发症造成的高致死及致残率。

▶ 治疗

一、治疗流程

高血压治疗的主要目标之一是使患者血压达标，最大限度地减少患者心脑血管病的发生率和死亡率。高血压常与其他心脑血管病危险因素合并存在，因此治疗措施应该是综合性的。

初诊高血压后，需要评估靶器官损害及其他危险因素，再给予合理的治疗措施。初诊高血压患者的治疗流程如下（图5－1－1）。

二、治疗原则

高血压一旦确诊后，患者应坚持长期治疗。高血压治疗获益主要来自降压本身，因此降低血压是高血压治疗的主要目标之一。有效降低或逆转因高血压导致的靶器官损害是高血压治疗的目的。高血压危险分层治疗、降压达标是临床治疗的重要策略。优先使用长效药物，提高患者依从性。

三、治疗细则

（一）降压目标

一般高血压患者血压应降至＜140/90mmHg；能耐受的患者和部分高危及以上的患者血压可进一步降至＜130/80mmHg。为达到目标血压水平，大部分高血压患者需要使用2种或2种以上降压药物进行联合治疗。

（二）生活方式干预

生活方式干预能够降低患者血压和心血管疾病风险，对于任何高血压患者（包括正常高值者和需要药物治疗的高血压患者）来说都是合理、有效的治疗方式，其主要措施如下所述。

（1）高血压患者应减少钠盐摄入，增加膳食中钾的摄入；高血压患者每人钠的摄入量应减少至2400mg/d（6g氯化钠）。

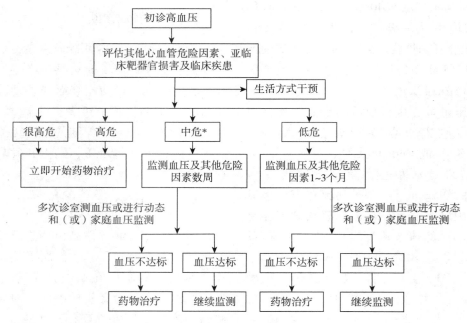

图 5 - 1 - 1　初诊高血压患者的治疗流程

*对于中危患者，如果血压高于 160/100mmHg，应立即开始药物治疗

（2）高血压患者膳食应合理，饮食以蔬菜、水果、植物来源的蛋白质、低脂奶制品以及富含食用纤维的全谷物为主，减少饱和脂肪和胆固醇的摄入。

（3）高血压患者应控制体重，医生应推荐患者将 BMI 控制在 18.5 ~ 23.9kg/m² 范围内；推荐患者将腰围控制在男性 <90cm，女性 <85cm。

（4）医生应建议吸烟的高血压患者彻底戒烟，高血压患者应避免被动吸烟。

（5）医生应建议患者不饮酒或限制饮酒。

（6）身体状况允许的高血压患者可适当进行中等强度的运动，如慢跑、步行或骑自行车等，每周 4 ~ 7 次，每次持续 30 ~ 60min。

（7）高血压患者应适当减轻精神压力，保持心理平衡，避免因精神压力导致的血压波动。

一般情况下，当患者达到 2 级高血压时，建议在生活方式干预的同时立即启动药物治疗。SBP <160mmHg 且 DBP <100mmHg，未合并冠心病、心力衰竭、卒中、外周动脉粥样硬化病、肾脏疾病或糖尿病的高血压患者，最多可采用单纯生活方式干预 3 个月。若仍未达标，再启动药物治疗。

（三）药物治疗

降压药物常见的种类有钙通道阻滞剂（CCB）、血管紧张素转化酶抑制剂（ACEI）、血管紧张素受体拮抗剂（ARB）、利尿剂和 β 受体拮抗剂。此外，还有由上述药物组成的固定配比复方制剂。这五类药物都可以作为初始和维持用药的选择。医生应根据患者的危险因素、靶器官损害程度以及合并临床疾病等情况，合理选择适合的降压药物。除此之外，α 受体拮抗剂或其他种类降压药在某些情况下也可用于治疗某些高血压患者。

1. 钙通道阻滞剂　CCB 类药物主要通过阻断血管平滑肌细胞上的钙通道来发挥其降压作用。二氢吡啶类 CCB 可与其他 4 类药联合应用，尤其适用于老年高血压、单纯收缩期高血压，伴稳定性心绞痛、冠状动脉或颈动脉粥样硬化及周围血管病的患者。以二氢吡啶类 CCB 为基础的降压治疗方案可显著降低高血压患者发生卒中的风险。CCB 类药物常见不良反应包括心跳加快、面部潮红、踝部水肿和牙龈增生等。

2. 血管紧张素转化酶抑制剂/血管紧张素受体拮抗剂　ACEI/ARB 类药物均能抑制血浆肾素 - 血管紧张素 - 醛固酮系统，适用于伴有心力衰竭、心肌梗死后、糖尿病、慢性肾脏疾病的高血压患者。有充足的循证医学证据证明，ACEI/ARB 类药物可改善高血压患者的预后。但双侧肾动脉狭窄、血清 $Cr \geq 3mg/dl$（265μmol/L）的严重肾功能不全

及血钾 > 5.5mmol/L 的患者禁用。ACEI 类药物容易引起患者干咳，若无法耐受者可换用 ARB。两类药物均有引起血管神经性水肿的可能，但比较罕见。

3. 利尿剂 利尿剂主要通过利钠排尿、降低容量负荷而发挥降压作用。长期用药，可降低平滑肌细胞内钠负荷，降低血管张力。小剂量噻嗪类利尿剂（如氢氯噻嗪 6.25 ~ 25mg）对患者代谢影响很小，与其他降压药合用可显著增加其降压作用。适用于老年高血压、单纯收缩期高血压或伴心力衰竭的患者，也是难治性高血压的基础药物之一。

4. β 受体拮抗剂 β 受体拮抗剂主要通过抑制过度激活的交感神经系统，从而抑制心肌收缩力，减慢心率，起到降压作用。适用于同时伴有快速性心律失常、冠心病、慢性心力衰竭、交感神经活性增高以及高动力状态的高血压患者。医生应尽可能应用高选择性 β_1 受体拮抗剂。上述药物既可降低患者血压、保护靶器官、降低心血管事件发生风险，又可减少因阻断 β_2 受体而发生的不良反应。长期应用 β 受体拮抗剂时应避免突然停药，可导致血压反跳甚至发生高血压危象。

5. 其他降压药物

（1）α 受体拮抗剂：α 受体拮抗剂并非高血压治疗的一线药物，适用于高血压伴前列腺增生的患者，也可用于难治性高血压患者的治疗。患者应在入睡前服用 α 受体拮抗剂，以防止体位性低血压的发生。心力衰竭患者慎用 α 受体拮抗剂。

（2）肾素抑制剂：肾素抑制剂的作用机制为直接抑制肾素，以期减少血管紧张素 Ⅱ 的产生，从而达到降压的目的。目前我国应用的经验还不多。

（四）器械治疗

目前临床应用较多的器械治疗是去交感肾神经术（renal sympathetic denervation，RDN）。已有 SPYRAL HTN - ONMED 系列研究评估了这种技术治疗未用药高血压或轻中度高血压的有效性与安全性，但在治疗难治性高血压的疗效和安全性方面的证据仍不充足。其他一些器械降压治疗方法，如压力感受性反射激活疗法、颈动脉体化学感受器消融、深部脑刺激术（deep brain stimulation，DBS）和减慢呼吸治疗等也在研究中，安全性和有效性仍不明确，是否有临床应用前景尚不清楚。

（五）家庭血压自我监测和自我管理

在进行家庭血压监测时，应该每天早晚都测量血压。每次测量前应该坐下休息 5min，然后进行 2 ~ 3 次测量，每次测量之间间隔 1min。对于初诊患者、治疗早期或虽经过治疗但血压尚未达标的患者，应该在就诊之前连续测量 5 ~ 7 天；当血压得到良好控制时，每周至少测量 1 天。早上的血压测量应在起床后的 1h 内进行，应在服用降压药物之前、早餐前以及剧烈活动前进行测量。晚间血压测量应在晚饭后和上床睡觉前进行。无论是早上还是晚上测量血压，都要确保排空膀胱。为了确保家庭血压监测的准确性，在血压监测期间应该记录起床时间、上床睡觉时间、三餐时间以及服药时间。

同时，建议家庭成员中未被诊断为高血压的人也定期在家测量血压，至少每年测量一次。如果家庭血压未达到高血压的诊断标准，但仍处于较高水平（如 130 ~ 134/80 ~ 84mmHg），则应增加血压测量的频率，每月至少测量一次血压。

四、药物治疗方案

（一）无合并症的高血压患者药物治疗方案（表 5 - 1 - 3）

表 5 - 1 - 3　无合并症的高血压患者药物治疗方案

患者特征	第一步	第二步	第三步
BP < 160 /100mmHg	①C 或 A 或 D 或 B ②2 ~ 4 周未达标后：C + A、A + D、C + D 或 C + B	C + A + D 或 C + A + B	A + B + C + D
BP≥160 /100mmHg	C + A、A + D、C + D、C + B 或 F	C + A + D 或 C + A + B	A + B + C + D

注：A ACEI/ARB；B β 受体拮抗剂；C 二氢吡啶类 CCB；D 利尿剂；F 固定复方制剂，常用噻嗪类利尿剂。
每次调整治疗方案后医生均需观察 2 ~ 4 周，以明确患者血压控制情况（除外患者出现不良反应或需紧急处理的情况）。

（二）有合并症的高血压患者药物治疗方案

高血压合并症主要包括冠心病、心力衰竭、卒中、糖尿病、CKD 或外周动脉粥样硬化病，且合并症处于稳定期。有合并症的高血压患者药物治疗方案见表 5 - 1 - 4。

表 5 - 1 - 4　有合并症[1]的高血压患者药物治疗方案

患者特征	第一步	第二步	第三步
高血压合并心肌梗死	A + B[2]	A + B + C[3] 或 A + B + D[4]	A + B + C[3] + D
高血压合并心绞痛	B 或 A 或 C	B + C 或 B + A 或 A + C	B + C + A 或 B + C + D
高血压合并心力衰竭	A + B[2]	A + B + D[4]	A + B + D[4] + C[3]
高血压合并卒中	C 或 A 或 D	C + A 或 C + D 或 A + D	C + A + D
高血压合并糖尿病或 CKD	A	A + C 或 A + D	A + C + D

注：[1] 合并症　指伴随冠心病、心力衰竭、卒中、糖尿病、慢性肾脏疾病或外周动脉粥样硬化病，且处于稳定期。伴外周动脉粥样硬化病患者的高血压用药同无合并症者，无特殊推荐，故未列入本表。
A ACEI/ARB；B β 受体拮抗剂；C 二氢吡啶类 CCB；D 噻嗪类利尿剂。
[2]A + B　两药合用，应从最小剂量起始，避免患者出现低血压；[3]C　用于高血压合并心肌梗死患者时，限长效 CCB 药物；C　用于高血压合并心力衰竭患者时，仅限氨氯地平及非洛地平两种药物；[4]D　用于高血压合并心肌梗死患者时，应包括螺内酯；D　用于高血压合并心力衰竭患者时，应包括袢利尿剂和螺内酯。

作者：马旂（首都医科大学附属北京积水潭医院）

审稿：胡勇军［湖南省人民医院（湖南师范大学附属第一医院）］

参考文献

第二节　继发性高血压

继发性高血压（secondary hypertension）是由特定原因引起的高血压。新诊断的高血压患者应根据病史、体征、实验室检查等筛查有无继发因素，对于明确诊断的继发性高血压，进行针对性地治疗，有助于患者血压改善，减少用药数量，降低靶器官损害风险。

▶ 诊断

一、诊断流程

继发性高血压的诊断应通过病史、体格检查以及一般实验室检查初步排查，对于高度可疑的患者，结合临床特点给予更针对性的专科检查，如肾上腺 CT、睡眠呼吸监测等，明确诊断（图5 - 2 - 1）。

二、问诊与查体

（一）问诊与症状

需要结合患者的年龄、病史和家族史进行细致的分析和判断，特别是对于难以控制的高血压患者，应该考虑到继发性高血压的可能性。在评估患者时，应注意：高血压家族史、高血压持续

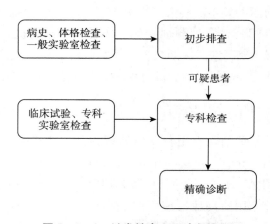

图 5 - 2 - 1　继发性高血压诊断流程

时间（阵发性/持续性）、血压升高水平、用药史等。此外，需注意的症状、体征等临床表现详见继发性高血压各章节。

（二）查体与体征

查体时应注意患者的立卧位血压，四肢脉搏、血压、腱反射，体形、面色及末梢温度，面/下肢是否有水肿，第二性征发育的情况，皮肤、毛发、毛细血管有无异常，眼底血管，腹部及腰背部血管杂音，心率及心脏杂音，以及血压的节律性。

三、辅助检查

血常规、尿常规、尿电解质、生化（包括血糖、血脂、血浆电解质、肾功能等）、心电图、超声心动图、颈动脉血管超声和眼底检查均是基本检查项目。检查可以提供大部分继发性高血压的线索，反映高血压患者常见的代谢异常，并部分反映靶器官损害的情况。

另外，可根据初步评估结果，进一步行多导睡眠监测、血浆醛固酮与肾素活性比值、肾脏超声、肾上腺及肾动脉 CT 等检查，进一步明确是否是继发性高血压和具体病因。具体筛查方案详见相关疾病章节。

四、诊断及其标准

（一）诊断标准

1. 肾实质性高血压　有慢性肾脏病的个人史或家族史，应与高血压肾病相鉴别：高血压肾病患者高血压病史要长于慢性肾脏病病史，在出现蛋白尿之前常有 5 年以上的高血压病史，且常合并其他靶器官损害的表现。

2. 肾血管性高血压　肾血管性高血压的诊断包括病因诊断、解剖诊断及病理生理诊断。肾血管性高血压的诊断可通过肾动脉超声、肾动脉强化 CT 进行初步排查，当无创检查不确定时，可进一步行肾血管造影明确诊断。以下为临床常见的肾血管性高血压类型。①动脉粥样硬化病变：常见于老年男性，病变多位于肾动脉起始部，在动脉内膜形成大小、长短不一的粥样斑块，为全身性血管病变的局部表现。②纤维肌性发育不良：多见于青年女性，动脉损害主要发生在中远 1/3 段，常延及分支，血管呈多发性和串珠样改变。③大动脉炎：多为青年女性，主要侵犯主动脉及其大分支，肾动脉多呈向心性局限性狭窄，是一种以中膜损害为主的非特异性全动脉炎。

3. 原发性醛固酮增多症　对于高血压伴低钾血症的患者应尽早进行筛查，血浆醛固酮与肾素活性比值阳性者，再予确诊试验诊断。详见第十九章第二节"原发性醛固酮增多症和心血管疾病"。

4. 嗜铬细胞瘤和副神经节瘤　嗜铬细胞瘤和副神经节瘤患者常表现出心悸、头痛、多汗等症状，对于高度可疑的患者，诊断应建立在血、尿儿茶酚胺及其代谢物测定的基础上，利用各种影像学检查对嗜铬细胞瘤进行定位，并指导治疗。详见第十九章第三节"嗜铬细胞瘤和副神经节瘤与心血管疾病"。

5. 库欣综合征　库欣综合征患者临床常见向心性肥胖，如满月脸、水牛背等，多数患者还会伴有烦躁易怒、注意力不集中等精神症状。对于库欣综合征的诊断分疾病诊断、病因诊断和定位诊断。详见第十九章第四节"库欣综合征与心血管疾病"。

6. 阻塞性睡眠呼吸暂停低通气综合征　患者会出现夜间呼吸暂停、打鼾、日间嗜睡或疲劳等症状。诊断此类患者，须进一步行多导睡眠监测。

7. 主动脉缩窄　可结合患者临床症状及辅助检查予以确诊。①心电图：左室高电压、肥大或劳损。②超声心动图：可探及主动脉缩窄部位。③胸部增强 CT 或 MRI：可显示狭窄部位、范围及侧支血管等情况。④主动脉造影：可显示狭窄范围，且可测出狭窄远近侧压力。

8. 妊娠期高血压　妊娠 20 周后出现血压升高，收缩压 ≥140mmHg 和（或）舒张压 ≥90mmHg。详见第十八章"妊娠与心血管疾病"。

9. 药源性高血压　符合以下 7 项中任意 3 项，或具备 6、7 两项中任意一项，同时还具有其他任意 1 项时，临床即可高度怀疑为药源性高血压。①血压升高达到高血压的诊断标准。②患者出现头痛、头晕、心悸、失眠、乏力、水肿等临床症状。③血压升高及其临床症状与相关药物使用有一定时间关系。④根据该药物的药理作用推测可能引起高血压。⑤有关于该药物或与其他药物合用引起高血压的报道。⑥停用该药物后，血压恢复到用药前水平，临床症状消失。⑦通过药物激发试验，血压再次升高。

10. 精神压力相关高血压 应结合病史、血压测量、精神压力评估等，综合诊断精神压力相关高血压。

上述继发性高血压的诊断要点如下（表5 - 2 - 1）。

表 5 - 2 - 1　继发性高血压的诊断

疾病病名	病史/症状	查体/体征	辅助检查
肾实质性高血压	慢性肾脏病个人史/家族史	可有腰痛、肾区叩击痛、水肿及贫血貌	肾功能下降；24h 尿蛋白定量阳性
肾血管性高血压	一过性肺水肿病史或射血分数正常但出现反复发作的心衰；服用 ACEI 或 ARB 后血肌酐明显升高或伴有血压显著下降	腹部杂音；其他部位血管杂音	肾功能下降；肾动脉成像示单侧/双侧肾动脉狭窄
原发性醛固酮增多症	低钾血症相关症状：肌肉痉挛、手足抽搐	—	ARR 升高；确诊试验阳性
嗜铬细胞瘤与副神经节瘤	典型三联征：头痛、多汗、心悸	查体时可因压迫到肿瘤而致血压升高	测定儿茶酚胺及其代谢产物水平；肾脏 CT 可定位肿瘤
库欣综合征	向心性肥胖、糖代谢异常、蛋白质代谢异常等	腹部、大腿内外侧、臀部等处可见紫纹	夜间唾液皮质醇测定阳性；尿游离皮质醇阳性；MRI 诊断垂体腺瘤
阻塞性睡眠呼吸暂停低通气综合征	白天有嗜睡、头晕乏力等症状；夜间则有打鼾、呼吸暂停等睡眠行为异常	患者可有肥胖、鼻甲肥大等，须行耳鼻喉科专科查体	PSG 阳性
主动脉缩窄	缩窄较重者可有头痛、头晕、耳鸣、眼花、气促、心悸等症状，及下肢易麻木、发冷或间歇性跛行等缺血表现	上肢血压高于下肢，股动脉搏动减弱或消失，合并心脏畸形者可于心前区闻及相应杂音	超声心动图可探及主动脉形态异常
妊娠期高血压	轻者可无症状；重者头痛、眼花、恶心、呕吐、血压明显升高、蛋白尿增多；发生子痫时可出现抽搐、口吐白沫、肌肉僵硬、昏迷等表现	—	尿液检查可有蛋白尿；血常规、凝血功能异常
药源性高血压	避孕药、皮质激素、非甾体类抗炎药等药物服用史	—	
精神压力相关高血压	焦虑抑郁或生活工作压力较大	—	

注：PSG 多导睡眠监测；ARR 血浆醛固酮/肾素浓度比值；UFC 尿游离皮质醇；PSG 多导睡眠图；ACEI 血管紧张素转化酶抑制剂；ARB 血管紧张素Ⅱ受体拮抗剂。

（二）常见并发症

1. 肾实质性高血压 可合并慢性肾衰竭、高血压性心脏病、心力衰竭、脑出血、脑梗死、眼底视网膜病变。

2. 肾血管性高血压 可合并脑出血、短暂性脑缺血发作、慢性肾衰竭、心力衰竭。

3. 原发性醛固酮增多症 可合并恶性心律失常、心力衰竭、慢性肾衰竭。

4. 嗜铬细胞瘤 可合并脑出血、儿茶酚胺心肌病、慢性肾衰竭、急腹症、多器官衰竭。

5. 库欣综合征 可合并骨折、继发性糖尿病、肌肉萎缩、视网膜病变。

6. 睡眠呼吸暂停低通气综合征 可合并呼吸衰竭、心力衰竭、慢性肾衰竭。

7. 主动脉缩窄 可合并脑动脉瘤、心力衰竭、主动脉瓣关闭不全、心内膜炎、坏疽。

8. 妊娠期高血压 可合并 HELLP 综合征。

五、 误诊防范

继发性高血压常被误诊为高血压肾病、高血压伴低钾血症等其他疾病。继发性高血压误诊的主要原因有：①早期症状缺少原发病典型临床表现。②临床医生基础知识不全面，诊断经验欠缺，思维局限，对继发性高血压缺乏全面、整体的分析。③基层医院医疗条件较差，检验检查措施不齐全。④诊疗思维固化，对伴有多种高血压危险因素的患者，不重视症状及体征，想当然的认为是原发性高血压。

为避免误诊，应注意寻找病因，重视病史询问，避免主观臆断。经正规治疗效果不佳的患者，应及时行肾功能、尿蛋白定量、肾脏 CT 等检验检查。要重视对患者的随访，加强随访及宣教工作。

治疗

一、 治疗流程 （图5-2-2）

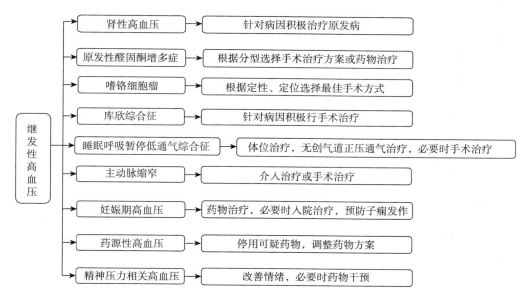

图5-2-2 继发性高血压治疗流程

二、 治疗原则

继发性高血压的治疗应以积极治疗原发病为原则，控制危险因素，选择适宜的降压时机，确定血压控制目标，防止血压骤然升高造成严重的并发症及靶器官损害，提高患者生活质量，必要时可行手术治疗。

三、 治疗细则

（一）肾性高血压

1. 药物治疗

（1）RAAS抑制剂：RAAS抑制剂包括ACEI、ARB、醛固酮受体拮抗剂以及直接肾素抑制剂。慢性肾病患者无论是否合并糖尿病，均推荐ACEI和ARB作为优选降压药物，尤其出现蛋白尿后，更应作为优选药物。但慢性肾脏病3～4期患者，使用ACEI或ARB时应酌情减量，严密监测血钾、血肌酐及肾小球滤过率的动态变化，及时调整药物。单侧肾动脉狭窄可使用ACEI或ARB治疗，双侧肾动脉狭窄时应禁用ACEI及ARB。难治性高血压患者应用联合降压药物治疗时，可以考虑使用醛固酮受体拮抗剂，使用时应密切监测血钾、血肌酐及肾小球滤过率的动态变化，及时调整药物。

（2）CCB：二氢吡啶类CCB降压疗效强，尤其适用于肾功能异常、单纯收缩期高血压、合并动脉粥样硬化的高血压患者，主要由肝脏排泄，治疗肾性高血压没有绝对禁忌证。

（3）利尿剂：适用于容量负荷过重的CKD患者，与ACEI或ARB联用可降低高钾血症风险。噻嗪类利尿剂可用于轻度肾功能不全者，当肾小球滤过率小于30ml／（min·1.73m²）时，推荐应用袢利尿剂。

（4）β受体拮抗剂：适用于伴有快速性心律失常、合并冠状动脉粥样硬化性心脏病及心功能不全患者。

（5）α受体拮抗剂：一般不作为降压治疗的首选药物，多用于难治性高血压患者的联合降压治疗。

2. 介入治疗 肾动脉介入治疗是大部分需要肾动脉血运重建治疗的首选治疗措施之一，包括动脉球囊扩张成形治疗和支架植入治疗。一般情况下，动脉粥样硬化肾动脉狭窄患者不推荐常规

选择肾动脉血运重建治疗。药物治疗无效或药物治疗期间出现肾功能恶化、一过性肺水肿、心原性疾病等并发症者，为肾动脉血运重建的指征。大动脉炎累及肾动脉的患者，在炎症不活动且稳定2个月以上的情况下，可考虑进行球囊扩张成形治疗，并尽量避免使用支架植入，除非患者同时合并肾动脉夹层、出血，或存在难以恢复有效血流的情况。对于肾动脉纤维肌性发育不良的患者，介入治疗的主要方法仍然是以球囊扩张成形为主，尽量不植入支架。

（二）原发性醛固酮增多症

首先用药物控制血压，可行腹腔镜下单侧肾上腺切除。详见第十九章第二节"原发性醛固酮增多症和心血管疾病"。

（三）嗜铬细胞瘤

可选用药物结合手术治疗嗜铬细胞瘤。详见第十九章第三节"嗜铬细胞瘤和副神经节瘤与心血管疾病"。

（四）库欣综合征

应根据不同的病因进行相应的治疗。详见第十九章第四节"库欣综合征与心血管疾病"。

（五）睡眠呼吸暂停低通气综合征

1. 危险因素控制　应控制体重，包括控制饮食，加强锻炼。此外，还应戒酒、戒烟，慎重使用镇静催眠药物以及其他可能引起或加重 OSAHS 的药物。

2. 病因治疗　纠正引起 OSAHS 或使之加重的基础疾病，如使用甲状腺素治疗甲状腺功能减低，采用手术纠正气道机械性梗阻等。

3. 体位治疗　侧卧位睡眠。

4. 无创持续气道正压通气治疗（CPAP） 是成人 OSA 患者的首选和初始治疗手段。

5. 口腔矫治器　适用于单纯的鼾症和轻度至中度的 OSA 患者，尤其是具有下颌后缩者。对于不能耐受 CPAP、无法接受手术或手术效果不佳的患者可以试用，也可作为 CPAP 治疗的补充或替代治疗措施。

6. 外科治疗　仅适合于手术确实可以解除上气道阻塞的患者，需要严格掌握手术适应证。通

常情况下，手术不宜作为本病的初始治疗手段。

7. 药物治疗　目前还没有疗效确切的药物可以使用。

8. 合并症的治疗　对于并发症及合并症应给予相应治疗。

（六）主动脉缩窄

1. 药物治疗　主要以降压药物控制高血压。

2. 介入治疗　包括球囊成型术及血管内支架植入术。

3. 手术治疗　包括缩窄段切除端–端（端–侧）吻合术、锁骨下动脉锤片成形术、主动脉缩窄人工补片成形术、缩窄段切除和人造血管吻合术、主动脉缩窄旁路移植术。

（七）妊娠期高血压

1. 药物治疗

（1）轻度高血压：收缩压持续≥140mmHg 和（或）舒张压持续≥90mmHg 时，应进行药物治疗。首选甲基多巴、β 受体拮抗剂（拉贝洛尔）及二氢吡啶类 CCBs，禁用 RAS 抑制剂。

（2）重度高血压：收缩压持续≥170mmHg 和（或）舒张压持续≥110mmHg 时，应立即住院治疗，静脉注射拉贝洛尔（可予尼卡地平、艾司洛尔、肼屈嗪、乌拉地尔替代），口服甲基多巴或二氢吡啶类 CCBs。

（3）子痫：硫酸镁是治疗子痫和预防抽搐复发的一线药物，也可用于重度子痫前期预防子痫发作。与地西泮、苯巴比妥和冬眠合剂等镇静药物相比，硫酸镁在控制子痫再次发作方面效果更好。除非存在硫酸镁应用禁忌证或者硫酸镁治疗效果不佳，否则不推荐使用苯巴比妥和苯二氮䓬类药物来预防或治疗子痫。对于非重度子痫前期的孕妇，可以酌情考虑使用硫酸镁。

2. 非药物治疗　妊娠期高血压患者应注意情绪放松，在确保有适量的运动基础上，保证充足的休息和睡眠，饮食上应注意营养均衡，适度控制盐的摄入。

（八）精神压力相关高血压

1. 药物治疗

（1）降压药：常用降压药物有 CCB、ACEI、ARB、利尿剂和 β 受体拮抗剂。注意，中枢类降

压药物，如可乐定、利血平、甲基多巴，可能引起抑郁等精神心理问题，对于与精神压力相关的高血压患者应慎用。

（2）神经代谢药：结合患者自主神经功能调节情况，选择具有调节神经代谢的药物，如谷维素、腺苷钴胺和叶酸。同时，根据患者的饮食生活习惯，评估是否存在维生素和电解质缺乏，并进行适当补充。这可能有助于治疗与精神压力相关的高血压。

（3）抗焦虑抑郁药：对于焦虑抑郁相关的高血压患者，予以抗焦虑抑郁治疗。临床常用的一线抗焦虑抑郁药物包括：①选择性 5 - HT 再摄取抑制剂，如氟西汀、帕罗西汀、舍曲林、氟伏沙明、西酞普兰、艾司西酞普兰。②5 - HT 和去甲肾上腺素再摄取抑制剂，如文拉法辛和度洛西汀。

③去甲肾上腺素及特异性 5 - HT 受体阻断剂，如米氮平。④复方制剂，如氟哌噻吨美利曲辛。

（4）镇静安眠药：对有睡眠障碍的高血压患者，予以镇静安眠药以改善失眠状况。临床常用药有苯二氮䓬类药物，如地西泮、阿普唑仑、艾司唑仑等；非苯二氮䓬类药物，如佐匹克隆、右佐匹克隆、右美托咪定等。

2. 非药物治疗

（1）生活方式的干预：包括限盐、戒烟、限酒、控制体重、均衡营养、充足睡眠等。

（2）运动疗法：如八段锦、太极拳、慢跑、游泳、瑜伽等。

（3）心理疗法：如情绪释放减压疗法、音乐疗法、正念、生物反馈、认知行为治疗等。

作者：武昊鹏（山东中医药大学附属医院）

审稿：胡勇军［湖南省人民医院（湖南师范大学附属第一医院）］

参考文献

第三节　高血压危象

高血压危象（hypertensive crisis）是高血压急症（hypertensive emergencies）及高血压亚急症（hypertensive urgencies）的总称（表 5 - 3 - 1）。在最新公布的 2017 年美国心脏协会（AHA）高血压指南中，除了下调高血压诊断标准至 130/80mmHg 外，再次启用了高血压危象这一概念，用以定义严重的高血压。

高血压危象的临床类型有：①急性 - 恶化性高血压。②高血压脑病。③脑血栓栓塞。④颅内出血。⑤急性主动脉夹层。⑥急性左心衰竭、肺水肿。⑦不稳定性心绞痛、急性心肌梗死。⑧子痫、先兆子痫。⑨嗜铬细胞瘤。⑩肾功能衰竭。⑪围术期高血压等。

表 5 - 3 - 1　高血压急症及高血压亚急症的定义及注意事项

分类	定义	备注
高血压急症	血压短时间内严重升高［通常收缩压（SBP）> 180mmHg 和（或）舒张压（DBP）> 120mmHg］，并伴发进行性严重靶器官损害或功能衰竭	1. 若患者 SBP≥220mmHg 和（或）DBP≥140mmHg，无论是否伴有症状，都应将其视为高血压急症 2. 对于妊娠期妇女或某些急性肾小球肾炎患者（尤其是儿童），高血压急症的血压升高可能并不显著，但其对器官的损伤却更加严重 3. 对于某些既往血压明显升高，已造成严重靶器官损害，但未进行系统降压治疗的患者；或某些患者降压治疗不充分，尽管在就诊时血压未达到 SBP > 180mmHg 和（或）DBP > 120mmHg，但检查结果已明确提示伴发急性肺水肿、主动脉夹层、心肌梗死或急性卒中等疾病。以上也应视为高血压急症

续表

分类	定义	备注
高血压亚急症	血压显著升高［SBP > 180mmHg 和（或）DBP > 120mmHg］，但不伴急性严重的靶器官损害和功能衰竭	患者通常无需住院治疗，但应立即进行抗高血压药物治疗，评估、监测高血压导致的心、脑和肾等严重靶器官损害，并确定导致血压升高的可能原因

诊断

一、筛查

根据五大主要症状（胸痛、急性呼吸困难、神经系统相关症状、头痛和视力障碍）的分级症状诊断模式，可作为简易筛查试验（阴性预测值99%），用于血压显著升高的患者，以便筛选出可疑的高血压急症患者。

二、诊断流程

高血压危象的诊断流程主要分为以下 2 个步骤（图 5-3-1）。

第一步：对疑似存在高血压危象的患者首先应进行紧急评估，判断患者有无危及生命的情况。若患者存在危及生命的情况，需进行心肺复苏及生命支持治疗；若患者无危及生命的情况，则进入再次评估流程。

第二步：进入再次评估流程的患者，在测量血压的同时，还需判断是否需要进行紧急处理。需进行紧急处理的患者，则应给予吸氧、建立静脉通路以及药物治疗；无需进行紧急处理的患者，在相对安静的环境重新测量血压，并除外引起血压升高的相关因素（疼痛、缺氧等）。上述患者还需进行针对性的排查，明确是否伴有严重靶器官损害。无急性严重靶器官损害和功能衰竭者，诊断为高血压亚急症或假性高血压；存在进行性严重靶器官损害或功能衰竭者，则诊断为高血压急症。

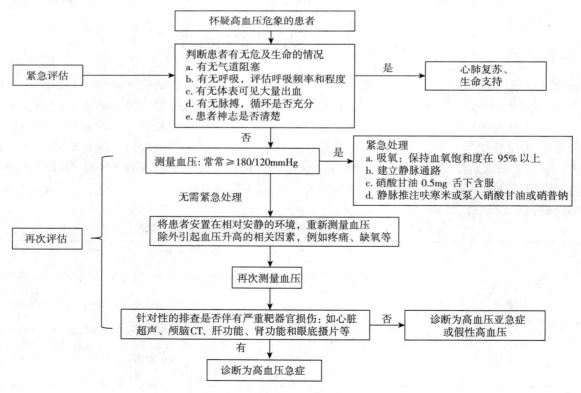

图 5-3-1　高血压危象诊断流程

三、 问诊与查体

（一）问诊技巧

应询问患者有无高血压急症严重靶器官损害的相关症状。除此之外，医生还需询问患者有无阵发性头痛、心悸、阵发性肌无力和痉挛等继发性高血压相关症状。

在病史采集过程中，应关注患者是否具有心血管疾病的危险因素以及既往是否有心血管、肾脏和神经系统疾病病史。若患者有高血压病史，应询问高血压的原因、持续时间、严重程度、合并症、药物使用情况和日常血压控制情况等。特别需要询问患者此次血压急剧升高的诱因，如突然停止降压治疗或更改药物剂量、特殊用药史等。

（二）临床表现

高血压急症表现为心、脑、肾、大血管功能出现进行性损害和功能衰竭（表5-3-2）。

表5-3-2 高血压急症不同临床类型相关症状

临床类型	症状
ACS	放射性肩背痛、急性胸痛、胸闷、烦躁、咽部紧缩感、烦躁、心悸及大汗等
急性主动脉夹层	撕裂样胸背部疼痛等
急性心力衰竭（心原性肺水肿）	心率增快、发绀及呼吸困难等
脑梗死	偏身感觉障碍、面舌瘫、失语、意识障碍及肢体瘫痪等
脑出血	喷射性呕吐、头痛、偏瘫及不同程度的意识障碍等
SAH	恶心、呕吐、剧烈头痛、意识障碍、颈背部痛、偏瘫、抽搐及失语等
急性肾功能不全	血尿、蛋白尿、少尿或无尿等

注：ACS 急性冠脉综合征；SAH 蛛网膜下腔出血。

（三）查体和体征

对高血压患者进行体格检查时，应着重关注患者的心血管系统、神经系统以及眼底检查，目的是评估患者是否存在高血压介导的严重靶器官损害、鉴别是否有继发性高血压（如颈部和腹部包块、血管杂音等），以及辅助诊断症状不典型的血压显著升高的患者，具体如下所述。

（1）在确保患者安全的基础上，医生应多次重复测量患者的血压，并同时评估患者的容量状况。

（2）四肢血压明显不同可见于主动脉夹层、主动脉缩窄或大动脉炎等患者。

（3）对循环系统的查体应侧重于判断患者有无心力衰竭表现，如颈静脉怒张、双肺湿啰音、病理性第三心音或奔马律等。

（4）神经系统检查应重点评估患者的意识状况、脑膜刺激征、四肢感觉和运动功能、视野变化以及病理征等。

（5）眼底镜检查发现新发的出血、渗出和视乳头水肿均提示高血压急症的可能性。有研究建议，在怀疑高血压急症的患者中，均应进行眼底检查。

四、 辅助检查

辅助检查的目的在于进一步确认是否存在高血压介导的严重靶器官损害、种类及损害程度等。值得注意的是，医生对患者严重靶器官损害的评估应动态进行，必要时复查相关检查项目。除此之外，在高血压急症患者中，有20%～40%的患者存在继发性高血压的病因，患者可完善相关检查以除外继发性高血压。

（一）优先检查

1. 实验室检查 疑似存在高血压危象的患者建议完善血常规、尿常规、血液生化（肝肾功能、电解质）、肌钙蛋白、凝血功能和D-二聚体等实验室检查。有助于医生初步确认高血压患者是否存在高血压介导的严重靶器官损害。若患者存在高血压介导的严重靶器官损害，可评估高血压介导的严重靶器官损害的损害程度。

2. 心电图 疑似存在高血压危象的患者均应完善心电图检查，特别是高血压伴胸痛的患者。有助于医生初步判断患者是否存在心肌缺血、心脏传导阻滞、心律失常及左室肥厚等心脏受损的情况。

3. 心肌损伤标志物 依据患者病情及初步判断，医生可建议患者进一步完善心肌损伤标志物相关检查，主要包括cTn、NT-proBNP和BNP等。有助于医生进一步评估高血压患者心脏受损的情况。

（二）可选检查

针对疑似继发性高血压的患者，根据需要进

行动脉造影、肾和肾上腺超声、CT 或 MRI，睡眠呼吸监测，血尿儿茶酚胺，卧立位肾素、血管紧张素Ⅱ和醛固酮等检查，具体请参见本章第二节"继发性高血压"。

1. 胸部 X 线 高血压合并呼吸困难者，建议完善胸部 X 线检查。胸部 X 线检查有助于医生了解患者的心脏轮廓、有无左室扩大、大动脉或肺循环等情况。

2. 超声心动图 需评价心脏功能和结构变化的高血压患者，建议完善超声心动图检查。经胸超声心动图为非侵入性检查，可半定量评估左室和右室充盈压力、心搏量（左室射血分数）和肺动脉压力。可用于诊断心脏肥厚或扩大，以及心包、心肌或心脏瓣膜疾病。

3. 胸腹部 CT/CT 血管造影 疑似存在主动脉夹层的高血压患者，首选胸腹部 CT/CT 血管造影（CT angiography，CTA）检查。有助于医生排除主动脉夹层。

4. 头颅 CT/MRI 对于出现神经系统相关临床表现的高血压患者，建议完善头颅 CT/MRI 检查。有助于医生排除脑梗死或脑出血等神经系统疾病。

五、 诊断及其标准

（一）诊断标准

高血压危象是高血压急症和高血压亚急症的总称，区分二者的唯一标准是有无新近发生的急性进行性的严重靶器官损害或功能衰竭。

1. 高血压急症 短时间内血压严重升高［通常 SBP > 180mmHg 和（或）DBP > 120mmHg］，并伴有高血压介导的严重靶器官损害（临床常见类型包括高血压脑病、颅内出血、脑梗死、急性冠脉综合征、急性心力衰竭、主动脉夹层和子痫等）或功能衰竭进行性加重者，可诊断为高血压急症。若 SBP ≥ 220mmHg 和（或）DBP ≥ 140mmHg，无论有无症状都应视为高血压急症。

2. 高血压亚急症 血压显著升高［SBP > 180mmHg 和（或）DBP > 120mmHg］，但不伴有急性严重靶器官损害和功能衰竭者，即可诊断为高血压亚急症。

（二）风险评估和危险分层

1. 高血压急症的评估 与当前患者血压的绝对值相比，（1）（2）两项指标的评估更可靠；医生可凭借以下三项指标，对高血压急症患者的病情严重程度、治疗方案和策略以及预后情况做出初步判断。

（1）基础血压值以及血压升高的幅度：用于评估高血压介导的严重靶器官损害的发生风险。

（2）急性血压升高的速度和持续时间：与病情严重程度有关。血压缓慢升高和（或）持续时间较短，说明病情相对较轻，反之则较为严重。

（3）影响短期预后的器官损伤表现，包括抽搐、胸痛、肺水肿和神经系统功能障碍等。研究表明，在高血压急症患者中，心肌钙蛋白 I（cTnI）水平升高和出现肾损害是主要心血管事件的预测因素。与无视网膜病变的患者相比，高血压急症患者若有晚期视网膜病变，即使血压水平相当，其他高血压介导的严重靶器官损害也更为明显。

2. 危重症患者的评估 目前，临床上用于评估、分析危重患者病情的工具为各类评分表格，主要包括急性生理和慢性健康状况评分Ⅱ（acute physiology and chronic health evaluation Ⅱ，APACHE Ⅱ）、格拉斯哥昏迷评分（glasgow coma score，GCS）及多器官障碍综合征（multiple organ dysfunction syndrome，MODS）评分等。

3. 高血压急症多学科整体评估 高血压急症患者的诊断与治疗依赖于急诊科、眼科、心血管科、肾脏科和神经科等科室的多学科整体评估和协助治疗（图 5 - 3 - 2）。

六、 鉴别诊断

（一）肾动脉狭窄

肾动脉狭窄（renal artery stenosis）可为单侧或双侧肾动脉狭窄，病变性质包括先天性肾动脉狭窄（纤维肌性发育不良）、炎症性肾动脉狭窄和动脉粥样硬化性肾动脉狭窄等。动脉粥样硬化性肾动脉狭窄主要发生在老年人群，而前两种则多见于青少年。因此，凡高血压突然加重或药物治疗疗效差的高血压患者，都应高度怀疑本病。

肾动脉狭窄患者，听诊可闻及上腹部或背部肋脊角处高音调的收缩 - 舒张期或连续性杂音。

完善静脉肾盂造影、核素肾图测定和腹部超声检查等有助于鉴别诊断。

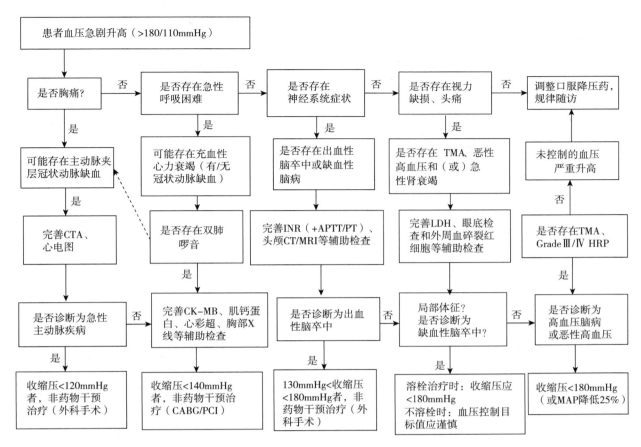

图5-3-2 高血压急症多学科整体评估流程

TMA 血栓性微血管病；CK-MB 肌酸激酶同工酶；PCI 经皮冠状动脉介入术；CABG 冠状动脉旁路移植术；INR 国际标准化比值；APTT 活化部分凝血活酶时间；PT 血浆凝血酶原时间；LDH 乳酸脱氢酶；MAP 平均动脉压；HRP 高血压性视网膜病变

（二）嗜铬细胞瘤

嗜铬细胞瘤患者的血压波动非常明显，即阵发性血压升高，同时可伴有心动过速、头痛、出汗、面色苍白等症状，对常规降压药反应不佳。若患者出现高代谢症状、体重减轻和糖代谢异常等，应考虑本病的可能性。

血浆或尿儿茶酚胺浓度升高可确诊此病。进一步完善CT、核素检查或血管造影检查等有助于鉴别诊断。

（三）皮质醇增多症

本病除有高血压外，还有向心性肥胖、面色红润、皮肤紫纹、毛发增多及血糖增高等表现。

完善地塞米松抑制试验和血浆促肾上腺皮质激素（adrenocorticotropic hormone，ACTH）兴奋试验，可予以鉴别诊断。

（四）脑肿瘤

高血压脑病患者的症状与脑肿瘤患者相似，均包括头痛、呕吐和视力下降等。

脑肿瘤患者可见视神经乳头水肿及颅内占位性病变相关的体征。头颅 CT 或 MRI 检查有助于鉴别诊断。

（五）颅内出血

颅内出血（intracranial hemorrhage）患者常突然发病，表现为神志障碍、呼吸深大带鼾音、口角歪斜以及肢体瘫痪等。颅内出血患者眼底检查可见视乳头水肿，但眼底动脉无痉挛表现。头颅CT 检查有助于鉴别诊断。

➤ 治疗

一、治疗流程

高血压危象患者的治疗主要包括迅速评估患者病情，明确患者为高血压急症，还是高血压亚急症，并根据患者病情进行针对性治疗（图 5 - 3 - 3）。

针对高血压急症患者，医生应尽快建立静脉通路，并静脉给予降压药物，对患者进行心电、血压、血氧监测。除此之外，医生还应治疗患者的基础疾病，去除诱因，在降压治疗的同时针对严重靶器官损害进行治疗。

针对高血压亚急症患者，医生需给予口服降压药物治疗，并治疗其基础疾病，去除诱因。

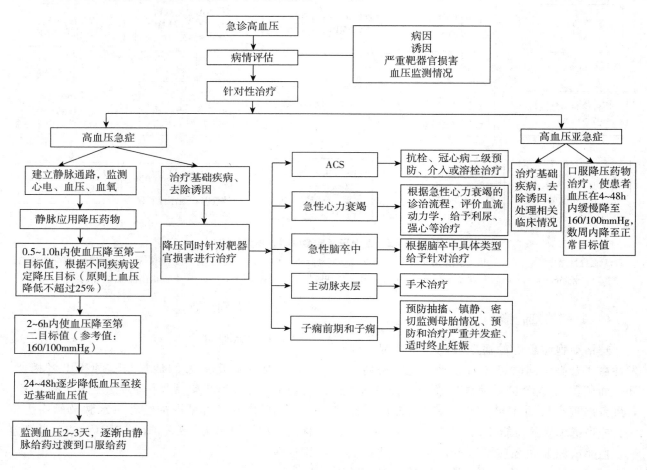

图 5 - 3 - 3　高血压危象治疗流程

二、治疗原则

（一）高血压危象的治疗原则

高血压危象的治疗应遵循"先救命后治病"的原则，在维持患者生命体征稳定的前提下，医生应对患者进行详细的临床评估，判断患者是否存在高血压介导的严重靶器官损害。存在血压显著升高［SBP > 180mmHg 和（或）DBP > 120mmHg］的高血压患者，建议尽快评估是否存在新出现的、进行性加重的严重靶器官损害或功能衰竭。

（二）高血压急症的急性期降压原则

建议在保证器官充分灌注的前提下，分阶段将血压降至相对安全的范围（治疗的第 1 个小时内 SBP 的降低幅度不超过治疗前水平的 25%；如病情稳定，在随后的 2 ～ 6h 内将血压降至

160/100mmHg 左右；此后在 24～48h 内逐步将血压降至目标水平）。降压的幅度和速度应根据患者的具体情况来进行制定和调整。

（三）根据降压幅度和速度制定及调整原则

存在严重合并症（如严重先兆子痫或子痫、嗜铬细胞瘤危象等）的高血压急症患者，建议在治疗的第 1 个小时内将 SBP 降至 140mmHg 以下。

合并主动脉夹层的高血压急症患者，在患者耐受的情况下，建议在 1h 内将 SBP 降至 110～120mmHg，同时心率控制在 <60 次/分。

三、治疗细则

（一）高血压急症

高血压急症患者可合并 ACS、急性心力衰竭、急性缺血性卒中、急性脑出血、SAH、主动脉夹层、子痫前期和子痫、嗜铬细胞瘤危象、高血压脑病和恶性高血压等疾病，本章节主要针对上述疾病的治疗细则进行阐述。

1. 急性冠脉综合征 急性冠状动脉综合征患者应严格控制血压和心率，目的是降低心脏后负荷，减少心肌耗氧量，改善心肌缺血状况。建议 ACS 患者的血压维持在 130/80mmHg 以下，同时保持 DBP >60mmHg。

推荐使用硝酸酯类、β 受体拮抗剂和地尔硫䓬作为治疗药物。硝酸酯类为 ACS 治疗的首选扩血管药物。

若患者能除外急性左心衰竭，建议采用硝酸酯类与 β 受体拮抗剂联合治疗。在硝酸酯类药物和 β 受体拮抗剂联合治疗下，若患者血压仍难以控制，可选择乌拉地尔降压治疗，或者使用血管紧张素转化酶抑制剂（angiotensin converting enzyme inhibitors，ACEI）/血管紧张素受体拮抗剂（angiotensin receptor blockers，ARB）以及利尿剂联合治疗。当 ACS 患者合并难以控制的心绞痛时，在 β 受体拮抗剂无效的情况下可考虑采用地尔硫䓬治疗。

鉴于硝普钠（nitroprusside）可能引起冠状动脉窃血，并诱发反射性心动过速，增加心肌耗氧，因此，ACS 患者不推荐应用硝普钠降压治疗。

2. 急性心力衰竭 多数急性心力衰竭患者血压往往会升高（SBP >140mmHg），部分患者血压正常或降低。降低急性心力衰竭患者发作时的心脏前、后负荷，减轻心脏负担是治疗的关键，主要通过静脉给予袢利尿剂和血管扩张药。

急性心力衰竭伴血压升高的患者应及时进行降压治疗，在最初 1h 内，平均动脉压降低幅度不应超过治疗前水平的 25%，目标血压 SBP 降至 140mmHg 以下，但为确保冠脉灌注，血压应保持在 120/70mmHg 以上。

推荐的扩血管药物包括硝酸酯类、硝普钠、乌拉地尔，并联合使用 ACEI/ARB 药物。对于严重心力衰竭发作并伴有血压升高的患者，建议使用硝普钠进行扩血管治疗，如硝普钠有禁忌，可选择乌拉地尔治疗。

3. 急性缺血性卒中 通常情况下，针对发生缺血性卒中 24h 内血压升高的患者，需要谨慎降压。然而，如若血压持续上升，SBP >220mmHg 或 DBP >120mmHg，或伴随其他高血压急症，或需溶栓治疗，且血压 >185/110mmHg 的患者，可以进行降压治疗，但 SBP 不低于 160mmHg，降压目标为 1h 内 MAP 降低不超过 15%。急性缺血性卒中准备采用溶栓治疗者，其血压应控制在 <180/110mmHg。

降压药物推荐使用拉贝洛尔、尼卡地平，如有必要，可选择硝普钠治疗，但硝普钠可能增加颅内压力。

4. 急性脑出血 急性脑出血患者应积极使用静脉降压药物治疗，以减少出血进一步加重。过去，临床上将 160/90mmHg 作为参考降压目标值。近年来，多项研究结果显示，急性脑出血患者发病 6h 内将 SBP 降至 140mmHg 以下是安全的。因此，现在临床上推荐加强降压治疗，即当 SBP 波动在 150～220mmHg 之间时，在患者没有明显禁忌证的情况下，可迅速将 SBP 降至 140mmHg。然而，最新指南提议，当 SBP >180mmHg 时进行降压治疗，SBP 保持在 130～180mmHg 范围内为宜。

脑出血量大且占位效应明显者是使用甘露醇等行脱水治疗的指征，推荐的降压药物包括拉贝洛尔、尼卡地平和乌拉地尔。

5. 蛛网膜下腔出血 蛛网膜下腔出血（subarachnoid hemorrhage，SAH）分为外伤性和非外伤性，非外伤性主要由动脉瘤破裂引起。动脉瘤（aneurysm）手术前，血压控制是主要治疗手段之一，降低血压有助于降低出血加重的风险，但需避免血压过低，以免影响脑灌注。

通常情况下，建议 SAH 患者的血压保持在基础血压的 20% 以上。动脉瘤手术后的患者，SBP 可维持在 140～160mmHg。

推荐的降压药物包括尼卡地平、乌拉地尔和尼莫地平。

6. 主动脉夹层 主动脉夹层（aortic dissection）治疗的关键在于迅速降低患者的血压和控制心率，原则上在不影响重要脏器灌注的前提下，将血压和心率降至尽可能低的水平。目标血压 SBP 至少 <120mmHg，心率波动应在 50～60 次/分之间。

β 受体拮抗剂为首选治疗药物，可联合硝普钠、尼卡地平、乌拉地尔等药物，将主动脉夹层患者的血压和心率控制在目标水平。

7. 子痫前期和子痫 应在密切监测母婴状态的基础上，明确治疗的持续时间、降压目标、药物选择和终止妊娠的指征。对于重度先兆子痫（preeclampsia）或子痫（eclampsisa）患者，建议采用静脉硫酸镁治疗，并确定终止妊娠的时机。推荐使用静脉降压药物，将血压控制在 <160/110mmHg；在脏器功能受损的情况下，血压应控制在 <140/90mmHg，但需避免降压过快，以免对胎儿供血产生影响。

推荐使用的降压药物包括尼卡地平、拉贝洛尔、肼屈嗪、硫酸镁和乌拉地尔。考虑到硝普钠可能导致胎儿氰化物中毒，因此，子痫前期和子痫的孕妇不能应用此药物。

8. 嗜铬细胞瘤危象 嗜铬细胞瘤危象尚无明确的降压目标和降压速度。因周期性释放的儿茶酚胺半衰期短，导致嗜铬细胞瘤患者血压波动较大，医生需在降压过程中紧密监测患者血压波动情况，防止低血压发生。

针对嗜铬细胞瘤危象患者，控制血压首选 α 受体拮抗剂，如酚妥拉明、乌拉地尔，也可选用硝普钠、尼卡地平。当嗜铬细胞瘤危象患者伴有心动过速和心律失常时，可联合 β 受体拮抗剂，但不建议单独使用 β 受体拮抗剂治疗。手术切除肿瘤是根本治疗方法。

9. 高血压脑病 高血压脑病（hypertensive encephalopathy）的降压策略为采取控制性降压，即避免血压下降过快从而导致脑灌注不足。在第 1h 内将 MAP 降低 20%～25%，初步降压目标设定为 160～180/100～110mmHg，待患者病情稳定，可逐步将血压降至正常水平。

推荐的降压药物包括拉贝洛尔、尼卡地平和硝普钠，同时可联合应用脱水降颅压药物，如甘露醇、利尿剂等。

10. 恶性高血压 恶性高血压（malignant hypertension）可同时伴有急性肾衰竭和/或 TMA，降压速度不宜过快。建议在数小时内将 MAP 降低 20%～25%，一旦患者病情稳定，再逐步将血压降至正常范围。

推荐的降压药物包括拉贝洛尔、尼卡地平和乌拉地尔。

（二）高血压亚急症

应嘱咐患者立即休息，保持情绪稳定，精神因素相关者可适当给予镇静药物（如地西泮、艾司唑仑等）。服降压药后应在门诊或者急诊室观察一段时间，观察服药后的血压情况及可能的药物不良反应。如有必要，高血压亚急症患者可收住普通病房进一步检查和治疗。除了常规评估（包括病史、查体和各种相关检查），还应注意发现和去除导致血压升高的因素，并调整口服药物，血压在数日内降至正常即可。如无不当，可维持原来用药品种不变，并根据当前情况补充和调整。

可选用起效较快的口服药物，一般采用联合用药的方法，常用的有襻利尿剂（如呋塞米）、β 受体拮抗剂（如拉贝罗尔、美托洛尔）、卡托普利或者其他 ACEI、可乐定（中枢降压药物）和较为长效的钙拮抗剂（避免硝苯地平普通片）等。

应注意肾动脉狭窄（尤其双侧）患者服 ACEI 类药物（如卡托普利）后，可导致血压继续升高。

卡托普利参考用法：最大剂量每次 25～50mg，慎重使用每次 12.5～25mg，可每 2h 给药 1 次，直至血压有效降低。起效时间大约 15～30min。

拉贝罗尔参考用法：最大剂量每次 200～400mg，可每 2～3h 给 1 次，直至血压有效降低。

可乐定很难获得，一般用于平时使用可乐定治疗，突然停药的高血压危象患者，总剂量不超过 0.7mg。

四、 药物治疗方案

合并不同疾病的高血压急症患者的降压药物

治疗方案如表 5 - 3 - 3 所示，常用降压药的特征如表 5 - 3 - 4 所示。

表 5 - 3 - 3　合并不同疾病的高血压急症患者的降压药物治疗方案[a]

疾病名称	降压目标和速度	推荐药物选择	
		一线推荐	其他选择
ACS	立即进行降压治疗 将血压维持在 130/80mmHg 以下，DBP >60mmHg	β 受体拮抗剂、硝酸甘油	乌拉地尔、地尔硫草
急性心力衰竭	立即降压治疗 SBP <140mmHg	硝酸甘油联合利尿剂、ACEI/ARB、硝普钠	乌拉地尔
缺血性卒中 溶栓 不溶栓	立即降压治疗 第 1h MAP 降低 15%，设定目标血压值 <180/110mmHg 当 SBP >220mmHg，DBP >120mmHg 时，第 1h 内 MAP 降低 15%，SBP 不宜 <160mmHg	尼卡地平、拉贝洛尔[b]	硝普钠
脑出血	立即降压治疗 SBP 在 130 ~180mmHg 之间	尼卡地平、拉贝洛尔[b]	甘露醇、乌拉地尔等
SAH	立即降压治疗 高出基础血压 20% 左右	尼莫地平、尼卡地平	硝普钠、拉贝洛尔
主动脉夹层	立即降压治疗 SBP <120mmHg，心率维持在 50 ~60 次/分	尼卡地平、艾司洛尔、硝普钠	美托洛尔、拉贝洛尔
重度子痫前期和子痫	立即降压治疗 血压 <160/110mmHg	尼卡地平、硫酸镁、拉贝洛尔	—
嗜铬细胞瘤危象	术前 24h 血压 <160/90mmHg	乌拉地尔、酚妥拉明、硝普钠	—
高血压脑病	第 1hMAP 降低 20% ~25%，血压控制在 160 ~180/100 ~110mmHg	尼卡地平、拉贝洛尔	甘露醇、硝普钠等
恶性高血压	数小时内，MAP 降低 20% ~25%	尼卡地平、拉贝洛尔	乌拉地尔、硝普钠

注：ACS 急性冠脉综合征；SAH 蛛网膜下腔出血。

[a] 高血压急症治疗初期不宜使用强效利尿降压药物治疗，除非患者有心力衰竭或明显的体液容量负荷过度。治疗过程中医生需遵循快速平稳降压、控制性降压，以及合理选择降压药物的原则，根据病情的特点，单独或联合使用静脉降压药进行控制性降压治疗。

[b] 拉贝洛尔和尼卡地平可安全应用于所有高血压急症的患者，成为医院的常备药物。

表 5 - 3 - 4　常用降压药的特征

药物	用法用量	起效时间	持续时间	不良反应及注意事项	禁忌证
硝普钠	0.25 ~10μg/（kg·min），静脉注射	即刻	2 ~10min	1. 心动过速、低血压、头痛、肌肉痉挛等 2. 若连续使用超过 48 ~72h，需每日测量患者血浆中的氰化物或硫氰酸盐浓度，确保硫氰酸盐浓度不超过 100mg/L，氰化物浓度不超过 3mmol/L，以防氰化物中毒	1. 代偿性高血压，如动静脉分流或主动脉缩窄时禁用 2. 高血压脑病、脑出血、SAH 的患者慎用
硝酸甘油	5 ~10μg/min，静脉注射	2 ~5min	5 ~10min	头痛、恶心等	对硝酸盐过敏者、严重贫血者、有颅内高压者及闭角型青光眼者禁用
尼卡地平	初始剂量为 5mg/h（5 ~15mg/h），每 15 ~30min 增加 2.5mg/h，直至达到目标血压 血压达标后尼卡地平可降至 3mg/h，持续静脉注射	立刻	30 ~40min	头痛、反射性心动过速等	怀疑有止血不完全的颅内出血（出血可能加重）者、卒中急性期颅内压升高者、急性心功能不全伴重度主动脉狭窄或二尖瓣狭窄者、肥厚型梗阻型心肌病患者、低血压患者、心原性休克患者禁用
艾司洛尔	250 ~500μg/（kg·min），静脉注射，其后静脉滴注	1 ~2min	10 ~20min	低血压、恶心等	支气管哮喘患者、严重阻塞性肺病患者、窦性心动过缓患者、二至三度房室传导阻滞患者、心原性休克患者禁用

药物	用法用量	起效时间	持续时间	不良反应及注意事项	禁忌证
拉贝洛尔	20～80mg，静脉注射，其后静脉滴注 0.5～2.0mg/h	5～10min	3～6h	心动过速、头痛、面色潮红等	严重动脉硬化及肾功能不全者、低血压患者、冠心病患者、心肌梗死患者、胃溃疡患者、对本品过敏者禁用
酚妥拉明	2.5～5.0mg，静脉注射	1～2min	10～30min	心动过速、头痛、面色潮红等	严重动脉硬化及肾功能不全者、低血压患者、冠心病患者、心肌梗死患者、胃溃疡患者、对本品过敏者禁用
乌拉地尔	10～50mg，静脉注射，其后静脉滴注 9mg/h	5min	2～8h	低血压、头晕、恶心、乏力等	对本品中成分过敏者、主动脉峡部狭窄或动脉分流者（肾透析时的分流除外）、哺乳期妇女禁用
地尔硫䓬	5～10mg，静脉注射 5～15μg/（kg·min），泵入	5min	30min	心动过缓、房室传导阻滞、低血压、心力衰竭、头痛、便秘、肝毒性等	病态窦房结综合征患者、二度或三度房室传导阻滞患者（以上两种情况，已安置心脏起搏器者除外）、严重充血性心力衰竭患者、重度心肌病患者、孕妇、本品过敏者禁用
肼屈嗪	10～20mg，静脉注射	10～20min	1～4h	心动过速、面色潮红、头痛、呕吐、心绞痛加重等	主动脉瘤患者、卒中患者、严重肾功能障碍患者禁用
	10～40mg，肌肉注射	20～30min	4～6h		

作者：梁建军（武威市凉州医院）

审稿：易忠（航天中心医院）

参考文献

第四节　难治性高血压

图 5-4-1　难治性高血压思维导图

我国 2018 年高血压指南规定的难治性高血压（resistant hypertension）是指在改善生活方式基础上应用了可耐受的足够剂量且合理的 3 种降压药物（包括 1 种噻嗪类利尿剂）至少治疗 4 周后，诊室和诊室外（包括家庭血压或动态血压监测）血压值仍在目标水平之上，或至少需要 4 种药物才能使血压达标的高血压。欧洲 2018 年高血压指南的定义则是：尽管患者依从性良好，而且排除了假性高血压和继发性高血压，但是采用的治疗方案，包括生活方式干预和至少 3 种足剂量的降压药物（包含 1 种利尿剂），仍然未能使患者血压降至 140/90mmHg 以下。2020 年版加拿大难治性高血压管理指南当中将难治性高血压定义为尽管使用至少 3 种降压药物（其中包括 1 种利尿剂），且用至最佳剂量，血压水平仍高于目标值。

诊断

一、 诊断流程 （图5-4-2）

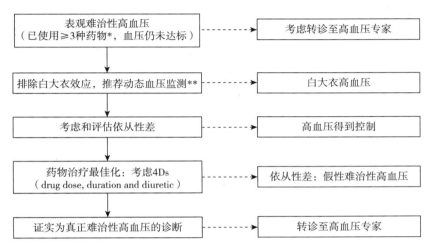

图5-4-2 难治性高血压诊断流程

*3种或3种以上药物，用至最佳可耐受剂量，最好包括1种利尿剂；**若缺乏动态血压监测设备，可采用家庭血压监测

二、 问诊与查体

（一）问诊和症状

应详细询问患者高血压病程、目前降压药物方案、生活方式是否得到改善、有无应用其他可能的潜在升压药物、有无合并糖尿病、有无靶器官损害表现、有无继发性高血压表现（如原发性醛固酮增多症、肾动脉狭窄、慢性肾脏病和阻塞性睡眠呼吸暂停低通气综合征等）。

（二）查体和体征

对就诊的高血压患者，需测量血压、心率、BMI，检查上呼吸道结构，进行心界叩诊，确认患者有无继发性高血压的体征，例如向心性肥胖，颈动脉、腹部或股动脉杂音，两上肢/上下肢血压明显不对称，股动脉搏动减弱等。

三、 辅助检查

（一）优先检查

优先检查心电图、肝功能、肾功能、血尿酸、血钾、血钠、血糖、血脂、动态血压、尿微量白蛋白、心电图等。

（二）可选检查

临床可选择眼底、尿微量白蛋白、24h尿（钠、钾、总蛋白定量、皮质醇、儿茶酚胺）、皮质醇节律、地塞米松抑制试验、血浆醛固酮、血浆肾素活性、醛固酮/肾素比值（APR）、颈动脉彩超、心脏彩超、睡眠呼吸监测、肾上腺CT、肾动脉彩超或增强CT、精神心理评估等，以进一步明确诊断及相关并发症。

四、 诊断及其标准

确定患者是否属于难治性高血压常需配合采用正确的诊室外血压测量，包括家庭血压测量及动态血压监测，以排除白大衣血压和假性难治性高血压。

目前，各个国家、地区关于难治性高血压的诊断标准尚未完全统一。我国难治性高血压诊断标准来自于2018年中国高血压防治指南，即在改善生活方式的基础上应用了可耐受的足够剂量且合理的3种降压药物（包括1种噻嗪类利尿剂）至少治疗4周后，诊室和诊室外（包括家庭血压或动态血压监测）血压值仍在目标水平之上，或至少需要 4 种药物才能使血压达标。

五、鉴别诊断

（一）假性难治性高血压

难治性高血压需仔细与假性难治性高血压鉴别，采用正确的诊室外血压测量，包括家庭血压测量及动态血压监测，并判定是否存在生活方式改善不明显、药物依从性差、长期应用可能会升高血压的药物、白大衣高血压、治疗依从性欠佳等，以排除假性难治性高血压。

（二）继发性高血压

难治性高血压患者有较高的继发性高血压患病率。其中最常见的病因是原发性醛固酮增多症、肾动脉狭窄、慢性肾脏病和阻塞性睡眠呼吸暂停低通气综合征。继发性高血压患者往往会有相关临床表现、体征以及实验室检查异常（参见本章第二节"继发性高血压"）。

六、误诊防范

（一）易误诊人群

（1）老年患者，继发性高血压起病隐匿且发展缓慢、临床症状不典型。
（2）假性难治性高血压患者。
（3）降压治疗方案不合理的患者。
（4）治疗顺应性差的患者。
（5）继发性高血压表现不典型的中青年患者。
（6）有药物干扰的患者。
（7）合并症未控制好的患者。

（二）避免误诊的要点

（1）积极筛查继发性高血压。
（2）排除假性难治性高血压。
（3）详细的病史询问及查体。
（4）指导患者进行正确的家庭血压监测及充分有效利用动态血压检查。

治疗

一、治疗流程 （图 5-4-3）

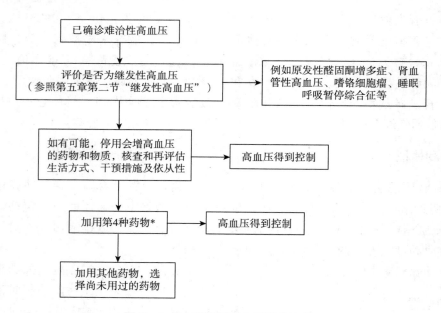

图 5-4-3 难治性高血压治疗流程

* 可选择螺内酯、阿米洛利、α 受体拮抗剂、β 受体拮抗剂或可乐定，螺内酯降压作用相对最强

二、 治疗原则

（1）停用潜在可能升高血压的药物，如无法停用时可适当减低剂量。

（2）足量使用利尿剂。

（3）合理的联合用药，包括单片固定复方制剂，选用不同降压机制的药物联合，可以达到降压效果最大化和不良反应最小化。

（4）尽量选择长效制剂，可有效控制夜间血压、晨峰血压以及清晨高血压，维持24h持续血压达标，有效改善患者依从性。遵循个体化原则，必须根据患者具体临床情况、并发症、对药物的耐受性以及降压药物的机制，选择最适合的降压药物。

三、 治疗细则

（一）生活方式干预

生活中，高血压患者应减少钠盐摄入、增加钾摄入、均衡膳食、控制体重、戒烟、限制饮酒、适当进行有氧运动、减轻精神压力和保持心理平衡。

（二）药物治疗

（1）推荐选择常规剂量的肾素 - 血管紧张素系统（RAS）抑制剂 + 二氢吡啶类钙通道阻滞剂（CCB）+噻嗪类利尿剂，也可根据患者特点和耐受性考虑增加各药物的剂量，应达到足剂量。

（2）效果仍不理想者，可依据患者特点加用第4种降压药，可加用醛固酮受体拮抗剂、β受体拮抗剂或α受体拮抗剂或交感神经抑制剂（可乐定），但仍需要采用个体化治疗的原则。

目前，对于加用何种第4种药物的循证医学证据不足，还有争议。关于第4种降压药物的疗效方面的随机对照试验甚少，且这些试验或多或少存在观察时间较短、仅评价降压效果的不足。现有证据表明，加用螺内酯、比索洛尔、多沙唑嗪、阿米洛利或可乐定作为第4种药物，均能显著降低血压，其中螺内酯降压作用相对最强。另外，在难治性高血压患者中，很可能存在着一部分尚未诊断的原发性醛固酮增多症患者，此种情况可部分解释为何螺内酯降压作用最强。有系

综述提到螺内酯在难治性高血压患者中降低血压的作用大于其他第4种降压药物，但目前还没有头对头比较依普利酮和螺内酯的研究，也没有评价药物降压作用是否在种族差异或性别差异的研究，更缺乏评价长期临床效益的随机对照试验。因此，最新的2020年加拿大难治性高血压指南并未做明确的第4种药物的推荐，而是建议医生对患者进行个体化处理。

PATHWAY - 2试验是英国高血压学会的第二项高血压预防和治疗试验，共纳入314例难治性高血压患者，采用安慰剂对照、交叉设计和家庭自测血压的方法，评价难治性高血压患者在 A - C - D 组合基础上加用螺内酯、比索洛尔或多沙唑嗪治疗的效果，观察12周的降压效果。结果提示，加用3种药物中任何一种降低收缩压的作用均显著优于安慰剂组，其中螺内酯作用最强（ - 8.70mmHg），显著高于比索洛尔（ - 4.48mmHg）和多沙唑嗪（ - 4.03mmHg）（均 P < 0.0001）。汇总分析也显示螺内酯的降压作用显著强于安慰剂和活性对照药物。

（三）介入或器械治疗

难治性高血压器械治疗包括经导管去肾交感神经术、压力感受器激活疗法和髂动静脉吻合术。鉴于目前有关器械治疗在难治性高血压治疗方面的疗效和安全性的证据仍不充足，仍处于探索阶段，因此该方法仍处于临床研究阶段，不适合临床广泛推广。

1. 经导管去肾交感神经术 肾动脉交感传入神经消融技术（renal denervation，RDN）是一种新兴技术，近些年发展迅速。最初的 Symplicity HTN - 1 和 Symplicity HTN - 2 临床试验显示，RDN 能够降低难治性高血压患者的诊室收缩压 20 ~ 30mmHg，而且没有出现明显的不良反应与并发症，更为重要的是，经过 3 年左右随访，这些患者没有发现血压有明显反弹的迹象。然而随后由美国 FDA 牵头的 Symplicity HTN - 3 试验却是阴性的，消融治疗组和假手术组在降压效果方面无明显差异。当然，这些试验结果的不一致可能与临床研究设计、患者依从性、消融技术的某些缺陷、未实现完全神经阻断以及术者经验有关。近期发表的 RADIANCE - HTN TRIO 研究是一项多中心、

双盲、随机、假手术对照研究，在美国的 28 个医疗中心和欧洲的 25 个医疗中心进行，随机分配 136 位难治性高血压患者进行超声消融 RDN（n = 69）或假手术（n = 67）。在 2 个月随访期内，与假手术组相比，基于血管内超声消融的 RDN 组患者日间动态血压降幅更大（可达 8.0mmHg），RDN 的降压效果在 24h 动态血压监测、夜间血压和诊室血压监测中均具有良好的一致性。因此，总体而言，目前有关 RDN 治疗难治性高血压的疗效和安全性的证据仍不充足，仍处于临床研究阶段。

2. 压力感受器激活疗法　压力感受器激活疗法主要是通过激活颈动脉体肌源性拉伸反射，从而起到降低交感神经活性和血压的目的。尽管早期研究结果提示效果良好，但随机双盲的 Rheos Pivotal 试验未能证明该疗法具有显著的降压作用。目前改进后的第二代器械采用单个电极刺激单侧颈动脉体，有希望提高手术安全性，但研究对象已逐渐转向心力衰竭患者。近期，通过增加颈动脉窦部管壁应力来调节血压的血管内释放装置 MobiusHD 已经投入临床试验。目前压力感受器激活疗法的安全性及有效性仍不明确，临床应用前景尚不明确。

3. 髂动静脉吻合术　随机临床试验发现，髂动静脉吻合术的确在降压方面有显著作用，但研究者随访 1 年后发现，接近 1/3 的接受吻合术的患者出现手术或器械相关并发症。目前这一技术不再进一步研发。

（四）转诊

1. 转诊原则　临床遇到以下情况时需及时进行转诊。

（1）合并严重的临床情况或靶器官损害，需要进一步评估治疗。

（2）怀疑继发性高血压的患者。

（3）妊娠和哺乳期妇女。

（4）高血压急症及亚急症患者。

（5）难治性高血压患者。

（6）随访过程中出现新的严重临床疾患或原有疾病加重。

（7）患者服降压药后出现不能解释或者难以处理的不良反应。

（8）高血压伴发多重危险因素或靶器官损害而处理困难的患者。

2. 转诊要点　与上级医疗机构建立有效的转诊机制。识别符合转诊标准的患者以及危急症患者，及时规范转至上级医院诊疗。确定转诊患者的同时应联系定点的上级医院，告知患者情况，开具转诊单，并带上相关病历资料，配合尽快转诊上级医疗机构。如出现意识模糊、意识丧失，怀疑急性卒中、急性主动脉夹层、急性左心衰、急性心肌梗死等情况时，务必急救车紧急转诊。

四、药物治疗方案（表 5-4-1）

表 5-4-1　常用药物选择

口服降压药物		每天剂量（mg）（起始剂量~足量）	每天服药次数（次）	主要不良反应
ACSI	雷米普利	1.25~20	1	咳嗽，血钾升高，血管神经性水肿
	培哚昔利	4~8	1	
	依那普利	2.5~40	2	
ARB	氯沙坦	25~100	1	血钾升高，血管性神经水肿（罕见）
	厄贝沙坦	150~300	1	
	缬沙坦	80~160	1	
二氢吡啶类 CCB	硝苯地平控释片	30~60	1	踝部水肿，头痛，潮红
	氨氯地平	2.5~10	1	
非二氢吡啶类 CCB	维拉帕米	80~480	2~3	房室传导阻滞，心功能抑制
	维拉帕米缓释片	120~480	1~2	
	地尔硫䓬胶囊	90~360	1~2	

续表

口服降压药物		每天剂量（mg）（起始剂量～足量）	每天服药次数（次）	主要不良反应
噻嗪类利尿剂	氢氯噻嗪	6.25～25	1	血钾降低，血钠降低，血尿酸升高
	氯噻酮	12.5～25	1	
	吲哒帕胺缓释片	1.5	1	
醛固酮受体拮抗剂	螺内酯	20～60	1～3	血钾增高，男性乳房发育，血钾增高
β受体拮抗剂	比索洛尔	2.5～10	1	支气管痉挛，心功能抑制
	美托洛尔平片	50～100	2	
	美托洛尔缓释片	47.5～190	1	
α受体拮抗剂	多沙唑嗪	1～16	1	体位性低血压 低血压，口干，嗜睡
	特拉唑嗪	1～20	1～2	
	可乐定	0.1～0.8	2～3	

作者：阳全（香港大学深圳医院）

审稿：胡勇军［湖南省人民医院（湖南师范大学附属第一医院）］

参考文献

第五节　老年高血压

老年高血压（senile hypertension 或 elderly hypertension）指的是年龄≥65岁，在没有使用降压药物的情况下，非同日3次测量血压，若 SBP≥140mmHg 和（或）DBP≥90mmHg，即可被诊断为老年高血压。曾被明确诊断为高血压并正在接受降压药物治疗的老年人，即使血压低于 140/90mmHg，也应该被诊断为老年高血压。

老年单纯收缩期高血压（isolated systolic hypertension，ISH）指的是 SBP≥140mmHg，DBP＜90mmHg。

老年高血压患者伴有严重动脉硬化时，可出现袖带加压时难以压缩肱动脉，所测血压值高于动脉内测压值的现象，称为假性高血压（pseudohypertension）。

▶ 诊断

一、诊断流程

老年高血压的诊断流程包括测量血压，评估其他相关危险因素、合并疾病情况及靶器官损害，以确定危险分层。需要注意的是，老年高血压患者常存在 SBP 单纯升高或脉压差较大现象，在测量血压时应注意识别。

二、问诊与查体

1. 一般表现　老年高血压患者由于常存在比较严重的动脉硬化，因此更易出现临床症状，包括头晕、头痛、心慌、乏力和颈部僵硬感等。

2. 典型表现

（1）血压波动大：特别是收缩压。最常见为体位性低血压、餐后低血压和血压昼夜节律异常等。

（2）假性高血压：无创中心动脉压检测可以提供相对准确的血压值。随着年龄的增长，假性高血压的发生率也会增加。如果 SBP 测量值异常升高但未发现相关靶器官损害，或在进行药物降压治疗后出现低血压症状，则应考虑可能是假性高血压。

（3）单纯收缩期高血压：老年高血压患者常见 SBP 升高和脉压增大。单纯收缩期高血压以 SBP 升高为主，对心脏危害性更大，更易发生心力衰竭，同时也更易发生卒中。

（4）对血容量减少和交感神经抑制敏感：这可能与老年人心血管反射损伤有关。

（5）合并主动脉瓣关闭不全：随年龄增长，老年人群钙化性瓣膜病发生率增高，若脉压过大，SBP 明显升高且 DBP < 50mmHg，应注意合并主动脉瓣关闭不全的可能性。

（6）常合并多种慢性病：合并糖尿病、高脂血症、冠心病、肾功能不全和脑血管病的检出率分别为 39.8%、51.6%、52.7%、19.9% 和 48.4%。

（7）抑郁、焦虑等负面情绪：老年人群在生理上躯体机能严重下降、思维上反应缓慢、心理上自我调适能力逐渐减弱，随着老年人群社会交往的逐渐减少，容易产生抑郁、焦虑等负面情绪。

三、 辅助检查

（一）优先检查

由于老年高血压存在血压波动大、夜间高血压、清晨高血压和体位性低血压等特点，除了在就诊时测量血压外，还应鼓励老年患者在家自测血压并进行动态血压监测。每年进行双侧上肢和四肢血压测量以及不同体位（卧位和立位）的血压测量。特别要注意在临睡前、清晨时间段和服药前进行血压监测。

（1）诊室血压测量：诊室血压测量（OBPM）是指医院环境下由医护人员按照血压测量规范进行的血压测量。在进行血压测量前，患者需要静坐 5min，通常测量坐位血压，并确保血压袖带与心脏处于同一水平。

首次就诊应测量双侧上臂血压，首次就诊或调整治疗方案后需测量卧立位血压，观察有无体位性低血压，测量血压时测量脉率。

（2）诊室外血压测量：包括动态血压监测（ABPM）和家庭血压监测（HBPM），能更真实地反映个体生活状态下的血压状况，预测心血管风险能力优于诊室血压测量。

①家庭血压监测（HBPM）：建议使用经过国际标准方案认证合格的上臂式家用自动电子血压计来进行 HBPM。不推荐使用腕式血压计和手指血压计，并且不建议使用水银柱血压计进行 HBPM。在使用电子血压计进行 HBPM 时，应定期校准，每年至少校准 1 次。

家庭血压值一般比诊室血压值低。高血压的家庭血压诊断标准为 ≥135/85mmHg（对应于诊室血压的 140/90mmHg）。

在初始治疗阶段、血压不稳定或是调整药物治疗方案时，建议每天早晨和晚上测量血压（每次测 2~3 遍，取平均值），连续测量 7 天，取后 6 天的血压计算平均值。对于血压控制平稳的患者，每周只需要测量一天的血压。对于长期药物治疗的患者，建议监测服用前的血压状态，以评估药物疗效。

在进行血压监测过程中，建议详细记录每次测量的日期、时间以及所有血压读数，而不仅仅是计算平均值。这样可以为医生提供更多信息，帮助医生评价血压监测和控制效果。

对于精神高度焦虑的患者不建议进行 HBPM。

②动态血压监测（ABPM）：使用自动血压测量仪器进行 ABPM，可以连续测量日常生活状态下的血压水平，特别是监测夜间睡眠期间的血压。

这种方法可以全面和准确地评估个体血压水平和波动状态，并且可以鉴别白大衣高血压、检出隐匿性高血压，以及诊断单纯性夜间高血压。

测量方法如下：使用经过国际标准方案认证合格的 ABPM 仪器，通常白天每 20min 测量 1 次，晚上睡眠期间每 30min 测量 1 次。应确保 24h 内血压的有效监测，每 1 个小时至少有 1 个血压读数，有效血压读数应达到总监测次数的 70% 以上。根据 ABPM 数值，还可以获得一些衍生指标，例如：夜间血压下降幅度、清晨血压水平、24h 血压变异、血压负荷、晨峰现象和动态动脉硬化指数等。

（二）可选检查

1. 实验室和其他辅助检查 除了常规的血生化（空腹血糖、血脂、血尿酸、肝肾功能以及电解质，特别是血钾）、血常规、尿液分析和心电图等基本检查外，对于老年高血压患者，还推荐进行以下检查：空腹和餐后 2h 血糖检测、糖化血红蛋白检测、尿微量白蛋白测定、24h 尿蛋白定量（常规检查尿蛋白阳性者）、超声心动图等。

有条件者可进一步检测颈动脉超声、胸片、眼底、脉搏波传导速度和踝 - 臂血压指数等，并对老年患者进行衰弱评估。

2. 衰弱评估 老年人的特点是多病共存，部分慢性疾病和某些亚临床问题与衰弱（frailty）的患病率及发病率呈显著相关性。高血压病可促进衰弱的发生，进而导致一系列临床不良事件的发生，如功能下降、跌倒、行动不便、失能、住院和死亡的风险增加等。衰弱筛查推荐采用国际老年营养和保健学会提出的 FRAIL 量表（表 5 - 5 - 1）。

表 5 - 5 - 1 FRAIL 量表

序号	项目	询问内容
1	疲乏	在过去的 4 周，大部分或者全部时间里感到疲惫不堪
2	阻力增加、耐力减退	在不借用任何辅助工具以及他人帮助的情况下，爬 1 层楼梯中途不休息有困难
3	自由活动下降	在不借用任何辅助工具以及不用他人帮助的情况下，走完 1 个街区（100m）较困难
4	疾病情况	医生确诊存在 ≥5 种如下疾病：高血压、糖尿病、急性心脏疾病发作、卒中、恶性肿瘤（微小皮肤癌除外）、充血性心力衰竭、哮喘、关节炎、慢性肺病、肾脏疾病、心绞痛等
5	体重下降	在过去 1 年或更短时间内，体重下降 ≥5%

注：具备以上 5 条中 ≥3 条被诊断为衰弱；<3 条为衰弱前期；0 条为无衰弱。

四、 诊断及其标准

（一）诊断标准

目前我国采用中华医学会的老年高血压防治指南（2018 修订版）进行血压水平的分类，分为正常血压、正常高值和高血压、血压水平分类，同样适用于老年患者。

治疗

一、 治疗原则

老年高血压降压治疗的目的是为了延缓心血管疾病进程、降低发病率和死亡率、改善生活质量和增加寿命。

（二）风险评估和危险分层

针对老年高血压患者，进行整体风险评估可以帮助确定降压治疗时机、优化治疗方案、综合管理心血管危险因素。由于高龄本身就是一种危险因素，因此老年高血压患者至少属于心血管疾病的中危人群。目前我国采用中华医学会的老年高血压防治指南（2018 修订版）进行危险分层（表 5 - 5 - 2）。

表 5 - 5 - 2 老年高血压患者的危险分层

其他心血管危险因素和疾病史	血压水平		
	1 级高血压	2 级高血压	3 级高血压
1 ~ 2 个其他危险因素	中危	中危	很高危
≥3 个其他危险因素或存在靶器官损害或糖尿病	高危	高危	很高危
并存临床情况	很高危	很高危	很高危

五、 鉴别诊断

老年高血压主要需与继发性高血压进行鉴别。对血压难以控制的高龄患者，应考虑肾血管性高血压、肾性高血压、原发性醛固酮增多症、睡眠呼吸暂停综合征等继发性高血压。

继发性高血压的线索：例如肾炎史或贫血史；肌无力、发作性软瘫等；阵发性头痛、心悸、多汗；打鼾伴有呼吸暂停；长期应用升高血压的药物。

怀疑继发性高血压患者可选择以下检查项目：血浆肾素活性或浓度、血/尿醛固酮、皮质醇、游离甲氧基肾上腺素/甲氧基去甲肾上腺素、血/尿儿茶酚胺、肾动脉超声/造影、肾/肾上腺超声、CT/MRI、肾上腺静脉采血及睡眠呼吸监测。对有合并症的高血压患者需进行心功能、肾功能和认知功能等相关检查。具体请参见本章第一节"原发性高血压"。

患者能耐受的前提下逐步实现血压达标。监测患者血压变化，避免过快降压引起不良反应。同时，对所有可逆性心血管疾病危险因素（如吸烟、血脂异常、肥胖、血糖代谢异常或尿酸升高等）进行干预。还需关注和治疗相关靶器官损害及临床疾病。

多数患者需要长期坚持治疗。

二、治疗细则

（一）降压目标

不同老年高血压患者推荐起始药物治疗的血压值和降压目标值不同（表5-5-3）。

表5-5-3 推荐起始药物治疗的血压值和降压目标值

患者特点	推荐	推荐类别	证据水平
• 年龄≥65岁 • 血压≥140/90mmHg	在生活方式干预的同时启动降压药物治疗，将血压降至140/90mmHg	I类	A级
• 年龄≥80岁 • 血压≥150/90mmHg	立即启动降压药物治疗，首先应将血压降至<150/90mmHg，若耐受性良好，则进一步将血压降至<140/90mmHg	IIa类	B级
• 经评估确定为衰弱的高龄高血压患者血压≥160/90mmHg	应考虑启动降压药物治疗，收缩压控制目标为<150mmHg，但尽量不低于130mmHg	IIa类	C级
• 对降压治疗耐受性良好	如果患者对降压治疗耐受性良好，不应停止降压治疗	III类	A级

（二）生活方式改善

生活方式改善是降压治疗的重要措施，应鼓励患者纠正不良生活习惯。

1. 限制食盐摄入 老年人常见盐敏感性高血压，食盐摄入限制非常重要。建议患者每日摄盐量不要超过6g。但是需要注意的是，过度限制盐的摄入可能会导致低钠血症，需要引起警惕。

2. 平衡膳食 老年人应该摄入多种新鲜的蔬菜、水果、鱼类、豆类和豆制品、粗粮、脱脂奶，以及其他富含钾、钙、膳食纤维和不饱和脂肪酸的食物，这样有益于身体健康。

3. 戒烟、避免吸二手烟 烟草会增加心脑血管事件的发生率和病死率，因此老年人应该戒烟或避免吸入二手烟。

4. 限制饮酒 不建议老年人饮酒，如果老年人坚持饮酒，每日饮酒量应该被限制，并且男性每日饮酒摄入量不应超过25g，女性不应超过15g。同时，需要注意酒精对药物疗效的影响。

5. 适度减轻体重 减重有利于降低血压，建议老年高血压患者将BMI控制在25kg/m²以内。

6. 坚持规律有氧运动 运动有助于降低老年高血压患者的血压。患者可以根据自己的个人爱好和身体状况选择容易坚持的运动方式，如快步走。一般来说，每周应该进行5次运动，每次30~60min。

7. 保持心理健康 老年高血压患者心理健康状况的影响因素包括性别、锻炼频率、经济情况和人际关系等，高血压病是心身疾病，心理状况不良可导致血压控制不佳。应避免情绪波动和应激，保持精神愉快、心理平衡和生活规律，治疗焦虑、抑郁等精神疾患。

8. 日常注意事项

（1）老年高血压患者过度严格控制饮食和限制食盐摄入可能会导致营养不良和电解质紊乱（如低钠、低钾血症），特别是对于高龄患者而言。

（2）老年高血压患者过度快速减轻体重可能会影响生活质量，甚至导致免疫力下降，并发生其他疾病。

（3）老年人的血压受季节变化的影响，存在夏季血压低和冬季血压高的特点。因此，在不同季节需要监测血压的变化，并及时调整降压药物。

（4）尽量避免、及早发现和妥当处置低血压。

（5）如果血压波动过大，建议宁高勿低，以不出现低血压为原则。

（三）药物治疗

合理选择降压药物可以提高患者的血压达标率、降低心脑血管疾病的患病率及病死率，并预防靶器官损害（如卒中、冠心病、心力衰竭和肾功能不全）。

治疗老年高血压的理想降压药物应该具备以下条件：①平稳、有效地降低血压。②安全性好，不良反应少。③服用简便，依从性好。

临床常用的钙通道阻滞剂（CCB）、利尿剂、血管紧张素转换酶抑制剂（ACEI）、血管紧张素受体拮抗剂（ARB）以及 β 受体拮抗剂均可用于老年高血压的初始治疗。

当单药常规剂量不能达到降压目标时，医生应该根据患者是否存在靶器官损害、并存的其他疾病以及心脑血管疾病的危险因素等个体状况来选择合适的降压药物。联合使用不同机制的降压药物可以提高降压效果，同时减少不良反应，有利于对靶器

官的保护。在确定联合治疗方案时，医生应综合考虑患者的基线血压水平、并存的心血管疾病危险因素以及靶器官损害情况。在提高患者服药依从性方面，固定复方制剂的应用具有一定的优势。

老年高血压合并疾病的降压目标及药物选择见表 5 - 5 - 4。

表 5 - 5 - 4　老年高血压合并疾病的降压目标及药物选择

合并疾病种类	降压目标及推荐用药
卒中	①急性脑出血患者，应将收缩压控制在 <180mmHg ②急性缺血性卒中患者，应将收缩压控制在 <200mmHg ③既往长期接受降压药物治疗的急性缺血性卒中或短暂性脑缺血发作的患者，为预防卒中复发和其他血管事件，推荐发病后数日恢复降压治疗 ④既往缺血性卒中或短暂性脑缺血发作的患者，应根据患者具体情况确定降压目标。一般认为应将血压控制在 <140/90mmHg ⑤既往缺血性卒中高龄患者血压应控制在 <150/90mmHg
冠心病	①年龄 <80 岁者，血压控制目标为 <140/90mmHg ②若患者一般状况良好、能耐受降压治疗，尤其是既往心肌梗死者，血压可降至 <130/80mmHg ③年龄≥80 岁者，血压控制目标为 <150/90mmHg，若患者耐受性良好，血压可进一步降至 <140/90mmHg ④脉压增大（≥60mmHg）者，应强调 SBP 达标。当 DBP <60mmHg 时，需密切监测患者血压，逐步降至目标 SBP
心力衰竭	①合并心力衰竭的老年高血压患者应首先将血压控制在 <140/90mmHg，若患者可耐受，血压进一步降至 <130/80mmHg ②若无禁忌证，ACEI 或 ARB、醛固酮受体拮抗剂、利尿剂、β 受体拮抗剂和 ARNI 均可作为治疗的选择 ③伴心力衰竭，不推荐应用 CCB 类药物
CKD	①老年 CKD 患者，推荐血压降至 <140/90mmHg ②尿白蛋白 30 ~300mg/d 或更高者，推荐血压降至 <130/80mmHg ③血液透析患者，透析前收缩压应 <160mmHg；老年腹膜透析患者血压控制目标可放宽至 <150/90mmHg ④CKD 患者首选 ACEI 或 ARB，特别是合并蛋白尿的患者 ⑤可从小剂量开始应用 ACEI 或 ARB，对于高血压合并糖尿病肾病者，ACEI 或 ARB 可用至患者可耐受的最大剂量 ⑥CKD 3 ~4 期的患者使用 ACEI 或 ARB 时，药物初始剂量可减半，严密监测血钾和血肌酐水平以及 eGFR，并及时调整药物剂量和剂型 ⑦不推荐 ACEI 和 ARB 的联合治疗 ⑧有明显肾功能异常及盐敏感性高血压患者，推荐应用 CCB 类药物 ⑨容量负荷过重的 CKD 患者（CKD4 ~5 期患者），推荐应用袢利尿剂（如呋塞米） ⑩α 和 β 受体拮抗剂用于难治性高血压患者的联合降压治疗
糖尿病	①老年糖尿病患者，推荐血压控制在 <140/90mmHg，若患者能耐受，血压可进一步降低至 <130/80mmHg，推荐舒张压尽量≥70mmHg ②高血压合并糖尿病患者首选 ACEI/ARB，ACEI 不能耐受时考虑 ARB 替代治疗 ③若患者存在糖尿病肾脏损害，特别是 UACR >300mg/g 或者 eGFR <60ml/（min·1.73m²）者，推荐使用 ACEI/ARB 或成为联合用药的一部分 ④糖尿病患者，推荐 CCB 与 ACEI 或 ARB 联合治疗 ⑤糖尿病患者，当 eGFR <30ml/（min·1.73m²）时可选用袢利尿剂 ⑥糖尿病患者慎用大剂量利尿剂 ⑦糖尿病患者可选用小剂量、高选择性 $β_1$ 受体拮抗剂与 ACEI 或 ARB 联合治疗 ⑧糖尿病患者慎用 β 受体拮抗剂与利尿剂联合治疗 ⑨前列腺肥大的老年患者可考虑应用 α 受体拮抗剂治疗高血压，但要警惕体位性低血压的发生
难治性高血压	①纠正导致血压控制不佳的因素，积极改善患者生活方式，提高患者治疗依从性 ②血压不达标者，应考虑加用醛固酮受体拮抗剂 ③静息心率快，合并冠心病和心力衰竭的患者，推荐应用 β 受体拮抗剂 ④老年男性患者合并前列腺增生，应考虑选择 $α_1$ 受体拮抗剂 ⑤老年难治性高血压患者，考虑加用直接血管扩张剂（如肼屈嗪、米诺地尔）或中枢性降压药（如可乐定、α - 甲基多巴）

注：ACEI 血管紧张素转换酶抑制剂；ARB 血管紧张素受体拮抗剂；ARNI 血管紧张素受体脑啡肽酶抑制剂；CCB 钙通道阻滞剂；CKD 慢性肾脏病；eGFR 估算的肾小球滤过率；UACR 尿白蛋白/尿肌酐比值；SBP 收缩压。

在实际治疗过程中，老年患者往往服药依从性差，常忘记服用药物或擅自停药，影响降压治疗效果，导致血压水平不稳定。WHO曾指出，与研发一种新的治疗手段相比，在全世界范围内提升患者对当前治疗的依从性所获得的健康效益更大。针对老年高血压患者开展服药依从性健康教育，对于提高患者用药安全性、降低药物不良反应发生率、减少并发症的发生以及推动健康老龄化来说，具有重要意义。

（四）非药物治疗

非药物治疗方法，如经皮导管射频消融去肾交感神经术（renal denervation，RDN）和颈动脉窦压力感受器电刺激治疗，在老年高血压患者中的有效性和安全性尚不明确。

三、药物治疗方案

老年高血压患者部分常用降压药物见表5-5-5。

表5-5-5 老年高血压患者部分常用降压药物

分类	药物	每日剂量（mg/d）	每日服药次数（次）	注意事项
噻嗪类利尿剂	氢氯噻嗪	6.25~25.00	1	监测钠、钾、钙和尿酸浓度；有痛风病史者慎用，除非已接受降尿酸治疗
	吲哒帕胺	0.625~2.500	1	
醛固酮受体拮抗剂	螺内酯	20~60	1~3	可用于难治性高血压，可升高血钾，注意监测血钾，防止高钾血症的发生
二氢吡啶类	氨氯地平	2.5~10	1	可出现剂量相关的踝部水肿、颜面潮红和便秘等
	左旋氨氯地平	1.25~10	1	—
	硝苯地平缓释片	10~80	2	—
非二氢吡啶类	地尔硫䓬缓释片	90~360	1~2	避免与β受体拮抗剂常规合用，两者合用有增加心动过缓和传导阻滞的风险
	维拉帕米缓释片	120~240	1~2	
ACEI	贝那普利	5~40	1~2	合并CKD者、使用补钾或其他保钾药物者，可增加高钾血症的发生风险；双侧肾动脉狭窄、高钾血症禁用；血肌酐>3mg/dl时慎用
	卡托普利	25~300	2~3	
	依那普利	2.5~40	1~2	
	福辛普利	10~40	1	
ARB	坎地沙坦	4~32	1	适应证与禁忌证同ACEI；ACEI不宜与ARB合用；因干咳而不能耐受ACEI者可换用ARB
	厄贝沙坦	150~300	1	
	氯沙坦	25~100	1	
β受体拮抗剂	阿替洛尔	12.5~50	1	避免突然停药；有气道痉挛疾病者慎用，若必须应用，选择高选择性β1-受体拮抗剂
	比索洛尔	2.5~10	1	
	酒石酸美托洛尔	25~100	2	
	琥珀酸美托洛尔	23.75~190	1	
α、β受体拮抗剂	卡维地洛	12.5~50	1	—
	阿罗洛尔	10~20	1~2	
α受体拮抗剂	多沙唑嗪	1~16	1	可引起直立性低血压，老年人更易发生
	哌唑嗪	1~10	2~3	
	特拉唑嗪	1~20	2~3	

作者：马骁（首都医科大学附属北京积水潭医院）

审稿：胡勇军 [湖南省人民医院（湖南师范大学附属第一医院)]

参考文献

第六节　妊娠期高血压疾病

妊娠期高血压疾病（hypertensive disorders in pregnancy，HDP）是妊娠期特有的妊娠与血压升高并存的一组疾病。HDP 严重影响母婴健康，是孕产妇和围产儿（perinatal infant，怀孕 28 周至产后 7 天）病死率升高的主要原因。

在 HDP 的分类上，较为经典的是 4 分类法，即妊娠期高血压、子痫前期 - 子痫、妊娠合并慢性高血压、慢性高血压并发子痫前期。2020 年，国际高血压学会（ISH）颁布的《ISH 2020 国际高血压实践指南》延续了 HDP 4 分类法，在此基础之上，将 HELLP 综合征（hemolysis，elevated liver enzymes，and low platelet count syndrome，HELLP syndrome）单独列为一类。

另一分类方法是以妊娠 20 周为界进行的 2 分类法。2018 年，国际妊娠期高血压研究学会（International Society for the Study of Hypertension in Pregnancy，ISSHP）发布了《妊娠期高血压疾病：ISSHP 分类、诊断和管理指南》，首次将妊娠期高血压疾病划分为两大类。第一类为在妊娠前确诊或在妊娠 20 周前首次发现的高血压，包括慢性高血压（原发性和继发性）、白大衣高血压和隐匿性高血压三个亚型。第二类为在妊娠 20 周后出现的高血压，包括一过性妊娠高血压、妊娠高血压和子痫前期（新发或基于慢性高血压发展而来）3 个亚型。2020 年，中华医学会心血管病分会（Chinese Society of Cardiology，CSC）发布的妊娠期高血压疾病血压管理专家共识中采纳了 2018 年 ISSHP 的分类标准。

本文主要以经典的 4 分类法为主要分类标准进行叙述。

诊断

一、诊断流程

HDP 的诊断流程中应包括对蛋白尿的诊断，根据相关检查结果，并结合患者临床表现对 HDP 进行具体分类诊断（图 5 - 6 - 1）。

二、问诊与查体

（一）问诊与症状

1. 本次妊娠　询问年龄、孕周、胎产次以及产前检查情况，有无异常感觉，有无双下肢水肿，何时开始发病、有无诱因，了解此次妊娠后高血压、蛋白尿等出现的时间和严重程度。

2. 既往病史　询问妊娠前有无高血压疾病、心脏病、肾病、糖尿病等心血管相关疾病及自身免疫性疾病等病史或表现，还应询问有无抽搐、神志不清等病史，有无 HDP 史或家族史。

3. 家族史　询问有无高血压病、子痫前期、子痫及遗传病史家族。

4. 孕产史　既往有无孕产史及其分娩方式，有无流产、早产、难产、死胎、死产、产后出血史。

（二）查体与体征

1. 一般检查　注意观察患者的体型、神志与表情。意识状态的判别十分重要，尤其是使用过镇静剂的患者，对于判定患者的预后有意义。注意观察患者的皮肤色泽、水肿的程度。

2. 血压测量　妊娠期高血压疾病的正确诊断有赖于规范的血压测量。

（1）血压计和袖带的选择：尽管传统的水银汞式血压计在妊娠期血压测量中仍被视为临床金标准。但目前推荐使用经过准确性验证的上臂式电子血压计进行血压测量。一方面，这和减少污染有关。因为传统的水银血压计含汞，根据"《关于汞的水俣公约》生效公告"，我国自 2026 年 1 月 1 日起，将禁止生产含汞体温计和含汞血压计，临床淘汰此类产品势在必行。另一方面，近年来一直倡导居家测血压的重要性，最新的《中国高血压防治指南（2024 年修订版）》已经将家庭血压、动态血压测量都列为高血压诊断标准。鼓励使用电子血压计，就是推进居家测量的重要抓手。

（2）血压测量方法：首次诊断时应检测两侧上臂的血压，并以较高读数的一侧作为血压测量的依据。在测量之前，受试者需安静休息至少5min，然后进行坐姿上臂血压测量，上臂应与心脏保持同等高度。血压测量间隔 1～2min 后重复测量，记录 2 次读数的平均值。若收缩压或舒张压的两次读数相差 5mmHg 以上，应再次测量，最后记录 3 次测量的平均值。

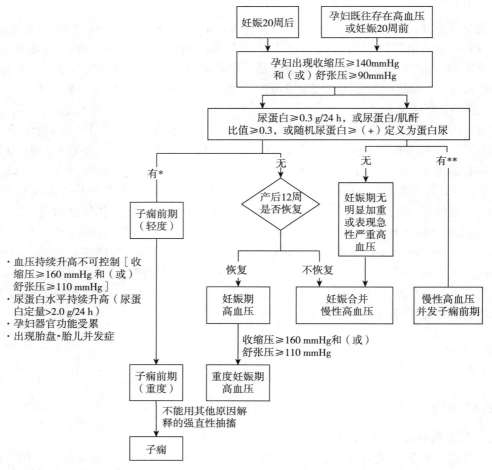

图 5－6－1　HDP 的诊断流程

* 无蛋白尿但伴有以下任何 1 种器官或系统受累：心、肺、肝、肾等重要器官，或血液系统、消化系统、神经系统的异常改变，胎盘－胎儿受到累及等

＊＊慢性高血压孕妇妊娠 20 周前无蛋白尿，妊娠 20 周后出现蛋白尿；或妊娠 20 周前有蛋白尿，妊娠 20 周后尿蛋白量明显增加；或出现血压进一步升高（1mmHg＝0.133kPa）

（3）如遇特殊高血压类型，例如白大衣高血压（诊室内血压升高，家庭自测血压正常）、隐匿性高血压（诊室血压正常，但存在明显的靶器官损伤）或孕期中段出现短暂性高血压的孕妇，建议进行 24h 动态血压监测和家庭自测血压监测（家庭自测血压监测推荐使用经过验证的电子血压计），以便更准确地明确诊断。

3. 水肿检查　水肿的检查不仅要求检查患者可见的显性水肿，还要定时测量患者体重，当患者妊娠体重增加过多，尤其是在妊娠晚期每周体重增加＞1kg 时，需警惕隐性水肿的可能。隐性水肿多发生在有高危因素（如高龄、产前高 BMI、

高血压家族史、双胎等）的孕妇中。

4. 膝腱反射　通过膝腱反射可以了解神经系统的反应性。反射亢进提示中枢神经过度应激，常见于子痫前期；反射消失表示过度抑制，常见于硫酸镁用量过多。神志不清的患者还应检查其他神经系统的病理反射。

5. 产科情况　了解胎儿生长状况，关注胎位、宫高、腹围，必要时进行超声波检查、胎心监护和生物物理评分。注意脐动脉血流和胎儿大脑中动脉血流，以预测胎儿是否存在缺血缺氧性脑病。

6. 眼底检查　眼底改变是反映子痫－子痫前期严重程度的重要标志，对估计病情有重要意义。

眼底的主要改变为视网膜小动脉痉挛，严重时可出现视网膜水肿、视网膜脱离或有棉絮状渗出物及出血。

三、辅助检查

（一）优先检查

1. 尿常规检查　尿常规检查包括尿液颜色、透明度、酸碱性、比重、蛋白质、糖、酮体，以及显微镜下红细胞、白细胞等。

所有孕妇每次产前检查时均应检测尿蛋白或尿常规，尿常规检查应选用清洁中段尿。

（1）若尿蛋白阳性，提示孕妇有妊娠高血压、肾脏疾病的可能。

（2）若尿糖或酮体呈阳性，提示孕妇存在妊娠糖尿病，或因妊娠反应导致的严重呕吐、消化吸收障碍等。

（3）若检测到尿红细胞和白细胞超标，并伴有尿频、尿急等症状，可能是由尿路感染或尿道肿瘤引起。存在血尿者，需进一步检查是否合并肾结石、膀胱结石等疾病。

2. 24h 尿蛋白定量　可疑子痫前期孕妇应检测 24h 尿蛋白定量。尿蛋白≥0.3g/24h，或尿蛋白/肌酐比值≥0.3，或随机尿蛋白≥（＋），为蛋白尿。

3. 出血及出凝血功能检查　孕妇常规检查血常规、网织红细胞、外周血涂片异常变形红细胞、红细胞碎片等。凝血功能检查包括凝血酶原时间（prothrombin time，PT）、活化部分凝血活酶时间（activated partial thromboplatin time，APTT）、纤维蛋白原和纤维蛋白原降解产物、D-二聚体。血液黏稠度检测包括血黏度、血细胞比容、血浆黏度等。血小板计数对子痫的监测非常重要，血小板减少是严重妊娠期高血压疾病的特征，血小板计数少于 $100 \times 10^9/L$ 可能是 HELLP 综合征的表现之一。重度子痫前期常见有血小板减少、纤维蛋白降解产物升高、凝血酶原时间延长，提示可能有弥散性血管内凝血存在。无论何种原因，全身溶血如血红蛋白血症、血红蛋白尿或高胆红素血症都是疾病严重的表现，可能是由于严重血管痉挛引起的微血管溶血所致。

4. 肝功能测定　肝细胞功能受损可致 AST、ALT 升高。胆红素检查不仅能反映肝脏损害的程度，而且对黄疸的鉴别具有重要意义。人血白蛋白降低提示尿蛋白丢失严重，肝功能严重损害。碱性磷酸酶对于诊断 HELLP 综合征有意义。

5. 肾功能测定　肾功能受损时，血清肌酐、尿素氮和尿酸升高，肌酐升高与病情严重程度相平行。血清肌酐升高尤其是合并有少尿时，提示重度子痫前期。尿酸在慢性高血压患者中升高不明显，因此可用于本病与慢性高血压的鉴别诊断。

6. 心电图检查　通过心电图检查可以了解孕妇有无心肌损害或传导异常，还可以发现高血钾或低血钾。

7. 胎心监护　自孕 32 周后应每周行胎心监护，了解胎儿情况。若无激惹试验（non-stress test，NST）或缩宫素激惹试验（oxytocin challenge test，OCT）结果可疑者，应于 3 天内重复试验。临产患者，若宫缩应激试验（contraction stress test，CST）异常，提示胎儿缺氧，对产程中宫缩不耐受，应及时行剖宫产终止妊娠。

8. 产科超声检查　定期做产科超声检查观察胎儿生长发育情况，可及时了解羊水量和胎盘成熟度。羊水量减少，如羊水指数（amniotic fluid index，AFI）≤80mm、胎儿发育小于孕周、子宫动脉脐动脉血流高阻，均提示胎儿宫内情况不良，应积极处理。

9. 酌情增加检查　出现子痫前期或子痫时，视病情发展和诊治需要在上述基础上酌情增加以下检查：眼底检查，超声等影像学检查可评价肝、肾等器官及胸腹腔积液情况，心脏彩超及心功能检测，头颅 CT 或 MRI 检查等。

（二）可选检查

如疑诊嗜铬细胞瘤者，可行血浆游离肾上腺素测定、肾脏及肾上腺超声检查，必要时行肾上腺 CT 检查。

孕期可利用 MP-子痫前期监测系统，其通过无创血流动力学监测方法获得平均动脉压、心输出量（cardiac output，CO）、心脏指数、心率（heart rate，HR）、总外周阻力（total peripheral resistance，TPR）、血液黏度（blood viscosity，BV）、血管顺应性、血流平均滞留时间等参数，对妊娠高血压疾病进行评估和预测。据此血流动力学分型可分为低排高阻、正常排高阻、高排低阻等多种类型。根据血流平均滞留时间了解微循环的血流变化，可指导临床治疗。

四、 诊断及其标准

（一）诊断标准

1. 高血压的诊断 HDP 的血压诊断标准与成人高血压类似，即间隔至少 4h 测量血压，2 次收缩压 ≥140mmHg 和/或舒张压 ≥90mmHg 为高血压。当收缩压 ≥160mmHg 和（或）舒张压 ≥110mmHg 时，可判断为重度高血压。如果这种情况是急性发作且持续时间超过 15min，被称为高血压急症。尽管血压低于 140/90mmHg，但如果相较于基础血压，收缩压升高 ≥30mmHg 和/或舒张压升高 ≥15mmHg，虽然不能作为诊断依据，但仍需要密切观察和随访。

高血压的诊断需至少 2 次重复测量来明确，如血压值相差 >10mmHg，则应进行第 3 次测量，并使用第 2 次和第 3 次测量计算平均血压。

对于疑似特殊类型的高血压：对 WCH、隐匿性高血压以及孕中期出现一过性高血压的孕妇，建议行 24h 动态血压及家庭自测血压监测（家庭自测血压监测建议使用经过验证的电子血压计），有助于明确诊断。

2. 蛋白尿的诊断 蛋白尿的诊断标准为：随机中段尿检测尿蛋白 ≥（＋）；或可疑子痫前期孕妇检测 24h 尿蛋白定量，尿蛋白 ≥0.3g/24h；或尿蛋白/肌酐比值 ≥0.3。尿蛋白定性比较方便，但是容易受到外界因素的影响；24h 尿蛋白定量比较客观、准确，但比较麻烦，可以用 12h 或 6h 尿蛋白定量替代。尿蛋白量不作为子痫前期严重程度的独立指标，而且即使尿蛋白阴性，只要血压升高同时合并某些严重表现，仍可作出子痫前期的诊断。此外，应注意蛋白尿的进展性变化，并排查蛋白尿与孕妇肾脏疾病和自身免疫性疾病的关系。

3. 不同分类 HDP 的诊断 不同分类 HDP 的诊断需结合血压测量和临床表现进行（表 5 - 6 - 1）。

表 5 - 6 - 1　不同分类 HDP 的诊断

类型		诊断标准
妊娠期高血压		妊娠 20 周后首次出现高血压，收缩压 ≥140mmHg 和（或）舒张压 ≥90mmHg；尿蛋白检测阴性。若收缩压 ≥160mmHg 和（或）舒张压 ≥110mmHg，则为重度妊娠期高血压
子痫前期 - 子痫	子痫前期	子痫前期指的是怀孕 20 周以后孕妇收缩压 ≥140mmHg 和/或舒张压 ≥90mmHg，伴随以下任一症状：24h 尿蛋白量 ≥0.3g、尿蛋白/肌酐比值 ≥0.3，或随机尿蛋白 ≥（＋）（在无法进行尿蛋白定量检查的情况下）。若无蛋白尿，但出现心、肺、肝、肾等主要器官受损，或血液系统、消化系统、神经系统异常变化，胎盘 - 胎儿受累等情况，也可诊断为子痫前期。子痫前期亦可能在产后发生。血压和/或尿蛋白水平持续上升，或孕妇器官功能受损，或出现胎盘 - 胎儿并发症，均为子痫前期病情加重的表现 出现以下任一症状的子痫前期孕妇被认为是重度子痫前期（severe pre - eclampsia）：①血压持续升高无法控制，收缩压 ≥160mmHg 和/或舒张压 ≥110mmHg。②持续性头痛、视力障碍或其他中枢神经系统异常。③持续性上腹疼痛及肝包膜下血肿或肝破裂。④转氨酶水平异常，血丙氨酸转氨酶（ALT）或天冬氨酸转氨酶（AST）升高。⑤肾功能损伤：尿蛋白定量 >2.0g/24h，少尿（24h 尿量 <400ml 或每小时尿量 <17ml），或血肌酐水平 >10⁶μmol/L。⑥低蛋白血症伴有腹腔积液、胸腔积液或心包积液。⑦血液系统异常：血小板计数持续下降且低于 100×10^9/L；微血管内溶血，表现为贫血、LDH 升高或黄疸。⑧心功能衰竭。⑨肺水肿。⑩胎儿生长受限或羊水减少、胎儿宫内死亡、胎盘早剥等
	HELLP 综合征	HELLP 综合征以溶血（hemolysis）、肝酶水平升高（elevated liver enzyme）及低血小板计数（low platelet count）为特点，是子痫前期一种更严重的类型，孕妇的病死率和病残率明显增加 虽然提出了不同的诊断标准，但临床医生多使用以下标准进行诊断：①LDH 升高至 600 IU/L 以上。②天冬氨酸转氨酶、谷丙转氨酶升高 2 倍以上。③血小板计数低于 100×10^9/L
	子痫	子痫是在子痫前期基础上发生的不能用其他原因解释的强直性抽搐。抽搐可以发生在产前、产时或产后，也可以发生在无临床子痫前期表现时，是该疾病较严重的表现之一。子痫是在子痫前期基础上发生的不能用其他原因解释的临床情况，如癫痫、脑动脉缺血和脑梗死、颅内出血，或药物使用的情况下新发的强直性阵挛、局灶性或多局灶性癫痫发作。子痫常有脑刺激的先兆症状，如严重和持续的枕部或额部头痛、视力模糊、畏光和精神状态改变。然而，子痫也可以在没有任何预警迹象或症状的情况下发生，如血压升高不显著、无蛋白尿等。59% 的子痫发生在妊娠晚期或临产前，称为产前子痫；20% 发生在分娩过程，称为产时子痫；21% 发生于产后，称为产后子痫，大约 90% 的产后子痫发生在产后 1 周内 子痫最常见的先兆症状/体征包括高血压（75%）、头痛（66%）、视觉障碍（27%）、右上腹或上腹部疼痛（25%），无症状占 25%。踝阵挛也是常见表现 子痫抽搐进展迅速，通常表现为全身强直阵挛性癫痫或昏迷。发病时突然意识丧失，常伴有尖叫。随后手臂、腿、胸部和背部的肌肉变得僵硬。在肌肉强直期，患者可能开始出现发绀。大约 1min 后，开始出现肌阵挛和抽搐，持续 1 ~ 2min。在阵挛期，可能发生舌咬伤，口吐白沫血痰。当抽搐结束，患者进入发作后期。最初患者处于深睡眠，呼吸深，然后逐渐清醒，经常主诉头痛。大多数患者在全身惊厥后 10 ~ 20min 内开始恢复反应。一般没有局灶性神经功能缺损。胎儿心动过缓持续至少 3 ~ 5min，是子痫抽搐发作时和发作后即刻的常见表现

类型	诊断标准
妊娠合并慢性高血压	如果孕妇在妊娠前已有高血压病史或在妊娠 20 周前发现收缩压≥140mmHg 和（或）舒张压≥90mmHg，且妊娠期间未出现明显加重或急性严重高血压症状；或者在妊娠 20 周后首次发现高血压，但持续至产后 12 周以后。这两种情况均可视为妊娠合并慢性高血压
慢性高血压伴发子痫前期	对于患有慢性高血压的孕妇，如果在妊娠 20 周前没有蛋白尿，但在妊娠 20 周后出现尿蛋白定量≥0.3g/24h 或随机尿蛋白≥（＋）（需为清洁中段尿，排除尿量减少、尿比重增高等因素的干扰），或者在妊娠 20 周前已有蛋白尿，但在妊娠 20 周后尿蛋白量显著增加，或者出现血压进一步显著升高等，均可诊断为慢性高血压并发子痫前期

（二）风险评估及危险分层

不同学会的不同指南对子痫前期风险因素的划分不同（表 5 - 6 - 2、表 5 - 6 - 3）。

表 5 - 6 - 2　不同学会指南的子痫前期风险因素

子痫前期的风险因素	中华医学会妇产科学分会《妊娠期高血压疾病诊治指南（2020 版）》	2018 年欧洲心脏病学会《妊娠期心血管疾病诊疗指南》	美国妇产科医师学会《妊娠期高血压和子痫前期指南 2019 版》	2019 年国际妇产科联盟子痫前期的妊娠早期筛查与预防指南
高风险因素	• 既往子痫前期史 • 子痫前期家族史（母亲或姐妹） • 高血压遗传因素 • 年龄≥35 岁 • 妊娠前 BMI≥28kg/m² • 高血压病、肾脏疾病、糖尿病或自身免疫性疾病（如 SLE、APS 等）史	孕前高血压、慢性肾病、自身免疫性疾病（如 SLE 或 APS）、Ⅰ型或Ⅱ型糖尿病、慢性高血压	子痫前期病史（尤其伴有不良妊娠结局）、多胎妊娠、慢性高血压、Ⅰ 或 Ⅱ 型糖尿病、肾脏疾病、自身免疫性疾病（SLE 或 APS）	以下为与子痫前期发生相关的产妇危险因素，并将其用于子痫前期筛查：高龄（≥35 岁）、初产妇、既往子痫前期史、妊娠间隔（<12 个月或 >72 个月）、辅助生殖、子痫前期家族史、肥胖（BMI≥30kg/m²）、非裔－加勒比或南亚人种，以及其他并发症，包括孕期高血糖、慢性高血压、肾脏疾病、自身免疫性疾病，如 SLE、APS 等
中风险因素	• 存在高血压危险因素，如阻塞性睡眠呼吸暂停 • 初次妊娠 • 妊娠间隔时间≥10 年 • 收缩压≥130mmHg 或舒张压≥80mmHg（首次产前检查时、妊娠早期或妊娠任何时期检查时） • 妊娠早期尿蛋白定量≥0.3g/24h 或持续存在随机尿蛋白＞（＋） • 多胎妊娠	包括以下 1 种以上危险因素：初次妊娠、年龄≥40 岁、妊娠间隔时间 >10 年、BMI≥35kg/m²、有先兆子痫家族史、多胎妊娠	初产、肥胖（BMI≥30kg/m²）、子痫前期家族史（母亲或姐妹）、社会人口特征（非洲裔、低社会经济地位）、年龄≥35 岁、个人病史因素（低出生体重或小于胎龄儿分娩史、前次不良妊娠结局、距前次妊娠大于 10 年）	
低风险因素	• 不规律的产前检查或产前检查不适当（包括产前检查质量的问题） • 饮食、环境	—	前次无并发症的足月分娩史	

表 5 - 6 - 3　2015 年版和 2020 年版《妊娠期高血压疾病诊治指南》子痫前期的风险因素对比

类别	风险因素	
	2015 年版	2020 年版
病史及家族遗传史	具有子痫前期家族史（如母亲或姐妹患病）	• 既往子痫前期史 • 子痫前期家族史（母亲或姐妹） • 高血压遗传因素
一般情况	• 年龄≥40 岁以上 • BMI≥28kg/m²	• 年龄≥35 岁 • 妊娠前 BMI≥28kg/m²
有内科疾病史或隐匿存在（潜在）的基础病理因素或疾病	• 既往存在子痫前期病史，以及伴有内科病史或潜在疾病［如原发性高血压、肾脏疾病、糖尿病和自身免疫性疾病（如 SLE、APS 等）］	• 伴有高血压病、肾脏疾病、糖尿病或自身免疫性疾病（如 SLE、APS 等）史 • 存在高血压危险因素，如阻塞性睡眠呼吸暂停

类别	风险因素	
	2015 年版	2020 年版
本次妊娠情况	• 初次妊娠 • 妊娠间隔时间≥10 年 • 本次妊娠时收缩压≥130mmHg 或舒张压≥80mmHg（孕早期或首次产前检查时） • 孕早期 24h 尿蛋白定量≥0.3g 或尿蛋白持续存在［随机尿蛋白≥（＋＋）1 次以上］ • 多胎妊娠	• 初次妊娠 • 妊娠间隔时间≥10 年 • 收缩压≥130mmHg 或舒张压≥80mmHg（首次产前检查时、妊娠早期或妊娠任何时期检查时） • 妊娠早期尿蛋白定量≥0.3g/24h 或持续存在随机尿蛋白＞（＋） • 多胎妊娠
本次妊娠的产前检查情况	—	• 不规律的产前检查或产前检查不适当（包括产前检查质量的问题） • 饮食、环境

注：BMI 体重指数；SLE 系统性红斑狼疮；APS 抗磷脂综合征。

（三）并发症诊断

HDP 的并发症较多，有些并发症可能会导致严重后果，因此对 HDP 相关并发症进行及时诊疗十分重要（表 5 - 6 - 4）。

表 5 - 6 - 4　HDP 的并发症诊断

并发症	临床表现	诊断
子痫前期并发心脏功能不全	子痫前期并发心脏功能不全是在重度子痫前期基础上发生的，是 HDP 的严重并发症。其是指在妊娠前无高血压及心脏病史，本次妊娠并发子痫前期，在妊娠晚期、分娩期或产后 10 天内，出现以心肌损害为特征的心衰综合征	既往无高血压和心脏病史，本次妊娠并发重度子痫前期，妊娠晚期、分娩时或产后数日内出现急性左心衰的临床表现，参考辅助检查可以确诊 其早期心衰表现有：①轻微活动即有胸闷、气急和心悸。②休息时心率＞110 次/分，呼吸频率＞20 次/分。③夜间常因胸闷不能平卧。④肺底部有持续性少量湿啰音。子痫前期治疗过程中出现短期内体重明显增加、严重的隐性或显性水肿时，应注意有早期心衰的可能
妊娠期高血压疾病合并肺水肿	肺水肿是肺血管内的液体渗出到肺间质、肺泡腔和细支气管内，使肺血管外液体量增加的一种病理状态。HDP 合并肺水肿多数是由子痫前期引起的心原性肺水肿	孕前无心肺功能不良史，孕期合并 HDP，出现了肺水肿的临床症状和体征 需注意与 HDP 合并肺部感染、围生期心肌病、HDP 合并先天性心脏病相鉴别
妊娠期高血压疾病合并肾功能损害	HDP 的基本病变是全身小动脉痉挛，病情严重时会引起心、肝、脑、肾等多脏器功能改变，但临床上 HDP 并发急性肾衰竭并不多见	首先需鉴别肾衰竭为功能性还是器质性 （1）HDP 合并急性功能性肾衰竭的标准： ①HDP 患者（尤其是重度子痫前期和子痫患者） ②突发少尿 ③尿比重＞1.020，尿沉渣正常或偶见透明管型，尿/血浆渗透压比＞2：1，尿钠值＜20mmol/L ④尿/血肌酐比值＞40：1 ⑤用利尿药物效果明显 （2）HDP 合并急性器质性肾衰竭的标准： ①HDP 患者（尤其是重度子痫前期和子痫患者） ②突发少尿 ③尿比重＜1.015，尿沉渣可见透明管型及颗粒管型，尿/血浆渗透压比＜1.1：1，尿钠值＞40mmol/L ④尿/血肌酐比值＜10：1，尿素氮升高 ⑤用利尿药物效果不明显
妊娠期高血压疾病合并肝功能损害	临床可见轻度黄疸，谷丙转氨酶升高，肝区有压痛。严重者肝区剧烈压痛，甚至肝脏破裂出血，孕妇可出现贫血、休克，甚至死亡。当孕妇血浆蛋白＜35g/L，白蛋白/球蛋白比例＜1.5 时易出现腹腔积液，也常合并胎儿宫内发育迟缓	一般诊断并不困难，必要时做 B 超检查即可。当腹腔积液达 200～300ml 时，B 超能协助诊断。当腹腔积液在 1000ml 以上，临床可叩出移动性浊音
妊娠期高血压疾病与弥散性血管内凝血	子痫前期由于全身小动脉痉挛性收缩，组织缺血缺氧，可导致身体主要器官和脏器的损害和衰竭，并可诱发弥散性血管内凝血，增加了母婴病死率	中华医学会血液学分会血栓与止血学组建立了中国 DIC 诊断积分系统（表 5 - 6 - 5）

并发症	临床表现	诊断
妊娠期高血压疾病合并胎盘早剥	如果出现胎盘早剥，通常可以分为轻型、重型等。轻型胎盘早剥以外出血为主，胎盘剥离面一般不超过胎盘面积的 1/3，包括出血、轻微腹痛等。一般都是突发阴道出血与持续、剧烈的腹痛，可以表现为腰背疼痛，严重时可能会出现血压下降、脉搏细弱等休克症状。由于胎盘早剥的形式不同，故诊断标准不同，但是通常以出血、腹痛为主要表现	主要根据胎盘早剥的诱发因素、症状及体征，还有影像学检查等方面来进行诊断 在进行 B 超检查时，可以看到胎盘后方存在积液或者伴随有低回声区等，可以帮助诊断轻型胎盘早剥 重型胎盘早剥一般以内出血和外出血混合为主，胎盘剥离面超过胎盘面积的 1/3，B 超检查时，一般可发现胎盘后伴随明显血肿
妊娠期高血压疾病引起的脑血管意外	虽然 HDP 引发的脑血管意外（cerebrovascular accident, CVA）在临床上并不常见，但其病死率极高，成为 HDP 患者死亡的主要原因 HDP 并发脑血管意外可以分为缺血性和出血性两种类型 缺血性脑血管意外包括上矢状窦静脉血栓形成、脑动脉血栓形成和短暂性脑血管痉挛；出血性脑血管意外则包括脑出血和蛛网膜下腔出血 血栓形成和出血之间可能相互转化并同时发生，导致混合性卒中，如上矢状窦血栓形成可能继发广泛性脑部小灶性或大块性脑出血，而蛛网膜下腔出血也可能继发脑血管痉挛，甚至导致脑梗死	在子痫前期的基础上，如出现头痛、颅内压增高、突然失语和偏瘫等症状，应考虑可能发生脑梗死 若重度子痫前期患者在抽搐昏迷后未能恢复清醒，出现大小便失禁、呼吸深沉、鼾声大、唾液外流、瞳孔大小不一、对光反射消失以及肢体瘫痪等症状，应考虑可能发生脑出血 急性期行 CT 检查可鉴别脑梗死和脑出血。CT 对颅内出血确诊率高，可达 90%~100%，并能清楚显示颅内出血部位、范围、血肿大小、有无破入侧脑室等。磁共振可避免显影剂及 X 线的影响，对孕妇、胎儿较为安全，对于颅内早期病变或脑后部病灶，当 CT 不能发现时，MRI 也能明确诊断 此外，颅脑超声、眼底检查亦有助于诊断
胎儿生长受限	基于子痫前期的病理生理变化，子痫前期是胎儿生长受限（fetal growth restriction, FGR）的主要原因之一。国外相关学者研究显示，子痫前期孕妇发生 FGR 的概率是正常孕妇的 4.3 倍，且新生儿缺氧窒息发生率更高	—
产后急性循环衰竭	产后急性循环衰竭发生率较低，但其危害极大。该病通常发生在子宫极度扩张的产妇身上，如多胎妊娠、羊水过多、巨大儿，以及存在循环障碍的产妇，如子痫前期、妊娠合并心脏病等	产后 24h 内（特别是产后 30min 内），在没有出血、创伤和感染等因素的情况下，患者突然出现血压下降、脉搏细弱、面色苍白、脉压差缩小和表情淡漠等休克症状。严重者可能出现少尿、无尿、酸中毒或发生 DIC

表 5-6-5　中国 DIC 诊断积分系统

积分项			分数（分）
存在导致 DIC 的原发病			2
临床表现	不能用原发病解释的严重或多发出血倾向		1
	不能用原发病解释的微循环障碍或休克		1
	广泛性皮肤、黏膜栓塞，局灶性缺血性坏死、脱落及溃疡形成，不明原因的肺、肾、脑等脏器功能衰竭		1
实验室指标	血小板计数	非恶性血液病	
		$\geqslant 100 \times 10^9/L$	0
		$80 \times 10^9/L \sim 100 \times 10^9/L$	1
		$< 80 \times 10^9/L$	2
		24h 内下降≥50%	1
		恶性血液病	
		$< 50 \times 10^9/L$	1
		24h 内下降≥50%	1
	D-二聚体	$< 5mg/L$	0
		$5 \sim 9mg/L$	2
		$\geqslant 9mg/L$	3
	PT 及 APTT 延长	PT 延长 <3s 且 APTT 延长 <10s	0
		PT 延长≥3s 或 APTT 延长≥10s	1
		PT 延长≥6s	2
	纤维蛋白原	$\geqslant 1.0g/L$	0
		$< 1.0g/L$	1

注：非恶性血液病每日计分 1 次，≥7 分时可诊断为 DIC；恶性血液病临床表现第一项不参与评分，每日计分 1 次，≥6 分时可诊断为 DIC。
PT 凝血酶原时间；APTT 活化部分凝血活酶时间。

五、鉴别诊断

在 HDP 中，妊娠期高血压和妊娠合并慢性高血压易于诊断。本节重点讨论子痫前期和子痫的鉴别诊断。

（一）子痫前期鉴别诊断

1. 围生期心肌病 鉴别诊断要点（表 5-6-6）：病史有助于鉴别，子痫前期心衰患者存在子痫前期发病过程，围生期心肌病患者往往发病较突然。

表 5-6-6 子痫前期心衰和围生期心肌病鉴别诊断要点

检查	子痫前期心衰	围生期心肌病
血压	≥150/100mmHg	≤140/90mmHg
蛋白尿	（++）~（+++）	（±）~（+）
X 线胸片心脏扩大	不明显	显著
心电图	心肌缺血，ST 段压低，T 波倒置	无心肌缺血，T 波、Q 波倒置
病理	心肌点状出血，局部坏死心肌炎	心肌炎，心肌撕裂变性，无坏死

2. 妊娠期急性脂肪肝 妊娠期急性脂肪肝（acute fatty liver of pregnancy，AFLP）通常需结合病史、临床表现和相关检查结果作出诊断。其中，本病最可靠的诊断方式是肝脏穿刺活检，当发现肝脏细胞肿大、肝细胞脂肪变性时可确诊，但因为是有创操作，所以孕期使用很少。AFLP 的临床症状和化验检查与 HELLP 综合征有相似之处，都有子痫前期的主要症状，且二者可能同时存在，临床鉴别十分困难。其鉴别要点见表 5-6-7。

3. 妊娠期血小板减少性疾病 原发免疫性血小板减少症（primary immune thrombocytopenia，ITP）以黏膜和皮下出血为主，紫癜多见四肢远端散在的出血点或瘀斑。诊断前数月甚至数年即可有月经过多或反复鼻出血的病史。子痫前期性血小板减少（HELLP 综合征）皮肤黏膜出血倾向不明显，以血管内溶血为主，可表现为酱油色尿。

子痫前期并发 HELLP 综合征与 ITP 的鉴别诊断见表 5-6-8。

表 5-6-7 HELLP 综合征与 AFLP 鉴别诊断要点

项目	HELLP 综合征	AFLP
起病	子痫前期的表现	消化系统症状
黄疸	巩膜有轻度黄染	巩膜黄染进行性增加
胆红素	≤51.3μmol/L	≥171μmol/L
ALT	明显升高	轻-中度升高
PT	正常	延长
纤维蛋白原	正常	低
血小板	低	低
血糖	无变化	降低
血氨	无变化	升高
超声波	无脂肪波	肝脂肪波密度增加
肝穿刺	避免	确诊

注：ALT 丙氨酸转氨酶；PT 凝血酶原时间；AFLP 妊娠期急性脂肪肝。

表 5-6-8 HELLP 综合征与 ITP 的鉴别诊断要点

项目	HELLP 综合征	ITP
发病原因	重度子痫前期	自身免疫疾病，IgG 抗体
出血倾向	不明显，溶血贫血，轻重不一	明显，贫血
皮肤黏膜	无出血点	出血点、瘀斑多在四肢远端，散在
血小板计数	≤（60~150）×10^9/L	≤（20~100）×10^9/L，重度减少
新生儿血小板计数	不减少	减少
产后血小板	恢复正常	同产前
血涂片	红细胞异形	嗜酸性粒细胞增多
骨髓象	巨血小板	巨核细胞

注：IgG 免疫球蛋白 G；ITP 原发免疫性血小板减少症。

4. 系统性红斑狼疮 SLE 主要发生在青壮年女性中，可表现为全身多个器官和组织发生炎症，在所有脏器损害中，肾脏受累最为严重。1982 年，美国风湿病协会修订的 SLE 诊断标准中评估内容共 11 项。

与重度子痫前期患者相似，狼疮肾炎患者常有蛋白尿、高血压以及低蛋白血症、血小板减少等特征，应注意鉴别（表 5-6-9）。

表 5 - 6 - 9　子痫前期肾损害与狼疮肾炎鉴别诊断要点

项目	子痫前期肾损害	狼疮肾炎
病因	• 子痫前期 • 子痫	• 病毒感染 • 自身免疫
血尿	极少	以多见为主
发热	偶见	多见
关节痛	-	有/无
面颊	-	蝶形，有/无环形红斑
狼疮细胞	-	+
抗核抗体	-	+
分娩	病情好转	病情同产前或加重

5. 继发性高血压　嗜铬细胞瘤（pheochromocytoma，PHEO）可引起持续性或阵发性高血压和多个器官功能及代谢紊乱，是一种继发性高血压。子痫前期及嗜铬细胞瘤的鉴别要点见表 5 - 6 - 10。

表 5 - 6 - 10　重度子痫前期与嗜铬细胞瘤鉴别诊断要点

项目	重度子痫前期	嗜铬细胞瘤
血压升高时间	妊娠 20 周后发生	妊娠前、妊娠后、产时、产中、产后不定时发作
血压升高程度	持续性、一般 <200mmHg	阵发性，可达 200～300mmHg
蛋白尿、水肿	相对较重	较轻
头痛	+	剧烈
心律不齐	-	+
血儿茶酚胺	≤1μg/L	>1μg/L
肾上腺 B 超	肿瘤（-）	肿瘤（+）
肾上腺 CT、MRI	肿瘤（-）	肿瘤局部定位确诊

6. 慢性肾小球肾炎　慢性肾小球肾炎是原发于肾小球的一组免疫性疾病。临床表现包括程度不等的水肿、高血压、蛋白尿和血尿，多数患者随着病程的进展合并肾功能损害。

慢性肾小球肾炎诊断标准：①可能存在急性或慢性肾炎病史。②在非孕期或怀孕 20 周前出现蛋白尿、水肿、高血压等临床症状。③实验室检查：血红蛋白水平可能低于正常值；尿检查可发现蛋白尿、红细胞、白细胞和（或）细胞与颗粒管型。④肾功能检查：由于肾脏具有较强的代偿能力，肾功能异常通常在疾病后期出现。⑤眼底检查：可观察到视网膜血管病变，可能有渗出或出血。⑥肾脏活检病理检查对慢性肾炎的诊断具有重要意义。

子痫前期与慢性肾小球肾炎鉴别诊断要点见表 5 - 6 - 11。

表 5 - 6 - 11　子痫前期与慢性肾小球肾炎鉴别诊断要点

项目	子痫前期	慢性肾小球肾炎
发病时间	妊娠 20 周后发生	可在任何时间发病，与妊娠晚期症状易混淆
眼底检查	小动脉痉挛、视网膜水肿，无动脉硬化弯曲和动静脉压迹	可观察到视网膜血管病变，可能有渗出或出血
尿中蛋白量	不一定，通常无管型	可发现蛋白尿、红细胞、白细胞和（或）细胞与颗粒管型
血尿	很少出现（未伴发 DIC 时）	可有血尿
病情变化	产后逐渐恢复正常	无自愈倾向，产后病情可能减轻或加重

（二）子痫鉴别诊断

（1）确定癫痫样发作对于妊娠状态是否纯属偶然，如脑瘤、动脉瘤破裂等也可导致癫痫发作。

（2）是否是妊娠状态使癫痫发作加重，如血栓性血小板减少性紫癜、溶血尿毒综合征、脑静脉血栓形成等疾病癫痫发作与妊娠无关。

（3）这种癫痫样发作（epileptic attack）是否为妊娠所特有（如子痫）。

子痫惊厥（convulsions in eclampsia）与神经系统疾病鉴别诊断见表 5 - 6 - 12。

表 5 - 6 - 12　子痫惊厥与神经系统疾病鉴别诊断

疾病	症状	体征	实验室检查	备注
子痫	惊厥发作前无先兆症状	无定位体征，发作后的迟钝通常仅持续数分钟或数小时	肝功能异常，血小板减少，蛋白尿	如果有定位体征存在或迟钝的时间延长，需考虑中枢神经系统影像学的检查
颅内出血	突然发生的剧烈头痛或意识丧失，动脉瘤患者会提前出现恶心或头晕症状	出血发生时血压正常，颈强直或畏光	血性脑脊液	CT 平扫可确诊动脉瘤，在患有动脉粥样硬化或多囊肾的妇女中常见

疾病	症状	体征	实验室检查	备注
脑血管病变	依据血栓的位置不同，症状不同，通常表现为头痛、行为异常或视力障碍	体征不一	与感染、手术、出血、外伤或微血管病变有关	—
血管炎	通常在妊娠前就存在	在妊娠前就可能存在高血压和蛋白尿	—	—
癫痫	通常在妊娠前就存在，受已知的刺激而加重	无高血压和微血管病变	无肝功能异常、血小板减少或蛋白尿	—

六、误诊防范

（一）易误诊人群

（1）合并各种形式的高血压的孕妇。

（2）典型子痫前期－子痫患者。①妊娠 20 周前出现的子痫前期及子痫。②无蛋白尿的重度妊娠期高血压患者。③产后子痫前期－子痫与产后 HELLP 综合征患者。④不典型 HELLP 综合征患者。

（二）本病被误诊为其他疾病

（1）误诊为脑血管意外、高血压脑病、癫痫。

（2）误诊为慢性肾脏疾病。

（3）误诊为外科急腹症、胃肠道疾病、急性妊娠脂肪肝。

（4）误诊为血小板减少性紫癜、溶血性尿毒症综合征。

（三）其他疾病被误诊为本病

（1）慢性肾病患者在孕期被误诊为子痫前期。

（2）既往有慢性高血压但未确诊的孕妇误诊为妊娠期高血压或子痫前期（若存在蛋白尿）。

（3）酒精性胰腺炎误诊为子痫前期。

（4）围生期心肌病误诊为子痫前期。

（5）镜像综合征患者因高血压、蛋白尿、水肿而误诊为子痫前期。

（6）妊娠合并主动脉夹层误诊为子痫前期。

（7）溶血性尿毒症综合征误诊为子痫前期。

（8）妊娠合并嗜铬细胞瘤误诊为子痫前期。

（9）高血糖高渗综合征误诊为子痫。

（四）避免误诊的要点

（1）警惕妊娠期高血压疾病首发症状多样性。

（2）产前预警信息判别。

（3）及时诊断子痫前期。

（4）排查各种风险因素。

▶ 治疗

一、治疗流程（图 5-6-2）

轻度妊娠期高血压指的是妊娠 20 周后首次出现高血压，收缩压 ≥140mmHg 但 <160mmHg 和（或）舒张压 ≥90mmHg 但 <110mmHg，尿蛋白检测阴性。若收缩压 ≥160mmHg 和（或）舒张压 ≥110mmHg，为重度妊娠期高血压。

二、治疗原则

（一）基本原则

HDP 治疗的基本原则是休息、镇静、预防抽搐、有指征的降压和利尿，密切监测母儿情况，适时终止妊娠。

（二）个体化治疗原则

应根据 HDP 患者病情的轻重缓急和分类进行个体化治疗。

1. 妊娠期高血压 一般采用休息、镇静、对症等处理后，病情可得到控制。若血压升高，可予以降压治疗。

2. 子痫前期 预防抽搐，有指征的降压、利尿、镇静，密切监测母胎情况，预防和治疗严重并发症，适时终止妊娠。

3. 子痫 需及时控制抽搐的发作，防治并发症，经短时间控制病情后及时终止妊娠。

4. 妊娠合并慢性高血压 以降压治疗为主，注意预防子痫前期的发生。

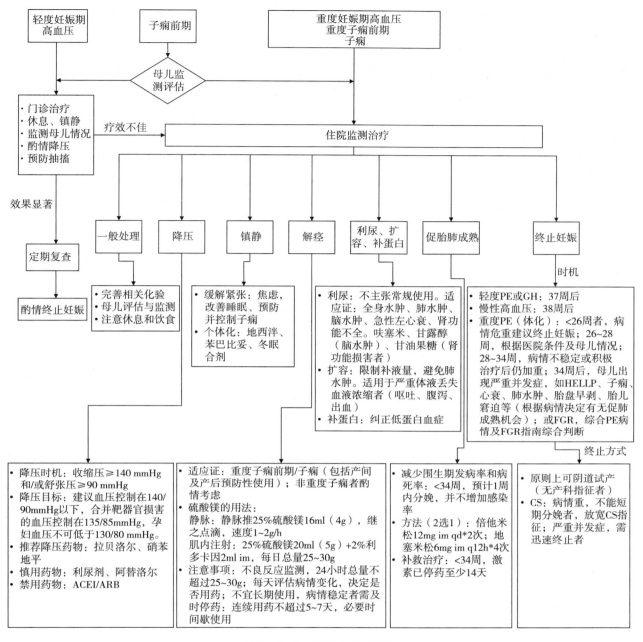

图 5-6-2 HDP 的治疗流程

PE 子痫前期；GH 妊娠期高血压；CS 剖宫产术；FGR 胎儿生长受限；ACEI/ARB 血管紧张素转换酶抑制剂/血管紧张素Ⅱ受体拮抗剂；im 肌内注射

5. 慢性高血压并发子痫前期 兼顾慢性高血压和子痫前期的治疗。

三、治疗细则

（一）评估和监测

HDP 尤其是子痫前期和子痫涉及多个器官损害，临床表现多种多样，病情复杂且变化快。分娩及产后生理变化以及各种不良刺激都可能导致病情恶化。因此，在产前、产中和产后密切监控和评估病情非常重要，目的是了解病情的严重程度和发展状况，及时采取合理干预措施，早期预防和治疗，避免不良妊娠结局。

1. 基本监测 关注是否有头痛、眼花、胸闷、上腹部不适或疼痛以及其他消化系统症状，观察血压、体重、尿量的变化以及血尿常规，注意胎动、胎心等的监测。

2. 孕妇专项检查 包括眼底、凝血功能、重要器官功能、血脂、血尿酸、尿蛋白定量和电解质等检查，有条件的单位建议检查患者自身免疫性疾病相关指标。

3. 胎儿专项检查 包括胎儿电子监护、超声监测胎儿生长发育和羊水量，如可疑胎儿生长受限，有条件的单位还应检测脐动脉和大脑中动脉血流阻力等。

4. 检查项目和频率 根据病情决定，以便于掌握病情变化。诊断为子痫前期者，需要每周1次甚至每周2次的产前检查。

（二）一般治疗

1. 治疗地点 妊娠期高血压孕妇可居家或住院治疗；非重度子痫前期孕妇应评估后决定是否住院治疗；重度妊振期高血压、重度子痫前期及子痫孕妇均应住院监测和治疗。

2. 休息和饮食 要保证充分休息，确保足够的睡眠。采用左侧卧位，有助于减轻子宫对腹主动脉和下腔静脉的压迫，提高回心血量，改善子宫胎盘血流。每天的休息时间不应少于10h。确保摄入充足的蛋白质和热量，适当限制食盐的摄入。

3. 镇静 对于精神紧张、焦虑或睡眠不佳的患者，可适当使用镇静药物。在必要情况下，可以在睡前口服地西泮2.5~5.0mg。

（三）降压治疗

HDP有其独特的病理生理机制，其血压管理策略与非妊娠期不同。内科医师及妇产科医师主要关注于妊娠期的血压管理，诊治HDP，合理控制HDP的母婴并发症，为广大HDP的孕产妇提供专业的血压管理指导，最大程度保障妊娠期母婴的安全。

1. 妊娠期血压监测建议 无高血压病史的孕妇也应当防范HDP，每次产科检查都应进行规范的血压测量。对已经明确有HDP的孕产妇，应预防子痫前期的发生。

研究表明，24h动态血压监测在早期识别妊娠高血压方面具有较高的敏感性和特异性。此外，与未妊娠的女性相比，孕早期24h收缩压和舒张压显著升高，暗示着患妊娠期高血压或子痫前期的风险较大；对于妊娠期高血压患者，孕中期夜间血压增高是发生子痫前期的关键危险因素。小

动脉痉挛可能导致较大的血压波动，并出现异常的血压节律。

由于偶测血压不能反映全天血压变化，因而应指导孕妇使用经过验证的电子血压计进行家庭自测血压监测，建议在孕早期、中期、晚期至少各进行一次24h动态血压检查，以最大程度保证母婴安全。此外，随着HDP患病率持续上升，专业协会越来越多地认识到对妊娠期高血压进行密切监测和随访的重要性。

妊娠期血压测量要规范化，首次测量应同时测量双上臂的血压，此后以血压较高的手臂为准，保持整个孕期测量的一致性。

2. 孕前血压管理和治疗 孕前血压管理主要关注两类人群。一类是目前患有高血压和既往有高血压病史的人群，首先应该明确是否存在继发性高血压以及是否存在靶器官损害情况。另外一类人群是具有子痫前期高危因素的女性，孕前应评估子痫前期高危因素，包括妊娠史、免疫系统疾病、BMI、肾脏疾病、辅助生殖技术、阻塞性睡眠呼吸暂停综合征等。

这两类人群首先建议进行生活方式干预，包括减重、低盐低脂饮食、适当运动锻炼、调解好生活节奏、保证好睡眠等。膳食和生活方式干预对于妊娠预后影响较小。慎重进行有规律的锻炼，孕妇肥胖者（BMI≥30kg/m²）应避免体重增加>6.8kg。其次，血压控制<140/90mmHg时再考虑备孕，降压药物首选拉贝洛尔，硝苯地平片及硝苯地平缓释片也可应用，应停用孕期禁用的降压药物如ARB和ACEI类药物。建议血压控制平稳后4~8周以后再考虑备孕。最后，对于血压等级达到2级及以上（≥160/100mmHg）且伴有靶器官损伤和继发性因素的女性，建议到高血压专科接受规范化的诊断和治疗。在进行3~6个月的治疗后，再次进行孕前评估。拟妊娠女性孕前的评估流程见图5-6-3。

3. 妊娠期血压管理和治疗

（1）妊娠期降压时机：国内外指南和共识明确指出了孕期启动降压治疗的时机。对于无靶器官损害的孕妇，血压≥140/90mmHg，生活方式干预同时建议启动药物治疗。有靶器官损害的孕妇收缩压≥140mmHg和/或舒张压≥90mmHg，生活

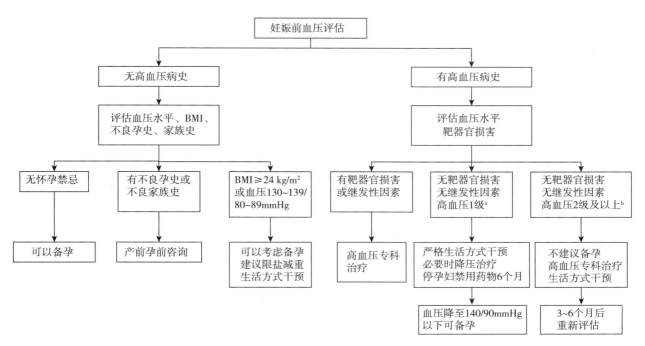

图 5 - 6 - 3 拟妊娠女性孕前血压评估流程

BMI：体重指数；[a] 血压≥140/90mmHg；[b] 血压≥160/100mmHg

方式干预同时启动药物治疗，治疗过程中严密监测血压及靶器官损害情况。对于确诊为持续性（15min 及以上）的急性发作重度高血压［收缩压≥160mmHg 和（或）舒张压≥110mmHg］孕妇，应迅速开始降压治疗，每 15～30min 监测血压直至＜160/110mmHg，并严密监测孕妇临床症状及体征，监测血常规、肝功能、肾功能，评估胎儿情况，由产科医生评估终止妊娠时机。

（2）妊娠期血压管理目标：对于妊娠期血压控制的目标，既要考虑到控制血压对妊娠期心、脑、肾等重要靶器官的保护作用和远期心血管受益，又要考虑到降压药物引起胎盘血供降低，从而导致的胎儿缺血、缺氧等潜在危害。

CHIPS 研究结果显示，与非严格控制组比较，严格控制组（降压治疗使舒张压达到 85mmHg）无论是死胎、新生儿死亡率还是新生儿需要监护的比例都没有统计学差异。因此初步得出结论：严格控制血压（使舒张压降至 85mmHg 时）对胎儿并不会产生不良结果。

《妊娠期高血压疾病血压管理专家共识（2019）》建议：①无危险因素的 HDP 孕妇将血压控制在 140/90mmHg 以下。②合并靶器官损害的 HDP 孕妇根据患者临床情况，将血压控制在

135/85mmHg。③为保证子宫－胎盘血流灌注，孕妇血压不可低于 130/80mmHg。

（3）非药物治疗：所有患 HDP 的孕妇均应进行非药物治疗，如情绪放松；保证充足的休息和睡眠时间；营养丰富均衡；不建议绝对卧床，应保证一定的运动量；适度限盐，每日食盐摄入量控制在 6g，全身水肿者应当限盐。

（4）药物治疗：降压药物选择应结合药物的有效性和对胎儿的安全性进行考虑。相当一部分患有轻度慢性高血压的女性，其妊娠早期和中期由于血压的生理性下降而停止甚至不再需要使用降压药物。

降压药物选择方面，考虑药物可能危害到胎儿健康，国内外指南推荐的药物有以下几类：①肾上腺素能受体拮抗剂。②钙离子通道阻滞剂。③中枢性肾上腺素能神经阻滞剂等。

常用的口服降压药物有拉贝洛尔、硝苯地平或硝苯地平缓释片等。若口服药物血压控制不理想，可使用静脉用药，常用有拉贝洛尔、乌拉地尔、酚妥拉明等。具体降压药物见表 5 - 6 - 14。

HDP 孕妇的血压评估及诊疗流程见图 5 - 6 - 4。

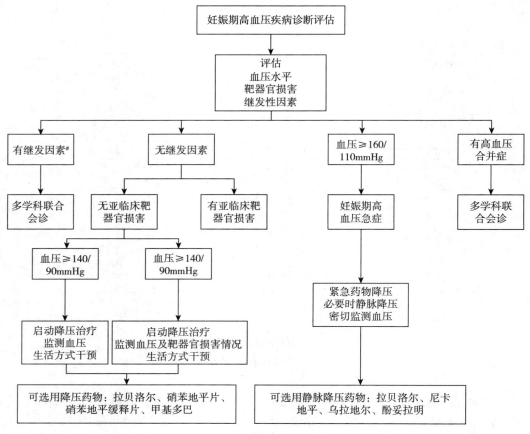

图5-6-4 HDP孕妇的血压评估、诊疗流程

#HDP的继发因素包括肾炎史或贫血史，肌无力、发作性软瘫等，阵发性头痛、心悸、多汗，打鼾伴有呼吸暂停，是否长期应用升高血压的药物。

在妊娠期间，通常不主张使用利尿剂来降低血压，因为利尿剂理论上可能导致有效循环血容量减少，进而引发胎儿生长受限和羊水量减少。有关利尿剂对预防子痫前期及其并发症影响的研究尚存在争议，因此不建议使用。当孕妇出现全身水肿或肺水肿时，可根据具体情况适量使用小剂量利尿药。不推荐使用阿替洛尔，研究证实其可能对胎儿血流动力学产生影响，导致胎儿宫内生长受限。硫酸镁不作为常规降压药物使用。

妊娠期忌用血管紧张素转换酶抑制剂（ACEI）和血管紧张素受体拮抗剂（ARB）类药物。大量研究显示，孕早期使用ACEI/ARB类药物可能导致胎儿心血管畸形、多指趾畸形、尿道下裂等；孕中晚期使用ACEI/ARB类药物可引发胎盘血流灌注减少、羊水缺少，以及胎儿宫内生长受限、肾功能衰竭、低出生体重、胎儿肺发育不全、颅骨面骨发育不全等。因此，在备孕期、孕期以及妊娠期均禁用ACEI/ARB类药物。其他降压药，如钙通道阻滞剂（氨氯地平、非洛地平、贝尼地平、维拉帕米等）和α受体拮抗剂等，尚无大型临床研究报告，因此不推荐使用。

合并特殊情况的静脉用药建议如下。

①重度妊娠期高血压（妊娠期高血压急症）（孕妇收缩压≥160mmHg和/或舒张压≥110mmHg）：应依据妊娠期高血压急症处理原则进行降压，密集监测孕妇生命指标及胎儿宫内状况，建议孕妇到产科积极治疗，如有必要可选择终止妊娠。

②子痫前期和重度高血压/高血压合并神经系统症状的孕妇：建议通过静脉给予硫酸镁（但不作为降压药物），根据孕妇与胎儿状况决定终止妊娠时机。详细用法可参考《妊娠期高血压疾病诊治指南（2015）》。用药过程中需要注意监测尿量、呼吸、心率、膝腱反射及血清镁离子浓度，对心脏传导阻滞、重症肌无力、严重肾功能不全患者禁用。

③孕妇合并急性心功能不全和急性冠状动脉综合征：可选择静脉滴注硝酸甘油。具体用法：

用0.9%氯化钠注射液或5%葡萄糖注射液稀释，以10~20μg/min静脉滴注，根据血压状况调节滴速，可逐步增加剂量至200μg/min。

（5）产后血压管理和治疗：产后需规律监测血压。产后6周孕妇的血压仍未恢复正常时，应监测至产后12周，建议心血管内科诊治，复查尿常规及其他孕期曾出现异常的实验室指标，建议排除继发性高血压，并评估靶器官损害，进行系统诊治。

产后哺乳期降血压药物使用推荐：可继续应用妊娠期服用的降压药。尽量避免使用利尿剂或ARB类药物，如果单药控制不理想可用硝苯地平（或氨氯地平）联合拉贝洛尔。

（四）子痫防治

1. 应用硫酸镁 硫酸镁作为治疗子痫和预防抽搐复发的首选药物，也是预防重度子痫前期发生子痫的用药。除非有硫酸镁禁忌证或治疗效果不理想，否则不建议使用苯巴比妥和苯二氮䓬类药物（如地西泮）进行子痫的预防或治疗。对于非重度子痫前期的孕妇，可适当考虑使用硫酸镁。对于产后出现高血压伴头痛或视力模糊的患者，可考虑使用硫酸镁预防产后子痫前期-子痫。在控制子痫抽搐24h后，需重新评估病情，如病情不稳定，需继续使用硫酸镁预防抽搐复发。具体用法参考表5-6-15。

2. 应用硫酸镁注意事项

（1）用药期间应每天评估病情变化，决定是否继续用药；引产和产时可以持续使用硫酸镁，尤其对于重度子痫前期；若剖宫产术中应用，要注意孕产妇的心脏功能；产后继续使用24~48h

后，注意再评估病情。

（2）硫酸镁用于重度子痫前期预防子痫发作以及重度子痫前期的期待治疗（expectant management）。为减少长期使用对胎儿（或新生儿）血钙水平和骨质的影响，建议根据病情及时评估，如孕妇状况稳定，可在使用5~7天后停用硫酸镁治疗。在对重度子痫前期进行期待治疗时，可视需要间歇性使用硫酸镁。

（3）血清镁离子的治疗浓度应保持在1.8~3.0mmol/L范围内，超过3.5mmol/L可能引发中毒。使用硫酸镁需满足的条件有：①膝腱反射存在。②尿量≥25ml/h。③备有10%葡萄糖酸钙。如发生镁离子中毒，应立即停用硫酸镁并缓慢静脉推注10%葡萄糖酸钙10ml。若孕妇伴有肾功能障碍、心功能不全或心肌病、重症肌无力等症状，或体重偏轻，需谨慎使用或减量硫酸镁。

（五）扩容治疗

子痫前期孕妇需限制液体补充，以防肺水肿。除非存在明显的液体缺失，导致血液浓缩、血容量不足或高凝状态，通常不建议使用扩容治疗。扩容疗法可能增加血管外液体量，引发严重并发症，如心功能衰竭、肺水肿等。若子痫前期孕妇出现少尿，但血肌酐水平未升高，则不推荐常规补液。

（六）其他药物的应用

应根据HDP患者个体情况，结合临床表现给予镇静、利尿等对症治疗，根据患者情况及胎儿情况进行胎儿肺成熟治疗（表5-6-13）。

表5-6-13 HDP患者的其他药物治疗方法

药物种类	药物名称	剂量及用法	临床意义	注意事项
镇静药物	地西泮	1次2.5~5.0mg口服，2~3次/天，或者睡前服用；必要时地西泮10mg肌内注射或静脉注射（>2min）	镇静药物的应用目的是减轻孕产妇的精神紧张、缓解焦虑、促进睡眠质量、预防和控制子痫	应根据个体状况适度使用
	苯巴比妥	为保证患者的休息及睡眠，可给予口服剂量30mg/次，3次/天。控制子痫时肌内注射0.1g	—	
	冬眠合剂	冬眠合剂由氯丙嗪（50mg）、哌替啶（100mg）和异丙嗪（50mg）组成，一般将一次采用1/3~1/2量肌内注射，或将半量加入5%葡萄糖溶液250ml进行静脉滴注	氯丙嗪仅在硫酸镁控制抽搐疗效不佳的情况下使用	

药物种类	药物名称	剂量及用法	临床意义	注意事项
利尿剂	—	—	一般不推荐子痫前期孕妇常规使用利尿剂，仅在孕妇出现全身水肿、肺水肿、脑水肿、肾功能受损及急性心衰时，适当使用呋塞米等快速利尿药	甘露醇主要针对脑水肿治疗，甘油果糖适用于肾功能损害的孕妇
糖皮质激素	地塞米松	1 次 5mg 或 6mg 肌内注射，每 12h 1 次，共 4 次	若在早期进行过促胎肺成熟治疗，经过约 2 周保守治疗，但终止妊娠的孕周仍 <34 周时，可以考虑再次给予相同剂量的促胎肺成熟治疗。需要注意，不要因为完成促胎肺成熟疗程而延误终止子痫前期妊娠的时机	孕周 <34 周且预计在 1 周内分娩的子痫前期孕妇，应进行糖皮质素促胎儿肺成熟治疗
	倍他米松	1 次 12mg，肌内注射，每天 1 次，连续 2 天		

（七）纠正低蛋白血症

严重低蛋白血症伴随腹腔积液、胸腔积液或心包积液的患者，需补充白蛋白或血浆，同时注意与利尿剂一同应用，密切观察病情进展。

（八）分娩时机和方式

1. 分娩的时机 积极治疗子痫前期孕妇后，若母儿状况仍无好转或者病情持续恶化，或者达到一定孕周时，应考虑中止妊娠。确定中止妊娠的时机，需综合考虑多方面因素，具体如下。

（1）妊娠期高血压、病情未达重度子痫前期孕妇，可期待至妊娠 37 周终止妊娠。

（2）重度妊娠期高血压及重度子痫前期者：①妊娠不足 26 周的孕妇，经治疗病情仍危重者建议终止妊娠。②妊娠 26~28 周，根据母儿情况及医院能力决定是否终止妊娠。③妊娠 28~34 周，如病情不稳定，经积极治疗病情仍加重，应终止妊娠。④对于妊娠超过 34 周的孕妇，若出现严重危及母儿安全的并发症或生命危险，应考虑中止妊娠。⑤妊娠超过 34 周的孕妇，即使病情稳定，但如果胎儿出现生长受限，伴有脐血流异常及羊水减少等情况，也应考虑中止妊娠。子痫病情得到控制后，可考虑中止妊娠。

（3）子痫前期出现严重并发症，如难以控制的高血压、高血压性脑病、脑血管意外、PRES、子痫、心功能衰竭、肺水肿、完全性或部分性 HELLP 综合征、DIC、胎盘早剥及胎死宫内等，考虑终止妊娠。

（4）重度子痫前期发生母儿严重并发症者，需要稳定孕妇状况后，尽早终止妊娠。

（5）当存在孕妇器官系统受累时，评定孕妇器官累及程度、发生严重并发症的紧迫性和胎儿安危情况，综合考虑终止妊娠时机。

（6）对已经发生胎死宫内者，可在稳定病情后终止妊娠。

2. 终止妊娠的方式 需要根据个体情况判断。HDP 孕妇在无产科剖宫产指征的情况下，原则上可考虑阴道试产。然而，若无法在短时间内顺利阴道分娩，可能导致病情恶化，此时可考虑放宽剖宫产术指征。对于已有严重并发症的孕妇，剖宫产术是快速终止妊娠的途径。

3. 分娩期间的注意事项

（1）严密观察自觉症状。

（2）监测血压并维持降压治疗，将血压控制在 <160/110mmHg；注意硫酸镁的运用。

（3）密切关注胎心率变化。

（4）主动预防产后出血。

（5）产时、产后避免使用麦角新碱类药物。

（九）子痫的处理

子痫发作时的紧急处理包括一般急诊处理、硫酸镁和降高血压药物的应用、预防抽搐复发、适时终止妊娠、预防并发症等。应注意子痫前期相关病因的治疗，如孕妇自身免疫性疾病、糖尿病、肾脏疾病和心血管疾病等。诊治子痫的过程中，要注意与其他抽搐性疾病（如癔症、癫痫、颅脑病变等）进行鉴别。同时，应监测心、肝、肾、中枢神经系统等重要器官系统的功能，以及凝血功能、水电解质和酸碱平衡。

1. 子痫治疗流程（图 5-6-5）。

2. 一般急诊处理 在子痫发作期间，应预防孕妇因摔倒引起的外伤、唇舌受伤，确保气道畅通，保持呼吸和循环功能稳定，严密监测生命体征和尿量等。避免过强的声音、光线等不良刺激。

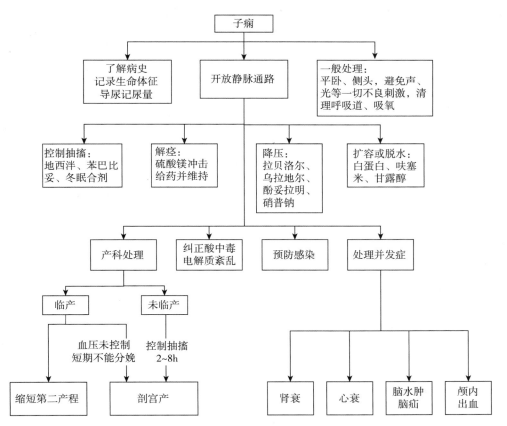

图 5 - 6 - 5 子痫治疗流程

3. 应用硫酸镁 硫酸镁是治疗子痫及预防抽搐复发的首选药物。硫酸镁的用法及注意事项参见表 5 - 6 - 15。子痫孕妇抽搐后或产后需继续应用硫酸镁 24 ~ 48h，并进一步评估是否继续应用。当孕妇存在硫酸镁应用禁忌证或硫酸镁治疗无效时，可考虑应用地西泮、苯巴比妥或冬眠合剂控制抽搐。在使用镇静药物时注意避免发生误吸，必要时行气管插管和机械通气。

4. 控制血压和预防并发症 脑血管意外是子痫孕产妇死亡的主要原因。在持续收缩压 ≥ 160mmHg、舒张压 ≥ 110mmHg 时，应迅速降压，预防心脑血管并发症，具体详情见前述。注意监测胎盘早剥、肺水肿等可能发生的并发症。若出现肺水肿，应及时行利尿处理，如有必要，进行气管插管和机械通气。

5. 适时终止妊娠 子痫孕妇抽搐控制后即可考虑终止妊娠。

6. 针对子痫前期 - 子痫发生的病因治疗 控制子痫后，注意查找病因。如存在自身免疫性疾病（SLE、干燥综合征、系统性硬化病或 APS 等），应积极进行免疫性激素治疗和抗凝治疗；如存在甲状腺功能亢进，应进行抗甲状腺功能治疗等。

7. 子痫前期合并肺水肿 可选用硝酸甘油，静脉滴注速度 5μg/min，每隔 3 ~ 5min 加量，最大剂量 100μg/min。

（十）HELLP 综合征的治疗

2021 年 ISSHP HDP 临床指南不建议使用皮质类固醇治疗 HELLP 综合征。糖皮质类固醇可以促胎肺成熟，降低新生儿呼吸窘迫综合征，可用于孕 34 周前的医源性早产中。目前暂无证据支持类固醇可以降低妊娠不良结局。糖皮质类固醇有升高血糖和血压的作用，不专门用于 HELLP 综合征抑制免疫的治疗。HELLP 综合征必须住院治疗。

在严密监测、保护及治疗重度子痫前期患者重要器官系统的基础上，其他治疗方案如下所示。

1. 有适应证时输注血小板，应用肾上腺皮质激素

（1）血小板计数 > 50 × 10⁹/L，不存在过度失血或血小板功能异常时，不建议预防性输注血小板或剖宫产术前输注血小板。

（2）血小板计数 < 50 × 10⁹/L 时，可考虑肾上腺皮质激素治疗。

（3）血小板计数 < 50 × 10⁹/L，血小板计数迅

速下降或凝血功能障碍存在时，考虑备血，包括血小板。

（4）血小板计数 $< 20 \times 10^9/\mathrm{L}$，阴道分娩前强烈推荐输注血小板，剖宫产术前建议输注血小板。

2. 整体评估孕妇状况，适时终止妊娠

（1）时机：大部分 HELLP 综合征孕妇在积极治疗后应当终止妊娠。目前并不推荐采用期待治疗。在 HELLP 综合征出现严重并发症的情况下，应进行多学科综合管理与治疗，稳定孕妇病情后积极采取终止妊娠措施。仅在胎儿不成熟，且母儿病情稳定的情况下，才可在三级医疗机构进行期待治疗。

（2）分娩方式：HELLP 综合征孕妇可酌情放宽剖宫产的指征。

（3）麻醉：请麻醉医师决定。血小板计数 $> 75 \times 10^9/\mathrm{L}$ 时，若无凝血功能损害且血小板计数无进行性下降，可施行区域麻醉。

3. 其他治疗 在 HELLP 综合征治疗中，必要时需进行血浆置换或血液透析，需全面评估孕妇整体状况，给予合理的对症治疗和多学科管理，存在严重并发症时需注意危重症的管理。

四、 药物治疗方案

（一）妊娠期高血压疾病降压药物的用法（表 5-6-14）

表 5-6-14　HDP 降压药物的用法

药物名称	给药途径	给药剂量及次数	备注
拉贝洛尔	口服	$100 \sim 200\mathrm{mg}/次$，$2 \sim 3$ 次/天，最大使用剂量 $2400\mathrm{mg}/\mathrm{d}$	有支气管哮喘、病态窦房结综合征、心传导阻滞未安装起搏器、慢性心衰病史的孕妇禁用
硝苯地平缓释片	口服	$10 \sim 20\mathrm{mg}/次$，1 次/13h，最大使用剂量 $60\mathrm{mg}/\mathrm{d}$	短效硝苯地平片起效快、降压幅度大，其不良反应包括心跳加快、头痛等
拉贝洛尔注射液	静脉注射	$25 \sim 50\mathrm{mg}$ 溶于 20ml 10% 葡萄糖注射液，$5 \sim 10\mathrm{min}$ 缓慢静脉推注，15min 后可重复给药	应用总量不应超过 200mg
	静脉滴注	100mg 加 5% 葡萄糖注射液或 0.9% 氯化钠注射液稀释至 250ml，滴速 $1 \sim 4\mathrm{mg}/\mathrm{min}$	—
乌拉地尔注射液	静脉注射	$10 \sim 50\mathrm{mg}$ 5min 缓慢静脉推注，效果不满意 5min 后可重复给药	—
	静脉滴注	250mg 溶于 5% 或 10% 葡萄糖注射液或 0.9% 氯化钠注射液，以 $2\mathrm{mg}/\mathrm{min}$ 静脉滴注	—
尼卡地平注射液	静脉滴注	用 0.9% 氯化钠注射液或 5% 葡萄糖注射液稀释后，以每分钟 $0.5\mu\mathrm{g}/\mathrm{kg}$ 静脉滴注	—
酚妥拉明注射液	静脉滴注	$10 \sim 20\mathrm{mg}$ 溶于 5% 葡萄糖注射液 $100 \sim 250\mathrm{ml}$，$10\mu\mathrm{g}/\mathrm{min}$ 静脉滴注	—

（二）硫酸镁防治子痫用法（表 5-6-15）

表 5-6-15　硫酸镁防治子痫用法

给药目的	用法	注意事项
治疗子痫抽搐	静脉用药负荷剂量为 $4 \sim 6\mathrm{g}$，溶于 10% 葡萄糖溶液 20ml，静脉推注 $15 \sim 20\mathrm{min}$，继而 $1 \sim 2\mathrm{g}/\mathrm{h}$ 静脉滴注维持	24h 应用硫酸镁总量为 $25 \sim 30\mathrm{g}$
预防子痫发作	适用于重度子痫前期和子痫发作后，负荷剂量 $2.5 \sim 5.0\mathrm{g}$，维持剂量与控制子痫处理相同	24h 总量不超过 25g
治疗子痫复发抽搐	追加静脉负荷剂量用药 $2 \sim 4\mathrm{g}$，静脉推注 $2 \sim 3\mathrm{min}$，继而 $1 \sim 2\mathrm{g}/\mathrm{h}$ 静脉滴注维持	—

作者：梅金平 ［武警特色医学中心（中国人民武装警察部队特色医学中心）］

审稿：马建新（解放军第三〇五医院）

参考文献

第六章　高脂血症

图 6-1-1　高脂血症思维导图

高脂血症是一种由遗传和环境因素共同引起的脂质合成和代谢紊乱的疾病，可导致严重的并发症，如卒中和冠心病。目前，我国成人高脂血症的患病率约为 35.6%。高脂血症的有效防控不仅有助于预防动脉粥样硬化，还在防范由高脂血症引发的心脑血管疾病方面发挥关键作用。

高脂血症主要包括以下几种类型：高胆固醇血症、高甘油三酯血症、混合性高脂血症及低高密度脂蛋白胆固醇（HDL-C）血症。其中，低密度脂蛋白胆固醇（LDL-C）和总胆固醇（TC）水平的升高是动脉粥样硬化性心血管疾病（ASCVD）的主要危险因素。近年来，ASCVD 的患病率逐年增高。

高脂血症可分为原发性（遗传性）和继发性两类。原发性高脂血症包括家族性高胆固醇血症和家族性高 TC 血症（通常 TC > 10mmol/L）。继发性高脂血症通常与潜在疾病和代谢状态有关，这些疾病和状态会导致血清脂质和脂蛋白代谢的改变。

大量流行病学研究和降脂治疗的随机对照试验证实，高胆固醇血症与 ASCVD 具有因果关系，且高胆固醇血症的暴露时长与终生 ASCVD 风险相关。LDL-C 的绝对降幅与 ASCVD 的发生率、致残率和死亡率的下降呈线性正相关。降脂药物，如他汀类药物、胆固醇吸收抑制剂以及前蛋白转化酶枯草溶菌素 9（PCSK9）抑制剂，单用或联合应用，均可使 LDL-C 水平下降 30%~85%。随着 LDL-C 降低幅度增大，ASCVD 事件风险降低。因此，国内外相关指南均建议严格控制 LDL-C 水平，使其长期达标。

《中国血脂管理指南（基层版 2024 年）》推荐将 LDL-C 作为血脂干预的首要靶点，并根据 ASCVD 危险分层确定其目标值。指南建议在生活方式干预的基础上，以中等强度他汀类药物作为起始治疗，必要时联用胆固醇吸收抑制剂和/或 PCSK9 抑制剂，以达到目标值。

诊断

一、筛查

血脂筛查有助于及早发现血脂异常人群，还可用于指导 ASCVD 的风险评估和干预治疗。

表 6-1-1　血脂筛查的对象、频率及方式

血脂检查	具体内容
重点对象	有 ASCVD 病史的患者 有多个 ASCVD 危险因素（如高血压、糖尿病、肥胖、吸烟）的患者 有早发 ASCVD 家族史（男性一级亲属 < 55 岁或女性一级亲属 < 65 岁患 ASCVD）者或家族性高脂血症者 皮肤或肌腱黄色瘤及跟腱增厚者
筛查频率	针对普通人群，建议 < 40 岁成年人每 2~5 年进行 1 次血脂检测（包括 TC、LDL-C、HDL-C 和 TG），≥40 岁成年人每年至少应进行 1 次血脂检测
筛查方式	采集静脉血，采血前至少 2 周内保持日常饮食习惯及体重稳定，24h 内不进行剧烈身体活动，禁食时间为 8~12h，坐位休息至少 5min

二、问诊与查体

（一）危险因素

危险因素包括性别、年龄、体重指数、腹围、吸烟饮酒史、ASCVD 病史及家族史等。

（二）问诊与症状

血脂升高一般没有明显症状，或者症状与血脂无关。

除年龄、饮食习惯、运动情况外，还应了解有无 ASCVD 表现（胸闷、胸痛、头晕、黑矇、乏力、间歇性跛行等）、肝肾功能不全病史、有无反复发作胰腺炎病史、用药史、吸烟史及家族史等。

（三）查体与体征

应检查身高、体重、腹围、双上肢血压、甲状腺、肝脏、脾脏有无肿大。注意有无家族性高胆固醇血症表现，如睑黄疣（xanthoma palpebrarum）、黄色瘤（xanthomas）、脂性角膜弓（arcus lipoedes corneae）（图 6-1-2）等体征。

图 6-1-2　家族性高胆固醇血症的体征

三、辅助检查

（一）血脂检测

1. 血脂检测项目　高脂血症的诊断通常涉及一系列血脂指标的检测，包括 TC、TG、LDL-C 和 HDL-C。

首先，TC 是血液中所有脂蛋白所含胆固醇的总和。LDL-C 是 ASCVD 的主要致病性危险因素，是调脂治疗的重要干预靶点。相反，HDL-C 水平通常与 ASCVD 风险呈负相关。

此外，非高密度脂蛋白胆固醇（非 HDL-C）通过 TC 减去 HDL-C 获得，代表所有含有载脂蛋白 B（apolipoprotein B，ApoB）的脂蛋白胆固醇总量。非 HDL-C 也可以作为 ASCVD 一级和二级预防的重要干预靶点。

在具备条件的医疗机构中，可以进一步检测载脂蛋白 A1（apolipoprotein A1，ApoA1）、载脂蛋白 B（ApoB）和脂蛋白（a）[lipoprotein（a），Lp（a）]的水平。血清 ApoA1 主要反映 HDL 颗粒水平，而血清 ApoB 则主要反映 LDL 颗粒水平。Lp（a）由 LDL 样颗粒和载脂蛋白（a）[apolipoprotein，Apo（a）]组成，是 ASCVD 和钙化性主动脉瓣狭窄的独立危险因素。

2. 检测注意事项　国内外通常根据能显著增加冠心病风险的血脂水平来划分高脂血症，并以此制定干预和治疗目标。血脂的合适水平和异常切点主要适用于普通人群。血脂检测项目是评估 ASCVD 危险因素的重要指标，但不是诊断标准。在解释血脂检测结果时，需要考虑生物学变异和临床指征，并结合其他危险因素进行综合分析和判断。

严重高 TC 血症（如 TC > 5.6mmol/L）还可诱发胰腺炎。对于空腹 TG ≥ 1.7mmol/L 的患者，应间隔 2 周以上复查空腹 TC，以除外饮食等短期因素的影响，再考虑是否对持续性严重高 TC 血症患者启动药物治疗。

表 6-1-2　临床常用血脂检测项目及其注意事项

项目	注意事项
TC	LDL-C 水平无法获得时，可以将 TC 作为治疗的靶点和评估目标 是否空腹对检测值无明显影响（血标本）
TG	TG 水平受饮食等因素影响，多次测量时同一个体的差异可能较大 测量时建议采集空腹标本
LDL-C	LDL-C 水平基本能反映血液 LDL 水平 我国目前主要采用直接匀相法测定 LDL-C 水平
HDL-C	HDL-C 中胆固醇含量比较稳定 多通过检测其所含胆固醇的量，间接反应血 HDL 水平
非 HDL-C	除 HDL 外其他脂蛋白所含胆固醇的总和即为非 HDL-C 可通过计算得到非 HDL-C 水平，非 HDL-C = TC-HDL-C

注：TC 总胆固醇；TC 甘油三酯；LDL-C 低密度脂蛋白胆固醇；HDL-C 高密度脂蛋白胆固醇；LDL 低密度脂蛋白；HDL 高密度脂蛋白。

3. 血脂分析的临床意义　血脂水平可及时反映体内脂类代谢状况，也是临床常规检验的重要项目。临床上血脂检测的基本项目为 TC、TG、LDL-C 和 HDL-C。

表 6-1-2　血脂分析的临床意义

检测项目	临床意义
TC	TC 对 ASCVD 的危险评估和预测价值不及 LDL-C 精准 （1）TC 升高：见于遗传因素和多种临床因素，如各种高脂蛋白血症、梗阻性黄疸、肾病综合征、甲状腺功能低下、慢性肾功能衰竭、糖尿病等 （2）TC 降低：见于各种脂蛋白缺陷状态、肝硬化、恶性肿瘤、营养不良、巨幼细胞性贫血等
TG	TG 水平在个体内与个体间差异大，同一个体的 TG 水平受饮食和不同采血时间等因素的影响，在不同时间可能有较大差异。人群中血清 TG 水平呈明显的正偏态分布 （1）血清 TG 升高：多见于肥胖、代谢综合征、酗酒。轻至中度升高者，患冠心病的危险性增加。重度升高时，常可伴发急性胰腺炎 （2）血清 TG 降低：见于慢性阻塞性肺疾患、脑梗死、甲状腺功能亢进、甲状旁腺功能亢进、营养不良、吸收不良综合征、先天性 α 或 β 脂蛋白血症等
LDL-C	LDL-C 升高是 AS 的主要危险因素，在 ASCVD 致病中起着核心作用。提倡通过降低血清 LDL-C 水平防控 ASCVD （1）LDL-C 升高：见于 FH、家族性 ApoB 缺陷症、混合型高脂血症、甲状腺功能低下、肾病综合征等 （2）LDL-C 降低：见于家族性无 β 或低 β 脂蛋白血症、营养不良、甲状腺功能亢进、消化吸收不良、肝硬化、慢性消耗性疾病、恶性肿瘤等

续表

检测项目	临床意义
HDL－C	HDL－C 水平与 ASCVD 发病危险呈负相关。TG 升高常伴随着 HDL－C 的降低，严重营养不良者伴随血清 TC 明显降低，HDL－C 也降低 （1）HDL－C 降低：见于急性感染、糖尿病、肥胖、慢性肾功能衰竭、肝炎和肝硬化等疾病 （2）HDL－C 水平过高：（如 > 2.07mmol/L）被定义为过高 HDL－C，与全因死亡增加相关

（二）其他

其他检查项目包括血常规、生化全项（包括空腹血糖、血尿酸、电解质）、甲状腺功能、血压监测、心电图、心脏超声、颈部血管超声、非 HDL－C、ApoA1、Apo B、Lp（a）以及脂蛋白亚组分等。还可以选择性完善心血管超声或者心脏大血管增强 CT（CTA）检查。还可进行胆固醇代谢相关基因比如低密度脂蛋白受体（LDLR）、前蛋白转化酶枯草杆菌素 K9（proprotein invertase subtilisin K9，PCSK9）、APOE、APOB、LIPA 等的基因检测。

四、 血脂合适水平和异常切点

近年来，国内外研究主张以显著增高 ASCVD 风险的血脂水平作为高脂血症的划分标准，并依据风险水平进行干预及制定治疗目标。我国普通人群的血脂水平分层标准见表 6－1－3。

大量前瞻性流行病学调查表明，ASCVD 的患病风险不仅与血脂水平有关，还受到个体危险因素数量和严重程度的影响。为此，我国目前采用综合评估方法，即根据有无冠心病及其他动脉粥样硬化性病变、有无高血压及其他心血管危险因素的数量，结合血脂水平来评估 ASCVD 的发病风险。

五、 ASCVD 风险评估

血脂管理的最终目标是降低 ASCVD 及不良心血管事件风险，因此血脂是否异常，不能仅参考血脂合适水平，还需要结合个体 ASCVD 发病风险进行综合判定。中国成人 10 年 ASCVD 发病风险可以划分为超高危、极高危、高危、中危和低危（表 6－1－4）。

表 6－1－3　中国 ASCVD 一级预防低危人群
非糖尿病患者主要血脂指标参考标准（mmol/L）

分层	TC	LDL－C	HDL－C	non－HDL－C	TG
理想水平	—	<2.6	—	<3.4	—
合适水平	<5.2	<3.4	—	<4.1	<1.7
边缘升高	≥5.2 且 <6.2	≥3.4 且 <4.1	—	≥4.1 且 <4.9	≥1.7 且 <2.3
升高	≥6.2	≥4.1	—	≥4.9	≥2.3
降低	—	—	<1.0	—	—

注：ASCVD 动脉粥样硬化性心血管疾病；TC 总胆固醇；LDL－C 低密度脂蛋白胆固醇；HDL－C 高密度脂蛋白胆固醇；TC 甘油三酯。表中数值是干预前空腹 12h 测定的血脂水平。

表 6－1－4　中国成人 ASCVD 风险评估

ASCVD 风险	评估标准
超高危	发生过 2 次及以上严重 ASCVD 事件（如 ACS、缺血性卒中、外周动脉血运重建或截肢等），或发生过 1 次严重 ASCVD 事件，合并 2 个及以上高危因素[1]
极高危	不符合超高危标准的其他 ASCVD 患者
高危	具有以下因素之一：糖尿病（≥40 岁）、LDL－C≥4.9mmol/L、慢性肾脏病 3~4 期、高血压 + 2 个及以上危险因素[2]
中危	具有以下因素之一：高血压 + 1 个危险因素[2]、无高血压，但有 3 个危险因素[2]
低危	具有以下因素之一：高血压 + 0 个危险因素[2]、无高血压，有 0~2 个危险因素[2]

注：ASCVD 动脉粥样硬化性心血管疾病；ACS 急性冠状动脉综合征；LDL－C 低密度脂蛋白胆固醇。
[1] 高危因素包括：①LDL－C≤1.8mmol/L，但再次发生严重 ASCVD 事件。②早发冠心病［年龄 <55/65 岁（男/女）］。③家族性高胆固醇血症或基线 LDL－C≥4.9mmol/L。④既往有冠状动脉旁路移植术或经皮冠状动脉介入治疗史。⑤糖尿病。⑥高血压。⑦慢性肾脏病 3~4 期。⑧吸烟。
[2] 危险因素包括，年龄 ≥45/55 岁（男/女）、吸烟、高密度脂蛋白胆固醇 <1.0mmol/L；对 <40 岁的糖尿病患者进行危险分层时，糖尿病可作为 1 个危险因素。

治疗

一、 治疗流程

高脂血症治疗的目的不仅仅是为了改善血脂水平，更主要的是为了减少未来发生 ASCVD 的风险。因此，全面评估 ASCVD 的发生风险是管理高脂血症的前提，根据个体 ASCVD 发生风险决定高脂血症的治疗手段以及血脂的达标目标值是整个高脂血症管理流程的主要原则（图 6－1－3）。

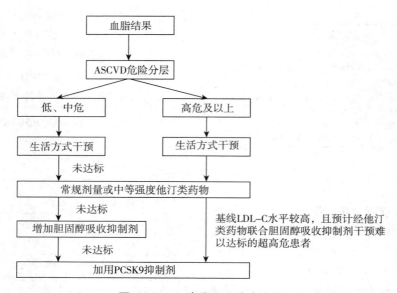

图6-1-3　高脂血症治疗流程

ASCVD 动脉粥样硬化性心血管病；LDL-C 低密度脂蛋白胆固醇；PCSK9 前蛋白转化酶枯草溶菌素9

二、治疗原则

（一）首要干预靶点

LDL-C 是首要干预靶点，LDL-C 每降低 1mmol/L，ASCVD 的风险下降约20%。多数国家或地区的血脂管理指南均推荐将 LDL-C 作为降脂治疗的首要干预靶点。不同 ASCVD 危险分层的人群 LDL-C 降低的目标值不同（表6-1-5）。

表6-1-5　ASCVD 不同危险分层人群 LDL-C 的目标值

ASCVD 风险等级	LDL-C 推荐目标值（mmol/L）
超高危	<1.4 且降低幅度≥50%
极高危[1]	<1.8 且降低幅度>50%
中、高危[1]	<2.6
低危[1]	<3.4

注：糖尿病患者目标值应参照上一级危险分层。

（二）次要干预靶点

非 HDL-C 是 ASCVD 的次要干预靶点：对于高 TG 血症、糖尿病、代谢综合征以及肥胖等患者，仅考虑 LDL-C 存在局限性，而非 HDL-C 代表了全部导致动脉粥样硬化脂蛋白颗粒中的胆固醇，受 TG 波动影响小，检测结果稳定，可作为上述人群 ASCVD 的次要干预靶点，目标值为 LDL-C+0.8mmol/L。

三、治疗细则

（一）健康均衡的饮食以及生活方式

降脂治疗中首先推荐健康生活方式，包括合理膳食、适度增加身体活动、控制体重、戒烟和限制饮酒等，其中合理膳食对血脂影响较大。

《成人高脂血症食养指南（2023年版）》对高脂血症人群的日常食养提出8条原则和建议，包括：①吃动平衡，保持健康体重。②调控脂肪，少油烹饪。③食物多样，蛋白质和膳食纤维摄入充足。④少盐控糖，戒烟限酒。⑤因人制宜，辨证施膳。⑥因时制宜，分季调理。⑦因地制宜，合理搭配。⑧会看会选，科学食养，适量食用食药物质。

所有高脂血症推荐的生活方式均为健康均衡的饮食（饮食中胆固醇摄入量<300mg/d，饱和脂肪酸摄入量不超过总热量的10%，反式脂肪酸不超过总热量的1%，增加蔬菜、水果、粗纤维食物，增加饱和脂肪酸摄入）、增加体力活动（每日坚持30min的中等强度有氧运动，每周至少5天）、维持理想体重（将体重指数维持在<24kg/m²）、戒烟和限酒。

在推荐中国心脏健康膳食模式基础上，对 ASCVD 中高危人群和高胆固醇血症患者应特别强调减少膳食胆固醇的摄入，每天膳食胆固醇摄入量应在300mg 以下。

（二）降脂药物治疗

治疗高脂血症，通常需根据血脂异常类型、基线水平以及目标值决定是否使用降脂药物或联合应用药物。降脂药物分为主要降低胆固醇的药物和主要降低 TG 的药物。

1. 主要降胆固醇药物

（1）他汀类药物：适用于高胆固醇血症、混合型高脂血症及 ASCVD 的防治。他汀类药物也能使 TG 水平降低 7% ~ 30%，HDL－C 水平升高 5% ~ 15%。不同种类和剂量的他汀类药物降胆固醇效果不同，但任何一种他汀类药物剂量增倍时，LDL－C 水平进一步降低幅度仅约为 6%。他汀类药物可在任何时间段服用 1 次/天，但晚上服用时 LDL－C 降幅会稍增加。

中等强度他汀类药物指 LDL－C 降幅 25% ~ 50% 时所采用的日剂量。如果应用中等强度他汀类药物后 LDL－C 仍不达标，则考虑联合胆固醇吸收抑制剂或 PCSK9 抑制剂（表 6－1－6）。

在使用他汀类药物期间，需关注与其他药物的相互作用。通过细胞色素 P450 3A4 酶（cytochrome P450 3A4，CYP3A4）途径代谢的他汀类药物，与免疫抑制剂、抗真菌药物、大环内酯类药物、胺碘酮、吉非罗齐及西柚汁等联用时，可能增加肌病或肌溶解的风险。达标后应继续长期应用，如能耐受，应避免停用。

他汀类药物的不良反应主要包括肝功能异常、肌痛、肌酶升高、肌炎、横纹肌溶解症，长期大剂量服用有增加新发糖尿病的风险，但其对 ASCVD 的总体益处远大于新发糖尿病的风险。

（2）胆固醇吸收抑制剂：包括依折麦布和海博麦布，常规用法均为 10mg/次，每天 1 次。与他汀类药物联用时，依折麦布可使 LDL－C 水平进一步降低 18% ~ 20%，海博麦布可使 LDL－C 水平进一步降低约 16%。二者不良反应轻微且多为一过性，主要表现为头痛和消化道症状。与他汀类药物联用时可能导致肝酶增高和肌痛，妊娠期和哺乳期禁用。

（3）PCSK9 抑制剂：包括依洛尤单抗、阿利西尤单抗、托莱西单抗及小干扰 RNA 英克司兰。依洛尤单抗 140mg 或阿利西尤单抗 75mg，每 2 周 1 次皮下注射，安全性和耐受性好，可使 LDL－C 水平明显降低 50% ~ 70%。托莱西单抗 150mg，

每 2 周 1 次皮下注射，LDL－C 降幅与依洛尤单抗和阿利西尤单抗类似。英克司兰降低 LDL－C 的幅度与 PCSK9 单抗近似，但作用更持久，注射一剂疗效可维持半年。常见的不良反应有注射部位出现疼痛或肿块、疲劳感、恶心和肌肉疼痛。

（4）普罗布考：具有抗氧化和延缓动脉粥样硬化作用，主要联合其他降脂药物，用于治疗家族性高胆固醇血症患者，减轻皮肤黄色瘤的发生及严重程度。常用剂量为 0.5 g，每天 2 次。

（5）其他降脂药：脂必泰是一种红曲与中药（山楂、泽泻、白术）的复合制剂，具有降低胆固醇的作用。

2. 主要降 TG 药物 主要降 TG 的药物包括贝特类药物、ω－3 脂肪酸、烟酸及其同类物。

3. 降脂药物的联合应用 降脂药物联合应用是高脂血症干预策略的基本趋势，主要目的是提高血脂达标率，进一步降低发生 ASCVD 的风险，减少降脂药物的不良反应发生率。目前可选择的主要联合应用方案如下所示。

（1）他汀类药物 + 胆固醇吸收抑制剂。适应证：单药 LDL－C 不达标。安全性关注点：常规监测。

（2）他汀类药物 + PCSK9 抑制剂。适应证：单药 LDL－C 不达标。安全性关注点：常规监测。

（3）他汀类药物 + 胆固醇吸收抑制剂 + PCSK9 单抗。适应证：双联用药后 LDL－C 不达标。安全性关注点：常规监测。

（4）他汀类药物 + 非诺贝特或 ω－3 脂肪酸。适应证：LDL－C 达标、TG 2.3 ~ 5.7mmol/L。安全性关注点：肾功能、心房颤动、出血。

（5）贝特类药物 + ω－3 脂肪酸。适应证：单药治疗后 TG ≥ 5.7mmol/L。安全性关注点：常规监测。

（三）特定人群的血脂管理

1. 高血压 高血压患者可以显著获益于强化降脂治疗。应根据危险分层确定患者的 LDL－C 目标值。对于属于 ASCVD 中危及以上的高血压患者，建议积极行降胆固醇治疗，目标是将 LDL－C 至少降至 < 2.6mmol/L。

2. 糖尿病患者 对于糖尿病患者的血脂管理，建议同时采用 LDL－C 和非 HDL－C 作为降脂靶点。具体目标值如下。

（1）糖尿病合并 ASCVD 患者：LDL－C＜1.4mmol/L，降低幅度＞50%。

（2）ASCVD 高危的糖尿病患者：LDL－C＜1.8mmol/L，降低幅度＞50%。主要危险因素有高血压、高脂血症、吸烟、肥胖、早发冠心病家族史；靶器官损害包括蛋白尿、肾功能损害、左心室肥厚或视网膜病变。

（3）ASCVD 低、中危的糖尿病患者：LDL－C＜2.6mmol/L。

（4）非 HDL－C 目标值：相应的 LDL－C 目标值＋0.8mmol/L。

建议 ASCVD 风险为高危的糖尿病患者选择中等强度他汀类药物作为基础治疗。若 LDL－C 不达标，可联用胆固醇吸收抑制剂或 PCSK9 抑制剂。若 LDL－C 达标但 TG 升高，或非 HDL－C 不达标，可考虑联用二十碳五烯酸乙酯（icosapent ethyl, IPE）或其他 ω－3 脂肪酸或贝特类药物。

3. 慢性肾脏病 针对轻中度肾功能不全患者，使用他汀类药物可以显著降低其 ASCVD 风险。然而，针对透析依赖的重度肾功能不全患者，他汀类药物干预研究未显示效果。CKD 患者是他汀类药物引起肌病的高危人群，发病风险与他汀类药物剂量密切相关，应避免大剂量使用。贝特类药物可升高肌酐水平，与他汀类药物联用治疗重度 CKD 患者时，可能增加肌病风险，联合用药时需要依据肾小球滤过率调整剂量。

4. 卒中患者 降脂治疗有益于缺血性卒中患者。目前，使用中等剂量他汀类药物会增加出血性卒中风险的证据不充分，且降低 LDL－C 的获益远大于潜在的出血性卒中风险。对于存在出血性卒中高风险或有出血性卒中病史的患者，需要个体化评估降脂治疗的获益与风险，LDL－C 目标值不宜过低。

具体的治疗建议如下。

（1）单纯动脉粥样硬化性缺血性卒中或短暂性脑缺血发作（TIA）患者：建议 LDL－C＜1.8mmol/L，非 HDL－C＜2.6mmol/L。

（2）动脉粥样硬化性缺血性卒中或 TIA 患者：推荐他汀类药物作为首选治疗。

（3）若经他汀类药物治疗后 LDL－C 不达标：可加用胆固醇吸收抑制剂。

（4）若经他汀类药物和胆固醇吸收抑制剂治疗后 LDL－C 仍不达标：可加用 PCSK9 抑制剂。

四、 药物治疗方案

表 6－1－6 常见的高强度、中等强度他汀以及代表药物

分类	高强度他汀	中等强度他汀
目标	每日剂量平均减低 LDL－C 水平≥50%	每日剂量平均减低 LDL－C 水平25%～50%
代表药物	阿托伐他汀 40～80mg/d 瑞舒伐他汀 20mg/d	阿托伐他汀 10～20mg/d 氟伐他汀 40mg/d，一天 2 次 氟伐他汀缓释片 80mg/d 洛伐他汀 40mg/d 匹伐他汀 1～4mg/d 普伐他汀 40mg/d 瑞舒伐他汀 5～10mg/d 辛伐他汀 20～40mg/d

五、 转诊

转诊指征 ①严重高胆固醇血症（LDL－C≥4.9mmol/L）或者严重高甘油三酯血症（TG≥5.6mmol/L），且合并 2 项及以上高危因素。②合并严重肝肾疾病。③妊娠女性、儿童青少年和高龄老年人初始治疗。④有原发性高胆固醇血症家族史。⑤降脂治疗后血脂不能达标，或有严重药物不良反应。

作者：南京（首都医科大学附属北京天坛医院）
武强（中国人民解放军总医院第六医学中心）
苏强（广西壮族自治区江滨医院）
审稿：何水波（航天中心医院）

参考文献

第七章　冠心病

第一节　心肌梗死分型和诊断标准

图 7-1-1　心肌梗死分型和诊断标准思维导图

一、心肌损伤及心肌梗死定义

1. 心肌损伤（myocardial injury）　心肌肌钙蛋白（cTn）值升高，且至少有一个值高于99%参考值上限（URL, upper reference limit）时，称为心肌损伤。如果cTn值存在升高和（或）下降，则认为损伤是急性的；某些特殊情况下，如慢性肾病等，cTn值持续性升高，且变化≤20%，称为慢性心肌损伤。

2. 心肌梗死　心肌梗死属于急性缺血性心肌损伤，cTn升高和/或下降，且至少1次高于正常值上限（99%URL），同时有急性心肌缺血的临床证据，包括：①急性心肌缺血症状。②新的缺血性心电图改变。③新发病理性Q波。④新的存活心肌丢失或室壁节段运动异常的影像学证据。⑤冠状动脉造影或腔内影像学检查或尸检证实冠状动脉血栓。

二、心肌梗死分型及诊断标准

目前，根据心肌梗死原因将心肌梗死分为5型，这样更加有利于对心肌梗死病因的理解，同时对心脏介入、心脏手术等因素引起的心肌梗死的诊断标准及定义进一步明确。按照发病机制，1型（斑块破裂和血栓形成）和2型（氧供需不平衡）心肌梗死最为常见。ST段抬高型心肌梗死（STEMI）多为1型心肌梗死，2型心肌梗死多为非ST段抬高型心肌梗死（NSTEMI）。

hs-cTn被推荐临床常规使用，是目前国内诊断心肌梗死的最重要的生化指标。随着肌钙蛋白水平增高，诊断为心肌梗死的可能性（阳性预测值）增加。若有急性心肌损伤伴急性心肌缺血的临床证据，则考虑心肌梗死。

（一）1型心肌梗死

1型心肌梗死是指由于冠状动脉粥样硬化斑块急性破裂或侵蚀，导致血小板和凝血系统激活，继发冠状动脉血栓性阻塞，引起心肌缺血、损伤和坏死。

1型心肌梗死诊断标准　须具备心肌损伤和至少一项心肌缺血的临床证据，也就是检出cTn升高和/或下降，至少有一次数值高于99%URL，并至少伴有下述一项临床表现。

（1）急性心肌缺血的症状。

（2）新的缺血性ECG改变。

（3）出现病理性Q波。

（4）与缺血性病因相一致的新近存活心肌丢失的影像证据或新发节段性室壁运动异常。

（5）经冠状动脉造影包括冠状动脉内影像，或经尸解确定的冠状动脉血栓。尸检证实在供应梗死心肌的动脉内存在粥样硬化血栓，或在显微镜下可见一个大的局限性坏死区域，伴或不伴心肌内出血，无论cTn值如何，均可诊断为1型心肌梗死。

（二）2型心肌梗死

2型心肌梗死可存在或者不存在冠状动脉斑块和狭窄，心肌梗死的发生与斑块破裂、侵蚀以及血栓形成无关，而是由心肌供氧和需氧之间失平衡导致心肌缺血和损伤所致。

2型心肌梗死诊断标准　检出cTn值升高和/或下降，至少有一次数值高于99%URL，并且有与冠状动脉血栓形成不相关的心肌氧供/需之间失衡的证据，至少需要一项以下临床表现。

（1）急性心肌缺血的症状。

（2）新发的缺血性ECG改变。

（3）发生了病理性Q波。

（4）与心肌缺血原因一致的新近存活心肌丢失的影像证据或新发节段性室壁运动异常。

常见原因包括氧供（血供）减少和/或氧耗增加，如冠状动脉栓塞、冠状动脉夹层（合并或不合并壁内血肿）、持续性快速心律失常、重度高血压（合并或不合并左室肥厚）、严重心动过缓、呼吸衰竭、重度贫血、低血压、休克等。

（三）3型心肌梗死

3型心肌梗死就是猝死型心肌梗死。患者发生心因性死亡，有心肌缺血症状和新发生缺血性心电图改变或心室颤动（VF），但死亡发生于获得生物标志物的血样本和在明确心脏生物标志物增高之前，或尸检证实为心肌梗死。

3型心肌梗死诊断标准 心原性猝死的患者，症状提示心绞痛，伴有推测的新发缺血性ECG改变或心室颤动，但在能获得血液样本检测生物标志物之前，或者在心肌标志物能被检出增高之前，患者已死亡，或者经尸解检出心肌梗死。

（四）4型心肌梗死

4型心肌梗死包括经皮冠状动脉介入治疗（percutaneous coronary intervention，PCI）相关心肌梗死（4a型）、冠状动脉内支架或支撑物血栓形成相关心肌梗死（4b型）及再狭窄相关心肌梗死（4c型）。

1. 4a型心肌梗死诊断标准 患者介入手术后≤48h，对于基线值cTn正常的患者，PCI相关心肌梗死是根据cTn值≥99% URL的5倍定义的。对于术前cTn升高、水平稳定（≤20%变化）或在下降的患者，术后cTn升高＞20%，且术后绝对值必须至少达到99% URL的5倍。此外，还需要具备下述条件之一。

（1）新的缺血性ECG改变。

（2）发生新的病理性Q波。

（3）呈现与缺血性病因相一致的存活心肌新丢失的影像证据或新的节段性室壁运动异常。

（4）冠状动脉造影支持手术所致的并发症，如冠状动脉夹层、主要心外膜动脉闭塞或边支闭塞/血栓、侧枝血流中断，或远端栓塞。

（5）孤立性发生新的病理性Q波，且cTn值已经升高或正在升高，且≥99% URL的5倍。

（6）尸解证实了罪犯动脉内存在手术相关的血栓，或宏观上存在大的局限性坏死区域，伴或不伴心肌内出血。

2. 4b型心肌梗死诊断标准 与1型心肌梗死诊断标准相同，且通过冠状动脉造影或尸解证实

心肌梗死由支架内血栓形成所致。需要着重指出的是，支架内血栓形成的时间与PCI术的时间相关。建议4b型心肌梗死按如下时间间隔分类。急性：支架植入后0～24h；亚急性：支架植入后24h～30天；晚期：支架植入后＞30天～1年；晚晚期，支架植入后1年以上。

3. 4c型心肌梗死诊断标准 偶尔心肌梗死也发生在血管造影、支架内再狭窄或球囊血管成形术后。在排除了其他病变、血栓及疾病等原因后，这种与PCI相关的心肌梗死被命名为4c型心肌梗死。其定义为PCI相关局灶性或弥漫性再狭窄，或复杂病变相关的心肌梗死，cTn升高和/或下降，且至少有一次数值高于99% URL。

（五）5型心肌梗死

5型心肌梗死为冠状动脉旁路移植术（coronary artery bypass grafting，CABG）相关的心肌梗死。

5型心肌梗死诊断标准 CABG术后≤48h，在基线cTn值正常的患者中，CABG相关MI被定义为cTn值升高至大于99% URL的10倍。对于术前cTn值升高的患者，其中cTn水平稳定（≤20%变化）或在下降者，术后cTn值必须升高＞20%，而且术后绝对值仍然必须大于99% URL的10倍。此外，还需要具备以下任意一项。

（1）发生了新的病理性Q波。

（2）血管造影证实了新的移植血管闭塞或新的自然冠状动脉闭塞。

（3）与缺血性病因相一致的存活心肌新丢失的影像证据或新的节段性室壁运动异常。

（4）孤立新发生的病理性Q波，cTn值已升高和正在升高但低于99% URL的10倍，符合5型心肌梗死的标准。

三、 心肌梗死的鉴别诊断

（一）应激性心肌病

应激性心肌病可以出现类似于心肌梗死的临床表现，见于1%～2%的疑似STEMI患者。其发作多与强烈情绪改变或者心理压力有关，90%的患者为绝经后女性。

（二）肺动脉栓塞

肺动脉栓塞患者可以出现胸痛、咯血、呼吸

困难和休克等临床表现，同时由于右心负荷急剧增加，还可以出现发绀、肺动脉瓣区第二心音亢进、颈静脉充盈等。$S_I Q_{III} T_{III}$ 的经典心电图表现见于少数急性肺栓塞患者。肺动脉 CTA 或造影等可鉴别。

（三）主动脉夹层

主动脉夹层患者可出现剧烈持续性胸痛，双上肢血压可有明显差别，同时可以出现缺血部位缺血损伤表现，如偏瘫、急性肾损伤等。目前，主动脉 CTA 是最佳诊断方法。

（四）急腹症

上腹部脏器炎症、胆结石或者消化道溃疡穿孔等可以导致上腹痛，需通过病史、体征及相关检查明确诊断。

（五）急性心包炎

急性心包炎患者可以出现剧烈胸痛，但是多伴有发热、心包摩擦音等。胸痛及心包摩擦音在心包腔出现渗液时可消失；心电图除 aWR 外，其余导联均有 ST 段弓背向下的抬高，T 波倒置，无异常 Q 波出现。超声心动图等可以协助诊断。

四、 相关概念及其他

（一）再梗死及复发性心肌梗死

第一次心肌梗死 28 天内再次发生的心肌梗死称为再梗死（reinfarction），28 天后则称为复发性心肌梗死（recurrent myocardial infarction）。

（二）既往或无症状的/未识别的心肌梗死

出现下述标准中任何一项，均可诊断既往或无症状的/未识别的心肌梗死。

（1） 没有非缺血性因素的情况下出现的病理性 Q 波，伴或不伴症状。

（2） 有心肌缺血所致存活心肌丢失的影像证据。

（3） 有既往心肌梗死的病理依据。

作者：胡勇军 [湖南省人民医院（湖南师范大学附属第一医院）]

审稿：董秋婷（中国医学科学院阜外医院）

参考文献

第二节 非 ST 段抬高型急性冠状动脉综合征

非 ST 段抬高型急性冠状动脉综合征（non - ST - segment elevated acute coronary syndrome, NSTE - ACS）根据心脏肌钙蛋白（cardiac troponin, cTn）测定结果分为非 ST 段抬高型心肌梗死（non - ST - elevation myocardial infarction, NSTEMI）和不稳定性心绞痛（unstable angina pectoris, UAP）。

UAP 与 NSTEMI 有着相似的病理生理学特点，区别在于缺血是否严重到引起心肌损伤（cTn 升高）。

➡️ 诊断

一、 诊断流程

当 cTn 至少有 1 次升高超过 99% URL 时，考虑为心肌损伤，而心肌梗死的诊断需要同时有心肌缺血的证据存在。参照 2020 年 ESC NSTE - ACS 指南，NSTE - ACS 诊断的初始评估需要综合考虑患者的临床症状和体征、心电图变化、即刻和之后的心脏肌钙蛋白（cTn）情况。具体内容见图 7 - 2 - 1。

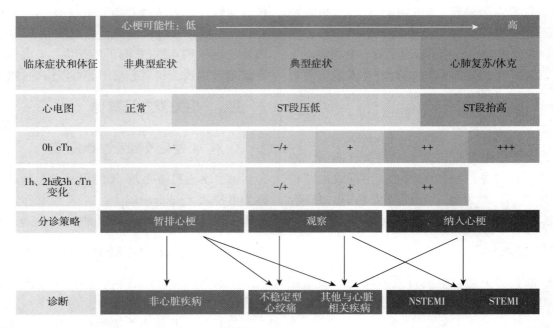

图 7 - 2 - 1 2020 年 ESC 指南中 NSTE - ACS 诊断方案与分诊方法的初步评估策略

cTn 肌钙蛋白；UAP 不稳定性心绞痛；NSTEMI 非 ST 段抬高型心肌梗死；STEMI ST 段抬高型心肌梗死

cTn（包括 cTnI 和 cTnT）特异性地表达于心肌细胞中，是比肌酸激酶（CK）、肌酸激酶同工酶（CK - MB）和肌红蛋白等其他生物标志物更具敏感性和特异性的心肌损伤标志物。cTn 分为两类：普通 cTn（con - cTn）和高敏 cTn（hs - cTn）。hs - cTn 检测可以在不少于 50% 的健康人群外周血中稳定检测到 cTn，且检测结果高于或等于检出限，同时第 99 百分位浓度下的变异值（CV）≤ 10%，相较于 con - cTn 检测方法更具灵敏性，可以提高 NSTEMI 的诊断率。

参照中华心血管病杂志 2024 年非 ST 段抬高型急性冠脉综合征诊断和治疗指南，推荐采用 0h/1h 方案（接诊后 0h 及 1h 抽血）检测 hs - cTn，以排除或诊断 NSTEMI。具体内容见图 7 - 2 - 2。同时指南也提出，虽然多项真实世界研究证实了 0h/1h 方案的安全性及有效性，但缺乏中国人群的研究数据，若 0h/1h 检测结果不符合排除或诊断标准，同时临床情况仍提示 ACS，可采用 0h/2h 方案（接诊后 0h 及 2h 抽血）检测 hs - cTn。但指南未提供 0h/2h 方案内容，0h/2h 方案的相关界值参照了 2020 年 ESC NSTE - ACS 指南，具体内容见表 7 - 2 - 1。

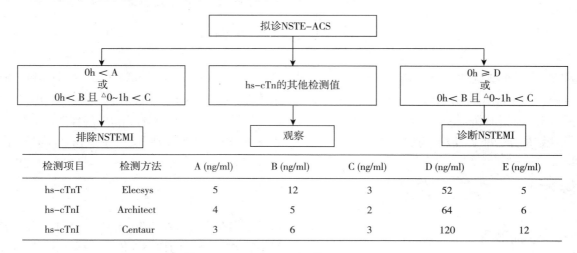

检测项目	检测方法	A (ng/ml)	B (ng/ml)	C (ng/ml)	D (ng/ml)	E (ng/ml)
hs-cTnT	Elecsys	5	12	3	52	5
hs-cTnI	Architect	4	5	2	64	6
hs-cTnI	Centaur	3	6	3	120	12

图 7 - 2 - 2 hs - cTn 0h/1h 方案诊断流程

NSTE - ACS 非 ST 段抬高型急性冠状动脉综合征；hs - cTn 高敏肌钙蛋白；cTn 肌钙蛋白；NSTEMI 非 ST 段抬高型心肌梗死；0h 首次检测的 hs - cTn 水平；△0 ~ 1h 1h 后再次检测的 hs - cTn 和首次检测的 hs - cTn 差值

表 7 - 2 - 1 hs - cTn 0h/2h 方案诊断界值表

检测项目	检测方法	A（ng/ml）	B（ng/ml）	C（ng/ml）	D（ng/ml）	E（ng/ml）
hs - cTnT	Elecsys	5	14	4	52	10
Hs - cTnT	Architect	4	6	2	64	15
hs - cTnI	Centaur	3	8	7	120	20

注：hs - cTn 高敏肌钙蛋白；cTn 肌钙蛋白。

中华心血管病杂志 2016 年非 ST 段抬高型急性冠脉综合征诊断和治疗指南中推荐的 0h/3h 方案（接诊后 0h 及 3h 抽血检测 hs - cTn）在 2024 年指南中未再提及。原因可能是与 0h/1h 方案相比，0h/3h 方案似乎并不能在功效和安全性之间取得很好的平衡。但需要注意的是，肌钙蛋白的释放具有时间依赖性，既往研究纳入胸痛发作时间 < 1h 的人群不多。在胸痛发作 < 1h 的患者中，0h/3h 方案仍作为一种可以考虑的替代方案。参照中华医学杂志 2021 年心肌肌钙蛋白实验室检测与临床应用中国专家共识，建议对疑似 NSTE - ACS 的患者，在 0h 和 3h 检测 hs - cTn，以实施快速诊断和排除，具体内容见图 7 - 2 - 3。

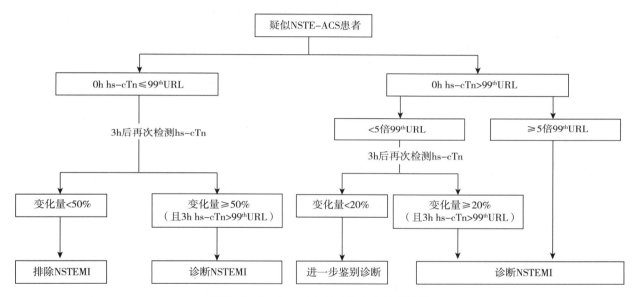

图 7 - 2 - 3 hs - cTn 0h/3h 方案诊断流程

NSTE - ACS 非 ST 段抬高型急性冠状动脉综合征；hs - cTn 高敏肌钙蛋白；cTn 肌钙蛋白；99thURL 第 99 百分位参考上限；NSTEMI 非 ST 段抬高型心肌梗死

二、问诊与查体

（一）问诊与症状

典型心绞痛表现为胸骨后压榨性疼痛，并可向左上臂（双上臂或右上臂少见）、颈或颌放射，呈间歇性或持续性。如伴低血压或心功能不全，常提示预后不良，需尽快处理。老年人、女性、糖尿病、慢性肾脏疾病或痴呆症患者可能临床症状不典型，可表现为消化道症状和孤立性呼吸困难，易被忽略，延误治疗。

NSTE - ACS 患者胸痛特点类似于 Braunwald 定义的 UAP 或者类似于 STEMI 的严重胸痛：长时间（> 20 min）静息性心绞痛，新发心绞痛（3 个月以内心绞痛），恶化性心绞痛（1 个月内），心肌梗死后 1 个月内发作的心绞痛。

问诊中除了典型的胸痛发作，人口统计学因素、相关危险因素和疾病及相关治疗史等信息也可以为 NSTE - ACS 的诊断提供重要参考。

（二）查体与体征

在 NSTE - ACS 的患者中，体格检查通常没有特殊表现。然而，在高危患者中，心肌缺血可引起心功能不全，如新出现的心脏杂音、肺部啰音或啰音增加以及病理性第 3 心音。在进行体格检查时，需要注意与非心原性胸痛（例如主动脉夹层、急性肺栓塞、气胸、肺炎、胸膜炎、心包炎和心瓣膜疾病等）进行鉴别诊断。

三、 辅助检查

（一）优先检查

1. 心电图 疑似 ACS 患者，应在到达急诊室后 10 min 内做 12 导联心电图，必要时加做右胸及后壁导联心电图（$V_{3R}/V_{4R}/V_7 - V_9$），首先排除 ST 段抬高型心肌梗死。对于 ST 段不抬高的 ACS 患者，常见的心电图异常包括 ST 段下移、一过性 ST 段抬高和 T 波改变，应注意连续观察心电图变化，并与既往心电图比较。ST 段下移的导联数和幅度与心肌缺血的范围相关，缺血的范围越大，风险越高。此外，如果 ST 段压低伴短暂抬高（< 20min），也提示风险较高。

2. 心肌损伤标志物 心肌损伤最敏感和最特异的心脏生物标志物是 cTn，尤其是 hs - cTn。所有疑似 ACS 患者均应在到达医院后即刻检测 cTnI 或 cTnT。hs - cTn 检测可以更早地检测到心肌梗死，减少"肌钙蛋白盲区"。hs - cTn 可作为心肌细胞损伤的量化指标，在提示短期和长期死亡率等预后信息方面具有重要参考价值。hs - cTn 水平越高，死亡风险越大。

需注意，cTn 升高也可以见于主动脉夹层、急性肺栓塞、急慢性肾功能不全、严重心动过速和心动过缓、严重心力衰竭、心肌炎、骨骼肌损伤及甲状腺机能减退，应注意鉴别。

3. 影像学检查 超声心动图可评价左心室功能，同时明确有无节段性室壁活动异常。对无反复胸痛、心电图正常、hs - cTn 水平正常，但疑似 ACS 的患者，可考虑行冠状动脉 CT 检查。

（二）可选检查

可选检查包括血生化、血常规、凝血功能、B型利钠肽（B type natriuretic peptide，BNP）/N 末端 B 型利钠肽原（N terminal - pro B type natriuretic peptide，NT - proBNP）、血气、D - 二聚体等。

四、 诊断及其标准

（一）诊断标准

根据 2018 年全球通用急性心肌梗死（AMI）定义，AMI 的诊断标准为：心脏生化标志物（cTn）升高和（或）降低，且至少有一次超过参考值上限第 99 百分位值，并同时至少伴随以下一项心肌缺血证据：①缺血症状。②ECG 提示新发 ST - T 改变或新发左束支传导阻滞等缺血性改变。③ECG 提示病理性 Q 波形成。④影像学证据提示新发局部室壁运动异常或存活心肌丢失。⑤冠状动脉造影或尸检证实存在冠状动脉血栓。

NSTE - ACS 的诊断符合上面 AMI 标准，但不存在持续的 ST 段抬高（< 20min）和新发生的左束支传导阻滞。

有典型胸痛表现，心电图无 ST 段抬高，若 cTn 升高（根据上述 0h/1h、0h/2h 或 0h/3h 算法），可诊断为 NSTEMI。有典型缺血性胸痛和心电图改变，肌钙蛋白不升高，可诊断为 UAP。

（二）风险评估和危险分层

NSTE - ACS 早期危险分层的目的在于识别高危患者，以采取不同的治疗策略。目前指南推荐的评估工具包括 GRACE 风险评分和 TIMI 风险评分。

1. GRACE 风险评分 GRACE 风险评分（表 7 - 2 - 2）能够提供准确的入院和出院患者风险评估。此风险计算包括年龄、收缩压、脉率、血清肌酐、就诊时的 Killip 分级、入院时心搏骤停、心脏生物标志物升高和 ST 段变化等参数。基于 GRACE 评分，GRACE 2.0 风险计算器（表 7 - 2 - 3）可直接评估住院、6 个月、1 年和 3 年的病死率，并且还能提供患者 1 年内发生死亡或心肌梗死的风险。

表7-2-2 GRACE风险评分

年龄（岁）	得分（分）	心率（次/分）	得分（分）	收缩压（mmHg）	得分（分）	肌酐（mg/dl）	得分（分）	Killip分级	得分（分）	危险因素	得分（分）
<30	0	<50	0	<80	58	0～0.39	1	I	0	入院时心脏骤停	39
30～39	8	50～69	3	80～99	53	0.4～0.79	4	II	20	心电图ST段改变	28
40～49	25	70～89	9	100～119	43	0.8～1.19	7	III	39	心肌坏死标志物升高	14
50～59	41	90～109	15	120～139	34	1.2～1.59	10	IV	59		
60～69	58	110～149	24	140～159	24	1.6～1.99	13				
70～79	75	150～199	38	160～199	10	2.0～3.99	21				
80～89	91	≥200	46	≥200	0	≥4	28				

表7-2-3 GRACE 2.0风险计算器

危险级别	GRACE评分（分）	院内死亡风险（%）
低危	≤108	<1
中危	109～140	1～3
高危	>140	>3

2. TIMI风险评分 包括7项指标，即年龄≥65岁、≥3个冠心病危险因素（高血压、糖尿病、冠心病家族史、高脂血症、吸烟）、已知冠心病（冠状动脉狭窄≥50%）、过去7天内服用阿司匹林、严重心绞痛（24h内发作≥2次）、ST段偏移≥0.5mm和心肌损伤标志物增高，每个指标1分。TIMI风险评分简单易用，但其识别精度相对于GRACE风险评分较低。

目前，临床上广泛采用GRACE评分联合患者临床特征来制定NSTE-ACS危险分层，并依此选择相应的侵入性治疗时机，具体内容见图7-2-3。

五、鉴别诊断

NSTE-ACS需要与其他疾病引起的胸痛进行鉴别诊断，包括主动脉夹层、急性心包炎、急性肺栓塞、气胸、消化道疾病（如反流性食管炎）和精神心理疾病等。

（一）主动脉夹层

对于发作时有严重撕裂样疼痛、向背部放射痛，伴有呼吸困难或晕厥，但无典型的STEMI心电图变化者，应警惕主动脉夹层。

（二）急性心包炎

急性心包炎表现为发热，胸痛，向肩部放射，并且前倾坐位时疼痛减轻，部分患者听诊可闻及心包摩擦音，心电图表现为PR段压低、ST段呈弓背向下型抬高，无镜像改变。

（三）肺栓塞

肺栓塞常表现为呼吸困难、血压降低、低氧血症。心电图有右心室负荷加重的表现。

（四）气胸

气胸可以表现为急性呼吸困难、胸痛和患侧呼吸音减弱。

（五）消化性溃疡

消化性溃疡常伴有胸部或上腹部疼痛，有时向后背放射，患者可伴黑便、呕血或晕厥症状。

（六）精神心理疾病

焦虑和/或抑郁可有胸痛表现，焦虑急性发作可伴濒死感，但其症状与心绞痛有所不同。心电图、超声心动图、心肌损伤生物标志物等检查有助于鉴别诊断。精神心理疾病患者常伴有睡眠障碍和情绪改变。

治疗

一、 治疗流程

中华心血管病杂志2024年非ST段抬高型急性冠脉综合征诊断和治疗指南依据临床特点、心电图特征、Grace 评分对 NSTE–ACS 患者进行风险分层，并据此制定了相应的介入治疗策略，具体内容见图 7 – 2 – 4。

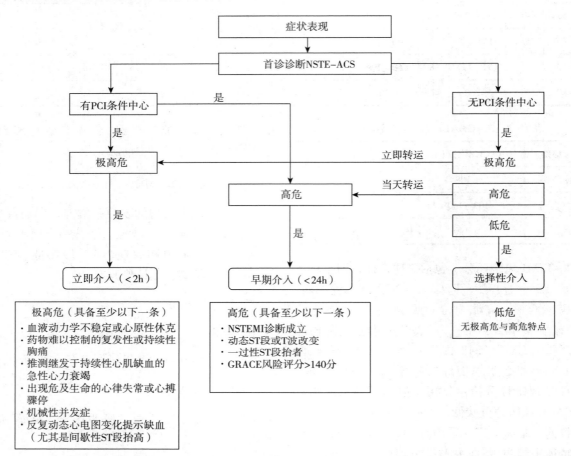

图 7 – 2 – 4　中华心血管病杂志 2024 年非 ST 段抬高型急性冠脉综合征诊断和治疗指南中的 NSTE – ACS 治疗流程
NSTE – ACS 非 ST 段抬高型急性冠状动脉综合征；PCI 经皮冠状动脉介入治疗；因 2024 年指南中未提及无 PCI 条件中心的转运时机，相关内容参照中华心血管病杂志 2016 年非 ST 段抬高型急性冠脉综合征诊断和治疗指南进行描述

二、 治疗原则

NSTE – ACS 的治疗目的为缓解缺血和改善远期预后，治疗包括一般治疗、药物治疗及血运重建治疗。

三、 治疗细则

（一）一般治疗

患者应立即卧床休息，保持环境安静。对NSTE – ACS 合并动脉血氧饱和度 <90%、呼吸窘迫或其他低氧血症的高危患者，应给予辅助氧疗。建议持续心电监测，直到明确诊断或排除 NSTE-MI，并酌情将 NSTEMI 患者收入监护病房。对心律失常风险中高危的 NSTEMI 患者，心电监测应 >24h。

（二）药物治疗

1. 抗心肌缺血药物治疗

（1）硝酸酯类：硝酸酯是非内皮依赖性血管扩张剂，具有扩张外周血管和冠状动脉、增加冠状动脉血流、降低左心室前后负荷的作用。推荐舌下或静脉使用硝酸酯类药物以缓解心绞痛。如患者有反复心绞痛发作、难以控制的高血压或心力衰竭，推荐静脉使用硝酸酯类药物，较舌下含服更有助于改善胸痛症状和心电图 ST-T 变化。使用时注意监测血压，逐渐增加硝酸酯类的剂量，直至症状缓解和/或血压控制。硝酸酯类药物应避免与 5 型磷酸二酯酶抑制剂，如西地那非合用。

（2）β 受体拮抗剂：如无禁忌应尽早使用。中低危患者可直接口服，推荐使用具有 β_1 选择性的药物，如美托洛尔和比索洛尔，争取达到静息目标心率 55~60 次/分，并建议长期使用；少数高危患者，可静脉应用后改口服。但需要注意的是，存在禁忌证的患者不适合使用这些药物，包括心力衰竭、低心排综合征、进行性心原性休克等。此外，对于怀疑冠状动脉痉挛或可卡因诱发的胸痛患者，也应避免使用这些药物。

（3）钙通道阻滞剂：钙通道阻滞剂（CCB）具有扩张冠状动脉和增加冠状动脉血流量的作用，适用于因冠状动脉痉挛引起的 NSTE-ACS 患者。长效二氢吡啶类 CCB 可与 β 受体拮抗剂或硝酸酯类药物联合使用，以进一步控制缺血。然而，不建议常规使用短效硝苯地平。存在 β 受体拮抗剂禁忌的 NSTE-ACS 患者，若持续或反复缺血发作，可以考虑加用非二氢吡啶类 CCB（如维拉帕米或地尔硫䓬）。但在使用这些药物之前，需排除严重左心室功能障碍、心原性休克、PR 间期 >0.24s 或二/三度房室传导阻滞而未植入心脏起搏器的患者。

（4）尼可地尔：尼可地尔具有 ATP 依赖的钾通道开放作用和硝酸酯样作用，因此可用于对硝酸酯类不能耐受的 NSTE-ACS 患者。

2. 抗血小板治疗

（1）阿司匹林：阿司匹林是抗血小板治疗的基石，对于所有患者来说，如果没有禁忌证，无论采用何种治疗策略，均应口服阿司匹林。首剂负荷量 150~300mg（未服用过阿司匹林的患者），并以 75~100mg/d 的剂量长期维持。

（2）P_2Y_{12} 受体抑制剂：除非存在极高出血风险等禁忌证，患者在阿司匹林基础上应联合应用 1 种 P_2Y_{12} 受体抑制剂，并维持至少 12 个月。可选择的药物包括替格瑞洛（负荷剂量 180mg，维持剂量 90mg/次，2 次/d）或氯吡格雷（负荷剂量 300~600mg，维持剂量 75mg/d）。对于 PCI 患者，目前建议优先使用替格瑞洛，无论之前使用过何种 P_2Y_{12} 受体抑制剂治疗方案，在替格瑞洛无法获得或有禁忌证时使用氯吡格雷。

（3）血小板糖蛋白 Ⅱb/Ⅲa 受体拮抗剂（GPI）：目前不建议常规使用。国内目前使用的 GPI 主要为替罗非班。拟行 PCI 的 NSTE-ACS 患者，如未接受足够的氯吡格雷或替格瑞洛预处理，PCI 时可使用 GPI。PCI 术后需根据患者出血危险分层选择不同的维持剂量，并严密监测出血情况和血常规。

3. 抗凝治疗

（1）普通肝素：拟行 PCI 且未接受任何抗凝治疗的患者，应使用普通肝素静脉推注，剂量为 70~100U/kg（如果联合应用 GPI，则给予 50U/kg 剂量）。PCI 术中可通过监测活化凝血时间（ACT）确定是否追加普通肝素（ACT 维持在 250~300s，合用 GPI 时保持在 200~250s）。对于在术前使用依诺肝素的患者，PCI 时应考虑采用依诺肝素作为抗凝药，不建议同时使用普通肝素与低分子量肝素。

（2）低分子量肝素：常用依诺肝素，推荐剂量为 1mg/kg，皮下注射，每 12h 一次。若最后一次给药距离 PCI 时间 <8h，PCI 时无需静脉追加剂量；若最后一次给药距离 PCI 8~12h 或术前皮下注射 <2 次，建议 PCI 时静脉追加 0.3mg/kg 的剂量；若最后一次给药距离 PCI 时间 >12h，建议 PCI 时静脉注射 0.5mg/kg 的剂量。若病变复杂，预计手术时间长，可静脉注射 0.75mg/kg 的剂量。

（3）比伐卢定：对于可疑或合并肝素诱导的血小板减少症或高出血风险的患者，可选用比伐卢定在 PCI 术前静脉注射 0.75mg/kg，用药后 5min 测量 ACT 值，如 ACT <225s 可追加 0.3mg/kg，然后以 1.75mg/（kg·h）的剂量维持，至手术完毕〔一般不超过 4h，4h 后如有必要再以 0.2mg/（kg·h）的剂量滴注，总时间不超 20h〕。肌酐清除率 <30ml/min 时维持剂量调整为 1.0mg/（kg·h），接受透析患者调整为 0.25mg/（kg·h）。

（4）磺达肝癸钠：推荐剂量为 2.5mg/d，皮下注射，肌酐清除率 20~50ml/min 时，剂量调整为 1.5mg/d，肌酐清除率 <20ml/min 时禁用。一般而言，应该避免抗凝药物的交叉使用（尤其是普通肝素和低分子量肝素），但是正在使用磺达肝癸钠的患者行 PCI 时，可以一次性静脉给予 85U/kg 普通肝素；如果联合应用 GPI，则给予 60U/kg。

（三）介入治疗

中华心血管病杂志2024年非ST段抬高型急性冠脉综合征诊断和治疗指南依据患者的临床特点、心电图特征、Grace评分进行风险分层，并制定了相应的侵入治疗时机（图7-2-4）。

1. 紧急介入治疗（2h） 适用于极高危患者。

2. 早期介入治疗（<24h） 适用于高危患者。

3. 选择性介入 适用于低危患者。

（四）冠状动脉旁路移植术

对于左主干或三支血管病变且左心室功能减

低（LVEF <50%）的患者（尤其合并糖尿病时），CABG后生存率优于PCI。对于双支血管病变且累及前降支近段，伴有左心室功能减低（LVEF <50%）或无创性检查提示心肌缺血的患者，应考虑进行CABG或PCI。在强化药物治疗下仍有心肌缺血且无法进行PCI时，可考虑CABG。对血流动力学不稳定、持续心肌缺血或极高危冠状动脉病变患者，无论抗血小板治疗的效果如何，都不应该推迟行CABG的时机。

四、药物治疗方案（表7-2-4）

表7-2-4 药物治疗方案

药物种类	用药指征	推荐药物	备选药物
硝酸酯类	如无禁忌证，应该予以NSTE-ACS患者硝酸酯类药物舌下含服、口服或静脉应用	硝酸甘油、硝酸异山梨酯	单硝酸异山梨酯
钾通道开放药	不能耐受硝酸酯类药物的NSTE-ACS患者	尼可地尔	无
β受体拮抗剂	存在持续缺血症状的NSTE-ACS患者，如无禁忌证，推荐早期使用β受体拮抗剂	美托洛尔、比索洛尔	阿替洛尔
钙通道阻滞剂	用于冠状动脉痉挛造成的NSTE-ACS患者；应用β受体拮抗剂和硝酸酯类药物后仍存在心绞痛症状或难以控制的高血压的患者	氨氯地平、左旋氨氯地平、非洛地平	地尔硫䓬、维拉帕米
抗血小板药物	如无禁忌证，所有NSTE-ACS患者均应接受抗栓治疗	阿司匹林、氯吡格雷	替格瑞洛
抗凝药	如无禁忌证，NSTEMI患者应即刻静脉抗凝治疗	肝素、低分子量肝素	无
调脂药	无禁忌证的NSTE-ACS患者，应尽早启动强化他汀治疗，并长期维持	辛伐他汀、阿托伐他汀、瑞舒伐他汀	非诺贝特、依折麦布
ACEI/ARB	若无禁忌证，NSTE-ACS患者应尽早开始并长期使用ACEI，如不能耐受ACEI，可用ARB代替	卡托普利、依那普利、赖诺普利、缬沙坦	无

五、转诊建议

由于许多基层医疗卫生机构不具备冠状动脉

介入治疗条件，拟诊NSTE-ACS后，应立即评估患者的病情和危险分层。转诊策略可参考图7-2-4。

作者：叶绍东 李琳（中国医学科学院阜外医院）
蔡广盛（云南省阜外心血管病医院）
审稿：董秋婷（中国医学科学院阜外医院）

参考文献

第三节 急性 ST 段抬高型心肌梗死

图 7 - 3 - 1 急性 ST 段抬高型心肌梗死思维导图

根据第 4 版"全球心肌梗死定义"标准，急性心肌梗死（AMI）是指在急性心肌损伤〔血清心脏肌钙蛋白（cTn）增高和/或回落，且至少有一次高于正常值上限（参考值上限值的 99 百分位值）〕的基础上，同时还存在急性心肌缺血的临床证据，包括：①出现急性心肌缺血的症状。②出现新的缺血性心电图改变。③出现新的病理性 Q 波。④出现新的存活心肌丢失或室壁节段运动异常的影像学证据。⑤冠状动脉造影或腔内影像学检查或尸检证实冠状动脉血栓形成。

根据心电图表现，AMI 分为 ST 段抬高型心肌梗死（STEMI）和非 ST 段抬高型心肌梗死（NSTEMI）。

▶ 诊断

一、 诊断流程

STEMI 的初诊通常是基于持续性心肌缺血的症状、体征以及标准 12 导联或 18 导联心电图检查。当临床症状怀疑心肌梗死，且心电图 ST 段抬高时，应尽快启动再灌注治疗程序，不要因为等待 cTn 的检测结果而耽误再灌注治疗的时机。

二、 问诊和查体

（一） 问诊与症状

1. 胸痛 STEMI 的典型症状是剧烈的胸骨后或心前区压榨性疼痛，持续时间通常超过 20min，并可向左上臂、下颌、颈部、背部或肩部放射。除了胸痛，AMI 还常伴有恶心、呕吐、大汗和呼吸困难等症状，患者常烦躁不安、恐惧或有濒死感，部分患者可发生晕厥。舌下含服硝酸甘油，胸痛症状不能完全缓解甚至症状加重。

少数患者可能没有明显的胸痛症状，或者一开始就表现为休克或心力衰竭。一部分患者可能会感到疼痛位于上腹部，容易被误认为是胃穿孔、急性胰腺炎等急腹症。另一部分患者可能会感到疼痛放射至下颌、颈部或背部上方，被误认为是牙痛或骨关节病所致。

2. 全身症状 由于坏死物质的吸收，可以引起发热与心动过速，实验室检查可显示白细胞计数增高和红细胞沉降率加快等。大部分在疼痛发生 24 ~ 48h 内出现，程度与梗死范围呈正相关，体温一般在 38℃ 左右，一般不会超过 39℃，持续时间约 1 周。

3. 胃肠道症状 剧烈的疼痛常伴有频繁的恶心、呕吐和上腹胀痛。这与迷走神经受到坏死心肌刺激、心排血量降低和组织灌注不足等因素有关。同时，肠胀气也是常见的症状，重症患者可能会出现呃逆。

4. 低血压和休克 在疼痛期间，血压下降是常见的，但不一定提示休克。如果疼痛减轻后，收缩压仍然低于 80mmHg，并伴有烦躁不安、面色苍白、皮肤湿冷、脉细而快、大汗淋漓、尿量减少（<20ml/h）、神志迟钝甚至晕厥等症状，则表示休克。休克多在发病后的几小时至几天内发生，大约有 20% 的 AMI 患者会出现休克，主要是心原性休克，由于心肌广泛坏死（超过 40%）导致心排血量急剧下降所致。神经反射引起周围血管扩张是次要因素，有些患者可能还存在血容量不足的因素。

（二） 查体与体征

1. 应密切注意患者生命体征 观察患者的一般状态，有无皮肤湿冷、面色苍白、烦躁不安、颈静脉怒张等，听诊肺部有无湿性啰音等。

2. 心脏体征 心脏浊音界可正常，也可轻至中度扩大，心率多增快，少数也可减慢，心尖区第一心音减弱，可出现第四心音（心房性）奔马律，少数有第三心音（心室性）奔马律。10%～20%患者在起病第2～3天出现心包摩擦音，为反应性纤维性心包炎所致，也需警惕亚急性心脏破裂的风险。心尖区可出现粗糙的收缩期杂音或伴收缩中晚期喀喇音，为二尖瓣乳头肌功能失调或断裂所致。室间隔穿孔时，可在胸骨左缘第3～4肋间新出现粗糙的收缩期杂音伴有震颤，可有各种心律失常。

三、辅助检查

（一）优先检查

1. 心电图 对疑似STEMI的胸痛患者，必须于首次医疗接触（first medical contact，FMC）后10min内完成12导联心电图（推荐记录18导联心电图，尤其是下壁心肌梗死，需加做 $V_3R～V_5R$ 和

$V_7～V_9$ 导联），并做出初步诊断。尽快予以患者心电监护，及时发现致死性心律失常，并做好除颤准备，图7-3-2为一份STEMI患者的心电图。

图7-3-2 STEMI 患者的心电图

STEMI的心电图表现为ST段弓背向上抬高，呈单相曲线（图7-3-3），多形成病理性Q波或表现为R波减低，常伴对应导联镜像性ST段压低。STEMI早期多不出现这种特征性改变，而表现为超急性T波（异常高大且两支不对称）改变和/或ST段斜直型升高，并发展为ST-T融合，伴对应导联的镜像性ST段压低。对于那些有持续胸痛症状但首次心电图无法明确诊断的患者，需要在15～30min内复查心电图。对于症状有变化的患者，应随时复查心电图，并将其与以往的心电图进行比较，这有助于诊断。

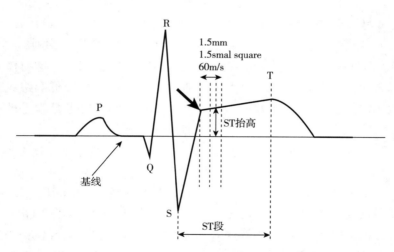

图7-3-3 STEMI 心电图表现

粗箭头标记的地方即为ST段抬高的表现

临床可根据ST段抬高的导联初步判断梗死部位，如前壁、下壁、右室等（表7-3-1）。胸前导联必须相邻2个或2个以上导联，肢体导联2个或2个以上导联同时出现ST抬高和/或病理Q波，才能诊断心肌梗死。后壁梗死可伴随 V_1-V_3 导联ST压低和/或r波升高，右室梗死 V_1 导联也可出现相应的变化。

表7-3-1 STEMI 心电图定位诊断

梗死部位	导联	梗死部位	导联
前间壁	V_1、V_2、V_3	下壁	Ⅱ、Ⅲ、aVF
前壁	V_3、V_4、V_5	高侧壁	Ⅰ、aVL
前侧壁	V_5、V_6、V_7	正后壁	V_7、V_8、V_9
广泛前壁	$V_1～V_5$、Ⅰ、aVL	右室	V_3R、V_4R、V_5R

2. 心肌损伤标志物　心肌 cTnI 或 cTnT 是诊断心肌损伤最特异和最敏感的标志物，cTn 水平还与心肌坏死范围及预后明显相关。推荐急性期常规检测 cTn，如条件允许最好使用高敏 cTn（hs‑cTn）。普通 cTn 起病 3~4h 后开始升高，cTnI 于 11~24h 达高峰，7~10 天降至正常，cTnT 于 24~48h 达高峰，10~14 天降至正常。无法检测 cTn 的情况下，也可以使用 CK‑MB 质量法替代。

3. 超声心动图　二维和 M 型超声心动图可了解心脏结构、室壁运动和左心室功能，鉴别是否合并机械并发症等。

（二）可选检查

AMI 起病 24~48h 后白细胞可增至（10~20）× 10^9/L，中性粒细胞增多，嗜酸性粒细胞减少或消失；红细胞沉降率增快；C‑反应蛋白（CRP）增高，均可持续 1~3 周。起病数小时至 2 日内，血中游离脂肪酸增高。临床可检测上述指标。

四、 诊断及其标准

（一）诊断标准

根据第 4 版"心肌梗死全球定义"，诊断 STEMI 需要同时满足急性心肌损伤（血清 cTn 升高）和新出现的缺血性心电图改变（ST 段抬高）2 项标准。

1. cTn 升高的诊断标准　至少 1 次高于 99th URL。

2. ST 段抬高的诊断标准　相邻 2 个导联 J 点新出现 ST 段抬高，其中 V_2~V_3 导联 ≥2.5mm（男性，<40 岁），或 ≥2mm（男性，≥40 岁），或 ≥1.5mm（女性，任何年龄），其他导联 ≥1.0mm（图 7‑3‑3）。

（二）风险评估及危险分层

风险评估及危险分层是一个连续的过程，有以下临床情况应判断为高危 STEMI。

（1）高龄患者，尤其是老年女性。

（2）存在严重的基础疾病，如糖尿病、心功能不全、肾功能不全、脑血管病、既往心肌梗死或心房颤动等。

（3）有重要脏器出血的病史，如脑出血或消化道出血等。

（4）存在广泛面积的心肌梗死，包括广泛前壁心肌梗死、下壁合并右心室和/或正后壁心肌梗死、反复再发心肌梗死。

（5）合并严重的并发症，如恶性心律失常（最常见的是室性心动过速）、急性心力衰竭、心原性休克和机械并发症等。

（6）院外心脏骤停。

此外，也可通过 AMI TIMI 评分对 STEMI 患者进行早期危险分层（表 7‑3‑2）。

表 7‑3‑2　TIMI 危险评分系统

	项目	分值（分）
病史	年龄 ≥75 岁	3
	年龄 65~74 岁	2
	糖尿病或高血压或心绞痛	1
检查	收缩压 <100mmHg	3
	Killip 分级 Ⅱ~Ⅳ级	2
	* 体重 <67kg	1
	前壁 ST 段抬高或左束支传导阻滞	1
	距离就诊时间 >4h	1
	心率 >100 次/分	2
总分		16

注：* 此值为欧美数据，中国人推荐以 <50kg 计分；TIMI 心肌梗死溶栓。

根据心肌梗死溶栓治疗临床试验（the thrombolysis in myocardial infarction，TIMI）评分总分进行危险分层，可分为：低危（0~3 分）、中危（4~6 分）及高危（7~14 分）。

（三）并发症诊断

1. 心力衰竭　心力衰竭不仅是 STEMI 最为常见的并发症，也是最重要的预后不良的指标之一。应结合患者的症状、体征以及辅助检查结果尽早诊断，并采用 Killip 心功能分级进行描述。

根据有无心力衰竭表现及其相应的血流动力学损害程度，卧床 STEMI 患者发生的心力衰竭按 Killip 分级法可分为 Ⅰ~Ⅳ级（表 7‑3‑3）。

表 7‑3‑3　Killip 心功能分级法

分级	症状与体征
Ⅰ级	无明显的心力衰竭
Ⅱ级	有左心衰竭，肺部啰音 <50% 肺野，有肺淤血表现
Ⅲ级	肺部啰音 >50% 肺野，出现急性肺水肿
Ⅳ级	心原性休克，出现血流动力学障碍

2. 心原性休克 STEMI 患者心原性休克的发生率约为 6%～10%，可以作为 STEMI 的首发表现，也可以在急性期的任何阶段发生，通常是由于大面积心肌梗死或合并严重的机械并发症所导致的，是 STEMI 患者最主要的死亡原因。

心原性休克定义为在适当的心脏充盈状态下，仍然存在严重持续低血压（收缩压 <90mmHg）伴组织低灌注（静息心率增快、意识状态改变、少尿、四肢湿冷）。血流动力学监测显示，心指数 ≤ 2.2L/（min·m²）和肺毛细血管楔压 ≥18mmHg。对于需要使用升压/正性肌力药物或机械循环辅助（MCS）装置来维持收缩压 >90mmHg 的患者，也应该考虑诊断为心原性休克。

3. 心律失常 STEMI 发病早期心律失常较为常见，且与预后密切相关，院前发生的室速及室颤是心脏性猝死的主要原因。早期再灌注治疗可减少室性心律失常和心血管死亡风险。

（1）室性心律失常：室性心律失常是 STEMI 最常见的心律失常，导致血流动力学障碍的室速及室颤约占 6%～8%。在 STEMI 急性期，预防性使用抗心律失常药物对患者是有害的。对于再灌注治疗中及 STEMI 发病 24h 内发生的室性心律失常，是否需要进行干预治疗取决于其持续时间和对血流动力学的影响。对于无症状且不影响血流动力学的室性心律失常，不需要使用抗心律失常药物。而 STEMI 发病 48h 后非缺血诱发的持续 VT 或 VF，则是明显的预后不良指标，需评价是否有植入 ICD 的指征。对于反复发作 VT 和/或 VF 的 STEMI 患者，推荐早期进行完全血运重建，以解除潜在的心肌缺血风险。

对于合并多形性 VT 或 VF 的 STEMI 患者，如果没有禁忌证，应该静脉使用 β 受体拮抗剂进行治疗。对于反复出现多形性 VT 的患者，推荐静脉使用胺碘酮。如果经过多次电复律后血流动力学仍然不稳定，并伴有反复发作 VT 的患者，也应该考虑静脉使用胺碘酮。如果 β 受体拮抗剂、胺碘酮和超速抑制治疗无效或无法获得，可以考虑使用利多卡因进行治疗。此外，还应注意纠正电解质紊乱，尤其是低钾血症和低镁血症。

对于经过完全血运重建和优化药物治疗后仍然反复发作室速、室颤或电风暴的 STEMI 患者，可以考虑在植入 ICD 后进行射频消融治疗。

（2）室上性心律失常：心房颤动是 STEMI 患者最常见的室上性心律失常，发生率为 6%～21%，可诱发或加重心力衰竭，但不需要预防性使用抗心律失常药物。在 STEMI 急性期，控制心房颤动的心室率比控制心律更为有效。如果没有心力衰竭或低血压，可以静脉使用 β 受体拮抗剂来控制心室率；当存在急性心力衰竭但没有低血压时，可以静脉给予胺碘酮来控制心室率；如果同时存在急性心力衰竭和低血压，可以考虑静脉使用洋地黄类药物来控制心室率。地高辛不用于来控制心房颤动的心室率。

对于伴有心房颤动的 STEMI 患者，如果药物治疗不能控制快心室率，或存在持续的心肌缺血、严重的血流动力学障碍或心力衰竭，应立即进行电复律。静脉给予胺碘酮可以增加电复律的成功率，并降低心房颤动再发的风险。

对于 STEMI 急性期新发心房颤动的患者，应根据 CHA_2DS_2-VASc 评分来决定是否需要长期口服抗凝药物。

（3）窦性心动过缓和房室传导阻滞：窦性心动过缓在下壁心肌梗死患者中较为常见，通常能够自行恢复且对预后无影响。对于这类患者，应进行密切监护，但一般不需要特殊处理。

当 STEMI 患者出现房室传导阻滞时，需要进行风险评估，完全房室传导阻滞和二度 Ⅱ 型房室传导阻滞有指征进行治疗干预。前壁心肌梗死患者发生高度房室传导阻滞大多是由于广泛的心肌坏死所致，阻滞部位通常在希氏束以下，很难自行缓解且死亡率明显增加。

对于伴有血流动力学不稳定的窦性心动过缓或无稳定逸搏心律的高度房室传导阻滞的 STEMI 患者，有指征使用正性传导药物，如肾上腺素、阿托品、血管加压素。当药物治疗无效时，应考虑安装临时起搏器。对于非高度房室传导阻滞或血流动力学稳定的缓慢型心律失常患者，通常不需要常规预防性临时起搏治疗。

4. 机械并发症 多发生在 STEMI 早期，需及时发现和紧急处理。STEMI 患者如有突发低血压、反复发作胸痛、新出现的提示二尖瓣反流或室间隔穿孔的心脏杂音、肺淤血/水肿或颈静脉充盈等情况，应尽快行超声心动图评估，以明确诊断。

（1）游离壁破裂：游离壁破裂在 AMI 发病后的 24h 内或 1 周左右较为常见，发生率低于 1%，但病死率高达 90% 以上。前壁心肌梗死是早期心脏破裂的主要发生部位，表现为循环"崩塌"，常在几分钟内死亡。老年、未能及时进行有效再灌注治疗以及延迟溶栓治疗是 STEMI 患者游离壁破裂的主要危险因素。游离壁破裂发生时，患者常出现突发的意识丧失和休克，检查结果可显示电机械分离以及急性心脏压塞。

（2）室间隔穿孔：室间隔穿孔可在 STEMI 发病后的 24h 内出现，前壁和后外侧壁心肌梗死均可发生。其表现为临床情况迅速恶化，出现心力衰竭或心原性休克，胸骨左缘第 3~4 肋间出现新的粗糙的收缩期杂音（90%），约 50% 伴有收缩期震颤。伴心原性休克的患者心脏杂音和震颤不明显。超声心动图检查可以明确诊断并评估其严重程度。

（3）乳头肌或腱索断裂：乳头肌或腱索断裂导致的急性二尖瓣反流（MR）可能在 STEMI 发病后的 2~7 天出现。其表现为突发的急性左心衰竭、血流动力学不稳定、肺水肿甚至心原性休克，可能伴有二尖瓣区新出现的收缩期杂音或原有杂音加重，需要及时进行超声心动图检查确诊此情况。

五、 鉴别诊断

STEMI 应与急性肺动脉栓塞、主动脉夹层、急性心包炎、气胸和消化道疾病等引起的胸痛相鉴别。

（一）急性肺动脉栓塞

急性肺动脉栓塞患者主要临床表现包括胸痛、咯血、呼吸困难、低氧血症，甚至休克。可有右心负荷过重的体征，如颈静脉充盈、肺动脉瓣区第二心音亢进；血 D - 二聚体水平升高；典型的 ECG 改变可见 SIQ ⅢT Ⅲ 以及右束支传导阻滞、右胸导联 T 波倒置等右心负荷增高表现；血气分析多为低氧及低二氧化碳；超声心动图可见右心室增大，室间隔左移呈 D 字形表现等。肺动脉 CTA 可明确诊断。

（二）主动脉夹层

主动脉夹层患者一般表现为剧烈胸痛，放射至背、肋、腹、腰和下肢，双上肢血压和脉搏强弱可有明显差别，D - 二聚体升高，主动脉增强 CT 及超声心动图有助于诊断。

（三）急性心包炎

急性心包炎患者一般表现为持久而较剧烈的胸痛，呼吸和咳嗽时加重，伴呼吸困难，早期听诊可闻及心包摩擦音。ECG 除 aVR 导联外，其余导联均有 ST 段弓背向下抬高，T 波倒置，通常无异常 Q 波出现。结合心脏超声，可协助诊断。

（四）气胸

气胸患者通常表现为胸痛、呼吸困难、严重低氧血症，查体可发现一侧呼吸音减低甚至消失，叩诊鼓音，胸部 X 线或 CT 检查可明确诊断。

（五）消化道疾病

急性胰腺炎、消化道溃疡/穿孔、急性胆囊炎等均有上腹部疼痛，可伴休克。仔细询问病史，详细体格检查，结合 ECG 和血清心肌损伤标志物、淀粉酶等检验结果，可进行鉴别。

六、 误诊防范

（一）易误诊人群

老年人、女性和糖尿病患者，以及胸痛症状不典型的患者容易误漏诊。

（二）本病被误诊为其他疾病

本病部分患者疼痛部位不在胸部，而位于上腹部，可被误认为胃病、急性胰腺炎等疾病；部分患者表现为嗓子痛、咽部灼热感，被误诊为急性咽炎或喉炎；或疼痛放射至下颌、颈部、背部上方，被误认为牙痛或骨关节痛。但这些疾病均不会出现 STEMI 的心电图特征性改变和演变过程。

（三）其他疾病被误诊为本病

以胸痛为首发症状的急性肺栓塞、主动脉夹层、急性心包炎、某些心肌病及应激性心肌病等患者很容易被误诊为 STEMI，心电图及心肌损伤标志物的改变可资鉴别。

（四）避免误诊的要点

仔细询问病史，及早并反复多次做心电图检查，化验心肌损伤标志物是鉴别本病与其他疾病的关键。

治疗

一、治疗流程

应提高公众识别 AMI 常见症状和呼叫急救系统（EMS）意识。尽早识别 AMI 症状，并及时呼叫 120 急救系统，是减少延误、缩短 AMI 患者心肌缺血时间，使患者得到尽早诊治的重要措施。急救系统一旦在院前诊断 STEMI，应立即确定再灌注治疗的方式，并及时启动再灌注治疗，以及确定是否和如何进行转诊。

建议 STEMI 患者的院前及入院后急诊管理以区域网络为基础，旨在迅速有效地将患者送至具备直接 PCI 的医疗机构，提供再灌注治疗，并且提倡尽量避开急诊科和心脏重症监护室（coronary care unit，CCU）/重症监护室（intensive care unit，ICU），将患者直接转移到导管室（图 7 - 3 - 4）。

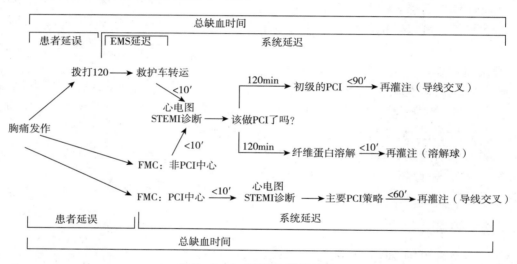

图 7 - 3 - 4　STEMI 诊治流程

首诊到达可直接 PCI 医疗机构的患者，应在 10min 内立即完成心电图及 STEMI 诊断，并在明确诊断 STEMI 后的 60min 内行直接 PCI。

对于首诊到达非直接 PCI 医疗机构的患者，如果发病时间在 12h 以内，应立即评估是否可以在就诊后的 120min 内将患者转运至可行 PCI 的医院，并开通梗死相关血管。如果满足以上条件，则应在患者就诊后的 30min 内启动转运流程，尽快将患者转运至可行 PCI 的医院，进行直接 PCI。如果无法在 120min 内转运至可行 PCI 的医院，则应立即评估患者是否有溶栓治疗禁忌证。如果"有溶栓治疗禁忌证"，则应继续在患者就诊后的 30min 内启动转运流程，尽快将患者转运至可行 PCI 的医院进行直接 PCI；如果"无溶栓治疗禁忌证"，则应在患者就诊后的 30min 内开始溶栓治疗。

对于发病时间超过 12h 的患者，如果存在临床不稳定情况，如进行性心肌缺血症状、心力衰竭、心原性休克、恶性心律失常等，则应在患者就诊后的 30min 内启动转运流程，尽快将患者转运至可行 PCI 的医院进行直接 PCI。

对于接受溶栓治疗的患者，应尽快将其转运至可行 PCI 的医院，并在溶栓开始后的 60～90min 评估溶栓是否成功。如果"溶栓失败"，则应立即进行补救性 PCI；如果"溶栓成功"，则应在溶栓后的 2～24h 进行常规的早期 PCI。

二、 治疗原则

早期、快速并完全地开通梗死相关动脉（infarct related artery，IRA）是改善 STEMI 患者预后的关键。应尽量缩短心肌缺血总时间（total ischemic time），包括患者自身延误、院前急救系统延误和院内救治延误。

三、 治疗细则

（一）常规处置

（1） 根据病情选择合理、舒适的体位，避免活动，以减少应激刺激和心脏负担。

（2） 给予语言安慰，心理疏导，消除紧张、恐惧的心理。

（3） 定时检查心电图，行心电监护，并准备除颤仪。

（二）一般治疗

1. 静脉通道　建立顺畅的静脉通道，并同时进行静脉采血，尽量避免肌内注射。

2. 吸氧　根据缺氧情况和需要考虑不同方式的氧疗，如鼻导管、面罩、无创辅助呼吸等。有证据表明，高氧血症对于单纯的心肌梗死患者有增加心肌损害的风险，故当患者氧饱和度在 90% 以上时，不推荐常规吸氧。

3. 镇静止痛　STEMI 伴剧烈胸痛患者可考虑静脉给予阿片类药物缓解疼痛，如静脉注射吗啡 3mg，必要时间隔 5min 重复 1 次，总量不宜超过 15mg。但需注意，吗啡可引起低血压和呼吸功能抑制，并降低 P_2Y_{12} 受体抑制剂（如氯吡格雷和替格瑞洛）的抗血小板作用。

（三）再灌注治疗

早期实现心肌血流再灌注能够挽救濒临坏死的心肌或缩小心肌梗死范围，减轻梗死后心肌重塑，是 STEMI 最重要的治疗措施，也是改善 STEMI 患者预后的关键。

1. 经皮冠状动脉介入治疗

（1） 直接 PCI：适应证如下所示。①发病 12h 内的 STEMI 患者。②院外心脏骤停复苏成功的 STEMI 患者。③存在提示心肌梗死的进行性心肌缺血症状，但无 ST 段抬高，出现下述任何一种情况时：血流动力学不稳定或心原性休克；反复或进行性胸痛；机械并发症；急性心力衰竭；ST 段或 T 波反复动态改变，尤其是间断性 ST 段抬高；保守治疗无效的致命性心律失常或心脏骤停。④STEMI 发病超过 12h，但有临床和/或心电图进行性缺血证据。⑤伴持续性心肌缺血症状、血流动力学不稳定或致命性心律失常。

（2） 补救性 PCI：溶栓失败，或在任何时候出现血流动力学、心电不稳定或缺血症状加重，推荐立即行补救性 PCI。

（3） 溶栓治疗再通者的 PCI：溶栓成功的患者应在溶栓后 2～24h 内常规行冠状动脉造影，根据病变特点决定是否干预 IRA。

2. 溶栓疗法

（1） 适应证：①起病时间 <12h，患者年龄 <75 岁，预期 FMC 至导丝通过 IRA 时间 >120min，无溶栓禁忌证。②STEMI 患者年龄 >75 岁，经慎重权衡利弊，仍可考虑溶栓。③STEMI 发病时间已达 12～24h，但如仍有进行性缺血性胸痛、广泛 ST 段抬高者，也可考虑。④血流动力学不稳定的患者，若无直接 PCI 条件且无溶栓禁忌证，应考虑溶栓治疗。

（2） 绝对禁忌证：①既往任何时间发生过颅内出血或未知原因卒中。②近 6 个月发生过缺血性卒中。③中枢神经系统损伤、肿瘤或动静脉畸形。④近 1 个月内有严重创伤、手术、头部损伤和胃肠道出血。⑤已知原因的出血性疾病（不包括月经来潮）。⑥明确、高度怀疑或不能排除主动脉夹层。⑦24h 内接受了非可压迫性穿刺术（如肝脏活检、腰椎穿刺）。

（3） 相对禁忌证：①6 个月内有短暂性脑缺血发作。②口服抗凝药治疗中。③妊娠或产后 1 周。④严重未控制的高血压（收缩压 >180mmHg 和/或舒张压 >110mmHg）。⑤晚期肝脏疾病。⑥感染性心内膜炎。⑦活动性消化性溃疡。⑧长时间或有创性复苏。

（4） 溶栓药物的应用（表 7-3-4、表 7-3-5）。

表 7 - 3 - 4　溶栓药物治疗方案

药品	剂量用法	用药须知
尿激酶原 （pro - UK）	在静脉肝素化治疗基础上，予尿激酶原20mg，3min 内静脉注射完毕，随后30mg溶于90ml 生理盐水，30min 内静脉滴注完毕	绝对禁忌证： • 既往任何时间脑出血史 • 3 个月内缺血性卒中或短暂性脑缺血发作（TIA）病史（不包括4.5h 内急性缺血性卒中） • 可疑或确诊主动脉夹层；活动性出血或出血素质（不包括月经来潮） • 3 个月内的严重头部闭合性创伤或面部创伤；脑血管结构异常（如动静脉畸形） • 颅内恶性肿瘤（原发或转移）
瑞替普酶 （rPA）	在静脉肝素化治疗基础上，予瑞替普酶18mg，静脉注射时间 > 2min，30min 后重复上述剂量	同上
替奈普酶 （TNK - PA）	在静脉肝素化治疗基础上，替奈普酶16mg溶于3ml 无菌注射用水后，在 5～10s 内完成注射	同上
阿替普酶 （tPA）	全量给药法：在静脉肝素化治疗基础上，阿替普酶15m 静脉注射，随后 0.75mg/kg 在 30min 内持续静脉滴注（最大剂量为50mg），继之以 0.5mg/kg 于60min 持续静脉滴注（最大剂量为35mg） 半量给药法：在静脉肝素化治疗基础上，将50mg 阿替普酶溶于50ml 专用溶剂，首先静脉注射8mg，余42mg 于90min 内静脉滴注完毕	同上
尿激酶 （UK）	在静脉肝素治疗基础上，尿激酶150 万单位溶于100ml 生理盐水或以 2.2 万 U/kg 于30min 内静脉滴注	仅在无特异性纤溶酶的情况下使用

表 7 - 3 - 5　溶栓药物比较

溶栓药物	常规剂量	纤维蛋白特异性	抗原性及过敏反应	纤维蛋白原消耗	90min 再通率（%）	TIMI3 级血流（%）
尿激酶	150 万单位（30min）	否	无	明显	53	28
阿替普酶	90min 内不超过100mg	是	无	轻度	79	54
替奈普酶	30～50mg	是	无	极少	82	60
尿激酶原	50mg（30min）	是	无	极少	85	60
瑞替普酶	10mU＊2，每次 >2min	是	无	中度	83	60

（5）溶栓疗效评估：溶栓开始后应该评估胸痛缓解程度，动态观察心电图 ST - T、心率及节律变化，并测定心肌坏死标志物以评价血管再通效果。溶栓血管再通成功的临床评价指标包括：①胸痛症状在溶栓后的 2h 内明显缓解。②在溶栓后的 60～90min 内，ST 段抬高至少回落了 50%。③cTn 峰值在发病后的 12h 内提前出现，CK - MB 同样在 14h 内提前出现峰值。④在溶栓后的 2～3h 内，可能会出现再灌注性心律失常，例如加速性室性自主心律、房室传导阻滞或束支传导阻滞的突然改善或消失，或者下壁心肌梗死患者出现一过性窦性心动过缓、窦房传导阻滞伴或不伴低血压症状。

3. 冠状动脉旁路移植术　具有经桡动脉入路穿刺（TRA）开通指征但解剖结构不适合 PCI 或存在心原性休克风险的患者，可以考虑进行急诊 CABG。对于存在心肌梗死相关机械并发症需要进行血运重建的患者，建议同时进行外科修补术和 CABG 手术。

对于 AMI 后病情稳定的患者，非急诊 CABG 的时间应根据个体情况来确定。如果患者的血流动力学状况恶化，或出现再次缺血事件（例如严重血管狭窄导致大面积心肌缺血或再次心肌缺血），应尽早进行手术，而不应等到 DAPT 停止后血小板功能恢复正常再行手术；而无血流动力学恶化或未再发缺血的患者可于 P_2Y_{12} 受体拮抗剂停止 3～7 天后进行手术（替格瑞洛停用 3 天、氯吡格雷停用 5 天、普拉格雷停用 7 天），但不停止服用阿司匹林。CABG 术后如无活动出血，6～24h 后可继续使用阿司匹林和 P_2Y_{12} 受体拮抗剂双联抗血小板药物治疗。

PCI 失败或冠状动脉闭塞无法行 PCI 的患者不建议行 CABG。这种情况下，手术血运重建的益处未知，且随再灌注延迟的时间增加，挽救心肌、改善预后的概率下降，而手术风险将会增加。

（四）长期治疗

虽然再灌注治疗对 STEMI 患者的救治成功至关重要，但是 STEMI 整体规范化救治的各个环节都对最终治疗效果有着密切的影响。整体规范化治疗包括改善生活习惯、早期使用有效的抗栓治疗、镇静止痛、抗交感和防猝死（β 受体拮抗剂）、纠正低钾血症等综合治疗措施，尤其是在早期血栓治疗最为重要。此外，早期给予血管紧张素转化酶抑制剂（ACEI）与他汀类药物，也可增加 STEMI 治疗获益。

1. 改善生活方式　包括戒烟、控制血压、合理饮食以及控制体重。吸烟是血栓形成的强危险因素，戒烟是行之有效的二级预防手段。饮食上应低盐、低脂饮食，摄入适当果蔬，补充优质蛋白，限制饮酒及含糖饮品。保持乐观心态，并且适当的运动。当心肌梗死病情稳定后，在合适的时间恢复工作有助于心肌梗死的康复。医患之间应及时有效沟通，以保持患者良好的依从性。

2. β 受体拮抗剂　STEMI 发病早期如无禁忌证（严重过缓性心律失常、急性左心衰竭、低血压、低血容量及急性支气管哮喘发作），应该早期给予 β 受体拮抗剂，以降低交感神经张力，提高心室颤动阈值，预防恶性快速性室性心律失常（室性心动过速、心室颤动）。同时可减少心肌耗氧量和改善缺血区氧的供应，缩小 MI 面积，减少复发性心肌缺血和再梗死，对降低急性期病死率有肯定的疗效，且从远期效果来看，也可降低心原性死亡率。

急性肺水肿或心原性休克而无机械辅助循环支持的患者禁用。

3. 硝酸酯类　理论上硝酸酯类药物可以扩张冠状动脉，增加冠状动脉血供，降低心脏前后负荷，缓解缺血性胸痛，但 STEMI 患者常规应用硝酸酯类药物无明显获益。如果急性期内患者血压过高或发生心力衰竭，且证实患者在过去的 48h 内无低血压（收缩压 <90mmHg 或较基础血压降低 >30%）、低血容量或心原性休克，无右心梗死，未服用过 PDE-5 抑制剂（西地那非等），可予以适量硝酸酯类药物静脉应用。急性期后，如果患者仍有类似心绞痛发作的症状，可以口服硝酸酯类药物。

4. 抗凝治疗　推荐静脉溶栓治疗的 STEMI 患者应至少接受 48h 的抗凝治疗，或至接受血运重建治疗前，最长不超过 8 天。可根据病情选用普通肝素、依诺肝素或磺达肝癸钠。应根据活化部分凝血活酶时间（APTT）调整普通肝素用量，推荐首先静脉弹丸式注射（60U/kg，最大剂量 4000U），随后 12U/kg 静脉滴注（最大剂量 1000U/h），持续 24～48h。维持 APTT 为正常水平的 1.5～2.0 倍。

依诺肝素的剂量根据患者的年龄、体重和估算的肾小球滤过率（eGFR）进行调整。对于年龄 <75 岁的患者，首先弹丸式静脉推注 30mg，15min 后皮下注射 1mg/kg，之后皮下注射 1 次/12h（前两次每次最大剂量不超过 100mg），用药持续到血运重建治疗或出院前（不超过 8 天）；对于年龄 ≥75 岁的患者，不进行弹丸式静脉注射，首次皮下注射剂量为 0.75mg/kg（前两次每次最大剂量不超过 75mg），之后每 12h 皮下注射 0.75mg/kg。如果 eGFR 小于 30ml/（min·1.73m²），无论年龄如何，每 24h 皮下注射 1mg/kg。

对于进行溶栓治疗的患者，在 PCI 术中仍可静脉应用普通肝素，根据 ACT 结果和是否使用 GP Ⅱb/Ⅲa 受体拮抗剂进行剂量调整。

对于院前溶栓治疗的患者，不推荐常规使用磺达肝癸钠和比伐卢定进行抗凝治疗，而是应优先选择普通肝素或依诺肝素作为辅助抗凝药物。

5. 抗血小板治疗

（1）COX-1 抑制剂：阿司匹林通过不可逆地抑制血小板环氧化酶-1（COX-1）的活性，从而减少血栓素 A2 的合成，达到抑制血小板聚集的效果。若无禁忌，对于所有 STEMI 患者，应立即口服阿司匹林负荷剂量（300mg），然后继续口服每天 1 次的 75～100mg 剂量。吲哚布芬通过可逆性抑制 COX-1 减少血小板聚集。据报道，吲哚布芬胃肠反应小，出血风险低，可考虑用于有胃肠道出血或消化道溃疡病史等阿司匹林不耐受患者的替代治疗，具体为第一日 200mg 负荷量口服，继以 100mg，每日 2 次口服。

（2）P_2Y_{12} 受体抑制剂：氯吡格雷或替格瑞洛是一类血小板 P_2Y_{12} 受体抑制剂，通过干扰二磷酸腺苷介导的血小板活化来抑制血小板聚集。

氯吡格雷是一种前体药物，需要在肝脏细胞中经过细胞色素 P450 酶的代谢作用，才能形成活性代谢产物，随后与 P_2Y_{12} 受体不可逆地结合。STEMI 患者，应尽早口服 P_2Y_{12} 受体抑制剂氯吡格雷负荷量（300～600mg），然后继续每天 1 次口服 75mg 的剂量。服用氯吡格雷期间发生 AMI 的患者应替换为替格瑞洛（负荷剂量 180mg，继以 90mg，2 次/天口服）。替格瑞洛可逆性抑制 P_2Y_{12} 受体，起效较氯吡格雷更快，作用更强。相较于氯吡格雷，可首选替格瑞洛，首剂 180mg 负荷量，维持剂量 90mg，2 次/天。

（3）血小板糖蛋白Ⅱb/Ⅲa 受体拮抗剂：替罗非班是一种血小板糖蛋白Ⅱb/Ⅲa 受体拮抗剂，能够快速抑制血小板聚集，全面阻断血小板血栓形成。在已经进行有效的双联抗血小板治疗（DAPT）和抗凝治疗的情况下，不推荐在 STEMI 患者进行冠状动脉造影前常规使用 GPⅡb/Ⅲa 受体拮抗剂。

对于高危患者或冠状动脉造影提示存在血栓负荷重、未给予适当负荷剂量的 P_2Y_{12} 受体抑制剂的患者，可以考虑静脉给予替罗非班或依替巴肽。直接 PCI 时，慢血流或无复流患者可考虑冠状动脉脉内注射替罗非班，改善心肌微循环灌注。

（五）STEMI 并发症的处理

1. 心律失常　详见上文并发症诊断部分。

2. 心原性休克　伴有心原性休克的 STEMI 患者如合并机械并发症应尽早处理。为维持血流动力学稳定，可使用血管活性药物，优先推荐去甲肾上腺素。

IABP 并不能改善 STEMI 患者的预后，因此不建议常规使用。但对于因机械并发症导致血流动力学不稳定的 STEMI 合并心原性休克患者，IABP 可以作为辅助治疗手段。对于难以纠正的心原性休克的患者，也可以考虑短期使用其他机械循环辅助装置，如体外膜肺（ECMO）、左心室辅助装

置（LVAD）、心室辅助系统（Impella）或体外循环（CPB）。然而，与 IABP 相比，心室辅助系统并不能改善 STEMI 合并心原性休克患者的 30 天预后。

3. 心力衰竭　心力衰竭不仅是 STEMI 最为常见的并发症，也是最重要的预后不良指标之一。应结合患者的症状、体征以及辅助检查结果尽早诊断，并采用 Killip 心功能分级进行描述。

（1）处理原则：①对于 STEMI 合并心力衰竭的患者，应该不断监测心律、心率、血压和尿量。对于肺水肿且 SaO_2 低于 90% 的患者，推荐给予吸氧治疗，以保持 SaO_2 在 95% 以上。②如果患者出现低氧血症、高碳酸血症或酸中毒的呼吸衰竭，并且无法耐受无创通气治疗，建议采用有创通气治疗。③对于出现呼吸窘迫（呼吸频率超过 25 次/分且 SaO_2 低于 90%）的患者，如果没有低血压的情况下，可以考虑使用无创通气支持。④对于肺水肿合并呼吸困难的 STEMI 患者，可以考虑使用阿片类药物缓解呼吸困难和焦虑症状，同时需要监测呼吸状态和血压。⑤对于严重心力衰竭并且伴有难以纠正的低血压的 STEMI 患者，可以考虑使用正性肌力药物。⑥对于合并难治性心力衰竭且利尿剂反应不佳的 STEMI 患者，可以进行床旁超滤治疗。⑦对于存在持续性心肌缺血的患者，应该尽早进行冠状动脉血运重建治疗。

（2）药物治疗：对于血流动力学稳定、LVEF≤40% 或心力衰竭的 STEMI 患者，建议进行以下治疗措施。①推荐尽早使用 ACEI/ARB，以降低死亡率及再住院率。②在病情稳定后，推荐使用 β 受体拮抗剂，以降低死亡率、再发心肌梗死以及因心力衰竭住院的发生率。③对于不伴严重肾功能衰竭及高钾血症的 STEMI 患者，推荐使用醛固酮受体拮抗剂，以降低心血管疾病死亡及住院风险。④对于收缩压 >90mmHg 的 STEMI 合并心力衰竭患者，应给予硝酸酯类药物以缓解症状，减轻肺淤血。可考虑使用硝酸酯类药物或硝普钠控制血压及缓解症状。⑤对于伴有容量负荷过重症状/体征的 STEMI 合并心力衰竭的患者，推荐使用利尿剂。

对于经过至少 3 个月的优化药物治疗或心肌梗死发作≥6 周，仍然出现心力衰竭症状（心功能Ⅱ～Ⅲ级）且 LVEF≤35% 的 STEMI 患者，如果预

期寿命至少 1 年，那么强烈推荐为其植入埋藏式心律转复除颤器（ICD），以降低猝死的风险。

4. 右心室心肌梗死 右心室梗死通常与下壁心肌梗死同时发生，但也可能单独出现。当右胸前导联（尤其是 V4R 导联）的 ST 段抬高≥0.1mV 时，提示右心室梗死。对于所有下壁 ST 段抬高型心肌梗死患者，应记录包括右胸前导联和正后壁导联在内的 18 导联心电图。此外，超声心动图检查可能对诊断有所帮助。右心室梗死容易出现低血压，但很少伴发心原性休克。对于右心室梗死患者，应尽早进行再灌注治疗。可以适当补液，以维持合适的右心室前负荷，避免使用利尿剂和血管扩张剂。

作者：何水波 姚飞（航天中心医院）
审核：董秋婷（中国医学科学院阜外医院）

参考文献

第四节 慢性冠状动脉综合征

慢性冠状动脉综合征（chronic coronary syndrome，CCS）是指除急性冠状动脉综合征（acute coronary syndrome，ACS）之外的冠状动脉疾病临床表现。

不同类型的 CCS 远期心血管事件风险存在差异，可以通过生活方式、药物治疗和血运重建加以控制，从而促进疾病稳定或好转。

诊断

一、诊断流程（图 7-4-1）

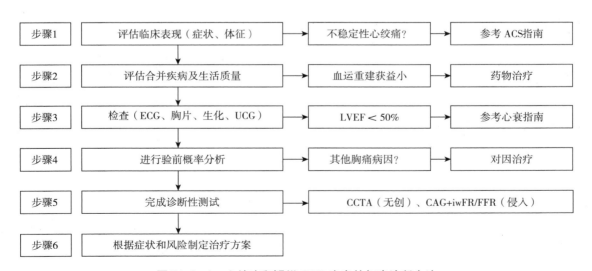

图 7-4-1 心绞痛和疑似 CAD 患者的初步诊断方法

二、 问诊与查体

(一)问诊和症状

对于心绞痛患者，仔细、严谨的病史采集是临床诊疗的基石，特别是对于部分症状典型的患者，仅通过病史采集就可以基本确诊。病史采集应包括心血管疾病相关的各种表现和其危险因素，如心血管疾病家族史、高脂血症、糖尿病、高血压、吸烟及其他不良生活方式等。应关注胸痛的部位、性质、持续时间、与体力活动的关系、有无加重或缓解因素等。

临床实践中主要通过医生问诊将心绞痛主观分为典型（typical）和非典型（atypical），这在初步诊断阻塞性冠状动脉疾病方面有一定价值（表7-4-1）。大多数疑诊冠状动脉疾病的患者表现为非典型心绞痛或非心绞痛性胸痛，临床上仅有10%～15%的患者表现为典型心绞痛。加拿大心血管学会稳定性心绞痛分级是根据体力活动相关症状出现的阈值对稳定性心绞痛严重程度进行量化（表7-4-2）。

(二)查体和体征

对疑诊冠状动脉疾病的患者进行体格检查对鉴别贫血、高血压、心脏瓣膜病、肥厚型心肌病或心律失常等疾病引起的心绞痛至关重要。

心绞痛发作时，常见心率增快、血压升高、表情痛苦、皮肤冷或出汗，有时会出现第四或第三心音奔马律。此外，建议临床医师计算BMI，并通过脉搏触诊、颈动脉和股动脉听诊、踝肱指数

（ankle brachial index，ABI）计算等方式评估有无其他合并症，如甲状腺疾病、肾脏疾病或糖尿病等。还应通过触诊再现胸痛症状，以防止患者主观描述存在偏差。

表7-4-1 可疑心绞痛症状的分类

胸痛分类	具体表现
典型心绞痛	符合全部3个特征
非典型心绞痛	满足其中2个特征
非心绞痛性胸痛	仅满足其中1个特征或均不满足

注：特征 ①放射至胸部、颈部、下颌、肩部或手臂等部位。②与体力活动明显相关。③休息或应用硝酸酯类药物后5min可缓解。

表7-4-2 加拿大心血管学会稳定性心绞痛严重程度分级

分级	具体表现
I	一般体力活动如步行或上楼不出现心绞痛，费力或长时间用力后出现
II	在快速步行、餐后步行或上楼，或寒冷、风中、情绪激动时出现心绞痛，一般速度行走2个街区或登3层楼梯时出现
III	正常情况下以一般速度行走1～2个街区或登1层楼梯时出现心绞痛
IV	轻微活动或休息时即可出现心绞痛

(三)验前概率和危险因素

1. 验前概率 根据荟萃分析结果，临床可根据性别、年龄和胸痛性质这三个指标在进行诊断性辅助检查前大致判断出患冠心病的临床可能性，即验前概率（pre-test probability，PTP）（表7-4-3）。部分患者仅表现为发作性呼吸困难，故单独列出此类患者的PTP，供参考。

表7-4-3 汇总分析有症状患者阻塞性冠状动脉疾病验前概率（%）

年龄（岁）	典型心绞痛		非典型心绞痛		非心绞痛性胸痛		呼吸困难[a]	
	男性	女性	男性	女性	男性	女性	男性	女性
30-39	3	5	4	3	1	1	0	3
40-49	32	10	10	6	3	2	12	3
50-59	32	13	17	6	11	3	20	9
60-69	44	16	26	11	22	6	27	14
≥70	52	27	34	19	24	10	32	12

注：[a] 仅有发作性呼吸困难的患者的PTP。

PTP > 15% 需要进行无创性冠状动脉检查；PTP≤15% 的患者预后良好，发生急性心肌梗死或心血管死亡的总风险 <1%，暂缓进行冠状动脉检查，可带来卫生经济学获益；PTP≤5% 的患者具有极低的患病概率，仅在具有充足的证据时才需进行冠状动脉检查；对于 PTP 5%~15% 的患者需紧密结合临床，如症状典型或迫切需要明确诊断，可考虑行无创性冠状动脉检查。

2. 危险因素 除性别、年龄和胸痛性质外，合并心血管危险因素可增加患者的 PTP。常见心血管危险因素有高血压、高胆固醇血症或高甘油三酯血症、糖尿病、超重或肥胖、性别、吸烟、心血管疾病家族史、高盐高脂不良饮食习惯、情绪障碍等。

三、 辅助检查

（一）优先检查

1. 实验室检查 实验室检查可初步判断冠状动脉缺血原因，明确心血管危险因素和其他相关疾病的情况，并辅助判断临床预后。实验室检查包括血红蛋白、甲状腺激素、葡萄糖代谢、脂代谢、肾功能、尿酸水平等的检查。若心绞痛症状频繁发作或持续不缓解，应尽快进行心肌损伤标志物肌钙蛋白的检查。

2. 静息心电图和动态心电图

（1）静息心电图：静息心电图 ST－T 改变对于诊断冠心病和判断心肌缺血意义有限，需要动态或者对比观察，必要时行进一步检查。病理性 Q 波、左束支传导阻滞等也可作为冠状动脉疾病的间接表征。

（2）动态心电图：动态心电图的 ST 段变化对于判断心肌缺血至关重要，通常表现为短暂性的 ST 段抬高或压低。

3. 超声心动图 超声心动图检查可提供心脏功能和解剖结构等重要信息，是鉴别其他胸痛原因的重要辅助检查，有助于诊断合并的心血管疾病，如瓣膜性心脏病、心力衰竭、心肌病等。

（二）可选检查

1. 运动平板试验 在无法进行影像学检查时，运动平板试验可作为评估冠状动脉疾病的替代方法，但对于静息心电图异常的患者来说，运动平板试验没有太高的诊断价值。

2. 无创性功能学检查 负荷心脏磁共振成像或负荷超声心动图下室壁运动异常、单光子发射计算机断层扫描（single photon emission computed tomography，SPECT）或正电子发射断层扫描（positron emission tomography，PET）下灌注变化可反映心肌缺血严重程度。

3. 无创性影像学检查 冠状动脉 CTA 是诊断冠心病和评估病变的主要手段，左主干、左前降支、左回旋支、右冠状动脉及其主要分支的血管管腔狭窄 ≥50% 可诊断冠心病，冠脉狭窄程度 50%~70% 为中度狭窄，70%~99% 为重度狭窄。基于冠状动脉 CT 影像计算的血流储备分数（fractional flow reserve，FFR）是一种无创性功能学检查，但该技术仍在研究阶段。

4. 侵入性检查

（1）冠状动脉造影：冠状动脉造影被认为是诊断冠状动脉疾病的"金标准"，可评价冠状动脉病变的有无、严重程度和病变范围。

（2）血流储备分数：对于冠状动脉狭窄程度 50%~90% 或多支血管病变的患者，应进行 FFR 的检查。FFR <0.75 的病变宜行血运重建，FFR >0.80 为药物治疗的指征。

四、 诊断及其标准

（一）诊断标准

CCS 是指除急性冠状动脉综合征之外的冠状动脉疾病临床表现，包括如下各种类型。

（1）可疑冠状动脉疾病伴有稳定性心绞痛症状，伴或不伴呼吸困难。

（2）新发的心力衰竭或左心室功能不全，可能存在冠状动脉疾病。

（3）发生急性冠状动脉综合征或冠状动脉血运重建治疗后的 1 年内，没有症状或症状保持稳定。

（4）初次诊断冠心病或血运重建治疗后超过 1 年，可能存在或不存在症状。

（5）出现心绞痛症状且可疑存在血管痉挛或微血管病变。

（6）经体检或筛查发现的无症状心肌缺血。

（二）并发症诊断

CCS 并发症可参考既往稳定性冠心病的并

发症。

五、 鉴别诊断

CCS 需和急性冠状动脉综合征、非冠心病的心脏性疾病及消化系统疾病、胸壁疾病、肺部疾病、精神疾病导致的躯体化症状等进行鉴别，参考胸痛的鉴别诊断。

六、 误诊防范

（一）易误诊人群

1. 女性 女性冠心病出现得更晚，受到的关注更少，且中年女性患者常表现为心悸、胸闷等不典型症状，易被认为是围绝经期女性激素水平波动所致，而忽略冠状动脉狭窄或闭塞。即使没有冠状动脉狭窄或闭塞，冠脉痉挛、自发性冠脉夹层在女性患者中的发生概率也高，临床诊断也更加困难。

2. 老年人 冠心病为老年人常见病、多发病，长期慢性缺血会使病变部位心肌对缺血、缺氧产生适应，管腔狭窄的进展多是慢性、渐进性的。病程延长的同时，病变血管远端形成侧支循环，在一定程度上缓解了缺血缺氧症状，导致老年患者临床症状不明显。此外，由于患者年龄偏长，对疼痛刺激反应的敏感性不高，造成其心绞痛等症状不够明显，易被忽视，造成临床诊断失准。

3. 糖尿病患者 糖尿病病史较长、血糖控制不佳的患者常合并糖尿病神经病变，因此很多人心绞痛症状轻微，仅表现为呼吸短促，手臂、颈部或下颌不适感，出汗或恶心等。由于其症状不典型、不严重，较少得到患者本人及家属甚至医生的重视，而被误诊、漏诊，延误治疗。

（二）本病被误诊为其他疾病

1. 消化道疾病 消化性溃疡及胃食管反流病可引起上腹部疼痛、胸闷等症状，特别是既往有消化道疾病的患者，容易忽视冠状动脉疾病从而

被误诊。

2. 咽炎 老年患者慢性咽炎发生率较高，部分患者冠状动脉缺血缺氧的表现为咽部疼痛、咽部发紧，而无典型胸痛表现，从而误诊为咽炎。

3. 颈椎病 因颈椎退行性病变压迫神经时，疼痛可以放射到背部和上肢，导致部分患者被误诊。

（三）其他疾病被误诊为本病

1. 更年期综合征 中老年女性反复胸前区刺痛，不伴有放射痛，持续时间无规律可循，情绪容易被激惹，常被误诊为冠状动脉疾病。

2. 心脏神经官能症 青年女性，无特征性心前区胸痛，有心悸、胸闷、喜叹气，同时有失眠和情绪障碍；青年男性在繁重工作压力之下，听见声响有"心惊肉跳"的感觉。以上可能被误诊为冠状动脉疾病。

3. 单纯性带状疱疹 此病在初发的时候常表现为胸痛持续不缓解，随病情进展出现疱疹，多位于左侧胸部，部分带状疱疹患者在皮损愈合后还会有遗留刺痛，类似于肋间神经痛，容易被误诊为冠状动脉疾病。

4. 肝胆疾病 胆石症、慢性胆囊炎发作产生胆绞痛，可放射至心前区和胸骨后等部位，伴出汗、心动过缓等，部分患者服用抗冠心病药物后，症状得以缓解，容易被误诊为冠状动脉疾病。

（四）避免误诊的要点

在 CCS 患者的诊断中，以心前区疼痛为主诉的患者诊断性最高，几乎无漏诊。这是由于冠状动脉在缺血、缺氧的情况下，机体代谢产物不能代谢，聚集于心脏，刺激自主神经，传至胸 1~5 交感神经分布的皮肤范围，产生心绞痛典型症状，而部分患者症状不典型，可能出现咽部疼痛、上腹部疼痛、背部疼痛或上肢疼痛。对于这部分症状不典型的患者，应仔细询问病史，与其他疾病进行鉴别。

▶ 治疗

一、 治疗原则

CCS 的治疗包括生活方式管理、药物治疗和

必要时血运重建。对于所有确诊 CSS 的患者，改善生活方式都至关重要，必须终生坚持。药物治疗是改善症状、延缓动脉粥样硬化进展及预防冠

状动脉血栓形成的关键。在药物治疗的基础上，进行血运重建可缓解心绞痛患者的症状和/或改善预后。

二、治疗细则

（一）改善生活方式

实行健康的生活方式可降低 CCS 患者心血管事件发生率，是心血管二级预防的重要环节。包括戒烟限酒、健康饮食、体力活动、体重管理、心理健康、规避污染等（表 7 - 4 - 4）。

（二）药物治疗

CCS 患者的药物治疗主要包括抗缺血治疗、抗栓治疗、调脂和控制血糖治疗。

1. 抗缺血药物治疗　标准治疗的第一步可以使用 β 受体拮抗剂或钙离子通道阻滞剂。第二步可以考虑使用 β 受体拮抗剂与二氢吡啶类钙离子通道阻滞剂的联合治疗。第三步需要进一步增加药物治疗，可以添加尼可地尔、雷诺嗪、伊伐布雷定或曲美他嗪等二线药物。若慢性冠脉综合征患者出现快心率、慢心率、心功能不全和低血压

的情况，则需要强调个体化的药物治疗。分步策略详见图 7 - 4 - 2。

表 7 - 4 - 4　CCS 患者的生活方式建议

生活方式	建议
戒烟限酒	戒烟可改善 CCS 患者预后并降低病死率，促进戒烟的措施有简短的建议、咨询和行为干预，以及有尼古丁替代在内的药物治疗 将酒精摄入限制在每周 100g 或每天 15g 以内
健康饮食	饮食结构富含蔬菜、水果和全谷物，将饱和脂肪的摄入量限制在总摄入量的 10% 以内
体力活动	每天进行 30 ~ 60min 的中等强度运动，即使运动不规律，也对健康有益
体重管理	保持健康范围内的体重（BMI < 25kg/m²），可以通过减少能量摄入和增加体育活动来实现减肥。建议男性的腰围应该 < 90cm，女性的腰围应该 < 80cm
心理健康	CCS 患者发生情绪和焦虑障碍的风险是没有冠心病的患者的 2 倍。压力、抑郁和焦虑会使改善生活方式和坚持用药变得困难。因此，对于有抑郁、焦虑或压力的患者，应鼓励他们进行专业咨询
规避污染	空气污染和环境噪声会增加心脏病和卒中的风险，因此减少空气污染和降低噪声也是需要关注的重要内容。对于 CCS 患者，建议避免前往交通拥挤的地区，并考虑佩戴口罩

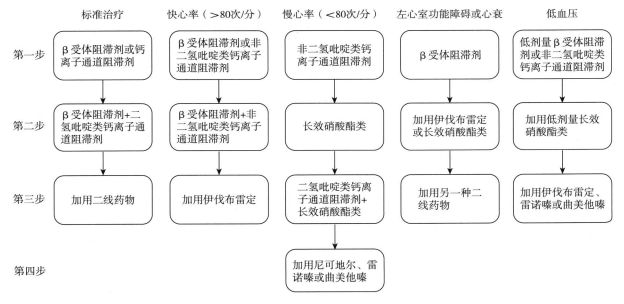

图 7 - 4 - 2　CCS 患者抗缺血药物治疗

2. 抗栓药物治疗　对于陈旧性心肌梗死且需应用双联抗血小板药 1 年以上、缺血事件风险高、致命性出血风险低的慢性冠脉综合征的患者，除有口服抗凝药适应证的患者外，建议所有患者在

长期使用阿司匹林的基础上，考虑联合应用 P₂Y₁₂ 抑制剂（如氯吡格雷 75mg，1 天 1 次；普拉格雷 10mg，1 天 1 次，若患者体重 < 60kg 或年龄 > 75 岁，剂量为 5mg，1 天 1 次；替格瑞洛 60mg，1 天

2次）或极低剂量利伐沙班（2.5mg，1天2次），形成双联抗栓治疗。对于缺血高风险、缺血中度风险且无出血高风险的患者，在阿司匹林每日75～100mg的基础上，需联合应用抗栓药物，缺血与出血高风险评估标准见表7-4-5，双联抗栓治疗方案药物选择见表7-4-6。在窦性心律或有心房颤动的CCS患者中，对于有缺血高危因素但无高出血风险的患者，推荐在阿司匹林的基础上加用第二种抗栓药物，用于二级预防。心房颤动合并经皮冠状动脉介入治疗（percutaneous coronary intervention，PCI）后的CCS患者，在抗栓治疗方面可以选择双联或三联抗血栓治疗（表7-4-7）。对于使用抗栓药物的CCS患者，特别是老年人，如果存在胃肠道高出血风险，建议同时使用质子泵抑制剂。

表7-4-5 缺血与出血高风险评估标准

分类	评估标准
缺血高风险	弥漫多支病变合并以下一项： ①需要药物治疗的糖尿病 ②再发心肌梗死 ③外周动脉疾病 ④慢性肾病疾患，其估算的肾小球滤过率在15～59ml/（min·1.73 m²）
缺血中度风险	满足以下至少一项条件的患者： ①冠心病伴有弥漫性或多支病变 ②需要药物治疗的糖尿病 ③再发心肌梗死 ④外周动脉疾病 ⑤心力衰竭 ⑥慢性肾病，其估算的肾小球滤过率为15～59ml/（min·1.73m²）
出血高风险	满足以下至少一项条件的患者： ①有脑出血、脑梗死或其他颅内病变的病史 ②近期发生胃肠道出血，或可能由胃肠道出血导致的贫血，或其他增加出血风险的胃肠道病变 ③存在肝功能衰竭 ④易出血体质或凝血功能障碍 ⑤高龄或体质衰弱 ⑥患有慢性肾功能衰竭，需要透析治疗，或肾小球滤过率估算小于15ml/（min·1.73m²）

表7-4-6 CCS中高危缺血和低危出血风险患者在阿司匹林基础上合用双联抗栓药物的选择

药物	剂量	适应证	其他注意事项
氯吡格雷	75mg qd	心肌梗死后DAPT＞1年患者	—
普拉格雷	10mg qd 5mg qd 体重（＜60kg或年龄超过75岁）	心肌梗死经过PCI术后，DAPT超过1年的患者	年龄＞75岁
利伐沙班	2.5mg bid	心肌梗死发生超过1年时间，或者存在多血管病变的冠心病患者	肌酐清除率：15～29ml/min
替格瑞洛	60mg bid	心肌梗死后进行了超过1年的DAPT的患者	—

注：DAPT 双联抗血小板治疗；PCI 经皮冠状动脉介入治疗。

表7-4-7 CCS合并心房颤动患者PCI术后抗栓治疗策略

CCS合并心房颤动患者PCI术后抗栓治疗策略	推荐等级
对有条件使用NOAC的患者，NOAC优于华法林	I
当出血风险大于支架内血栓或卒中风险时，利伐沙班15mg qd优于20mg qd，达比加群110mg bid优于150mg bid	IIa
对非复杂病变患者，当支架内血栓风险低或出血风险大于支架内血栓风险时，可考虑提前停用阿司匹林（＜1周），继续使用OAC＋氯吡格雷	IIa
当支架内血栓风险大于出血风险时，可考虑≥1个月阿司匹林＋氯吡格雷＋OAC的三联抗血栓治疗	IIa
对于需要华法林联合阿司匹林和/或氯吡格雷的患者，华法林剂量需要严格控制，以保持INR在2.0～2.5之间，并确保抗凝治疗范围内的时间百分比超过70%	IIa
对于支架内血栓中高危患者，可以考虑采用一种OAC＋替格瑞洛或普拉格雷的双联抗血栓方案，以替代OAC＋阿司匹林＋氯吡格雷的三联方案	IIb

注：PCI 经皮冠状动脉介入治疗；OAC 口服抗凝药；NOAC 非维生素K拮抗剂口服抗凝药；INR 国际标准化比值。

3. 调脂与控制血糖药物治疗　CCS 患者的调脂治疗目标是 LDL-C<1.8mmol/L（<70mg/dl），如基线 LDL-C 为 1.8~3.5mmol/L（70~135mg/dl），则至少降低 50%。调脂治疗三部曲建议：第一步，耐受最高剂量的他汀类药物治疗；第二步，如 LDL-C 仍未达标的患者，加用依折麦布；第三步，若仍无法达标的高危患者，联合应用 PCSK9 抑制剂。

对于合并糖尿病的 CCS 患者，控制血糖药物可选择钠-葡萄糖共转运蛋白 2 抑制剂（sdium-glucose co-transporter 2 inhibitors，SGLT2 抑制剂）或胰高血糖素样肽 1 受体激动剂（GLP-1 激动剂）。

（三）血运重建

在药物治疗的基础上，心肌血运重建在 CCS 患者管理中起着核心作用，但始终是药物治疗的辅助手段，而不能取代它。血运重建的两个目标是缓解心绞痛患者的症状和改善预后。

若患者在接受充分药物治疗后仍反复出现心绞痛症状，可引起生活质量下降、活动耐力降低、焦虑抑郁情绪、反复住院并增加医疗花费。与单纯药物治疗相比，血运重建可以有效缓解心绞痛，减少抗心绞痛药物的使用，并提高运动能力和生活质量。

（四）转诊与随访

1. 紧急转诊

（1）CCS 病情变化，发生急性心肌梗死：一旦确定为急性心肌梗死，在基层医院宜先按急性心肌梗死处理。

（2）CCS 转变为不稳定性心绞痛：①近 48h 内发生缺血性胸痛加重。②出现严重心律失常。③低血压（收缩压≤90mmHg）。④左心室功能不全（LVEF<40%），伴有与缺血相关的肺水肿，出现第三心音、新的或加重的奔马律。⑤在休息时胸痛发作，伴有 ST 段变化>0.1mV，以及新出现的 Q 波或束支传导阻滞。

在紧急转诊时，需要注意以下事项：患者应立即卧床休息，给予吸氧，监测血压、心率等生命体征和心肺体征。如果患者没有禁忌证，应立即嚼服肠溶阿司匹林 300mg 以及氯吡格雷 300mg 或替格瑞洛 180mg，并建立静脉通道。

2. 普通转诊

（1）CCS 因检查需要转诊：需进行特殊检查评估，如冠状动脉造影、心脏核磁共振、心脏负荷试验等基层医院缺乏的检查措施，可转诊至上级医院进一步检查。

（2）CCS 因治疗需要转诊：冠心病危险因素控制不理想，希望转诊上级医院更好地控制危险因素，或经过规范化治疗症状控制不理想，仍有频繁心绞痛症状发作时，需进行转诊。

3. 随访　定期门诊复查，在医生指导下定期复查心率、血压、血脂和血糖等，监测有无药物不良反应。

三、药物治疗方案（表7-4-8~表7-4-13）

表 7-4-8　2019 年 ESC 指南关于抗缺血药物的推荐

缓解心绞痛或心肌缺血	推荐等级	证据级别
推荐用短效硝酸酯立即缓解心绞痛	I	B
β 受体拮抗剂和/或 CCB 是一线治疗，用以控制心率和症状	I	A
如 β 受体拮抗剂或 CCB 不能控制心绞痛症状，应考虑联用 β 受体拮抗剂与 DHP-CCB	IIa	C
应考虑联用 β 受体拮抗剂和 DHP-CCB 进行初始一线治疗	IIa	B
当使用 β 受体拮抗剂和/或非 DHP-CCB 初始治疗有禁忌、耐受性差或不足以控制心绞痛症状时，应当考虑长效硝酸酯作为二线治疗	IIa	B
当予以长效硝酸酯时，应当考虑无硝酸酯或低硝酸酯间隔，以降低耐药性	IIa	B
对于用 β 受体拮抗剂、CCB 和长效硝酸酯不能充分控制症状，或不能耐受或有禁忌的患者，应当考虑尼可地尔、雷诺嗪、伊伐布雷定，或曲美他嗪作为二线治疗	IIa	B

续表

缓解心绞痛或心肌缺血	推荐等级	证据级别
对于基线心率和血压较低的患者，可以考虑使用雷诺嗪或曲美他嗪作为降低心绞痛频率和提高运动耐力的一线药物	Ⅱb	C
对于部分患者，根据心率、血压和耐受情况，可以考虑使用 β 受体拮抗剂或 CCB 与二线药物（雷诺嗪、尼可地尔、伊伐布雷定以及曲美他嗪）联合进行一线治疗	Ⅱb	B

注：CCB 钙通道阻滞剂；DHP 二氢吡啶。

表 7 - 4 - 9　2019 年 ESC 指南关于窦性心律 CCS 患者的抗栓治疗推荐

窦性心律的 CCS 患者的抗栓治疗	推荐等级	证据级别
推荐既往有心肌梗死或血运重建的患者每日服用阿司匹林 75～100mg	Ⅰ	A
推荐每日 75mg 氯吡格雷作为阿司匹林不耐受患者的替代药物	Ⅰ	B
对有外周血管疾病（PAD）或缺血性卒中或短暂性脑缺血发作的患者，无论有无症状，75mg 氯吡格雷的治疗均优于阿司匹林	Ⅱb	B
对无既往心肌梗死或血运重建但造影发现 CAD 证据的患者，可考虑使用 75～100mg 阿司匹林	Ⅱb	C
当患者有缺血高风险但无出血高风险时，应考虑使用第二种抗栓药物联合阿司匹林，作为长期二级预防	Ⅱa	A
当患者有缺血中度风险但无出血高风险时，可考虑使用第二种抗栓药物联合阿司匹林，作为长期二级预防	Ⅱb	A

注：CAD 冠心病。

表 7 - 4 - 10　2019 年 ESC 指南关于合并房颤的 CCS 患者的抗栓治疗推荐

合并 AF 的 CCS 患者的抗栓治疗	推荐等级	证据级别
符合 NOAC 适应证的房颤患者启动口服抗凝治疗时，推荐使用 NOAC 优先于 VKA	Ⅰ	A
对于 CHA_2DS_2 - VASc 评分男性≥2 分、女性≥3 分的房颤患者，推荐长期用 OAC 治疗（一种 NOAC 或 VKA，使用时间大于总治疗时间的 70%）	Ⅰ	A
对于 CHA_2DS_2 - VASc 评分为 1 分（男性）或 2 分（女性）的房颤患者，应当考虑长期用 OAC 治疗（一种 NOAC 或 VKA，使用时间大于总治疗时间的 70%）	Ⅱa	B
对于有房颤、心梗史和复发性缺血事件高风险而无出血高风险的患者，除了长期 OAC 治疗外，可以考虑加用阿司匹林 75～100mg qd（或氯吡格雷 75mg qd）	Ⅱb	B

注：AF 心房颤动；NOAC 非维生素 K 拮抗剂口服抗凝药；VKA 维生素 K 拮抗剂；OAC 口服抗凝药；CHA_2DS_2 - VASc 心脏衰竭、高血压、年龄≥75 岁（2 分）、糖尿病、卒中（2 分）、血管疾病、65～74 岁和性别（女性）。

表 7 - 4 - 11　2019 年 ESC 指南关于 CCS 患者的血脂管理推荐

降脂治疗	推荐等级	证据级别
推荐所有患者都使用他汀类药物	Ⅰ	A
如果用了最大耐受剂量的他汀后，血脂未能达标，推荐与依折麦布联合使用	Ⅰ	B
对于存在极高风险、用了最大耐受剂量的他汀和依折麦布后，血脂未能达标的患者，推荐联用 PCSK9 抑制剂	Ⅰ	A

注：PCSK9 抑制剂 前蛋白转化酶枯草溶菌酶9 抑制剂。

表 7 - 4 - 12　2019 年 ESC 指南关于 CCS 患者合并高血压的治疗推荐

CCS 患者合并高血压的治疗推荐	推荐等级	证据级别
推荐将诊室血压控制在目标值：一般人收缩压为 120～130mmHg，老年患者（65 岁以上）收缩压为 130～140mmHg	Ⅰ	A
对于近期有心肌梗死的高血压患者，推荐使用 β 受体拮抗剂和 RAS 阻滞剂	Ⅰ	A
对于有症状的心绞痛患者，推荐使用 β 受体拮抗剂和/或 CCB	Ⅰ	A
不推荐将 ACEI 和 ARB 联合使用	Ⅲ	A

注：RAS 肾素 - 血管紧张素系统；CCB 钙通道阻滞剂；ACEI 血管紧张素转换酶抑制剂；ARB 血管紧张素Ⅱ受体拮抗剂。

表7-4-13 2019年ESC指南关于CCS患者合并糖尿病的治疗推荐

CCS患者中糖尿病管理的推荐	推荐等级	证据级别
对于CAD合并糖尿病患者，推荐将危险因素（血压、LDL-C和HbA1c）控制在目标水平	I	A
对于无症状的糖尿病患者，推荐定期进行静息ECG检查，以检出传导异常、房颤和无症状性心梗	I	C
推荐对有糖尿病的CCS患者，使用ACEI治疗，以预防糖尿病并发症的发生	I	B
对于糖尿病合并CVD患者，推荐使用钠-葡萄糖协同转运蛋白2抑制剂（恩格列净、卡格列净或达格列净）治疗	I	A
对于糖尿病合并CVD患者，推荐使用胰高血糖素样肽-1受体激动剂（利拉鲁肽或索马鲁肽）治疗	I	A
在无症状的成人（>40岁）糖尿病患者中，可以考虑使用功能成像或冠脉CT进行心血管风险评估	Ⅱb	B

注：CAD冠心病；LDL-C低密度脂蛋白胆固醇；HbA1c糖化血红蛋白；ACEI血管紧张素转换酶抑制剂。

作者：马越（北京大学第三医院）

审稿：董秋婷（中国医学科学院阜外医院）

参考文献

第五节 冠状动脉非阻塞性心肌梗死

冠状动脉非阻塞性心肌梗死（myocardial infarction with non - obstructive coronary arteries，MINOCA）是指冠状动脉造影未见明显阻塞性病变的急性心肌梗死。

诊断

一、诊断流程

MINOCA的诊断流程如图7-5-1、图7-5-2、图7-5-3所示。

首先应该确认是否为心肌梗死，同时冠状脉造影显示主要心外膜冠脉血管无阻塞性疾病（无≥50%的狭窄），包括以下3类患者：正常冠状动脉（无血管腔狭窄）、轻度冠状动脉狭窄（狭窄程度<30%）和中度冠状动脉狭窄（狭窄程度30%～50%）。

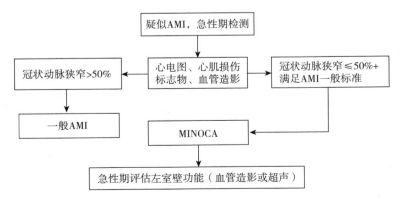

图7-5-1 MINOCA诊断流程（一）

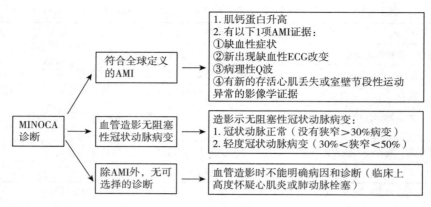

图 7-5-2　MINOCA 诊断流程（二）

AMI 急性心肌梗死；ECG 心电图

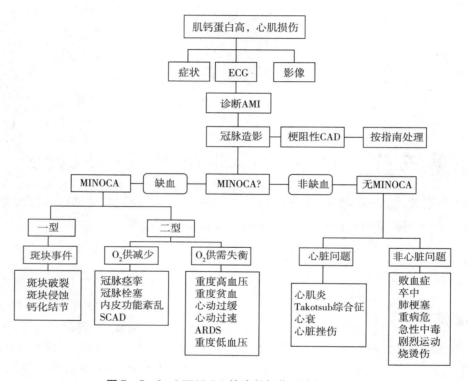

图 7-5-3　MINOCA 的诊断与鉴别诊断流程*

AMI 急性心肌梗死；ARDS 急性呼吸窘迫综合征；CAD 冠心病；ECG 心电图；MINOCA 非阻塞性冠状动脉心肌梗死；
SCAD 自发性冠状动脉夹层

*图中总结了心肌损伤的缺血性与非缺血性原因。当心脏肌钙蛋白急性上升或降低超过 99% URL 时，即可诊断为心肌
损伤。症状和/或心电图变化和/或超声心动图异常提示缺血的情况下即可诊断 AMI。

二、问诊与查体

（一）问诊和症状

MINOCA 发病时的症状与 AMI 发病时的表现类似，即 MINOCA 没有特异性的症状表现，以下几种表现均可发生。

1. 疼痛　MINOCA 发病一般无诱因，发病时最先表现的症状是疼痛，疼痛部位和性质与心绞痛相似，但比心绞痛的疼痛程度重，持续时间更长，在 30min 或以上，可达数小时或更长，休息和含用硝酸甘油多不能缓解。疼痛时常伴有烦躁不安、出大汗、濒死和恐惧感。

部分患者的症状不典型，可表现为胸部以外部位的疼痛，如腹痛、下颌痛、牙痛、咽喉部疼痛、颈部或背部疼痛。部分患者疼痛时伴有频繁

的恶心、呕吐及腹部症状，与心排血量降低、组织灌注不足等有关。患者常因这些症状而被误诊为胃穿孔、急性胰腺炎等急腹症，以及口腔或牙齿疾病、颈椎病或骨关节痛等。极个别患者发病时无疼痛症状，一开始即表现为低血压休克或急性心力衰竭或猝死。

2. 心律失常 心律失常是 AMI 的常见并发症，严重的心律失常可伴乏力、头晕或晕厥等症状。AMI 发病后的 48h 内，特别是 24h 内最易发生心律失常。此期间，各种心律失常均可发生，最多见的是室性心律失常［室性期前收缩、成对出现的或多源性室早，短阵室性心动过速，或 R on T 现象（指室性期前收缩的 R 波落在前一心搏的 T 波上，使心室处于易反复激动的易损期）］，易促发室速或尖端扭转型室速或心室颤动，常看作是恶性心律失常的先兆。室颤是 AMI 早期，特别是入院前主要的死因。房室传导阻滞多见于下壁心肌梗死，束支传导阻滞多见于前壁或广泛性心肌梗死。某些病例也会发生室上性心律失常，如房早、房速或房颤。

3. 低血压和休克 疼痛期常见血压下降，如果不伴有血流动力学障碍和没有末梢灌注不良的表现，可能是由外周血管扩张所致的单纯低血压（低血压状态）。若经止痛和补液治疗，低血压状态很快恢复，则不诊断为休克；若收缩压低于 90mmHg，同时伴有末梢灌注不良的表现和神经系统症状（如面色苍白、烦躁不安、大汗淋漓、皮肤湿冷、脉细而快、神志迟钝、尿量少于 20ml/h，甚至晕厥），即可诊断为心原性休克。AMI 并发心原性休克，多在起病后数小时至数日内发生，可见于约 10% ~ 20% 的 AMI 患者。

4. 心力衰竭 心室肌发生缺血性损伤或坏死可导致急性左心衰竭，多在起病最初几天内发生，或在疼痛、休克好转阶段出现，为心肌梗死后心脏舒缩力显著减弱或不协调所致，约占急性心肌梗死患者的 32% ~ 48%。左心力衰竭患者可表现为肺淤血和体循环缺血的症状，如患者出现劳力性呼吸困难、阵发性夜间呼吸困难、咳嗽和咯痰、口唇或末梢发绀及烦躁不安等症状，严重者出现端坐呼吸、咯粉红色泡沫样痰等肺水肿的表现。病情进一步加重，会导致继发性肺动脉压升高，使右心室负荷加重，引起右心衰竭。此时，患者表现为体循环静脉系统淤血的表现，如颈静脉怒张、肝大、

水肿或腹腔积液。右心室或合并下壁心肌梗死者，发病后即可出现右心衰竭表现，伴血压下降。

（二）查体和体征

MINOCA 患者无特异性体征。在不同的 MINOCA 病例中，可表现为不同的非特异性体征。①心脏增大或正常（心浊音界增大或正常）。②心率改变（增快或减慢）。③心音改变，心尖区第一心音减弱，出现第四心音奔马律，或有第三心音（心室性）奔马律。④心脏杂音，心尖区可出现粗糙的收缩期吹风样杂音或收缩中晚期喀喇音，提示二尖瓣乳头肌功能失调或断裂。个别患者发生室间隔穿孔，此时可在胸骨左缘第 3 ~ 4 肋间听到新出现粗糙的收缩期杂音伴有震颤。⑤个别患者发生心脏节律改变，或发生各种心律失常。

除了极早期血压可增高外，几乎所有患者都有血压降低。起病前有高血压者，血压可降至正常，且可能不再恢复到起病前的水平。

三、辅助检查

（一）优先检查

心电图、心肌损伤标志物检测和 CAG 检查均是必要的。CAG 检查是 MINOCA 诊断的必要条件和特异性指标。CAG 显示所有可能的梗死相关动脉均为非阻塞性冠状动脉（狭窄程度 <50%），包括正常冠状动脉（狭窄程度 <30%）和轻度冠状动脉狭窄（30% < 狭窄程度 <50%），同时符合 AMI 的诊断标准，即可确诊 MINOCA。腔内影像学检查（IVUS、OCT）、冠状动脉功能学检查（压力导丝测定）以及左室造影检查等均有助于诊断。

（二）可选检查

可选择非侵入性检查，包括经胸超声心动图、心脏磁共振（cardiac magnetic resonance，CMR）、凝血功能检查、肺 CT 等，或根据所考虑 MINOCA 可能的病因，做相应的检查。

对于疑似 AMI 的患者，初步评估临床病史、临床表现和实验室检查，排除引起心肌损伤的非心脏疾病，仍然倾向于诊断 AMI 者，应再次仔细分析冠状动脉及大血管造影，排除可能被忽视的阻塞性冠状动脉粥样硬化性心脏病和非缺血性心肌损伤原因。建议将心脏磁共振成像（CMRI）作

为 MINOCA 的一项关键检查，这是因为它可以帮助排除心肌炎、Takotsubo 综合征和心肌病，并确认 AMI。在排除其他诊断后，可以诊断为 MINOCA 或 CMR 确诊的 MINOCA。

临床医生可进一步评估，并明确 MINOCA 的根本原因。有以下几点注意事项：①重视临床表现对诊断的提示作用。②需动态诊断和评估，合理借助影像学检查，如果使用血流储备分数（fractional flow reserve，FFR），建议仅将 FFR > 0.80 作为 MINOCA 的诊断。③Takotsubo 综合征（应激性心肌病）临床特征与 MINOCA 类似，应注意鉴别。④评估缺血机制，在评估获益和风险后选择性使用侵入性冠状动脉影像学和功能学检查。⑤需特别注意自发性冠状动脉夹层及自发性冠状动脉夹层亚型 II 型。

四、 诊断及其标准

有 AMI 症状的患者，应根据冠状动脉血管造影结果进行评估。MINOCA 诊断标准如下。

（1）符合 AMI 全球诊断标准，包括症状、心电图变化和心肌损伤标志物改变，可以表现为 STEMI，也可以表现为 NSTEMI。

（2）血管造影显示可能与梗死相关的冠状动脉区域无≥50% 的狭窄病变时可定义为非阻塞性冠状动脉。

（3）无其他临床疾病可解释急性期症状。

3 项全部符合可考虑为 MINOCA，并根据情况进一步确定病因学诊断。

五、 鉴别诊断

冠状动脉非阻塞性急性心肌梗死是一组异质性疾病，可由多种病因引起，不同病因引起的 MINOCA，治疗方案不尽相同。因此，临床诊断 MINOCA 后还要进行病因鉴别（表 7 - 5 - 1）。MINOCA 的诊断与鉴别诊断流程见图 7 - 5 - 3。

冠状动脉非阻塞性急性心肌梗死的病因包括：斑块破裂、冠状动脉痉挛、冠状动脉血栓栓塞、冠状动脉夹层、Takotsubo 综合征、微血管痉挛、心肌炎等。斑块破裂是 MINOCA 的常见原因。冠状动脉痉挛（CAS）是心外膜源 MINOCA 的主要病因。

CMR 不仅能确诊 AMI，也能为潜在的病因提供线索。钆对比剂延迟强化（LGE）有助于区分血管性和非血管性病因。因此，对于无明确病因的非阻塞性心肌梗死患者，建议行 CMR 检查。

表 7 - 5 - 1 MINOCA 病因鉴别诊断

病因	非侵入性	侵入性
心肌炎	经胸超声（心包渗出） CMR（心肌炎症）	心内膜活检（心肌炎症）
主要冠状动脉病变	经胸超声（局部室壁运动异常，栓子来源） 经食道超声（卵圆孔未闭，房间隔缺损）	IVUS/OCT（斑块破裂/夹层） 麦角新碱/乙酰胆碱试验（痉挛）
冠状动脉微血管病变	CMR/气泡对比超声（冠状动脉血流储备）	压力导丝/多普勒导丝（微血管阻力）
心肌疾病	经胸超声/CMR（Takotsubo 综合征）	左室造影（Takotsubo 综合征）
肺栓塞	D - 二聚体/CT/（易栓症筛查）	—
需氧/供养失衡	血液学检查/（心外疾病）	—

注：CMR 心脏磁振；IVUS 冠状动脉血管内超声；OCT 光学相干断层扫描。

治疗

一、 治疗原则

MINOCA 的管理主要包括：①紧急支持治疗，主要是针对危及生命的心律失常或心原性休克。例如，冠状动脉痉挛引起的室性心律失常应立即使用扩张冠状动脉的药物治疗。②患者评估和明确诊断。③进行心脏保护治疗，无论病因如何。④针对病因的治疗。

心脏保护包括传统的药物治疗（双联抗血小板、他汀、ACEI/ARB 和 β 受体拮抗剂）、危险因素控制（高血压、高血脂、吸烟、糖尿病）和心脏康复。

二、 治疗细则

治疗 MINOCA 患者，需要针对病因和潜在的病理生理机制进行个体化治疗（表 7 - 5 - 2）。肾素 - 血管紧张素系统阻断剂和他汀类药物的使用已被证明有助于降低 MINOCA 患者的死亡率。但是，他汀类药物、肾素 - 血管紧张素系统阻滞剂、β 受体拮抗剂、双重抗血小板治疗与长期心血管事件之间的关系尚不明了，缺乏随机试验的循证医学支持。不同病因 MINOCA 治疗细则可参考表 7 - 5 - 2。针对动脉粥样硬化斑块破裂和微血管阻塞所致 MINOCA，ESC 指南建议给予双联抗血小板和他汀类药物治疗。

表 7 - 5 - 2 不同病因 MINOCA 治疗细则

可能的病因、机制	诊断筛查	治疗策略
冠状动脉痉挛（coronary artery spasm）	麦角新碱和乙酰胆碱激发血管痉挛实验	钙通道阻断剂作为一线治疗，或使用长效硝酸盐类药物
自发性冠状动脉夹层（spontaneous coronary artery dissection，SCAD）	血管造影，OCT 影像是诊断 SCAD 的金标准	对血流 TIMI Ⅱ 级或以上的患者行保守治疗（β 受体拮抗剂和一种抗血小板治疗）血流动力学不稳定患者或 TIMI 血流为 0 级或 Ⅰ 级的患者立即行 PCI 治疗
冠状动脉斑块破裂（coronary artery plaque rupture）	血管造影、MRI、IVUS 和 OCT MRI 成像有助于诊断和指导治疗 OCT 分辨率最高	阿司匹林、血小板 P_2Y_{12} 受体抑制剂、β 受体拮抗剂（存在左心室功能障碍时）和他汀类药物
冠状动脉血栓栓塞（coronary thromboembolism）	TTE、TEE 或气泡造影，超声心动图和冠状动脉造影 凝血因子 Ⅴ、凝血酶原 20210A、凝血因子 Ⅷ、蛋白 C 和 S、抗凝血酶、狼疮抗凝物和抗磷脂抗体、血栓形成（易栓症）筛查	个体化治疗 房间隔缺损患者需要经皮介入或手术闭合 抗血小板或抗凝药物可用于预防冠状动脉栓塞
冠状动脉微血管功能障碍（coronary microvascular dysfunction）	微血管功能障碍可通过 CAG 冠状动脉血流缓慢来确定 心脏 MRI 可显示微血管阻塞。也可使用正电子发射断层扫描、心肌灌注成像、冠状动脉 CTA	舌下含服硝酸甘油、常规抗心绞痛治疗（β 受体拮抗剂和钙通道阻滞剂）
氧供应与心肌代谢需求的失衡（imbalance between oxygen supply and myocardial metabolic demand）	血管造影、检测肌钙蛋白 心肌氧供失衡的证据，至少有以下特征之一：①AMI 症状。②新的缺血性心电图改变。③病理性 Q 波。④新的存活心肌丢失或新的局部心肌运动异常的影像学证据	治疗基础疾病
不明病因的 MINOCA（MINOCA of unknown etiology）	血管造影、血管内成像	阿司匹林、他汀类药物、钙通道阻滞剂

注：AMI 急性心肌梗死；CAG 冠状动脉造影；CTA 计算机断层血管造影；IVUS 血管内超声；MRI 磁共振成像；OCT 光学相干断层成像术；PCI 经皮冠状动脉介入治疗；SCAD 自发性冠状动脉夹层；TEE 经胸超声心动图；TTE 经食道超声心动图；TIMI 心肌梗死溶栓实验血流分级；MINOCA 冠状动脉非阻塞性急性心肌梗死。

作者：刘睿方 程宇婧（首都医科大学附属北京安贞医院）
审稿：董秋婷（中国医学科学院阜外医院）

参考文献

第六节 女性冠心病

据数据统计，大约35％的女性死于心血管疾病，缺血性心脏病是女性死亡的主要原因之一。动物试验和临床研究都阐述了性别对心血管健康与疾病的影响。冠心病（coronary heart disease，

CHD）是指冠状动脉发生粥样硬化引起管腔狭窄或闭塞，导致心肌缺血、缺氧或坏死的心脏病。同男性 CHD 患者相比，女性 CHD 患者在流行病学、致病因素、临床表现及治疗预后等方面都有明显区别。

女性 CHD 危险因素包括：传统危险因素，如年龄、高血压、糖尿病、吸烟、家族史、血脂代谢异常、缺乏运动与肥胖等；非传统危险因素，

如生育生理因素与影响妊娠的疾病、环境污染、抑郁症等。

女性 CHD 患者的罪犯病变类型和斑块性质与男性有所不同。女性患者更常见的病变类型包括自发性冠状动脉夹层（spontaneous coronary artery dissection，SCAD）、冠状动脉痉挛（coronary artery spasm，CAS）和冠状动脉栓塞。这些病变会导致患者冠状动脉功能和微血管功能异常。

诊断

一、诊断流程

对于有胸痛症状的女性患者，首先应完善心电图、肌钙蛋白、心脏超声检查，若诊断为 ACS，按照 ACS 流程处理。

对于有胸痛症状的女性患者，低于 60 岁的女

性通常被认为是低风险患者，60～69 岁女性被认为是中风险患者，而 70 岁以上有疑似缺血性症状的女性被认为是冠状动脉事件的高风险患者。在合并多个危险因素、多种合并症或有功能障碍的女性中，风险评估会提高一个级别（图 7-6-1）。

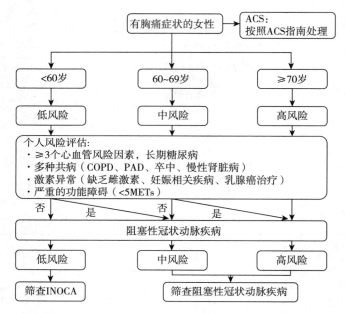

图 7-6-1　女性胸痛患者诊断流程

ACS 急性冠脉综合征；COPD 慢性阻塞性肺部疾病；PAD 外周动脉疾病；METs 代谢当量；
INOCA 缺血伴非阻塞性冠状动脉疾病

二、问诊与查体

（一）问诊和症状

女性冠心病的症状　胸痛是女性与男性 CHD 最常见的症状，但女性更多表现为不典型的心绞痛，包括恶心、发汗、手臂、背部或下巴疼痛、呼吸困难和疲劳。女性的心绞痛症状及不典型症

状可发生在活动后、情绪紧张时，甚至可在安静状态下发生，可间断发作或持续数小时。与男性相比，女性因为不典型的症状而就诊率偏低，这也是女性延迟医疗救助、死亡率较高的原因。

女性心绞痛患者比男性更常伴随焦虑、抑郁等精神因素，精神应激往往又会加重心绞痛症状。在女性患者中发现，抑郁与胸痛症状有关，精神

症状引起的胸痛与冠状动脉狭窄程度没有直接关系，胸痛发作频率更多与情绪应激缺血相关，但男性不存在这个现象。女性更容易受到情绪应激的影响，引发冠状动脉血管收缩，诱发缺血。

（二）查体和体征

胸痛发作时注意观察患者的生命体征，有无皮肤湿冷、面色苍白、烦躁不安、颈静脉怒张等。听诊有无肺部啰音、心律不齐、心脏杂音，并检查神经系统体征，采用 Killip 分级法评估 AMI 患者的心功能。参见本章"冠心病"相关章节的查体技巧及体征。

三、辅助检查

心肌损伤标志物、心电图以及超声心动图等辅助检查的详细内容请参见本章相关疾病的辅助检查。本文仅就在女性 CHD 的诊断和评估中具有特别的重要性、独特的价值和效果的辅助检查进行介绍。

1. 平板运动试验　平板运动试验（exercise treadmill test，ETT）是筛查 CHD 最常用的手段，女性假阳性率较高，诊断的准确性低于男性。一项纳入 3392 名女性的荟萃分析表明，ETT 诊断 CHD 的敏感度为 62%、特异度为 68%、阳性预测值仅为 47%。女性达到目标运动负荷的比例较低，由运动诱发的心绞痛明显少于男性。ETT 显示 ST 段压低的有症状的女性患者的阳性预测值显著低于有症状的男性患者，阴性预测值与男性接近。

2. 负荷超声心动图　负荷超声心动图比 ETT 具有更强的特异性和准确性，无显著性别差异，可用于静息或运动心电图异常、有症状的中风险女性。对于有症状、无法运动的中风险女性，可采用药物负荷超声心动图进行检查。

3. 单光子发射计算机断层成像 - 心肌灌注显像　女性心脏较小，传统伽马相机的低分辨率会导致检测的敏感性降低。与男性相比，乳腺组织伪影可降低女性单光子发射计算机断层成像（single photon emission computed tomography，SPECT）- 心肌灌注显像（myocardial perfusion imaging，MPI）的特异性（男性 94%，女性 74%，$P < 0.01$），使用衰

减校正、俯卧成像，结合左心室射血分数和室壁运动的评估能够提高女性 SPECT - MPI 的诊断准确率。

正电子发射断层成像（positron emission tomography，PET）- MPI 比 SPECT - MPI 的诊断性能更好，在检测 CCTA 有意义的狭窄时，敏感度为 90% ~ 92%，特异度为 81% ~ 88%。PET 是无创测定冠状动脉血流储备（coronary flow reserve，CFR）的金标准。

CHD 中高风险、静息心电图异常需行药物负荷，或 ETT 提示中高危的女性，可考虑行负荷 SPECT - MPI 或 PET - MPI。

4. 冠状动脉 CT 血管造影　CCTA 可用于诊断 CHD 和评估动脉粥样硬化斑块性质，女性应尽量降低放射剂量。对于年轻女性，应考虑放射辐射量、预计癌症风险和准确性。虽然 CCTA 辐射对胎儿危害较小，临床应用安全，但碘对比剂能够通过胎盘进入胎儿血液循环，孕妇应谨慎使用；通过母乳吸收到婴儿胃肠道的对比剂低于 1%，可安全用于哺乳期女性。

5. 心脏磁共振成像　心脏磁共振成像（cardiovascular magnetic resonance，CMR）无辐射暴露，可用于 CFR 评估，具有识别心肌水肿、纤维化和瘢痕的优势，可作为女性 CHD 的首选检查手段。女性的 CFR 通常较低，可能与静息冠状动脉血流的性别差异相关。

6. 血管内超声和光学相干断层扫描　血管内超声（intravenous ultrasound，IVUS）和 OCT 能够更准确评估冠状动脉病变性质，用于指导和优化介入治疗策略。OCT 在评估 SCAD 患者壁内血肿和内膜撕裂时优于 IVUS，为女性患者提供更优诊断证据。

四、诊断及其标准

（一）诊断标准

参见本章"冠心病"相关章节的诊断标准。

（二）风险评估及危险分层

参见本章"冠心病"相关章节的风险评估及危险分层。

（三）并发症诊断

AMI 女性发生严重并发症的风险较高，入院时 Killip 分级更高，更易出现心原性休克、心脏破裂、室间隔穿孔、心包填塞、心力衰竭等急性并发症，出血、需要输血治疗的患者比例更高，住院时间更长，再发 MI、死亡率高于男性 AMI 患者。本文总结了与男性相比，女性发生 AMI 后的几种并发症的特点。

1. 心原性休克 与男性相比，女性更易发生心原性休克，且与 MI 面积大小无关，可能与 MI 女性患者高龄，合并症更多有关。

2. 机械并发症 女性 AMI 患者发生急性严重二尖瓣反流的风险较高，并且对于不吸烟的老年女性 AMI 患者，室间隔穿孔发生风险也增加。

3. 急性心衰 女性 AMI 后比男性更容易发生心衰，Killip 分级更高，这可能与女性患者更多合并高血压、糖尿病和就诊时间延迟有关。对于女性 ACS 患者，特别在 MI 后发生心衰的患者，早期血运重建有利。

4. 心律失常 女性与男性 AMI 后发生室性心律失常的比例相当，女性室性心律失常发生率约

6% ~ 10%，早期和晚期发生的持续性室速和/或室颤都会增加死亡率，发生室速和室颤的患者预后更差。MI 发生的 24h 内，无禁忌证的女性 MI 患者应服用 β 受体拮抗剂。提前服用 β 受体拮抗剂可以减少室性心律失常的发作。老年女性 MI 患者新发房颤的概率增加，经抗凝治疗后可减少卒中的发生率和病死率。

女性 MI 后并发高度房室传导阻滞的风险增加，前降支为罪犯血管的 MI 患者中有 12% ~ 13% 并发房室传导阻滞，3 个月、6 个月及 1 年的死亡率增加。MI 并发高度房室传导阻滞患者可以植入临时起搏器，永久起搏器只针对永久性高度房室传导阻滞患者。

5. 出血 女性 MI 后比男性更容易并发出血，主要发生在应用抗栓药物和介入治疗后。GRACE 试验表明，与男性相比，女性住院期间出血的风险增加了 43%，女性 PCI 术后的出血风险是男性的 2 倍。

五、 鉴别诊断

参见本章"冠心病"相关章节的鉴别诊断章节。

治疗

一、 治疗原则

女性 CHD 可以通过生活方式、药物治疗和血运重建控制症状，防止心血管不良事件。

二、 治疗细则

控制 CHD 的危险因素、避免诱因、药物治疗参见"冠心病"专题下相关疾病词条的治疗章节。

女性 CHD 具有其独特性，包括妊娠期/哺乳期、绝经期以及对精神情绪状态的管理。此外，女性 CHD 的个体化治疗策略和效果与男性 CHD 患者有显著差异。因此，本文重点探讨女性慢性冠状动脉综合征（CCS）、女性 ACS 的个体化治疗策略，以及妊娠期/哺乳期 CHD 女性的治疗、绝经激素治疗和精神情绪状态的管理。

（一）女性慢性冠状动脉综合征的治疗

女性 CHD 患者应该尽早识别，控制危险因素并采取积极的干预措施，以改善预后并降低猝死的风险。建议在健康的生活方式的基础上，采用药物治疗方法，包括抗血小板药物、β 受体拮抗剂、血管紧张素转换酶抑制剂（angiotensin converting enzyme inhibitors，ACEI）/血管紧张素 II 受体拮抗剂（angiotensin II receptor blocker，ARB）以及调脂药物等。这些措施有助于控制危险因素、提高预后和降低猝死的风险。对于合并心房颤动的 CCS 女性患者，CHA_2DS_2 - VASc 评分 ≥ 2 分时应考虑抗凝治疗，CHA_2DS_2 - VASc 评分 ≥ 3 分时需长期抗凝治疗，优先选择非维生素 K 拮抗剂口服抗凝药。

与男性相比，女性 CHD 患者药物治疗有如下

特点。

1. 治疗达标率更低 与男性相比，女性 CCS 患者更少接受抗血小板药物、调脂药物、肾素－血管紧张素－醛固酮系统抑制剂、β 受体拮抗剂和硝酸酯类药物，治疗达标率更低。

2. 易出现不良反应及并发症 与男性相比，女性在服用相同剂量的阿司匹林、β 受体拮抗剂或他汀类药物后，血浆中的药物浓度更高，从而更容易出现药物不良反应。女性在抗栓治疗的过程中比男性更容易发生出血等并发症。

3. 药物敏感性高 女性通常比男性具有更高的交感神经活性，其静息心率和心率变异性也较大，并且对 β 受体拮抗剂更敏感。与男性相比，女性在服用美托洛尔后血浆中的药物浓度较高，血压和心率的降幅更大。女性服用 ACEI 后，咳嗽的发生率约为男性的 3 倍。

（二）女性 ACS 的治疗

女性 ACS 患者在早期的血运重建和二级预防治疗中可以获益，但是相比于指南推荐的药物治疗和冠状动脉血运重建，女性接受的比例较低且治疗延迟较多。女性患者在早期进行介入治疗的获益与危险分层有关。对于 STEMI 患者，紧急 PCI 再灌注治疗是首选。对于高危非 ST 段抬高 ACS（non－ST－segment elevation ACS，NSTE－ACS）女性患者，早期 PCI 治疗也是值得考虑的，而低危患者则可以首选药物治疗。

与男性比较，女性患者行 PCI 治疗的近期疗效较好，但远期预后较差，冠状动脉旁路移植术后死亡率较高。女性冠状动脉病变常合并内皮功能和微血管血流储备异常，PCI 术中无复流或慢血流发生率高，血管穿孔机率高于男性。PCI 围手术期女性出血事件发生率高于男性，需根据体重和肾功能调整抗栓药物剂量，应避免过度抗栓治疗。女性较男性更容易出现对比剂肾损伤，水化治疗是减少对比剂所致急性肾损伤（contrast induced acute kidney injury，CIAKI）的有效措施。

需要注意的是，女性 ACS 患者常伴发 SCAD，但容易漏诊和误诊，所以需要行 CCTA、冠状动脉腔内影像学及功能学检查以确定是否需进行血运重建治疗。根据研究结果，介入治疗并不能改善

SCAD 患者的近期和远期预后。因此，首选的治疗方法是药物保守治疗。只有在患者血流动力学不稳定或持续胸痛无法缓解的情况下，才考虑进行血运重建手术。由于 SCAD 再发缺血性事件的风险较高，患者需要接受密切的随访。

（三）妊娠期/哺乳期 CHD 治疗

对于妊娠期/哺乳期 CHD 女性患者，尤其需要限制辐射和造影剂暴露，非紧急情况下的影像学检查应推迟进行。必须进行 PCI 治疗时，也应限制辐射剂量，并采用冠状动脉腔内影像学指导治疗措施。

妊娠期 STEMI 患者首选急诊 PCI 再灌注治疗，低危 NSTE－ACS 妊娠女性首选药物治疗，高危 NSTE－ACS 妊娠女性则行急诊 PCI。

目前在冠状动脉疾病的药物治疗中，缺乏对妊娠期/哺乳期女性及对胎儿安全性的影响的循证证据，使用时需权衡母体和胎儿双方的安全。在抗血小板治疗药物中，小剂量阿司匹林对妊娠女性相对安全，缺乏 P_2Y_{12} 受体抑制剂的安全性证据。在植入药物洗脱支架后，不建议哺乳期女性服用低剂量阿司匹林以外的抗血小板药物。

目前缺乏妊娠期女性使用血小板糖蛋白 IIb/IIIa 抑制剂和比伐卢定获益的研究证据，不推荐这两种药物用于妊娠合并 CHD 患者。妊娠期和围产期出血风险增加，慎用溶栓药物。

妊娠、哺乳期应避免使用他汀类药物。β 受体拮抗剂可用于妊娠期女性，降低 SCD 的发生风险，但增加低血糖风险，在母乳中浓度高，可导致新生儿心动过缓。

妊娠合并 CHD 女性使用静脉或口服硝酸酯类药物未发现明显的不良反应。ACEI/ARB 类药物具有致畸作用，妊娠、哺乳期女性不应使用。钙通道阻滞剂会增加新生儿发生癫痫的风险，动物实验显示地尔硫草有致畸作用。

（四）绝经激素治疗

女性的雌激素水平与 ASCVD 的发生和发展有关，绝经后女性的心血管疾病患病率和病死率增加。关于绝经早期是否应该进行雌激素补充治疗（menopause hormone therapy，MHT），研究显示，虽然 MHT 可以降低 CHD 死亡率，但会增加深静脉血栓、中风或乳腺癌的风险，因此不推荐将 MHT

用于 CHD 的一级和二级预防。对于 45 岁之前绝经的女性，她们患心血管疾病和骨质疏松症的风险较高，建议考虑使用 MHT 治疗。

（五）精神心理管理和康复治疗

对焦虑和抑郁的 CHD 女性进行全程管理是该类患者 CHD 治疗的重要措施。研究表明，心理治疗可以减轻女性 CHD 患者的抑郁症状，但不能降低抑郁相关心血管事件的发生风险。

康复治疗能增加冠状动脉血流储备，缓解心肌缺血症状，改善抑郁状态，提高生活质量，控制血脂、血糖，延缓冠状动脉粥样硬化病变进展，降低心血管死亡率和再住院风险。

作者：汪晶晶 [中国人民解放军总医院（北京 301 医院）解放军总医院第一医学中心）]

审稿：董秋婷（中国医学科学院阜外医院）

参考文献

第八章　心肌病

第一节　心肌病总论

▶ 概述

一、定义

心肌病（cardiomyopathy）最早由英国心脏病学家——Wallace Brigden 于 1957 年提出，将心肌病定义为"不常见的、孤立的、非冠状动脉性心肌疾病"。

1961 年，英国心脏病学家——John. F. Goodwin 将心肌病定义为"病因不明或未确定的，通常伴有心内膜受累，有时伴有心外膜受累，但不是动脉粥样硬化来源的心肌的亚急性或慢性疾病"。

1980 年，"世界卫生组织（World Health Organization，WHO）/国际心脏病学会联合会（International Society and Federation of Cardiology，ISFC）心肌病的定义和分类报告"将心肌病定义为"病因不明的心肌疾病"。

1995 年，"WHO/ISFC 心肌病定义和分类报告"将心肌病定义为"伴有心功能不全的心肌疾病"。

2006 年，"美国心脏协会（American Heart Association，AHA）当代心肌病定义和分类科学声明"将心肌病定义为"一组与机械和/或电活动异常相关的异质性心肌疾病"。

2008 年，"欧洲心脏病学会（European Society of Cardiology，ESC）心肌病分类科学声明"将心肌病定义为"表现为心肌结构和功能异常的心肌疾病"。

2013 年，"世界心脏联盟（World Heart Federation，WHF。1998 年 ISFC 更名为 WHF）心肌病 MOGE（S）分类"将心肌病定义为"伴有形态和功能异常的心肌疾病"。

在《2023 年 ESC 心肌病管理指南》中，心肌病定义为"一种表现为心肌结构和功能异常的心肌疾病，且不存在引起心肌异常的冠状动脉疾病（coronary artery disease，CAD）、高血压、瓣膜性心脏病和先天性心脏病"。

综上，心肌病（主要指原发性心肌病）是一组由多种病因引起的，遗传因素和（或）环境共同作用的，导致心肌形态（结构）和（或）功能异常，伴有机械和（或）电活动异常的异质性的心肌疾病。需要除外其他可以导致心肌上述改变的心脏疾病（如 CAD、高血压、瓣膜性心脏病和先天性心脏病）和全身性疾病及相关的心肌损害。

二、分类

1961 年，John. F. Goodwin 等根据心脏结构和功能改变，首次提出将心肌病分为 3 类：①充血性（congestive）心肌病，目前主要指扩张型心肌病（dilated cardiomyopathy，DCM）。②梗阻性（obstructive）心肌病，目前主要指肥厚型心肌病（hypertrophic cardiomyopathy，HCM）。③缩窄性（constrictive）心肌病，目前主要指限制型心肌病（restrictive cardiomyopathy，RCM）。

1980 年，"WHO/ISFC 心肌病定义和分类报告"将心肌病分为原发性心肌病和特异性心肌病，前者包括 DCM、HCM 和 RCM 三种类型。

1982 年，美国心脏病学家——Frank. I. Marcus 等最先报道了 24 例"右心室发育不良"的病例，目前称为致心律失常性右心室心肌病（arrhythmogenic right ventricular cardiomyopathy，ARVC）。

1995 年，"WHO/ISFC 心肌病定义和分类报告"在沿用 1980 年 DCM、HCM、RCM 三种类型基础上，增加了 ARVC 和未分类（unclassified）心肌病"两种类型，形成了原发性心肌病的五分类（基于形态功能的表型）。

2006 年，"AHA 当代心肌病定义和分类科学声明"将心肌病分为原发性心肌病和继发性心肌病，前者指那些只有心脏表现或主要累及心脏的心肌病，后者指全身系统性疾病表现的心脏。原发性心肌病又根据主要致病因素是遗传性还是非遗传性分为遗传性、获得性和混合性心肌病。

此种分类方法强调了遗传因素在心肌病分类中的重要性，将以心律失常为主要表现但没有明显心脏形态或功能改变的离子通道病纳入其中（图8-1-1）。

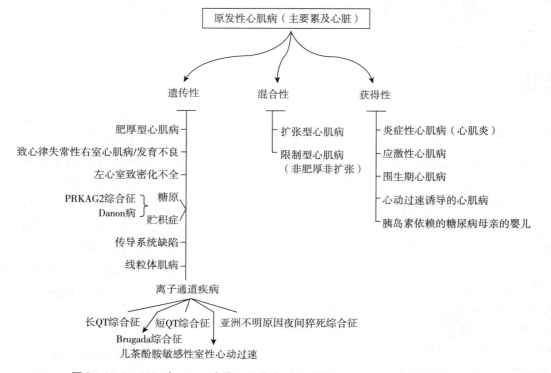

图8-1-1 2006年AHA当代心肌病定义和分类科学声明关于心肌病的分类

2008年，"ESC心肌病分类科学声明"强调形态功能表型仍是心肌病分类的基础，仍然沿用1995年WHO/ISFC原发性心肌病的五种类型，每种类型又根据是否有遗传因素或家族聚集发病分

为遗传性/家族性和非遗传性/非家族性。该分类方法没有将离子通道病纳入心肌病范畴（图8-1-2）。

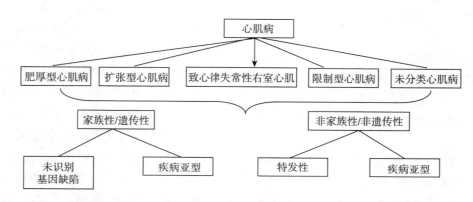

图8-1-2 2008年ESC心肌病分类科学声明关于心肌病的分类

2013年，Arbustini等提出了新的基于心肌病表型和基因型的命名系统——MOGE（S）分类系统（表8-1-1），包括了5个与心肌病相关的方

面，即形态功能特征（morphofunctional，M），器官受累情况（organ involvment，O），基因或家族遗传模式（genetic or familial inheritance，G），明

确的病因说明（etiological annotation，E）及心功能状态（functional status，S）信息。由于 MOGE（S）分类系统相对比较复杂，临床未广泛应用。

表 8-1-1 MOGE（S）心肌病分类标准

相关方面	具体内容
M 形态功能表型	（D）扩张型 （H）肥厚型 （R）限制型 （A）致心律失常性右室心肌病 （NC）左心室致密化不全重叠：（H+R）、（D+A）、（NC+H）、（H+D）、（D+N），或者更复杂的组合，如（H+R+NC） （E）早期 （NS）非特异表型 （NA）信息未获得 （O）未受影响
O 受累器官系统	（H）心脏 （M）肌肉、骨骼 （N）神经系统 （C）皮肤 （E）眼睛 （A）听力 （K）肾脏 （G）胃肠道 （S）骨骼肌 （O）器官/系统未受累，如家系中的健康携带者等；突变在 E 中定义，遗传在 G 中定义
G 遗传模式	（N）家族史阴性 （U）家族史不详 （AD）常染色体显性遗传 （AR）常染色体隐性遗传 （XLR）X 连锁隐性遗传 （XLD）X 连锁显性遗传 （XL）X 连锁遗传 （M）母系遗传 （DN）新发 （O）家族史未调查
E 病因注释	（G）遗传性病因（备注基因及突变） （NC）非携带者（备注其检测阴性基因） （OC）确定携带者 （ONC）确定非携带者 （DN）全新突变 （C）复杂的遗传型，>1 种突变（备注额外基因和突变） （Neg）已知的家族致病基因检测阴性 （NA）还不能进行基因检测 （N）未发现遗传基因缺陷 （O）未进行基因检测，任何原因（如：无血液标本。无知情同意权）遗传性淀粉样变（A-TTR）或血色病 （HFE）非遗传病因 （M）心肌炎 （V）病毒感染（备注感染心肌中检测得的病毒）
S 分期/分级	ACC/AHA 分期（A、B、C、D 期） NYHA 分级（Ⅰ、Ⅱ、Ⅲ、Ⅳ级）

在《2023 年 ESC 心肌病管理指南》中，将心肌病分为 5 种类型，包括 HCM、DCM、RCM、ARVC 和非扩张型左心室心肌病（non-dilated left ventricular cardiomyopathy，NDLVC），不再采用未分类心肌病。其中，NDLVC 定义为存在非缺血性心室瘢痕或脂肪替代但不存在左心室扩张，伴或不伴有整体或局部的室壁运动异常，或者孤立性的左心室整体运动减低（左心室射血分数 < 50%），不伴有瘢痕，不能单独用异常负荷疾病（高血压、瓣膜性心脏病）或 CAD 来解释的疾病。

综上，目前临床常用的心肌病分类方法是根据心脏的形态功能表型将心肌病分为 DCM、HCM、

RCM、ARVC 和 NDLVC 五种类型，又根据主要致病因素是遗传性还是非遗传性可以分为遗传性/家族性和非遗传性/非家族性（表 8 - 1 - 2）。

表 8 - 1 - 2　常见的心肌病类型汇总

心肌病类型	遗传性/家族性	非遗传性/非家族性
肥厚型心肌病	1. 编码肌小节结构蛋白的基因突变 • 编码 β - 肌球蛋白重链基因（*MYH7*）、心脏型肌球蛋白结合蛋白 C 基因（*MYBPC3*）突变 • 编码其他粗肌丝蛋白，如肌球蛋白轻链 2 的 *MYL2* 基因、肌球蛋白轻链 3 的 *MYL3* 基因 • 编码其他细肌丝蛋白，如心脏 α 肌动蛋白的 *ACTC1* 基因、α 原肌球蛋白的 *TPM1* 基因、肌钙蛋白 I 的 *TNNI3* 基因、肌钙蛋白 T 的 *TNNT2* 基因等，呈常染色体显性遗传 2. 肥厚型心肌病的"拟表型（phenocopies）" • Aderson - Fabry 病（简称法布雷病，由位于 Xq22.1 编码溶酶体内 α - 半乳糖苷酶 A 的 *GLA* 基因突变引起，呈 X 连锁隐性遗传） • Danon 病（又称为酸性麦芽糖酶正常的溶酶体糖原贮积症，或糖原贮积症 Ⅱ b 型，由位于 Xq24 ~ Xq25 编码 2 型溶酶体相关膜蛋白的 *LAMP2* 基因突变引起，呈 X 连锁显性遗传） • Pompe 病（庞贝病，又称糖原贮积症 Ⅱ a 型，由位于 17q25.2 ~ q25.3 编码酸性 α 糖苷酶的 *GAA* 基因突变引起，呈常染色体隐性遗传） • PRKAG2 心脏综合征（由位于 7q36 编码单磷酸腺苷激活蛋白激酶 γ2 亚基的 *PRKAG2* 基因突变引起，呈常染色体显性遗传） • Friedreich 共济失调（由位于 9q21.11 编码可溶性线粒体蛋白 frataxin 的 *FXN* 基因中第一个内含子的 GAA 三核苷酸异常扩增引起，呈常染色体隐性遗传） • Noonan 综合征及 LEOPARD 综合征（由位于 12q24.1 编码蛋白酪氨酸磷酸酶非受体 11 型的 *PTPN11* 基因突变引起，呈常染色体显性遗传）	少数散发病例，携带"原始（*de novo*）突变"
扩张型心肌病	1. 编码肌小节结构蛋白，如肌联蛋白的 *TTN* 基因突变 2. 编码细胞核膜蛋白，如核纤层蛋白 A/C 的 *LMNA* 基因突变 3. 编码细胞骨架蛋白，如抗肌萎缩蛋白的 *DMD* 基因、结蛋白的 *DES* 基因、细丝蛋白 C 的 *FLNC* 基因突变等 4. 编码受磷蛋白的 *PLN* 基因、抗凋亡蛋白的 *BAG3* 基因，tafazin 蛋白的 *TAZ/G4.5* 基因突变等	1. 酒精性心肌病 2. 炎症性心肌病，如心肌炎后（感染性、药物毒性、免疫性） 3. 围生期心肌病 4. 心动过速性心肌病
限制型心肌病	1. 浸润性疾病（物质在心肌细胞外间质沉积） 遗传性/家族性心脏淀粉样变，如突变型淀粉样转甲状腺素蛋白（ATTR）型心脏淀粉样变（由编码转甲状腺素蛋白的 *TTR* 基因突变引起的不溶性的淀粉样蛋白纤维在心肌细胞外间质沉积所致，*TTR* 基因定位于 18q11.2 ~ q12.1，呈常染色体显性遗传） 2. 贮积性疾病（物质在心肌细胞内沉积） • Aderson - Fabry 病（法布雷病） • 糖原贮积病：主要包括 Danon 病、Pompe 病及 PRKAG2 心脏综合征（见肥厚型心肌病部分） • 遗传性/原发性血色病（含铁血黄素沉着症或血色素沉着症，是由位于 6p21.3 编码稳态铁调节因子的 *HFE* 基因突变引起，呈常染色体隐性遗传） • 结蛋白病（由位于 2q35 编码结蛋白的 *DES* 基因突变引起，呈常染色体显性或隐性遗传） • Gaucher 病（戈谢病，是一种溶酶体贮积病，由位于 1q21 编码 β - 葡萄糖脑苷脂酶的 *GBA* 基因突变引起，呈常染色体隐性遗传） • Niemann - Pick 病（尼曼匹克病，由位于 11P15.1 - 15.4 编码鞘磷脂磷酸二酯酶的 *SMPD1* 基因、位于 18Q11.2 和 14Q24.3 编码尼曼匹克 C 型的 *NPC1* 和 *NPC2* 基因突变引起，呈常染色体隐性遗传） • 黏多糖贮积症（MPS）Ⅱ型（Hunter 综合征，由位于 XQ27.3 - 28 编码硫酸艾杜糖醛酸 2 硫酸酯酶的 *IDS* 基因突变引起，呈 *X* 连锁隐性遗传） • 黏多糖贮积症（MPS）Ⅰ型（Hurler 综合征，由位于 4P16.3 编码溶酶体 A - L - 艾杜糖醛酸酶的 *IDUA* 基因突变引起，呈常染色体隐性遗传） 3. 间质纤维化/内在心肌功能障碍疾病 • 原发性 RCM • 由编码肌小节、细胞骨架、核膜、细丝蛋白及级联蛋白的基因突变导致 • 弹性假黄瘤（由位于 16P13 编码 ATP 结合盒亚家族 C 成员 6 的 *ABCC6* 基因突变引起，主要呈常染色体隐性遗传）	1. 浸润性疾病 ①非遗传性/非家族性心脏淀粉样变，如免疫球蛋白轻链型心脏淀粉样变或野生型淀粉样转甲状腺素蛋白型心脏淀粉样变 ②心脏结节病 2. 间质纤维化/内在心肌功能障碍疾病 系统性硬化症（systemic sclerosis，SSC，也称为硬皮病） 糖尿病性心肌病 放射治疗（放疗） 化学治疗（化疗） 3. 心内膜疾病 ①热带性或非热带性心内膜心肌纤维化（endomyocardial fibrosis，EMF） ②嗜酸性粒细胞综合征（hypereosinophilic syndrome，HES，Löffler 心内膜炎） ③心内膜弹力纤维增生症（endocardial fibroelastosis，EFE） ④类癌心脏病 ⑤药物（羟氯喹、麦角胺、二甲麦角新碱、白消安）

续表

心肌病类型	遗传性/家族性	非遗传性/非家族性
致心律失常性右心室心肌病	①编码心肌闰盘桥粒蛋白,如斑菲素蛋白2的*PKP2*基因(定位于12p11.21)、桥粒斑蛋白的*DSP*基因(定位于6p24.3)、桥粒芯蛋白2的*DSG2*基因(定位于18q12.1)、桥粒胶蛋白2的*DSC2*基因(定位于18q12.1)、斑珠蛋白(盘状球蛋白)的*JUP*基因(定位于17q21.2)突变,主要呈常染色体显性遗传,少数呈常染色体隐性遗传(如部分*JUP*和*DSP*基因) ②编码非桥粒蛋白,如(核膜)跨膜蛋白43的*TMEM43*基因、*PLN*基因、*DES*基因等	少数未明确基因突变

诊断

一、诊断流程

心肌病的诊断一般是针对可疑心肌病患者,采取多模态心脏影像学检查,例如超声心动图和(或)心脏磁共振(cardiac magnetic resonance, CMR)检查等,必要时结合患者的其他特征以及基因检测结果,进一步明确心肌病的诊断、分型及病因(图8-1-3)。

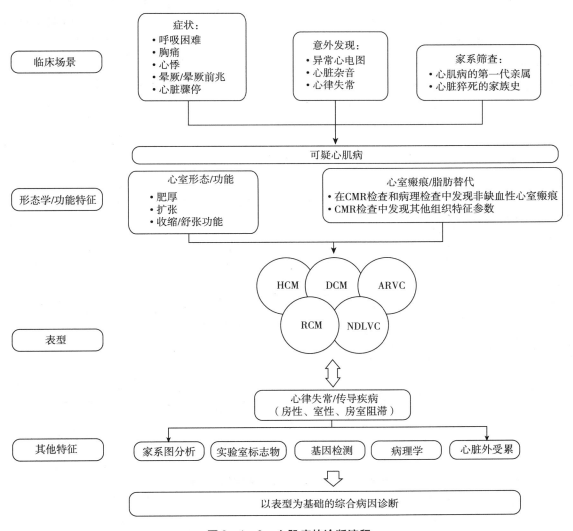

图8-1-3 心肌病的诊断流程

ARVC 致心律失常性右心室心肌病;CMR 心脏磁共振;DCM 扩张型心肌病;HCM 肥厚型心肌病;
NDLVC 非扩张型左心室心肌病;RCM 限制型心肌病

二、 问诊与查体

（一）问诊与症状

心肌病患者的主要临床表现包括心力衰竭、心律失常、晕厥或近乎晕厥，或心脏性猝死（sudden cardiac death，SCD）等。临床可以表现为不同程度呼吸困难、心悸、乏力等非特异性症状。部分患者无症状，常规体格检查时发现心脏杂音或异常心电图或心律失常，通过进一步检查确定。还有一些患者是在家系筛查时发现的。因此，要注意详细询问患者的病史及家族史。一些心脏外症状或病史，可以提示一些特定病因（尤其综合征性或代谢性病因）。

（二）查体与体征

心肌病可以有一些共同的非特异性体征，如肺部啰音、胸腔积液、肝脏肿大、下肢水肿等心衰相关的体征，也可以有不同类型心肌病的特异体征，如心脏扩大、心音减低、心脏杂音。此外，一些心脏外体征有助于一些特定病因（尤其是综合征性或代谢性病因）的诊断。因此，当临床怀疑特定心肌病类型时，体格检查时要注意是否存在特定体征。详见心肌病的各论部分。

三、 辅助检查

对于心肌病患者的评估需要采取多参数、系统性的检查方法。

首先，应采取多模态影像学检查方法确定心肌病表型及其特征（图8-1-4），识别异常的心室形态（如肥厚、扩张）和功能异常（如整体和/或局部的收缩和/或舒张功能障碍、限制性充盈模式），检查异常的心肌组织特征（如非缺血性心肌瘢痕、纤维脂肪替代）。

其次，结合患者个人史、家族史、临床表现、心电图检查及实验室检测结果诊断病因；寻找提示特定诊断的体征、症状和实验室标志物；识别能协助诊断、提示特定病因，及监测疾病进展和危险分层的室性、房性心律失常和心脏传导系统疾病；并从家系图谱中识别提示特定遗传模式的线索和家族中的高危亲属（图8-1-3）。

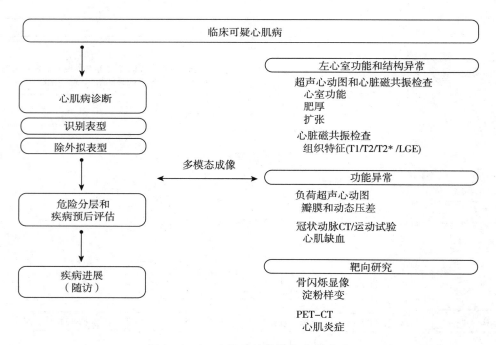

图8-1-4 心肌病的多模态成像过程

CT 计算机断层成像；LGE 延迟钆强化；PET-CT 正电子发射计算机断层成像

（一）心电图和动态心电图检查

1. 标准 12 导联心电图检查　多数心肌病患者心电图检查存在不同类型的异常，可以在患者出现明显的心肌病表型前多年即出现。有一些心电图特征可以提示特定的心肌病表型或潜在病因（表 8 - 1 - 3）。因此，对于所有心肌病患者均推荐在首次就诊临床评估时进行心电图检查，在常规随访过程中定期或症状发生变化时及时复查心电图。

表 8 - 1 - 3　不同心肌病表型怀疑特定病因的心电图特征举例

心肌病表型	心电图发现	需要考虑的特定疾病
HCM	短 PR/预激综合征	伴有预激：Danon 病、*PRKAG2* 心肌病 不伴有预激：糖原贮积症（如 Pompe 病）、法布雷病、线粒体疾病
	房室传导阻滞	淀粉样变、法布雷病（晚期阶段）、Danon 病、结节病、*PRKAG2* 心肌病
	极度左心室肥厚	Danon 病、糖原贮积症（如 Pompe 病）、*PRKAG2* 心肌病
	QRS 波低电压	淀粉样变、Friedreich 共济失调
	电轴向上（"西北"方向）	Noonan 综合征
	Q 波/假性心肌梗死模式	淀粉样变
DCM	房室传导阻滞	核纤层蛋白病、Emery - Dreifuss 1 型、心肌炎（如 Chagas 病、莱姆病、白喉）、结节病、结蛋白病、肌强直性肌营养不良
	P 波振幅降低	Emery - Dreifuss 1 型和 2 型
	心房静止	Emery - Dreifuss 1 型和 2 型
	下侧壁梗死模式	肌营养不良病、肢带肌型肌营养不良、结节病
	极度 QRS 波低电压	*PLN* 基因变异
NDLVC	房室传导阻滞	核纤层蛋白病、结蛋白病
	极度 QRS 波低电压	*PLN* 基因变异
	QRS 波低电压 + 不典型右束支传导阻滞	桥粒蛋白基因变异
ARVC	V₁ ~ V₃ 导联 T 波倒置 + 终末激动延迟 +/ - 右心室低电压 +/ - 不典型右束支传导阻滞	—
RCM	房室传导阻滞	结蛋白病、淀粉样变

注：ARVC 致心律失常性右心室心肌病；DCM 扩张型心肌病；HCM 肥厚型心肌病；NDLVC 非扩张型左心室心肌病；RCM 限制型心肌病。

2. 动态心电图（Holter）检查/监测　有助于发现可疑或确诊心肌病患者合并的心律失常，例如心房颤动（房颤）或室性期前收缩（室早）或非持续性室性心动过速，可以提示心肌病或特定病因的诊断，评估心肌病患者 SCD 和卒中风险。因此，推荐患者在初始临床评估和常规监测过程中定期进行动态心电图检查或监测。

（二）超声心动图检查

超声心动图检查具有快速、便捷及实时动态操作等优势，是目前评价心脏结构和功能首选的无创检查方法，也是心肌病患者从筛查、初始诊断到常规随访过程中主要采用的心脏成像方法。

（三）心脏磁共振（CMR）检查

CMR 具有无辐射、组织分辨力高等特点，通过多参数、多平面、多序列成像，可以对心脏的解剖结构、运动功能、血流灌注、组织特征及代谢特征等进行"一站式"评估，在心肌病的诊断和鉴别诊断、功能评价、危险分层及预后判断等方面具有独特价值。当超声心动图检查不能明确诊断或者可疑特定心肌病时，建议行 CMR 检查。其结果可以提供心肌病的病因线索（表 8 - 1 - 4）。因此，推荐心肌病患者在初始临床评估时进行 CMR 检查。之后根据病情严重程度及临床病程，每隔 2 ~ 5 年进行系列 CMR 检查随访，有助于评估疾病进展及治疗反应。

表 8-1-4　不同心肌病表型提示特定病因的心脏磁共振组织特征成像举例

心肌病表型	检查发现	考虑的特定疾病
HCM	下侧壁LGE和向心性LVH初始T1值低	安德森-法布雷病
	弥漫的心内膜下LGE初始T1值高	淀粉样变
	在肥厚区域，室壁中层，斑片状	肌小节肥厚型心肌病
DCM	短的T2	含铁血黄素沉着症（血色病）
	心外膜下LGE	心肌炎后
	侧壁心外膜下LGE	肌营养不良病
	室间隔基底部心外膜下和肌壁中层LGE和/或延伸至下侧壁和右心室插入点	结节病
	心尖部透壁性LGE	Chagas病（美洲锥虫病）
NDLVC	环状和/或心外膜下LGE	*DSP*变异 *FLNC*变异 *DES*变异
	室间隔肌壁中层LGE	核纤层蛋白病
ARVC	脂肪沉积和LGE（右心室透壁+左心室游离壁心外膜下至室壁中层）	桥粒蛋白变异
RCM	部分左心室或右心室心尖闭塞+心内水平的LGE	心内膜心肌纤维化/高嗜酸粒细胞血症

注：ARVC 致心律失常性右心室心肌病；DCM 扩张型心肌病；EMF 心内膜心肌纤维化；HCM 肥厚型心肌病；LGE 延迟钆增强；LVH 左心室肥厚；NDLVC 非扩张型左心室心肌病；RCM 限制型心肌病。

（四）核医学检查

1. 锝99m（⁹⁹Tcᵐ）标记的骨亲和性放射性示踪剂心脏（闪烁）显像　包括⁹⁹Tcᵐ-焦磷酸盐（⁹⁹Tcᵐ-PYP）、⁹⁹Tcᵐ-羟基亚甲基二磷酸盐（⁹⁹Tcᵐ-HMDP 或 HDP）及⁹⁹Tcᵐ-二羧基丙烷二磷酸盐（⁹⁹Tcᵐ-DPD），是诊断淀粉样转甲状腺素蛋白（amyloid transthyretin，ATTR）型心脏淀粉样变（cardiac amyloidosis，CA）首选的无创性成像方法。

2. 氟18 标记脱氧葡萄糖（¹⁸F-FDG）正电子发射断层显像（positron emission tomography，PET）检查　有助于识别与急性心脏结节病（表现为¹⁸F-FDG 摄取增加）和潜在的其他不典型的心肌炎相关的心肌炎症，在心脏结节病的评估中具有重要的价值。

（五）组织活检及病理检查

根据部位可以分为心内膜心肌活检（endocardial myocardial biopsy，EMB）和心脏外特定或受累组织/器官活检。

对于常规无创性检查无法明确诊断而临床高度可疑特定心肌病表型时，例如心脏结节病、巨细胞心肌炎等，EMB 检查仍然是诊断的金标准。

可疑 CA 患者也可以考虑腹壁皮下脂肪垫、直肠黏膜、肾脏等受累部位活检；可疑心肌病合并神经肌肉疾病，需要行骨骼肌活检。

四、遗传评估及家系筛查

（一）遗传评估

通常，遗传评估包括遗传咨询和基因检测两

部分内容。针对心肌病患者的遗传评估推荐在包含多学科专家团队的专业化心肌病单元或心肌病中心进行。遗传评估通常首先针对家族中第一个被确诊为心肌病的患者，称为"先证者"或"指征病例"。其次，针对其一级亲属和其他高危的亲密亲属。

1. 基因检测价值 基因检测在心肌病的诊断和鉴别诊断、危险分层、预后评价、家系筛查及优生优育等方面发挥重要作用。可疑家族性/遗传性心肌病或不能明确心肌病类型时，推荐进行心肌病相关基因变异检测。

为保证检测结果的准确性，基因检测建议在有检测资质的实验室或机构，由有检测资质的人员进行。同时，对基因检测结果的解读要由医学遗传学专家或具有遗传学背景的心血管病专家进行。

2. 基因检测方法 二代测序（next generation sequencing，NGS）技术，具有高通量、检测快、成本低等特点，是目前最常用的基因检测方法。可以选择与特定心肌病表型相关的多个基因组合（panel）检测，或进行全外显子组测序（whole exome sequencing，WES）或全基因组测序（whole genome sequencing，WGS）（图8-1-5）。

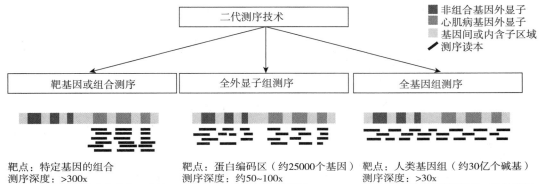

图8-1-5 不同基因检测方式的优缺点比较

3. 基因检测结果的解读 检出基因的致病性可以分为以下几种类型：致病性变异（pathogenic，P）、可能致病性变异（likely pathogenic，LP）、意义未明的变异（variant of uncertain significance，VUS）、很可能良性的变异（likely benign，LB）及良性的变异（benign，B）。通常认为，只有P、LP类型的基因变异才是有临床意义的。

基因变异的致病性依赖于当前评估证据的数量或水平，随着基因变异评估证据的不断出现和积累，基因变异的致病性分类可能会发生变化。因此，应该定期（每隔几年）对基因变异结果进行再评价。

4. 遗传咨询 对于先证者，无论是否进一步开展相关的临床诊疗或基因筛查，均推荐进行遗传咨询，称为检测前遗传咨询。先证者进行基因检测后或检测结果回报时也要开展遗传咨询，称为检测后遗传咨询。告知患者及亲属，需要根据基因变异致病性分类的进展情况，定期对基因检测结果进行再解释。

（二）家系筛查

家系筛查通常包括临床评估和基因检测两部分内容。临床评估内容包括症状评估和辅助检查，症状主要指与心肌病相关的呼吸困难、胸痛、心悸、晕厥或晕厥前兆，辅助检查应至少包括标准12导联心电图和/或动态心电图检查、超声心动图检查，有条件的可以进行CMR检查。关于心肌病患者的家系筛查及家庭成员随访流程见图8-1-6。

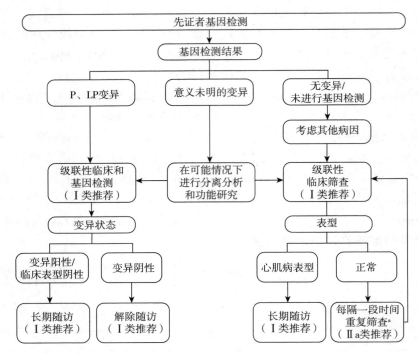

图 8-1-6 心肌病家系筛查和家庭成员随访流程

LP 很可能致病；P 致病；ª 如果没有其他受累亲属或基因检测没有发现变异，可以考虑尽早终止临床筛查

（三）产前（出生前）或胚胎植入前遗传诊断

产前（自然受孕者）或胚胎植入前（体外受精者）基因检测可以应用于既往有过由于单个或多个基因致病性变异导致遗传性心肌病的受累儿童的父母，也可以用于一方或双方父母携带致病性基因变异或家族性疾病的夫妻，尤其是育龄女性心肌病患者或高危亲属。如果开展产前或胚胎植入前遗传诊断，应该尽可能在妊娠的早期阶段进行。

五、 诊断及其标准

心肌病的诊断需要结合患者的病史、家族史、临床表现及相应的辅助检查结果，按照一定的诊断标准进行（图 8-1-3），推荐根据患者就诊时的主要心脏表型进行诊断。同时，对于心肌病表型明确的患者，也需依据一定的标准进行相应的危险分层。详见心肌病的各论部分。

六、 鉴别诊断

心肌病的诊断首先要除外可以引起类似改变的其他心脏疾病。需要指出的是，心肌病可以与缺血性、瓣膜性心脏病及高血压疾病合并存在，存在一种疾病不能排除另一种疾病的可能。其次，要除外其他全身性疾病引起的心肌改变。最后，不同心肌病表型之间可能存在重叠，需要仔细鉴别。不同类型心肌病的鉴别诊断详见心肌病的各论部分。

七、 误诊防范

（1）家族史在心肌病诊断中具有重要意义，因此，当临床怀疑心肌病时要仔细询问家族史，绘制家系图谱。

（2）心肌病的临床表现具有多样性，部分患者可能无症状。因此，需要进行详尽的病史询问和仔细的体格检查，发现线索，避免漏诊。

（3）当临床出现非特异性心肌缺血症状或心电图提示非特异性 ST-T 改变或病理性 Q 波时，应注意排除 HCM 或 CA 等特定类型心肌病，避免误诊。

（4）超声心动图检查在心肌病的筛查中发挥重要作用，当超声心动图检查不能明确诊断或可疑特定心肌病时，建议行 CMR 检查。基因检测在心肌病的诊断和鉴别诊断中也有重要作用，当临床表型不明显时建议行相应基因检测。

治疗

一、治疗流程

对于临床诊断心肌病患者的治疗，首先需要评估症状，有症状患者评估心衰和心律失常合并症，根据心衰及心律失常的类型，依据相应指南推荐治疗，包括药物治疗、介入或手术治疗。对于常规治疗无效的难治性心衰或室性心律失常患者，应该考虑机械循环支持（mechanical circulatory support，MCS）或心脏移植治疗。所有心肌病患者，都需要根据其心肌病表型和/或基因型，结合个体危险因素或风险遗传模型，评估 SCD 风险高低，决定是否进行一级预防或二级预防。所有心肌病患者，都要个体化评估运动相关风险，制定个体化的运动处方或康复治疗方案。此外，定期规律随访贯穿心肌病的治疗全程。心肌病患者的评估和管理要点见图 8-1-7。

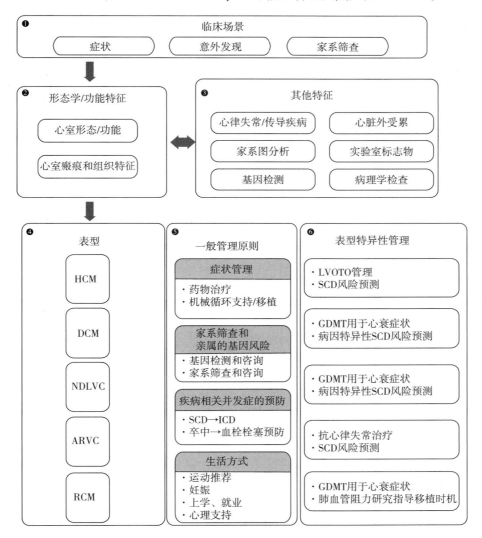

图 8-1-7 心肌病患者评估和管理的要点

ARVC 致心律失常性右心室心肌病；DCM 扩张型心肌病；GDMT 指南指导的药物治疗；HCM 肥厚型心肌病；ICD 植入式心脏
转复除颤起搏器；LVOTO 左心室流出道梗阻；NDLVC 非扩张型左心室心肌病；RCM 限制型心肌病；SCD 心脏性猝死

二、 治疗原则

（一）治疗目标

心肌病的治疗目标包括：缓解临床症状，改善心脏功能，延缓疾病进展，减少住院，降低疾病死亡。

（二）治疗方向

心肌病的治疗方向包括一般治疗、病因及并发症治疗、对症治疗及 SCD 的风险评估和预防。

三、 治疗细则

（一）无症状（或疾病早期表达）心肌病患者的治疗

对于无症状（或疾病早期表达）心肌病患者，通常给予临床观察。

（1）对于 DCM 或 NDLVC 患者，可以考虑早期应用能够改善心脏重构的药物，主要包括血管紧张素转换酶抑制剂（ACEI）、血管紧张素 Ⅱ 受体拮抗剂（ARB）、β 受体拮抗剂及盐皮质激素受体拮抗剂等。

（2）对于梗阻性 HCM 患者，可以考虑应用 β 受体拮抗剂或非二氢吡啶类的钙离子通道阻滞剂维拉帕米，以降低左心室流出道压差。

（二）有症状的合并心衰的心肌病患者的治疗

对于有症状的合并心衰的心肌病患者，推荐根据最新的心衰指南建议，给予患者相应的指南推荐的药物治疗或器械治疗。对规范药物治疗无效的难治性心衰患者，应该考虑 MCS 或心脏移植治疗。

（三）有症状的合并心律失常的心肌病患者的治疗

对于有症状的合并心律失常的心肌病患者，应该根据心律失常类型参考相关的指南推荐进行治疗。

（1）合并房性心律失常患者，主要是合并房颤或心房扑动（房扑）患者，治疗措施包括抗凝治疗、心率控制、节律控制等。

（2）合并室性心律失常患者，治疗措施包括抗心律失常药物、导管消融及植入心脏转复除颤起搏器（implantable cardioverter defibrillator, ICD）等。

（3）合并缓慢性心律失常患者，治疗措施主要是植入心脏起搏器，多数指征与非心肌病患者类似。

（四）SCD 的风险评估和预防

心肌病患者应该根据心肌病表型和/或基因型，结合个体危险因素或风险预测模型，评估心肌病患者的 SCD 风险，决定是否植入 ICD 进行预防。

四、 药物治疗方案

针对病因及并发症治疗和对症治疗，详见心肌病的各论部分。

作者：邹长虹（中国医学科学院阜外医院）
审稿：谭慧琼（中国医学科学院阜外医院）

参考文献

第二节 肥厚型心肌病

概述

一、定义

肥厚型心肌病（hypertrophic cardiomyopathy，HCM）是一种以心室壁增厚为突出特征的只累及心脏的原发性心肌病，需除外其他由于异常压力或容量负荷引起心室壁增厚的生理因素、心脏疾病、系统性或代谢性疾病，主要是由编码心肌肌小节及相关结构蛋白的致病基因变异（突变）引起，主要遗传模式为常染色体显性遗传，部分遗传病因尚不明确。

二、流行病学

早期采用超声心动图检查评估的流行病学调查结果显示，普通成人 HCM 的患病率为 0.16% ~ 0.23%，平均为 0.20%（1/500）。目前认为，HCM 是一种全球性分布的疾病。

由于疾病诊断意识的提高，新近研究估测 HCM 的患病率可以达到 1/200（0.5%）（综合考虑临床表达的 HCM 和未表达的基因变异携带者）。但一项研究显示，估测美国成人临床诊断 HCM 的患病率仅为 1∶3300，提示在普通人群中，有很大一部分（超过90%）HCM 患者未被临床诊断，被喻为"冰山一角"现象。HCM 的实际疾病负担可能远远高于既往的文献报道。

三、病因

（一）致病基因

目前认为，多数 HCM 是一种经典的单基因遗传性心脏病，大约60%的 HCM 患者存在致病基因变异，主要是编码心肌肌小节蛋白的基因，包括粗肌丝、中间丝及细肌丝等。

自从1990年 Geisterfer - Lowrance 等首次报道的编码心肌肌小节粗肌丝的 β - 肌球蛋白重链（myosin heavy chain 7，*MYH7*）基因和1995年 Watkins 等首次报道的编码心肌肌小节中间丝的心脏型肌球蛋白结合蛋白 C3（cardiac myosin binding protein C3，*MYBPC3*）基因是家族性 HCM 的致病基因以来，已经在至少8个编码心肌肌小节蛋白的基因（被称为 HCM 的"核心致病基因"）中发现超过1500个与 HCM 发病相关的变异（表 8-2-1）。其中，*MYBPC3* 基因和 *MYH7* 基因是 HCM 患者中最常见的两种突变基因，二者约占基因突变阳性患者的 70% ~ 80%，占家族性 HCM 患者的一半。

表 8-2-1　肥厚型心肌病常见的致病基因突变

	致病基因	基因定位	编码蛋白	检出频率（%）	遗传模式
粗肌丝蛋白	*MYH7*（myosin heavy chain 7）	14q11.2	肌球蛋白重链7	20 ~ 30	AD
	MYL2（myosin light chain 2）	12q24.11	肌球蛋白轻链2	2 ~ 4	AD
	MYL3（myosin light chain 3）	3q21.31	肌球蛋白轻链3	1 ~ 2	AD，极少 AR
中间丝蛋白	*MYBPC3*（myosin binding protein C3）	11p11.2	心脏型肌球蛋白结合蛋白 C3	30 ~ 40	AD，极少 AR
细肌丝蛋白	*TNNT2*（cardiac troponin T2）	1q32.1	心肌肌钙蛋白 T2	5 ~ 10	AD
	TNNI3（cardiac troponin I3）	19q13.42	心肌肌钙蛋白 I3	4 ~ 8	AD
	TPM1（α - tropomyosin）	15q22.2	α 原肌球蛋白	< 1	AD
	ACTC1（cardiac α - actin）	15q14	α 肌动蛋白1	< 1	AD

注：AD 为常染色体显性遗传；AR 为常染色体隐性遗传。

上述基因变异具有高表型效应，外显率（指携带致病基因变异者出现 HCM 临床表型或符合 HCM 临床诊断标准的比例）高（通常为 40% ~ 100%），已经在大型 HCM 家系中通过共分离和连锁分析证实与 HCM 表型之间的关系，因此被认定为"核心致病基因"。单个致病基因变异即可导致 HCM 发病。但是这些致病基因存在外显不全及年龄依赖的表达/外显特点，因此，不是所有携带致病基因变异的个体都一定出现 HCM 的临床表型，且即使出现临床表型也可能存在差异。

通常，HCM 的致病基因变异类型大多数为错义突变（约占 90%），即编码基因序列中的一个碱基被另一个碱基替换或置换，导致编码的氨基酸序列发生变化，称为功能缺失变异（显性失活）。但 MYBPC3 基因倾向于发生插入或缺失突变，导致编码氨基酸序列变短，即截断突变，导致正常的肌小节功能蛋白产量不足，出现所谓的单倍体剂量不足。

（二）遗传模式

绝大多数由基因突变引起的 HCM 的遗传模式为常染色体显性遗传模式，每个受累家系成员的后代都有 50% 的概率会遗传到这种致病变异。

（三）基因检测阴性病例

研究发现，还有高达 40% 的 HCM 患者未检测到目前已知的致病基因变异，主要见于一些散发病例（称为"非家族性 HCM"）或小型家系。通常患者的发病较晚，临床表型相对较轻，提示可能有不同机制参与 HCM 发病。

四、 病理改变

（一）大体病理特征

从大体病理上看，HCM 的主要病理改变是心脏重量增加，心室壁增厚，左心室腔相对变小，左心房扩大。

（二）组织病理特征

从组织病理上看，HCM 的主要病理改变包括以下 3 个方面：①心肌细胞肥大，伴有心肌细胞排列紊乱。②心室壁内小冠状动脉结构异常，管壁（中层）增厚，导致管腔狭窄，心肌毛细血管分布密度降低。③心肌细胞外间质组织增生及心肌纤维化。

五、 发病机制

肥厚型心肌病具有复杂的发病机制，主要包括左心室流出道梗阻（left ventricular outflow tract obstruction，LVOTO）、二尖瓣反流（mitral regurgitation，MR）、舒张功能不全、心肌缺血及自主神经功能不全等。对某个特定的 HCM 患者，可能以某一种机制为主，也可能涉及多种机制之间复杂的相互作用。

（一）左心室流出道梗阻

1. 诊断标准　目前，LVOTO 主要采用多普勒超声心动图检查来评估，定义为 LVOT 瞬时峰值压差≥30mmHg。

2. 产生机制　主要有两种机制参与：①非对称性室间隔肥厚（asymmetric septal hypertrophy，ASH）及二尖瓣装置解剖结构异常造成左心室流出道（left ventricular outflow tract，LVOT）狭窄，引起机械性梗阻。②二尖瓣收缩期前移（systolic anterior motion，SAM）现象加重 LVOT 狭窄，引起动力性梗阻。

3. 影响因素　在 HCM 患者中，LVOTO 是动态变化的，对心肌收缩力及心室负荷变化（体位、运动及药物等因素）敏感。增强心肌收缩力或减轻心脏前后负荷的措施（如使用正性肌力药物、站立位、Valsalva 动作、含服硝酸甘油、使用血管扩张剂等）可使 LVOTO 加重；相反，减弱心肌收缩力或增加心脏前后负荷的措施（如 β 受体拮抗剂、采取蹲位、抬腿等）可使 LVOTO 减轻。LVOT 峰值压差还受到进食状态（餐后高于空腹）、饮酒及呼吸运动（呼气相高于吸气相）等因素的影响。

4. 评估方法　对于静息状态不存在 LVOTO 的 HCM 患者，需要进行激发试验，可以采用以下几种方式。①激发动作，如 Valsalva 动作。②体位变化，如床旁重复仰卧 - 站立位，或蹲下 - 站立位。③运动试验，采用直立位平板/踏车试验或半卧位自行车/蹬车试验，在空腹或餐后进行。④药物负荷试验，吸入亚硝酸异戊酯，通过扩张血管（降低后负荷）激发 LVOT 压差变化。

（二）二尖瓣反流

MR 与 HCM 患者的呼吸困难有关。其产生原因主要有两方面：①继发于 LVOTO 导致的 SAM 现象，产生的喷射血流主要位于收缩中晚期，方向朝向后壁。②原发性或内在性二尖瓣装置解剖结构异常，产生的喷射血流通常呈中心性或朝向前壁。

（三）舒张功能不全

1. 产生机制 主要包括两个方面：①心肌缺血、缺氧、能量代谢障碍，心肌细胞内舒张期钙再摄取异常，心肌主动松弛能力受损。②心室肥厚、心肌纤维化、心室几何形状改变，导致心室壁的顺应性降低（僵硬度增加），心室被动充盈受限。

2. 评估方法 目前，超声心动图检查是评估心室舒张功能不全的最常用的方法。心脏磁共振（cardiac magnetic resonance，CMR）检查可以同时评估心房和心室功能，已成为评估心室舒张功能不全的一种重要检查方法。

（四）心肌缺血

心肌细胞肥大，对氧供的需求增加，但心室壁内小冠状动脉管壁增厚，管腔狭窄，血管分布密度降低，导致氧供减少，心肌的氧供和需求失衡，这是 HCM 患者产生心肌缺血的主要原因。

（五）自主神经功能异常

自主神经功能异常主要表现为心率恢复异常（变时功能不全）或心率储备降低、不恰当的血管扩张，以及对运动的异常血压反应（abnormal blood pressure response，ABPR），与 HCM 的预后有一定关系。

诊断

一、诊断流程

对于可疑 HCM 患者，常规进行≥3 代亲属的家族史调查、个人史、详细的体格检查、心电图、超声心动图检查，和（或）CMR 检查（有条件的患者）。如果心电图检查异常，超声心动图检查和（或）CMR 检查提示心室壁增厚，符合 HCM 的临床诊断标准，考虑 HCM 可能性大，在除外 HCM"拟表型"后临床诊断为 HCM。完善 HCM 相关基因变异检测，明确是否携带与 HCM 相关的致病基因变异，决定是否开展家系筛查及方式。同时，常规进行超声心动图检查评估 LVOTO，明确是否存在梗阻性 HCM，决定治疗方案。HCM 患者的诊断流程详见图 8-2-1。

二、问诊与查体

（一）家族史

应询问是否有家系成员诊断 HCM 或一级亲属≤50 岁时发生心脏性猝死（sudden cardiac death，SCD）、心脏移植及 ICD 病史等。

（二）发病年龄

HCM 患者的发病年龄跨度较大，从新生儿至老年人均可能发病。既往多数 HCM 患者初次诊断是在青少年或年轻成人期（年龄＜40 岁）。近来 HCM 患者诊断年龄显著提高，诊断时年龄＞60 岁的比例也显著升高。

（三）性别差异

男性 HCM 患者多于女性患者，但是女性 HCM 患者年龄高于男性患者。与男性患者比较，女性患者发病或诊断更晚，症状更常见，梗阻性 HCM 的比例更高，病情更重，但接受 ICD 治疗的比例更低，接受 ICD 治疗后出现设备相关并发症的发生率更高，进展至心衰或死亡的风险更高。

（四）问诊和症状

临床识别 HCM 患者通常包括 3 种情形：①部分患者由于不同程度运动相关的症状（如呼吸困难、胸痛、心悸或晕厥等）进行超声心动图检查等评估后诊断。②多数患者临床无症状，体格检查或因其他疾病行心电图或超声心动图检查时意外发现。③诊断 HCM 的患者的家系成员进行家系筛查时发现。还有部分 HCM 患者以 SCD 为首发表现。

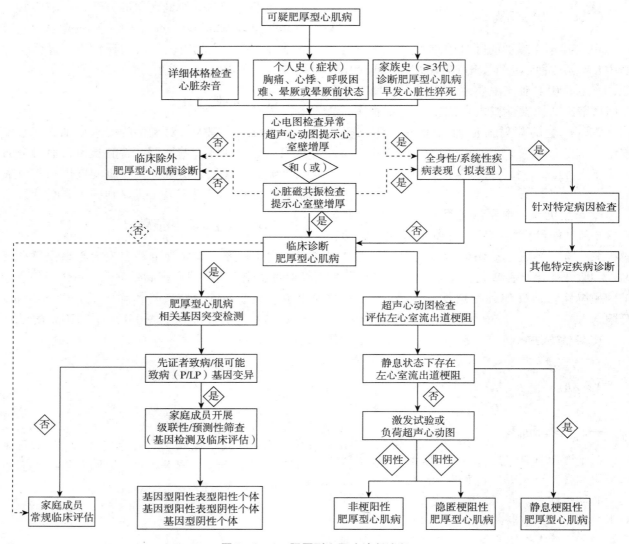

图 8－2－1 肥厚型心肌病诊断流程

早期综述发现，大约 15% ~ 25% 的 HCM 患者至少发生过一次晕厥或晕厥前状态，多数发生在运动当时或运动后即刻，可能原因包括血流动力学异常（严重 LVOTO 和自主神经功能异常）和（或）室性心律失常。研究显示，首次评估前 6 个月内发生不明原因晕厥是 HCM 患者发生 SCD 的独立预测因素，风险是无晕厥患者的近 5 倍。

（五）查体和体征

HCM 患者的典型体征主要与 LVOTO 有关。梗阻性 HCM 患者胸骨左缘第 3 ~ 4 肋间可以闻及较粗糙的喷射性收缩期杂音，不向颈部传导，增强心肌收缩力或减轻心脏前后负荷可使杂音增强，相反，减弱心肌收缩力或增加心脏前后负荷可使杂音减弱。非梗阻性 HCM 可无明显的阳性体征。

三、辅助检查

多模态心脏影像学检查，包括心电图及动态心电图检查、超声心动图检查、CMR 检查及基因检测等，在 HCM 患者的诊断及临床决策中发挥重要作用，可以协助 HCM 的诊断和鉴别诊断，有助于危险分层及预后判断。

1. 常规超声心动图检查

（1）检查描述：包括 M 型或二维超声心动图、频谱或彩色多普勒超声心动图、组织多普勒成像（tissue Doppler imaging，TDI）、负荷超声心动图等。根据检查方式可分为经胸超声心动图（transthoracic echocardiography，TTE）和经食道超声心动图（transesophageal echocardiography，TEE）两种方式。

（2）检查结果如下所示。

①心室壁增厚及心肌回声异常：推荐采用二维 TTE 检查测量舒张末期心室短轴从心底至心尖所有节段最大心室壁厚度（maximal wall thickness，MWT）。HCM 患者的肥厚室壁心肌常呈强弱不均的颗粒或斑点状回声。

②二尖瓣 SAM 现象及二尖瓣装置解剖结构异常：后者包括二尖瓣叶冗长、乳头肌前向移位、乳头肌异常插入及腱索异常附着等。

③LVOTO：通过测量 LVOT 收缩期峰值流速计算 LVOT 峰值压差，评估是否存在 LVOTO。

④左心室舒张功能异常：常用指标包括二尖瓣舒张早期血流速度（E）与二尖瓣环心肌运动速度（e′，平均值）比值（E/e′）>14、间隔 e′<7cm/s 或侧壁 e′<10cm/s、三尖瓣反流速度增高（>2.8m/s）、左心房容积指数（left atrial volume index，LAVI）>34ml/m²。其中，存在 >2 个指标提示左心室舒张功能不全。

（3）临床意义如下所示。

①超声心动图检查具有快速、便捷、实时、动态操作等优势，是目前 HCM 临床诊断、病情监测、治疗方法选择以及治疗效果评价首选的检查方法，也是评价左心室舒张功能最常用的影像学方法。

②目前认为，运动负荷超声心动图检查是安全、有效、最符合生理过程的激发方式，是评估隐匿性 LVOTO 的首选检查方法。

2. 常规心脏磁共振检查

（1）检查描述：包括 CMR 平扫和钆造影剂增强扫描，主要评估内容包括是否存在心室形态（结构）异常、功能异常、室壁厚度及心肌纤维化等。

（2）检查结果如下所示。

①心室壁增厚：CMR 检查可以对心脏进行全断层成像，提高对于左心室前侧壁、后间隔、右心室、心尖部等特殊部位肥厚，或左心室心尖部室壁瘤（left ventricular apical aneurysm，LVAA）、心尖部血栓的检查准确性，有助于 HCM 的准确分型。

②心肌纤维化：心肌延迟钆强化（late gado-linium enhancement，LGE）阳性提示心肌纤维化，HCM 患者多表现为肥厚心肌内局灶或斑片状强化，以室间隔与右心室游离壁交界处局灶状强化最为典型。

（3）临床意义如下所示。

①CMR 检查是目前诊断 HCM 最准确的检查方法，是 TTE 检查的重要补充。对于某些特殊部位肥厚的 HCM 患者，CMR 检查要明显优于 TTE 检查。

②CMR 检查是目前评估心肌纤维化首选的无创性影像学方法，有助于 HCM 的危险分层及预后判断。研究显示，广泛 LGE（如 ≥15% 左心室质量）会显著增加 HCM 患者 SCD 风险，增加 HCM 患者发生心血管原因死亡、全因死亡及进展至心衰的风险。因此，对于 HCM 诊断明确且无禁忌证的患者，均应进行 CMR 检查，评估是否存在心肌纤维化及其程度和分布。

③CMR - LGE 的分布特点有助于 HCM 与其他"拟表型"的鉴别诊断。

3. 心电图相关检查

（1）检查描述：主要包括 12 导联心电图和 24~48h 动态心电图（Holter）检查，少数需要延长（>24~48h）体外或体内心电监测，如心脏植入式电子设备（cardiac implantable electronic de-vices，CIEDs）。

（2）检查结果如下所示。

①常规 12 导联心电图：HCM 可见左心室高电压、ST 段压低、T 倒置、病理性 Q 波、左心房扩大、电轴左偏等。

②24~48h 动态心电图检查：HCM 患者可见不同类型心律失常，包括室上性和室性心律失常。非持续性室性心动过速（non - sustained ventricular tachycardia，NSVT）的特征为 ≥3 个连续性室性心搏、心率 ≥120 次/分、持续时间 <30s，在 HCM 中的发生率在 20%~30% 之间。

③延长的（>24~48h）心电监测及 CIEDs：主要用于检测亚临床或无症状的房颤（subclinical or asymptomatic atrial fibrillation，SCAF）。研究显示，在植入 CIEDs 前无房颤病史的 HCM 患者中，随访 2~5 年，有 25%~53% 的患者新发房颤，其中，高达 86%~88% 为 SCAF。

（3）临床意义如下所示。

①常规 12 导联心电图检查可以用于 HCM 患者的初始评估、定期随访及家系成员的筛查。心电图检查可以提供关于病因诊断的线索，有助于 HCM 的鉴别诊断（图 8 - 2 - 2）。

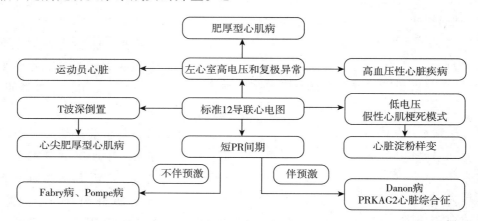

图 8 - 2 - 2　伴有左心室壁增厚的患者以标准 12 导联心电图检查为核心的鉴别诊断

②24 ~ 48h 动态心电图检查有助于监测室性心律失常，评估 SCD 风险，指导 ICD 决策。发作 NSVT 会增加 HCM 患者 SCD 风险，尤其在年龄 < 35 岁的年轻患者中，对 SCD 的预测价值更大。而且，快速心室率（> 200 次/分）、持续更长（> 7 跳）及反复发作的 NSVT 对 ICD 治疗的室性心律失常的预测价值更大。

4. 基因检测

（1）检查描述：目前，主要采用二代测序（next generation sequencing，NGS）技术进行基因突变检测，具有高通量、检测快、成本低等特点。

应用 NGS 技术进行基因检测时，通常首选包含 8 个与 HCM 发病明确相关的"核心致病基因"（表 8 - 2 - 1）的"靶基因"或"基因组合"检测。也可以考虑全外显子组测序或全基因组测序。如果考虑其他 HCM "拟表型"，则需要进行相关特定基因变异检测。为保证检测结果的可靠性，基因检测应在有检测资质的实验室或机构，由有检测资质的专业人员进行。

（2）检查结果：根据美国医学遗传学和基因组学学院（American College of Medical Genetics and Genomics，ACMG）指南，基因变异的检测结果可以分为 5 种类型：致病（pathogenic，P）、很可能致病（likely pathogenic，LP）、意义未明的变异（variant of uncertain significance，VUS）、很可能良性（likely benign，LB）及良性（benign，B）。其中，只有 P/LP 类型的变异才有临床意义。针对 8 个"核心致病基因"的检测，大约能在 30% 散发性 HCM 和 60% 家族性 HCM 患者中检测到致病基因突变（P/LP 类型）。

（3）临床意义：基因检测在 HCM 的诊断和鉴别诊断、家系筛查及优生优育等方面均具有重要价值，建议所有 HCM 患者初次评估时都进行基因检测，以明确致病基因突变。

四、 诊断及其标准

（一）诊断标准

心室壁增厚，即存在左心室肥厚（left ventricular hypertrophy，LVH）是诊断 HCM 的必备条件。可以利用不同的心脏影像学检查方法，如超声心动图检查、CMR 检查或心脏 CT 检查，测量 MWT。

1. 成人（年龄 ≥ 18 岁）HCM 的诊断标准

（1）任意心脏影像学检查发现 ≥ 1 个左心室节段舒张末期 MWT ≥ 15mm。

（2）家族性 HCM 中除"先证者"外的家庭成员或基因检测阳性（携带 HCM 致病基因变异）个体，舒张末期左心室 MWT ≥ 13mm。

2. 儿童（年龄 < 18 岁）HCM 的诊断标准

需要根据儿童成长情况（年龄）及体表面积（m^2）来调整诊断标准。

（1）对于无 HCM 家族史且无症状儿童，建议采用 z 值（定义为偏离人群正常值的标准差数）> 2.5 的界值。

（2）对于有 HCM 家族史或致病基因检测阳性儿童，建议采用 z 值 > 2 的界值。

（二）临床分型

根据血流动力学、肥厚部位及遗传学规律，HCM 可分为不同的临床类型，还有一些特殊类型。

1. 根据血流动力学

（1）梗阻性 HCM：根据梗阻部位又可以分为 LVOTO、左心室中部梗阻及左心室心尖部梗阻，与心室壁肥厚部位有关。

通常所说的梗阻性 HCM 主要是指 LVOTO，即 LVOT 瞬时峰值压差≥30mmHg，可以分为静息梗阻性（静息状态存在 LVOTO）和隐匿梗阻性（静息无梗阻，激发试验时出现 LVOTO）。

（2）非梗阻性 HCM：指静息时和激发时 LVOT 峰值压差均＜30mmHg。

临床上，静息梗阻性 HCM、隐匿梗阻性 HCM 和非梗阻性 HCM 约各占 1/3。

2. 根据肥厚部位

（1）室间隔肥厚：是临床最常见的表型，主要累及心室间隔基底部，表现为 ASH。诊断标准为舒张末期室间隔与左心室后壁厚度之比≥1.3。

（2）心尖部肥厚：即心尖肥厚型心肌病（apical hypertrophic cardiomyopathy，ApHCM），指心室肥厚主要累及左心室乳头肌以下的心尖部，而室间隔基底部多无肥厚，不伴有 LVOTO。诊断标准为心脏影像学检查发现，舒张末期左心室心尖部最大室壁厚度≥15mm 或左心室心尖部与后壁最大厚度之比≥1.5。心电图典型特征是巨大负相 T 波，电压常＞1.0 mV，伴相应导联的 R 波增高及 ST 段压低，变化程度以 V_4 导联最为显著，即 $V_4 ≥ V_5 ≥ V_3$ 或 V_6。

根据文献报道，ApHCM 在亚洲人群中发病率较高（占 15%～25%），欧美人群发病率较低（仅占 1%～10%）。多数 ApHCM 患者的预后较好。

（3）左心室中部肥厚：即左心室中部梗阻性肥厚型心肌病（mid-ventricular obstructive hypertrophic cardiomyopathy，MVOHCM），是指左心室中部乳头肌水平及室间隔中部心肌肥厚，伴有左心室心尖部与基底部之间收缩末期压差。诊断标准为显著的左心室中部室壁增厚（舒张末期 MWT≥15mm，有明确家族史的舒张末期 MWT≥13mm）伴有左心室中部收缩末期峰值压差≥30mmHg。

MVOHCM 是 HCM 中相对少见的一种类型，占 HCM 的 3%～13%。MVHOCM 患者的症状明显，合并 LVAA 及附壁血栓形成的比例较高，导致心衰、卒中和 SCD 的风险较高，预后较差。

3. 根据遗传学

（1）家族性 HCM：发病呈家族聚集性，由致病基因变异遗传引起，其诊断标准为包括先证者在内，3 代亲属中有≥2 个成员被诊断为 HCM，或者存在与先证者相同的基因变异位点，伴或不伴有心电图及超声心动图检查异常者。

（2）非家族性或散发性 HCM：发病无家族性聚集，非基因突变引起，或者患者携带的突变为"原始（de novo）突变"。

4. 终末期 HCM（end-stage hypertrophic cardiomyopathy，ES-HCM）

（1）定义及类型：HCM 出现严重左心室收缩功能障碍（LVEF＜50%）时被定义为 ES-HCM，伴或不伴有左心室扩大。

（2）发生率：ES-HCM 约占 HCM 的 2%～16%。每年约有 0.5%～1.5% 的 HCM 患者进展至 ES-HCM。

（3）疾病预后：早期研究显示，ES-HCM 患者的临床表型较重，预后差，年病死率为 11%～15%，心衰和 SCD 为主要死因。但是，Rowin 等的研究显示，在当前治疗情况下，ES-HCM 的年病死率显著下降至 2%。

5. HCM 伴有限制型表型（hypertrophic cardiomyopathy with restrictive phenotype，RP-HCM）

（1）诊断标准：超声心动图检查提示双心房明显扩大，二尖瓣血流 E/A 比值≥2 和 E 波减速时间≤150ms。如果为房颤患者，满足后者即可。

（2）临床表现：RP-HCM 患者临床表型较重，合并房颤、卒中及心衰的比例高，心包积液、胸腔积液及腹腔积液等常见。除了携带 *MYH7* 基因和 *TNNI3* 基因变异的比例较高外，携带 *MYL2* 基因变异的比例也较高。

（3）疾病预后：与典型 HCM 患者比较，RP-HCM 患者的预后相对较差。

（三）临床分期

基于临床和疾病进展的客观证据，HCM 可以分为 4 期：Ⅰ期（无肥厚期，即临床前期）、Ⅱ期（典型表型期）、Ⅲ期（不良重构期）和Ⅳ期（显著功能障碍期，即终末期）（表 8-2-2）。其中，多数 HCM 患者处于相对稳定的Ⅱ期，从Ⅱ期通过Ⅲ期进展至Ⅳ期的过程相对较短。目前尚不清楚导致疾病进展的因素。

表 8 - 2 - 2　基于临床和疾病进展客观证据的肥厚型心肌病患者分期

分期	占 HCM 的比例	LVEF	LGE（占整个左室质量比）	冠状动脉 MVD	症状和功能受限	左心室充盈异常和 TDI	LVOTO（静息或激发）
I 期	—	正常或高于正常	不存在	不详，可能存在	无	正常，TDI - e′ 可能降低	不存在
II 期	约 75%	>65%	不存在或 <5%	轻度至重度不等	不等，可能严重	正常或松弛延迟，TDI - e′ 通常降低	常见（70%）
III 期	约 15%	50% ~65%	10% ~15%	中度至重度	不等，通常轻至中度	假性正常或限制性 TDI - e′ 降低	不常见，先前梗阻可能消失
IV 期	5% ~10%	<50%	广泛（25% ~50%）	重度	通常中度至重度	假性正常或限制性 TDI - e′ 严重降低	不存在，先前梗阻可能消失

注：HCM 肥厚型心肌病；LVEF 左心室射血分数；LVOTO 左心室流出道梗阻；LGE 钆延迟强化；MVD 微血管功能异常；TDI 组织多普勒成像。

（四）风险评估和危险分层

研究显示，SCD 是 HCM 患者的重要死亡原因，通常，年轻患者 SCD 风险高于老年患者。推荐所有 HCM 患者初诊时进行 SCD 风险评估，每隔 1 ~3 年或临床状况发生变化时再次评估。

1. 成人 HCM 患者 SCD 的危险因素　主要包括以下 7 个危险因素（表 8 - 2 - 3）。

表 8 - 2 - 3　与成人 HCM 患者 SCD 风险增高相关的临床危险因素

临床危险因素	说明
早发 HCM 相关的 SCD 家族史	≥1 个一级亲属在年龄 ≤50 岁时发生 SCD 或 SCD 等同事件，明确或很可能由 HCM 引起；对于二级亲属或多个三级亲属发生 SCD，也可以考虑是危险因素
近期发生的不明原因的晕厥	发生 ≥1 次不明原因的晕厥，尤其是评估前 6 个月内，考虑很可能是由于室性心律失常引起的（不是神经介导性的血管迷走性晕厥）
极度左心室肥厚	心脏影像学（包括超声心动图、心脏 CT 或 CMR）检查发现任一个左心室节段最大室壁厚度 ≥30mm，左心室最大室壁厚度 ≥28mm 也可以考虑为危险因素
左心室心尖部室壁瘤	定义为左心室腔最远端节段存在孤立的室壁变薄，伴有矛盾运动或无运动，无论心室腔大小
HCM 伴左心室收缩功能障碍（终末期 HCM）	心脏影像学（包括超声心动图、心脏 CT 或 CMR）检查发现左心室射血分数 <50%
非持续性室性心动过速	24 ~48h 动态心电图检查发现，≥3 个连续性室性心搏、心率 ≥120 次/分、持续时间 <30s，尤其是频繁发作的（>3 阵）、持续更长时间（>7 跳）、快速心室率（>200 次/分）的预测价值更大
CMR 检查提示广泛心肌纤维化	弥散或广泛心肌纤维化，可以定量或定性评价，通常认为 LGE 节段占整个左心室质量比例 ≥15%

注：CMR 心脏磁共振；CT 计算机断层成像；HCM 肥厚型心肌病；LGE 延迟钆强化；SCD 心脏性猝死。

2. 成人 HCM 患者 SCD 的预测模型　目前，临床应用最广泛的关于成人 HCM 患者 5 年 SCD 风险的预测模型是 HCM Risk - SCD 模型。根据该预测模型，如果 5 年 SCD 风险 ≥6%，定义为高危组；如果 5 年 SCD 风险 ≥4% 但 <6%，定义为中危组；如果 5 年 SCD 风险 <4%，定义为低危组。

该模型仅适用于年龄 ≥16 岁，既往没有 SCA 或持续性室性心律失常病史的成年 HCM 患者。对于 MWT ≥35mm 的 HCM 患者，存在低估风险的可能。新的 SCD 危险因素（LVEF ≤50%、LVAA 及 CMR - LGE 检测的心肌纤维化）以及是否存在复杂基因变异未纳入该预测模型。使用该模型预测（以 5 年 SCD 风险 ≥6% 为高危标准）HCM 患者发生 SCD 风险的特异性较高，敏感性较低，可能会遗漏部分 SCD 高危患者。

此外，2019 年发布的 ACC/AHA 关于 HCM 高危患者 SCD 预防的强化策略纳入了成人 HCM 患者发生 SCD 风险的 7 个主要危险因素（表 8 - 2 - 3），对于预测 HCM 患者发生 SCD 风险的敏感性较高，特异性中等，有助于筛选 SCD 高危患者，但可能会增加不必要的 ICD 植入。

3. 儿童 HCM 患者 SCD 的危险因素　主要包括以下 4 个危险因素（表 8 - 2 - 4）。

表 8 - 2 - 4　与儿童 HCM 患者 SCD 风险增高相关的临床危险因素

临床危险因素	说明
早发 HCM 相关的 SCD 家族史	≥1 个一级亲属在年龄 <40 岁时发生 SCD，无论是否诊断 HCM；或明确诊断 HCM 的一级亲属在任何年龄发生 SCD
近期发生的不明原因的晕厥	发生 ≥1 次不明原因的晕厥，尤其是评估前 6 个月内，考虑很可能是由于室性心律失常引起的（非神经介导性的血管迷走性晕厥）
极度左心室肥厚	心脏影像学（包括超声心动图、心脏 CT 或 CMR）检查发现任一个左心室节段最大室壁厚度 ≥30mm 或 z 值 ≥6
非持续性室性心动过速	24 ~ 48h 动态心电图检查发现，≥3 个连续性室性心搏、心率 ≥120 次/分、持续时间 <30s

注：CMR 心脏磁共振；CT 计算机断层成像；HCM 肥厚型心肌病；SCD 心脏性猝死。

4. 儿童 HCM 患者 SCD 的预测模型　目前，关于儿童 HCM 患者 SCD 的预测模型主要有 2 个，一个是由欧洲学者提出的 HCM Risk - kids 预测模型，另一个是由美国学者提出的 PRIMACY 预测模型。目前，上述两个预测模型都需要进一步进行外部验证。

（五）遗传评估和家系筛查

通常，遗传评估包括遗传咨询和基因检测两部分内容。理想情况下，遗传评估是在包括专业的、多学科团队组成的"HCM 诊治中心"进行，团队成员应该包括在遗传咨询和基因检测多方面有经验的专家。遗传评估通常首先针对家族中第一个被确诊为 HCM 的患者，称为"先证者"或"指征病"。其次，针对"先证者"或"指征病"的一级亲属和其他亲密亲属。

1. 遗传咨询　对于先证者，无论是否进一步开展相关的临床诊疗或基因筛查，均推荐进行遗传咨询，称为"检测前遗传咨询"。先证者进行基因检测后也要进行遗传咨询，称为"检测后遗传咨询"。告知患者及亲属，需要根据基因变异分类的进展情况，定期对基因检测结果进行再解释。

2. 基因检测　详见"辅助检查"中的"基因检测"。

3. 家系筛查　家系筛查通常包括临床评估和基因检测两部分内容。临床评估内容包括症状评估和辅助检查，症状评估主要是评估与活动相关的呼吸困难、胸痛、心悸、晕厥或晕厥前兆等，辅助检查至少包括 12 导联心电图及超声心动图检查，部分可行 CMR 检查。

根据 HCM 家系的先证者是否进行基因检测以及检测结果，开展相应的家系筛查策略（图 8 - 2 - 3）。

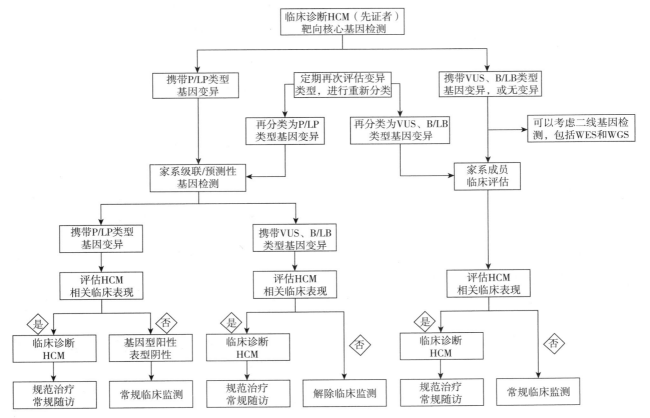

图 8 - 2 - 3　肥厚型心肌病患者基因检测及家系筛查

B/LB 良性/很可能良性；HCM 肥厚型心肌病；P/LP 致病/很可能致病；VUS 意义未名的变异；WES 全外显子组测序；WGS 全基因组测序

4. 基因型阳性表型阴性（G + P - ）个体

（1）定义：（G + P - ）个体，又称为无症状性致病基因变异携带者或亚临床/临床前期 HCM 患者，是指携带与 HCM 发病相关的"P/LP"类型的基因变异（基因型阳性，G+），但是心脏影像学检查不符合 HCM 的诊断标准（表型阴性，P-），且临床无症状的个体。

（2）表型转化：研究发现，部分（G + P - ）个体在随访过程中可以出现心室壁厚度增加，符合 HCM 的诊断标准（≥13mm），即出现了表型转化。发生率从 6% ~30% 不等，从基因型阳性到表型阳性的时间不同，可能与随访对象的年龄及随访时间等有关，还与心脏影像学检查方法有关。

（3）疾病预后：（G + P - ）个体只要未发生表型转化，多预后较好，多数无临床症状，罕见 SCD。部分个体发生表型转化，出现临床症状，甚至发生 SCD。

（4）临床意义：（G + P - ）个体是在基因检测应用于临床评估，在家系筛查过程中发现的特殊亚型，随着基因检测应用的推广，会发现越来多的（G + P - ）个体。通过对（G + P - ）个体的密切随访，有助于早期发现 HCM 患者，及时干预，可能有助于改善 HCM 患者的预后。

五、 鉴别诊断

心室壁增厚是 HCM 的典型特征，但有多种生理和病理因素可以导致心室壁增厚，称为 HCM 的"拟表型"，因此，在临床诊断 HCM 前，需要根据患者的年龄及临床表现等，除外其他的心脏疾病或系统性或代谢性疾病。主要包括：规律锻炼引起的心肌肥厚（"运动员心脏"），高血压引起的心肌肥厚，主动脉瓣狭窄引起的心肌肥厚，肢端肥大症、嗜铬细胞瘤/副神经节瘤及甲状腺功能减退等内分泌疾病，心脏淀粉样变，Fabry 病（法布雷病），Danon 病、Pompe 病（庞贝病）和 PRKAG2 心脏综合征等糖原贮积症，Friedreich 共济失调，Noonan 综合征和 LEOPARD 综合征等畸形综合征（统称为 RAS 病），以及线粒体疾病等（表 8 - 2 - 5）。

表 8 - 2 - 5　肥厚型心肌病常见的"拟表型"基因突变

疾病	编码基因	基因定位	编码蛋白	遗传模式
Fabry 病	GLA	Xq22. 1	溶酶体 α - 半乳糖苷酶 A	XR
Danon 病	LAMP2	Xq24 ~25	2 型溶酶体相关膜蛋白	XD
Pompe 病	GAA	17q25. 2 ~25. 3	酸性 α 糖苷酶	AR
PRKAG2 心脏综合征	PRKAG2	7q36	单磷酸腺苷激活蛋白激酶 γ2 亚单位	AD
Friedreich 共济失调	FXN	9q13 ~21. 1	可溶性线粒体蛋白 frataxin	AR
Noonan 综合征或 LEOPARD 综合征	PTPN11	12q24	蛋白酪氨酸磷酸酶非受体 11 型	AD
ATTRm 型心脏淀粉样变	TTR	18q11. 2 ~12. 1	转甲状腺素蛋白	AD

注：AD 常染色体显性遗传；AR 常染色体隐性遗传；XR X 连锁隐性遗传；XD X 连锁显性遗传。

六、 误诊防范

（一）易误诊人群

（1）孤立性室间隔基底段增厚的老年患者。

（2）合并高血压、心脏瓣膜疾病等心脏后负荷增加的心室壁增厚患者。

（3）首发表现为左心室扩大的 ES - HCM 患者。

（4）部分家族性或散发性的左心室壁轻度肥厚（13 ~14mm）的患者。

（二）本病被误诊为其他疾病

（1）ApHCM 患者因心电图存在 T 波倒置伴 ST 段压低，容易被误诊为冠心病。

（2）ES - HCM 患者因左心室腔扩大伴收缩功能减低，容易被误诊为 DCM。

（三）其他疾病被误诊为本病

详见"鉴别诊断"。

（四）避免误诊的要点

（1）充分认识 HCM 临床表现多样化，可疑特殊部位肥厚，常规 CMR 检查。

（2）加深心电图认识，ApHCM 的巨大负向 T 波表现是 T 波倒置（双肢对称）伴 ST 段压低，伴相应导联 R 波增高，而心肌缺血的 ST - T 改变伴有 R 波振幅降低或消失或出现病理性 Q 波。

（3）对于一些表型不明显的患者，建议行 HCM 相关基因突变检测，以协助诊断。

（4）详细的病史询问和体格检查，明确有无其他系统疾病表现，若存在，则应完善特定疾病检查或基因检测。

治疗

一、治疗流程

对于 HCM 患者的治疗，需要根据分型（梗阻性 HCM 和非梗阻性 HCM）和合并症（心衰、房颤/房扑、室性心律失常）给予不同的治疗措施。对于有症状的梗阻性 HCM 患者，推荐 β 受体拮抗剂、非二氢吡啶类钙离子通道阻滞剂（calcium channel block，CCB）（维拉帕米或地尔硫䓬）、或在超声心动图监测 LVEF 情况下使用心脏肌球蛋白抑制剂 Mavacamten（玛伐凯泰），或丙吡胺或西苯唑啉治疗。优化药物治疗后仍然有严重症状（NYHA 心功能Ⅲ级或Ⅳ级）的梗阻性 HCM 患者，推荐行室间隔减容治疗（septal reduction therapy，SRT），包括外科室间隔心肌切除术（surgical septal myectomy，SSM）或酒精室间隔消融术（alcohol septal ablation，ASA）在内的室间隔心肌消融术（septal myocardial ablation，SMA）。对于非梗阻性 HCM 患者，主要针对合并症进行治疗。所有诊断 HCM 的患者，均推荐进行 SCD 的风险预测，包括危险因素评估和预测模型计算，以明确 SCD 风险高低，从而指导 SCD 的一级预防和二级预防，主要指 ICD 的应用。关于 HCM 患者的治疗流程见图 8 - 2 - 4。

图 8 - 2 - 4　肥厚型心肌病的治疗流程

二、治疗原则

（一）治疗目标

肥厚型心肌病治疗目标包括缓解临床症状，改善心脏功能，延缓疾病进展，减少疾病死亡。

（二）治疗方向

1. 对于有症状的梗阻性 HCM 患者，使用药物治疗和（或）侵入式治疗措施改善症状。

2. 对于有症状的非梗阻性 HCM 患者，主要针对心衰、房颤和室性心律失常等合并症进行治疗。

3. 对于无症状的 HCM 患者，需要定期进行临床监测。即使存在 LVOTO，也不推荐行 SRT。

4. 所有 HCM 患者都应该常规开展关于 SCD 的风险评估和危险分层，进行相应的预防和治疗。

三、治疗细则

（一）症状性梗阻性 HCM 的药物治疗

药物治疗的主要目的是缓解 HCM 患者的症状，评价药物治疗的有效性主要是依据患者的症状反应，而不是根据 LVOT 压差的变化。目前，药物治疗种类主要包括以下几种。

1. β 受体拮抗剂　是最早被研究用于治疗 HCM 患者的药物（始于 20 世纪 60 年代），可以明显改善患者的心功能和生活质量，目前是多数症状性梗阻性 HCM 患者的一线治疗药物。推荐使用无血管扩张作用的 β 受体拮抗剂，包普萘洛尔、美托洛尔和比索洛尔。目前不同 β 受体拮抗剂对梗阻性 HCM 患者的作用差异尚不明确。儿童 HCM 患者也可以使用 β 受体拮抗剂。

2. 非二氢吡啶类 CCB　20 世纪 80 年代开始用于 HCM 患者的治疗。目前指南推荐，对于 β 受体拮抗剂治疗无效、无法耐受或有禁忌的症状性梗阻性 HCM 患者，推荐使用非二氢吡啶类 CCB，包括维拉帕米或地尔硫䓬。

3. 丙吡胺或西苯唑啉　均属于Ⅰa 类抗心律失常药物，前者于 20 世纪 80 年代在欧美国家用于治疗症状性梗阻性 HCM，后者于 2001 年起在日本开始使用。目前指南推荐，对于使用 β 受体拮抗剂和非二氢吡啶类 CCB 后，仍有与 LVOTO 相关的持续性严重症状的患者，推荐加用丙吡胺或西苯唑啉，与 β 受体拮抗剂或非二氢吡啶类 CCB 联合应用。

4. 心脏肌球蛋白抑制剂

（1）药理作用：心肌 β 肌球蛋白 ATP 酶变构抑制剂通过抑制心肌肌球蛋白 - 肌动蛋白横桥形成，维持超松弛状态，减轻心肌收缩亢进，改善心肌能量代谢，从而改善心脏舒张功能，减轻 LVOTO，改善梗阻性 HCM 患者的症状。

（2）常用药物及临床研究证据：Mavacamten（MYK-461，玛伐凯泰）是全球首个小分子、选择性、可逆性的心脏肌球蛋白 ATP 酶抑制剂，其半衰期为 4～6 周。AFICAMTEN（CK-3773274，CK-274）是另一种正在研究的选择性、小分子心脏肌球蛋白抑制剂，半衰期为 2 周。

PIONEER-HCM 研究、EXPLORER-HCM 研究及 EXPLORER-CN 研究结果显示，Mavacamten（起始剂量 5mg/d，最大剂量 15mg/d）治疗可以显著降低患者的 LVOT 压差，提高峰值耗氧量，改善患者的症状和活动耐量，而且安全性和耐受性良好。VALOR-HCM 研究结果显示，Mavacamten 治疗可以显著降低严重梗阻性 HCM 患者符合 SRT 标准或进行 SRT 治疗的比例。

REDWOOD-HCM 研究和 SEQUOIA-HCM 研究结果同样证实了应用 AFICAMTEN（5～15mg/d）治疗梗阻性 HCM 患者的有效性和安全性。

（3）药物上市：2022 年 4 月 29 日，Mavacamten 获得了美国 FDA 的批准上市（胶囊剂型，2.5mg、5mg、10mg 和 15mg），2024 年 4 月 30 日，获得国家药品监督管理局批准上市（玛伐凯泰），用于治疗 NYHA 心功能分级 Ⅱ 级或 Ⅲ 级的梗阻性 HCM 的成人患者，用以改善运动能力和症状。

需要注意的是，在 MAVACAMTEN 处方信息中包括一个黑框警告，提示该药物或存在导致心衰的风险，在治疗前或治疗期间应使用超声心动图评估 LVEF。对于 LVEF<55% 的患者不建议起始应用；如果用药过程中出现临床心衰恶化或者 LVEF<50%，建议暂停使用。

5. 其他药物治疗

（1）伴有严重激发性 LVOTO 的表现为急性低血压和肺水肿，是一种急危重症，必须及时识别。治疗上如果对补充液体无反应，推荐静脉内使用去氧肾上腺素或其他无正性肌力作用的血管收缩剂（如去甲肾上腺素），或者联合口服或静脉予 β 受体拮抗剂（Ⅰ 类推荐，C 级证据）。

（2）梗阻性 HCM 患者如果持续存在呼吸困难症状，同时存在容量超负荷或者心腔内压力增高的临床表现，可以考虑谨慎使用小剂量口服袢利尿剂或噻嗪类利尿剂，以减轻患者的劳力性呼吸困难症状（Ⅱb 类推荐，C 级证据）。

（3）对于症状性梗阻性 HCM 患者，不推荐（禁忌）使用正性肌力药物（如洋地黄类、磷酸二酯酶抑制剂、β₁ 受体激动剂等）、动脉及静脉血管扩张剂（如血管紧张素转化酶抑制剂、血管紧张素受体拮抗剂、二氢吡啶类 CCB、硝酸酯类药物）、大剂量利尿剂（Ⅲ 类推荐，C 级证据）等。

（二）症状性梗阻性 HCM 的侵入式治疗

侵入式治疗措施包括 SSM、SMA 和双腔起搏器植入术，前两种治疗方式可以使室间隔变薄，统称为 SRT。

目前，SMA 根据治疗途径大致可以分为以下 3 类：①经皮腔内室间隔心肌消融术（percutaneous transluminal septal myocardial ablation，PTSMA）。②经皮心内膜室间隔射频消融术（endocardial radiofrequency ablation of septal hypertrophy，ERASH）。③经皮心肌内室间隔射频消融术（percutaneous intramyocardial septal radiofrequency ablation，PIMSRA，也被称为 Liwen 术）。

1. SRT 的适应证

（1）临床标准：患者经过充分的药物治疗后仍然存在严重的呼吸困难或胸痛症状（NYHA 心功能 Ⅲ 级或 Ⅳ 级），或者存在其他与活动相关的症状（如反复发生晕厥或晕厥前状态），且与 LVOTO 相关，影响患者日常活动和生活质量。

（2）血流动力学标准：静息或激发时 LVOT 峰值压差≥50mmHg，与室间隔肥厚或二尖瓣 SAM 现象相关。

（3）解剖标准：由术者或操作者个人判断拟行手术或操作的前室间隔厚度能足够安全有效地进行手术或操作。

推荐 SRT 在有 HCM 多学科管理专家团队及相关治疗经验的医疗中心，且由有经验的医师实施（Ⅰ 类推荐，C 级证据）。

2. 外科室间隔心肌切除术

（1）手术指征及推荐意见：①符合 SRT 适应证，能接受心脏外科手术的患者，推荐进行 SSM。②合并需要外科手术治疗相关心脏疾病的患者，也推荐进行 SSM。③对于 PTSMA 治疗失败（残余梗阻）或术后复发患者，推荐进行 SSM。④符合 SRT 适应证，经详细评估后确定存在并非单独由二尖瓣 SAM 现象引起的中度至重度 MR，应该考虑进行二尖瓣修复术（首选）或置换术。但是不推荐仅仅以缓解 LVOTO 为目的进行二尖瓣置换术。

（2）主要术式及发展历史：正中开胸（全胸骨切开）、经主动脉切口行室间隔心肌切除术，是治疗梗阻性 HCM 的标准手术方法，称为经典的 Morrow 手术。该手术方式不断改进，扩大了室间隔切除的范围（包括切除心肌的宽度和长度），远端超越二尖瓣叶的室间隔接触部位，达到乳头肌基底部甚至心尖部，称为"扩大的"或"改良的" Morrow 手术。

除了传统经正中开胸行经典的或改良的Morrow 手术外，2015 年后有术者开始尝试电视胸腔镜辅助的、微创、小切口、经主动脉切口的室间隔心肌切除术，取得了良好的效果。

除了经主动脉切口，其他特殊类型梗阻性 HCM，如 ApHCM，可以经心尖切口行心肌切除术；MVOHCM 可以经心尖切口或主动脉切口或二者联合行心肌切除术。

2024 年 4 月，美国学者报道了采用沿心内膜心肌中线室间隔心肌划痕术（septal scoring along midline endocardium，SESAME）治疗梗阻性 HCM 的临床研究结果。2023 年 8 月，中国华中科技大学同济医学院附属同济医院心外科魏翔教授报道了采用心尖不停跳室间隔心肌切除术（transapical beating - heat septal myectomy，TA - BSM）治疗症状性梗阻性 HCM 患者的研究结果。

（3）治疗效果：包括近期疗效和远期疗效。SSM 可以快速（术后即刻）显著降低 LVOT 峰值压差，多数患者的残余压差 < 10mmHg，减轻 LVOTO，减轻或消除 MR，从而改善患者症状和 NYHA 心功能分级，提高活动耐力和生活质量。SSM 还可以长期维持症状改善，明显提高症状性梗阻性 HCM 患者的远期生存率，使其接近年龄、性别匹配的普通人群。长期随访没有发现由于室间隔心肌再生长导致的梗阻复发，出现复发症状或 LVOTO 几乎都是与首次手术时室间隔心肌切除不足或出现室间隔中部梗阻有关。

（4）安全性及并发症：目前在有经验的中心，单纯 SSM 的手术相关病死率 <1%。术后并发症包括心脏传导阻滞、房颤、室间隔穿孔及主动脉瓣关闭不全等。其中，心脏传导阻滞中常见类型为左束支传导阻滞（left bundle branch block，LBBB）（占 1/3 左右），右束支传导阻滞（right bundle branch block，RBBB）和完全性房室传导阻滞（atrioventricular block，AVB）罕见，需要植入心脏永久起搏器的发生率 <5%。

3. 经皮腔内室间隔心肌消融术

（1）适应证及推荐意见：依据《肥厚型梗阻性心肌病室间隔心肌消融术的中国专家共识》，符合 SRT 的适应证，但是由于高龄或严重合并症，考虑外科手术高危或禁忌而不能接受外科手术，或不愿接受外科手术的患者，推荐行 PTSMA，作为 SSM 的替代方式。1995 年，Sigwart 报道了应用 PTSMA 成功治疗梗阻性 HCM 患者的临床效果。

（2）治疗方式：根据 PTSMA 采用的消融或栓塞介质的不同，大致可以分为两种方式：①ASA，这是最经典的 PTSMA，是利用无水酒精（96% ~ 99% 乙醇）化学消融、阻断间隔支动脉，造成区域心肌坏死，从而消除室间隔肥厚，减轻 LVOTO。②其他栓塞介质，为了克服无水酒精的不足，一些学者探索了一些其他栓塞介质，包括弹簧圈、明胶及微球栓塞间隔支动脉。目前，这些栓塞介质在梗阻性 HCM 患者 PTSMA 中的应用主要见于病例报道和小样本的研究，其确切疗效有待于进一步观察。

（3）治疗效果：包括近期疗效和远期疗效。PTSMA 可以显著降低 LVOT 峰值压差，减轻 LVOTO，减轻或消除 MR，从而改善患者症状和心功能，提高活动耐力和生活质量。通常将术后 LVOT 峰值压差下降 ≥50% 或术后 LVOT 峰值压差 < 30mmHg 作为操作成功的标志。但是，术后 3 ~ 6 个月时间内随着心肌重构，LVOT 压差会逐渐降低。PTSMA 也可以显著提高症状性梗阻性 HCM 患者的远期生存率，与年龄、性别匹配的普通人群相似。

（4）安全性及并发症：目前，ASA 术后主要不良心脏事件发生率 <2%。围术期并发症主要包括：完全性 AVB（需要植入心脏永久起搏器的比例多在 10% ~20%）、RBBB（第一间隔支动脉供血）、冠状动脉损伤与非靶消融部位心肌梗死，及心肌瘢痕诱导的室性心律失常等。

4. 经皮心肌内室间隔射频消融术 PIMSRA 最早是由国内西京医院超声科主任刘丽文教授团队于 2018 年报道。早期研究结果显示，PIMSRA 可以显著降低梗阻性 HCM 患者的 LVOT 峰值压差，减轻室间隔厚度，改善 NYHA 心功能分级、活动耐量及 NT - proBNP 水平，而且安全性良好。目前尚处于早期阶段，远期预后需要进一步评估。但是，鉴于其短期、中期效果明显，可以考虑在经验丰富的 HCM 医疗中心，作为符合 SMA 指征但是无法行 ASA 的患者的一种替代治疗方式。

5. 经皮心内膜室间隔射频消融术（ERASH） ERASH 最早由德国 Lawrenz 于 2004 年首次报道。2021 年，Lawrenz 教授报道了目前最大样本量

（41 例）梗阻性 HCM 患者行 ERASH 的结果。目前关于 ERASH 在梗阻性 HCM 患者中的应用报道多为小样本的研究，缺乏大规模长期研究结果，其远期效果需要进一步研究。

6. 外科室间隔切除术（SSM）与酒精室间隔消融术（ASA）比较 目前尚没有随机对照研究直接比较 SSM 与 ASA 的有效性和安全性，但一些观察性（回顾性或前瞻性）研究及多项荟萃分析对 SSM 与 ASA 的研究结果进行了"头对头比较"。研究结果显示，与行 SSM 的患者比较，行 ASA 的患者的年龄更大、合并症更多、室间隔厚度相对较轻、术后残余 LVOT 压差更大、残余 LVOTO 比例更高、术后再次 SRT 的比例更高、需要植入心脏永久起搏器的比例也更高。而行 SSM 对于患者的创伤相对比行 ASA 更大，行 SSM 的患者的住院时间也比行 ASA 的患者的住院时间更长。个别研

究还显示，SSM 围术期（住院期间）并发症（如卒中）的发生率高于 ASA。

除了要考虑患者基线特征，还需要考虑到治疗中心和术者的经验（目前 SSM 在美国开展更多，而 ASA 在欧洲开展更多）。目前认为，在有经验的中心和有经验的术者的情况下，SSM 与 ASA 均是治疗梗阻性 HCM 的有效和安全措施，在减轻 LVOTO、改善症状和生活质量、降低短期及长期病死率（包括全因病死率、心血管原因病死率及 SCD 发生率）方面，两者无显著差别（或 SSM 略优于 ASA）。

总之，SSM 和 ASA 治疗梗阻性 HCM 各有优缺点（表 8-2-6），在临床实践中，需要根据患者的年龄、梗阻部位及程度、伴随疾病以及患者意愿等多方面因素进行综合评价后做出个体化选择。

表 8-2-6　外科室间隔切除术及酒精室间隔消融术的优缺点

优缺点	外科室间隔切除术	酒精室间隔消融术
优点	直视下精准切除肥厚心肌，部位相对局限 术后不产生心肌内瘢痕 术后即刻降低 LVOT 压差，疗效明确且持久 可以同期处理二尖瓣结构异常或进行房颤消融	局麻、经皮穿刺介入治疗，不需要开胸、体外循环 住院时间短，术后恢复快 技术壁垒低，相对容易开展，更有利于推广
缺点	通常需要开胸、全麻、体外循环 住院时间长，术后恢复相对慢 需要专业的、有经验的外科团队，技术难度高，不利于推广，专业的医疗中心较少（可及性低），需要患者转诊	依赖于存在供应肥厚心肌的靶血管（存在解剖变异） 消融部位存在变异，可能扩大产生透壁心梗 术后产生心肌内瘢痕，可能增加心律失常风险 不能处理二尖瓣结构异常等 降低 LVOT 压差的效应需要 3～6 个月才能达到最大化 术后植入心脏起搏器的风险较高 对于严重肥厚或梗阻患者的效果不佳，残留压差高，症状复发风险高，术后再干预概率高

注：LVOT 左心室流出道。

（1）年龄：理论上，SSM 适用于任何年龄患者，尤其适用于儿童及年轻成人（如年龄 < 65 岁）患者，只要能够耐受心脏外科手术，一般首选 SSM。对于老年患者，因各种原因不能耐受外科治疗，ASA 可以作为替代治疗方式。

（2）梗阻程度及部位：理论上，SSM 适用于任何梗阻程度的 HCM 患者，尤其是左心室极度肥厚（室壁最大厚度 ≥ 30mm）或严重 LVOTO（静息 LVOT 峰值压差 ≥ 100mmHg）的患者，一般首选 SSM；而 ASA 主要适用于室间隔基底部轻中度梗阻（室壁最大厚度 < 30mm）的患者，对于左心室极度肥厚或严重 LVOTO 的患者，不推荐 ASA。

（3）合并心律失常：SSM 切除的心肌组织通常位于前间隔基底部的左心室面，容易损伤左束支，导致术后 LBBB 的发生率较高；ASA 消融的心肌组织常呈透壁性，或位于左心室基底部前间隔和下间

隔的交界处，或累及右心室面，容易损伤右束支，导致术后 RBBB 的发生率较高（图 8-2-5）。

（4）伴随疾病：对合并其他需要外科治疗的疾病（如冠状动脉三支严重病变需要行冠脉旁路移植术，或者二尖瓣本身病变需要行修复术或更换术）的患者，首选 SSM。如果合并冠状动脉单支病变（前降支），可以考虑先行 ASA 再行冠状动脉介入治疗。

图 8-2-5　外科室间隔切除术与酒精室间隔消融术对心脏传导组织的不同效应

（三）HCM 合并心衰的治疗

1. HCM 合并 HFpEF 的治疗 主要是控制心率，降低左心室舒张末压。对于有劳力性心绞痛或

呼吸困难的患者，推荐使用 β 受体拮抗剂和非二氢吡啶类 CCB 作为一线治疗药物。使用上述药物后仍然有劳力性呼吸困难或者有液体潴留表现的患者，应该考虑加用利尿剂，可以间断按需给药或长期小剂量使用，避免症状性低血压和容量不足。

2. ES – HCM 的治疗 推荐参考最新心衰指南中关于射血分数降低的心力衰竭（heart failure with reduced ejection fraction，HFrEF，LVEF < 40%）患者的治疗方案，给予相应指南推荐的药物治疗（guideline directed medical therapy，GDMT）。同时，应该考虑停用负性肌力药，如非二氢吡啶类 CCB（维拉帕米、地尔硫䓬）、丙吡胺及西苯唑啉等，及心脏肌球蛋白抑制剂。对于有适应证的患者，应该考虑行 ICD，也可以考虑行心脏再同步化治疗（cardiac resynchronization therapy，CRT）。

3. 晚期心衰的治疗 主要评估心脏移植和心室辅助装置（ventricular assist device，VAD）治疗的指征。

（四）HCM 合并房颤（房扑）的治疗

1. 抗凝治疗 房颤（房扑）会显著增加 HCM 患者发生卒中和周围栓塞的风险，与 $CHA_2DS_2 – VASc$ 评分结果无关。

（1）对于合临床（有症状）房颤（房扑）的 HCM 患者，只要无禁忌证，均推荐抗凝治疗，不用依据 $CHA_2DS_2 – VASc$ 评分结果。推荐使用直接作用的口服抗凝药（direct – acting oral anticoagulants，DOACs）作为一线治疗，口服维生素 K 拮抗剂作为二线治疗。

（2）对于 CIEDs 或体外仪器监测到 SCAF 的患者，若发作时间 > 24h，无论 $CHA_2DS_2 – VASc$ 评分情况如何，均推荐抗凝治疗，并且将 DOACs 作为一线治疗，口服维生素 K 拮抗剂作为二线治疗。

启动口服抗凝治疗前可以根据 HAS – BLED 评分评估患者出血风险，对评分 ≥ 3 分（不是抗凝禁忌）的出血高危患者，应提高警惕，加强临床监测。

2. 节律控制策略 HCM 患者常合并心室舒张功能不全，对房颤（房扑）的耐受性较差，通常采取积极的节律控制策略（节律控制策略优于室率控制策略）。主要措施包括抗心律失常药物（antiarrhythmic drugs，AADs）、直流电复律、导管消融术及外科迷宫手术等。

3. 心室率控制策略 对于选择心室率控制策略的 HCM 合并房颤患者，推荐根据患者倾向和合并症情况使用 β 受体拮抗剂或非二氢吡啶类 CCB。若药物治疗难以控制心室率，或出现不能耐受的

药物不良反应，可以考虑房室结消融术。

（五）HCM 合并室性心律失常的治疗

1. 药物治疗 首选 β 受体拮抗剂治疗，如果使用 β 受体拮抗剂后仍存在症状性室性心律失常，或者植入 ICD 后反复放电，推荐联合使用 AADs，包括胺碘酮或索他洛尔、多非利特、美西律，等等。

2. ICD 植入 ICD 可以预防致命性室性心律失常导致的 SCD，但对于室性心律失常本身无治疗作用。植入 ICD 后要优化药物治疗和起搏器程控，减少放电风险。

3. 导管消融术 如果反复发作局灶起源的单形性室性心动过速，或者植入 ICD 后仍有症状性室性心律失常或反复放电（包括恰当或不恰当放电），且联合使用 β 受体拮抗剂或 AADs 后无效或不能耐受或不接受时，应该考虑导管消融术，减少室性心律失常的发生。

4. 心脏移植 对于反复发作致命性室性心律失常的 HCM 患者（不论 LVEF 水平），推荐根据最新的心脏移植等待标准进行心脏移植评估。

（六）心脏性猝死的预防和治疗

研究表明，SCD 是 HCM 患者最严重的并发症之一，其机制主要是室性心律失常。目前，ICD 是针对 SCD 预防和治疗的最有效的措施。

1. HCM 患者 SCD 的二级预防 对于既往发生过 SCA 或持续性（持续时间 > 30s）室性心律失常导致的血流动力学不稳定或"终止的"或"复苏的"SCD 事件及 ICD 恰当放电的患者（包括成人和儿童患者），推荐植入 ICD 进行二级预防（图 8 – 2 – 6）。

2. HCM 患者 SCD 的一级预防

（1）成人 HCM 患者 ICD 的选择策略：成人（年龄 ≥ 16 岁）HCM 患者植入 ICD 进行 SCD 一级预防可以根据 HCM Risk – SCD 预测模型评估结果（高危或中危或低危），并结合主要危险因素分布情况综合判断（图 8 – 2 – 6）。

（2）儿童 HCM 患者 ICD 的选择策略：如果儿童（年龄 < 16 岁）HCM 患者 SCD 的预测模型（HCM Risk – kids 预测模型或 PRIMACY 预测模型）评估为高危（5 年 SCD 发生风险 ≥ 6%）或者至少存在一项与儿童 HCM 患者 SCD 风险增高相关的主要危险因素（表 8 – 2 – 4）应该考虑植入 ICD 进行一级预防。如果没有上述主要危险因素，但 SCD 风险预测模型评估为中危（5 年 SCD 风险 ≥ 4% 但 <

6%），可以考虑植入 ICD 进行一级预防。如果没有上述主要危险因素，且 SCD 风险预测模型评估为低危（5 年 SCD 发生风险 <4%），则不推荐植入 ICD。

3. 植入 ICD 前的共同决策 无论是成人还是儿童 HCM 患者，植入 ICD 前需要全面、系统地评价 SCD 风险高低，同时，需要仔细评估植入 ICD 的潜在并发症（包括围术期及长期随访时），充分尊重患者或者患儿家长（或监护人）的知情同意和决策权，并在充分沟通、权衡利弊后决定。

4. HCM 患者 ICD 装置的选择策略 对于需要植入 ICD 的 HCM 患者而言，ICD 装置类型选择也是很重要的，主要考虑植入路径是经静脉植入还是经其他路径植入，植入单腔 ICD 还是双腔 ICD。

（1）ICD 植入路径：首选经静脉路径植入 ICD（TV–SCD）。目前，经皮下植入 ICD（S–ICD）适用于无起搏适应证，或者 TV–SCD 失败或禁忌的患者。

（2）单腔 ICD 与双腔 ICD：对于具有 ICD 适应证、不需要房室起搏的年轻患者，或存在持续性或永久性房颤的 HCM 患者，推荐植入单腔 ICD。对具有 ICD 适应证且有心动过缓或传导系统疾病需要房性或房室顺序起搏的老年（年龄 ≥65 岁）患者，应该考虑植入双腔 ICD。

（3）单线圈 ICD 与双线圈 ICD：对于 TV–ICD 患者，植入 ICD 前还需要考虑导线上除颤线圈的数量。目前，对于需要植入 TV–ICD 的 HCM 患者，推荐植入单线圈 ICD。

四、药物治疗方案

症状性梗阻性 HCM 患者的药物治疗方案见表 8–2–7。

五、妊娠与分娩

（一）孕前和产前评估与咨询

有 HCM 家族史的女性个体或女性 HCM 患者推荐在孕前和产前进行充分的风险评估、详细的生殖和遗传咨询。孕前进行基因检测，明确是否携带致病基因变异，孕前进行遗传咨询，充分解释 HCM 遗传的风险，从而决定是否计划妊娠，或者采取适当避孕措施，避免妊娠。

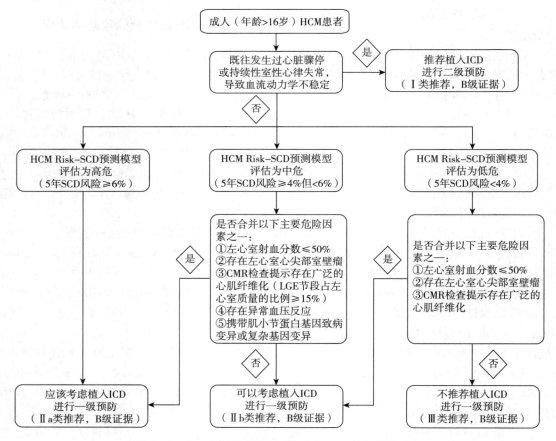

图 8–2–6 成人肥厚型心肌病患者 ICD 植入推荐流程
CMR 心脏磁共振；HCM 肥厚型心肌病；ICD 植入式心脏转复除颤起搏器；LGE 钆延迟强化；SCD 心脏性猝死

表 8－2－7　症状性梗阻性肥厚型心肌病患者的药物治疗方案

药物名称		给药途径	常用剂量（次）	给药次数（天）	备注
β 受体阻滞剂	普萘洛尔	口服	10～20mg	3～4 次	心原性休克、收缩压 <90mmHg、病态窦房结综合征、静息心率 <50 次/分、二度及以上房室传导阻滞且未安装起搏器、支气管哮喘急性发作期等患者禁忌使用
	酒石酸美托洛尔	口服	25～50mg	2～3 次	
	琥珀酸美托洛尔缓释片	口服	47.5～95mg	1～2 次	
	比索洛尔	口服	5～10mg	1 次	
非二氢吡啶类钙通道阻滞剂	维拉帕米	口服	80～120mg	3 次	左心室流出道峰值压差明显升高 >80～100mmHg、重症心衰、低血压、窦性心动过缓的患者应该慎用
	维拉帕米缓释片	口服	240～480mg	1 次	
	地尔硫䓬	口服	30～60mg	3 次	
	地尔硫䓬缓释片	口服	90～180mg	1 次	
丙吡胺		口服	0.10～0.15g	4 次	有增强房室结传导的作用，对于合并房颤的患者需谨慎使用 可以延长 QT 间期，使用过程需监测 QTc 间期，及时调整治疗 有剂量依赖的抗胆碱能效应 使用过程监测血药浓度
西苯唑啉		口服	1～2 粒	3 次	几乎无抗胆碱能效应，因此更适合长期使用
心脏肌球蛋白抑制剂	玛伐凯泰（mavacamten）	口服	2.5～15mg	1 次	对于用药前测量 LVEF <50% 的患者，不推荐使用 Mavacamten 或加量 用药过程监测 LVEF 及心衰症状，若 LVEF <50% 或出现心衰恶化，暂停使用 Mavacamten

对于携带 HCM 致病基因变异且自然受孕的女性，可以通过绒毛膜绒毛取样或羊膜腔穿刺取样；对于携带 HCM 致病基因变异但采取辅助生殖技术的 HCM 女性，通常采用受精后 5 天囊胚期的滋养外胚层细胞活检。通过以上两种方式进行产前遗传学诊断，以明确胚胎或胎儿是否携带致病基因变异，决定是否继续妊娠，从而减少携带致病基因突变胎儿的出生。

（二）孕期管理

1. 孕期评估和监测　HCM 妊娠女性的孕期评估应在有多学科专家团队（至少包括心脏科和产科医生）的中心进行。孕期监测主要采用超声心动图检查，重点是监测心脏功能、MR 及 LVOTO 情况。尤其对于血流动力学负荷重的妊娠中晚期阶段或者临床出现症状的 HCM 孕妇，应该考虑定期复查超声心动图进行监测。孕期可以考虑结合产前遗传咨询的内容进行胎儿超声心动图检查，明确是否诊断胎儿 HCM。

2. 孕期药物治疗　孕期药物治疗需要兼顾母亲病情需要及药物对胎儿可能产生的影响。

（1）β 受体拮抗剂：目前临床应用的多数 β 受体拮抗剂（包括美托洛尔、比索洛尔）在孕期使用是安全的，推荐用于治疗 HCM 相关的症状或心律失常，需要密切监测胎儿生长发育及胎儿心率。不推荐使用阿替洛尔，因其对胎儿可能有潜在风险。

（2）避免使用非二氢吡啶类 CCB、丙吡胺、心脏球蛋白抑制剂玛伐凯泰及 AADs（如胺碘酮）。

（3）抗凝治疗：对于合并房颤或其他抗凝指征的 HCM 女性，可以在妊娠早期（前 3 个月）和 36 周以后使用低分子肝素抗凝，或者在妊娠中晚期使用低剂量（<5mg/d）维生素 K 拮抗剂——华法林抗凝治疗，以预防卒中等血栓事件。然而高剂量的华法林与胎儿畸形有关。目前，关于 DOACs 在孕期使用的安全性数据有限，不建议使用。

3. 孕期非药物治疗　肥厚型心肌病女性如果孕期对房颤不耐受（新发或反复发作的），且药物治疗无效，应该考虑在孕期进行电复律（Ⅱa 类推荐，C 级证据），但应在严密心脏监测下进行。

（三）安全分娩

大多数 HCM 女性可以耐受自然产程，首选经阴道自然分娩，除非具有产科指征或出现心脏急症或其他影响孕妇健康的问题时，才采用剖宫产，因剖宫产会增加出血包括需要输血的严重出血的发生率。硬膜外麻醉和全身麻醉有利于减轻分娩过程中患者的痛苦和压力，应考虑用于 HCM 孕妇。但是，要注意避免低血压，特别是当存在严重 LVOTO 时。

六、 预后

1958 年，来自英国伦敦圣约翰医院的病理科医生 Donald Teare 报道了 9 例年轻患者的尸体解剖结果，标志着近现代对 HCM 的研究开始。经过 60 余年的研究发展，得益于对疾病认识的提高及对疾病主要并发症有效治疗措施的应用，HCM 患者的预后已经明显改善，年病死率从 20 世纪 60 ~ 70 年代的 3% ~ 6%，降低至当前的 0.5% 左右，与美国普通人群年病死率（0.8%）相当（图 8 - 2 - 7）。

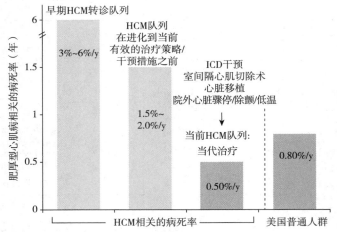

图 8 - 2 - 7 60 余年间肥厚型心肌病相关的年病死率的变化
HCM 肥厚型心肌病；ICD 植入式心脏转复除颤起搏器

通常，HCM 相关死因包括心脏性猝死（sudden cardiac death，SCD）、心力衰竭（心衰）及心房颤动（房颤）导致的卒中等。其中，年轻 HCM 患者的死因主要是 SCD，老年患者的死因主要是 HCM 相关的心衰和房颤相关的卒中。英国和美国注册研究显示，HCM 是年轻运动员发生 SCD 的主要病因之一（图 8 - 2 - 8）。

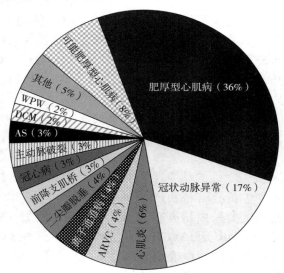

图 8 - 2 - 8 年轻运动员猝死原因分布
ARVC 致心律失常性右室心肌病；AS 主动脉瓣狭窄；DCM 扩张型心肌病；WPW 预激综合征

作者：邹长虹（中国医学科学院阜外医院）
审稿：谭慧琼（中国医学科学院阜外医院）

参考文献

第三节　限制型心肌病

限制型心肌病（restrictive cardiomyopathy，RCM）是一种以持续性限制性病理生理学改变为特征的心肌病，常伴有心房扩大，并且无论心室壁厚度或收缩功能如何，心室都不扩大。RCM罕见，并且与肥厚型心肌病（hypertrophic cardio - myopathy，HCM）、扩张型心肌病（dilated cardio-myopathy，DCM）和左室致密化不全（left ventric-ular noncompaction，LVNC）的表型重叠，其发病率和患病率因地区、性别和种族的差异而有所不同。

诊断

一、诊断流程

RCM的病因多样，首发临床表现不同。需根据患者的临床症状、体征、实验室检查，结合其心脏影像学特征，积极寻找病因（图8－3－1）。

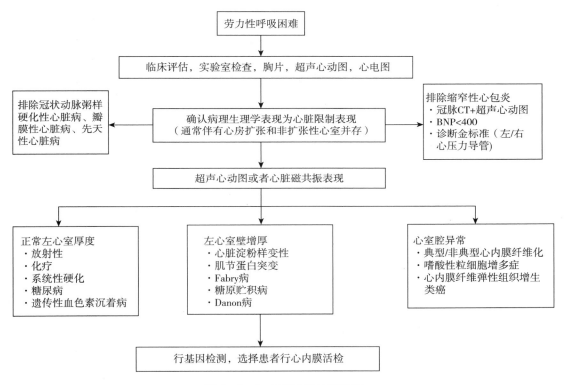

图 8 - 3 - 1　RCM 的诊断流程

二、问诊与查体

（一）问诊和症状

RCM患者早期可无症状。劳力性呼吸困难是RCM患者最先出现的症状。

随着疾病的进展，患者可出现肺水肿和外周水肿、心律失常、传导阻滞等症状，晚期患者可出现心脏恶病质的表现。

1. 左心室受累　主要表现为左心衰竭，患者可出现劳力性呼吸困难、咳嗽、咯血，严重者可发生肺水肿，咯粉红色泡沫样痰。

2. 右心室受累　患者可出现体循环瘀血的右心衰竭表现，例如乏力、腹胀、食欲不振、恶心、呕吐，也可伴有呼吸困难。

3. 双侧心室受累　出现全心衰竭，表现为胸闷、气短、呼吸困难、下肢水肿、腹腔积液。此外，还可有贫血、肝肾功能障碍及胃肠道淤血导致的纳差、食欲不振。除上述症状外，患者还可表现胸痛、心悸，甚至晕厥。

（二）查体和体征

查体可发现肺水肿、发绀、第三心音（S3）、下肢水肿、腹腔积液、肝脾肿大和淋巴结肿大以及右侧颈静脉充盈或怒张。在检查颈静脉搏动时，两个颈静脉负向波（x、y）的显著下降可能是RCM的标志，吸气相静脉压可进一步升高，颈静脉进一步充盈，即 Kussmaul 征。

三、 辅助检查

（一）优先检查

1. 心电图　RCM 患者心电图可显示 P 波异常，P 波增宽，提示心房扩大。还可见非特异性ST - T 波的变化。心房颤动是最常见的心律失常类型，也可见房室传导阻滞。此外，还可出现低电压，或类似心肌梗死图形。

2. 超声心动图　RCM 主要表现为舒张功能障碍。目前诊断心脏舒张功能不全的最常用手段是频谱及彩色多普勒超声心动图，二尖瓣口、肺静脉血流以及组织多普勒参数均可准确提示左心室充盈压的升高。

二尖瓣口血流减速时间缩短（<140ms）或二尖瓣口血流脉冲多普勒 E/A 比值（>2.0）或 E/e′（E/e′为二尖瓣血流 E 峰速度除以二尖瓣环处侧壁和间隔舒张早期速度的平均值 e′，常规用于估测左心室充盈压）比值升高（>14）均提示左心室充盈压显著增高。当左心室等容舒张时间<50ms时，提示左心室压力升高。

肺静脉血流频谱改变包括 D 波增高，S 波降低甚至缺如，反流速度增高>35cm/s，时限延长，连续出现于整个心房收缩期。肺静脉逆向血流时限与二尖瓣心房收缩期前向血流时限的差值与左心室舒张末期压力有关。晚期可见左右心室扩张伴射血分数降低。有些病例可见右心室扩张和肺动脉高压（图 8 - 3 - 2）。

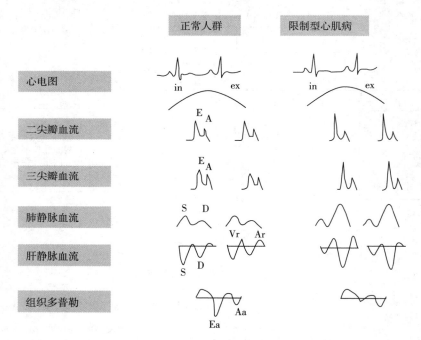

图 8 - 3 - 2　正常人群、RCM 患者二尖瓣和三尖瓣、肺和肝静脉超声血流及组织多普勒在吸气和呼气时的示意图

E 舒张期早期充盈波；A 心房收缩充盈波；S 收缩期流量；D 舒张流量；Vr V 波反转；
Ar A 波反转；Ea 舒张早期组织速度；Aa 舒张后期组织速度；in inspiration 吸气；ex expiration 呼气

3. 心脏磁共振成像 心脏磁共振成像（cardiac magnetic resonance，CMR）是一种无创评价心肌疾病的金标准，可准确评估心室容积、收缩和舒张功能，特别是延迟钆增强（late gadolinium enhancement，LGE）和 T1 序列（T1 mapping），可评估心肌纤维化和细胞外体积。CMR 不但可以帮助明确病因、减少心内膜心肌活检的概率，还可鉴别 RCM 与缩窄性心包炎（constrictive pericarditis，CP）。

4. 心导管检查 有创的血流动力学检查常显示 RCM 患者左心室舒张末期压力（left ventricular end‐diastolic pressure，LVEDP）和右心室舒张末期压力（right ventricular end‐diastolic pressure，RVEDP）同步升高，特点为舒张压升高以及舒张期四个心腔充盈压快速达到平衡，曲线表现为"平方根"图形（图 8‐3‐3）。

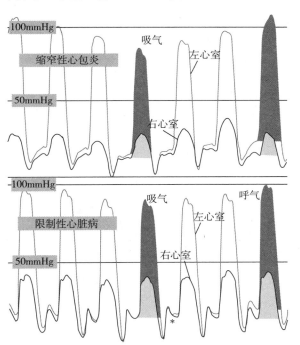

图 8‐3‐3 RCM 与 CP 左心室和右心室压

* 表示舒张末期压力升高，左室和右室压力升高变化平行；深灰色区域 左心室压收缩面积指数；浅灰色区域 收缩面积指数；吸气时，右心室曲线面积增加，左心室曲线面积下降

5. 心内膜心肌活检 心内膜心肌活检（endomyocardial biopsy，EMB）有助于识别潜在的病因。组织病理学有助于识别浸润性和贮积性疾病，如 CA、血色素沉着病（hemochromatosis）、Fabry 病或特发性 RCM。预先的心脏磁共振检查或电解剖电压标测（electro‐anatomical voltage mapping）

可提高 EMB 诊断各种类型心肌病的敏感性和特异性。EMB 相关的风险较少见，主要包括三尖瓣装置损伤导致三尖瓣反流、右心室游离壁穿孔、恶性心律失常或心包填塞等。

6. 利钠肽水平检测 在 RCM 患者中，左心室舒张功能障碍和心室壁牵拉会刺激利钠肽，导致 B 型利钠肽（B type natriuretic peptide，BNP）及 N 末端 B 型利钠肽原（N terminal‐pro B type natriuretic peptide，NT‐pro BNP）释放。缩窄性心包炎患者的心包增厚且僵硬，会限制心室壁牵拉。RCM 患者的 BNP 水平普遍高于缩窄性心包炎患者，因此，BNP 过高（如≥400pg/ml）提示 RCM，而非缩窄性心包炎，但在合并肾功能衰竭的患者中其诊断价值有限。

（二）可选检查

1. 组织多普勒成像 RCM 患者各时相心肌运动速度减低，尤其以舒张早期运动速度减低显著。Palka 的研究结果显示，组织多普勒成像（doppler tissue imaging，DTI）的左心室后壁心肌速度阶差（myocardial velocity gradient，MVG）可以用于评价 RCM，并与缩窄性心包炎鉴别。正常人心内膜下心肌运动速度高于心外膜下心肌速度，MVG 值为正值。RCM 患者的 MVG 平均值均低于正常及缩窄性心包炎患者；但在等容舒张期，RCM 患者 MVG 为正值，而缩窄性心包炎的 MVG 为负值。

2. 应变率成像技术 RCM 患者应变率成像技术（strain rate imaging，SRI）的结果可见左心室收缩期应变率收缩期应变率（strain rate during LV systole，SRs）和舒张早期应变率（strain rate during early diastole，SRe）均降低，以后者降低为著。

3. 组织追踪图像 RCM 患者组织追踪图像（tissue tracking，TT）的结果可见由于心室舒张期运动受限所致的左心室壁纵向运动幅度明显减低。

4. 二维纵向应变 区分 CA 与其他 RCM。CA 时，左心室基底段和中间段应变减低而心尖纵向应变保留的特征性表现，可作为鉴别诊断的依据。

（三）新技术

心脏磁共振特征追踪（cardiac magnetic resonance feature‐tracking，CMR‐FT）是一种新兴的心肌应变技术，基于常规磁共振电影序列，操作简单，图像空间分辨率高，无需增加特殊序列。

这项技术在测量心脏各房室心肌应变，以及对心血管疾病的诊断与预后评估方面应用广泛，并具有显著的指导作用。

CMR - FT 能通过追踪心内膜和心外膜每个体素位点的运动轨迹，获得心肌的应变及应变率。这种后处理技术能直接分析心肌整体和局部的收缩及舒张功能，而无需额外的扫描序列。因此，利用 CMR - FT 得到的左心室应变及应变率已经成为评估心肌功能的敏感指标。

RCM 患者常表现为左室纵向应变受损，而周向、径向应变可能在正常范围内。研究表明，心肌应变在识别 RCM 左室节段心肌功能异常方面具有显著的优势，能及早发现心肌微循环障碍。有研究显示，CMR - FT 可以根据左心室心肌应变和左心室时间 - 应变曲线明确区分 CP 和 RCM。

四、 诊断及其标准

（一）诊断标准

当单次超声心动图出现限制性充盈模式的结果时，不能诊断为 RCM，因为其可能会因利尿剂等治疗而产生动态变化且具有可逆性。确诊 RCM 需要依据至少两次的超声心动图结果，即间隔至少 6 个月的初诊和复诊，在此期间，患者可以被视为疑似 RCM，并需要积极寻找病因。当超声心动图显示左心室厚度有特殊表现（如 CA）或心内膜心肌受累（如嗜酸性粒细胞增多症）等特征时，有助于诊断。综上所述，RCM 的诊断需结合临床特点、心电图以及 CMR 等多方面信息，以找出关键的诊断指标。常见 RCM 病因诊断标准如下（表 8 - 3 - 1）。

表 8 - 3 - 1　常见 RCM 病因诊断标准

疾病	病因	临床特点	实验室检查	心电图	超声心动图	CMR	核素检查	EMB
原发性 RCM	肌节蛋白基因突变	任何年龄均可发病，可有家族史，可有骨骼肌肌病	编码肌节蛋白的基因突变	①正常 QRS 电压 ②合并 ST - T 波变化 ③可有心房颤动 ④室内传导延迟	①心室肥厚，心室腔大小正常 ②双房扩大 ③多普勒为限制性充盈表现 ④二尖瓣环 e' 速度降低 ⑤室间隔 e'＜7cm/s，侧壁 e'＜10cm/s，E/e'＞14	—	—	间质纤维化 心肌细胞肥大 心肌排列混乱
心脏淀粉样变性	异常淀粉样蛋白沉积	心力衰竭相关表现	—	①QRS 低电压 ②可见 Q 波或心肌梗死图像，R 波递增不良 ③心房颤动 ④房室传导阻滞多见	①双房增大，左心室内径正常或偏小 ②室间隔及心室壁对称性肥厚 ③增厚心肌可见圆形或不规则的强反射斑点 ④心包积液 ⑤瓣膜、乳头肌增厚 ⑥限制性充盈表现	弥漫性心内膜下 LGE（称斑马征），T1 高信号	99m锝标记焦磷酸盐核素心肌显像可用于协助诊断 AT-TR 型心脏淀粉样变	使用刚果红染色，在偏振光下显示苹果绿双折射
Fabry 病	α - 半乳糖苷酶缺乏	多在青少年时期出现症状，随病程进展逐渐加重	白细胞 α - GLA 减少或缺失，编码基因突变	①QRS 高电压 ②短 PR 间期 ③T 波倒置，病理性 Q 波 ④窦性心动过速，房室传导阻滞，束支传导阻滞	①左心房扩大，左心室壁肥厚不合并流出道梗阻 ②瓣膜增厚 ③右心室肥厚 ④舒张功能减低（轻度减低 - 限制性充盈）	左侧基底 - 侧壁部心肌中层片状 LGE，T1 低信号	—	同心的环形小体（肌质中的酰基鞘鞍醇三己糖降解产物）
糖原贮积病	糖原合成与分解代谢途径中先天性酶体缺乏	发病年龄、类型和受累器官不同，临床表现各异，但低血糖和（或）肌无力是所有患者的共同表现	—	①QRS 高电压 ②短 PR 间期 ③T 波异常 ④房室传导阻滞	心室厚度（正常 - 严重肥厚），可能合并流出道梗阻，舒张功能异常（轻度减低 - 限制性充盈）	疾病晚期心肌 LGE 和 T1 高信号	—	胞泡中含有糖原，高碘酸希夫染色阳性

续表

疾病	病因	临床特点	实验室检查	心电图	超声心动图	CMR	核素检查	EMB
嗜酸性粒细胞增加症	嗜酸性粒细胞增多	皮疹、肺、胃肠道、神经系统临床症状	嗜酸性粒细胞增多	房室传导阻滞	心内膜心肌增厚，附壁血栓，瓣膜反流	心内膜下心肌片状或弥漫LGE，T2高信号	—	嗜酸性粒细胞与纤维化

注：RCM 限制型心肌病；EMB 心内膜心肌活检；LGE 延迟钆强化；ATTR 转甲状腺素蛋白。

（二）并发症

RCM 常见左心室充盈受限、舒张末压增高，心房压力升高和心房扩大，因此，常见并发症为心房颤动、血栓栓塞，其他如房室传导阻滞等。

五、鉴别诊断

（一）缩窄性心包炎

CP 和 RCM 患者具有类似的病理生理改变和临床表现，但其病理、病因、治疗方式及预后显著不同。对于有放疗史的患者来说，无论既往是否有化疗史，RCM 与缩窄性心包炎在同一患者可并存。两者鉴别要点如下（图8-3-4、表8-3-2）。

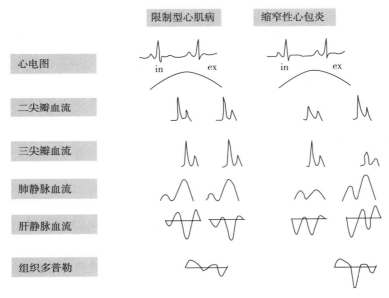

图8-3-4　RCM和CP患者二尖瓣和三尖瓣、肺和肝静脉超声血流及组织多普勒在吸气和呼气时的示意图

E 舒张期早期充盈波；A 心房收缩充盈波；S 收缩期流量；D 舒张流量；Vr V 波反转；Ar A 波反转；Ea 舒张早期组织速度；Aa 舒张后期组织速度；in inspiration 吸气；ex expiration 呼气

表8-3-2　RCM与CP的鉴别诊断

鉴别点	CP	RCM
病因	既往有心包炎、创伤、心脏手术或累及心包的全身性疾病（例如结核病、结缔组织病、恶性肿瘤）史	特发性与继发性（如淀粉样变性、Fabry病、高嗜酸性粒细胞综合征等）
体征	颈静脉怒张，Kussmaul 征（+），低血压，脉率快，心包叩击音，奇脉	颈静脉怒张，Kussmaul 征（+），低血压，脉率快，可有第三心音、第四心音
心电图	低电压，ST-T 改变，房颤	低电压，ST-T 改变，房颤，假性心梗
胸部 X 线	1/3 可有钙化	无钙化，心房扩大，心包积液

鉴别点	CP	RCM
超声心动图	①心包增厚 >3mm，回声增强，房室沟处常有钙化 ②心房增大，心室缩小 ③频谱多普勒显示二尖瓣口血流频谱 E 峰增高、A 峰减低、E/A 明显增大 ④二尖瓣舒张期血流速度吸气时减慢，呼气时加快，随呼吸变化率 >25% ⑤组织多普勒正常，二尖瓣 $e' > 8cm/s$，$E/e' < 15$ ⑥表现为室间隔的"跳跃征" ⑦下腔静脉增宽，随呼吸变化幅度明显减弱，塌陷率 <50%	①心内膜增厚、回声增强，心室腔正常或缩小 ②心室壁厚度正常，运动幅度减低，心室舒张受限 ③左、右心房明显增大，肺静脉及腔静脉增宽，呼吸变化率明显减低 ④彩色多普勒可显示二、三尖瓣关闭不全，频谱多普勒可显示二、三尖瓣 E/A >2 ⑤组织多普勒二尖瓣环 $e' < 7cm/s$，侧壁 $e' < 10cm/s$，$E/e' > 15$
CT	心包钙化或增厚，心包厚度 >4mm	心包正常
MRI	心肌正常	心肌受累表现
治疗	病因治疗，心包剥脱	利尿，抗凝，心脏移植
预后	及早心包剥脱，大多预后良好	各个病因所致预后不一

（二）其他类型心肌病

HCM、DCM、缺血性心肌病及左心室致密化不全都可以出现心脏舒张功能障碍，临床症状与 RCM 具有相似性。可以通过超声心动图和 CMR 或 CT 识别心脏形态或定位浸润（比如脂肪、铁或淀粉样蛋白）、炎症、瘢痕/纤维化、局部肥大、室壁瘤等结构异常，以及右心室结构和功能。必要时可行基因筛查，明确基因突变病因。需注意，HCM 与 RCM 有重叠突变基因，主要包括 *TNNI3*、*MYH7* 及 *MYL2* 基因。

六、 误诊与防范

CA 患者因心电图有类似心肌梗死改变，容易误诊为缺血性心脏病，需完善病史、体格检查、血尿免疫固定电泳、超声心动图、焦磷酸标记的核素心肌显像、CMR 检查等进行鉴别诊断。

治疗

一、 治疗原则

RCM 可以由多种病因引起，根据病因个体化治疗。首先针对病因治疗；同时，合并心力衰竭表现的患者，按照指南推荐优化药物治疗（guideline – directed medical therapy，GDMT）。针对上述治疗无效的终末期心力衰竭患者，可以考虑机械循环辅助（mechanical circulatory support，MCS）缓解心力衰竭或者进行心脏移植，但是治疗效果的循证证据有限。

二、 治疗细则

（一）心脏淀粉样变

1. 心脏淀粉样变合并心力衰竭 主要治疗原则是平衡液体容量，可以应用袢利尿剂，盐皮质激素受体拮抗剂也可应用，但是证据不充分。血管紧张素转换酶抑制剂/血管紧张素 Ⅱ 受体拮抗剂、血管紧张素受体脑啡肽酶抑制剂、β 受体拮抗剂、洋地黄类药物会增加低血压或心动过缓风险，都不适合应用。钙拮抗剂可与淀粉样物质形成复合物，并可诱发低血压和疲倦感，也不适合应用。

2. 心脏淀粉样变合并心律失常 淀粉样物质沉积心房，会导致 CA 合并心律失常，增高血栓风险，所以合并心房颤动时，无论 $CHA_2DS_2 - VASc$ 评分多少，应积极抗凝，并推荐胺碘酮作为抗心律失常药物。ICD 并未在心脏淀粉样患者中获益，但是对于传导障碍的患者，起搏器治疗有效。

3. 系统性轻链型心脏淀粉样变的治疗 如果患者合并血液系统疾病，则需要接受包括美法仑、秋水仙碱、甲氨蝶呤、硼替佐米、地塞米松、自体干细胞移植等治疗。

4. 治疗转甲状腺素蛋白心脏淀粉样变（transthyretin cardiac amyloidosis，ATTR – CA）的新方式

（1）转甲状腺素蛋白（transthyretin，TTR）基因沉默治疗：基因沉默（gene silencing，GS）治疗主要包括 inotersen 和 patisiran 两类药物，通过阻止 mRNA 转录减少 TTR 蛋白生成。

（2）TTR 稳定剂：包括氯苯唑酸与二氟尼柳，其中氯苯唑酸被推荐用于 ATTR – CA 患者（NYHA 心功能分级为 I 和 II 级的）。

5. 终末期心脏淀粉样变 在经过充分治疗基础上，可考虑进行心脏移植治疗。

（二）嗜酸性粒细胞增多症

治疗嗜酸性粒细胞增多症的药物包括糖皮质激素、羟基脲、伊马替尼、免疫抑制剂等。若早期诊断和治疗，患者的心功能可能完全恢复。抗心力衰竭药物治疗包括利尿剂、ACEI/ARB、β受体拮抗剂、螺内酯等，必要时可行外科手术治疗。

（三）遗传性血色素沉着病

遗传性血色素沉着病是因组织铁含量增加而导致的一种疾病，可累及全身的多个器官，如肝脏、心脏、甲状腺、生殖腺、皮肤等，亚洲地区罕见。

对于遗传性患者，若无明显贫血，可采用放血疗法，每次放血 < 500 ml；若患者有贫血，可加用螯合剂去除铁，铁移除后，大多数患者的心功能得到改善。如果患者有心力衰竭症状，可采取包括利尿剂、ACEI/ARB、β受体拮抗剂、螺内酯等常规的心力衰竭治疗措施。

（四）化疗与放疗药物心脏毒性

蒽环类化疗药物（多柔比星、柔红霉素、去甲柔红霉素及表柔比星等）及纵隔放疗与长期心血管并发症有关。

右丙亚胺可有效预防蒽环类药物的心脏毒性。除此之外，限制蒽环类药物累积剂量、改变给药方式或使用脂质体蒽环类药物，可减少蒽环类药物心脏毒性。β受体拮抗剂、ACEI/ARB、他汀类药物有改善化疗期间心脏毒性的作用。放疗患者可通过精准定位和新技术减轻心脏部位放疗剂量和对其他组织的损伤。

三、 药物治疗方案

药物治疗方案见表 8 – 3 – 3。

表 8 – 3 – 3 药物治疗方案

药物类别	药物名称	药物剂量（mg）	用药频率	指南推荐级别
利尿剂	呋塞米	20 ~ 600	根据临床需要	有症状的射血分数保留的心力衰竭
	托拉塞米	5 ~ 200		
SGLT2 抑制剂	恩格列净	10	1 次/日	IIa
	达格列净	5	1 次/日	
ACEI	雷米普利	2.5 ~ 10	1 次/日	IIb
ARB	坎地沙坦	4 ~ 8	1 次/日	IIb
ARNI	沙库巴曲缬沙坦	50 ~ 200	2 次/日	IIb

注：SGLT2 钠 – 葡萄糖协同转运蛋白 2；ARB 血管紧张素 II 受体拮抗剂；ACEI 血管紧张素转换酶抑制剂；ARNI 血管紧张素受体脑啡肽酶抑制剂。

作者：汪晶晶 [中国人民解放军总医院（北京 301 医院）解放军总医院第一医学中心)]

审稿：邹长虹（中国医学科学院阜外医院）

参考文献

第四节 心脏淀粉样变

淀粉样变是一组由特定的蛋白前体发生病理性错误折叠、聚集，形成不溶性淀粉样纤维，在不同器官或组织的细胞外间质沉积，导致细胞损伤、组织破坏及器官功能障碍，呈进行性进展的异质性疾病。

淀粉样变可以分为局灶性淀粉样变和系统性淀粉样变两大类：前者指淀粉样变只累及单个器官部位；后者指前体蛋白通过血液循环系统形成的淀粉样纤维沉积在一个或多个器官或组织，如心脏、肾脏、肝脏、胃肠道、肺脏、神经系统、肌肉关节、皮肤及软组织等。

此外，淀粉样变也可以根据淀粉样纤维蛋白前体及相应的临床疾病类型分类。根据最新的文献报道，已经发现了42种淀粉样纤维蛋白前体可以在人体内形成淀粉样纤维。

根据国际淀粉样变学会（International Society of Amyloidosis, ISA）命名专家委员会意见，淀粉样纤维蛋白的命名通常以字母"A（amyloid）"作为前缀，附上特定的前体蛋白名称，例如，淀粉样轻链（amyloid light chain, AL）的前体蛋白为免疫球蛋白轻链（immunoglobulin light chain, LC），淀粉样转甲状腺素蛋白（amyloid transthyretin, ATTR）的前体蛋白为转甲状腺素蛋白（transthyretin, TTR）。此外，还可以在淀粉样纤维蛋白名称后附上特定类型，如ATTRwt中的wt为野生型（wild-type），ATTRv中的v为变异型（variant），ATTRm中的m为突变型（mutant）。例外的是，hATTR中的h为遗传型（hereditary），放在蛋白质名称前。

心脏淀粉样变（cardiac amyloidosis, CA）是一组由特定淀粉样纤维蛋白前体发生病理性错误折叠、聚集，形成不溶性的淀粉样纤维在心肌细胞外的间质沉积，导致心脏结构和功能异常，临床表现为心力衰竭（心衰）和心律失常等，常伴有多种心脏外表现的系统性淀粉样变。

目前发现有9种淀粉样纤维蛋白前体可以导致CA（表8-4-1）。其中，最常见的两种淀粉样纤维蛋白是AL和ATTR，分别导致AL型CA（AL-CA）和ATTR型CA（ATTR-CA），两者合计占CA的95%以上。

表8-4-1 心脏淀粉样变的亚型

淀粉样变类型	前体蛋白	遗传性	心脏受累概率	从诊断起的中位生存期（月）	常见心外体征
AL（原发性）	免疫球蛋白轻链	多数无	70%	24 6（如果诊断心衰且未治疗）	肾病，蛋白尿，自主神经功能障碍，多发性神经病，巨舌症，自发性瘀伤，肝脏受累
ATTRwt	转甲状腺素蛋白	无	100%	57	腕管综合征，腰椎管狭窄，肱二头肌肌腱断裂
ATTRv	转甲状腺素蛋白	有	30%~100%（取决于突变）	31（Val122Ile） 69（非Val122Ile）	多发性神经病，体位性低血压，玻璃体混浊，胃肠道问题
AA（继发性）	血清淀粉样蛋白A	多数无	5%	133	肾受损（95%），蛋白尿，肝肿大，胃肠道问题
AFib	纤维蛋白原α	有	罕见	180	肾受损，蛋白尿
AApoAI	载脂蛋白A-I	有	罕见（取决于突变）	无数据，很可能>120	主要为肾受损，蛋白尿，肝脾肿大，肾上腺功能不全，喉部受累声困难
AApoAII	载脂蛋白A-II	有	罕见（取决于突变）	无数据	主要为肾受损，蛋白尿
AApoAIV	载脂蛋白A-IV	无	未知	79	主要为肾受损
Aβ$_2$M	β$_2$微球蛋白	多数无	罕见	无数据	长期透析，腕管综合征，关节问题
AGel	凝溶胶蛋白	有	5%，主要是传导系统疾病	接近正常预期寿命	格子状角膜营养不良，皮肤松弛，眼睑下垂，感觉异常，蛋白尿（罕见）

根据受累免疫球蛋白轻链类型，AL 型淀粉样变可以进一步分为 λ 轻链型（占 75%～80%）和 κ 轻链型（占 20%～25%）。

ATTR 型淀粉样变根据是否存在 *TTR* 基因的致病变异（或突变）进一步分为变异型（ATTRv 型）和野生型（ATTRwt 型）两种亚型，前者占 25%，后者占 75%。ATTRv 也称为突变型（ATTRm 型）或遗传型（hATTR 型）。

诊断

一、诊断流程

对于存在提示 CA 的"预警征/红旗征"的患者，首先进行血/尿免疫固定电泳（immunofixation electrophoresis，IFE）和（或）血清游离轻链差值（free light chain，FLC）检测，明确是否存在 M 蛋白血症。如果上述检查均正常，除外 M 蛋白血症，则应用放射性核素锝标记的骨亲和性示踪剂进行心脏闪烁显像。如果显像结果为阳性，诊断为 ATTR – CA；如果显像结果为阴性或没有条件进行心脏显像者，评估临床诊断 CA 的可能性高低。如果可能性高，需要进一步进行受累组织器官活检和（或）心内膜心肌活检（endomyocardial biopsy，EMB）。如果存在淀粉样物质，诊断 CA，进一步进行前体蛋白鉴定，对 CA 进行分型，包括 AL 型或 ATTR 型或其他类型。如果 M 蛋白血症的相关检查中任一异常，则进行腹壁脂肪垫活检和骨髓穿刺活检，如果存在淀粉样物质，则诊断 CA 并进行分型。对于诊断 ATTR – CA 的患者，进一步进行 *TTR* 基因检测，明确是 ATTRwt – CA 还是 ATTRv – CA。CA 诊断流程见图 8 – 4 – 1。

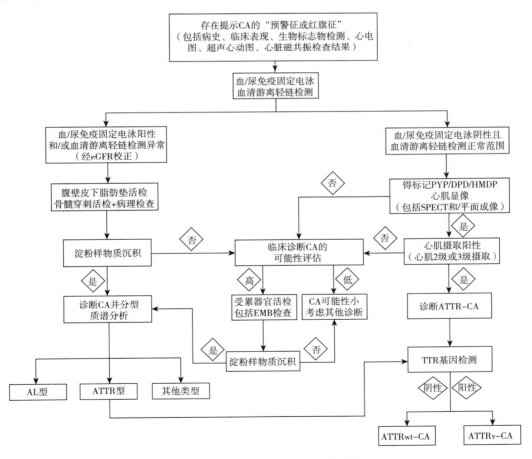

图 8 – 4 – 1　心脏淀粉样变的诊断流程

AL 免疫球蛋白轻链；ATTR – CA 转甲状腺素蛋白型心脏淀粉样变；ATTRv – CA 变异型转甲状腺素蛋白型心脏淀粉样变；ATTRwt – CA 野生型转甲状腺素蛋白型心脏淀粉样变；CA 心脏淀粉样变；DPD 二羧基丙烷二磷酸盐；EMB 心内膜心肌活检；IFE 免疫固定电泳；HMDP 羟基亚甲基二磷酸盐；PYP 焦磷酸盐；SPECT 单光子发射计算机断层成像；TTR 转甲状腺素蛋白

二、 问诊与查体

CA 是一种全身受累疾病，可以分为心脏受累表现和心脏外受累表现两大类。

（一）心脏受累表现

心脏是 CA 患者最常见的受累器官之一，主要表现为心衰和心律失常。

1. 心衰 典型表现是 RCM，早期表现为射血分数保留的心力衰竭（HFpEF）或射血分数轻度降低的心力衰竭（HFmrEF），随病变进展表现为射血分数降低的心力衰竭（HFrEF）。AL－CA 患者心脏受累表现较 ATTR－CA 患者严重。

2. 心律失常 包括房性心律失常如心房颤动（房颤），室性心律失常如室性期前收缩（室早）、室性心动过速（室速），传导系统异常如房室传导阻滞、左束支或右束支或室内传导阻滞等。

3. 心腔内血栓和心原性血栓栓塞 CA 患者心腔内血栓和心原性血栓栓塞的发生率比普通人群明显增高，如果合并房颤则进一步增加风险。即使接受抗凝治疗，心腔内血栓的风险仍较高，不能完全预防血栓栓塞事件。

4. 心肌缺血或心肌梗死 主要由冠状动脉微血管疾病引起，心外膜冠状动脉一般无明显异常。患者可以表现为无症状性心肌缺血或心绞痛。部分患者以心肌梗死为首发表现。

5. 心脏瓣膜和心包受累 ATTRwt－CA 患者常与主动脉瓣狭窄（aortic stenosis，AS）合并存在，尤其见于低流量－低压差型 AS 患者，可见少中量心包积液（大量心包积液少见）。

6. 体位性低血压、顽固性低血压、晕厥 体位性低血压与心输出量下降及心脏自主神经功能障碍有关。晚期可能出现顽固性低血压，甚至晕厥。既往高血压患者出现血压正常化或偏低，需要减少或停止降压药物，或对标准抗心衰治疗药物不耐受，应当怀疑 CA 的存在。

（二）心脏外受累表现

第 10 届国际淀粉样及淀粉样变论坛发表了 AL 型淀粉样变器官受累和治疗反应共识意见，将 AL 型淀粉样变器官受累分为 7 个部位：心脏、肾脏、肝脏、肺脏、胃肠道、神经系统及软组织。其中，心脏受累占 63%～76%，肾脏受累占 53%～78%，肝脏受累占 14%～28%，神经系统受累占 14%～38%。

1. 神经系统受累表现

（1）周围神经系统（peripheral nervous system，PNS）受累：表现为进行性加重的累及感觉神经、运动神经及自主神经的多神经病变（polyneuropathy，PN）。首先累及感觉神经，表现为痛觉和温度觉异常及神经性疼痛；之后累及运动神经，导致运动障碍，最终无法行走。自主神经受累包括心血管系统、胃肠道系统和泌尿生殖系统受累，出现自主神经功能障碍。

（2）眼部和中枢神经系统（central nervous system，CNS）受累：主要见于 ATTRv 型淀粉样变患者。眼部受累表现包括玻璃体混浊、慢性开角型青光眼等。CNS 受累可以引起神经功能缺损、痉挛性瘫痪、共济失调、癫痫及痴呆等。ATTRwt－CA 主要以心肌病变为主，眼部和 CNS 受累较少见。AL－CA 患者通常无 CNS 受累表现。

2. 关节周围组织受累表现 包括双侧腕管综合征、腰椎管狭窄或腰骶神经根病变，及自发性肱二头肌腱远端断裂等，可以出现在 ATTR－CA 诊断之前的 5～10 年。

3. 胃肠道受累表现 淀粉样变可以累及整个胃肠道，表现出一系列非特异性的症状，包括恶心、呕吐、早饱、腹胀、腹痛、便秘、腹泻等，甚至出现致命性消化道出血。

4. 肝脏受累表现 指淀粉样变患者出现肝脏肿大（定义为肝脏纵向长度超过 15cm）或血碱性磷酸酶（alkaline phosphatase，ALP）水平≥1.5 倍参考范围上限。

5. 泌尿系统（肾脏）受累表现 表现为不同程度蛋白尿，尿蛋白定量＞0.5g/24h，尿量白蛋白/肌酐比值＞300mg/g，以白蛋白为主。部分符合肾病综合征诊断标准。

6. 凝血系统受累表现 一方面，CA 患者常存在获得性凝血因子 X 缺乏，导致凝血系统功能异常，出血风险增高；另一方面，CA 患者常合并高凝状态，导致血栓风险增高（图 8－4－2）。因此，CA 患者抗凝治疗时需要密切监测出血情况。

图 8－4－2 心脏淀粉样变患者血栓栓塞风险和出血风险增加的机制

7. 呼吸系统受累表现 临床不少见，多数患者无症状或无特异性表现。从临床病理学角度可以分为结节性肺淀粉样变、弥漫性肺泡-间隔淀粉样变及气管-支气管淀粉样变3种类型。

8. 软组织受累表现 巨舌症，表现为舌体肥大，影响功能或美观。文献报道，巨舌症常见病因是淀粉样变（占14%）。约20%～40%的AL型淀粉样变患者可以出现，被认为是AL型淀粉样变患者特异表现之一。有病例报道显示，ATTRv型淀粉样变患者也可以出现巨舌症。

眼周或眼眶出血，称为"浣熊眼征"，可以自发产生或轻微创伤后产生。文献报道，眼周或眼眶出血最常见病因是淀粉样变（占23%）。眼周或眼眶出血也是AL型淀粉样变患者的特异表现之

一，但只有10%～20%的AL型淀粉样变患者出现。有病例报告显示，ATTR-CA患者也可以出现眼周或眼眶出血。

总之，无论是AL-CA（图8-4-3）还是ATTR-CA患者（图8-4-4、图8-4-5），均会出现多种心脏受累和心脏外受累表现，AL-CA可以累及除CNS之外几乎全身任何组织和系统，ATTR-CA可以累及包括CNS在内的全身多个组织和系统。注意识别CA患者的"预警征或红旗征"（图8-4-6，表8-4-2），尽快开展特定的实验室检测和影像学检查，早期明确诊断及分型，减少漏诊或诊断延迟。

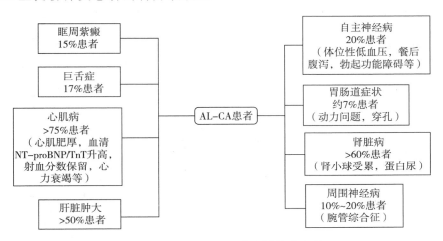

图8-4-3 AL-CA患者的临床表现

NT-proBNP N末端B型利钠肽原；TnT 肌钙蛋白T

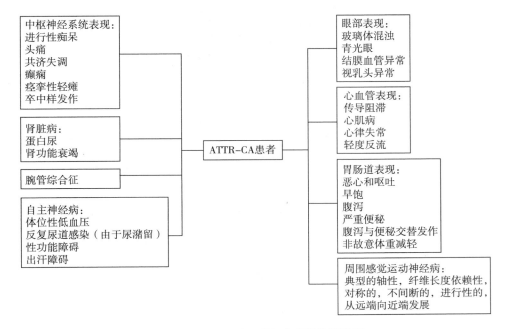

图8-4-4 ATTR-CA患者的临床表现

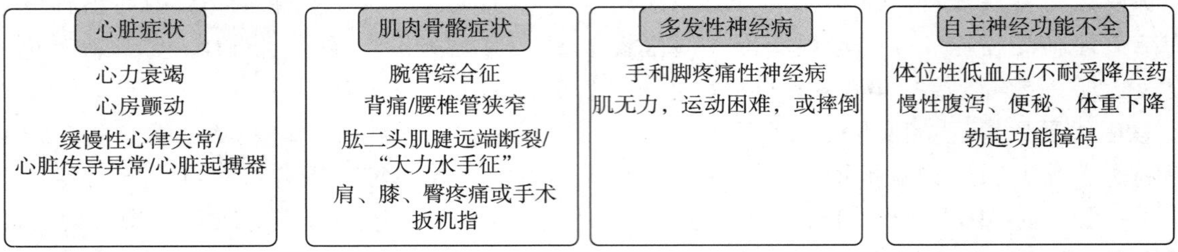

心脏症状	肌肉骨骼症状	多发性神经病	自主神经功能不全
心力衰竭 心房颤动 缓慢性心律失常/ 心脏传导异常/心脏起搏器	腕管综合征 背痛/腰椎管狭窄 肱二头肌肌腱远端断裂/ "大力水手征" 肩、膝、臀疼痛或手术 扳机指	手和脚疼痛性神经病 肌无力，运动困难，或摔倒	体位性低血压/不耐受降压药 慢性腹泻、便秘、体重下降 勃起功能障碍

图 8 - 4 - 5   ATTR - CA 患者的临床表现

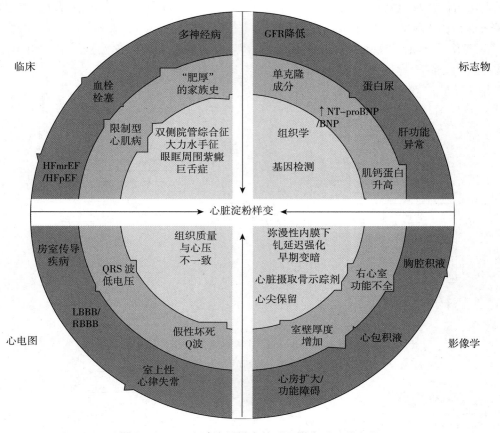

图 8 - 4 - 6   心脏淀粉样变的"预警征或红旗征"

GFR 肾小球滤过率；HFmrEF/HFpEF 射血分数轻度减低的心力衰竭/射血分数保留的心力衰竭；LBBB/RBBB 左束支传导阻滞/右
束支传导阻滞；NT - proBNP/BNP N 末端 B 型利钠肽原/B 型利钠肽原

表 8 - 4 - 2   心脏淀粉样变患者的"预警征或红旗征"

CA 类型	心脏表现		心脏外表现
AL 型或 ATTR 型	临床： 老年（年龄≥65 岁）HFpEF 或 HFmrEF 患者 心室壁肥厚患者合并心脏传导系统异常、房颤或起搏器植入术病史 因症状性低血压或体位性低血压对常规治疗心衰药物不耐受或者既往高血压患者出现血压正常或者偏低 心肌病或多神经病变家族史		神经系统： 周围感觉和运动神经多发性神经病 自主神经功能障碍
	心电图： QRS 波低电压或 QRS 波电压与左心室厚度比值降低 假性心肌梗死模式 房室传导疾病		骨骼系统： 双侧腕管综合征

CA 类型	心脏表现	心脏外表现
AL 型或 ATTR 型	超声心动图： 心室壁均匀增厚呈颗粒样回声 右心室壁增厚、瓣膜增厚及房间隔增厚 合并主动脉瓣狭窄，尤其低流量、低压差型 心室壁增厚伴左心室射血分数的快速下降 整体纵向应变减低伴心尖保留模式	胃肠道： 难治性腹泻与便秘交替
	心脏磁共振： 广泛的心内膜下或弥漫透壁强化 初始 T1 值升高 细胞外容积增加	肝脏： 肝大 碱性磷酸酶升高
	实验室指标： NT – proBNP 水平升高程度与心衰不成比例 肌钙蛋白 I 或 T 持续性、低水平升高	泌尿系统： 蛋白尿 肾功能不全
AL 型	—	眼周或眼眶出血（"熊猫眼"） 下颌跛行（运动性疼痛） 巨舌症，伴或不伴有颌下腺肿大 三角肌受累出现"肩垫征"
ATTR 型	—	玻璃体混浊 软脑膜淀粉样血管病 腰椎管狭窄病史 肱二头肌腱远端断裂（"大力水手征"） 髋关节或膝关节成形术病史

注：AL 淀粉样免疫球蛋白轻链；ATTR 淀粉样转甲状腺素蛋白；CA 心脏淀粉样变；HFpEF 射血分数保留的心力衰竭；HFmrEF 射血分数轻度降低的心力衰竭；NT – proBNP N 末端 B 型利钠肽原。

三、辅助检查

常用辅助检查项目包括心脏生物标志物检测，心电图、超声心动图、心脏磁共振（cardiac magnetic resonance，CMR）检查及核医学检查等多模态心脏影像学检查，以及组织活检、基因检测等，可以用于 CA 患者筛查、诊断和鉴别诊断、风险评估及预后判断等。

（一）优先检查

1. 心电图检查

（1）检查描述：主要是标准 12 导联心电图检查及动态心电图检查。

（2）检查结果如下所示。

①QRS 波低电压：目前有三种诊断标准。

肢体导联 QRS 波低电压，定义为 6 个肢体导联中 QRS 波最高正向波与最低负向波振幅绝对值之和均小于 5mm 或 0.5mV（1mm = 0.1mV）。

胸前导联 QRS 波低电压，定义为 6 个胸前导联中 QRS 波最高正向波与最低负向波振幅绝对值之和均小于 10mm 或 1.0mV。

Sokolow – Lyon 指数，定义为 V_1 导联 S 波和 V_5 或 V_6 导联 R 波振幅的绝对值之和小于 15mm 或 1.5mV。

心电图 QRS 波低电压而超声心动图心室壁增厚，二者结果不一致提示 CA 可能性更大。计算心电图电压和超声心动图左心室质量比值（voltage/mass ratio，VMR）可以作为一种简单实用的筛查指标。

②假性心肌梗死图形：表现为下壁、侧壁导联的病理性 Q 波，或 $V_1 \sim V_3$ 导联的 R 波电压递增不良等。

（3）临床意义如下所示。

①QRS 波低电压是 CA 的重要心电图特点之一，可以用于疾病的早期筛查和鉴别诊断。但是心电图无 QRS 波低电压不能排除 CA。随着病情进展，QRS 波电压可能进行性降低，与疾病预后相关。

②$V_1 \sim V_3$ 导联 R 波电压递增不良是 CA 的另一重要心电图特征，酷似前间壁心肌梗死，这一特征使 CA 患者容易被误诊为冠心病。心衰患者心电图同时出现肢体导联 QRS 低电压和 $V_1 \sim V_3$ 导联 R 波电压递增不良，即所谓"低电压 + 前间壁"时，应高度怀疑 AL – CA。

2. 常规超声心动图检查

（1）检查描述：包括二维超声心动图、彩色多普勒、频谱多普勒以及组织多普勒成像/超声心动图等。

（2）检查结果：关于 CA 患者超声心动图检查评估的结构和（或）功能异常见表 8-4-3。

表 8-4-3　心脏淀粉样变患者超声心动图检查和报告指标、结果、说明及推荐

检查和报告指标		结果	说明
二维超声心动图、彩色多普勒和频谱多普勒超声心动图检查	心室壁厚度	①全心增厚 ②左心室壁对称性增厚： 左心室壁厚度增加（>12mm） 相对室壁厚度（RWT）增加（>0.42）[a] ③右心室壁增厚： 右心室前壁厚度常 >6mm	左心室壁厚度增加结合心电图的 QRS 波振幅降低（低电压），高度提示 CA 诊断 通常 ATTRwt-CA 患者心室壁增厚程度大于 ATTRv-CA 和 AL-CA 患者 部分 ATTRwt-CA 患者存在非对称性左心室壁增厚
	心肌回声	心肌回声增强，呈颗粒样强回声（闪光征），尤以室间隔和左心室后壁为著	不是 CA 的特异性表现，需与终末期肾脏病或其他浸润性心肌病相鉴别 但是如果合并左心室整体纵向应变功能严重降低则高度提示 CA
	房间隔和瓣膜	房间隔和瓣膜增厚（>5mm）	不是 CA 的特异性表现，但提示 CA 诊断
	心房大小和功能	双心房增大，心房功能障碍	不是 CA 的特异性表现，但支持 CA 诊断，有助于卒中或动脉栓塞的风险评估
	心腔内血栓	心腔内云雾状血流回声或心腔内血栓，左心房或心耳血流瘀滞或血栓	不是 CA 的特异性表现，但有助于评估卒中风险；TTE 敏感性较低，需进一步 TEE 检查
	左心室舒张功能不全	2 级或 3 级舒张功能不全，二尖瓣 E/A 比值 >1.5，或呈限制性充盈模式（RFP），即 E/A 比值 >2.0，E 峰减速时间 <150ms 三尖瓣反流速度 >2.8m/s	多普勒舒张功能不全有助于评估预后 A 波速度严重减低可能是由于左心房衰竭导致，有助于评估卒中风险
	估测肺动脉收缩压和右心房压	估测肺动脉收缩压增高（>35mmHg） 右心房压增高（>10mmHg）	这些指标有助于估测容量状态，指导利尿剂的治疗
	左心室腔大小	左心室腔无扩大或缩小	—
	左心室收缩功能	LVEF 基本正常或轻度降低 短期内 LVEF 可以明显下降	应用 LVEF 评估 CA 患者的收缩功能障碍的敏感性较低，但是左心室肥厚患者出现不明原因 LVEF 快速下降应考虑 AL-CA 诊断
	心包积液	少量心包积液	不是 CA 的特异性表现，但合并其他超声指标时提示诊断
组织多普勒超声心动图检查	左心室舒张功能障碍	二尖瓣环运动速度（e'）降低，间隔部位 e' <7cm/s，侧壁 e' <10cm/s，平均 e' <8cm/s，E/e' 比值升高（>14）[b]	协助评估左心室舒张功能不全，有助于评估疾病预后
	左心室功能障碍	"5-5-5" 征，即 s'（收缩期）、e'（舒张早期）和 a'（舒张晚期/心房期）心肌组织运动速度均 <5cm/s	多见于严重 CA 患者或疾病晚期阶段，高度提示 CA 诊断，但是在疾病早期阶段不敏感
应变成像	左心室纵向应变	左心室 GLS 降低，绝对值 <20% 或实际值 >-20%，但径向应变和周向应变相对正常	二维或三维斑点追踪成像显示 CA 患者特征性的心肌应变
	牛眼图左心室纵向应变	"心尖保留"模式或"草莓"征：左心室心肌基底段和中段的纵向应变明显降低而心尖段正常或相对保留	牛眼图上左心室心肌应变特征是诊断 CA 最特异指标，但是无法区分 AL-CA 和 ATTR-CA

1. 不考虑 CA 诊断：左心室壁厚度正常，左心室质量正常，心房大小正常，室间隔或侧壁组织多普勒心肌运动速度 >10cm/s。

2. 高度提示 CA 诊断：左心室壁厚度增加，左心室质量增加，双心房增大，窦性心律 A 波变小，二尖瓣环组织多普勒心肌运动速度 <5cm/s，典型的左心室纵向应变模式，少量心包积液或胸腔积液。

3. 不确定：有异常发现，但与上述检查异常结果不符。

注：AL-CA 免疫球蛋白轻链型心脏淀粉样变；ATTRV-CA 变异型转甲状腺素型心脏淀粉样变；ATTRWT-CA 野生型转甲状腺素型心脏淀粉样变；CA 心脏淀粉样变；GLS 整体纵向应变；LVEF 左心室射血分数；RFP 限制性充盈模式；RWT 相对室壁厚度；TEE 经食道超声心动图；TTE 经胸超声心动图；[a] 相对室壁厚度（RWT）= 2 * 舒张末期左心室后壁厚度/左心室舒张末期内径；[b]（欧美标准）e' <8cm/s，侧壁 e' <10cm/s，平均 e' <9cm/s，E/e' 比值升高（>15）。

（3）临床意义：超声心动图检查具有快速、便捷及实时动态操作等优势，是目前筛查和识别 CA 患者的首选方法，可以协助诊断和鉴别诊断，评估预后。

3. 常规 CMR 检查

（1）检查描述：CMR 检查可以用于评估心脏结构、功能和组织特性，在 CA 的诊断和预后评价方面发挥重要作用。其中，延迟钆强化（late gadolinium enhancement，LGE）技术可以用于无创性评估心肌纤维化。

（2）检查结果：CA 患者最特异的 LGE 模式为不符合冠状动脉供血区域分布的广泛的心内膜下或透壁性 LGE。此外，右心室壁、心房壁及房间隔也可出现不同程度 LGE。通常，ATTR‑CA 患者透壁性 LGE 和右心室 LGE 的比例更高，AL‑CA 患者心内膜下 LGE 的比例更高。LGE 程度与淀粉样变负担相关，透壁性或弥漫性 LGE 是 CA 患者全因死亡的独立预测因素，可以提高预后价值。

（3）临床意义：LGE 模式在 CA 的诊断及鉴别诊断方面具有重要作用，已经成为无创性评估和诊断 CA 的核心。LGE 模式在 CA 患者预后评价方面也发挥作用。

4. 心脏闪烁显像

（1）检查描述如下所示。

①骨亲和性放射性示踪剂：指锝 99m（$^{99}Tc^m$）标记的磷酸盐衍生物，包括 $^{99}Tc^m$‑焦磷酸盐（$^{99}Tc^m$‑PYP）、$^{99}Tc^m$‑羟基亚甲基二磷酸盐（$^{99}Tc^m$‑HMDP）及 $^{99}Tc^m$‑二羧基丙烷二磷酸盐（$^{99}Tc^m$‑DPD）。目前，中国和美国主要使用 $^{99}Tc^m$‑PYP，而欧洲国家主要使用 $^{99}Tc^m$‑DPD 和 $^{99}Tc^m$‑HMDP。

②扫描时间：对于 $^{99}Tc^m$‑DPD/HMDP，通常是注射示踪剂后 2h 或 3h 进行扫描；对于 $^{99}Tc^m$‑PYP，通常是注射示踪剂后 1h 或 3h 进行扫描。

③成像方法：包括平面成像和断层成像两种方式，后者指单光子发射计算机断层成像（SPECT）或与 CT 结合（SPECT/CT）。SPECT 或 SPECT/CT 是平面成像的重要补充，一般在平面成像基础上常规进行。

④评估方法：主要有两种。

Perugini 分级，可以用于 $^{99}Tc^m$‑PYP、$^{99}Tc^m$‑DPD/HMDP 三种示踪剂，主要采用断层成像方法，将示踪剂的心肌摄取程度与正常肋骨摄取程度进行比较后分级，分为 4 个等级。Perugini 0 级表示心脏和正常肋骨均没有摄取，1 级表示心脏摄取低于正常肋骨摄取（心肌轻度摄取），2 级表示心脏摄取与正常肋骨摄取相等（心肌中度摄取），3 级表示心脏摄取高于正常肋骨摄取（心肌高度摄取）。阳性诊断标准为心肌 2 级和 3 级摄取（心肌中度或高度摄取）。

定量评估方法，采用平面成像方法，选取包含心脏的感兴趣区及对侧胸腔同样面积大小区域，计算心脏和对侧（heart‑to‑contralateral，H/CL）像素摄取比值，主要用于 $^{99}Tc^m$‑PYP 示踪剂。阳性诊断标准为注射示踪剂后 1h 测量的 H/CL 比值 >1.5h 或 3h 测量的 H/CL 比值（>1.3）。目前，不同组织对于心肌摄取阳性的判定标准不同（表 8‑4‑4）。

表 8‑4‑4　不同组织对心肌摄取阳性判定标准

不同组织	Perugini 分级	心脏和对侧（H/CL）比值
欧洲心脏病学会	$^{99}Tc^m$‑DPD/HMDP 注射 3h 后扫描，Perugini 分级 ≥2 级	无
德国心脏学会	$^{99}Tc^m$‑DPD/HMDP 注射 3h 后扫描，Perugini 分级 ≥2 级	无
加拿大心血管学会/加拿大心力衰竭学会	$^{99}Tc^m$‑PYP 注射 1h 或 3h 后扫描，Perugini 分级 ≥2 级	和（或）H/CL 比值 ≥1.5（1h 或 3h 扫描）
美国心脏协会	$^{99}Tc^m$‑PYP 注射 1h 或 3h 后扫描，Perugini 分级 ≥2 级	和（或）H/CL 比值 >1.5（1h 或 3h 扫描）
日本心脏病学会	$^{99}Tc^m$‑PYP 注射 1h 或 3h 后扫描，Perugini 分级 ≥2 级	和（或）H/CL 比值 >1.5（1h 扫描）或 >1.3（3h 扫描）

（2）检查结果：ATTR‑CA 患者心脏显像结果呈阳性，表现为心肌 2 级或 3 级摄取，或 H/CL 比值 >1.5（1h）或 >1.3（3h），AL‑CA 患者也有 9%～27% 的阳性。

（3）临床意义如下所示。

① $^{99}Tc^m$‑PYP/DPD/HMDP 心脏显像阳性结合血/尿 IFE 和血清 FLC 检测除外 M 蛋白，可以准确诊断 ATTR‑CA，具有很高的敏感性和特异性。

②心脏显像的假阳性率较高，但也有一定的假阴性率，临床上解释心脏显像结果时需要注意与相应的疾病进行鉴别诊断，避免误诊或漏诊。

5. 血 M 蛋白检测

（1）检查描述：主要是采用血或尿 IFE 检测（定性检测）及血清 FLC 检测（定量检测），评估 M 蛋白血症，有助于 AL-CA 的诊断和鉴别诊断。临床常用的血清 κ 轻链 95% 参考值范围为 3.3 ~ 19.4mg/L，血清 λ 轻链为 5.7 ~ 26.3mg/L，血清 κ/λ 比值（又称血清游离轻链比值，free light chain ratio，FLCR）的诊断范围为 0.26 ~ 1.65。FLCR 受肾功能水平影响，对于合并慢性肾脏病（chronic kidney disease，CKD）的 CA 患者，需要调整 FLCR 的诊断范围。

（2）检查结果：血清 κ/λ 比值（FLCR）异常（>1.65 或 <0.26）或单克隆性轻链增多，尤其是合并血/尿 IFE 阳性，考虑 AL 型淀粉样变。但是，需要除外 CKD 等因素引起的多克隆性 FLC 增多。

（3）临床意义如下所示。

①血 IFE、尿 IFE 和血清 FLC 检测三者联合对于 M 蛋白血症的检出率可以达到 98% ~ 99%，有助于 AL 型淀粉样变（包括 AL-CA）的诊断和鉴别诊断。其中，血清 FLC 检测的敏感性更高，血/尿 IFE 检测的特异性更高。准确除外 M 蛋白血症是无创性诊断 ATTR-CA 并保证特异性的前提条件。

②血/尿 IFE 和血清 FLC 检测存在假阴性率，主要与检测试剂及技术水平有关。也存在一定的假阳性率，主要与 CKD 相关，需要结合肾功能水平进行校正。

③AL-CA 患者的 M 蛋白浓度较低，而常规（普通）血、尿蛋白电泳检测的敏感性较低，不作为 AL-CA 的筛查指标。

6. 组织活检及病理检查

（1）检查描述如下所示。

①检查部位：包括 EMB 和心脏外器官组织活检，后者又分为受累器官活检和筛查性活检。

②适应证：目前 EMB 检查仍然是诊断 CA 的"金标准"。组织活检目前主要应用的情景有：AL 型淀粉样变或其他少见类型的淀粉样变；心脏显像阳性，同时，血/尿 IFE 和（或）血清 FLC 检测存在 M 蛋白血症；临床可疑 ATTR-CA 但心脏显像阴性；临床上可疑 ATTR-CA，没有条件进行心

脏显像，心脏外组织活检不能明确 TTR 沉积。

③病理检查：首先明确淀粉样纤维沉积，主要应用石蜡切片刚果红染色及偏振光显微镜检查，这是目前诊断淀粉样纤维的最常用方法。然后，明确淀粉样纤维的前体蛋白类型，可以采用免疫组化、免疫荧光、免疫电镜方法以及质谱分析方法。前三者是利用已知前体蛋白的自身抗体进行检查（即基于抗体的方法），只能鉴定已知的前体蛋白；质谱分析可以鉴定所有已知和未知的淀粉样前体蛋白，是目前淀粉样纤维前体蛋白分型的"金标准"。这些检查方法各有优缺点，可以根据各自医院或中心的检查条件进行针对性选择。

（2）检查结果：可以通过不同方法证实 AL-CA 患者组织标本的前体蛋白为 LC，呈轻链限制性表达，即单克隆表达 λ 轻链或 κ 轻链。

（3）临床意义：腹壁脂肪垫活检常作为心脏外组织活检的首选，但是阴性结果不能除外 CA 诊断。临床高度怀疑 CA 而心外组织活检阴性的患者应考虑进行 EMB。

7. 基因检测

（1）检查描述：针对临床诊断 ATTR-CA 的患者进行 *TTR* 基因突变检测，以区分 ATTRv-CA 或 ATTRwt-CA。

（2）临床意义：有助于明确 ATTRv-CA 的诊断，对 ATTRv-CA 患者的预后判定、家族筛查和遗传咨询也具有重要意义。

（二）新检查

1. 超声心动图检查新技术

（1）检查描述：主要采用二维或三维斑点追踪成像（speckle tracking imaging，STI）技术。左心室整体纵向应变（global longitudinal strain，GLS）研究最多。

（2）检查结果：从整体应变看，CA 患者的左心室 GLS 降低（绝对值 <20% 或实际值 >-20%），但是径向应变和周向应变相对正常；在区域应变中，CA 患者左心室心肌中间段和基底段的纵向应变降低，心尖段的纵向应变相对正常，称为"相对心尖保留"模式，在牛眼图上表现为"草莓（cherry-on-the-top）"征。

（3）临床意义：心肌应变成像牛眼图上"相对心尖保留"模式是 CA 患者相对特异表现之一，有助于与其他疾病进行鉴别。也有研究显示，这

种"相对心尖保留"模式主要出现在比较晚期的 CA 患者中，在早期患者中的诊断价值有限。

2. CMR 检查新技术

（1）检查描述：主要指 T1 映射（T1 mapping）技术，包括平扫和增强扫描。前者测定心肌固有信号，称为初始 T1 值；后者在注射钆对比剂后成像，计算心肌组织的细胞外体积（extracellular volume，ECV），通常 ECV >40% 高度提示 CA。

（2）检查结果：通常，CA 患者初始 T1 值和 ECV 值均升高，与 CA 患者的心肌受累程度或病情相关。治疗后，初始 T1 值及 ECV 值的变化还可以评估 AL - CA 患者的治疗反应。

（3）临床意义：测量初始 T1 值和 ECV 值，可以定量评价心肌纤维化程度，有助于 CA 诊断及鉴别诊断，具有预后判断价值，还可以监测治疗反应及疾病进展。

四、 诊断及其标准

（一）诊断标准

CA 的诊断需要满足以下两点。

（1）临床表现及辅助检查提示存在典型的心脏和心脏外多系统受累表现，尤其是提示 CA 诊断的"预警征或红旗征"。

（2）EMB 检查和（或）心脏外组织活检＋病理检查证实有淀粉样物质沉积，诊断 AL - CA 或其他少见类型 CA；或对于血/尿 IFE 检查阴性且血 FLCR 正常的患者进行 $^{99}Tc^{m}$ - PYP/DPD/HMDP 检查，显像阳性则可以诊断 ATTR - CA。

（二）临床分型

CA 主要分为 AL - CA 和 ATTR - CA。其中，AL - CA 根据 LC 的类型分为 λ 轻链型和 κ 轻链型，前者为主，占 75% ~ 80%。而 ATTR - CA 根据是否存在 *TTR* 基因突变分为 ATTRv - CA 和 ATTRwt - CA，后者为主，占 75%。

（三）预后评估

1. AL - CA 的预后评估 目前，对于 AL - CA 初诊患者在治疗前的预后分期系统包括 Mayo 2004 年分期系统、Mayo 2012 年分期系统、2013 年欧洲协作研究分期系统、2016 年国际心肺移植学会心脏移植标准分期系统、2019 年美国波士顿大学分期系统、中国南京预后分期系统及沈阳预后分期系统（表 8 - 4 - 5 和表 8 - 4 - 6）。

肾脏受累是 AL 型淀粉样变患者最常见的心脏外受累器官。肾脏预后分期系统包括 2014 年版、2017 年版及 2022 年版（表 8 - 4 - 5）。

表 8 - 4 - 5 AL - CA 患者的预后分期系统汇总

分期系统	评价指标及阈值	分期	评分（分）	中位生存期
Mayo 2004 年分期系统	NT - proBNP≥332ng/L cTnT≥0.035μg/L	Ⅰ期：2 个指标均低于阈值	0	26.4 个月
		Ⅱ期：1 个指标高于阈值	1	10.5 个月
		Ⅲ期：2 个指标均高于阈值	2	3.5 个月
	NT - proBNP≥332ng/L cTnI≥0.1μg/L	Ⅰ期：2 个指标均低于阈值	0	27.2 个月
		Ⅱ期：1 个指标高于阈值	1	11.1 个月
		Ⅲ期：2 个指标均高于阈值	2	4.1 个月
Mayo 2012 年分期系统	NT - proBNP≥1800ng/L cTnT≥0.025μg/L dFLC≥180mg/L	Ⅰ期：3 个指标均低于阈值	0	94.1 个月
		Ⅱ期：1 个指标高于阈值	1	40.3 个月
		Ⅲ期：2 个指标高于阈值	2	14.0 个月
		Ⅳ期：3 个指标均高于阈值	3	5.8 个月
2013 年欧洲协作研究分期系统	NT - proBNP＞8500ng/L 收缩压＜100mmHg	Ⅰ期：2 个指标均正常	0	26 个月
		Ⅱ期：1 个指标异常	1	6 个月
		Ⅲ期：2 个指标均异常	2	3 个月

分期系统	评价指标及阈值	分期	评分（分）	中位生存期
国际心肺移植学会2016心脏移植标准AL－CA预后分期系统	Ⅰ期：NT－proBNP<332ng/L且cTnT<0.035μg/L			
	Ⅱ期：NT－proBNP≥332ng/L或cTnT≥0.035μg/L			
	Ⅲ期：NT－proBNP≥332ng/L且cTnT≥0.035μg/L			
	低危：NT－proBNP≤8500ng/L且收缩压≥100mHg			
	中危：NT－proBNP>8500ng/L或收缩压<100mHg			
	高危：NT－proBNP>8500ng/L且收缩压<100mHg			
波士顿大学分期系统（2019年）	BNP>81ng/L cTnI>0.10μg/L	Ⅰ期：指标均低于阈值	0	>12年
		Ⅱ期：1个指标高于阈值	1	9.4年
		Ⅲ期：2个指标高于阈值	2	4.3年
		Ⅲb期：2个指标高于阈值且BNP>700pg/mL	3	1.0年
中国南京预后分期系统（2019年）	hs－cTnT>0.026μg/L dFLC>75.89mg/L Gal－3>20.24μg/L	Ⅰ期：指标均低于阈值	0	100个月
		Ⅱ期：1个指标高于阈值	1	60个月
		Ⅲ期：2个指标高于阈值	2	29个月
		Ⅳ期：3个指标高于阈值	3	15个月
中国沈阳预后分期系统（2021年）	cTnI≥0.06μg/L NT－proBNP≥3600ng/L Tbil≥18μmol/L eGFR<60ml/（min·1.73m²） dFLC≥100mg/L	0期：所有指标均低于阈值，3年估计生存率90.7%	—	
		Ⅰ期：1个指标高于阈值，3年估计生存率71.4%		
		Ⅱ期：2个指标高于阈值，3年生存率59.4%	56.9个月	
		Ⅲ期：3个指标高于阈值，3年生存率39.0%	18.6个月	
		Ⅳ期：4～5个指标高于阈值，3年生存率22.1%	6.5个月	
肾脏预后分期系统（2014年）	eGFR<50ml/（min·1.73m²） 尿蛋白定量>5g/24h	Ⅰ期：eGFR高于阈值并且尿蛋白低于阈值 2年内发展为透析的风险约0%～3%；3年内风险约0%～4%		
		Ⅱ期：eGFR低于阈值或者尿蛋白高于阈值 2年内发展为透析的风险约11%～25%；3年内风险约15%～30%		
		Ⅲ期：eGFR低于阈值且尿蛋白高于阈值 2年内发展为透析的风险为60%～75%；3年内风险60%～85%		
肾脏预后分期系统（2017年）	24h尿蛋白定量与eGFR比值（24hUPr/eGFR）（mg·ml⁻¹·min⁻¹·1.73m⁻²）	Ⅰ期：24h UPr/eGFR≤30，2年内进展至透析的风险为3%		
		Ⅱ期：24h UPr/eGFR 31～99，2年内进展至透析的风险为9%		
		Ⅲ期：24h UPr/eGFR≥100，2年内进展至透析的风险为35%		
肾脏预后分期系统（2022年）	eGFR<50ml·min⁻¹·1.73m⁻² 尿微量白蛋白/肌酐比值（UACR）>3600mg/g	Ⅰ期：eGFR高于阈值且UACR低于阈值，3年透析发生率为0%		
		Ⅱ期：eGFR低于阈值或UACR高于阈值，3年透析发生率为20%		
		Ⅲ期：eGFR低于阈值且UACR高于阈值，3年透析发生率为44%		

注：AL 淀粉样免疫球蛋白轻链；BNP B 型利钠肽；CA 心脏淀粉样变；cTnI 心肌肌钙蛋白 I；cTnT 心肌肌钙蛋白 T；dFLC 受累与未受累血清游离轻链差值；eGFR 估算的肾小球滤过率；Gal－3 半乳糖凝集素－3；hs－cTnT 高敏肌钙蛋白 T；NT－proBNP N 末端 B 型利钠肽原；Tbil 总胆红素。

表 8－4－6　AL－CA 患者不同预后分期系统比较

预后分期系统	cTnT（μg/L）	cTnI（μg/L）	hs－cTnT（ng/L）	NT－proBNP（ng/L）	BNP（ng/L）	dFLC（mg/L）
Mayo 2004 年分期系统	≥0.035	≥0.10	—	≥332	—	—
2013 和 2015 年更新	—	—	—	>8500	—	—
2019 年更新	—	—	≥50	—	—	—
2019 年更新	—	—	—	—	>81	—

续表

预后分期系统	cTnT（μg/L）	cTnI（μg/L）	hs-cTnT（ng/L）	NT-proBNP（ng/L）	BNP（ng/L）	dFLC（mg/L）
Mayo 2012 年分期系统	≥0.025	—	—	≥1800	—	≥180
2019 年更新	—	—	≥40	—	—	—
2019 年更新	—	—	—	—	≥400	—

注：AL-CA AL 型心脏淀粉样变；BNP B 型利钠肽；cTnT 心肌肌钙蛋白 T；cTnI 心肌肌钙蛋白 I；dFLC 受累与未受累血清游离轻链的差值；hs-cTnT 高敏心肌肌钙蛋白 T；NT-proBNP N 末端 B 型利钠肽原。

2. ATTR-CA 的风险评估及危险分层 目前，关于 ATTR-CA 患者的预后分期系统包括：美国 Mayo 分期系统和英国分期系统（表 8-4-7）。

表 8-4-7 ATTR-CA 患者的预后分期系统汇总

分期系统	评价指标及阈值	分期		中位生存期（月）
美国 Mayo 分期系统（2016 年）	适用于 ATTRwt-CA 患者 NT-proBNP >3000pg/ml cTnT >0.05μg/L	Ⅰ期：2 个指标均低于阈值		66
		Ⅱ期：1 个指标高于阈值		40
		Ⅲ期：2 个指标高于阈值		20
英国分期系统（2018 年）	适用于所有 ATTR-CA 患者 NT-proBNP >3000ng/L eGFR <45ml·min^{-1}·1.73m^{-2}	Ⅰ期：NT-proBNP 低于阈值，eGFR 高于阈值		69.2
		Ⅱ期：NT-proBNP 高于阈值或 eGFR 低于阈值		46.7
		Ⅲ期：NT-proBNP 高于阈值且 eGFR 低于阈值		24.1

注：ATTR 淀粉样转甲状腺素蛋白；CA 心脏淀粉样变；NT-proBNP N 末端 B 型利钠肽前体；cTnT 心肌肌钙蛋白 T；eGFR 估算的肾小球滤过率。

五、 鉴别诊断

心脏淀粉样变的心脏改变主要为心室壁增厚。首先，需要与其他表现为心室壁增厚的疾病相鉴别；其次，CA 患者可以出现 cTnI 或 cTnT 升高，伴有心电图的假性心肌梗死改变，需与急性心肌梗死进行鉴别；最后，诊断 CA 时还需要进行 AL-CA 和 ATTR-CA 的鉴别。

六、 误诊防范

（一）易误诊人群

（1）心电图存在假性心肌梗死图形或合并 cTnI 或 cTnT 升高的 CA 患者。

（2）血/尿 IFE 或血 FLC 检测异常合并^{99}Tc^{m}-PYP 显像阳性的 CA 患者。

（二）本病被误诊为其他疾病

（1）CA 患者心电图存在假性心肌梗死图形，伴有 cTnI 或 cTnT 升高，容易被误诊为急性心肌梗死。

（2）CA 患者超声心动图提示心室壁增厚，伴有心电图 QRS 波高电压，容易被误诊为肥厚型心肌病。

（三）其他疾病被误诊为本病

其他疾病被误诊为 CA 的情况相对少见，主要是 AL-CA 和 ATTR-CA 之间可能误诊，见于血/尿 IFE 或血 FLC 检测异常合并心脏显像阳性患者。

（四）避免误诊的要点

（1）充分认识到 CA 患者临床表现多样化，要注意识别 CA 患者的"预警征或红旗征"，合并这些表现越多，提示诊断 CA 的可能性越大。

（2）进行详细的病史（包括家族史）询问和体格检查，尽可能查找更多能够提示 CA 诊断或特定类型 CA 的"预警征或红旗征"。

（3）加深对 CA 患者心电图及超声心动图改变及二者之间联系的认识。

（4）认识到血 FLC 检测异常与^{99}Tc^{m}-PYP 显像阳性之间可能的联系。

（5）对于一些表型不明确的患者，建议行组织活检，尤其是 EMB，结合淀粉样蛋白前体鉴定，明确 CA 诊断及分型。

治疗

一、 治疗流程

对于明确诊断 CA 的患者，治疗措施包括病因治疗（疾病特异性治疗）、对症治疗及最佳支持治疗（best support care，BSC）。首先，根据 CA 的类型给予病因治疗。对于 AL - CA 患者，病因治疗主要是抗浆细胞，对于符合适应证患者应该考虑外周血自体干细胞移植（autologous stem cell transplantation，ASCT）；对于 ATTR - CA 患者，病因治疗主要是针对 TTR 的代谢过程进行的，包括稳定

TTR 四聚体、减少肝细胞 TTR 合成、破坏并清除已形成的淀粉样蛋白纤维等 3 种途径。其次，对于 CA 患者合并的心衰和心律失常给予对症治疗；同时给予患者 BSC，维持心脏等重要器官的功能。经上述治疗后无法控制病情的患者，可以评估心脏移植（heart transplantation，HT 或 HTx）或心室辅助装置（ventricular assist device，VAD）的适应证。对于晚期 CA 患者，也可以给予舒缓治疗或安宁疗护。CA 患者的治疗流程见图 8 - 4 - 7。

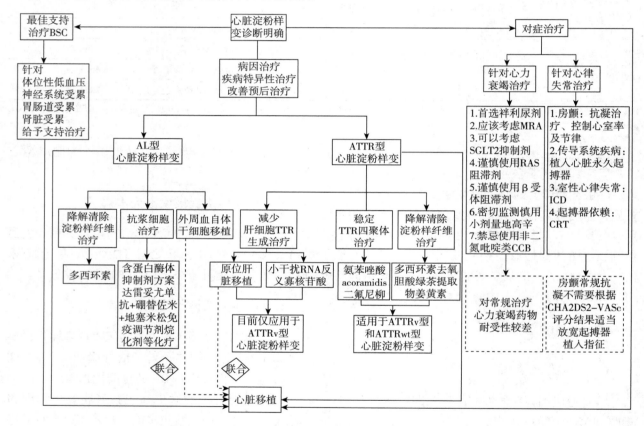

图 8 - 4 - 7 心脏淀粉样变的治疗流程

AL 淀粉样免疫球蛋白轻链；ATTR 淀粉样转甲状腺素蛋白；CCB 钙离子通道阻滞剂；CRT 心脏再同步化治疗；ICD 植入
式心脏转复除颤起搏器；MRA 盐皮质激素受体拮抗剂；RAS 肾素血管紧张素系统；SGLT - 2 钠葡萄糖共转运蛋白 - 2；
TTR 转甲状腺素蛋白

二、 治疗原则

CA 患者一经确诊，应该按照预后分期及受累脏器功能尽早开始治疗。管理原则可以概括为早期诊断，正确分型，及时治疗，最佳支持，定期评估。

三、 治疗细则

（一）针对心衰的治疗

对于 CA 合并心衰患者的治疗：①利尿剂是一线治疗药物，一般首选袢利尿剂托拉塞米。②肾功能和血压可以耐受情况下，推荐使用螺内酯，

可以与托拉塞米联合。③可以考虑使用钠–葡萄糖共转运蛋白–2抑制剂。④对有适应证患者，可以在密切监测下使用小剂量或中等剂量的肾素血管紧张素系统阻滞剂和β受体拮抗剂。⑤如果应用其他治疗不能控制心率，可以在密切监测地高辛浓度、肾功能及血电解质情况下，谨慎使用小剂量的地高辛。⑥禁忌使用非二氢吡啶类钙离子通道阻滞剂（calcium channel block，CCB）。

（二）针对心律失常的治疗

1. 针对房颤/房扑的治疗

（1）抗凝治疗：CA合并房颤或房扑患者血栓风险高，只要没有禁忌证，推荐积极抗凝治疗。CA患者出血风险也高，抗凝过程需要密切注意出血等并发症。首选直接作用口服抗凝药（direc-tacting oral anticoagulants，DOACs），次选华法林。如果对抗凝治疗不耐受或存在出血高危，可以考虑使用左心耳封堵术。

（2）心律（节律）控制策略：由于CA患者常合并HFpEF，倾向于采取积极的节律控制（转复窦律）治疗策略。药物治疗首选胺碘酮，对于症状明显或血流动力学不稳定患者，选择直流电复律（direct-current cardioversion，DCCV），术前应常规行经食道超声心动图检查除外心腔内血栓（即使术前已口服抗凝药），术后注意并发症，有适应证的患者也可以行导管消融术。

（3）心率控制策略：胺碘酮是心率控制的首选药物。在血压可以耐受情况下谨慎使用小剂量β受体拮抗剂治疗，或小剂量地高辛。一般禁用非二氢吡啶类CCB。药物治疗无效的房颤，可以考虑房室结消融＋心脏永久起搏器植入术。

2. 针对室性心律失常的治疗

（1）药物治疗：胺碘酮是首选的抗心律失常药物。

（2）植入式心脏转复除颤起搏器（implantable cardioverter defibrillator，ICD）：目前尚没有研究证实植入ICD可以降低CA患者的病死率。因此，CA患者目前不常规推荐植入ICD进行一级预防。对于CA患者，心脏骤停复苏后如果预期生存期＞1年，推荐植入ICD进行二级预防（Ⅰ类推荐）。

3. 针对心脏传导异常的治疗 CA患者容易发生心脏传导异常，符合指征患者推荐植入心脏永久起搏器。对于体表心电图提示传导异常的CA患者，应密切监测病情进展。对既往有过晕厥前兆或晕厥病史的患者，适当放宽心脏起搏器植入指征。早期植入心脏起搏器，可能有助于减少症状性心动过缓事件的发生。

（三）针对AL型淀粉样变的疾病特异性治疗

1. 疗效评估标准 决定AL型淀粉样变患者预后的主要因素是器官（尤其是心脏）受累的严重程度及潜在的单克隆性异常增生的骨髓浆细胞负担。所有AL型淀粉样变（包括AL-CA）患者，需要定期评估血液学反应（包括血液学缓解和进展）及器官反应（包括器官缓解和进展）。

（1）血液学评估（表8-4-8）：需要根据患者的基线血清游离轻链差值（difference of serum free light chain，dFLC，指受累血清FLC与未受累血清FLC水平的差值）水平选择合适的标准。①AL型淀粉样变者基线dFLC水平≥50mg/L，称为"可评估的"或"高水平的"dFLC，可以评估所有血液学反应，从深到浅包括严格意义的完全缓解（stringent complete remission，sCR）、完全缓解（complete remission，CR）、非常好的部分缓解（very good partial remission，VGPR）、部分缓解（partial remission，PR）、疾病稳定（disease stable，SD）和疾病进展（disease progression，PD）。②AL型淀粉样变患者基线dFLC＜50mg/L，称为"不可评估的"或"低水平的"dFLC。基线dFLC在20~50mg/L的患者可以评估CR和PR；基线dFLC＜20mg/L的患者只能评估CR。

表8-4-8 AL型淀粉样变患者的血液学缓解和进展标准

分类1	分类2		定义	标准
总缓解率（ORR）	深度缓解（dHR）	严格意义的完全缓解（sCR）	符合CR标准，同时，iFLC≤20mg/L或dFLC≤10mg/L	
		完全缓解（CR）	血/尿免疫固定电泳阴性，同时，血清FLCR正常，或者uFLC浓度大于iFLC浓度，伴或不伴有异常FLCR	
		非常好的部分缓解（VGPR）	dFLC下降至＜40mg/L	
	—	部分缓解（PR）	dFLC≥50mg/L的患者：dFLC下降＞50% dFLC在20~50mg/L的患者：dFLC＜10mg/L	

分类1	分类2	定义	标准
无缓解（NR）	—	疾病稳定（SD）	未达到 PR，也不符合 PD 标准
		疾病进展（PD）	若达到 CR，可检测到 M 蛋白或血清 FLCR 异常（iFLC 水平必须翻倍） 若达到 PR，血 M 蛋白增加≥50% 且 >5g/L，或者尿 M 蛋白增加≥50% 且 >200mg/d iFLC 水平增加≥50% 且 >100mg/L

注：AL 淀粉样免疫球蛋白轻链；dFLC 游离轻链差值；FLCR 游离轻链比值；iFLC 受累游离轻链；uFLC 为未受累游离轻链。

评估血液学反应，首先需要关注反应深度，其次要关注发生时间。早期或快速（通常指治疗后 1 个月内）实现深度血液学反应（包括 VGPR 或 CR）的患者长期预后明显改善。

（2）器官评估（表 8 - 4 - 9）：心脏、肾脏和肝脏是 AL 型淀粉样变患者最常见的受累器官，器官评估主要针对这三者。评估器官反应要求的治疗前标准为：①心脏，NT - proBNP >650pg/ml 和（或）BNP >150pg/ml。②肾脏，尿蛋白定量 >0.5g/24h。③肝脏，ALP >1.5 倍参考值上限。

表 8 - 4 - 9　AL - CA 患者的器官缓解和进展标准（新标准）

器官	缓解	进展
心脏	缓解：NT - proBNP 较基线相对下降 >30% 且绝对值下降 >300ng/L。在此基础上进一步分为以下几种 CR：NT - proBNP 最低值≤400ng/L 或 350ng/L；或者 BNP 最低值≤80ng/L VGPR：NT - proBNP 较基线相对下降 >60% 但最低值仍 >400ng/L 或 350ng/L PR：NT - proBNP 较基线相对下降 31%～60% NR：NT - proBNP 较基线相对下降≤30%	NT - proBNP 较最低值相对升高 >30% 且绝对值升高 >300ng/L，或 BNP 较最低值相对升高 >30% 且绝对值升高 >70ng/L cTnT 或 cTnT/cTnI 较最低值相对升高≥33% LVEF 较最高值相对下降≥10%
肾脏	缓解：尿蛋白定量较基线相对降低 >30% 或尿蛋白定量 <0.5g/24h（治疗前≥0.5g/24h）且 eGFR 较基线下降≤25%（未分类标准） 分类标准如下 CR：尿蛋白定量最低值≤0.2g/24h VGPR：尿蛋白较基线相对减少 >60% 但最低值 >0.2g/24h PR：尿蛋白较基线相对减少 31%～60% NR：尿蛋白较基线相对减少≤30%	尿蛋白定量增加 >50%（增加≥1g/24h）；或血肌酐较基线相对升高或 eGFR 较基线相对下降（即肾功能较基线恶化）>25%
肝脏	分类标准如下 CR：ALP 最低值≤2 倍参考值下限 VGPR：ALP 较基线相对下降 >60% 但最低值仍 >2 倍参考值下限 PR：ALP 较基线相对降低 31%～60% NR：ALP 较基线相对降低≤30%	ALP 较最低值相对升高 >50%

注：AL 淀粉样免疫球蛋白轻链；BNP B 型利钠肽；CA 心脏淀粉样变；CR 完全缓解；eGFR 估算的肾小球滤过率；LVEF 左心室射血分数；NT - proBNP N 末端 B 型利钠肽原；PR 部分缓解；VGPR 非常好的部分缓解。

与血液学评估类似，器官评估不仅要关注器官反应深度，也要关注发生时间。早期（通常指 3 个月内）实现"心脏缓解"的 AL - CA 患者预后明显改善。

2. 抗浆细胞治疗方案　针对 AL 型淀粉样变患者的抗浆细胞治疗药物包括烷化剂（ALKYLATING AGENT，AA）、ASCT、免疫调节剂（immuno-modulatory drugs，IMiDs）、蛋白酶体抑制剂（proteasome inhibitors，PIs）、CD38 单克隆抗体（monoclonal antibody，mAb）、B 细胞淋巴瘤 - 2（B cell lymphoma - 2，BCL - 2）蛋白抑制剂等（图 8 - 4 - 8）。

需要指出的是，目前除了 CD38 mAb——达雷妥尤单抗（daratumumab，DARA）有批准用于治疗 AL 型淀粉样变的适应证外，其他抗浆细胞治疗方案均未获得 AL 型淀粉样变治疗的适应证（尽管不断有临床研究报道）。因此，严格意义上均属于"超适应证（off - label）"用药。

（1）蛋白酶体抑制剂：目前，已经批准上市的药物包括第一代静脉或皮下注射的硼替佐米（bortezomib）、第二代静脉用药卡非佐米（carfilzomib）和口服的伊沙佐米（IXAZOMIB）3 种药物。

（2）针对 CD38 抗原的 mAb：目前，已经批准上市的药物有 DARA 和艾沙妥昔单抗（isatuximab）。DARA 是全球首个针对 CD38 抗原的完全人源化 IgG1 - κmAb。2021 年，ANDROMEDA 研究结果证实，环磷酰胺 + 硼替佐米 + 地塞米松（VCd）方案联合 DARA（D - VCd 方案），可以显著提高新诊断的 AL 型淀粉样变患者血液学反应的

发生率及深度，提高器官反应的发生率，而且DARA 治疗起效迅速，发生血液学反应的中位时间为 1 周。基于该研究结果，美国 FDA 批准 D - VCd方案用于治疗新诊断的 AL 型淀粉样变患者。

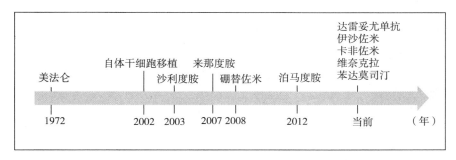

图 8 - 4 - 8 AL 型淀粉样变治疗措施发展时间轴

美法仑和苯达莫司汀 烷化剂；沙利度胺、来那度胺和泊马度胺 免疫调节剂；硼替佐米、伊沙佐米和卡非佐米

蛋白酶体抑制剂；达雷妥尤单抗 CD38 单克隆抗体；维奈克拉 BCL - 2 蛋白抑制剂

（3）免疫调节剂（IMiDs）：目前批准已经上市的药物均为口服药物，包括第一代的沙利度胺（thalidomide）、第二代的来那度胺（lenalidomide）和第三代的泊马度胺（pomalidomide）三种药物。

（4）烷化剂：包括左旋苯丙氨酸氮芥（美法仑）、环磷酰胺（cyclophosphamide）和苯达莫司

汀（bendamustine）等。

（5）抗 BCL - 2 蛋白抑制剂：目前上市的药物有维奈克拉（venetoclax），是全球首个 BCL - 2 蛋白抑制剂。

综上，目前抗浆细胞治疗药物临床应用先后顺序大致如下（表 8 - 4 - 10）。

表 8 - 4 - 10 治疗 AL 型淀粉样变主要药物应用汇总

药物种类	药物名称	药物方案	最早报道时间
烷化剂	美法仑	美法仑 + 泼尼松（MP）方案	1978 年
免疫调节剂	沙利度胺	沙利度胺 + 地塞米松（TD）方案	2005 年
免疫调节剂	来那度胺	来那度胺 + 地塞米松（LD）方案	2007 年
蛋白酶体抑制剂	硼替佐米	硼替佐米 + 地塞米松（BD）方案	2007 年
免疫调节剂	泊马度胺	泊马度胺 + 地塞米松（PD）方案	2016 年
CD38 单克隆抗体	达雷妥尤单抗	达雷妥尤单抗 + 地塞米松（DD）方案	2019 年

3. 外周血自体干细胞移植（ASCT） 对于新诊断的 AL 型淀粉样变患者，首先需要评估 ASCT 的适应证标准，对满足 ASCT 适应证标准的患者，推荐在有经验的医学中心进行 ASCT。随着新型抗浆细胞治疗药物（尤其是 DARA）的应用及疗效的提高，ASCT 作为新诊断的 AL 型淀粉样变患者一线治疗的作用需要进一步前瞻性研究评估。

（四）针对 ATTR 型淀粉样变的特异性治疗

目前，针对 ATTR 型淀粉样变的特异性治疗主要是针对 TTR 的代谢过程进行的，可以分为 3 类。①通过原位肝脏移植或 RNA 沉默或基因编辑技术来减少肝细胞 TTR 的合成。②利用小分子物质稳定 TTR 四聚体。③利用抗体或者小分子物质破坏和（或）重吸收已经形成的 ATTR 淀粉样蛋白纤维（图 8 - 4 - 9）。

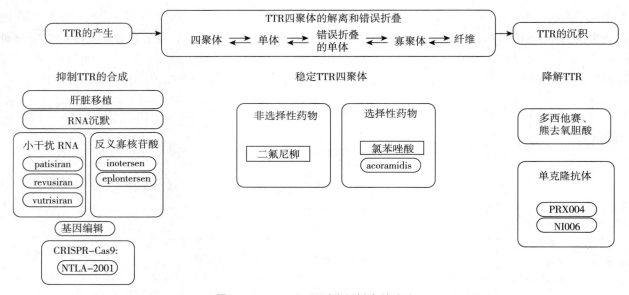

图 8-4-9　ATTR 型淀粉样变的治疗

1. 口服 TTR 四聚体稳定剂

（1）氯苯唑酸（tafamidis）：是第一个上市的口服 TTR 四聚体稳定剂。2018 年 8 月，氯苯唑酸治疗 ATTR-CA 的 3 期临床研究——ATTR-ACT 研究发表，结果显示，氯苯唑酸治疗 30 个月可以显著降低 ATTR-CA 患者的全因死亡风险及心血管原因相关的住院率。根据该研究结果，2019 年 5 月，美国 FDA 批准氯苯唑酸上市用于治疗成人 ATTR-CA（ATTRwt-CA 和 ATTRv-CA），包括两种口服剂型，氯苯唑酸葡胺软胶囊（20mg/粒）（每日 4 粒，每日 1 次，即 80mg/d）和氯苯唑酸软胶囊（61mg/粒）（每日 1 粒，每日 1 次）（相当于氯苯唑酸葡胺软胶囊 80mg/d）。氯苯唑酸是第一个且唯一获批治疗 ATTR-CA 患者的药物。

（2）AG10（acoramidis）：是另一种强效的、选择性 TTR 四聚体稳定剂，是目前最强的 TTR 四聚体稳定剂。2024 年 1 月，acoramidis 治疗 ATTR-CA 的 3 期临床研究——ATTRibute-CM 研究发表，结果证实，acoramidis 治疗 30 个月可以较安慰剂组显著改善患者全因死亡（包括死亡、心脏移植或植入心脏机械辅助装置）、心血管相关的住院累计发生率、30 个月时 NT-proBNP 水平及 6min 步行距离较基线的变化的主要复合终点。目前，该药已经提交上市申请。

2. 减少肝细胞 TTR 的合成

（1）RNA 靶向治疗：主要包括两类药物。①小干扰 RNA（small interfering RNA，siRNA），药物名称后缀是"siran"。②反义寡核苷酸（antisense oligodeoxynucleotides，ASOs），药物名称后缀是"rsen"（图 8-4-10）。

扫码看彩图

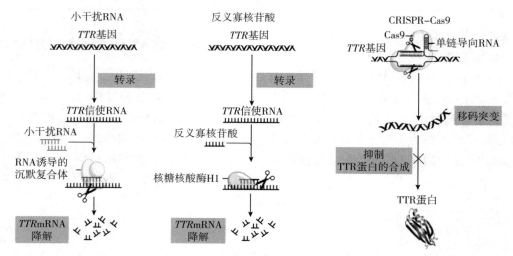

图 8-4-10　RNA 靶向和基因编辑技术治疗 ATTR 型淀粉样变

（2）patisiran：是第一代 siRNA。2018 年 7 月发表的 APOLLO 研究结果显示，patisiran 治疗可以明显减轻 ATTRv‑PN 患者的神经受损程度，改善生活质量和营养状况，改善心脏结构和功能指标等。根据该研究结果，2018 年 8 月美国 FDA 批准 patisiran（是美国 FDA 批准的首个 siRNA 治疗药物）用于治疗成人 ATTRv‑PN 患者，静脉注射，每 3 周 1 次。2023 年 10 月发表的 APOLLO‑B 研究结果显示，patisiran 治疗 12 个月时可以减慢 ATTR‑CA 患者 6min 步行距离下降速度，改善生活质量评分，延缓或保留 ATTR‑CA 患者的功能状态。

（3）vutrisiran：是第二代 siRNA。HELIOS‑A 研究结果显示，与外部安慰剂对照组相比，vutrisiran 治疗可以显著改善 ATTRv‑PN 患者多个疾病相关的结局，且安全性良好。2022 年 6 月，美国 FDA 批准 vutrisiran 用于治疗成人 ATTRv‑PN 患者，为长效 siRNA 治疗药物（25mg/0.5ml/支），每 3 个月皮下注射 25mg。

（4）inotersen：第一代 ASO。2018 年 7 月发表的 NEURO‑TTR 研究结果显示，inotersen 治疗可以明显改善 ATTRv‑PN 患者的神经疾病病程及生活质量。根据该研究结果，2018 年 10 月美国 FDA 批准 inotersen 用于治疗成人 ATTRv‑PN 患者（300mg，皮下注射，每周一次）。

（5）eplontersen：第二代 ASO。2023 年 10 月发表的 NEURO‑TTRansform 研究结果显示，eplontersen 治疗可以显著改善 ATTRv‑PN 患者神经病变，提高生活质量。根据该研究结果，2023 年 12 月，美国 FDA 批准 eplontersen 用于治疗成人 ATTRv‑PN 患者（45mg，皮下注射，每月一次）。

3. 肝脏移植（liver transplantation，LT 或 LTx）　既往研究表明，LTx 是治疗 ATTRV‑PN 患者的一种有效措施，多数患者术后神经病变进展终止（通常不能逆转已存在的神经损害）甚至改善，生存期延长，尤其是早发型携带 Val30Met 突变的患者。但是，晚发型 Val30Met 突变和某些携带非 Val30Met 突变的患者接受 LTx 治疗的效果较早发型 Val30Met 突变的患者差。而且 LTx 不能阻止眼部病变、CNS 病变及 CA 进展，相反可能会导致 CA 或 CNS 或眼部淀粉样变的发生或进展。因此，LTx 不适用于单独 ATTR‑CA（尤其是 ATTRwt‑CA）患者。近年来，随着 TTR 稳定剂或

RNA 靶向治疗新型治疗药物的应用，LTx 在 ATTRv‑PN 患者的临床价值受到质疑，临床应用明显减少。

（五）抗淀粉样纤维治疗

目前，抗淀粉样纤维治疗的研究药物有多西环素和（或）熊去氧胆酸、表没食子儿茶素‑3‑没食子酸酯（epigallocatechin‑3‑gallate，EGCG）及抗淀粉样被动免疫治疗。目前，这些研究结果尚不一致。

（六）心脏移植（HT 或 HTx）

在 20 世纪 80~90 年代，CA 患者进行 HTx 的预后较差，术后的生存率低于非 CA 患者。原因可能有两个方面：①既往进行 HTx 的 CA 类型主要是 AL‑CA，这个时期的 AL‑CA 缺乏有效的抗浆细胞治疗方案，不能取得很好的血液学缓解，导致 HTx 术后容易出现 AL 复发。②既往进行 HTx 的 CA 患者术前常合并多个器官受累，导致 HTx 围手术期并发症/死亡率高。

进入 21 世纪第一个 10 年（2000s），AL 型淀粉样变患者的抗浆细胞治疗方案取得了重大进展，尤其 2007—2008 年，通常被认为是旧的"时代 1"和新的"时代 2"的分界点，这主要得益于两个方面的进展。①包括硼替佐米和来那度胺等在内的有效抗浆细胞治疗方案的推广应用，提高了 AL‑CA 患者的血液学缓解率。②AL‑CA 患者在 HTx 术前开展广泛的筛查，评估心脏外器官受累情况；HTx 术后开展积极的抗浆细胞治疗，包括 HTx 术后续贯 ASCT。

进入 21 世纪第二个 10 年（2010s），CA 患者预后进一步改善，主要得益于两方面因素。①$^{99}Tc^m$‑PYP/DPD/HMDP 心脏显像的开展（2016 年），有助于 ATTR‑CA 的早期诊断，氯苯唑酸（2019 年）等药物的应用，显著改善了 ATTR‑CA 患者的预后。②达雷妥尤单抗（2021 年）的临床应用，也进一步改善了 AL‑CA 患者的预后。

总之，随着上述诊疗措施的不断进步，CA 患者 HTx 术后的生存率已经明显提高，接近或与其他非 CA 患者 HTx 术后的生存率相当。

（七）心室辅助装置（VAD）

目前，关于 CA 患者应用 VAD 的研究均为小

样本研究，例数为 3 ~ 46 例。研究结果显示，经过仔细筛选的 CA 患者应用 VAD，可以改善预后。但心室腔相对较小患者，预后较差；植入左心室 VAD 患者，需要注意术后右心衰竭风险，若术前存在明显的右心室功能不全，考虑双心室辅助装置或全人工心脏。

作者：邹长虹（中国医学科学院阜外医院）

参考文献

第九章　心肌炎

心肌炎（myocarditis）是心肌的局限或弥漫性的炎症性疾病，病理上以非缺血性心肌细胞变性、坏死及间质的炎性细胞浸润为主要表现。其病因、临床表现存在较大异质性。

诊断

一、诊断流程

2013 年，欧洲心脏病学会（ESC）的立场声明建议，无明显冠状动脉疾病（狭窄≤50%）或其他疾病解释临床症状的情况，至少有 5 种常见临床表现之一和/或某些诊断检测呈阳性的患者应被视为患有"临床疑似心肌炎（clinically suspected myocarditis）"（图 9-1-1）。

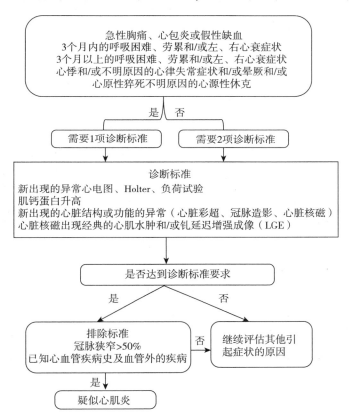

图 9-1-1　ESC 心肌、心包疾病工作组 2013 年推荐的疑诊心肌炎的诊断流程

2021 年，ESC 心力衰竭管理指南中再次提到了"疑诊急性心肌炎"诊断流程，即临床表现 + ≥1 项强制性诊断性检查阳性（首选心脏核磁），需排除明显的冠状动脉疾病、瓣膜病、先天性心脏病或其他原因后，临床可以疑诊急性心肌炎。具体流程图详见图 9-1-2。

通过心电图、心脏彩超以及生化指标检查，临床疑似心肌炎的患者，建议根据临床实际情况决定是否需要 EMB 进行确诊及指导治疗（图 9-1-3）。

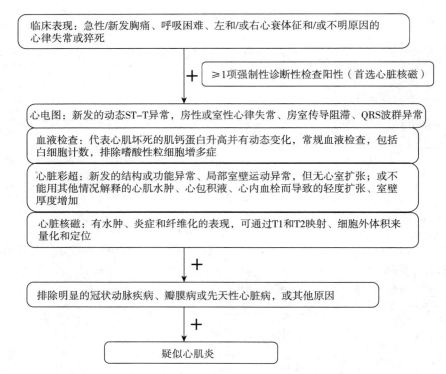

图9-1-2 ESC心力衰竭工作组2021年推荐的疑诊心肌炎的诊断流程

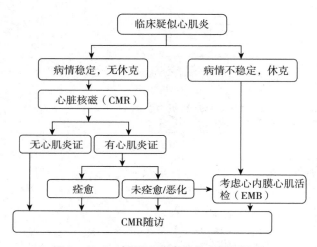

图9-1-3 疑似心肌炎的临床管理流程

二、问诊与查体

（一）问诊与症状

1. 问诊要点 ①发病1~3周内是否有感染的前驱症状，如发热、乏力等感冒样症状，或恶心、呕吐等消化道症状。②有无自身免疫病史。③有无心脏其他疾病：冠心病、心肌病、瓣膜病、先天性心脏病等。④药物使用情况。⑤有无毒物接触史。⑥有无肿瘤史及化疗药物使用情况。⑦近期疫苗接种史。⑧有无昆虫叮咬史。⑨有无传染病疫区接触史。

2. 症状 心肌炎的临床表现具有多样性，轻者可完全没有症状或仅有乏力，稍重者可有活动耐量降低、轻微胸痛、呼吸困难、心悸，重者可出现严重的心力衰竭、晕厥、心原性休克，甚至猝死。在大多数情况下，心肌炎的临床表现可以通过3种主要模式说明。①类似急性冠脉综合征样的胸痛。②新发或恶化的心力衰竭：疲劳、心悸、气促、呼吸困难、下肢水肿、心原性休克。③心律失常：房室传导阻滞、束支传导阻滞、室性心律失常，严重时可出现晕厥等症状。

基于近期国外几项大规模注册研究结果统计，胸痛是心肌炎就诊时最常见的症状，占85%~95%，其次为呼吸困难，占19%~49%，而晕厥发生率约为6%。65%患者就诊时有发烧症状，而其他前驱症状，如流感样症状或呼吸道感染、胃肠道症状，其发生率在18%~80%之间。

（二）查体与体征

轻者可无特异性阳性体征；心律失常的患者可闻及心律不齐、早搏，以及与体温不对称的心动过速；心力衰竭患者可有体循环及肺循环淤血表现，如颈静脉怒张、双下肢水肿，肺部听诊可闻及湿啰音，心脏听诊可闻及第三、第四心音或奔马律；如果心脏明显扩大，可闻及二尖瓣或三尖瓣反流的收缩期杂音；心肌心包炎患者可闻及心包摩擦音；心原性休克患者可出现血压降低、四肢湿冷等体征。

三、 辅助检查

（一）优先检查

1. 实验室检查

（1）炎症指标：如白细胞计数、红细胞沉降率、C反应蛋白通常会升高，但非特异，很少用于诊断。此外，炎症细胞因子、肿瘤坏死因子 α（tumor cell necrosis factor – α，TNF – α）、白细胞介素10（interleukin – 10，IL – 10）、白细胞介素1β（interleukin – 1β，IL – 1β）的血清浓度也有明显升高，能反应心力衰竭的严重程度，且能预测心肌炎患者的死亡风险，但这些指标在临床上较少使用。

（2）心肌损伤标志物：包括肌钙蛋白I、肌钙蛋白T、肌酸激酶同工酶（CK – MB）。研究表明，只有在心肌细胞死亡细胞膜破裂后，这些心肌损伤标志物才会漏出细胞。所以上述指标正常不能排除心肌炎的可能，而升高仅提示有心肌细胞的坏死，不能确定心肌细胞坏死的原因，故缺乏特异性。

2021年，美国心脏协会（AHA）颁布的儿童心肌炎的诊断和管理科学声明中也明确指出，通常肌钙蛋白I、肌钙蛋白T在发生急性心肌炎时会明显升高，但在诊断心肌炎方面却缺乏很好的敏感性和特异性，对诊断只起辅助作用。然而肌钙蛋白上升的趋势及达到峰值的时间有助于心肌炎和急性心肌梗死的鉴别。

（3）脑利钠钛或N末端脑利钠肽前体：主要由心室肌细胞分泌，当心室扩张、肥大或在其他原因引起室壁张力变化的情况下，释放进入血液循环，是心血管系统应激和心脏功能变化的重要指标。发生急性心肌炎时，BNP和/或NT – proBNP通常会升高，同时也是心肌炎患者并发心力衰竭的强有力的预测指标。

（4）病毒检测：①病毒血清学，大多数被认为与心肌炎发病有关的病毒感染在普通人群中高度流行。病毒抗体滴度因再感染和/或交叉反应等因素变得复杂。此外，抗体水平随着疾病的发展而变化，个体感染的确切时间在很大程度上是未知的，许多患者在接近出现症状或体征时，其抗体水平可能已消失，故病毒血清学的诊断价值有限，仅对病因有提示作用，不能作为诊断依据。②在呼吸道液体和咽拭子中使用聚合酶链反应（polymerase chain reaction，PCR）寻找病毒基因组可以识别呼吸道病毒，例如流感和严重急性呼吸综合征冠状病毒，确定为病毒感染，但即使明确有病毒感染，也不能因此确诊为该病毒所致的心肌炎。

（5）自身抗体检测：心肌炎患者常产生自身抗体，如抗心肌肌球蛋白抗体、抗 β₁肾上腺素能受体。研究显示，抗肌球蛋白抗体与左心室收缩功能障碍和慢性心肌炎患者的舒张硬度相关。抗 β₁肾上腺素能受体与心肌炎死亡或心脏移植的风险相关。但这些心脏自身抗体临床使用率不高。此外，一些自身抗体如抗核抗体可在自身免疫性疾病相关的心肌炎患者中检出。

2. 心电图 其对心肌炎的诊断缺乏特异性和敏感性，约85%的患者可出现心电图异常，包括ST段抬高、压低以及T波的改变（如图9 – 1 – 4）。有研 究显示，类似急性心肌梗死的ST段抬高是最常见的异常，其

图9 – 1 – 4 一例急性心肌炎患者的心电图表现

中又以下壁和侧壁导联受累常见。如年轻患者心电图有不符合冠脉血供分布的ST – T广泛变化，冠脉造影正常，则需要考虑心肌炎诊断。除此之外，心律失常也比较常见，包括房性或室性早搏、心房颤动、窦性停搏，以及不同程度的房室、束支或室内传导阻滞，室性心动过速甚至心室颤动。若QRS宽度 > 120ms、房室传导阻滞、有症状的心动过缓或心动过速和室性心律失常，常提示高危患者。除了心脏结节病（cardiac sarcoidosis，CS）、莱姆病（Lyme disease）以及免疫检查点抑制剂（immune checkpoint inhibitors，ICIs）相关心肌炎，在左室射血分数正常的患者中很少观察到二度或三度房室传导阻滞。

3. 经胸超声心动图 心肌炎没有特定的超声心动图特征，主要用于排除心力衰竭的其他原因，如心肌病、瓣膜性心脏病、先天性心脏病或心包疾病。异常表现包括左心室扩大、弥漫性或节段性室壁运动异常，左室收缩和舒张功能降低，累及心包可出现心包积液。此外，心脏功能可能在急性心肌炎期间迅速恶化，如果患者血流动力学出现障碍，应及时复查超声心动图动态观察。入院时的左室射血分数与心肌炎预后密切相关。发生暴发性心肌炎时，由于强烈的炎症反应导致心肌间质水肿，通常表现为左心室不扩张，但室壁增厚、心室收缩力丧失、舒张功能降低。此外，还有研究指出发生重症心肌炎时，右心室功能受损或丧失是死亡或需要心脏移植的最有力的预测因素。因此，超声心动图可对急性心肌炎患者进行分类，并可能提供预后信息。

4. 心脏核磁共振 CMR 不仅可以评估心脏形态、功能及瓣膜情况，可实现功能成像及量化双心室容积、射血分数和心脏质量等特点，而且还可通过心肌组织学特征成像，准确检测心肌损伤区域，可用于鉴别心肌病变是缺血起源还是非缺血起源，对临床稳定的心肌炎诊断比 EMB 更具优势。增强 CMR 可显示心肌不可逆性的损伤，如坏死和瘢痕。其中心肌钆延迟增强成像是目前评价瘢痕应用最广泛的技术，已被证实其评价效能与病理活检高度一致，延迟强化范围的检测对于评估心肌病变的预后具有重要的意义。

心肌炎 CMR 表现包括：①T2 加权，心肌整体或局部高信号，反映心肌水肿。②T1 加权相，心肌与骨骼肌之间的整体心肌早期钆增强比增加，反映心肌充血。③T1 加权相，LGE，反映心肌坏死或纤维化。2009 年，心肌炎诊断国际共识小组提出了 CMR 心肌炎诊断标准，即路易斯湖标准（Lake Louise Criteria，LLC）。该方案推荐将心肌水肿、心肌充血及心肌坏死等 3 项指标作为 CMR 诊断心肌炎的标准，对于临床可疑心肌炎患者，满足 LLc 中 3 个指标的 2 个指标即可诊断为心肌炎，其诊断敏感性和特异性分别为 74% 和 86%。此外，当临床怀疑急性心肌炎时，LGE 不如整体高信号或水肿指数敏感性高，因此缺乏 LGE 不能排除急性心肌炎。

CMR 尽管不能确定心肌炎症的具体原因和组织学亚型，但却能为组织中炎症变化的区域分布提供线索，必要时可作为 EMB 采样的指导，联合应用可产生协同效应，并克服 CMR 或 EMB 作为单独应用技术的一些限制，从而提高活检诊断准确性，以便组织病理学和分子生物学的进一步检测。

CMR 的心肌炎特征性表现一般在 4 周后逐渐减轻或消失，故为了提高诊断的准确性，CMR 一般推荐在心肌炎发作的 2 ~ 3 周内进行。对于新发扩张型心肌病或无法解释的室性心律失常的患者，尽管敏感性不高，但 CMR 还是可以根据区域分布提示既往心肌炎症的证据。CMR 在心肌炎的随访中也很有用，通常是在心肌炎急性发作后 6 ~ 12 个月进行检查。随访时水肿的表现经常消失，但 LGE 的表现可持续存在。LGE 的表现在心肌炎中是一个动态过程，在急性期主要与组织水肿、坏死有关，而在晚期，主要反映炎症后纤维化。与完全消退相比，LGE 的持续存在是预后不良的标志。

（二）可选检查

1. 心内膜心肌活检 虽然目前诊断心肌炎的金标准仍为 EMB，通过 EMB 获取心肌组织，进行组织学、免疫组织化学可以定量和鉴定免疫细胞浸润及病毒 RNA 和 DNA 存在的证据。但由于 EMB 是一项侵入性检查，存在一定的并发症，以及器械、技术普及率不高，故很少在临床上常规应用。关于 EMB 实施的指南在国际上存在一定的争议，美国心脏病学会/美国心脏协会指南共识建议对需要机械循环辅助的心力衰竭、危及生命的心律失常患者，若经过 1 ~ 2 周治疗效果不佳者启动 EMB，而在低风险患者中，因 EMB 对治疗和预后没有积极意义，故启动 EMB 是值得商榷的。相反，2013 年 ESC 心肌和心包疾病工作组关于心肌炎诊断和治疗的立场声明扩大了 EMB 适应证的范围，建议对所有临床怀疑心肌炎者，不论其类型、临床表现的严重程度，均可进行 EMB，旨在明确心肌炎的特定组织类型和潜在病因以及炎症类型（例如巨细胞性心肌炎、嗜酸性心肌炎、结节病），从而能准确选择治疗方案，并指导个体化治疗，对预后的判断有较大的帮助。而 2021 年 ESC 心力衰竭工作组发表的心力衰竭管理指南中对 EMB 的建议同美国指南类似，也指出在特定的临床情况下考虑启动 EMB。

为了优化局灶性心肌炎的诊断准确性并减少采样误差，如需启动 EMB，应在病程早期进行并采集多个标本。执行 EMB 时，由于心肌炎分布（可为局灶性或主要累及左心室）和程度各异的影响，通常需要对心室的多个部位作活检来提高心肌炎的诊断率，需要 7 个样本（最少 5 个），3 个用于病理学、2 个用于感染（DNA、PCR）、2 个用 RNA 病毒/病毒复制，取材因包括左、右心室，可以考虑 CMR 或 PET 引导取样，必要时可以重复 EMB。

2. 冠状动脉造影　由于心肌炎临床表现和常规实验室检查没有特异性，且冠心病发病率增加并年轻化，故对于肌钙蛋白增高伴胸痛患者，首先应行冠状动脉造影除外急性冠脉综合征的可能。

（三）新检查

1. 心脏核磁共振新技术　随着 MRI 技术的发展，特别是定量 mapping 技术的应用，心肌的 T1值、T2 值及细胞外容积分数（extracellular volume fraction，ECV）值可以直接被量化。目前，T1、T2 和 ECV 值能够识别临床前期病变以及分子异常沉积等弥漫性病变，不仅被认为是诊断心肌病的强有力的生物标志物，而且也是监测治疗和预测预后的指标。此外，心肌应变分析、扩散张量成像等实验序列也逐渐应用于临床，这些技术对心肌炎的早期诊断、疗效评估、预后等均表现出特有的优势。

2. 心脏超声新技术　心脏彩超的斑点跟踪技术近期也陆续被报道对心肌炎有诊断价值，所测得的参数，如左心室应变和应变率，可能有助于诊断疑似心肌炎患者。此外，斑点跟踪技术还可用于预测恶化和总体无事件生存率。与健康个体相比，心肌炎患者的应变率和整体应变值明显降低。

3. 心脏增强 CT　心脏增强 CT 通常用于评估冠状动脉疾病。然而，有研究观察到增强 CT 延迟成像类似于 CMR 的 LGE 的表现，可作为心肌炎新的诊断标志。此外，其较新的技术如细胞外体积分数映射也可能会作为心肌炎新的辅助诊断标志。

4. 正电子发射断层扫描 CT（positron emission tomography，PET - CT）　虽然 PET - CT 的研究主要集中在心脏结节病领域，但在心肌炎病程早期，PET - CT 成像可检测到活跃的代谢/炎症。此外，随着针对炎症细胞的新型成像技术出现，例如生长抑素受体成像和与心肌炎相关的分子病理表型成像（炎症、细胞凋亡、纤维化）等，PET - CT 也成为一种潜在的新型模式，以与 CMR 互补的方式检测心肌代谢和炎症。

5. 影像学引导下的 EMB　有研究显示，在磁共振引导、三维电解剖图、氟 - 18 代脱氧葡萄糖（$^{18}F - FDG$）PET - CT 引导下行 EMB 有助于提高传统 EMB 方法的灵敏度和特异性，通过减少采样错误，以便深入了解不同的病理及发病机制，同时也是鉴别诊断和选择合适治疗策略的安全有效工具。

四、 诊断及其标准

（一）诊断标准

EMB 是诊断心肌炎的唯一金标准，但考虑到其在非重症心肌炎患者中的风险/获益比，故目前关于 EMB 实施时机的建议在临床实践中还存在一定的分歧。多数观点认为，仅对症状未改善的重症患者，或怀疑巨细胞或嗜酸性粒细胞性心肌炎（即那些有严重的室性心律失常或高度传导阻滞）的患者尽早实施 EMB，为了获得疾病病因和发病机制的信息，标本分析应包括标准组织学、免疫组织化学和病毒检测。该标准采用现今应用广泛的 Dallas 诊断标准，包括：①组织学标准，与非缺血性心肌细胞变性和坏死相关的心肌内炎症浸润的证据。②免疫组织化学标准，异常炎症浸润定义为 > 14 个白细胞/mm^2，包括高达 4 个单核细胞/mm^2，同时存在 > 7 个 $CD3^+$ T 淋巴细胞/mm^2。

虽然组织学是诊断心肌炎的金标准，但 CMR 在无创诊断急性心肌炎中的地位越来越被认可。CMR 诊断标准基于 2009 年路易斯湖标准（Lake Louise Criteria，LLC）（见前文推荐），依赖于结合 T1 加权成像（相对增强率）检测心肌炎症和充血、T2 加权成像检测心肌水肿和晚期钆增强（LGE）成像检测心肌坏死或纤维化，三种条件只要符合两种即可诊断心肌炎。2018 年更新的路易斯湖诊断标准建议以 T2 为基础标准（整体或局部心肌 T2 值增加或 T2Wl 心肌信号增高）加上至少一个以 T1 为基础的标准（心肌 T1、ECV 增加）

或 LGE 可以提高诊断急性心肌炎的特异性。

欧美国家以危险分层为指导，规定了严格的心肌炎诊断流程（见前文），但由于我国 EMB 在临床应用并不广泛，对于心肌炎的诊断主要以临床诊断为主，多采用结合临床、实验室检查和相关辅助检查来确诊。目前我国没有明确的成人心肌炎的诊断标准，但 2018 年，中华医学会儿科学分会心血管学组颁布了《儿童心肌炎临床诊断建议》。其内容如下所示。

1. 主要临床诊断依据 ①心功能不全、心原性休克或心脑综合征。②心脏扩大。③血清心肌肌钙蛋白 T 或肌钙蛋白 I 或 CK - MB 升高，伴动态变化。④显著心电图改变（心电图或 24h 动态心电图）。⑤CMR 呈现典型心肌炎症表现。

2. 次要临床诊断依据 ①前驱感染史，如发病前 1~3 周内有上呼吸道或胃肠道病毒感染史。②有胸闷、胸痛、心悸、乏力、头晕、面色苍白、面色发灰、腹痛等症状（至少 2 项），小婴儿可有拒乳、发绀、四肢凉等。③血清乳酸脱氢酶（1actate dehydrogenase，LDH）、α - 羟丁酸脱氢酶（α - hydroxybutyric dehydrogenase，α - HBDH）或天冬氨酸转氨酶（aspartate transferase，AST）升高。④心电图轻度异常。⑤抗心肌抗体阳性。

心肌炎临床诊断标准如下。

（1）心肌炎：符合心肌炎主要临床诊断依据≥3 条，或主要临床诊断依据 2 条加次要临床诊断依据≥3 条，并除外其他疾病，可以临床诊断心肌炎。

（2）疑似心肌炎：符合心肌炎主要临床诊断依据 2 条，或主要临床诊断依据 1 条加次要临床诊断依据 2 条，或次要临床诊断依据≥3 条，并除外其他疾病，可以临床诊断疑似心肌炎。

凡未达到诊断标准者，应给予必要的治疗或随诊，根据病情变化，确诊或除外心肌炎。该标准同样适用于成人心肌炎的诊断。

（二）风险评估和危险分层

目前，对于心肌炎的风险评估及危险分层主要依据患者发病时左室收缩功能及是否出现心律失常来分为低危、中危、高危（表 9 - 1 - 1）。风险评估及危险分层的意义主要在于指导临床诊疗决策，即何时启动 EMB、何时启用器械循环支持以及针对性的特异性治疗。

表 9 - 1 - 1　心肌炎的危险分层

依据	低危	中危	高危
左室功能	左室功能正常或轻度降低，无室壁运动异常	持续性轻中度左室功能障碍及室壁运动异常	失代偿心力衰竭严重的左心功能不全
心律失常	良性心律失常或短暂性心电图异常	持续性心电图异常，频繁的非持续性室性心律失常	致命性恶性室性心律失常，高度房室传导阻滞

（三）并发症诊断

心肌炎的常见并发症有：心肌受损心功能下降导致心力衰竭，严重者出现心原性休克；各种心律失常；与免疫激活反应及心力衰竭组织器官灌注不良相关的呼吸衰竭；肝、肾功能衰竭；出、凝血异常；心肌、心包炎等。已在前述临床相关合并症中描述，此处不再单独列举。

五、鉴别诊断

（一）急性冠脉综合征

急性冠脉综合征症状与急性心肌炎类似，冠状动脉造影或冠状动脉 CT 检查可以明确诊断。

（二）应激性心肌病

应激性心肌病有一定的精神或躯体应激作为诱因，女性好发，可出现胸痛、心电图 ST - T 改变、肌钙蛋白升高，确诊与鉴别诊断主要依赖于冠状动脉造影及左心室造影，可呈现出特征性的左室形态，又称心尖球形综合征。

（三）急性心包炎

急性心包炎患者常有持续的心前区疼痛，胸部活动或卧位时胸痛加重。体格检查中发现心包摩擦音是急性心包炎最有力的诊断依据。典型的心电图改变是 ST 段呈弓背向下型抬高，大部分导联 P - R 段压低。超声心动图或胸部 CT、MRI 可帮助诊断心包积液。需关注的是，有些心肌炎患者临床上同时伴有心包炎表现，呈现为急性心肌心包炎。

（四）其他心脏原因引起的急性或进行性恶化性心力衰竭

其他心脏原因引起的急性或进行性恶化性心力衰竭包括扩张型心肌病、瓣膜病等。

（五）暴发性心肌炎

暴发性心肌炎需要与能导致低血压、急性心功能障碍和心原性休克的其他疾病，如感染性休克、脚气病综合征、全身毛细血管渗漏综合征和嗜铬细胞瘤等，相鉴别。

六、误诊防范

（一）易误诊人群

（1）表现上呼吸道感染和/或消化道感染症状的人群。

（2）一过性心电图异常或仅表现为窦性心动过速的人群。

（3）以胸痛为主要表现的人群。

（4）临床症状不典型，仅以疲劳、乏力为主要表现的，工作繁忙、经常熬夜或重体力劳动人群。

（二）本病被误诊为其他疾病

本病易被误诊为急性冠脉综合征、急性心包炎、主动脉夹层、应激性心肌病、心肌病急性心力衰竭发作。

（三）其他疾病被误诊为本病

甲状腺功能亢进、嗜铬细胞瘤、急性胰腺炎易被误诊为本病。

（四）避免误诊的要点

（1）充分认识临床表现的多样化和不典型者，对不典型症状、体征以及心电图一过性异常或仅表现为窦性心动过速等患者须提高警惕。

（2）询问病史要充分、全面，仔细询问近期感染病史、既往心脏病史、自身免疫病史、蚊虫叮咬史、肿瘤病史。

（3）对于突发原因不明的胸闷、喘憋，难以解释的不适、全身乏力、纳差、血压下降、休克，一定要密切监测心电图、心肌酶，完善心脏彩超。

（4）动态观察心电图、心肌酶谱的变化甚至心脏彩超心功能的变化。

（5）必要时行 CMR 有助于发现心肌炎线索，从而最大限度地减少误诊。

▶ 治疗

一、治疗流程

心肌炎的治疗流程主要基于其临床的危险分层。对于低危患者，主要以休息、支持治疗为主；而对于中危、高危患者，控制心衰和恶性心律失常是急性期治疗的首要目标，根据疗效来决策是否加用一些特异性治疗手段（图9-1-5）。所有心肌炎患者在出院后都要进行规律的、定期的、长期的门诊随访，以便及时发现心肌炎相关恶性事件，从而及早制定进一步治疗措施。

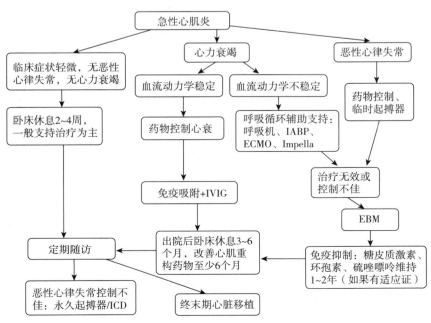

图9-1-5　心肌炎治疗流程

二、 治疗原则

基于目前国内外专家工作组的共识，心肌炎治疗的核心原则是心律失常和心力衰竭的最佳管理，以及在有证据支持的情况下，针对病因进行特异性治疗。

三、 治疗细则

（一）一般支持治疗

心肌炎尚无特异性治疗，支持疗法是适用于所有类型心肌炎的一线治疗。急性期患者必须卧床休息，以减少机体代谢率、降低心脏负荷。一般患者卧床 2～4 周。有心肌损伤标志物升高、严重的心律失常、症状性心力衰竭及其他并发症的患者，应至少卧床 3 个月，待病情稳定、实验室检查恢复正常后方能逐渐下床活动，伴有明显心力衰竭者应限制水盐的摄入。心电监护有助于早期识别并处理恶性心律失常事件。此外，临床上常使用三磷酸腺苷、辅酶 Q10、环化腺苷酸等药物来促进心肌细胞氧自由基的清除，从而达到营养心肌的目的，但由于缺乏大规模的随机对照研究，故对心肌炎的疗效并不确切。

（二）心力衰竭的治疗

1. 对于血流动力学稳定的患者 应根据 ACC、AHA、ESC 制定标准的心力衰竭的治疗方案，包括 β 受体拮抗剂、利尿剂、血管紧张素受体脑啡肽酶抑制剂（ARNI），或血管紧张素转换剂酶抑制剂（ACEI），或血管紧张素 Ⅱ 受体拮抗剂（ARB）的使用，醛固酮拮抗剂可用于 NYHA 分级 Ⅱ－Ⅳ级的心力衰竭患者，急性失代偿性心力衰竭患者不应使用 β 受体拮抗剂。

2. 对于血流动力学不稳定的心力衰竭患者 需要及时给予机械循环支持，包括主动脉内球囊反搏（intra－aortic balloon pump，IABP）、体外膜肺氧合（extracorporeal membrane oxygenation，EC-MO）、Impella 等左心室辅助装置，以及呼吸支持，包括无创呼吸机辅助通气、气道插管和人工机械通气。如果心肌炎导致终末期心力衰竭，可考虑心脏移植或人工心脏支持。

（三）心律失常的治疗

心脏传导阻滞或室性心律失常是导致心肌炎患者猝死的主要原因。对于有症状的心动过缓或心脏传导阻滞，应使用临时起搏器过渡。在疾病的急性期，对于持续性室性心动过速或有症状的非持续性室性心动过速的患者，治疗可遵循室性心律失常管理指南。由于急性心肌炎可治愈，故急性期不适用植入式心脏除颤器（implantable cardiac defibrillator，ICD）或永久起搏器治疗。对于进展为心肌炎慢性期并继续表现出节律紊乱的患者，应考虑安装永久性起搏器或 ICD。心律失常消失，心脏收缩功能障碍稳定后，标准的心力衰竭治疗应持续至少 6 个月。

（四）特异性治疗

1. 免疫调节治疗 免疫吸附旨在消除抗心肌细胞蛋白的抗体。多项研究已表明，免疫吸附疗法可去除循环抗体和清除体液标志物，改善心力衰竭的严重程度，还能改善血流动力学参数，并减少心肌炎症。静脉注射高剂量免疫球蛋白（immunoglobulin，IG）可调节多种机制的免疫和炎症反应，并用于许多全身性自身免疫疾病。已有研究表明：免疫吸附－IVIG 可改善扩张型心肌病患者的心肌功能并降低心肌炎症，故可用于伴心力衰竭的难治性心肌炎的治疗，尤其是自身抗体介导的心肌炎。但目前关于这方面的治疗数据相对较少，需要更多的多中心的、安慰剂对照的研究加以证实。

2. 免疫抑制治疗 多数研究涉及的免疫抑制方案为：类固醇/类固醇＋硫唑嘌呤/环孢素＋类固醇＋硫唑嘌呤。早期的数据表明，与标准心力衰竭治疗相比，免疫抑制治疗在死亡率及左心室射血分数等终点事件上没有改善。随着研究的深入，越来越多的证据表明，经 EMB 证实的活动性心肌炎且没有活动性病毒感染的证据，并伴有严重心室功能障碍和/或危及生命的室性心律失常，经过常规治疗 7～10 天无效的患者，可考虑免疫抑制治疗，尤其适用于经 EMB 证实的巨细胞心肌炎、坏死性嗜酸性粒细胞心肌炎或心脏结节病等组织类型的患者，免疫抑制治疗的疗程至少在 6～12 个月。而在没有临床或基于 EMB 的自身免疫性疾病证据的急性心肌炎患者中，不建议常规进行免疫抑制。

3. 抗病毒治疗 抗病毒治疗还处于研究阶段，目前还没有获得批准的抗病毒药物用于治疗心肌炎。在肠道病毒或腺病毒介导的心肌炎患者中使用干扰素－β，可消除病毒基因组并改善左心室功能。疱疹病毒感染患者可以考虑使用阿昔洛韦、更昔洛韦和伐昔洛韦进行治疗，但疗效尚未得到证实。对于COVID－19患者，几种抗病毒方案正在研究中，包括防止病毒进入宿主细胞的药物（例如氯喹、羟氯喹、甲磺酸卡莫司他和乌米诺韦）、蛋白酶抑制剂（洛匹那韦、利托那韦和达芦那韦）、RNA聚合酶抑制剂（瑞德西韦）和抗细胞因子药物，其疗效尚不确切。

4. 新型治疗手段　目前，可溶性抗CAR抗体、抗IL－1β和抗IL－1受体抗体、抗IL－17抗体、大麻二酚及其拮抗剂、醛固酮拮抗剂、肠道微生物组的调节等一些新型治疗手段处于实验研究阶段，尚未达到临床应用的标准。开发新的监测和治疗技术，如分子诊断、特异性抗病毒药物和免疫表型靶向免疫调节，将有望提高心肌炎治疗效果，优化心肌炎的管理，从而改善患者的预后。

总体来讲，心肌炎的治疗目前尚无特殊治疗手段，主要依赖临床综合管理。故对于急性心肌炎患者，如有必要，都应接受指南指导的心力衰竭和心律失常标准治疗，包括药物和器械辅助治疗。心肌炎的非标准和病因特异性治疗取决于临床表现、组织学，有时还取决于分子诊断。此外，多个专家共识建议在心肌炎诊断后3~6个月内停止竞技运动，以降低心室重塑和猝死的风险。

（五）药物治疗

1. 抗心力衰竭药物治疗方案　可参考第十章"心力衰竭"。

2. 抗心律失常药物治疗方案　可参考第十一章"心律失常"。

3. 免疫抑制和免疫调节药物　主要包括：①糖皮质激素。②环孢素。③硫唑嘌呤。④静脉注射免疫球蛋白（IVIG）（见表9－1－2）。

4. 抗病毒治疗药物　主要为干扰素β，在清除病毒及改善左心室功能方面有一定疗效（见表9－1－3）。

表9－1－2　免疫抑制和免疫调节药物

药物名称	给药途径	常用剂量	给药次数或持续时间	备注
泼尼松	口服	1mg/（kg·d）	1个月后缓慢减量，小剂量维持治疗1年	—
环孢素	口服	—	一天二次，维持血浆浓度150~250ng/L	病情稳定后维持治疗至少2年，目标血浆浓为80~100ng/L
硫唑嘌呤	口服	1~2mg/（kg·d）	一天二次，至少6~12个月	—
IVIG	静脉注射	疗程总量2g/kg	每天20~40g，使用2天，此后每10~20g，持续应用5~7天	剂量不足可能导致疗效不佳

注：IVIG静脉注射免疫球蛋白。

表9－1－3　抗病毒治疗药物

药物名称	给药途径	常用剂量	给药次数或持续时间
干扰素β	肌肉注射	200万~400万U/d	一天一次，疗程一般为2周

作者：严健华（上海交通大学医学院附属新华医院）

审稿：谭慧琼（中国医学科学院阜外医院）

参考文献

第十章　心力衰竭

第一节　慢性心力衰竭

心力衰竭（heart failure，HF）简称心衰，传统的定义是多种原因导致心脏结构和（或）功能异常改变，使心室收缩和/或舒张功能发生障碍的一组复杂临床综合征，主要表现为呼吸困难、乏力和液体潴留（肺淤血、体循环淤血及外周水肿）等。而当前对 HF 的新定义则加入了客观指标，是指由心脏结构和（或）功能异常导致既往或现在出现 HF 症状和（或）体征的一种临床综合征，且至少满足利钠肽升高（BNP 代偿期≥35pg/ml，失代偿期≥100pg/ml；NT－proBNP 代偿期≥125pg/ml，失代偿期≥300pg/ml）或肺（体）循环淤血两个客观证据之一。心脏结构异常包括心腔扩大，中重度左室肥厚或中重度瓣膜狭窄或关闭不全。功能异常则包括左室射血分数（left ventricular ejection fraction，LVEF）＜50%，E/E′＞15。新定义使得 HF 的诊断更加客观、简单、全面和实用。

根据发生的时间和速度，HF 可分为急性心力衰竭（acute heart failure，AHF）和慢性心力衰竭（chronic heart failure，CHF）。AHF 经治疗后可转为 CHF，CHF 在各种诱因下可急性发作。而关于 AHF、CHF 诊断的时间界限，目前大部分指南并无明确说法，仅韩国 AHF、CHF 指南中在区别 AHF、CHF 时提及"代偿性心力衰竭（compensated HF）"一词，并将 HF 症状和体征稳定至少 1 个月称为"代偿性心力衰竭"，也就是 CHF，而症状和（或）体征逐渐加重或突然发作导致患者需要住院的则称为"AHF"。

与代偿性心力衰竭相对应，急性失代偿性心力衰竭（acute decompensated heart failure）被定义为代偿性心力衰竭患者心脏缩舒功能下降和（或）心脏负荷增加，超出机体的调节能力，导致患者的症状或体征突然恶化。急性失代偿性心力衰竭属于 AHF 的范畴，其与急性肺水肿、孤立性右室衰竭、心原性休克共同组成 AHF 的四种不同临床类型。

诊断

一、诊断流程

CHF 的诊断流程主要分为 3 步：①医生需根据患者的症状/体征、BNP/NT－proBNP 和超声心动图确定 CHF 的诊断。②医生需根据 LVEF 确定 CHF 的分型（详见下文）。③医生还应建议患者针对性地进行相关辅助检查，以明确病因。具体的诊断流程见图 10－1－1。

二、问诊与查体

（一）问诊和症状

CHF 患者的症状差异较大。多数患者表现为气促、咳嗽、乏力、活动耐力下降、胸闷、腹胀、纳差、浮肿等症状中的一个或多个症状，亦有部分患者无明显症状或症状轻微。获知 CHF 患者症状后，下一步应询问症状发作的诱因、与体位的关系（CHF 导致的气促和咳嗽与体位相关，平卧位发作或加重，取坐位或立位可减轻或缓解）、伴随的症状、发作的时间特点，以及症状缓解的方式等。患者对抗 HF 治疗的反应也有助于 CHF 的诊断。

（二）查体和体征

1. 生命体征　包括体温、脉搏、呼吸、血压、血氧饱和度。

2. 皮肤及黏膜颜色　苍白常提示贫血，发绀提示存在严重的肺通气功能障碍或者存在引起右向左分流的先天性心脏病。

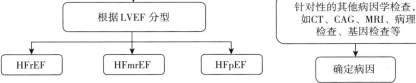

图 10 - 1 - 1 CHF 的诊断流程

BNP B 型利钠肽；NT - proBNP N 末端 B 型钠钠肽；LVEF 左室射血分数；CAG 冠状动脉造影；HFrEF 射血分数
降低的心力衰竭；HFmrEF 射血分数中间值的心力衰竭；HFpEF 射血分数保留的心力衰竭；射血分数改善的 HF
由于既往已确诊 HF，故不在本流程图范畴

3. 颈静脉充盈或怒张 颈静脉充盈或者怒张提示静脉压过高，为右心衰竭或者严重左心衰压力向右心系统传导表现。

4. 甲状腺 甲状腺功能亢进症患者常可触及甲状腺肿大，闻及血管杂音。

5. 肺部啰音 CHF 患者的肺部啰音为均匀的细湿性啰音，往往位于双肺低垂部位，且随着体位改变而改变。肺炎的啰音则常为粗湿性啰音，位于病灶部位。因此，肺部啰音可用于定位肺炎的病灶部位，不随体位而改变。

6. 心脏杂音 病情严重的 CHF 患者常伴有容量负荷过重、左心扩大、二尖瓣环扩张，从而导致二尖瓣相对关闭不全，产生心尖区收缩期吹风样杂音，经抗 HF 治疗后常可减轻或消失。风心病常累及二尖瓣和主动脉瓣，老年退行性心脏病常累及主动脉瓣和二尖瓣，可在相应瓣膜听诊区闻及杂音。先天性心脏病亦常可在相应部位闻及杂音。

7. 心音变化 CHF 患者心音变化具体如下。

（1）第一心音（S_1）减弱：二尖瓣和三尖瓣关闭产生 S_1，因此 S_1 包含二尖瓣区第一心音（M_1）和三尖瓣区第一心音（T_1）两个成分。HF 患者心肌收缩力下降以及二、三尖瓣反流导致收缩期心室内压上升缓慢，从而导致 S_1 减弱。

（2）第二心音（S_2）增强：主动脉瓣和肺动脉瓣关闭产生 S_2，S_2 包含主动脉瓣区第二心音（A_2）和肺动脉瓣区第二心音（P_2）。HF 时左心系统压力升高并向肺循环传递，以致肺动脉压力升高，从而使得 P_2 亢进。

（3）舒张期奔马律：患者常在 S_1 和 S_2 之后出现病理性第三心音（S_3），三者组成一种类似马儿奔跑时马蹄踏地的声音，称为舒张期奔马律，又称室性奔马律。闻及舒张期奔马律为严重或失代偿 CHF 的表现。

8. 周围血管征 包含毛细血管搏动征、水冲脉、枪击音、点头征，提示主动脉瓣关闭不全。

9. 水肿 CHF 导致的水肿常从双下肢及腰骶部等身体低垂部位开始出现，呈对称性、凹陷性，可逐步向全身发展。

10. 心脏恶液质 心脏恶液质（cardiac cachexia）指在 12 个月内体重损失超过 5%（或体重 BMI < 20kg/m²），伴有以下至少三项者：肌肉力量下降、疲劳、厌食、去脂体重指数（fat - free mass index，FFMI）低和血液生物标志物异常，如 C - 反应蛋白（CRP）和（或）白介素 - 6 水平升高、Hb < 12g/dl，或人血白蛋白 < 3.2g/dl。

注：去脂体重指数 = ［去脂体重（kg）］/身高（m）² = ［（1 - 脂肪率）×体重（kg）］/身高（m）²。

三、 辅助检查

（一）优选检查

1. BNP/NT - proBNP 为必做项目，可用于 CHF 的诊断、患者初始病情的评估和患者治疗效果的评价。需要注意的是，BNP < 35pg/ml，NT - proBNP < 125pg/ml，可排除 CHF。另外，BNP 与 NT - proBNP 存在一定区别，注意根据情况应用和分析（表 10 - 1 - 1）。

表 10 - 1 - 1 BNP 与 NT - proBNP 的对比

项目	BNP	NT - proBNP
分子量	小（32 个氨基酸）	大（76 个氨基酸）
生理活性	有，扩血管、排钠、排水、抑制 RASS 和 SNS	无活性
代谢途经	与利钠肽受体结合清除，通过中性内肽酶分解清除，肾脏清除，受肾功能影响小	肾脏、肝脏、肌肉清除，受肾功能影响大
半衰期	短（20min）	长（60～120min）
药物影响	使用重组人利钠肽或含中性内肽酶抑制剂药物时升高	不受影响

注：RASS 肾素 - 血管紧张素 - 醛固酮系统；SNS 交感神经系统。

2. 超声心动图 所有患者均应在 24h 内完成超声心动图检查，超声心动图可明确心脏结构和功能，指导 CHF 的诊断、鉴别诊断、分型和疗效评估。

3. 心电图 所有患者均应在入院即刻完成心电图检查，考虑心肌缺血导致 CHF 时还应每日复查心电图。心电图检查还可辅助诊断心肌梗死和缺血、肺栓塞、心律失常等，为 CHF 患者的病因诊断、器械治疗时机和疗效提供线索。

4. 胸片 所有患者均应行胸片检查。胸片可提供心脏大小、肺部渗出、胸腔积液、肺纹理、是否存在气胸等信息，为 CHF 的诊断提供依据。CHF 患者胸片主要表现为心脏扩大、肺门渗出（肺门"蝴蝶影"）、胸腔积液（常以右侧为甚）。严重 CHF 患者治疗前后的胸片见图 10 - 1 - 2。

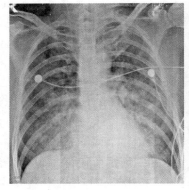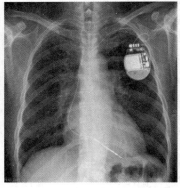

图 10 - 1 - 2 一例严重 CHF 患者治疗前后的胸片

患者为急性左主干闭塞，急诊冠脉介入治疗后出现心原性休克（左图）；经呼吸机、主动脉内球囊反搏（IABP）、体外膜肺氧合（ECMO）联合药物治疗后恢复（右图）。

5. D - 二聚体 主要用于 CHF 与肺栓塞的鉴别，CHF 患者 D - 二聚体无明显升高，而肺栓塞患者常明显升高。D 二聚体升高被发现与 CHF 的不良事件相关。国内学者研究发现，对于 CHF 住院患者，较高水平的 D - 二聚体是 1 年全因死亡率的重要独立预测因子，且在 HFpEF 患者中相关性更明显。

6. 高敏肌钙蛋白 CHF 患者高敏肌钙蛋白 I（hs - cTnI）/高敏肌钙蛋白 T（hs - cTnT）可轻度升高，随 CHF 的改善而下降，明显升高且有动态演变往往考虑合并急性心肌梗死。2022 年发表的《心力衰竭生物标志物临床应用中国专家共识》明确，cTnI 和 cTnT 可用于 AHF 和 CHF 的危险分层和预后评估。

7. 血气分析 动脉血气分析可明确机体肺通气和换气状态及酸碱平衡状态，可辅助 CHF 的严重程度评估和鉴别诊断。低氧血症提示 CHF 急性发作或者合并严重感染、肺栓塞，二氧化碳潴留则提示慢性阻塞性肺疾病、肺原性心脏病可能。

8. 血、尿、粪便常规　主要用于贫血、出血、感染、尿蛋白、尿红细胞、尿葡萄糖、尿液浓缩状态的检测和诊断。

9. 肝、肾功能　酗酒患者及体循环淤血患者可完善肝功能检查。酗酒患者往往有 γ-谷氨酰转肽酶升高，谷丙转氨酶和谷草转氨酶升高，且以谷草转氨酶升高为主需注意肝淤血的可能。

肾功能检查用于筛查肾功能不全患者，并鉴别利尿治疗效果欠佳的原因。肾功能还可作为 CHF 危险分层和预后评估的一部分。

10. 电解质　CHF 患者应常规完善血电解质，如血清钾、钠、氯的检查。由于使用利尿剂、ACEI、ARB、MRA、ARNI 等药物，CHF 合并电解质异常的情况并不少见。指南明确指出，高钾血症、低钾血症、低钠血症、低氯血症均与 CHF 患者的不良预后明显相关，其中血清钾与 CHF 患者的死亡率呈"U"型关系，血清钾在 4.0～5.0mmol/L 之间的患者死亡率最低

（二）可选检查

1. 甲状腺激素　用于筛查甲状腺功能亢进症和甲状腺功能减退症。

2. 肺功能　主要用于 CHF 的鉴别诊断，必要时选用。

3. 病因诊断相关检查　冠状动脉 CTA、冠状动脉造影、心肌核素显像用于明确冠心病诊断；心脏 MRI 检查有助于心脏结构、功能及心肌病诊断；基因检测有助于明确遗传性心肌病诊断；心肌活检则用于心肌病的诊断。此类检查在 CHF 诊断明确但病因不明时可根据现有线索有针对性地选择使用。

（三）新检查

1. 生长分化因子 15　生长分化因子 15（growth differentiation factor-15，GDF-15）对 CHF 的诊断价值不如 BNP/NT-proBNP，但在 CHF 的患病风险、疾病危险分层和疾病预后评估中具有重要的、独立的作用。对于所有类型的 CHF 患者，GDF-15 升高者其死亡率和住院率也随之增加。

2. 可溶性肿瘤抑制因子 2　肿瘤抑制因子 2（suppressor of tumorgenicity-2，ST2）包含可溶性

ST2（soluble suppressor of tumorgenicity-2，sST2）和跨膜受体形式 ST2（ST2L）两种形式。其中 sST2 可在人血清中检测到，是 CHF 全因死亡率、心血管死亡率以及住院率的独立预测因子。sST2 被证实与各种类型的 CHF，尤其是 HFrEF 的预后呈负相关。需要说明的是，sST2 同样只是 CHF 的一个病情监测及预后评估标志物，而不是诊断标志物。

四、诊断及其标准

（一）慢性心力衰竭的分型

按照最新国内外指南和专家共识，可将 CHF 按照 LVEF 分为以下 3 个类型，具体分型及其相应的诊断标准如下。

1. 射血分数保留的心力衰竭（HFpEF）　有 HF 症状和（或）体征，LVEF≥50%，利钠肽升高（BNP≥35pg/ml，NT-proBNP≥125pg/ml），存在左心室肥厚和（或）左心房扩大和（或）心脏舒张功能异常。

2. 射血分数降低的心力衰竭（HFrEF）　有 HF 症状和（或）体征，LVEF≤40%。

3. 射血分数轻度下降的心力衰竭（HF with mildly reduced EF，HFmrEF）　有 HF 的症状和（或）体征，40%＜LVEF＜50%，利钠肽升高（BNP≥35pg/ml，NT-proBNP≥125pg/ml），存在左心室肥厚和（或）左心房扩大和（或）心脏舒张功能异常。

除了上述 3 种 CHF 的初始分型，在 CHF 的治疗过程中，部分患者虽初始 LVEF≤40%，但经规范药物治疗后其 LVEF 可能会部分改善或完全恢复正常。指南共识将此类患者归为射血分数改善的心力衰竭（HF with improved EF，HFimpEF）患者，其具体定义如下：有 HF 症状和（或）体征，基线 LVEF≤40%，复测 LVEF＞40% 且较基线升高≥10%。

上述分型由美国心力衰竭学会、欧洲心脏病学会心力衰竭协会和日本心力衰竭学会于 2021 年最新提出，并得到了新西兰心力衰竭学会、印度心力衰竭协会、澳大利亚和新西兰心脏病学会、中国心力衰竭协会的赞同。与旧的分型相比，新的分型在 CHF 的后期评估中增加了 HFimpEF 一型，有助于将经过治疗后 LVEF 改善至＞40%，其

至≥50%的HFrEF与HFmrEF和HFpEF区分开来，并促使这一部分患者坚持规范化治疗，同时还体现了CHF患者的全程和动态管理理念。

（二）慢性心力衰竭的分期

根据CHF的发生、发展过程，可将其分为A、B、C、D四个阶段（表10-1-2）。

表10-1-2　CHF的四个阶段及定义

阶段	定义
阶段A（CHF风险阶段）	具有CHF的危险因素，但既往或目前无CHF的症状或体征，也无心脏结构或功能异常
阶段B（CHF前阶段）	既往或目前无CHF的症状或体征，但是有结构性心脏病和（或）心脏功能异常，或利钠肽升高
阶段C（CHF阶段）	既往或目前有CHF的症状或体征，且有心脏结构和（或）功能异常
阶段D（晚期CHF阶段）	已有HF，且经指南规定的药物治疗后，休息时仍有严重的HF症状和（或）体征，需要心脏移植、机械辅助装置等特殊干预

（三）心脏功能评估

1. 纽约心脏病协会功能分级　纽约心脏病协会功能分级于1928年由纽约心脏病协会（NYHA）提出，简称NYHA功能分级（表10-1-3）。其根据患者症状进行判断，无创、使用方便、简单，是临床上最常用于CHF评估的手段之一。其既可用于初始诊断时病情严重程度的评估，亦可用于治疗后的疗效评估。

表10-1-3　NYHA功能分级

分级	症状描述
I级	体力活动不受限，日常体力活动不出现CHF症状
II级	体力活动轻度受限，休息时无症状，日常体力活动时出现CHF症状
III级	体力活动明显受限，休息时无症状，轻于日常的体力活动时出现明显CHF症状
IV级	休息时也有HF症状，任何程度的体力活动均可加重症状

2. 心肺运动试验　心肺运动试验（cardiopulmonary exercise testing，CPET）是评估心脏功能状态的金标准。CPET不仅可以用来评估CHF患者的严重程度和疗效，判断CHF患者的预后，还可用来指导CHF心脏康复运动处方的制定。但是其需要借助计算机、呼吸监测仪器、运动平板仪或踏车，同时需要经过专业培训的医务人员进行测定。CPET常用评估指标包括以下指标。

（1）最大摄氧量（VO_{2max}）：VO_{2max}是指机体在极量运动状态下时的最大耗氧量，代表机体摄氧能力的最高水平。测定方式为当机体做功继续增加而摄氧量不再增加达到平台期的数值。

（2）峰值摄氧量（peak VO_2）：临床常用peak VO_2代替VO_{2max}。VO_{2max}＜预测值的84%判定为VO_{2max}降低。

（3）无氧代谢阈值：无氧代谢阈值（anaerobic threshold，AT）也称为乳酸阈值（lactate threshold，LT）。AT的影响因素同VO_{2max}，相对来说，AT更反映线粒体利用氧的能力。临床常用V slope法测定AT，二氧化碳排出明显增加时的值即为AT，AT在VO_2的40%以上为正常。

（4）储备心率：HRR（heart rate reserve）等于最大心率（HR_{max}等于220-年龄）与静息心率的差值，代表心功能的储备能力，越大心功能储备越好。

（5）血压：正常情况下，血压会随着运动量的增加而升高。如果血压随着运动量的增加反而下降，往往提示存在严重的心功能不全或者严重心肌缺血。

3. 六分钟步行试验

（1）六分钟步行试验简介：可用于CHF患者的心功能状态评估、疗效评估和发病及死亡风险预测。六分钟步行试验几乎不需要专业设备，尤其适合基层医院。

（2）评判标准：六分钟步行距离＜150m为重度CHF，150~450m为中度CHF，＞450m为轻度CHF。

五、鉴别诊断

（一）慢性阻塞性肺疾病（chronic obstructive pulmonary disease，COPD）

1. 相似点　两者均可表现为气促、胸闷、咳嗽，血氧饱和度下降，肺部可闻及湿罗音，合并肺心病的COPD患者NT-proBNP/BNP可升高。

2. 不同点　COPD患者气促与体位无关，天气变冷时多发，常有慢性长期咳嗽、咳痰病史，发作时肺部听诊除吸气相湿性啰音外还常伴有呼气相哮鸣音，CHF患者除急性发作期常无哮鸣音。AHF或CHF急性发作可闻及哮鸣音，常合并大量湿啰音。COPD血气分析除低氧血症外常合并二氧化碳潴留，胸片及 CT 检查无肺门渗出、心影增大，而是表现为肺纹理增粗、肺大泡、肺气肿、肺动脉段增粗。而且，非肺原性心脏病的 COPD 患者 NT - proBNP/BNP 常完全正常。

（二）肺栓塞（pulmonary embolism，PE）

1. 相似点 两者均可表现为气促、胸闷、咳嗽，血氧饱和度降低，且 PE 亦可有 NT - proBNP/BNP 的轻度升高。

2. 不同点 PE 患者症状发作与体位无关，常有长期卧床、肿瘤、骨折、长途飞行、潜水、久坐、久蹲等危险因素。PE 患者心电图可见心动过速、右束支传导阻滞、$S_IQ_{III}T_{III}$ 改变；超声心动图可见肺动脉增宽、右心增大、三尖瓣反流；D - 二聚体常明显升高；肺动脉 CTA 或肺动脉造影可见肺动脉充盈缺损。

（三）肺炎

1. 相似点 两者均可表现为咳嗽、气促，重症肺炎患者可有血氧饱和度降低，且两者常合并存在，此时 NT - proBNP/BNP 可明显升高。

2. 不同点 CHF 患者常咳白色泡沫痰，严重时咳粉红色泡沫痰。单纯肺炎患者咳痰性质与所感染病原体相关，普通细菌性肺炎多表现为黄白色痰。肺炎患者肺部听诊常表现为粗湿性啰音，且啰音部位不一定为肺部低垂部位，而是病灶所在部位；血白细胞、降钙素原、快速 C 反应蛋白明显升高；胸片检查示渗出位于病灶部位，而不一定在肺门部，心影不大；单纯肺炎患者 NT - proBNP/BNP 完全正常。

（四）支气管哮喘

1. 相似点 两者均可表现为气促。
2. 不同点 支气管哮喘患者常于接触特定过敏源时诱发，好发于年轻患者，单纯使用支气管舒张剂症状可迅速缓解，NT - proBNP/BNP、胸片、超声心动图完全正常。

六、 误诊防范

为避免误诊，应详细询问病史，明确呼吸困难、腹胀、水肿等症状的特点，尤其是与体位、天气变化、活动的关系，详细进行体格检查，同时尽快完善 NT - proBNP、超声心动图、胸片、D - 二聚体、血气分析等有助于诊断和鉴别诊断的检查。

▶ 治疗

一、 治疗流程

鉴于现有的临床试验证据，CHF 的治疗应严格地按照 LVEF 进行划分。一般治疗、利尿剂、SGLT2 抑制剂适合于所有类型的 CHF，器械治疗仅适用于特定的 HFrEF 患者。一线用药在无禁忌证的情况下应尽早使用，并逐步滴定到最大耐受剂量，从而使患者最大程度获益，具体的治疗流程见图 10 - 1 - 3。

二、 治疗原则

（一）总体目标和原则

CHF 治疗的总体目标和原则是改善临床症状和患者感受，提高运动耐量和生活质量，降低再住院率和死亡率。

（二）阶段目标

每一个阶段的 CHF 患者治疗目标有所不同，主要治疗目标是延缓进展到下一阶段，具体如下述。

（1）针对阶段 A 的患者，主要目标是控制相关危险因素，预防可能导致 CHF 的心脏损害的发生。

（2）针对阶段 B 的患者，主要目标是防止心脏疾病的进展和预防 CHF 的发生。

（3）针对阶段 C 的患者，由于其已发生 CHF，主要目标是控制 CHF 的症状和改善 CHF 的预后。

（4）针对阶段 D 的患者，主要目标理论上与 C 期患者基本相同，但由于其已进展为终末期 HF 阶段，除非心脏移植，否则其预后非常差，因此，控制症状是此阶段最重要和最现实的目标。左心室辅助装置（LVAD）的研发在近期取得了巨大的

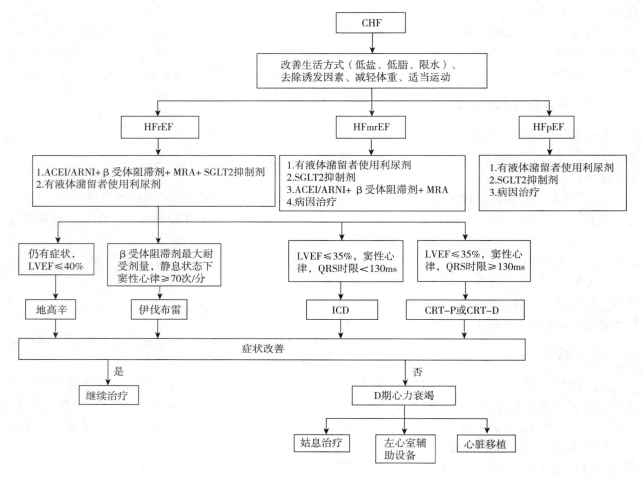

图 10 - 1 - 3　CHF 的治疗流程

ACEI 血管紧张素转化酶抑制剂；ARNI 血管紧张素受体脑啡肽酶抑制剂；MRA 盐皮质激素受体拮抗剂；SGLT2 抑制剂 钠 - 葡萄糖
协同转运蛋白2 抑制剂；ICD 植入式心律转复除颤器；CRT - P 心脏再同步化治疗起搏器；CRT - D 心脏再同步化治疗 - 除颤器

进步，相信随着 LVAD 的不断改进，此阶段患者
未来将有望携带 LVAD 长期生存。

三、 治疗细则

（一）病因治疗

　　针对不同病因引起的 CHF，其治疗重点和预
后存在明显差异，疾病早期进行病因干预往往可
明显改善患者症状和预后。

　　明确 CHF 的病因并给予针对性治疗具有重要
意义（表 10 - 1 - 4）。

（二）一般治疗

　　一般治疗包括去除诱因、监测尿量、改善生活
方式、低钠饮食（NYHA Ⅲ～Ⅳ级者 <3g/d，稳定期
患者 ≤5g/L）、戒烟、控制体重、早期康复运动。

表 10 - 1 - 4　CHF 病因的针对性治疗获益

CHF 病因	针对性治疗获益
心肌缺血	早期行血运重建治疗后，有助于 CHF 的改善和控制
先天性心脏病	早期纠正心脏结构异常，可预防 CHF 的发生、发展
瓣膜性心脏病	行瓣膜修补或置换后，常可明显改善患者的心功能状态
酒精性心肌病	早期戒酒可使者心功能恢复正常
甲状腺功能亢进症	早期控制甲状腺功能亢进症后，患者的心功能亦可恢复正常
快速型心律失常导致的心动过速性心肌病	治疗心律失常后，心功能下降往往是可逆的

(三)药物治疗

1. 射血分数降低的心力衰竭

(1)血管紧张素转换酶抑制剂(表10-1-5、表10-1-6):ACEI可改善HFrEF患者的症状,提高运动耐量,降低住院率和死亡率,是HFrEF患者治疗的基石和首选药物。

表10-1-5 ACEI的使用注意事项

注意事项	内容
适应证	除非有禁忌证或不能耐受,所有HFrEF患者均应终生使用ACEI
禁忌证	①妊娠 ②使用ACEI曾导致血管神经性水肿、双侧肾动脉狭窄
慎用情况	①肾功能不全(血清肌酐>265.2μmol/L或3mg/dl) ②高钾血症(血钾>5.5mmol/L) ③症状性低血压(收缩压<90mmHg) ④左室流出道梗阻
方法	早期使用,小剂量开始,逐渐调整至最大耐受剂量或目标剂量,避免非医疗需要突然停药
不良反应	血管神经性水肿常发生于用药后24h内,罕见但可出现喉头水肿等致命情况,一旦出现血管神经性水肿应立即停用并终身禁止服用ACEI

注:ACEI血管紧张素转换酶抑制剂。

表10-1-6 常用ACEI用法用量

药物	起始剂量	目标剂量
卡托普利	6.25mg tid	50mg tid
依那普利	2.5mg bid	10mg bid
福辛普利	2.5mg qd	40mg qd
培哚普利	2mg qd	8mg qd
雷米普利	1.25mg qd	10mg qd
贝那普利	2.5mg qd	20mg qd

注:qd 每日1次;bid 每日2次;tid 每日3次。

(2)血管紧张素Ⅱ受体拮抗剂(表10-1-7):ARB在许多试验中被证明可降低心血管死亡率和CHF患者住院率,但没有任何试验证实其可降低全因死亡率,因此,最新指南仅推荐其作为不能耐受ACEI/ARNI患者的替代治疗。与ACEI相比,其干咳的不良反应发生少,常作为服用ACEI后干咳的替代治疗,其余禁忌证、不良反应及处理同ACEI。常用ARB用量见表10-1-7。

表10-1-7 常用ARB用法用量

药物	起始剂量	目标剂量
氯沙坦	25mg qd	150mg qd
缬沙坦	40mg qd	160mg bid
坎地沙坦	4mg qd	32mg qd

(3)β受体拮抗剂(表10-1-8、表10-1-9):长期(>3个月)使用β受体拮抗剂可改善HFrEF患者的临床症状,改善左室功能,降低住院率,降低死亡率和猝死风险。

表10-1-8 β受体拮抗剂使用注意事项

注意事项	内容
适应证	所有HFrEF患者均应终生使用β受体拮抗剂,除非有禁忌证或不能耐受
禁忌证	①CHF急性发作期 ②心原性休克 ③症状性低血压(收缩压<90mmHg) ④二度及以上房室传导阻滞未植入心脏起搏器者 ⑤病窦综合征未植入心脏起搏器者 ⑥心率<50次/分 ⑦支气管哮喘急性发作期
方法	早期使用,小剂量开始,逐渐调整至目标剂量或最大耐受剂量(静息心率55~60次/分),与ACEI联合使用,无禁忌者终生使用

注:HFrEF 射血分数降低的心力衰竭;CHF 慢性心力衰竭;ACEI 血管紧张素转换酶抑制剂。

表10-1-9 常用β受体拮抗剂用法用量

药物	起始剂量	目标剂量
琥珀酸美托洛尔	23.75mg qd	190mg qd
酒石酸美托洛尔	6.25mg bid	50mg bid
比索洛尔	1.25mg qd	10mg qd
卡维地洛	3.125mg bid	25mg bid

(4)盐皮质激素受体拮抗剂(表10-1-10):既往被称为醛固酮受体拮抗剂。MRA具有抗心室重构作用,该作用独立于ACEI类药物,但两者联用可避免"醛固酮逃逸",具有协同作用。对于HFrEF患者,在使用ACEI/ARB、β受体拮抗剂的基础上联用醛固酮受体拮抗剂,可降低心血管死亡风险、猝死风险、因CHF住院风险和全因死亡风险。早期MRA与ACEI/ARB、β受体拮抗剂一起被称为CHF治疗的"金三角",国内MRA目前仅有螺内酯可选。

新型非甾体选择性MRA非奈利酮的受体选择性较螺内酯更强,亲和力较eplerenone更高,在最新发布的研究中,其被证实可降低慢性肾脏病合并2型糖尿病患者的CHF再住院率。非奈利酮于2021年7月被FDA批准用于慢性肾脏病合并2型糖尿病的成年患者,以降低此类患者因CHF住院的风险。其用于CHF患者的FINEARTS-HF研究正在进行中。

表 10 – 1 – 10　盐皮质激素受体拮抗剂的使用注意事项

注意事项	内容
适应证	• LVEF≤35%，NYHA 功能分级 Ⅱ～Ⅳ级，使用 ACEI/ARB、β 受体拮抗剂仍有症状的患者 • 急性心肌梗死后 LVEF≤40%，有症状或合并糖尿病的患者
禁忌证	• 严重肾功能不全（肌酐 > 221μmol/L 或 2.5mg/dl）或 eGFR < 30ml/（min·1.73 m²） • 血钾高（血钾 > 5.0mmol/L） • 妊娠期妇女
用法用量	• 小剂量开始，逐渐加量，可与袢利尿剂联用以降低高钾血症风险，使用过程中注意监测血钾和肾功能 • 常以螺内酯 10mg qd 开始，最大可使用 40mg qd

注：LVEF 左室射血分数；NYHA 纽约心脏病协会；ACEI/ARB 血管紧张素转换酶抑制剂/血管紧张素Ⅱ受体拮抗剂；eGFR 估算肾小球滤过率；qd 每日 1 次。

（5）血管紧张素受体脑啡肽酶抑制（表 10 – 1 – 11）：作为一种新型抗 HF 药物，其在 HFrEF 中的重要作用已经被 PARADIGM – HF 等试验所证实。ARNI 不仅可以改善症状，提高生活质量，还可以降低 CHF 住院率、心血管死亡率和全因死亡率。最新指南虽然仍仅推荐其作为使用 ACEI/ARB 后仍有症状的患者的替代治疗，但已将其列为 HFrEF 的一线用药。

表 10 – 1 – 11　ARNI 的使用注意事项

注意事项	内容
适应证	对于 LVEF≤40% 的 CHF 患者，在使用指南推荐的最佳治疗后仍有症状时，推荐用 ARNI 代替 ACEI/ARB
禁忌证	• 有血管神经性水肿病史 • 双侧肾动脉严重狭窄 • 妊娠期或哺乳期妇女 • 重度肝损害，胆汁性肝硬化和胆汁淤积 • 对 ARB 或 ARNI 过敏
慎用情况	• 肾功能不全（血肌酐≥221μmol/L 或 2.5mg/dl 或 eGFR≤30ml/（min·1.73 m²） • 血钾≥5.5mmol/L • 症状性低血压（收缩压≤90mmHg）
用法用量	• 小剂量开始，逐渐加量，使用过程中注意监测血压、肾功能、血钾 • 由于 ARNI 为 ACEI/ARB 的替代用药，且 ACEI 与脑啡肽酶抑制剂联用会增加血管神经性水肿的风险，因此，使用 ARNI 前 ACEI 至少停用 36h • 目前此类药物仅有沙库巴曲缬沙坦钠可选，剂量为 25mg bid 起，最大剂量可用至 200mg bid

注：LVEF 左室射血分数；ARNI 血管紧张素受体脑啡肽酶抑制；ACEI/ARB 血管紧张素转换酶抑制剂/血管紧张素Ⅱ受体拮抗剂；eGFR 估算肾小球滤过率；bid 每日 2 次。

（6）钠 – 葡萄糖协同转运蛋白 2（SGLT2）抑制剂（表 10 – 1 – 12）：DAPA – HF 和 EMPEROR –

Reduced 研究已经证实，SGLT2 抑制剂可降低 HFrEF 患者的住院率、心血管死亡率和全因死亡率。国内目前主要有恩格列净和达格列净可选。

表 10 – 1 – 12　SGLT2 抑制剂的使用注意事项

注意事项	内容
适应证	对于 HFrEF 患者，无论是否合并糖尿病，在使用包括 ACEI/ARNI、β 受体拮抗剂、MRA 在内的最佳药物治疗的同时，推荐使用 SGLT2 抑制剂
禁忌证	• 对 SGLT2 抑制剂过敏 • 严重肾功能不全 [eGFR < 45 ml/（min·1.73 m²）] • 透析
用法用量	• 达格列净 10mg qd • 恩格列净 10mg qd
不良反应及处理	• 此类药物的不良反应主要有低血压、酮症酸中毒、肾功能损害、生殖器真菌感染 • 目前心内科临床使用经验在逐渐增加

注：SGLT2 钠 – 葡萄糖协同转运蛋白 2；HFrEF 射血分数降低的心力衰竭；ACEI/ARNI 血管紧张素转换酶抑制剂/血管紧张素受体脑啡肽酶抑制；MRA 盐皮质激素受体拮抗剂；eGFR 估算肾小球滤过率；qd 每日 1 次。

（7）利尿剂（表 10 – 1 – 13、表 10 – 1 – 14）：利尿剂主要作用是通过利尿减轻水肿和降低负荷，改善 CHF 患者的症状，改善心功能，对 CHF 患者死亡率的影响尚不明确。

表 10 – 1 – 13　利尿剂的使用注意事项

注意事项	内容
适应证	有液体潴留的 CHF 患者均应使用
禁忌证	• 已知对利尿剂过敏 • 以前或现在均无液体潴留 • 痛风患者禁止使用噻嗪类利尿剂
用法	• 首选袢利尿剂 • 根据患者的利尿效果调整用量，每天体重下降 0.5～1kg 为宜 • 病情控制后以最小有效剂量维持 • 使用过程中监测电解质、肾功能

注：CHF 慢性心力衰竭。

表 10 – 1 – 14　常用利尿剂用法用量

药物	起始剂量	最大剂量	常用剂量
呋塞米	10mg qd	160mg qd	20～80mg qd
托拉塞米	10mg qd	100mg qd	10～40mg qd
布美他尼	0.5mg qd	8mg qd	1～4mg qd
氢氯噻嗪	12.5mg qd	100mg qd	25～50mg qd
metolazone	2.5mg qd	20mg qd	2.5～10mg qd
吲达帕胺	2.5mg qd	5mg qd	2.5～5mg qd
阿米洛利	2.5mg qd	20mg qd	5～10mg qd
托伐普坦	7.5mg qd	30mg qd	15mg qd

注：qd 每日 1 次。

（8）地高辛（表 10 - 1 - 15）：地高辛通过选择性地与心肌细胞膜 Na⁺ - K⁻ - ATP 酶结合，抑制该酶活性，使 Na⁺ - K⁻ 转运受限，Na⁻ - Ca²⁺ 交换增加，心肌细胞内 Ca²⁺ 浓度升高，从而增加心肌收缩力；通过增加心输出量降低交感神经张力，增强迷走神经张力，增加窦房结对迷走神经调节的敏感性，从而发挥负性频率作用；地高辛还可降低窦房结的自律性，减慢房室结传导速度，延长房室结有效不应期。地高辛可改善 CHF 患者症状，提高运动耐量。长期使用地高辛可降低 CHF 住院风险，但对 CHF 患者死亡率的影响结果是中性的。

表 10 - 1 - 15 地高辛的使用注意事项

注意事项	内容
适应证	用于使用利尿剂、ACEI/ARNI/ARB、β 受体拮抗剂和 MRA 后仍有症状的 HFrEF 患者
禁忌证	• 心房颤动/心房扑动合并预激综合征、病态窦房结综合征、二度及以上房室传导阻滞 • 心肌梗死 24h 内 • 肥厚型梗阻性心肌病
用法用量	• 地高辛片 0.125 ~ 0.25mg qd，中国人群多用 0.125mg qd，肾功能不全、低体重者、老年患者甚至可使用 0.125mg qod • 使用过程中应监测地高辛血药浓度，维持在 0.5 ~ 0.9μg/L

注：HFrEF 射血分数降低的心力衰竭；ACEI/ARNI/ARB 血管紧张素转换酶抑制剂/血管紧张素受体脑啡肽酶抑制/血管紧张素 Ⅱ 受体拮抗剂；MRA 盐皮质激素受体拮抗剂；qod 隔日 1 次。

（9）伊伐布雷定（表 10 - 1 - 16）：通过抑制窦房结起搏电流减慢窦性心率。可降低心血管死亡和 CHF 再住院风险，改善患者生活质量和左室功能。

表 10 - 1 - 16 伊伐布雷定的使用注意事项

注意事项	内容
适应证	• LVEF≤35%，使用目标剂量或最大耐受剂量 β 受体拮抗剂、ACEI/ARNI/ARB 和 MRA 后静息心率仍≥70 次/分的有症状的窦性心律患者 • LVEF≤35%，窦性节律静息心率≥70 次/分，使用 β 受体拮抗剂有禁忌证或不能耐受者，建议伊伐布雷定联合 ACEI/ARNI/ARB 和 MRA 应用
禁忌证	• 对该药过敏 • 病态窦房结综合征、窦房传导阻滞、二度及以上房室传导阻滞、治疗前静息心率 <60 次/分 • 血压 <90/50mmHg • 失代偿性心力衰竭 • 重度肝功能不全 • 非窦性心律心率过快者
用法用量	• 起始 2.5mg bid，最大 7.5mg bid • 目标心率为静息心率 60 次/分左右

注：LVEF 左室射血分数；ACEI/ARNI/ARB 血管紧张素转换酶抑制剂/血管紧张素受体脑啡肽酶抑制/血管紧张素 Ⅱ 受体拮抗剂；MRA 盐皮质激素受体拮抗剂；bid 每日 2 次。

（10）可溶性鸟苷酸环化酶受体刺激剂：尚未获批用于临床。

（11）心肌肌球蛋白激活剂：尚未获批用于临床。

2. 射血分数轻度下降的心力衰竭 由于 HFmrEF 为 CHF 的新分类，目前为止尚无专门针对此类型 CHF 进行设计的临床试验，有限的数据全部来自针对 HFpEF 研究的亚组分析。因此，除利尿剂在有充血证据的 HFmrEF 患者中为 Ⅰ 类推荐（有益）C 级证据外，ACEI、ARB、β 受体拮抗剂、MRA、ARNI 在 HFmrEF 中的应用证据级别均为 Ⅱ b 类推荐（可能有益）C 级证据。地高辛和伊伐布雷定暂不推荐用于此类患者。

虽然指南暂未做出推荐，但 SGLT2 抑制剂用于 HFmrEF 患者应该是合理的。

2023 年 ESC 指南推荐 SGLT2 抑制剂用于治疗有症状的 HFmrEF 患者（Ⅰ A 类级别）。

3. 射血分数保留的心力衰竭 目前指南仅推荐对于存在充血证据的 HFpEF 患者可使用利尿剂，其余药物则根据 HFpEF 合并症治疗的需要选用即可。但最新发布的国内外专家共识均已明确推荐 SGLT2 抑制剂用于 HFpEF 的治疗。同时，指南特别强调应对 HFpEF 患者的病因和合并症进行筛查和治疗。2023 年 ESC 指南推荐 SGLT2 抑制剂用于治疗有症状的 HFpEF 患者（Ⅰ A 类级别）。

（四）非药物治疗

1. 心脏再同步化治疗（Cardiac resynchronization therapy，CRT） 现有研究已经证实，CRT 可改善 CHF 患者症状、提高生活质量、降低特定患者的死亡率和住院率。

CRT 适应证具体如下述。

（1）窦性心律伴左束支传导阻滞（Left bundle branch block，LBBB），QRS 时限≥150ms，优化药物治疗后 LVEF 仍≤35% 的症状性 CHF 患者，推荐植入 CRT。

（2）因高度房室传导阻滞需要心室起搏的 HFrEF 患者，无论 NYHA 功能分级和 QRS 时限的结果如何，也无论窦律还是房颤律，均推荐植入 CRT 而不是单纯右心室起搏。

（3）窦性心律不伴 LBBB，QRS 时限为≥150ms，优化药物治疗后 LVEF 仍≤35% 的症状性

CHF 患者，应考虑植入 CRT。

（4）窦性心律伴 LBBB，QRS 时限为 130～149ms，优化药物治疗后 LVEF 仍≤35% 的症状性 CHF 患者，应考虑植入 CRT。

（5）已植入常规起搏器或 ICD 的 LVEF≤35% 患者，虽然接受优化药物治疗，但 CHF 仍恶化，且心室起搏比例较高的患者，应考虑升级为 CRT。

2. 左束支起搏　国内学者完成的左束支起搏与 CRT 对比研究显示，短期预后（6 个月）方面，左束支起搏改善 LVEF 较 CRT 更明显，6min 步行距离更长，纽约心功能分级改善和 QRS 波时限缩短更明显。但长期预后数据还有待随访，且该研究未涉及死亡率和心力衰竭再住院率等硬终点。

左束支起搏适应证具体如下述。

（1）拟行 CRT 但左心室导线植入不成功者。

（2）CRT 术后无应答者。

（3）快心室率房颤伴 CHF，经药物控制治疗心室率欠佳，且经导管消融失败，或不适合房颤消融需行房室结消融控制心室率者。

（4）慢性房颤伴 CHF，心室起搏比率较高（>40%）者。

3. 植入型心律转复除颤器（implantable card-ioverter-defibrillator，ICD）

（1）ICD 用于猝死一级预防的适应证：①缺血性心脏病患者，优化药物治疗≥3 个月 LVEF 仍≤35%，NYHA 功能Ⅱ或Ⅲ级，心肌梗死后≥40 天，预期寿命 >1 年，功能状态良好，推荐植入 ICD。②非缺血性 HF 患者，NYHA 功能Ⅱ或Ⅲ级，优化药物治疗≥3 个月 LVEF 仍≤35%，预期寿命 >1 年，功能状态良好，植入 ICD 可能有益。

（2）ICD 用于猝死二级预防的适应证：CHF 伴低 LVEF，曾有导致血流动力学不稳定的室性心动过速，预期寿命 >1 年，功能状态良好，不存在导致室性心动过速的可逆性因素，且室性心动过速不发生在急性心肌梗死 24h 内。

4. 左心室辅助装置　左心室辅助装置（LVAD）常作为终末期（D 期）CHF 患者心脏移植前的过渡治疗或短期替代治疗。其应用指征为：采用最佳药物和器械治疗后仍持续有严重症状，无严重的右心衰竭和（或）重度三尖瓣反流，心理状态稳定，无禁忌证，且至少包括以下 1 项者。①LVEF <25% 且因 CHF 无法进行运动，或者虽能够进行心肺运动试验，peak VO$_2$ < 12 ml/（kg·

min）和（或）<50% 预测值。②近 1 年内因无明显诱因的 CHF 住院 3 次及以上。③依赖静脉正性肌力药物（inotropic agents）治疗或临时机械循环支持（mechanical circulation support，MCS）设备治疗。④因灌注下降而非左心室充盈压不足〔肺毛细血管楔压≥20mmHg，收缩压≤90mmHg 或心脏指数≤2 L/（min·m^2）〕导致的进行性肾功能和/或肝功能恶化。

5. 心肌收缩力调节治疗　心肌收缩力调节（cardiac contractility modulation，CCM）治疗是指在心室绝对不应期给予一个强力（高输出、长时间，20mA/30ms）的电刺激，使心肌收缩力明显增强的一种治疗手段。

该治疗方式目前为止尚未得到指南的推荐，仅在 2021 年 ESC HF 管理指南中被列入待评估技术。

6. 心脏移植　适用于终末期 CHF 患者和除了左心室辅助装置没有其他治疗手段的重度 CHF 患者。

7. 姑息治疗　D 期 CHF 患者往往已缺乏明显有效的治疗措施，减轻症状、提高生活质量成了其治疗的主要目标，姑息治疗（palliative care）在 D 期 CHF 患者中也越来越多被提及。

姑息治疗的具体适用情况如下。

（1）患者身心功能进行性下降且大部分日常生活均需照护。

（2）在最佳的药物及非药物治疗措施情况下仍有严重的 CHF 症状，生活质量差。

（3）在最佳治疗情况下仍频发住院或出现其他失代偿情况。

（4）不适合心脏移植和机械循环辅助治疗。

（5）心脏恶液质。

（6）临床判断已接近生命终点。

国内无论是医护还是患者目前对 CHF 姑息治疗的理解仍较狭隘，常常是各种尝试却效果欠佳之后的被动尝试，而不是作为 CHD 的一个治疗选项，处理措施多为对症治疗，因此也多被等同于放弃治疗。国内关于这方面的研究资料也极其有限。

（五）共病的治疗

2023 年 ESC 指南建议对合并缺铁、有症状的 HFrEF 或 HFmrEF 患者进行静脉补铁，以缓解心衰症状，提高生活质量（ⅠA类推荐）；对合并缺铁、有症状的 HFrEF 或 HFmrEF 患者，考虑使用羧基麦芽糖铁或异麦芽糖酐铁进行静脉补铁，以降低心衰住院风险（ⅡaA类推荐）。

作者：曾芳（暨南大学附属广州红十字会医院）
审稿：马媛（首都医科大学附属北京积水潭医院）

参考文献

第二节　急性心力衰竭

急性心力衰竭（acute heart failure，AHF）简称急性心衰，是指心衰的症状、体征迅速发生或者恶化。急性心衰实质是由于各种原因导致左和/或右心的收缩和/或舒张功能损害并急剧恶化，表现为肺循环和/或体循环淤血（或称充血）、组织器官灌注不足，伴随神经体液应急反应、多脏器功能衰竭的一组临床综合征。急性心衰既可以是首次发生，也可以是慢性心力衰竭的急性失代偿（acute decompensation），后者更为常见。

诊断

一、诊断流程

急性心衰的诊断需要结合心血管基础疾病、诱因、临床表现（症状、体征），然后完善相关检查，其中利钠肽检测具有相对重要的排除特异性。诊断流程推荐见图 10-2-1。

二、问诊与查体

急性心衰临床表现为以肺淤血/肺水肿、体循环淤血以及组织器官低灌注为特征的各种症状及体征。

（一）问诊与症状

1. 问诊技巧

（1）医生问诊时应注意询问患者呼吸困难加重或缓解的方式，是否存在夜间阵发性呼吸困难、端坐呼吸、平卧位呼吸困难加重，以及坐起呼吸困难症状是否缓解等。

（2）询问患者既往有无相关的心血管疾病史，如慢性心衰、冠心病、心肌病、瓣膜病等；是否存在其他系统疾病，如慢性阻塞性肺疾病、支气管哮喘等。

（3）医生需询问患者有无体循环淤血症状，如有无下肢水肿、食欲不振、少尿、体重增加等症状。

2. 诱因　医生需询问及鉴别症状发作的诱因，是否新发胸痛，以及慢性胸痛急性加重、心悸等症状，以便寻找患者急性心衰的诱因并及时纠正，避免心衰加重。

3. 症状

（1）肺淤血/肺水肿：呼吸困难最常见，90%的急性心衰患者存在呼吸困难症状。急性心衰典型的呼吸困难发生在静息或轻微活动发作，与肺循环淤血相关，在卧位回心血量增加时加重。患者可出现端坐呼吸（orthopnea）、烦躁不安，并有恐惧感，还可出现咳嗽，并咯血痰或粉红色泡沫痰、发绀等症状。

（2）体循环淤血：表现为双侧下肢水肿、腹胀、纳差等症状。需要注意的是，老龄患者的症状可能不典型，仅表现为乏力、精神状态改变、睡眠障碍等。

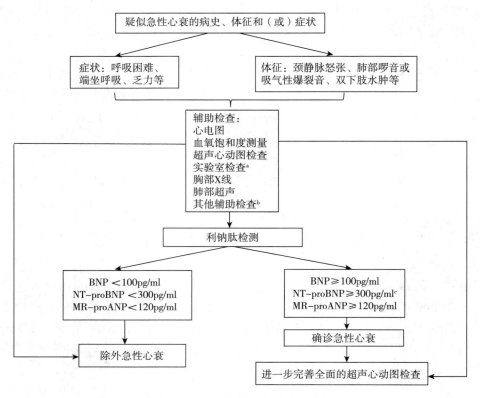

图 10 - 2 - 1　急性心衰的诊断流程

BNP B 型利钠肽；NT - proBNP N 末端 B 型利钠肽原；MR - proANP 中间片段心房利钠肽原；[a] 实验室检查主要包括肌钙蛋白、肝功能、肾功能、电解质、促甲状腺激素、D - 二聚体、降钙素原、动脉血气分析和乳酸等；[b] 其他辅助检查还包括冠状动脉造影等；[c] 诊断急性心衰时 NT - proBNP 的数值（年龄 <55 岁者，NT - proBNP >450pg/ml；年龄在 55 ~75 岁之间者，NT - proBNP >900pg/ml；年龄 >75 岁者，NT - proBNP >1800pg/ml）

（3）心原性休克：可出现组织低灌注表现，如无尿、皮肤苍白和发绀、四肢湿冷、意识障碍等。

4. 病因与危险因素　针对存在急性心衰相关症状的患者，医生需补充询问患者有无高血压、糖尿病、高脂血症等心血管疾病相关危险因素。

（二）查体与体征

1. 颈静脉压　颈静脉压是体循环静脉压的标志之一，多数情况下颈静脉压反映了右心房压。查体发现颈静脉怒张或肝颈回流征阳性，提示颈静脉压增高，是急性右心衰患者最常见的体征之一。

2. 心脏查体　心前区的视诊、触诊、听诊可以提供心功能不全的重要线索。11% ~34% 的急性心衰患者可闻及第三心音；心音低通常情况提示心肌收缩力下降；二尖瓣或主动脉瓣反流或者主动脉瓣狭窄的杂音可以帮助寻找急性心衰的病因。

3. 肺部啰音　肺部啰音或吸气性爆裂音是最常见的体征，有 66% ~87% 的急性心衰患者出现。心力衰竭时的肺部啰音以双肺下部湿性啰音为特征性表现。严重急性左心衰竭患者双肺部可闻及显著哮鸣音，此时需要与支气管哮喘鉴别。

4. 四肢冷　急性心衰早期外周动脉尚可扪及搏动，但脉压差低、血压低，提示外周灌注不足、心脏指数下降、血管收缩。病情严重者血压可大幅下降，呈现心原性休克等严重灌注不良表现，四肢冰冷、脉细弱或未能触及，甚至出现皮肤花斑。

5. 浮肿　65% 的急性心衰患者会出现外周水肿，临床可见的外周水肿意味着至少 4L 细胞外液体的蓄积。低输出量心衰或心原性休克的患者则不常见外周水肿。腹腔积液也是由中心静脉压升高造成的，为右心衰体循环容量负荷过重的体征。

6. 肝脏增大及肝颈回流征阳性　肝脏增大可因中心静脉压升高而出现在急性右心衰患者中，同时伴肝颈回流征阳性。

三、 急性心衰的临床表现

1. 临床表现分类 2021年欧洲心脏病协会心衰管理指南提出，将急性心衰的临床表现分成四大类：急性失代偿性心衰（acute decompensated heart failure）、急性肺水肿、孤立性右心衰、心原性休克。

（1）急性失代偿性心衰：急性失代偿性心衰是急性心衰最常见的形式，占急性心衰的50%~70%。急性失代偿性心衰常出现在既往有心衰病史和心脏功能不全的患者中。此类型起病缓慢，主要改变是体液蓄积造成体循环、肺循环淤血，部分患者合并低灌注状态（表10-2-1）。

表10-2-1 急性失代偿心衰的常见症状和体征

分类	症状	体征
容量负荷过重	呼吸困难（阵发性呼吸困难、端坐呼吸、活动/静息状态下呼吸困难）、咳嗽、喘息 下肢不适 腹部不适/纳差、饱腹感	啰音、胸腔积液 外周水肿（腿部、骶部） 腹腔积液、腹围增加、肝大/脾大、巩膜黄染 体重增加 颈静脉扩张、肝颈静脉回流征（+） S3、P3亢进
低灌注	乏力 精神状态改变 眩晕、晕厥先兆、晕厥	四肢冷 苍白、低血压 低脉压差
其他症状、体征	抑郁 睡眠障碍 心悸	直立性低血压 S4 收缩期、舒张期心脏杂音

（2）急性肺水肿：急性肺水肿与肺淤血相关，其临床表现包括呼吸衰竭、端坐呼吸、呼吸频率过速（25次/分）等。

（3）孤立性右心衰：右心衰竭时，右心室、右心房压力升高，导致体循环淤血。右心衰也可影响左心室充盈，并最终导致全心搏出量减少。

（4）心原性休克：心原性休克是由于心脏功能不全造成心输出量下降、组织低灌注，引起多器官衰竭甚至危及生命、导致死亡的综合征。心原性休克表现为低灌注症状和体征，如四肢湿冷、少尿、精神异常、眩晕、低脉压差，还会伴发多器官组织功能障碍的生化指标表现，如肌酐升高、代谢性酸中毒、高乳酸血症。

上述4种类型可能存在部分重叠。

2021年，欧洲心脏病协会的心衰管理指南将急性心衰临床分型的发病机制、临床表现及血流动力学变化以及应对的治疗进行了汇总（表10-2-2）。

表10-2-2 急性心衰的主要临床表现

相关表现	急性失代偿性心衰	急性肺水肿	孤立性右心衰	心原性休克
主要机制	左心室功能不全 水钠储留	后负荷增加 左心室舒张功能不全为主 瓣膜性心脏病	右心室功能不全 毛细血管前肺动脉高压	严重心功能不全
症状的主要原因	体液蓄积，心室内压力增加	肺部体液再分布及急性呼吸衰竭	中心静脉压升高且常体循环低灌注	体循环低灌注
症状发作	逐渐（数天）	快速（数小时）	逐渐或快速	逐渐或快速
主要血液动力学异常	LVEDP PCWP↑ CO↓或正常 SBP正常或↓	LVEDP PCWP↑ CO正常 SBP正常或↑	RVEDP↑ CO↓ SBP↓	LVEDP PCWP↑ CO↓ SBP↓
主要临床表现	湿暖或湿冷	湿暖	湿冷	湿冷
主要治疗	利尿剂 强心药物/升压药物（如果外周低灌注/低血压） 短期MCS或RRT	利尿剂 血管扩张药物	利尿剂 强心药物/升压药物（如果外周低灌注/低血压） 短期MCS或RRT	强心药物/升压药物 短期MCS或RRT

注：LVEDP 左心室收缩末期压力；PCWP 肺毛细血管楔压；SBP 收缩压；RVEDP 右心室收缩末期压力；MCS 器械辅助；RRT 肾脏替代。

2. 床旁查体分型（干/湿、暖/冷） 临床实践中可以迅速通过患者的简易查体对急性心衰患者进行分型，以便判断患者病情严重程度和预后。根据是否存在肺淤血或体循环淤血，分为"干"或"湿"的临床表现；根据外周组织灌注情况，分为"暖"或"冷"的临床表现。更"湿"的患者的肺毛细血管锲压常更高，更"冷"的患者的心输出量会更低。相比而言，"湿冷"患者的预后明显差于"干暖"患者。详细分型及方法见表10-2-3。

表 10-2-3 基于有无心衰和有无低灌注的急性心衰患者的临床分型

分类	肺/体循环淤血（-）	肺/体循环淤血（+）
低灌注（-）	干暖	湿暖
低灌注（+）	干冷	湿冷

注："+"代表有，"-"代表无。
肺/体循环淤血（+）：端坐呼吸/阵发性夜间呼吸困难、外周（双侧）水肿、颈静脉扩张、肝淤血增大、肠淤血、腹腔积液、颈静脉回流征（+）。
低灌注（+）：四肢湿冷、少尿、精神异常、眩晕、脉压差减少。

四、辅助检查

（一）优先检查

1. X 线胸片 X 线胸片是急性心衰诊断的重要辅助检查。肺静脉淤血、胸腔积液、肺间质或者肺泡水肿、心脏扩大是急性心衰最常见的表现。但并不是所有的急性心衰患者的胸片都异常，也有 20% 的急性心衰患者胸片几乎未能发现异常。胸片也可以帮助辨别某些造成或加重患者症状的非心脏疾病，比如肺部感染。

2. 心电图 急性心衰患者的心电图罕有完全正常的（高阴性预测值），但其心电图改变常常没有特异性表现。然而心电图在识别心衰的病因和诱因方面有重要作用，比如心房颤动伴快心室率、急性心肌缺血等。

3. 超声心动图 超声心动图可以评价心脏收缩期和舒张期功能、节段性室壁运动异常、瓣膜功能、估测充盈压、心脏搏出量及心包疾病。超声心动图在急性心衰患者中的应用价值非常高。心原性休克特别是伴急性心脏结构或功能异常（机械并发症、急性瓣膜反流、主动脉夹层）的患者，当血流动力学不稳定时应当紧急进行超声心动图检查评估。心脏功能未知的急性心衰患者应

尽早（推荐 48h 内）进行超声心动图检查。

4. 实验室检查

（1）利钠肽：急性心衰患者的 BNP 和 NT-proBNP 异常增高，利钠肽敏感性较高。低于正常值（BNP < 100pg/ml，NT-proBNP < 300pg/ml）则急性心衰的可能性低，在急诊室呼吸困难的鉴别诊断中起重要作用。但需注意的是，利钠肽升高并不能作为急性心衰的确定诊断。除了心衰，利钠肽升高的原因众多，如肾功能不全、炎性反应等。射血分数保留的心衰患者的利钠肽水平低于射血分数减低的心衰患者，但利钠肽并不能用于鉴别射血分数保留或射血分数降低的心衰。

（2）其他实验室检查：急性心衰患者应进行的血液检查包括但不限于：肌钙蛋白、尿素氮、肌酐、电解质（钠、钾）、肝功能、甲状腺功能、血糖、血常规、血气分析。可疑肺栓塞患者应完善 D-二聚体检查；针对可疑合并感染的患者，应考虑检测降钙素原。血气分析有助于测量氧分压和 CO_2 分压。

急性心衰患者的辅助检查推荐见表10-2-4。

表 10-2-4 急性心衰患者的诊断检验、检查推荐

建议	推荐等级	证据等级
所有急性呼吸困难疑诊急性心衰的患者推荐检测利钠肽（BNP、NT-proBNP）水平以鉴别呼吸困难的原因	I	A
所有可疑急性心衰的患者，推荐完善以下辅助检查： ①12 导联心电图 ②X 线胸片，以评价肺水肿和发现造成患者症状的其他心脏或非心脏疾病 ③以下实验室检查：心脏肌钙蛋白、BUN、肌酐、电解质（钠、钾）、血糖、血常规、肝功能和 TSH	I	C
血流动力学不稳定的急性心衰患者应立即行超声心动图；心脏结构和功能未知或可能与既往检查有变化的患者应在 48h 内进行超声心动图检查	I	C

注：BNP B 型利钠肽；NT-proBNP N 末端 B 型利钠肽原；BUN 血尿素氮；TSH 促甲状腺激素。

（二）可选检查

1. 侵入性血流动力学监测 诊断急性心衰时，不推荐常规行肺动脉导管侵入性血流动力学监测。但部分血流动力学不稳定且病情恶化、原因不明的患者可考虑行侵入性血流动力学监测。

2. 冠脉造影 对于急性心肌梗死合并急性心衰患者，应评估急诊冠状动脉造影指征，必要时

行急诊冠脉造影。

五、 风险评估

急性心衰的出现本身即提示患者存在死亡高风险，同时，依据分级及临床分型有利于医生识别患者是否存在更高的高危并发症，以及对特定病因进行精准治疗。

1. 心功能 Killip 分级 心肌梗死导致的心衰可采取 Killip 分级，分级越高提示患者病情越危重、预后越差、死亡率越高。心功能 Killip 分级及临床表现见表 10 - 2 - 5。如果患者 Killip 分级为Ⅳ级，即心原性休克，即便在有血运重建、机械循环辅助支持（mechanical circulatory support，MCS）的医疗环境中，死亡率仍高达 50%。

表 10 - 2 - 5 心功能 Killip 分级

Killip 分级	临床表现
Ⅰ 级	无心力衰竭，没有心功能不全的临床表现
Ⅱ 级	有心力衰竭，肺部啰音范围 <50% 肺野，出现第三心音，静脉压升高
Ⅲ 级	严重心力衰竭，肺部啰音范围 >50% 肺野
Ⅳ 级	心原性休克，有低血压、外周血管收缩的表现，如少尿、发绀和出汗

2. 临床分型 多数急性心衰的患者血压收缩压正常（90~140mmHg）或升高（>140mmHg），仅有 5%~8% 的患者收缩压降低。如果同时存在肺淤血和低灌注，即床旁查体分型为湿冷型的患者，则提示预后较差。

3. 警惕新发心衰 相较于慢性心衰急性失代偿的患者，新发心衰患者的院内死亡率最高，但出院后的死亡率和再入院率则较低。

4. 生物学标志物 BNP 和 NT - proBNP 的持续异常增高也是预后不良的指标之一。

六、 鉴别诊断

急性心衰引起的呼吸困难需与支气管哮喘鉴别。

（一）支气管哮喘

支气管哮喘多见于青少年，无心脏病史及心脏体征，常在春秋季发作，有过敏史，听诊肺部为哮鸣音。胸片无肺淤血或肺水肿表现，甚至可能因原有肺气肿显示肺部透亮度增加，BNP 和 NT - proBNP 正常。急性心衰多见于中年以上患者，有心脏病史及心脏增大等体征，常于劳累时或夜间平卧后发作。肺部听诊以湿性啰音为主，也可同时存在干性啰音。胸片提示肺淤血、肺水肿，BNP 和 NT - proBNP 异常增高。

（二）慢性阻塞性肺疾病急性加重

慢性阻塞性肺疾病也可表现为呼吸困难，但常有前驱感染病史。患者病史常有较明确的慢性阻塞性肺疾病，肺部听诊可闻及干啰音，胸部影像学也可以帮助鉴别。大量粉红色泡沫样痰和心尖部舒张期奔马律有助于急性肺水肿的诊断。

（三）肺栓塞

肺栓塞也可表现为呼吸困难。但肺栓塞患者常常有高凝状态病史（如长期卧床、肿瘤），以及下肢或上肢静脉血栓病史，而左心衰患者没有。肺栓塞查 D - 二聚体显著升高，而急性心衰则不一定升高。肺栓塞的超声心动图常提示肺动脉高压、右心扩大，而急性心衰的患者通常不会出现。

（四）合并心原性休克

应与其他原因引起的休克相鉴别。肺淤血、肺水肿并存是心原性休克的主要特征，如无肺循环和体循环淤血征，心原性休克的可能性很小。

（五）病因鉴别

通过相应的症状、体征及辅助检查对心衰病因进行鉴别，如急性冠脉综合征、高血压急症、主动脉夹层、心律失常等。

七、 误诊防范

（一）易误诊人群

急性心衰在老年患者，特别是存在基础疾病，如慢性肾功能不全、慢性阻塞性肺疾病的人群中易被误诊。

（二）本病被误诊为其他疾病

急性心衰易被误诊为呼吸系统疾病所致的呼吸困难。需注意的是，COPD 急性发作本身也可以是急性心衰的重要诱因之一，可能为两病共存。

（三）其他疾病被误诊为本病

各种原因，如严重肺部感染、呼吸道吸入有毒气体等，导致的呼吸窘迫综合征也容易被诊断为急性心衰。

（四）避免误诊的要点

鼓励支持医护人员持续学习，提高对急性心力衰竭的识别诊断能力；遇到可疑急性心衰患者，要结合年龄、病史、体征、辅助检查等综合评估，可避免误诊。

治疗

一、治疗流程

心衰的诊断流程需要在院前和急诊时开始完善，并尽早启动有效治疗。同时，医生需尽早识别和治疗需要立即治疗、危及生命的合并疾病。依据急性心力衰竭基层诊疗指南（2019年），治疗推荐详见图10-2-2。

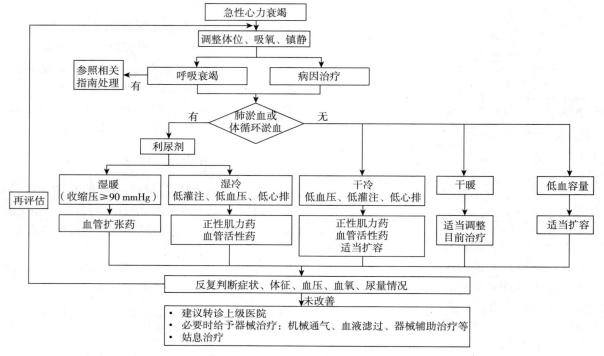

图 10-2-2　急性心衰患者的治疗流程

二、治疗原则

（1）急性心衰可能危及生命，最好是前往具有心内科和冠心病监护病房（coronary care unit，CCU）／重症监护病房（ICU）的医院。

（2）急性心衰的早期识别诊断对治疗非常重要，应按照心衰的诊治流程迅速完善。

（3）急性心衰救治目标：缓解症状，减少并发症，降低患者死亡率。

三、治疗细则

（一）纠正诱因

应迅速辨别造成急性心衰恶化的主要诱因，同时采取相应治疗处理，以避免心衰的进一步恶化。应鉴别的诱因在急性心衰患者的初始治疗流程中已列出（图10-2-2）。

1. 急性冠脉综合征（ACS）　由ACS导致的心衰患者应遵循ST段抬高型心肌梗死指南及非ST段抬高型ACS指南，采取及时、有效的治疗。非ST段抬高心肌梗死（non-ST segment elevation myocardial infarction，NSTEMI）患者合并急性心衰属于NSTEMI危险分层中极高危的患者，应立即行血运重建（<2h）。

2. 高血压急症　因血压急剧升高造成的急性心衰通常表现为急性肺水肿。主要治疗目标为迅速降低血压。推荐在最初的数小时内应用血管扩张剂联合利尿剂降低血压，降低目标为降低25%

的原平均血压值，其后应谨慎降压。

3. 快速型或严重缓慢型心律失常　由于严重心律失常诱发急性心衰发生、加重的患者，应使用药物、电转复或临时起搏等措施迅速纠正心律失常。快速型心律失常造成患者的血流动力学不稳定，应进行紧急电复律，否则心律失常与血流动力学不稳定相互作用会进入恶性循环。由心肌缺血诱发的心律失常，需立即进行冠脉造影，必要时进行血运重建治疗。

持续、频发或无休止性心动过速伴心动过速型心肌病，可采用射频或冷冻导管消融术。药物治疗无效的复发性或持续性有症状的心律失常患者，可采用导管消融术治疗。

4. 急性机械原因造成急性心衰　急性心衰可能是 ACS（游离壁破裂、室间隔缺损、急性二尖瓣反流）、胸部创伤或者心脏介入治疗造成的机械并发症，或继发于心内膜炎、主动脉夹层的瓣膜功能不全。多数患者需要循环辅助支持下紧急外科或介入治疗。

5. 急性肺栓塞　一旦确定肺栓塞是造成休克或低血压的病因，推荐立即溶栓、介入或外科取栓治疗。应遵循肺栓塞指南采取相应的治疗。

（二）分期治疗

总体治疗一般分为院前、院内及出院前三个阶段，每个阶段有不同的目标和不同的治疗。

1. 院前阶段　有循证医学证据支持的院前治疗尚缺乏。但能明确的是，在此阶段，急性心衰患者将会从首次医疗接触数分钟内甚至救护车上的无创监测（脉搏、氧合、心率、呼吸频率、连续心电）获益。

快速心律失常的心衰伴血流动力学不稳定者，应紧急行电复律治疗；指氧浓度 <90% 时，则需吸氧；呼吸窘迫、呼吸频率 >25 次/分、氧合浓度 <90% 时，需考虑无创呼吸通气。

2. 院内治疗　急性心衰的诊断、药物治疗、非药物治疗应迅速且同时进行（图 10-2-2）。急性心衰患者应根据血流动力学不稳定程度及疾病严重程度进行分级管理，同时应依据不同的临床表现采取相应的治疗（图 10-2-3～图 10-2-5）。急性心衰患者在治疗的同时应积极寻找确切的病因或诱因，去除诱因，并给予针对病因的治疗。

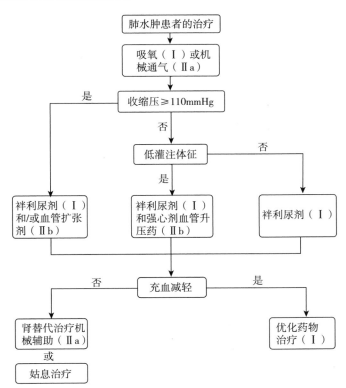

图 10-2-3　肺水肿患者治疗流程

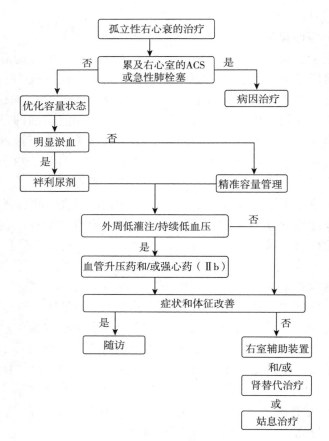

图 10 - 2 - 4　右心衰治疗流程

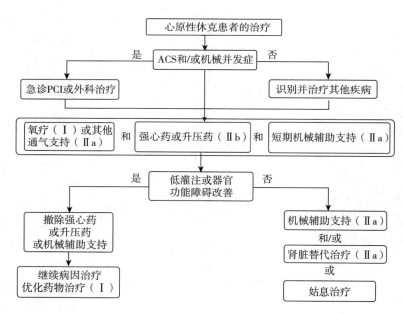

图 10 - 2 - 5　心原性休克治疗流程

PCI 冠状动脉介入治疗

3. 出院前评价及出院后治疗　急性心衰患者有很大一部分出院时体重仅有很少或没有减轻；甚至仍存在体液负荷过重或是肺淤血。出院前的持续体液负荷过重或是肺淤血者常有高再入院率和死亡率。所以出院前应最优化包括利尿剂在内的治疗，以使患者远离心衰。急性心衰患者住院期间口服纠正心衰的药物在出院后应继续口服，除非患者出现了血压动力学不稳定（症状性低血压、低灌注、心动过缓）、高钾血症、显著肾功能异常等，需重新调整治疗方案。治疗最优化有三个主要目标：减轻淤血、治疗合并疾病、改善生活质量。

Meta 分析发现，急性心衰患者停用 β 受体拮抗剂，院内死亡率、短期死亡率及再住院率、死亡率的复合终点都会增加。血管紧张素受体脑啡肽酶抑制剂（angiotensin receptor – neprilysin inhibitor，ARNI）和钠 – 葡萄糖协同转运蛋白 2（sodium – glucose cotransporter – 2，SLGT – 2）抑制剂在射血分数减低的心衰中可以获得更好的结果，可考虑院内启动这些药物。推荐出院后 1~2 周内进行一次随访，随访应包括检测患者有无心衰的症状和体征，评价容量状态、血压、心率，并进行实验室检查（肾功能、电解质、利钠肽）。根据临床和实验室评估结果，进行更多的药物优化和治疗调整。回顾性研究证实，上述的优化药物治疗能够降低患者 30 天再入院率。

（三）氧疗及呼吸支持

急性心衰的患者如无低氧血症，无需常规使用氧疗。推荐血氧饱和度（SpO_2）＜90% 或动脉血氧分压（PaO_2）＜60mmHg 的急性心衰患者进行氧疗，以纠正低氧血症。针对 COPD 的患者，高氧状态可能会增加通气灌注不匹配，抑制通气，造成高二氧化碳血症，因此这些患者应避免高浓度氧疗。在患者氧疗期间，医生应监测其酸碱平衡及 SpO_2，依据患者病情随时调整氧疗策略。

无创正压通气或连续正压呼吸辅助支持能够改善患者的呼吸衰竭，增加氧合，降低 $PaCO_2$ 和呼吸肌氧耗。一项 meta 分析证实，相较于传统氧疗，无创正压通气能够改善患者的呼吸困难，减少插管率，降低死亡率。呼吸窘迫（呼吸频率＞25 次/分，SpO_2＜90%）的患者应尽快行无创正压通气治疗，以改善气体交换、减少气管内插管率。

无创正压通气过程中应注意监测患者血压。无创正压通气会造成胸腔内压力升高，静脉回心血量下降，右心室、左心室前负荷降低，有可能导致心脏输出量和血压降低，因此，低血压和前负荷低的患者需谨慎应用。针对行氧疗和无创通气治疗后仍呈进行性呼吸衰竭的患者，应给予插管、有创呼吸辅助支持。气管插管指征如下所示。

（1）患者心脏或呼吸骤停。

（2）患者精神状态持续恶化。

（3）患者正压通气状态仍呼吸衰竭进行性恶化，出现低氧血压（PaO_2＜60mmHg）、高二氧化碳血症（$PaCO_2$＞50mmHg）、酸中毒（pH＜7.35）。

（4）患者需气道保护。

（5）患者血流动力学持续不稳定。

（6）患者正压通气不能耐受且进行性呼吸衰竭。

（四）循环支持

MCS 包括：主动脉内球囊反搏（IABP）、左心室辅助装置（left ventricular assist device，LVAD）、静脉 – 动脉体外膜肺氧合装置（veno – arterial extracorporeal membrane oxygenator，VA – ECMO）。基层医院较常使用 IABP。

IABP – SHOCK – Ⅱ 研究证实，对于心肌梗死后早期血运重建的心原性休克患者，IABP 相较于优化药物治疗，30 天和长期死亡率并无明显差别。IABP 不推荐常规用于心梗后的心原性休克患者。但对于急性心肌梗死合并机械并发症的心原性休克患者，仍推荐 IABP 辅助支持治疗。此外，非 ACS 所致、药物治疗效果欠佳的心原性休克患者，仍可考虑应用 IABP 辅助循环支持。

（五）其他辅助治疗

肾脏替代治疗　常用的是连续的肾脏替代治疗（continuous renal replacement therapy，CRRT）"超滤"。但目前尚无证据支持在急性心衰患者的超滤优于袢利尿剂，不推荐常规应用超滤，仅限于对利尿剂治疗策略反应欠佳的患者使用。难治性容量过负荷患者启动肾脏替代治疗的指征包括：液体复苏无反应的少尿；重度高钾血症（K＞6.5mmol/L）；严重代谢性酸中毒（pH＜7.2）；血尿素＞25mmol/L；血肌酐＞300μmol/L。

（六）药物治疗

1. 利尿剂　静脉利尿剂是急性心衰治疗的基石。利尿剂能够促进肾脏排泄钠盐和水，对于多数急性心衰患者来说，利尿剂可以用来纠正容量过量和充血。袢利尿剂起效迅速，是最常用的利尿剂。袢利尿剂的最佳剂量、用药时间和应用方法的数据仍然匮乏。与低剂量方案相比，高剂量利尿剂方案在患者症状的全面评估方面没有差别，但在缓解呼吸困难、体重和净液体减少方面效果更佳。但需注意的是，高剂量利尿剂可能导致更多的神经激素激活和电解质异常，从而造成患者预后更差。基于现有的观察性研究结果，可以考虑初始使用低剂量静脉利尿剂，评估利尿反应，剂量不足时则增加剂量（图10-2-6）。

静脉利尿剂治疗可选用呋塞米、托拉塞米或布美他尼，起始剂量相当于患者入院前口服剂量的1~2倍剂量。如果患者没有口服利尿剂，则推荐起始静脉注射20~40mg呋塞米或10~20mg托拉塞米。呋塞米可以每日2~3次静脉注射或者连续注射。连续静脉注射前，应注射负荷剂量以更早获得稳定状态。在应用利尿剂治疗后的早期就监测利尿剂反应，在2~6h后测量尿钠或测量每小时尿量，比较理想的利尿剂反应定义为2h尿钠大于50~70mEq/L，和/或前6h尿量大于100~150ml/h。如治疗反应不佳，袢利尿剂的剂量应当加倍，随后再次评价利尿剂反应。若利尿剂反应仍不佳，如剂量加倍后每小时尿量<100ml，应考虑联用作用位点不同的利尿剂，如噻嗪类、乙酰唑胺，联用治疗过程中需严密监测电解质和肾脏功能。

上述基于早期、频繁评估利尿剂反应的策略，可以实现起始使用低剂量的袢利尿剂，较容易调整剂量，从而减少过度脱水致容量相对不足引起肌酐升高的风险。一旦容量负平衡，袢利尿剂应迅速减量。

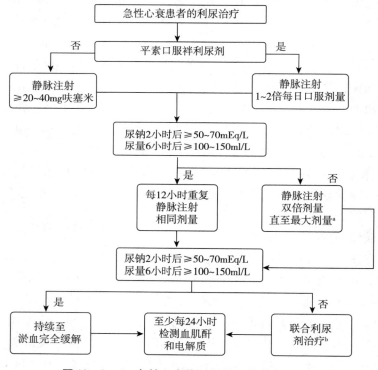

图10-2-6　急性心衰的利尿剂（呋塞米）治疗

a 袢利尿剂的每日最大剂量（呋塞米400~600mg，严重肾功能不全的患者可1000mg）；

b 联合利尿治疗［在袢利尿剂基础上加用不同作用点的利尿剂，如噻嗪类、美托拉宗（metolazone）、乙酰唑胺］

当急性心衰患者的临床状况稳定后可开始调整为口服利尿剂，推荐口服最小剂量的利尿剂以避免充血。持续的充血状态是增加死亡率和再入院率的主要原因之一，这就要求医护人员应在患者出院前帮助患者制定长期利尿剂量和充分的消除充血的方案，并与出院后的治疗相衔接。

2. 血管扩张药物　静脉血管扩张剂治疗常选用硝酸盐或硝普钠。硝酸盐主要作用于外周静脉，而硝普钠能够同时扩张动脉和静脉。扩张动脉可降低前负荷，扩张静脉可使静脉回心血量减少、降低后负荷，有利于增加心脏输出量，减轻肺淤血，缓解症状。相较于利尿剂，静脉血管扩张剂更适于由于后负荷增加和体液再分布至肺脏而全身液体蓄积并不严重的急性肺水肿患者。

收缩压 >110mmHg 的急性心衰患者可考虑应用血管扩张剂减轻症状。建议起始给予低剂量并逐渐滴定至较大剂量，以获得临床改善及血压控制（表 10 - 2 - 6）。硝酸盐的给药方式通常是首先负荷量，随后持续泵入。对于合并严重高血压的急性肺水肿患者，可以给 1 ~ 2mg 的硝酸甘油负荷量。因硝酸甘油可使前后负荷显著下降，使用期间需要特别关注以避免低血压。左心室肥厚和/或主动脉瓣重度狭窄的患者尤其需要警惕低血压，谨慎使用。

表 10 - 2 - 6　急性心衰静脉内血管扩张剂

血管扩张剂	剂量	主要不良反应	其他
硝酸甘油	初始剂量 5 ~ 10 μg/min[#]，最大剂量 200 μg/min 起始 10 ~ 20μg/min[*]，最大至 200μg/min	低血压，头痛	持续应用可能发生耐药
硝酸异山梨酯	起始 1mg/h，最大至 10mg/h	低血压，头痛	持续应用可能发生耐药
硝普钠	起始 0.3μg/（kg·min），最大至 5μg/（kg·min）	低血压，异氰酸盐中毒	光敏感

注：[#]中国心力衰竭诊断和治疗指南 2018；[*]2021 ESC，欧洲心脏病学会。

3. 强心药物　强心药物（inotropic agents）适用于左心室收缩功能不全、低心搏输出、低血压造成重要器官灌注欠佳的心衰患者的治疗。应用过程中应从低剂量起始，严密监测。具有肾上腺素能作用的强心药物可能引起窦性心动过速，增加房颤患者的心室率，诱发心肌缺血和心律失常，增加死亡率。左西孟旦或磷酸二酯酶 3 抑制剂（氨力农、米力农）因作用机制不同，效果优于多巴胺，但左西孟旦或磷酸二酯酶 3 抑制剂使用大剂量或起始给予负荷剂量，均可能造成过度的外周血管扩张和低血压，建议低剂量起始使用。强心药物及使用方法见表 10 - 2 - 7。

表 10 - 2 - 7　急性心衰强心药物、血管收缩药物应用

药物	泵入剂量
多巴酚丁胺	2 ~ 20μg/（kg·min）（β[+]）
多巴胺	3 ~ 5 μg/（kg·min）：强心（β[+]） >5 μg/（kg·min）：强心（β[+]），升压（α[+]）
米力农	0.375 ~ 0.75μg/（kg·min）
左西孟旦	0.1μg/（kg·min），可降至 0.05μg/（kg·min）或升高至 0.2μg/（kg·min）
去甲肾上腺素	0.2 ~ 1.0μg/（kg·min）
肾上腺素	0.05 ~ 0.5μg/（kg·min）

4. 血管升压药物　常用的升压药物（vasopressor）有去甲肾上腺素、肾上腺素、多巴胺、多巴酚丁胺（表 10 - 2 - 7）。升压药物中去甲肾上腺素更适用于严重低血压患者。升压药物治疗在增加重要脏器灌注的同时也增加左心室后负荷，因此对于终末期心衰和心原性休克的患者，可以考虑联合去甲肾上腺素和强心药物治疗。

在对心原性休克患者的治疗中，多项研究对多巴胺、肾上腺素与去甲肾上腺素进行了比较，结果发现，多巴胺组会造成更多的心律失常事件，肾上腺素相比去甲肾上腺素能增加心原性休克患者的死亡率，高达 3 倍。肾上腺素组出现较高的难治性休克率，且肾上腺素组患者心率更快、酸中毒发生率更高。基于研究，相较于多巴胺或肾上腺素，去甲肾上腺素是更好的选择。

5. 预防性抗栓　除非有禁忌证，否则为减少下肢静脉血栓或肺栓塞，推荐应用肝素、低分子肝素或其他抗凝药物抗凝。

6. 阿片类药物　阿片类药物能够缓解急性心衰患者的呼吸困难和焦虑，也可用于无创持续正压通气的患者，以改善患者的依从性。其不良反应包括恶心、低血压、心动过缓、呼吸抑制等。有回顾性研究证实，吗啡可能增加机械通气风险，延长住院时间，增加 ICU 住院率及死亡率。因此，阿片类药物不应常规用于急性心衰患者。

7. 洋地黄类药物　急性心衰伴心房颤动、心室率持续 >110 次/分的患者，可考虑应用洋地黄类药物。常用药物有地高辛和毛花苷丙：地高辛负荷量 0.25 ~ 0.5mg 静脉注射，或用洋地黄毒苷替代地高辛；毛花苷丙 0.2 ~ 0.4mg 静脉注射，必

要时重复应用，24h 总量 1.2mg。若患者合并其他疾病如慢性肾脏病或者其他影响洋地黄药物代谢的因素或药物，剂量酌情减量，必要时监测地高辛浓度。对于急性心肌梗死伴房颤导致的心衰患者，因洋地黄药物的强心作用会增加心肌耗氧，加重缺血，因此急性期慎用。

作者：张鸥（清华大学附属北京清华长庚医院）

审稿：谭慧琼（中国医学科学院阜外医院）

参考文献

第十一章　心律失常

第一节　心律失常总论

正常心律起源于窦房结，静息状态下正常窦性心率（normal sinus rhythm，NSR）为60~100次/分，频率稳定。

心律失常（cardiac arrhythmia）是指由于心脏起搏和（或）传导功能异常而发生的心律起源部位、心搏频率与节律以及激动传导等任一项的异常，主要表现为心动过缓（bradycardia）、心动过速（tachycardia）、心律不齐（rhythm disturbances）和停搏（cardiac arrest）。

心律失常可按发生原理、起源部位、心律失常时心率的快慢，以及心律失常时循环障碍的严重程度和预后分类。医生可分别或联合应用这些分类方法，结合患者的病因、心功能状态等临床因素，选择适时而恰当的治疗。

（一）按发生原理分类

心律失常可分为自律性异常（abnormal automaticity）、折返形成（reentry）、触发活动（trig-gered activity）、传导异常（abnormal conduction），以及上述异常的联合。

（二）按起源部位分类

心律失常可分为室上性（窦性、房性、房室交界性）（supraventricular arrhythmia）和室性心律失常（ventricular arrhythmia）。

（三）按心律失常时心率的快慢分类

心律失常可分为快速性心律失常和缓慢性心律失常。

（四）按循环障碍的严重程度和预后分类

有些学者还提出按心律失常时循环障碍的严重程度和预后，将心律失常分为良性心律失常和恶性心律失常两大类，或分为致命性、潜在致命性和良性心律失常三类。

▶ 诊断

一、诊断流程

心律失常的诊断应依据患者的病史、体格检查和必要的辅助检查，主要分为以下5步（图11-1-1）：①患者出现心悸、疲乏、头晕或晕倒等心律失常相关症状，或血压计测量发现，或运动手环、智能手机提示心律失常。②通过详细的体格检查以及简单易行的12导联心电图（electrocardiography，ECG）进行初步筛查。③如未能明确诊断，可根据患者症状发作的频率选择动态心电图、长时程动态心电图及30天事件监测等。④仍未明确诊断者，可进行特定的无创心电学检查及有创电生理检查或植入式循环记录仪（implantable loop recorder，ILR）协助明确诊断。⑤寻找心律失常的病因及诱因，并评估心脏原发病。

二、问诊与查体

（一）问诊和症状

1. 问诊技巧

（1）现病史：问诊时应详细追问心律失常相关的症状及发作特点，如发作时心率、节律（规则与否、漏搏感等）、发作频度，发作起止与持续时间、终止方式，以及发作时对血流动力学的影响，如发作时有无血压降低、黑矇或晕厥、心绞痛或心力衰竭等表现。

（2）既往史：详细了解可能与心律失常病因或诱因相关的资料，如既往有无心脏基础疾病、有无特殊用药史、有无甲状腺功能异常等。

（3）家族史：对于可疑遗传性心律失常的患者，还需询问有无晕厥、猝死或其他类似症状的家族史，具体参见心律失常的各论部分。

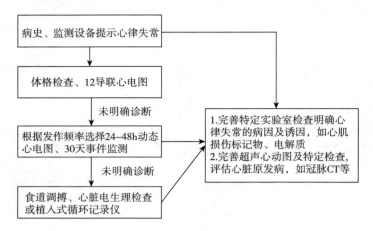

图 11 - 1 - 1　心律失常的诊断流程

2. 症状　心律失常患者的临床症状取决于心律失常的分类、节律和频率异常对血流动力学的影响。患者可能无症状，或出现心悸、疲乏、胸闷、头晕等症状；病情严重者，可诱发或加重心功能不全；病情更为严重者，可能表现为黑矇、晕厥，甚至心原性猝死。

（二）查体和体征

1. 查体技巧

（1）心律失常发作时的查体技巧：在心律失常发作时进行查体，应着重于判断心律失常的性质及对血流动力学的影响。

通过听诊心音了解心率的频率和是否规则、心率与脉率的关系、心音强度、有无杂音及附加音，同时检查是否出现血压下降，是否合并肺部啰音、颈静脉怒张和双下肢水肿等。

（2）心律失常发作间期的查体技巧：心律失常发作间期进行的查体，应着重于寻找心律失常患者的病因。寻找有无高血压、冠心病、心肌病、心力衰竭等器质性心脏病的证据，以及常见的心脏外疾病的证据，如甲状腺功能异常相关体征。

2. 体征　不同类型的心律失常患者会存在一些特定体征，具体参见心律失常各论部分。

三、 辅助检查

（一）优先检查

ECG　疑似存在心律失常的患者均应完善ECG检查。医生应使用ECG记录较长的Ⅱ导联或V_1导联，便于识别心律失常。并注意患者P波和QRS波形态、P - QRS的关系，PP、PR与RR间期，判断患者基本心律及房室传导的关系。

ECG快速、便捷、无创伤，是心律失常发作时明确诊断的首选检查，为明确心律失常的具体类型提供重要依据。

（二）可选检查

1. 动态心电图　对于就诊时未发作的心律失常患者，可根据心律失常发作的频度选择不同时程的动态心电图。已有大量研究证据表明，将监测时间延长至 >24h，可提高心律失常的诊断率。

动态心电图通过24～48h连续心电记录，可记录到患者心律失常的发作频率，同时可评估自主神经系统对自发心律失常的影响，以及自觉症状与心律失常的关系。对于各类期前收缩或房颤患者而言，动态心电图还可用于评价全天期前收缩或房颤负荷，评估治疗效果。

2. 长时程动态心电图记录或30天事件监测仪

对于心律失常发作频率为数天发作1次至1个月发作1次的患者，可选择更长时程的动态心电图记录（3～7天）或30天事件监测仪。

通过延长心电监测和记录的时间，可发现发作不频繁的心律失常事件。

3. 植入式循环记录仪（ILR）　发作频度更低，且考虑心律失常严重程度较高、需尽早明确诊断，指导治疗的患者，如不明原因复发性晕厥者，可考虑ILR。

ILR可协助不明原因复发性晕厥的病因诊断。

4. 食道调搏 食道调搏是无创伤的心脏电生理检查技术，将食道电极安置于心房后部的食道内，能很好地记录心房电活动。对于需要鉴别室上性与室性心动过速的患者，可完善食道调搏检查。

食道调搏可通过比较心房激动 P 波与心室激动 QRS 波群之间的关系，鉴别室上性与室性心动过速。同时有助于治疗一些特定的心律失常，如典型的心房扑动可通过食道电极发放程序刺激终止。另外，对于使用抗心律失常药物或接受有创电生理检查受限的患者（如妊娠期心律失常）来说，食道调搏是良好的诊断及治疗方法。

5. 电生理检查（electrophysiological study，EP study） 对于应用 ECG、动态心电图诊断及鉴别诊断心律失常存在困难的患者，可完善电生理检查。电生理检查是将心脏导管经股静脉或上腔静脉送入右心房、冠状窦静脉、希氏束、右心室等位置，探查心脏不同位置的电活动，协助明确心律失常的机制。此外，其也可通过心脏导管在局部发放刺激，用于终止或诱发心律失常发作。图 11-1-2 为电生理检查过程中记录的心腔内电图，包括体表心电图导联（I、avF、V$_1$，也可根据需要选择其他导联）、高位右心房电极（HRA，记录右心房上部电活动）、希氏束电极（HBEp 为希氏束近端，HBEd 为希氏束远端，记录希氏束上心房、希氏束局部、心室的电活动，标记为 A、H、V）、冠状窦电极（CS 1-2 至 CS 9-10，放置于左房室间沟冠状静脉内，记录左心房和左心室电活动，可见高大的 A 波和其后稍低钝的 V 波，A 波与心电图 P 波、HRA 的 A 波对应，V 波与心电图上 QRS 波、RV 的 V 波对应）、右心室电极（RV，记录右室电活动）。其中，静息状态下的希氏束电图与体表心电图结合，可以获得两个重要的间期：AH 间期和 HV 间期。AH 间期为希氏束电图 A 波起点至 H 波起点，正常时限为 55~130ms；HV 间期为希氏束电图 H 波起点至所有导联最早心室波（QRS 或 V 波）起点，通常是体表导联 QRS 波出现最早，代表自希氏束近端至心室肌的传导时间，正常时限为 30~55ms。

有创性电生理检查已被公认为是大多数快速心律失常的诊断金标准，适用于 ECG 不能明确诊断或不能肯定其临床意义的任何心律失常。如窄

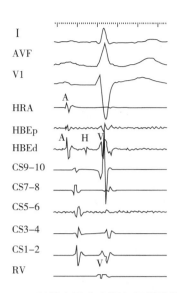

图 11-1-2 正常心腔内电图与正常的传导间期
窦性心律下心房激动由高位右心房传导至冠状窦的远端（HRA→HIS→CS 9~10→CS 1~2），AH 间期 = 希氏束电图 A 波起点至 H 波起点，HV 间期 = 希氏束电图 H 波起点至所有导联最早心室波（QRS 或 V 波）起点，通常是体表导联 QRS 波最早出现

QRS 波心动过速，通过电生理检查，可以明确心律失常的起源部位、心动过速机制、传导途径及心脏传导路径的电生理性能；对于宽 QRS 波心动过速，尤其是伴有前向预激的情况，很难仅通过心电图与室性心动过速进行鉴别，而电生理检查可以提供准确的鉴别诊断。此外，在心律失常发作间歇期间，程序电刺激方法可用于诱发快速心律失常，从而进行心律失常机制的研究。

6. 基因检测 疑似存在遗传性心律失常的患者，必要时还应进行遗传性心律失常相关的基因检测。

基因检测在某些特定疾病的诊断和鉴别诊断、危险分层、预后评价、家系筛查以及优生优育等方面发挥重要作用。

7. 其他 除心律失常本身诊断所需的检查外，还需进行相关检查，协助明确心律失常的病因及诱因，如心肌损伤标记物、电解质、甲状腺功能、血常规、地高辛血药浓度等实验室检查，以及超声心动图、冠状动脉 CT、心脏核磁共振等，可评估患者的心脏基础疾病情况。

（三）新检查

随着智能设备技术及传感设备的不断发展，越来越多的移动设备可用于辅助心律失常的监测。如手持设备（handheld device）、穿戴式贴片

（wearable patch）、生物纺织材料、智能手机和智能手表相关的装置。但目前各智能设备诊断的敏感性及特异性不一，暂时不推荐作为诊断的直接依据。

四、 诊断及其标准

（一）诊断标准

心律失常的诊断需结合患者病史、临床表现、体格检查及相应的辅助检查结果，按照一定的诊断标准进行。具体请参见心律失常的各论部分。

（二）风险评估和危险分层

诊断明确的患者，要依据一定的标准进行相应的危险分层，以决定相应的治疗措施。具体请参见心律失常的各论部分。

（三）并发症诊断

心律失常并发症的诊断依赖于实验室检查及相应的影像学检查，具体请参见心律失常的各论部分。

五、 鉴别诊断

当 ECG 或动态 ECG 记录到心律失常发作后，基本明确诊断，主要是在缺乏 ECG 证据时，心律失常需与其他可引起类似症状的疾病进行鉴别。

如患者感到心悸，除心跳节律、频率变化外，还可能是由于心脏收缩增强引起，如甲状腺功能亢进、贫血、药物作用等可引起心脏收缩增强，多伴随心律失常发生。

意识丧失或晕厥，除心律失常引起外，还需鉴别患者是否发生反射性晕厥、体位性低血压、脑血管疾病、癫痫发作等。

一般通过询问患者病史和进行特定的辅助检查，可鉴别诊断。不同分型心律失常患者的鉴别诊断请参见心律失常各论部分。

六、 误诊防范

（一）易误诊人群

当前智能心电监测设备广泛应用，因部分智能设备敏感性过高，可能造成心律失常的误诊。另外，其他心脏疾病或其他系统疾病可能以心悸为主要表现，也属于易误诊人群。

（二）本病被误诊为其他疾病

1. 其他心脏疾病 患者心律失常发作时可能表现为心慌、疲乏、胸闷，因此可能会被误诊为其他心脏疾病，如劳力性心绞痛、心力衰竭等。

2. 其他系统疾病 以头晕或意识丧失为主要或首发表现的心律失常，可能会被误诊为其他系统疾病，如脑血管疾病等。

（三）其他疾病被误诊为本病

患者因其他原因表现为心悸时，可能会被误诊为心律失常。

1. 心脏搏动增强 心脏收缩力增强也可表现为心悸，可为生理性或病理性，如健康人在剧烈运动或精神过度紧张时，或甲状腺功能亢进、贫血、发热时。但心脏搏动增强可能伴随心率和节律的变化。

2. 器质性心脏病 如冠状动脉粥样硬化性心脏病、高血压心脏病、心脏瓣膜病、心肌病和某些先天性心脏病等，这些器质性心脏病可引起心室增大，早期心肌收缩力增加，由于心室壁距离胸壁较近，故患者常有心悸的感觉。

3. 心脏神经症 由自主神经功能紊乱所引起，多见于青壮年女性，临床表现为心悸，且在焦虑、情绪激动等情况下更易发生。

4. 精神心理障碍 精神心理障碍患者，如焦虑或抑郁状态，其躯体化症状可以循环系统症状为首发表现，高达 31.3%，此部分患者也易误诊为心律失常。

（四）避免误诊的要点

对于疑似存在心律失常的患者，必须采集标准 12 导联 ECG 以及根据心律失常的发作频度选择合适的长时程动态心电监测，避免误诊的发生。

治疗

一、治疗流程

心律失常的治疗主要分为5个步骤（图11-1-3）：①患者诊断心律失常后，根据心律失常分类、患者症状、基础状态、合并疾病等进行心律失常的危险分层。特别需要注意的是，如果心律失常发作时血流动力学不稳定，如合并意识障碍、低血压或休克、急性心肌缺血症状、诱发或加重急性心力衰竭，为高危心律失常，需尽快进行紧急处理，以期尽早恢复患者的血流动力学稳定。

②寻找心律失常发作的诱因和潜在病因，及时纠正诱因，治疗基础疾病。③在心律失常发作期根据患者的症状及心律失常具体分类选择合适的治疗方案，包括控制心室率或恢复窦性节律，治疗手段可选择药物治疗、介入治疗或手术治疗。④评估心律失常患者的复发风险和心脏性猝死风险，采取合适的措施进行预防。⑤心律失常患者还需进行康复治疗及定期随访。

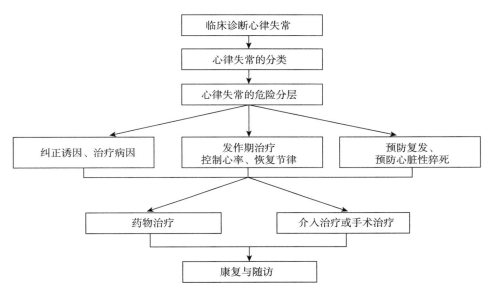

图11-1-3 心律失常的治疗流程

二、治疗原则

控制心率和恢复节律是心律失常发作期患者的主要治疗原则。针对发作时血流动力学不稳定的心律失常患者，医生应根据心律失常的分类进行紧急处理，以期尽快恢复患者的血流动力学稳定。针对快速性心律失常患者，医生可考虑予以电复律或电除颤。针对缓慢性心律失常患者，医生可应用提升心率的静脉药物或植入临时起搏器。

三、治疗细则

心律失常患者应根据其不同类型，结合患者自身的病因、心功能状态等因素，选择适时而恰当的治疗方式。心律失常的治疗要点包括：纠正诱因及治疗病因，在患者心律失常发作期采取治疗，以及预防心律失常的复发和心脏性猝死。

（一）治疗诱因和病因

消除或避免一些诱因，如纠正电解质紊乱或贫血、改善焦虑或紧张状态等，可避免或减少心律失常的发作。治疗与心律失常相关的心原性性或非心原性疾病，有利于心律失常的转复，减少心律失常复发。

（二）发作期治疗

心律失常患者发作期治疗主要包括非药物治疗和药物治疗。

1. 发作期非药物治疗 不同类型的心律失常

患者，其非药物治疗方式存在较大区别。如缓慢性心律失常患者需考虑临时或永久植入起搏器；阵发性室上性心动过速患者可尝试通过物理刺激迷走神经终止；反复发作的心律失常（如房颤、阵发性室上速等）患者，可考虑行射频消融或冷冻消融治疗；血流动力学不稳定的心动过速患者，需及时行电复律或电除颤。具体请参见心律失常的各论部分。

2. 发作期药物治疗

（1）抗快速性心律失常的药物治疗：此类药物主要用于期前收缩、心动过速、房扑或房颤的治疗。2018 年，牛津大学、北京大学医学部和剑桥大学的学者们提出了抗心律失常药物的最新分类方法，将抗心律失常药物分为 8 大类、32 个亚类，但目前尚未广泛应用。目前临床常用的分类方法仍为改良的 Vaughan - Williams 分类，共将抗心律失常药物可分为 4 类，通过影响不同的离子通道发挥作用。

为了进一步理解抗心律失常药物的作用机制，需要首先了解心肌细胞的电生理特性和动作电位时程。根据不同组织动作电位的特点和差异，可将心肌组织分为慢反应细胞（窦房结和房室结）和快反应细胞（浦肯野纤维和心室肌）。慢反应细胞为自律性细胞，其动作电位与其他心肌细胞的动作电位不同，窦房结自律性细胞的动作电位没有静息电位（图 11 - 1 - 4）。这些慢反应细胞除极的始动不是电压依赖性钠通道。在舒张期（复极）膜电位下降到 $-60 \sim -50$ mV 时，又缓慢发生自动化再次除极。这种自动"起搏"电流为非选择性内向电流，称为 I_f 电流（允许 Na^+、Ca^{2+} 进入细胞，而使 K^+ 泵出细胞）。I_{K1} 在超极化电位时开放，当细胞进一步除极时关闭。除极主要通过缓慢电压门控性内向钙通道始动，而复极通过外向钾电流（延迟整流钾电流）而实现。

与窦房结自律性细胞相比，心房肌和心室肌及希氏束 - 浦肯野纤维的传导快，为快反应细胞，其动作电位由快钠通道始动（图 11 - 1 - 5）。

0 相：动作电位的上升支，由瞬时快速钠电流（I_{Na}）产生。1 相：动作电位上升支的结束和复极早期开始，其机制是钠通道的失活和瞬时外向钾

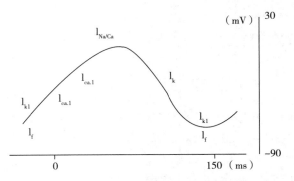

图 11 - 1 - 4　窦房结和房室结自律性细胞的钙依赖性动作电位

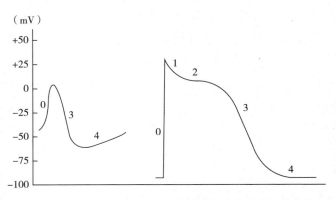

图 11 - 1 - 5　左：窦房结细胞（慢反应细胞）的动作电位；右：心室肌细胞（快反应细胞）的动作电位

电流（I_{to}，f）的出现。2 相：动作电位的平台期——内向钙电流（I_{Ca}）和外向复极钾电流间达到平衡。3 相：由外向钾电流（I_{Kr} 和 I_{Ks}）产生。4 相：静息电位，由内向整流钾电流（I_{K1}）维持。心房肌和心室肌细胞受到起搏心肌组织产生的电刺激或兴奋时开始除极（钠通道开放）。钠通道从失活状态恢复的时间等于动作电位上升支到复极结束，称为正常心室肌的不应期。内向钠电流是决定激动传导速度的主要因素，抑制钠内流的速度会影响激动传导速度和细胞的动作电位时程。

① Ⅰ类—Na^+ 通道阻滞剂：Ⅰ类药物通过调节或阻断钠通道，从而抑制 0 期除极而发挥作用，主要作用于快反应细胞。根据对动作电位时程和 QT 间期的不同影响可分为三个亚类：Ⅰa 类，明显延长动作电位时程和 QT 间期，代表药物有奎尼丁和普鲁卡因胺等；Ⅰb 类，缩短动作电位时程，不延长 QT 间期，代表药物有利多卡因、美西律和苯妥英钠等；Ⅰc 类，延长动作电位时程、延长 QT 间期的作用介于 Ⅰa 类和 Ⅰb 类药物之间，代表

药物有普罗帕酮等。

②Ⅱ类—β受体拮抗剂：Ⅱ类药物主要通过阻滞β受体来抑制交感神经活性，通过阻断儿茶酚胺和交感神经作用，β受体拮抗剂可降低窦房结及异位起搏点的自律频率，延长房室结的有效不应期，也可减慢前向和逆向异常通路的传导。美托洛尔、阿替洛尔和艾司洛尔等为选择性β₁受体拮抗剂；普萘洛尔和纳多洛尔（Nadolol）等为非选择性β受体拮抗剂。

③Ⅲ类—K⁺通道阻滞剂：Ⅲ类抗心律失常药物通过阻断钾通道抑制，延长复极过程、动作电位时程和不应期，可明显延长心电图QT间期，代表药物有胺碘酮、决奈达隆、索他洛尔、多非利特（dofetilide）和伊布利特等。胺碘酮是目前广泛使用的抗心律失常药物。

④Ⅳ类—Ca²⁺通道阻滞剂：此类药物对慢反应细胞窦房结和房室结具有明显的抑制作用，可影响窦房结自律性，减慢窦性心率，延长房室结的不应期和传导时间，偶尔可延长PR间期。代表药物有维拉帕米和地尔硫草等。

⑤其他药物：腺苷经快速静脉注射可作用于腺苷受体，产生短暂且较强的拟迷走神经效应，抑制房室结传导功能，可快速有效地终止室上性心动过速。

洋地黄类药物：通过其正性肌力作用，可以增加心输出量，并改善血流动力学状态。同时，它们还会反射性地降低交感神经张力，增强迷走神经张力，从而减慢心率并延缓房室传导。此外，当以小剂量使用时，洋地黄类药物可以提高窦房结对迷走神经冲动的敏感性，降低窦房结的自律性。此外，它们还可以减慢房室结的传导速度，并延长其有效不应期。洋地黄类药物适用于伴有心功能不全的室上性心动过速患者。禁用于预激伴旁路前传的患者，如预激伴房颤。

（2）抗缓慢性心律失常的药物治疗：此类药物主要通过增强或兴奋窦房结，或窦房结以下次级节律点（房室交界区和心室）的自律性，以提高心率，改善房室传导功能，提高次级节律点的

逸搏频率，从而达到治疗慢性心律失常的目的。

①M-胆碱能受体拮抗剂：代表药物有阿托品、山莨菪碱等，适用于窦性心动过缓、窦性停搏、窦房传导阻滞以及部分房室传导阻滞的患者。阿托品用于治疗急性心动过缓的常用剂量是0.5mg静脉注射，每3~5min一次，至最大总剂量3mg。

②β肾上腺素能受体兴奋剂：此类药物可兴奋β受体和α受体，有兴奋心脏起搏与传导系统的作用，并可增强心肌收缩力、扩张支气管平滑肌。代表药物有肾上腺素、异丙肾上腺素和麻黄碱等。针对严重窦性缓慢性心律失常、高度或完全性房室传导阻滞患者，β肾上腺素能受体兴奋剂有提高心室率的作用，同时也是心脏骤停复苏的重要药物之一。异丙肾上腺素的常用剂量为：0.5~1mg加入5%葡萄糖注射液200~300ml内缓慢静脉滴注，可根据心率及血压情况调整滴速。

（三）预防心律失常的复发和猝死

血管紧张素转化酶抑制剂（angiotensin converting enzyme inhibitor，ACEI）/血管紧张素受体拮抗剂（angiotensin receptor blockers，ARB）/血管紧张素受体脑啡肽酶抑制剂（angiotesin receptor-neprilysin inhibitor，ARNI）等药物具有逆转心室重构和改善心功能的作用。对于射血分数降低的心力衰竭（LVEF≤40%）患者，推荐联合应用β受体拮抗剂、醛固酮受体拮抗剂、ACEI/ARB/ARNI药物，以减少心原性猝死风险、降低全因死亡率等。

非药物治疗可根治阵发性心动过速，如导管射频消融；或预防心脏性猝死，如植入式心脏转复除颤起搏器（implantable cardioverter defibrillator，ICD）。

四、药物治疗方案

不同类型的心律失常患者，其药物治疗方案也存在较大区别，常用抗心律失常药物见表11-1-1。具体请参见心律失常的各论部分。

表 11 - 1 - 1　常用抗心律失常药物

类别	药名	适应证	主要不良反应
Ⅰa	奎尼丁	室上性及室性心律失常	低血压、抑制心肌收缩、室内传导阻滞、严重室性心律失常、胃肠道反应
Ⅰb	利多卡因	静脉用药，室性心动过速	窦性停顿、房室传导阻滞、抑制心肌收缩、嗜睡、言语吞咽障碍、四肢抽动
	美西律	室性心律失常	心动过缓、低血压、头晕、恶心、呕吐
Ⅰc	普罗帕酮	室上性及室性心律失常	恶心、呕吐、头痛、晕眩、体位性低血压、房室与室内传导阻滞
Ⅱ	普萘洛尔	室上性及室性心律失常	心动过缓、低血压、抑制心肌收缩、气道痉挛
	纳多洛尔（nadolol）		
	美托洛尔		
	阿替洛尔		
	艾司洛尔		
Ⅲ	胺碘酮	室上性及室性心律失常	心动过缓、甲状腺功能异常、肺间质纤维化、肝功能异常、角膜微沉淀、严重心律失常
	索他洛尔		类似普萘洛尔，偶有神经系统反应和严重心律失常
	决奈达隆		延长 QT 间期
	伊布利特		延长 QT 间期
Ⅳ	维拉帕米	室上性及室性心律失常	房室传导阻滞、心动过缓、低血压
	地尔硫䓬	室上性心律失常	
其他	腺苷	室上性心动过速	一过性潮红、胸闷、房室传导阻滞、窦性停搏
其他	毛花苷丙、地高辛	伴有心功能不全的室上性心动过速、心房颤动	窦性心律失常、房性或房室交界区心动过速、房室传导阻滞、胃肠道反应。禁用于预激伴旁路前传的患者，如预激伴房颤
M - 胆碱能受体拮抗剂	阿托品	窦性心动过缓、窦性停搏、窦房传导阻滞以及部分房室传导阻滞	口鼻干燥、眼轻度模糊、潮红、皮肤干燥、头痛、躁动
β 肾上腺素能受体兴奋剂	异丙肾上腺素	窦性心动过缓、窦性停搏、窦房传导阻滞以及部分房室传导阻滞	心绞痛、心肌缺血、头痛、震颤、恶心、低血压、潮热、心动过速

作者：吴寸草（北京大学人民医院）

审稿：马建新（解放军第三〇五医院）

参考文献

第二节　室性期前收缩

　　室性期前收缩（premature ventricular contraction，PVC）亦称室性早搏（以下简称"室早"），是指希氏束及其分支以下部位过早发生的、提前使心室肌除极的心搏。室早患者临床表现差异较大，大多数患者可无明显症状，部分患者也可出现胸闷、心悸和心跳停搏感等较为明显的症状。

24h室早发生次数占总心搏的百分比，即为室早负荷。24h室早负荷≥15%为频发室早。室早诱导性心肌病（PVC - induced cardiomyopathy）指频发室早导致患者心脏扩大、心功能下降，室早明显减少或根除后患者心脏扩大可逆转和心功能改善，在排除其他原因或其他类型的心肌病后所做出的诊断。

（一）根据室早心电图特征

根据室早心电图特征，室早可分为功能性室早和病理性室早（表11 - 2 - 1）。功能性室早和病理性室早划分应基于临床综合评价，不宜单独使用心电图。

表11 - 2 - 1 Schamaroth's 室早分类

心电图表现		功能性室早	病理性室早
QRS波	振幅	>20mm	<10mm
	时限	<0.14s	>0.14s
	切迹	无	多见
ST段	等电位线	无	有
	T波	非对称	对称
		倒置	倒置、高尖

（二）根据室早与基本节律的关系

根据室早与基本节律的关系，室早可分为配对型室早和平行收缩型室早。

1. 配对型 所有室早与其前一个QRS波有固定距离，也就是联律间期（coupling interval）相等，例如多数二联律和三联律。

2. 平行收缩型 室早与其前的QRS波不配对，但各室早间有固定规律，最长的室早间距与最短的室早间距间呈整倍数关系，且可出现室性融合波。

（三）根据室早心电图中QRS波形态是否一致

根据室早心电图中QRS波形态是否一致，临床上将室早分为单形性室早和多形性室早。

（四）根据室早发作频率

根据室早发作频率，室早可分为偶发室早和频发室早。

1. 偶发室早 室早<5次/分。

2. 频发室早 室早≥5次/分（应该加入室早负荷的定义）。

诊断

一、诊断流程

室早的诊断流程主要分为4步（图11 - 2 - 1）：①明确患者ECG和24h动态心电图是否异常。②评估患者有无结构性心脏病。③与其他心脏疾病相鉴别。④诊断信息还应包括室早的数量、与运动的关系（增加或减少）、形态（单形或多形）以及起源的部位。

二、问诊与查体

（一）问诊与症状

1. 病史 医生询问患者病史时主要包括以下5个方面：①患者是否存在过度吸烟、饮酒、喝浓茶、咖啡摄入过多以及过度劳累等情况。②患者既往有无结构性心脏病病史，有无心脏性猝死家族史。③患者是否存在导致心脏病变的全身性疾病，例如甲亢等。④患者既往是否植入过人工心脏起搏器等。⑤患者用药情况，特别是影响电解质的药物或抗心律失常药物等。

2. 症状 许多室早患者可无明显症状，部分患者可出现心悸、心跳停搏感、气促、胸闷、乏力和头晕（因心输出量减少）等症状。室早症状的存在与否，往往还与患者对室早的担心程度以及医生对该疾病的解释程度相关。

（二）查体和体征

1. 听诊 ①心脏听诊可发现患者心律不规则，表现为在规则心律的基础上，突然提前出现一次心跳，其后有一较长间歇（常>0.12s）。值得注意的是，仅靠听诊是无法判断期前收缩的来源（室性、房性或交界性）的，需借助ECG等检查来进行综合判断。②心脏听诊时，患者的第二心音多减弱或消失，可听到增强的第一心音。

2. 触诊 脉搏触诊时可发现间歇脉搏缺如，考虑与室早发生后存在的代偿间歇相关。

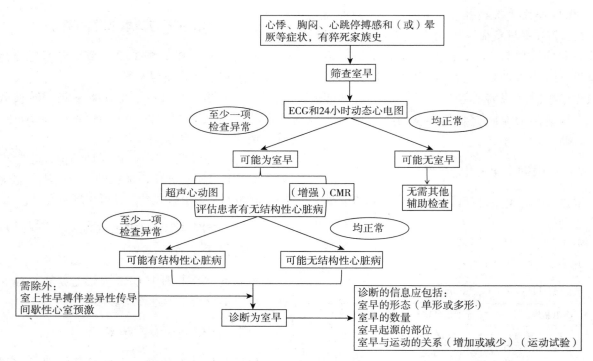

图 11 - 2 - 1　室早诊断流程
CMR 心脏磁共振成像

三、辅助检查

（一）优先检查

1. 心电图　高度怀疑室早的患者可完善 ECG 检查，ECG 是诊断室早重要的无创伤性检查之一。

（1）室早的心电图表现（图 11 - 2 - 2）如下。

图 11 - 2 - 2　室早心电图

①QRS 波群提早出现，时限常 > 0.12s，宽大畸形。②ST 段与 T 波的方向往往与 QRS 主波方向相反。③间期恒定，同一来源的室早，与其前面的窦性搏动之间的间期一般恒定（室性并行心律除外）。④室早后有完全性代偿间歇，包含室早在内前后两个下传的窦性搏动的间期，等于两个窦性 RR 间期之和。⑤间位性室早，如果室早恰巧插入两个窦性搏动之间，不产生室早后停顿。

（2）临床意义：ECG 有助于医生判断室早的起源部位。

2. 24h 动态心电图　高度怀疑室早的患者可完善 24h 动态心电图。与 ECG 相比，该检查提高了偶发室早的检出率，也是诊断和评估室早重要的无创伤性检查之一。

（1）室早的 24h 动态心电图表现：①偶发室早，动态心电图提示室早 < 30 个/小时。②频发室早，动态心电图提示室早 ≥ 30 个/小时。

（2）临床意义：①动态心电图可提示一定时间段的室早的总数、是否具有多种形态、不同时间的分布情况以及与自主神经张力变化的关联。②动态心电图可协助评估室早不同治疗措施（药物或导管消融等）的效果。

3. 超声心动图　需要评价心脏、血管的形态和功能的室早患者，可完善超声心动图检查。

（1）室早患者的超声心动图表现：①可表现为正常的心脏结构和功能。②室早合并二尖瓣病变（二尖瓣狭窄或关闭不全）的患者，其超声心动图结果参见本节和第十四章第三节"二尖瓣关闭不全"的"辅助检查"。

（2）临床意义：①超声心动图有助于医生对室早进行危险分层和指导治疗。②超声心动图可评估瓣膜形态和功能、心室的结构和功能以及肺动脉压力等。

（二）可选检查

1. 运动试验

（1）似室早症状与运动存在关联的患者，可考虑完善运动试验检查。运动试验有助于室早患者的病因诊断及其风险评估。若室早症状与运动相关，则运动试验提示阳性结果。

（2）临床意义：①运动试验可评价室早症状与运动的关系（运动是增加还是减少了室早的发生）。②运动试验阴性有助于除外儿茶酚胺敏感性多形性室速作为室早发作病因的可能性。

2. 心脏磁共振成像

（1）疑似室早合并结构性心脏病的患者，可考虑完善 CMR。

（2）临床意义：① CMR 可显示室壁厚度、心脏房室大小和心包等。② CMR 可判断心脏整体和节段运动情况。③CMR 可定量评价整体的和节段性的左心室功能。④CMR 有助于医生判断室早合并结构性心脏病患者的预后。

3. 血常规

（1）伴有贫血症状和（或）体征的室早患者可行血常规检测。

血红蛋白浓度 >90g/L 为轻度贫血；血红蛋白浓度在 60 ~ 90g/L 为中度贫血；血红蛋白浓度在 30 ~ 59g/L 为重度贫血；血红蛋白浓度 <30g/L 为极重度贫血。

（2）临床意义：有助于医生判断室早患者的病因。

4. 促甲状腺激素

（1）伴有甲状腺功能亢进症或甲状腺功能减退症症状和（或）体征的室早患者可行促甲状腺激素（TSH）检测。①甲状腺功能亢进症患者，其 TSH 通常 <0.1mIU/L。②原发性甲状腺功能减退症患者，其 TSH 通常高于正常值。

（2）临床意义：有助于医生判断室早患者的病因。

5. 血电解质

（1）疑似室早伴电解质紊乱（低钾血症或低镁血症）的患者，可检测血清离子。①血清钾浓度 <3.5mmol/L，即为低钾血症，血清钾浓度 >5.5mmol/L，为高钾血症。②血清镁浓度 <0.75mmol/L，即为低镁血症。

（2）临床意义：有助于医生判断室早患者的病因。

四、 诊断及其标准

（一）诊断标准

室早的诊断主要依据 ECG 及 24h 动态心电图

检查，但需除外间歇性心室预激以及室上性早搏伴差异性传导等疾病。除此之外，室早的诊断还可依据患者存在室早相关症状和体征，患者既往存在器质性心脏病史和（或）心脏性猝死家族史等。

值得注意的是，室早的诊断信息还应包括室早的数量、形态（单形或多形）、起源部位以及与运动的关系（增多或减少）等。

（二）风险评估和危险分层

Lown 医生在 1971 年提出的室早分级标准沿用至今（表 11 - 2 - 2）。目前认为，Lown 分级对急性冠脉综合征伴室早患者的危险分层具有实用价值，即 Lown 分级的级别越高，提示该患者预后越差，患者猝死风险越大；Lown 分级对充血性心力衰竭和扩张型心肌病伴室早患者的危险分层尚缺乏共识；Lown 分级对正常人的室早没有预测价值。医生应用 Lown 分级进行室早的危险分层时应注意掌握其适应证。

表 11 - 2 - 2 室早 Lown 分级标准

分级	ECG 特点
0	无室早
1	偶发，单形，室早 <30 次/小时
2	频发，室早 ≥30 次/小时
3	多形室早
4a	成对室早
4b	连续的（≥3 次）室早
5	R on T 型室早

（三）并发症诊断

室性期前收缩的并发症包括：心绞痛、室性心动过速、心力衰竭。

五、 鉴别诊断

本病主要需与房性期前收缩伴心室内差异传导进行鉴别。

1. 病史/症状鉴别 两者均有心悸、胸闷、乏力和自觉心脏停跳感等临床表现，也可无明显症状。

2. 辅助检查鉴别 ECG 和 24h 动态心电图检查有助于鉴别诊断。①房性期前收缩的 ECG 特征为 P′波提早出现,形态与窦性 P 波不同,PR 间期 > 0. 12s。②QRS 波大多与窦性心律的 QRS 波相同,有时略畸形或增宽,伴 ST 及 T 波相应改变者即为心室内差异性传导。③房性期前收缩伴心室内差异传导时,畸形 QRS 波群前可见提早出现的畸形 P′波。

治疗

一、 治疗流程

室早的治疗流程主要分为 2 步(图 11 – 2 – 3):①无结构性心脏病的室早患者,对其进行健康教育并安抚,症状持续不缓解者,再对其进行相应的治疗。②评估有结构性心脏病的室早患者的室早负荷,并根据室早负荷情况(室早 < 10000 次/24h 或室早 ≥ 10000 次/24h)对其进行药物或导管消融治疗。

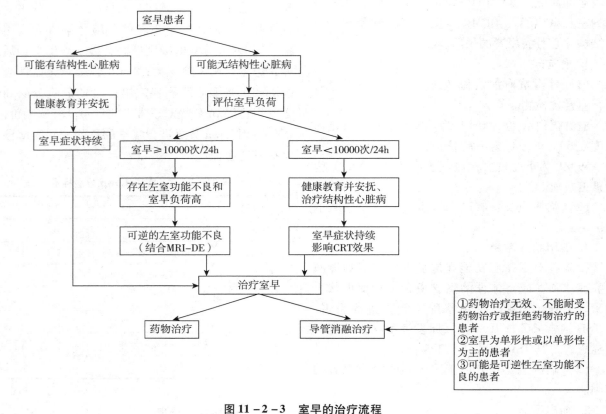

图 11 – 2 – 3 室早的治疗流程

MRI – DE 延迟增强磁共振检查;CRT 心脏再同步治疗

二、 治疗原则

对于无结构性心脏病的室早患者,若无明显症状或症状轻微者,大多无需特殊治疗。有症状者,其治疗目的以消除症状为主。

对于有结构性心脏病的室早患者,尽管症状也可成为治疗室早的依据,但临床上应以治疗结构性心脏病为主。

三、 治疗细则

(一) 药物治疗

1. 无结构性心脏病 不伴有结构性心脏病的室早患者,因情绪激动、紧张过度或运动诱发室早时,医生可尝试应用 β 受体拮抗剂、非二氢吡啶类钙通道阻滞剂(维拉帕米)、普罗帕酮和镇静剂等药物进行治疗。

2. 有结构性心脏病 医生在治疗室早患者过程中，应综合考虑患者长期应用抗心律失常药物的风险和收益。

（1）对于结构性心脏病合并心功能不全的室早患者，医生应更侧重于优先处理心脏本身疾病，不主张立即使用治疗室早的药物。对于室早症状明显的患者，可选用β受体拮抗剂、胺碘酮和非二氢吡啶类钙通道阻滞剂等。

（2）对于急性心肌梗死或缺血合并室早的患者，建议首选再灌注治疗，不主张预防性应用抗心律失常药物治疗。若拟应用再灌注治疗前患者已出现多源性室早或频发室早，可使用β受体拮抗剂治疗，需及时纠正室早诱因，特别是电解质紊乱（低镁血症和低钾血症）等。

但需注意的是，此类患者应避免使用Ⅰa类抗心律失常药物，尽管此类药物能有效减少室早的发生，但由于药物本身具有致心律失常作用，应用上述药物或可增加患者的总死亡率和猝死风险。

（3）针对存在潜在致命危险的室早患者，临床上常需紧急静脉用药。

（二）导管消融治疗

1. 适用人群

（1）室早诱导性心肌病患者可进行导管消融治疗，以期改善患者的心脏功能。

（2）《室性心律失常中国专家共识基层版》指出，无结构性心脏病右心室流出道起源的症状性频发室早患者，若不愿接受药物治疗、抗心律失常药物治疗无效或患者不能耐受药物时，推荐导管消融治疗（Ⅰ类）。

（3）《室性心律失常中国专家共识基层版》同时建议，主动脉窦、右心室非流出道（三尖瓣环、乳头肌或调节束等）以及左心室非流出道（主动脉与二尖瓣环结合部、二尖瓣环或乳头肌等）部位起源的室早患者，若不愿接受药物治疗、抗心律失常药物治疗无效或患者不能耐受药物时，可

行导管消融治疗（Ⅰ类）。

（4）对于由于妊娠、升学或就业等原因，要求进行导管消融治疗的无症状室早患者，待医生与患者充分沟通，告知其风险和获益后，可尝试进行导管消融治疗。

2. 疗效

（1）一项对照研究结果显示，在行导管消融治疗的60例频发室早（室早 > 10 次/小时）患者中，31例（52%）患者的室早起源于右心室流出道，9例（15%）患者的室早起源于左心室流出道，13例（22%）患者的室早起源于其他部位，7例患者的室早起源部位无法确定。48例（80%）患者的导管消融治疗有效。在导管消融治疗前左室射血分数（left ventricular ejection fraction，LVEF）降低的22例患者中，18例（82%）患者在6个月内，LVEF从基线的34%恢复至59% ± 7%（$P < 0.0001$）。

（2）一项多中心研究纳入了接受过导管消融治疗的408例室早患者，研究结果显示，导管消融治疗是一种安全有效的室早治疗方式，随访12个月后，76%的室早患者症状得到明显改善。32%的室早患者伴有结构性心脏病，导管消融治疗的总成功率为82%，无结构性心脏病患者与有结构性心脏病患者的导管消融治疗成功率分别为86%和74%（$P = 0.002$）。所有患者均在中位时间3天后出院，没有患者出现急性心肌梗死、中风或大出血。在12个月的随访期间内，99%的患者仍存活，无结构性心脏病患者与有结构性心脏病患者的死亡率存在显著差异，分别为2.3%和0%（$P = 0.012$）。

3. 并发症 一项回顾性研究共纳入1231例行导管消融治疗的无结构性心脏病室早患者，导管消融治疗总并发症的发生率为2.7%，最常见的并发症为心包积液。室早起源部位（左心室和心外膜）是室早患者导管消融治疗并发症的主要预测因素。

四、药物治疗方案（表 11 - 2 - 3）

表 11 - 2 - 3　室早患者的治疗药物

药物分类		药物名称	药理作用	常用剂量和用法	备注
Ⅰ类	Ⅰb	美西律	减少钠电流和动作电位的生成	100～200mg/次，每日 3 次，口服	—
	Ⅰc	普罗帕酮	减缓动作电位的传导，抑制钠电流和动作电位的生成	150mg/次，每日 3 次，口服	—
Ⅱ类		美托洛尔	选择性 β₁ 受体拮抗剂	25～50mg/次，每日 2 次，口服	—
		美托洛尔缓释片		23.75～47.5mg/次，每日 1 次，口服	—
Ⅲ类		胺碘酮	非选择性 K^+ 通道阻滞剂，可阻滞多种钾通道，延长 QT 间期和不应期，延长动作电位恢复时间，减少复极储备	第 1 周：200mg/次，每日 3 次，口服 第 2 周：200mg/次，每日 2 次，口服 第 3 周：200mg/次，每日 1 次，口服维持治疗	—
		索他洛尔	快速整流 K^+ 通道阻滞剂	80mg/次，每日 2 次，口服	—
Ⅳ类		维拉帕米	L 型钙通道阻滞剂	80～120mg/次，每日 2～3 次，口服	安全有效的剂量为不超过 480mg/d

作者：许俊堂（北京大学人民医院）

参考文献

第三节　心房颤动

心房颤动（atrial fibrillation，AF）简称房颤，是指规则有序的心房电活动丧失，代之以快速无序的颤动波，是严重的心房电活动紊乱，也是常见的快速性心律失常之一。

根据房颤发作持续时间，以及转复并长期维持窦性心律的状况，将房颤分为阵发性房颤、持续性房颤、长程持续性房颤和永久性房颤。具体分类见表 11 - 3 - 1。

其他一些房颤相关概念，如孤立性房颤、慢性房颤等，由于易与临床概念混淆，故目前已不建议使用。

表 11 - 3 - 1　房颤分类

类型	定义
阵发性房颤（paroxysmal AF）	7 天内自动终止或干预终止的房颤
持续性房颤（persistent AF）	持续时间超过 7 天的房颤，包括 7 天后通过复律终止发作
长程持续性性房颤（long - standing persistent AF）	房颤持续时间超过 1 年，拟做节律控制治疗
永久性房颤（permanent AF）	转复并维持窦性心律可能性小，患者及医生共同决定接受房颤而不做节律控制

诊断

一、筛查

1. 筛查策略与方式

（1）筛查策略：①机会性筛查，指全科医师对因不同原因在社区就诊的普通患者通过脉搏触诊或心电图进行的房颤筛查。②系统性筛查，指对高危人群通过定期或连续心电监测进行系统详细的房颤筛查。

（2）筛查方式：目前的房颤筛查方式包括心电图、动态心电图、可植入电子设备、心脏电生理检查等。此外，基于移动医疗模式的房颤监测也有助于发现房颤患者，如手持式或可穿戴式心电记录仪、智能手机和智能手机相关的装置、脉冲光学体积描记技术、机械心动图等。另外，脉搏触诊虽然特异性较低，但由于简便易行，仍然是房颤检测的实用手段。

2. 高危人群的筛查

房颤高危人群，包括年龄 >65 岁、高血压、糖尿病、肥胖、心衰、阻塞性睡眠呼吸暂停（ob-structive sleep apnea，OSA）或结构性心脏病、接受过心脏手术、隐源性卒中/短暂性脑缺血发作（transientischemic attack，TIA）、遗传性心律失常的患者和特殊职业人群（职业运动员）等。针对以上人群需行系统性筛查，根据患者不同情况选择适合的筛查方式和筛查工具。

二、问诊与查体

（一）问诊与症状

1. 诱因　房颤的急性发作通常由一些诱因引发，如感染、过度饮酒、电解质紊乱、腹泻、药物等。房颤可继发于有基础心脏病患者或非心脏病患者，故应询问有无高血压、冠心病、糖尿病等相关疾病。

2. 症状　房颤最常见的症状为心悸、胸闷、活动耐力下降、活动后气促，往往提示患者心室率过快或心功能下降。器质性心脏病，如心室肥厚和扩张、心脏瓣膜病、陈旧性心肌梗死等疾病发生房颤症状更重，可能会诱发心绞痛、肺水肿、心衰等。房颤并发心衰是引起心脏性死亡和全因死亡的重要因素。

房颤患者还可能出现黑矇、晕厥，原因是房颤引起心室停搏，导致脑供血不足。阵发性房颤反复发作和终止，会引起窦性静止，是心室停搏的重要原因。另外，如患者出现头痛、头晕、语言及肢体活动障碍，要高度怀疑脑栓塞，因为房颤并发左心房附壁血栓可引起动脉栓塞，以脑栓塞最常见。

房颤症状的严重程度在个体间差别很大，部分患者可因症状不特异或较轻而逐渐耐受，约1/4的患者自述无症状。血栓栓塞或心衰等并发症也可为房颤首发表现。

（二）查体和体征

房颤患者主要体征有颈动脉搏动不规则、第一心音强弱不等、心律绝对不齐、脉搏短绌（pulse deficit）。听诊时应注意各瓣膜听诊区有无杂音、肺部有无啰音。查体时，观察患者的状态，有无呼吸困难、皮肤湿冷、面色苍白、烦躁不安、颈静脉怒张等。

心肺听诊：使用抗心律失常药物治疗过程中，心室律突然规整应考虑以下情况。①恢复窦性心律。②演变为房性心动过速或心房扑动，呈2∶1或4∶1下传。③发生完全性房室阻滞或非阵发性交界区性心动过速。④若患者使用了洋地黄类药物，要考虑洋地黄中毒。

三、辅助检查

（一）优先检查

1. 心电图　房颤典型的心电图表现为正常 P 波消失，代之以一系列形态各异、大小不同、间隔不等的 f 波，频率为 350~600 次/分，R-R 间期绝对不规则（当房室传导未受损时）。预激综合征合并房颤者，QRS 波形宽大畸形。

2. 动态心电图　部分患者房颤为阵发性，且持续时间短，可自行终止，常规心电图可能无法记录到，需要做动态心电图或长程心电监测。

3. 经胸超声心动图　其可评价心脏的结构及功能，有无结构性心脏病、心肌病、肺心病，测量左心房大小或体积，评估心功能、左心耳血栓风险，以及筛选有进一步行经食管超声心动图（transesophageal echocardiography，TEE）检查适应证的患者。

4. 实验室检查 初诊患者应行血常规、血电解质、凝血功能、利钠肽、肝肾功能、甲状腺功能检查。肝肾功能是评估房颤患者抗凝治疗中出血风险及合理用药的重要依据。如果患者伴有重症感染、急性心衰，或者考虑急性心肌炎和心包炎等疾病时，临床上需进行与可疑病因相关的实验室检查。

（二）可选检查

1. 经食管超声心动图 经食管超声心动图是检测左心房血栓的金标准，具有较高的敏感性和特异性，常用于指导房颤复律。另外，房颤导管消融术前应行 TEE 检查，以判断有无血栓。TEE 还可发现血栓形成的高危因素，包括左心房血流速度降低、自发左心房显影（ieft atrial spontaneous echo contrast）、主动脉粥瘤（aortic atheromas）等。

2. 心腔内超声 用于指导房间隔穿刺，评估导管位置，探测心脏形态学改变以及识别某些并发症等。

3. X 线胸片 用于评估心脏形态及大小、心功能及肺部疾病等，有助于发现可能与房颤相关的器质性心肺疾病。

4. 心脏磁共振成像（CMRI） CMRI 可详细评估左心房的形态和功能，评估左心房壁消融损伤程度。延迟增强 MRI（Contrast - enhanced MRI）可用于评估房颤患者心房组织纤维化程度，预测房颤消融成功率。

5. 计算机断层扫描（CT）或头颅磁共振成像（MRI） CT 检查可以明确心房、心耳的大小和形态，与肺静脉的解剖关系等，可以指导房颤消融治疗。另外，肺静脉 CT 对房颤导管消融术前左心房血栓的筛查有重要价值。对于存在脑缺血或卒中征象者，行头颅 CT 或 MRI 检查，能够检出卒中，指导急诊和长期抗凝治疗的决策。

6. 心脏电生理检查 当房颤是由房室结折返性心动过速、旁路相关的房室折返或房性早搏诱发时，心脏电生理检查有助于明确上述诱因。对于心电图有预激波者，应对其行心脏电生理检查，并行旁路消融。房颤合并宽 QRS 波快心室率时，可被误诊为室性心动过速（室速），行心脏电生理检查有助于鉴别。

（三）新检查

带有心电监测功能的智能手机、手表；以及血压计可用来识别无症状性房颤。此外，运用上述新技术或植入心电事件记录仪、体外循环记录仪与智能手机进行无线网络连接后，可对房颤射频消融术后患者行长程心电监测，以评估房颤是否复发。

对于植入起搏器的阵发性房颤患者，可以通过程控起搏器了解房颤等心房高频事件的发生和持续时间。

四、 诊断及其标准

（一）诊断标准

房颤的诊断主要靠心电图，标准 12 导联心电图记录到符合房颤心电图特点，或单导联记录到 P 波消失，RR 节律绝对不齐，超过 30s 可诊断为房颤。

如普通 12 导联心电图未能捕捉到房颤，可以通过动态心电图或其他心电图监测等方式诊断。经胸超声心动图可以发现房颤患者的基础心脏病以及心房大小。经食管超声心动图则可以评估心房尤其是左心耳的附壁血栓。

（二）风险评估

1. 个体风险评估 《2020 ESC/EACTS 心房颤动诊断及管理指南》建议房颤患者应考虑房颤的结构化表征，包括评估卒中风险、症状严重程度、房颤负担和房颤基质，以简化医疗机构对房颤患者的评估，为治疗决策提供信息并促进房颤患者的最优管理。房颤的结构化表征的系统性评估简称为 4S 方案（4S - AF），包括评估卒中风险（stroke risk）、症状严重程度（symptom severity）、房颤负荷（severity of AF burden）和房颤基质程度（substrate severity）（表 11 - 3 - 2）。

表 11 -3 -2　房颤的结构化表征评估（4S - AF）

表征	卒中风险	症状程度	房颤负荷	基质程度
描述	是否低卒中风险：是/否	①无症状/症状轻 ②中等 ③重度/致残	①自发终止 ②持续房颤以及每次发作时间密度	①伴发疾病/心血管危险因素 ②心房性心肌病（心房扩大、功能不全、纤维化）
常用评估工具	CHA$_2$DS$_2$ - VSA 评分	①EHRA 症状评分 ②QoL 问卷	①房颤的时间类型 ②房颤总负荷	①临床评估 ②影像学及生物标志

注：EHRA 为欧洲心律协会；EHRA 症状评分标准见表 11 -3 -3。

表 11 -3 -3　欧洲心律协会（EHRA）房颤症状评分标准

EHRA 评分	症状严重程度	描述
1	无	不引起任何症状
2a	轻度	日常活动不受影响
2b	中度	日常活动不受影响但受到相关症状困扰
3	严重	日常活动受到影响
4	致残	正常日常活动终止

2. 卒中风险评估　对于非瓣膜病房颤患者，使用口服抗凝药物治疗前都必须进行血栓栓塞的危险分层。使用 CHA$_2$DS$_2$ - VASC 评分（表 11 -3 -4）对低危患者的识别更为准确，因此我国指南建议对非瓣膜病房颤患者进行 CHA$_2$DS$_2$ - VASc 评分，以评价患者的卒中风险。

表 11 -3 -4　CHA$_2$DS$_2$ -VASc 评分

危险因素	分值（分）
C　充血性心力衰竭（congestive heart failure）临床诊断心衰或有左心室功能中度到重度下降的客观证据，或 HCM	1
H 高血压（hypertension）和/或接受降压的治疗	1
A 年龄（age）超过 75 岁	2
D 糖尿病（diabetes mellitus）使用口服降糖药物和/或胰岛素治疗，或空腹血糖 >125mg/dl（7mmol/L）	1
S 卒中（stroke）既往有卒中、TIA 或血栓栓塞	2
V 血管疾病（vascular disease）心血管造影明确的 CAD，既往心肌梗死、PDA 或主动脉斑块	1
A 年龄（age）65 ~74 岁	1
Sc 女性［sex category（female）］	1

根据 CHA$_2$DS$_2$ - VASc 分值如何选择抗凝策略说明如下。

（1）CHA$_2$DS$_2$ - VASc 0 分的男性或 1 分的女性患者（低风险），不需使用抗凝药物。

（2）对于 CHA$_2$DS$_2$ - VASc 评分 1 分的男性及 2 分的女性患者，需在考虑净临床获益及个人意愿的情况下，考虑口服抗凝药。

（3）CHA$_2$DS$_2$ - VASc 评分 ≥2 分的男性及 ≥3 分的女性患者，需口服抗凝剂治疗以预防栓塞。

3. 出血风险评估　所有房颤患者治疗前需同时进行出血风险评估，一般使用 HAS - BLED 评分评估出血风险（表 11 -3 -5），评分超过 3 分提示高出血风险（high bleeding risk）。但对于出血评分较高者，使用抗凝治疗仍然是获益的，因此高出血风险评分不能作为抗凝治疗的禁忌。该评分的意义在于指导临床及时处理可纠正的出血风险因素，如血压控制不良、合用药物（阿司匹林，NSAIDs 等）、饮酒等。

表 11 -3 -5　HAS - BLED 评分

临床特点	HAS - BLED（分）
高血压（H）	1
肝、肾功能异常（各 1 分，A）	1 或 2
卒中（S）	1
出血（B）	1
INR 值易波动（L）	1
年龄超过 65 岁（E）	1
药物或嗜酒（各 1 分，D）	1 或 2

注：高血压指未控制的高血压，收缩压 >160mmHg；异常的肝功能指慢性肝病（如肝硬化）或显著的生化指标紊乱（如胆红素 >正常值上限的 2 倍，并且谷丙转氨酶、谷草转氨酶、碱性磷酸酶 >正常值上限的 3 倍）；肾功能异常定义为透析或肾移植或血清肌酐 >200μmol/L；出血指既往有出血病史和（或）出血的诱因，如出血体质、贫血等；INR 值（国际标准化比值，international normalized rate，INR）不稳定指 INR 值易变/偏高或达不到治疗范围（如 <60%）；药物指合并用药，如抗血小板药、非甾体类抗炎药。

五、鉴别诊断

临床上房颤需要与其他心律失常进行鉴别，如心房扑动、室性心动过速、室性期前收缩等。

（一）心房扑动

心房扑动是心房肌连续不断地进行快速有规律的除极和复极的一种较常见的快速性房性心律失常。心电图表现为 P 波消失，代之以形态、方向、幅度相同的，近似锯齿或波浪样的扑动波，也称 F 波，特点是波与波之间的间期均齐，相差 <0.02s，频率通常在 250 ~400 次/分之间，其

间无等电位线。

（二）室性心动过速

房颤伴束支传导阻滞、预激综合征时，其QRS 波均宽大畸形，需与室性心动过速进行鉴别，此时应结合既往心电图及临床表现分析诊断。当预激综合征合并心房颤动时，QRS 波群易变性最大，多有预激波。

（三）室性期前收缩

房颤时由于心房率极快而不规则，心房激动下传时可落在心室相对不应期，使室内传导途径发生改变，产生宽大、畸形的 QRS 波群，需与室性期前收缩相鉴别。除此，房颤伴室性期前收缩时，宽大畸形的 QRS 波群与窄 QRS 波群之间形成比较恒定的联律间期，有明显的代偿间歇。

六、 误诊防范

（一）本病被误诊为其他疾病

房颤合并宽 QRS 波快心室率时可被误诊为室性心动过速（室速），行心脏电生理检查有助于鉴别。房颤伴快速心室率时（超过 150 次/分），听诊或心电图表现为节律偏整齐，易被误诊为室上性心动过速，较长时间心电图监测可发现心律不齐，有助于诊断。心房扑动伴房室传导比例变化时，由于其心室率不规则，与房颤十分相似，此时需注意房颤 f 波大小不同、高低不等。

在某些情况下，房颤的 f 波非常细小甚至心电图不能显示出来，容易误诊为房室交界区性心动过速。但房颤时心室律绝对不规则（伴三度房室传导阻滞除外），而房室交界性心动过速心律绝对匀齐。此外，如能在特殊导联（如食管导联）描记到 f 波，可确诊为房颤。

（二）其他疾病被误诊为本病

有多项文献报道临床易将甲状腺功能亢进误诊为心脏病伴房颤，尤其在老年患者中。因此，对于无明显原因出现的房颤患者，若房颤常规治疗无效，同时合并消瘦、多汗、全身症状较重者，特别是老年人，应考虑甲状腺功能亢进症的可能。

治疗

一、 治疗流程

房颤的处理宜个体化，依据患者的伴发症状、生命体征、房颤持续时间及基础疾病不同而不同。临床上根据处理原则不同可将房颤分为血流动力学不稳定和血流动力学稳定两类。治疗血流动力学稳定的房颤，主要是控制心室率和转复窦性心律，根据患者房颤持续时间选择不同的策略。对血流动力学不稳定的房颤患者，及时电复律是有效措施，然后再根据房颤持续时间及临床评价结果进行相应抗凝治疗（图 11 - 3 - 1）。

二、 治疗原则

房颤强调长期综合个体化管理，在积极治疗原发疾病和诱发因素的基础上，预防栓塞、转复并维持窦率及控制心室率是房颤治疗的基本原则。

三、 治疗细则

（一）抗凝治疗

血栓栓塞性并发症是房颤致死、致残的主要原因，卒中是最为常见的表现类型，因此抗凝治疗是房颤患者卒中预防的核心策略。不论是阵发性房颤还是持续房颤患者，使用口服抗凝药物前必须对患者进行栓塞和出血评估，使用口服抗凝药物过程中要定期监测肝肾功能，必要时重新评价患者的栓塞和出血风险。

1. 常用抗凝药物

（1）华法林：建议中国人的初始剂量为 2 ~ 3mg，住院患者口服华法林 2 ~ 3 天后开始每日或隔日监测国际标准化比值（international normalized rate，INR），直至治疗目标并维持至少 2 天。此后 1 周监测 1 次，出院可每 4 周监测 1 次。门诊患者 INR 稳定前应数天至每周监测 1 次，达标后可以每 4 周监测 1 次。初始剂量治疗 1 周 INR 不达标时，可按照原剂量 5% ~ 20% 的幅度调整剂量，监测 INR 值 3 ~ 5 天直至达标。如果 INR 一直稳定，偶尔波动且幅度不超过 INR 目标范围上下 0.5，可不必调整剂量，复查 INR 并寻找波动原因。治疗目标范围内的时间百分比（time in therapeutic range，TTR）是反映华法林抗凝治疗稳定性的指标。一般情况下，TTR >70% 时，抗凝作用是有效且安全的。

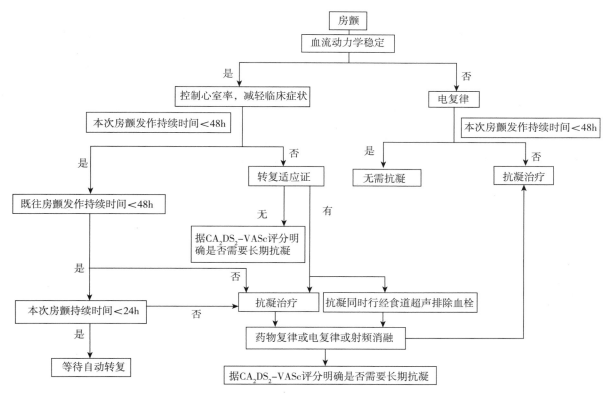

图 11 - 3 - 1　房颤治疗流程

（2）非维生素 K 拮抗剂口服抗凝药（non - vitamin K antagonist oral anticoagulant，NOAC）：非维生素 K 拮抗剂口服抗凝药物为预防血栓栓塞提供了新选择，并已成为房颤抗凝治疗的首选药物。NOAC 包括直接凝血酶抑制剂达比加群酯和直接 Xa 因子抑制剂利伐沙班、阿派沙班、艾多沙班。在众多研究中显示，与华法林相比，NOAC 使卒中或体循环栓塞风险降低 19%，全因死亡率降低 10%，颅内出血风险降低 52%，但胃肠道出血风险增加 25%。

2. 左心耳封堵（left atrial appendage closure，LAAC）　研究表明，90% 以上的瓣膜性房颤卒中是左心耳血栓脱落造成的。经皮左心耳封堵是预防卒中和体循环栓塞事件的策略之一。2012 年，ESC 房颤指南首次将左心耳封堵列为Ⅱb 类适应证。目前 LAAC 主要用于以下几类人群：①CHA$_2$DS$_2$ - VASc 评分≥2 分或和 HAS - BLED 评分≥3 分的非瓣膜性房颤患者。②有抗凝药物禁忌证或不适合长期抗凝治疗者。③长期规范抗凝治疗基础上仍发生卒中或栓塞事件者，可考虑行经皮左心耳封堵术。

2019 年，AHA、ACC、美国心律学会（Heart Rhythm Society，HRS）指南建议，对于大多数房颤和卒中风险升高的患者，口服抗凝剂仍然是预防卒中的首选疗法。然而，对于不适合长期口服抗凝治疗（如有出血倾向或药物耐受性差或依从性差）的患者，左心耳封堵术是一种可供选择的抗凝策略。美国食品药品管理局（FDA）批准 LAAC 可用于适合长期使用华法林但有适当理由寻求非药物替代方案的患者。美国医疗保险和医疗补助服务中心（Centers for Medicare and Medicaid Services，CMS）则批准 LAAC 仅适用于能短期使用华法林但不能长期口服抗凝治疗的患者。CMS 指出房颤患者 CHA$_2$DS$_2$ 评分≥2 分或 CHA$_2$DS$_2$ - VASc 评分≥3 可考虑用该手术。

（二）心室率控制

除非房颤患者需要更加严格的心室率控制（rate control），否则 ESC 最新指南建议实行宽松的心率控制（loose control），即静息心率 < 110 次/分。对于左心室射血分数（left ventricular ejection fraction，LVEF）≥40% 的房颤患者，推荐 β 受体拮抗剂、钙通道阻滞剂（地尔硫䓬、维拉帕米）作为控制心率的首选药物；对 LVEF < 40% 的房颤患者，推荐使用 β 受体拮抗剂和（或）地高辛控制心率。新指南指出，胺碘酮可以作为射血分数

降低的心力衰竭患者控制房颤心率的二线用药。对于症状严重且至少因心力衰竭住院 1 次的永久性房颤患者，可以选择房室结消融联合心脏再同步化治疗（CRT）。

（三）节律控制（rhythm control）

节律控制是指恢复并维持窦性心律，可采用药物复律、电复律和导管消融等多种治疗方法。

1. 药物复律　对于血流动力学稳定的患者，可以采用药物复律。目前主要用于复律的药物是 I c 类（普罗帕酮）或Ⅲ类抗心律失常药物（胺碘酮、伊布利特、多非利特、尼非卡兰），均可转复房颤，成功率约 60%。

对于无器质性心脏病患者，可静脉应用普罗帕酮、伊布利特、尼非卡兰复律。多非利特也可用于新发房颤的复律治疗。上述药物无效或出现不良作用时，可选择静脉应用胺碘酮。

对于有器质性心脏病的患者，应根据基础病的程度选用药物。患有严重器质性心脏病、心衰以及缺血性心脏病的房颤患者，应选择胺碘酮。

对于有病窦综合征、房室传导障碍或 QTc 延长的患者，除非考虑心律失常和心动过缓的风险，否则不应尝试药物复律。

2. 电复律　同步直流电复律是转复房颤的有效手段。当房颤患者出现血流动力学障碍或预激综合征旁路前传伴快速心室率的房颤，首选电复律。电复律前预先使用胺碘酮、伊布利特或普罗帕酮等抗心律失常药物可以提高电复律成功率并预防房颤复发。

3. 导管消融　对于症状明显、药物治疗无效的阵发性房颤患者，导管消融可以作为一线治疗。对于病史较短、药物治疗无效且无明显器质性心脏病症状的持续性房颤患者以及存在心衰和 LVEF 减少的症状性房颤患者，亦可行导管消融治疗。

在 2014 年 AHA、ACC、HRS 指南中，导管消融的地位进一步上升，可作为部分患者的一线治疗。对于反复发作的阵发性房颤患者，在抗心律失常药试验性治疗之前，导管消融可作为首选策略，与 2012 年 HRS、欧洲心律协会（EuropeanHeart-RhythmAssociation，EHRA）、欧洲心律失常协会共识一致。该指南也指出如考虑导管消融应评估患者的手术风险和结局。2019 年，AHA、ACC、HRS 指南进一步提出，导管消融治疗对有症状的 AF 和左室射血分数（LVEF）降低的心衰患者是合理的，可能会降低死亡率并减少住院率。

4. 复律前抗凝策略选择

（1）对于房颤超过 48h 的患者，推荐使用 NOAC 抗凝 3 周后再进行复律，待复律成功后再抗凝 4 周。血流动力学不稳定需立即复律的患者在复律后至少抗凝 4 周，除外禁忌证。

（2）对于房颤持续时间 <48h 的患者，不需要常规 TEE 检查，预先抗凝可直接复律。

（3）对于持续时间明确小于 24h 且 CHA_2DS_2-VASc 评分为 0 分（男）和 CHA_2DS_2-VASc 评分为 1 分（女）的患者，可无需抗凝治疗。

四、药物治疗方案

（一）抗凝治疗药物方案

华法林的抗凝疗效确切，但其效益和安全性取决于抗凝治疗的强度和稳定性，通常 INR 的范围可反映出抗凝强度，TTR 可反映抗凝的稳定性。华法林的用法及用药监测见上文"常用抗凝药物"。NOAC 的出现为房颤的治疗提供了新选择，并逐渐成为房颤抗凝治疗的新趋势，常用药物及剂量见表 11-3-6。

表 11-3-6　常用的非维生素 K 拮抗剂口服抗凝药（NOAC）及剂量

药物	给药剂量			
	肌酐清除率 ≥50ml/min	肌酐清除率： 30~49ml/min	肌酐清除率： 15~29ml/min	肌酐清除率 <15ml/min， 透析或不透析
达比加群酯	110mg 或 150mg，bid	110mg，bid	不推荐	不推荐
利伐沙班	20mg，qd	15mg，qd	慎用（15mg，qd）	不推荐
阿哌沙班	5mg 或 2.5mg，bid	5mg 或 2.5mg，bid	慎用（2.5mg，bid）	不推荐
艾多沙班	60mg 或 30mg，qd	30mg，qd	慎用（30mg，qd）	不推荐

注：qd 每日 1 次；bid 每日 2 次。

（二）心室率控制药物方案

常用的心室率控制药物种类有 β 受体拮抗剂、非二氢砒啶类钙离子拮抗剂、洋地黄类等。具体药物及给药方式见表 11 - 3 - 7。

表 11 - 3 - 7　控制心室率常用药物及剂量

药物		静脉给药剂量	口服给药剂量
β 受体拮抗剂	酒石酸美托洛尔	2.5 ~ 10.0mg，可重复给药	25 ~ 100mg，bid
	琥珀酸美托洛尔	—	47.5 ~ 95mg，qd
	阿替洛尔	—	25 ~ 100mg，bid
	艾司洛尔	0.5mg/kg 1min，0.05 ~ 0.25mg/（kg·min）	—
	比索洛尔	—	2.5 ~ 10.0mg，qd
非二氢砒啶类钙离子拮抗剂	维拉帕米	0.075 ~ 0.15mg/kg 2min，30min 无效后可追加 10mg，后以 0.005mg/kg 维持	120 ~ 480mg，qd
	地尔硫草	0.25mg/kg 2min，以 5 ~ 15mg/h 维持	120 ~ 360mg，qd
洋地黄类	地高辛	0.25mg，可重复，每日不超过 1.5mg	0.0625 ~ 0.25mg，qd
	毛花苷丙	0.2 ~ 0.4mg，可重复，24h 总量 0.8 ~ 1.2mg	—
其他	胺碘酮	300mg 1h，以 10 ~ 50mg/h 维持 24h	100 ~ 200mg，qd

注：qd 每日 1 次；bid 每日 2 次。

（三）恢复窦律药物方案

常用的房颤转复药物包括胺碘酮、普罗帕酮等，用法、用量及常见不良反应见表 11 - 3 - 8。

表 11 - 3 - 8　常用房颤转复药物

药物	给药途径	用法用量	不良反应
胺碘酮	静脉	150mg 10min 静脉注射，以 1mg/min 维持 6h，后以 0.5mg/min 维持 18h	静脉用药期间注意低血压、肝损害、心动过缓、静脉炎等不良反应。长期应用时注意甲状腺功能、肺毒性、肝损害等不良反应
普罗帕酮	口服	450 ~ 600mg	低血压、心房扑动伴 1：1 传导；轻度 QRS 时限延长：避免用于缺血性心脏病患者和/或明显结构性心脏病患者
	静脉	1.5 ~ 2.0mg/kg，10min 以上	

作者：周荣（山西医科大学第二医院）
审稿：易忠（航天中心医院）

参考文献

第四节　心室颤动

心室颤动（ventricular fibrillation，VF）是一种无序且快速的心律失常，心电图表现为非常不规则的颤动波，其中 QRS 波形态明显变异，难以明确识别，且心室率超过 300 次/分（周长 < 200ms）。在此条件下，心室的正常激动和舒缩功能被消除，导致功能性的心脏停搏（cardiac arrest）。

若在 24h 内，持续性室性心动过速（ventricular tachycardia，VT）或 VF 反复发作 3 次或以上，且需要医疗干预以终止发作，则被称为 VT/室颤风暴（surge）。如果不及时进行转复治疗，可能会出现致命的结果。

▶诊断

一、 问诊与查体

一旦发生 VF，可能会导致病情迅速恶化，表现为晕厥、意识丧失、抽搐和呼吸停止。若没有及时进行抢救，将会导致死亡。体格检查时常发现患者突发意识丧失、四肢抽搐、心音消失、大动脉搏动消失、无法测量血压，并观察到发绀和瞳孔散大等临床表现。

（一）病史

有些患者可有晕厥、心悸等与室性心律失常发生有关的病史。

（二）前驱症状和易发人群

对于无结构性心脏病患者，多形性室速或 VF 发生时通常没有前驱症状，或出现胸部不适、心悸、气短及虚弱等非特异性症状。合并结构性心脏病患者发生多形性室速或 VF 前，多有冠心病、肥厚型心肌病（hypertrophic cardiomyopathy，HCM）和 DCM、ARVC、心衰等相应的基础心脏疾病的表现。

（三）确定诊断依据

VF 的诊断主要依据心电图及动态心电图的特征性表现。VF 的心电图特征包括 QRS 波、ST 段和 T 波的完全消失，取而代之的是形态各异、振幅大小不同且极度不规则的颤动波。

二、 辅助检查

1. 心电图及体表心电监测 QRS－T 波群完全消失，代之以快速且极为不规则、形态大小各异的颤动波形（图 11－4－1），可明确诊断 VF。

图 11－4－1 VF 心电图

在确诊 VF 前进行心电图检查对明确 VF 的病因具有重要的临床意义。若 QRS 波时限延长或呈现碎裂状态（包括 QRS 矮小且有切迹），则可推断是缺血性心肌病患者发生 SCD、植入式心脏转复除颤器（implantable cardioverter－defibrillator,

ICD）治疗性放电以及全因死亡；若静息心电图中 QRS 波时限延长，则可诊断为 DCM；当 V_1、V_2 或 V_3 导联出现 Epsilon 波或局部的 QRS 波时限 ≥ 110ms，并伴有 V_2 和 V_3 导联 T 波倒置，有助于诊断 ARVC；对于 HCM 患者，左心室肥厚可能与病理性 Q 波、深倒的 T 波（≥10mm）或 ST 段压低有关。

2. 运动负荷试验 对于在静息状态下 12 导联心电图正常的患者，如果在运动时出现双向性 VF，可能提示存在儿茶酚胺敏感性多形性室性心动过速（catecholaminergic polymorphic ventricular tachy-cardia，CPVT）。运动试验对于在静息状态下 QT 间期处于临界状态的长 QT 间期综合征（long QT syndrome，LQTS）同样具有诊断价值。如果发现心率增加而 QTc 间期没有缩短，可以诊断为 LQTS。在运动试验的恢复期，心电图可以显示出在基线状态下正常的 Brugada 综合征或 LQTS 患者的特征。

3. 药物激发试验

（1）静脉应用钠通道阻滞剂激发试验：静脉应用钠通道阻滞剂激发试验有助于 Brugada 综合征的诊断，静脉应用钠通道阻滞剂能改变其心电图形态。阿义马林、氟卡尼和普鲁卡因胺能加重 ST 段抬高或使心电图呈现特征性表现。试验期间需要监测 12 导联心电图和血压，备好除颤器、心肺复苏（cardiopulmonary resuscitation，CPR）以及生命支持系统，保证电极位置正确和静脉通路通畅。

试验阳性或出现下列情况应中止试验：①室性心律失常（包括室早）。②QRS 波明显增宽（≥30%）。

建议用药后进行监测直至心电图正常（氟卡尼、普鲁卡因胺和阿义马林的半衰期分别为 20h、3～4h 和数分钟）。

（2）肾上腺素激发试验：肾上腺素激发试验有助于诊断 LQTS，特别是 1 型和 2 型，还可用于负荷试验阴性的 CPVT 患者的家族性筛查。虽然该试验具有较高的安全性，但仍建议常规备体外除颤器。

首次静推 0.1μg/kg 肾上腺素，随后继以 0.1μg/（kg·min）静脉滴注。持续应用肾上腺素

5min，分别在给药前、持续给药5min以及给药终止后5min，记录12导联心电图。

（3）腺苷试验：腺苷试验可用于揭示基线心电图诊断不典型的预激综合征。其原理是，短时间内向静脉注射大剂量的三磷酸腺苷后，由于三磷酸腺苷在体内迅速分解成腺苷，而腺苷对冠状动脉有扩张作用（即非缺血区血管扩张良好，病变血管区扩张受限），会引起"冠状动脉窃血现象"，从而诱发心绞痛发作或出现缺血型ST-T改变。

腺苷首剂3mg，在2s内快速静脉注射，若心动过速仍未终止，可间隔1~5min再给予第2剂6mg及第3剂12mg腺苷。

4. 超声心动图 超声心动图可明确心脏是否存在有效收缩、能否提供有效循环，可提供心脏结构及功能等重要信息。有助于判断是否有心肌病、瓣膜病等。

5. 冠状动脉计算机断层扫描成像及冠状动脉造影（coronary angiography，CAG） 对于出现ST段压低、抬高或Q波形成的VF患者，以及怀疑合并缺血性心脏病或冠状动脉异常的VF患者，在病情稳定后，进行CAG或冠状动脉计算机断层扫描成像（coronary computed tomography angiography，CCTA）检查可以评估冠状动脉的情况，明

确是否存在冠脉狭窄、先天畸形等问题。

6. 尸检及基因检测 对于原因不明的猝死患者，需进行专业的尸检以确认是否为SCD。当怀疑患者可能为SCD但尸检结果正常时，应该进一步进行基因检测，以揭示患者死亡的遗传学因素，从而确定其猝死风险是否可能对其他家庭成员产生影响。

无论是否进行尸检，都应该进行标准的心脏组织学检查，并对血液及其他体液进行毒理学和分子病理学分析。对于年轻患者（年龄<40岁），出现不明原因的SCA、近乎濒死感或反复发作劳力性晕厥，且没有明显的结构性心脏病，基因检测也非常重要。基因检测有助于发现潜在的遗传性心律失常综合征。

四、 诊断及其标准

VF以心电图诊断为准。

VF患者心电图表现为QRS-T波群完全消失，代之以极为不规则、形态大小各异的颤动波形，心室率300次/分（周长<200ms）。

五、 鉴别诊断

VF发作主要需与以下快速性心律失常进行鉴别（表11-4-1）。

表11-4-1 VF的鉴别诊断

疾病	心电图表现	意识及血流动力学状态
房性心动过速	心房率通常为150~200次/分，P波形态与窦性者不同，在Ⅱ、Ⅲ、aVF导联通常直立，常出现二度Ⅰ型或2∶1房室传导，P波之间存在等电线，刺激迷走神经不能终止心动过速，仅加重房室传导阻滞	患者出现心悸、头晕、疲乏无力、胸痛、呼吸困难及晕厥等症状
心房扑动	各导联P波消失，等电位线消失，代之以呈波浪形或锯齿状、形态大小一致的间隔规整的F波，频率为250~350次/分，多数呈2∶1或3∶1房室传导，心室率一般在140~160次/分。QRS波形多数不宽；偶可增宽，见于室内差异性传导	部分患者出现心悸、呼吸困难、头晕和胸痛。部分患者症状隐匿，或在运动中或心力衰竭加重时出现症状
心房颤动	各导联P波消失，而代之以大小不一、形态不同、间隔不等的f波，频率450~600次/分，RR间期绝对不整，心室率多增快，但通常<160次/分。QRS波形多数不宽；偶可增宽，见于室内差异性传导	部分患者可出现心悸、头晕、气短等，部分患者亦可能无任何症状
心房颤动合并预激综合征	P波消失，代之以小f波，RR间期绝对不等；心室率快，而未经治疗者，心室率大多>180次/分；QRS波群为融合波，极性不变，形态相对一致，QRS波群前半部分随前RR间期长短而变化，即前RR周期越长，则预激成分越小，反之亦然；而后半部分相对保持不变。若患者既往有预激心电图改变，则支持诊断	患者通常有心悸、呼吸困难、头晕和黑朦等症状，严重者会出现晕厥

续表

疾病	心电图表现	意识及血流动力学状态
室性心动过速	连续发生3次或以上起源于心室的综合波，频率>100次/分（周长<600ms）的心律失常。根据发作时间的长短，可分为持续性（VT持续时间≥30s，或者虽然<30s但患者出现血流动力学不稳定）和非持续性（VT持续时间<30s，心动过速自行终止）；根据发作时QRS波的形态，可分为单形性（VT时QRS波形态相同）和多形性（VT时QRS波形态变化或为多种形态），以及尖端扭转型室性心动速（torsades de pointes，TdP）等 TdP通常与长QT间期有关，也可以发生在心动过缓如高度房室传导阻滞患者中，其特征为伴有QT间期延长，并有间歇依赖现象（interval–dependent phenomena）。TdP的QRS波群为多形性，RR间期不等，心室率200~250次/分；TdP发作时QRS波群极性及振幅呈时相性变化，即心电图显示QRS波峰围绕等电位线扭转；TdP可以自发终止，但也可进展为VF	发作时患者出现心悸、心慌、头晕、胸闷、胸憋、恶心等，重者可出现血压下降，甚至休克、心力衰竭、心绞痛、晕厥等
心室扑动	无正常的QRS–T波群，代以节律规则、频率约为300次/分、QRS波呈单形性、无明显等电位线的正弦波。是VF的前奏，与VF均属致命性心律失常	患者会很快晕厥，出现抽搐、呼吸停止，无法测出血压、大动脉搏动消失

六、误诊防范

（一）易误诊人群

其他原因造成的以晕厥、意识丧失、休克、SCA为临床表现的患者均为VF易误诊人群，如缺血性心肌病、心脏结节病、心包填塞、缩窄性心肌炎以及瓣膜性心脏病等。

（二）本病被误诊为其他疾病

VF患者常伴有严重的血流动力学障碍，出现头晕、晕厥、意识丧失、抽搐等表现，因此，VF患者易被误诊为神经系统疾病或造成血流动力学障碍的其他大血管疾病，如主动脉夹层、急性大面积肺栓塞等。VF发作初期心电图表现为高幅度不规则颤动波，易被误诊为心房颤动伴室内差异性传导、心房颤动伴预激综合征、VT、心室扑动等。

（三）其他疾病被误诊为本病

当患者发生VF时，由于心室肌失去了正常的收缩能力，而只是不规则的、不协调的"蠕动"，故心脏丧失了正常的排血功能，患者会出现晕厥、抽搐等表现。因此，所有造成晕厥、抽搐表现的非心原性病因，如急性脑血管病变、颅内感染或肿瘤、癫痫等疾病，易被误诊为VF。此时最为关键的是完善心电图检查或心电监测检查，呈现VF典型图形即可鉴别。触摸不到大动脉波动，听诊器未闻及心音提示为心原性病因，提示心脏停搏可能性大，需积极进行CPR。

（四）避免误诊的要点

对于可疑VF患者，例如突发晕厥、胸闷、心律失常等，及时进行心电监测或心电图检查是关键。在疾病发作间歇期详细询问病史、完善查体以及采取相应辅助检查，对明确诊断和鉴别诊断具有重要意义。

▶ 治疗

一、治疗流程

一旦确认VF发作，应尽早实施CPR，立即行电除颤，维持血流动力学稳定，预防心脏停搏，同时识别和治疗造成VF发生的基础疾病及诱发因素（图11–4–2）。

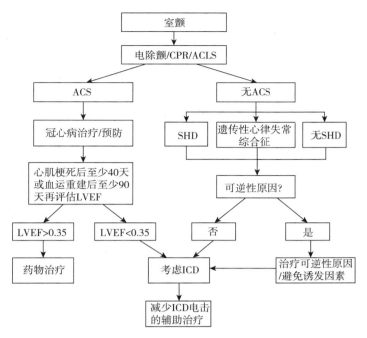

图 11-4-2 VF 诊治流程图

CPR 心肺复苏；ACLS 高级生命支持；ACS 急性冠脉综合征；SHD 结构性心脏病；

LVEF 左心室射血分数；ICD 植入式心脏转复除颤器

二、 治疗细则

（一）ICD 治疗

ICD 是针对由不可逆原因引起的持续性多形性 VT 或 VF 患者的主要治疗措施。对于短期内可能再次发生 VF 且不适合植入 ICD 的患者，可以考虑使用穿戴式心律转复除颤器（wearable cardioverter defibrillator，WCD）进行治疗。

（二）抗心律失常药物治疗

β 受体拮抗剂可用于治疗 LQTS 和 CPVT 患者。另外，钙通道阻滞剂（维拉帕米）联合 β 受体拮抗剂可用于治疗 CPVT，但疗效有限。对于 CPVT 和 LTQ3 患者，可考虑联合应用氟卡尼和 β 受体拮抗剂。

（三）导管消融治疗

对于反复发作 VF 的患者，如果触发 VF 的室早形态只有一种或少数几种，可以考虑进行导管消融治疗。当 VF 由同一形态的室早触发时，消融的靶点通常是在左室或右室浦肯野纤维网中的快速激动灶。对于没有结构性心脏病或既往心肌梗死的患者，浦肯野纤维起源的室早都有可能引发

VF，对此类患者需要通过心电监护（12 导联）来识别触发 VF 的室早形态。

在心律失常反复发作的情况下，应考虑进行导管消融手术，以增加对室早图形触发灶的记录机会。对于 Brugada 综合征患者，特别是那些反复发作多形性 VF 的患者，可以考虑对右室流出道的心外膜基质进行消融治疗。对于 VF 患者，即使触发灶被成功消融，仍然需要进行 ICD 治疗。

（四）自主神经系统调节

自主神经系统（autonomic nervous system）调节治疗是一种新的方法，用于预防和治疗心律失常。交感神经激活是导致 VF 的重要诱因，通过调节自主神经系统可以降低心脏的交感神经输出，提高副交感神经输出，从而起到抗心律失常的作用。已有临床研究表明，左侧心脏交感神经切除手术和肾动脉交感神经消融可以显著降低室性心律失常的发生率和 ICD 的治疗事件。此外，耳缘迷走神经刺激也可以显著降低接受经皮冠状动脉介入治疗的急性 ST 段抬高性心肌梗死患者再灌注后早期室性心律失常的发生。然而，还需进行更多的临床研究来明确自主神经系统调节在 VF 或 SCD 发生中的作用。

（五）VT/VF 风暴的急诊处理

在室速风暴发作时，如果患者的血流动力学不稳定，应该立即进行电复律。同时，需要纠正可逆性因素，例如电解质紊乱、心律失常药物过量、心肌缺血或慢性心力衰竭失代偿等。对于已经植入了 ICD 的患者，需要调整 ICD 参数以更好地识别和终止心律失常。如有必要，可以考虑进行射频消融治疗。

对于频率低于 180 次/分且血流动力学相对稳定的持续单形室速患者，可以植入心室临时起搏导线，以进行快速刺激来终止室速。

在药物治疗方面，对于由结构性心脏病引起的室性心律失常，首选胺碘酮，也可以联合使用 β 受体拮抗剂。如果胺碘酮无效或不适用，可以考虑联合使用利多卡因等抗心律失常药物进行治疗。

对血流动力学不稳定的患者，可使用血流动力学器械支持，如主动脉内球囊反搏或心室辅助装置。必要时，应给予患者镇静和气管插管，可能需进行冬眠疗法。

最后，可考虑神经调控，如胸椎硬膜外麻醉或心脏交感神经去神经治疗（denervation）。

三、药物治疗方案（表 11 - 4 - 2）

表 11 - 4 - 2　VF 急诊处理静脉药物一览表

药物分类	药物	作用特点	用法及剂量	注意事项	不良反应
I b 类	利多卡因	钠通道阻滞剂	负荷量 1 ~ 1.5mg/kg，间隔 5 ~ 10min 重复，最大不超过 3mg/kg 负荷量后继以 1 ~ 4mg/min 静滴维持	心衰、肝肾功能异常应减少用量。连续应用 24 ~ 48h 后半衰期延长，应减少维持量	意识改变、肌肉抽搐、眩晕、低血压、舌麻木
Ⅲ类	索他洛尔	快速激活延迟整流钾通道抑制剂，非竞争性 β 受体阻滞	静脉起始每次 75mg，每日 1 ~ 2 次，最大每次 150mg，每日 1 ~ 2 次，每次至少 5h 静滴	QT 间期 >450ms，失代偿心衰，支气管哮喘发作期，Ccr <40ml/min	心动过缓
Ⅲ类	尼非卡兰	选择性快速激活整流钾通道阻滞剂	负荷量 0.3 ~ 0.5mg/kg，5min 静脉注射；0.4 ~ 0.8mg/kg/hr 静脉滴注，重复静脉注射间隔 2h	监测 QT 间期	QT 间期延长导致 TdP

注：Ccr 肌酐清除率；TdP 尖端扭转型室性心动过速。

作者：吴双（中国医学科学院阜外医院）

审稿：谭慧琼（中国医学科学院阜外医院）

参考文献

第五节　房室传导阻滞

房室传导阻滞（atrioventricular block，AVB）是指解剖或功能性传导障碍导致心房至心室的心电冲动传导延迟或中断。房室传导阻滞可以是暂时性，也可以是永久性，表现为传导延迟、间歇性传导或完全传导中断。

临床上，通常根据传导阻滞程度及心电图表现对房室传导阻滞进行分型：一度房室传导阻滞、二度房室传导阻滞和三度房室传导阻滞。阻滞部位可位于房室结、希氏束内（局限在希氏束）或希氏束下（希氏束以下）。

一度房室传导阻滞是指房室传导时间延长，但每个 P 波均能传入心室。在心电图上表现为 PR 间期延长 >200ms，其阻滞部位可以在房室结，也可以在希氏束或希氏束下。

二度房室传导阻滞是指部分 P 波不能下传，即有心室脱漏现象，可同时伴有 RR 间期延长，表现为两种类型：二度Ⅰ型（文氏型）和二度Ⅱ型（莫氏型）。二度Ⅰ型房室传导阻滞定义为递减性传导使房室结内激动传导依次逐渐减慢，直到一个激动不能经房室结传导至心室，心电图上该次激动无QRS波。二度Ⅰ型房室传导阻滞通常发生在房室结内，一般不进展为高度房室传导阻滞（二度Ⅱ型或三度房室传导阻滞）。二度Ⅱ型房室传导阻滞表现为激动自心房向心室下传的过程中，希氏-浦肯野通路出现阵发性且不可预知的传导阻滞，该阻滞部位在房室结以下的希氏束内或双束支内。由于希氏-浦肯野系统（简称希-浦系统）本身具有不稳定性，二度Ⅱ型进展为三度房室传导阻滞的发生率很高，通常也提示希氏-浦肯野系统的潜在疾病。2:1房室传导阻滞是二度房室传导阻滞的一种特殊形式，在这种情况下，P波每隔一个无法下传，无法确定该阻滞是二度Ⅰ型还是二度Ⅱ型。高度房室传导阻滞是连续2个或2个以上的P波下传失败，而其他时候仍保持房室同步，房室传导比率可能规律，即3:1、4:1等，也可能不规律，这是二度Ⅱ型房室传导阻滞的一种严重形式。

三度房室传导阻滞（完全性心脏阻滞）是指来自房室交界区以上的激动完全不能通过房室结传导系统，房室间的传导完全被阻断，全部心房冲动不能传入心室，在阻滞部位以下的潜在起搏点就会发放激动，造成心房和心室活动完全分离，心房和心室各自独立活动，房室之间完全脱节，是由房室结本身疾病或希氏-浦肯野系统疾病导致。需要特别关注的是，次级起搏点（或称下位起搏点）位置越低，心室率越慢且越不稳定，QRS越宽，QRS波群畸形越明显，越容易发生心脏停搏。

诊断

一、 诊断流程

临床上对于新发的房室传导阻滞患者，诊断和评估流程应该基于以下诊疗思路。

（一）诊断房室传导阻滞程度及阻滞部位

房室传导阻滞患者的预后和治疗取决于阻滞是位于房室结内还是结下，因此确定阻滞程度和阻滞部位非常重要。

（二）评估可能的原发疾病、可逆性病因，以便采取相应治疗

对所有疑诊房室传导阻滞的患者，详细询问病史，并探索可能相关病因（详见病因部分），如果怀疑存在器质性心脏病，超声心动图检查有助于诊断鉴别。评估是否存在与心脏传导阻滞相关的其他全身性疾病，例如淀粉样变性、结节病。对于居住在莱姆病（Lyme disease）疫区的患者，需要仔细询问最近是否在户外接触蜱或被蜱叮咬。了解患者最近有无心脏操作/手术，是否使用可能诱发房室传导异常的药物。

评估获取房室传导阻滞的病因，针对相关病因治疗或祛除诱因后，多数患者的房室传导阻滞能够恢复，可避免植入永久起搏器。

（三）评估临床症状与房室传导阻滞关系

对与症状相关联的房室传导阻滞需要积极治疗。动态心电图监测对鉴别间歇性房室传导阻滞患者的症状与房室传导异常及严重程度的关联是很有必要的。运动试验和运动心电图可筛查出一些潜在高风险患者，如间歇发作的高度或三度房室传导阻滞。

二、 问诊与查体

（一）问诊与症状

房室传导阻滞的患者临床症状多样，严重程度不等，症状通常由心动过缓和房室非同步化引起。有潜在心功能异常或原发心脏病的患者，可能因房室传导阻滞所致的严重心动过缓诱发或加重原发疾病症状。

一度房室传导阻滞和二度Ⅰ型房室传导阻滞的患者多数无症状。极少数情况下，PR间期明显延长（大于300ms）的患者可表现出类似于起搏器综合征的症状，如全身不适、易疲劳、呼吸困难、端坐呼吸、咳嗽、头晕、非典型胸部不适和喉部胀满感，有时可能引起晕厥前兆（presyncope）或晕厥（又称为stokes-adams发作）。左室

功能不全的患者，如果因传导阻滞造成心室率低和/或心房、心室收缩不同步，则可因心输出量明显减少导致灌注不足，症状包括乏力、头晕目眩、晕厥、晕厥前兆或心绞痛，或导致心力衰竭加重，出现呼吸困难、端坐呼吸等。

二度Ⅱ型房室传导阻滞的患者大多数会有症状，但严重程度有很大差异。其症状包括：心悸、乏力、呼吸困难、胸痛、黑矇、晕厥前兆、晕厥、心脏骤停等。对于窦性心律，心室率在正常范围的患者，如果P波仅偶有不传，几乎不引起症状；但如频繁出现1个或多个P波不能下传至心室，可导致心悸、乏力、头晕目眩、晕厥前兆或晕厥。二度Ⅱ型房室传导阻滞导致的晕厥是因为严重心动过缓引起心输出量下降，导致脑灌注不足，引起短暂性意识丧失，特征为无意识期间记忆缺失、运动控制异常、反应能力丧失。

几乎所有的三度房室传导阻滞患者都会出现某种程度的症状，通常与重要脏器灌注下降有关。大多数患者会表现出某种程度的乏力和/或呼吸困难，仅有极少数三度房室传导阻滞患者完全无症状，见于相对年轻、其他方面健康、交界性逸搏节律位置较高且心室率大于40次/分的患者。少数情况下，逸搏心律时心室率较快（50~60次/分）的患者可能症状轻微或无症状。部分患者平时症状不明显，体力活动时症状才出现。这是因为体力活动时，患者心室率不能相应增快，不能增加足够的心输出量来满足组织灌注和氧需。逸搏心率较慢（30次/分或更少）的患者更可能出现晕厥。不出现任何逸搏心律的情况极少，此时表现为心脏停搏，将导致心脏性猝死。

（二）查体与体征

对于房室传导阻滞患者，除了心动过缓或脉率不齐外，几乎没有其他特异性体征。部分患者因心房和心室收缩不协调导致容量负荷过重，听诊可能闻及附加心房音（大炮音）或/和第三心音。患者可能出现与心输出量下降、组织灌注不良相关的苍白或出汗。对于心力衰竭患者，发生房室传导阻滞后，可能使基础心力衰竭恶化，出现肺部湿啰音、颈静脉怒张和/或外周性水肿等，需要快速处理。此外，可能引起房室传导阻滞的基础心脏病变，如感染性心内膜炎等，可能同时累及瓣膜，查体时应该注意有无心脏杂音或原有杂音有无变化。

三、辅助检查

（一）优先检查

1. 心电图　常规心电图是诊断房室传导阻滞最方便、快捷的方法，除了能确定房室传导阻滞类型外，心电图上的PR间期、QRS波宽度、心房率和心室率的关系还可以为定位阻滞水平提供重要线索。此外，心电图尚能提示可能共存的疾病，如急性心肌梗死、急性心肌心包炎等。

2. 心电监测　心电监测可采取动态心电图、体表心电监测和植入式心脏记录仪（implantable loop recorder，ILR）。对于可疑存在房室传导阻滞相关严重症状，常规心电图未能记录到，高度怀疑为房室传导阻滞的患者，应给予床旁心电监护。动态心电图检查有助于评估患者是否存在房室传导阻滞及类型，并指导治疗。对于不明原因出现晕厥前兆、晕厥或可疑心动过缓，但现有综合评估又不能明确者，可采用ILR协助诊断。

（二）可选检查

1. 自主神经调节　自主神经调节有利于评估阻滞部位。房室结有着丰富的神经支配，对交感神经和迷走神经都有高反应性，而希-浦系统受自主神经影响很小。因此，通过颈动脉窦按摩提高迷走神经张力，能加重二度房室传导阻滞；而运动或阿托品通过交感刺激和/或副交感抑制作用可改善房室结传导，提高心率或改善传导阻滞。但对于房室结下（希-浦系统）的传导阻滞，颈动脉窦按摩可通过减慢窦性频率，促使希-浦系统不应期的恢复来改善传导阻滞；而运动或阿托品增加了窦性频率但没有改变希氏束的不应期，反而加重传导阻滞。

2. 运动试验　运动时，迷走神经的抑制和交感神经的兴奋增强了房室结传导。因此，一度房室传导阻滞患者运动时PR间期缩短，二度Ⅰ型房室传导阻滞患者传导比例可增高（如静息时3:2，运动时可达6:5）。如前所述，运动所致的心率增加会加重二度Ⅱ型房室传导阻滞。因此，对于2:1型房室传导阻滞患者，通过观察运动时房室比例是以文氏方式增加（如3:2或4:3）还是减少（如到3:1或4:1），可以帮助鉴别阻滞部位。

3. 心脏电生理检查　心脏电生理检查在房室传导阻滞的诊断或治疗中不作为常规检查，但在下述几种情况是有价值的。如：有症状且可疑房室传导阻滞，常规检查不能明确诊断或心电图表现模棱两可的患者；出现不明原因的晕厥或双束支阻滞（可能发生高度房室传导）的患者；有晕厥或晕厥前兆，怀疑是高度房室传导阻滞所致，但无创检查无法证实的患者；冠心病患者合并晕厥症状时，电生理检查有助于判断晕厥继发于房室传导阻滞还是继发于室性心动过速。此外，心脏电生理检查对部分已知二度或三度房室传导阻滞的患者，能帮助评估房室传导阻滞位置，以便更好地制定治疗方案，评估预后。

四、诊断及其标准

（一）诊断标准

房室传导阻滞的诊断常基于体表心电图，标准如下。

一度房室传导阻滞患者体表心电图可见 PR 间期延长 >200ms，但每个 P 波后均有对应的 QRS 波群（图 11 - 5 - 1）。

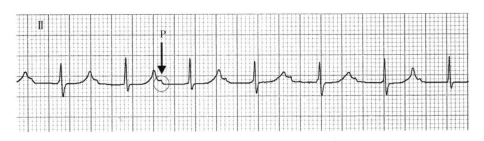

图 11 - 5 - 1　一度房室传导阻滞患者的心电图

二度 I 型房室传导阻滞患者的心电图表现为 PR 间期进行性延长，RR 间期逐渐缩短，直至有一个 QRS 波脱落，形成长间歇。脱落后的第一个搏动的 PR 间期最短，随后的 PR 间期又进行性延长。包含脱落 P 波长间歇的 RR 间期小于任何 RR 间期的倍数（图 11 - 5 - 2）。

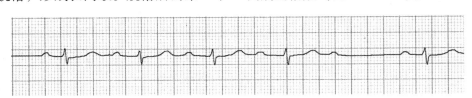

图 11 - 5 - 2　二度 I 型房室传导阻滞患者的心电图

二度 II 型房室传导阻滞患者的心电图表现为规律性或无规律的 P 波不下传或 QRS 波脱落，P 波下传的激动 PR 间期是固定的（图 11 - 5 - 3）。

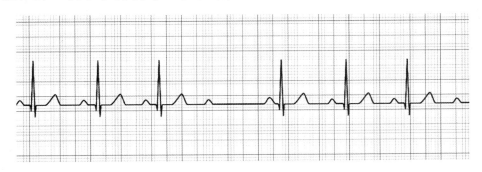

图 11 - 5 - 3　二度 II 型房室传导阻滞患者的心电图

高度房室传导阻滞是指连续2个或2个以上的P波下传失败，而其他时候的传导仍保持房室同步，房室传导比率可能规律，即3：1、4：1等，也可能不规律（图11-5-4）。

图11-5-4 高度房室传导阻滞患者的心电图

三度房室传导阻滞（完全性心脏阻滞）的定义是心房和心室传导中断，两者电活动完全分离。心电图上表现为P波和QRS波群活动相互独立，且一般情况下心房率比心室率快（P波明显多于QRS波），搏动之间的PP间期和RR间期固定，但不相同（图11-5-5）。

心房颤动时，如果出现慢心室率且绝对规律，即提示心房颤动合并三度房室传导阻滞（图11-5-6）。

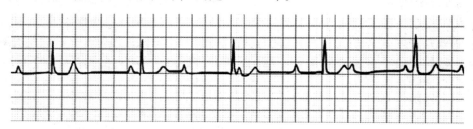

图11-5-5 三度房室传导阻滞患者的心电图

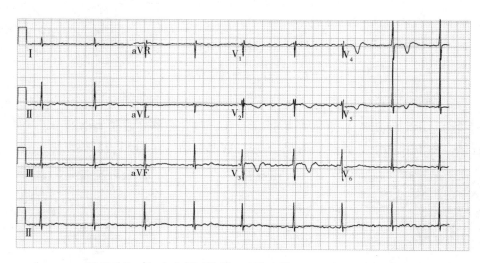

图11-5-6 心房颤动合并三度房室传导阻滞患者的心电图

（二）风险评估

房室传导阻滞患者的风险取决于心脏的基础状况、阻滞位点及其所引起的节律紊乱。一度房室传导阻滞患者预后良好。二度Ⅰ型房室传导阻滞通常也是良性的，而二度Ⅱ型房室传导阻滞易发展为高度或完全性房室传导阻滞，尤其是合并束支传导阻滞时。2：1房室传导阻滞的预后取决于阻滞位点是房室结内还是结下。

无论基础疾病的程度如何，有症状的完全性房室传导阻滞患者如果没有植入心脏起搏器则预后很差。一旦患者得到恰当的治疗，其预后取决于基础疾病的进展情况。如因急性大面积前壁心肌梗死和泵衰竭导致的完全性房室传导阻滞预后较差，而继发于特发性束支纤维化而无其他心脏疾病的完全性房室传导阻滞的患者预后要更好一些。外科手术后的房室传导阻滞多数可以恢复，但是如果传导在术后48h内没有恢复，就有必要评估植入起搏器的必要性了。

五、 鉴别诊断

一度房室传导阻滞通常需与其他原因所致的PR间期延长相鉴别：①较早的房性期前收缩下传时，房室结尚未脱离前一次激动后的相对不应期，其PR间期可延长。②房室结逆向隐匿性传导，如插入性室性或交界性期前收缩，由于期前收缩隐匿地逆向传入房室结，导致其后的第一个窦性搏动的 PR 间期延长。③房室结双径路（dual AV nodal pathway）传导所引起的 PR 间期突然显著延长，这是由于房室结内存在快径路和慢径路两种传导途径，在心率增快到一个临界频率时，原经由快径下传的窦性 P 波，突然改循慢径下传，因而 PR 间期显著延长。④隐匿性希氏束期前收缩或隐匿性分支期前收缩引起的 PR 间期延长，即为一度房室传导阻滞（pseudo - type I AV block）。

二度房室传导阻滞最重要的鉴别诊断是判断其属于文氏型（Ⅰ型）还是莫氏型（Ⅱ型），因为二者预后及治疗明显不同，两者最重要的心电图标志是 PR 间期是否恒定（即有无文氏现象）。二度Ⅰ型房室传导阻滞可能被误诊为窦性心律不齐，往往是由于未注意到未下传的 P 波所致。类似地，由于二度Ⅰ型房室传导阻滞伴典型或不典型文氏周期，心室律不规则，可被误认为心房颤动或心房扑动伴不等的房室传导比率，当 P 波不是清晰可辨时尤其如此。2∶1 房室传导阻滞时，未下传的 P 波可能隐藏于 T 波中，被误认为窦性心动过缓。类似地，2∶1 房室传导阻滞也可被误诊为房室交界性逸搏性心律，这往往是由于被阻的 P 波与 T 波重叠，故未能辨认。在高度房室传导阻滞中，心室夺获搏动应与室性期前收缩相鉴别，心室夺获的前面总有一个窦性 P 波，且 PR 间期是恒定的，而室性期前收缩则与心房律完全无关。

三度房室传导阻滞由于其独特的房室完全性分离（dissociation）心电图表现，一般诊断不困难。但应与其他引起房室分离的情况相鉴别，如干扰性房室分离等。三度房室传导阻滞时，心房率＞心室率，P 波出现在 T 波之后，均不能下传心室。而干扰性房室分离是由于心室提早激动，使本能下传的 P 波因遇提早激动产生的生理不应期而不能下传，表现为心室率≥心房率，P 波出现在

QRS 波群稍前、QRS 波群中、ST 段及 T 波顶峰之前的一段时间内，不能下传心室，一旦出现在 T 波降支以后，便可夺获心室。

六、　误诊防范

（一）易误诊人群

房室传导阻滞往往通过体表心电图即可诊断，但要真正做到分析合理、诊断正确也并非易事，特别是有基础心脏病的患者，心电图上 P 波低平或不是清晰可辨时较易误诊，因此需要临床医师对各种类型房室传导阻滞的表现及特征有充分认识，对于心电图存在疑问的患者，应仔细寻找 P 波，对 P、QRS 关系进行分析，避免误诊。

（二）本病被误诊为其他疾病

二度Ⅰ型房室传导阻滞可能被误诊为窦性心律不齐，或被误认为心房颤动或心房扑动伴不等的房室传导比率，有时也被误诊为窦性心动过缓。2∶1 房室传导阻滞可能被误诊为交界性逸搏性心律。高度房室传导阻滞伴心室夺获可能被误诊为三度房室传导阻滞。见鉴别诊断内描述。

（三）其他疾病被误诊为本病

容易误诊为房室传导阻滞的心电图表现包括干扰性房室分离、房室结双径路传导、隐匿性交界性激动，以及功能性房室传导阻滞，如房性心动过速、心房扑动的 2∶1 下传等。

（四）避免误诊的要点

避免误诊的要点包括：详细询问患者病史、症状、合并用药，仔细分析心电图，判断阻滞程度和阻滞部位，必要时行颈动脉窦刺激、运动试验和电生理检查，以明确诊断。

▶ 治疗

一、治疗流程

首先，评估并确定患者存在房室传导阻滞，进一步分型及判断阻滞部位。综合临床情况判断

传导阻滞原因及诱因，及时治疗及纠正。然后，评估房室传导阻滞与患者临床症状相关性，依据严重程度或可能的潜在风险决定是否采取心脏永久起搏器治疗。

二、 治疗原则

房室传导阻滞的治疗取决于多种因素，包括病史和症状、病因（基础心脏病）、心功能状态、阻滞程度、阻滞持续时间（暂时性或持久性）和阻滞部位。其中以症状和阻滞部位尤为重要，需关注头晕、无力和晕厥发作等症状，特别是晕厥。必须根据每个患者的具体情况，包括临床情况、心电图表现和必要时的电生理检查资料，进行细致分析，综合判断，并制订适当的治疗方案，把握人工心脏起搏器的适应证的选择关键点，采取"以患者为中心"和医患双方共同决策的原则实施治疗。

三、 治疗细则

房室传导阻滞患者的治疗措施取决于有无心动过缓相关的症状和体征及其严重程度，或可能的潜在风险，包括观察、纠正诱因、药物、

临时起搏及永久起搏等。对于无症状的多数患者，通常不需要特殊治疗，继续随诊观察即可。对于无症状或仅有短暂前驱症状的部分患者，采取 ILR 监测，评估房室传导阻滞类型及严重性，以及与症状的关系，以指导治疗。不稳定患者需要立即进行药物治疗（表 11-5-1）。对于二度Ⅱ型房室传导阻滞、三度房室传导阻滞伴晕厥或心原性休克者，应及时给予临时心脏起搏治疗，以增加心率及心输出量。一旦患者血流动力学趋于稳定，就应同步评估和治疗潜在可逆的病因，包括合并用药情况、电解质、甲状腺功能、肾功能和心肌缺血，任何一项异常都应该积极治疗。因为纠正潜在疾病可能改善传导功能，从而避免需要永久性起搏。对于经药物治疗无效的、未发现可逆病因的各种严重缓慢型心律失常（二度Ⅱ型房室传导阻滞、高度房室传导阻滞、三度房室传导阻滞）患者，应植入永久性心脏起搏器治疗（图 11-5-7）。

表 11-5-1 房室传导阻滞患者药物治疗方案

药物名称	给药途径	常用剂量	给药次数或持续时间	备注
阿托品	静脉注射	起始剂量 0.5 ~ 1mg	必要时重复，总量不超过 3.0mg	青光眼、前列腺肥大、高热者禁用
异丙肾上腺素	静脉滴注	2 ~ 10μg/min	根据反应调整剂量	①心肌缺血、高血压慎用②避免高剂量、快速静脉应用
多巴胺	静脉滴注	2 ~ 10μg/（kg·min）	持续静脉滴注	①注意避免药液外渗②注意观察血压
肾上腺素	静脉滴注	2 ~ 10μg/min	根据反应调整剂量	高血压、冠心病慎用

不同类型房室传导阻滞患者的治疗，关注点略有不同，具体如下。

一度房室传导阻滞患者通常无临床症状，不需要特殊治疗，应寻找房室结阻滞的可逆病因，如心肌缺血、既往用房室结阻滞剂，治疗原发病，改善缺血或停用相关药物。大多数一度房室传导阻滞患者不推荐植入心脏起搏器（Ⅲ类推荐，C级证据）。仅在一度房室传导阻滞患者合并心动过缓症状时，可考虑植入起搏器（Ⅱa类推荐，C级

证据）。其他需要考虑植入起搏器的情况包括：①一度房室传导阻滞合并神经肌肉疾病，由于这类疾病房室传导障碍进展风险的不可预测，可考虑植入起搏器（Ⅱb类推荐，C级证据），例如强直性肌营养不良、Kearns-Sayre 综合征、Erb 型（肢带型）肌营养不良和腓骨肌萎缩症。②对于一度房室传导阻滞患者携带层粘连蛋白 A/C（Lamin A/C）基因突变时，推荐植入永久起搏器（Ⅱa类推荐，B级证据）。

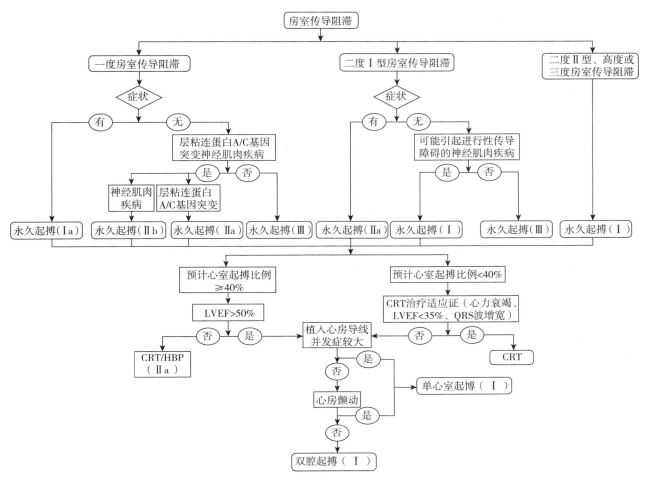

图 11-5-7 房室传导阻滞起搏治疗流程

LVEF 左室射血分数；CRT 心脏再同步治疗；HBP 希氏-浦肯野系统起搏

对于二度Ⅰ型房室传导阻滞患者，无症状时无需治疗，有症状患者开始治疗前，应排除减慢房室传导的可逆原因，如心肌缺血、迷走神经张力增高和药物。对于有症状且伴血流动力学不稳定的患者，应紧急使用阿托品治疗，阿托品无反应则采取临时心脏起搏治疗（可采用经皮起搏，或在条件允许时立即行经静脉起搏）。对于有症状但血流动力学稳定的患者，无需紧急阿托品治疗或行临时心脏起搏治疗，但建议密切监测并放置经皮心脏起搏电极，以便应对临床恶化。对于部分由不可逆病因导致的二度Ⅰ型房室传导阻滞合并症状性心动过缓患者，推荐后续植入永久起搏器（Ⅱa 类推荐，C 级证据）。同样，二度Ⅰ型房室传导阻滞合并可能引起进行性传导障碍的神经肌肉疾病时，推荐植入永久起搏器（Ⅰ 类推荐，B级证据）。

对于二度Ⅱ型、高度房室传导阻滞或三度房室传导阻滞患者，心动过缓相关症状不稳定时需要立即进行药物治疗，阿托品可用于改善房室传导、提高心率、改善症状（Ⅱa 类推荐，C 级证据）。若房室传导阻滞非急性冠状动脉缺血导致，可考虑使用 β 受体激动剂，如异丙肾上腺素、多巴胺、肾上腺素等，提高心室率（Ⅱb 类推荐，B级证据）；对于急性冠状动脉缺血引起的房室传导阻滞，可考虑静脉使用氨茶碱提高心室率（Ⅱb 类推荐，C 级证据）。对大多患者推荐给予临时起搏支持以待房室传导功能恢复（Ⅰ 类推荐，B 级证据），临时心脏起搏治疗能提高心率，增加心输出量。一旦患者血流动力学稳定，就应评估和治疗潜在的可逆性病因，如莱姆心肌炎、地高辛过量、急性心肌梗死、电解质紊乱、内环境紊乱等，并积极治疗原发病，如对冠心病者行血运重建，停用所有减缓传导及心率的药物，依据房室传导阻滞是否得到纠正，再进一步评估永久起搏治疗指征。比如，部分心肌梗死患者恢复期仍持续存在二度Ⅱ型或完全性房室传导阻滞，即使没有症状，也应该考虑植入永久起搏器，以提高患者的长期生存率。部分患者因基础疾病必须接受长期、稳定剂量的抗心律失常药物或β受体拮抗剂治疗，如果急诊出现有症状的二度或三度房室传导阻滞，可直接考虑植入永久起搏器治疗（Ⅱa类推荐，B级证据）。永久起搏器也同样适用于无症状的完全性心脏传导阻滞或希氏束以下二度房室传导阻滞的患者，尤其是明确心室停搏大于3s或室性逸搏心率<40次/分、QRS波群宽大畸形明显的高度或三度房室传导阻滞的患者。对于持续性心房颤动伴症状性心动过缓患者，或无症状但出现一次或一次以上≥5s的长间歇的患者，亦推荐植入永久起搏器（Ⅰ类推荐，C）。如果是逸搏心率>40次/分且无心脏扩大的无症状患者，则不绝对需要植入永久性起搏器。

对于大多数房室传导阻滞的患者，推荐双腔起搏优于单腔起搏（Ⅰ类推荐，A级证据），以维持房室的同步，预防起搏器综合征，并且还可以预防发生心房颤动。已植入单腔起搏器的患者，在窦性节律状态下如出现起搏器综合征，推荐升级为双腔起搏器（Ⅰ类推荐，B级证据）。对于窦房结功能正常的房室传导阻滞患者，使用单导线VDD起搏是合适的。对于慢性房颤伴心动过缓的患者，采用频率反应性的单腔心室起搏（VVIR）即可。目前有证据表明，心脏再同步化治疗能够优化心室同步收缩，更优于标准双腔起搏器。对于左心室射血分数为36%～50%的房室传导阻滞患者，若预期心室起搏比例≥40%，应选择生理性心室起搏方式，包括心脏再同步治疗（CRT）、希－浦系统起搏（Ⅱa类推荐，C级证据）。若明确房室传导阻滞部位在房室结，可考虑希氏束起搏（Ⅱb类推荐，C级证据），并通过希氏束起搏来实施CRT。

作者：张晗（中国医学科学院阜外医院）
审稿：谭慧琼（中国医学科学院阜外医院）

参考文献

第六节　室性心动过速

室性心动过速（ventricular tachycardia，VT）简称室速，是指连续3个或以上起源于心室且频率>100次/分（周长<600ms）的心律失常。室速可自行终止，也可发展为心室扑动、心室颤动（室颤），甚至猝死。

根据持续时间，室速分为持续性室速（sustained ventricular tachycardia，SVT）和非持续性室速（non-sustained ventricular tachycardia，NSVT）；根据形态，室速分为单形性室速（monomorphic ventricular tachycardia，MVT）和多形性室速（polymorphic ventricular tachycardia，PVT）。另外还可根据有无合并结构性心脏病（structural heart disease）、室速的心电图形态、室速的起源部位及预后进行分类。

（一）非持续性室速

NSVT可见连续3个及3个以上的室性心律，频率>100次/分，持续时间<30s，且血流动力学稳定，能够自行终止。典型的NSVT一般由3～10个室性激动组成，心室率多在100～200次/分。

（二）持续性单形性室速

持续性单形性室速（sustained monomorphic VT，SMVT）可见同一心电图导联中QRS波形态一致，发作持续时间≥30s，或虽然<30s，但伴血流动力学不稳定的室速。SMVT大多发生于结构性心脏病患者，但也可见于目前诊断技术尚不能发现的心脏病患者，后者称之为特发性室速（IVT）。

（三）持续性多形性室速

持续性多形性室速（sustained polymorphic VT）的心电图可清楚识别 QRS 波形态，但波群连续发生变化，频率 >100 次/分，常见于器质性心脏病患者，可蜕变为心室扑动或心室颤动。发生于 QT 间期延长患者的 PVT，QRS 波主波方向常围绕心电图等电位线扭转，称为尖端扭转性室速（torsade de Pointes，TdP）。

（四）室速风暴

室速风暴指 24h 内自发室速 ≥2 次，或已植入埋藏式心脏复律除颤器（implantable cardioversion defibrillation，ICD）的患者在 24 小时内出现 ≥3 次需 ICD 干预（包括 ATP 或放电）的室速，常迅速蜕变为室颤，需要紧急治疗。其同义词包括交感风暴、室速/室颤风暴、儿茶酚胺风暴、ICD 风暴等。

参照中华医学会心电生理和起搏分会室性心律失常工作委员会更新的"2020 室性心律失常中国专家共识"，室速常用术语定义见表 11-6-1。

表 11-6-1 室性心动过速常用术语定义

术语	定义
室速（VT）	连续 ≥3 个起源于心室的综合波，频率 >100 次/分
持续性室速（SVT）	持续时间 ≥30s，或虽 <30s，但血流动力学不稳定的室速
非持续性室速（NSVT）	持续时间 <30s，可自行终止的室速
单形性室速（MVT）	QRS 波为同一种形态的室速
多形性室速（PVT）	QRS 波形态变化或为多种形态的室速
双向性室速（bidirectional ventricular Tachycardia，BVT）	QRS 波形态交替变化的室速，常见于儿茶酚胺敏感性多形性室速或洋地黄中毒
束支折返性室速（bundle branch reentry – ventricular tachycardia，BBR – VT）	室速折返涉及希氏 – 浦肯野系统，常显示为左束支阻滞（LBBB）形态，常见于心肌病患者
无休止性室速（incessantventricular tachycardia，IVT）	无休止性持续发作达数小时的室速，各种干预措施均不能终止
尖端扭转型室速（TdP）	室速发作时 QRS 波峰围绕心电图等电位线扭转，常与 QT 间期延长有关
室速风暴室速（VT storm）	24h 内室速发作 ≥2 次，或已植入 ICD 患者 24 h 内出现 ≥3 次需 ICD 干预的室速，需要治疗干预，以终止发作

注：ICD 埋藏式心脏复律除颤器。

诊断

一、诊断流程

了解患者症状、体征、相关病史及发作时的心电图可做出室速的诊断。通过对发作时心电图 QRS 波形态分析初步判断起源位置，进一步完善超声心动图、MRI 等检查了解有无结构性心脏病，还可完善心脏电生理检查，以了解心动过速发生机制，指导射频消融治疗，评价预后，详情见图 11-6-1。

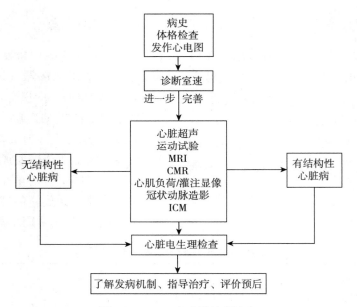

图 11 - 6 - 1　室速的诊断流程

MRI 磁共振成像；CMR 心血管磁共振；ICM 植入式心电事件记录装置

（一）非持续性室速

对于非持续性室速患者，通过超声心动图、MRI 等检查评价有无结构性心脏病。针对无结构性心脏病患者，应仔细分析心电图，明确 NSVT 类型，判断是典型流出道室速、PVT，还是遗传性心律失常综合征。12 导联心电图 QRS 波形态对于判定起源位置非常关键。若超声心动图无法确诊者，可以考虑心血管磁共振（CMR）成像（心脏钆增强磁共振成像）以确定是否存在心肌瘢痕组织或室壁运动异常。

（二）持续性单形性室速

12 导联心电图有助于辅助诊断室速，除此之外，还有助于医生了解室速可能起源的部位、是否存在结构性心脏病和发生机制等。针对新近出现的 SMVT 患者，应全面评估心脏的结构及功能，明确是否存在潜在的心脏疾病。评估方式主要包括运动试验、超声心动图、心肌负荷/灌注显像、冠状动脉 CT 或冠状动脉造影检查。如果怀疑症状和室速发作有关，可考虑使用植入式心电事件记录装置（ICM）协助诊断。

（三）持续性多形性室速或室颤

续性多形性室速或室颤诊断主要依据临床表现和心电图特征（QRS 波形态不一、无明显等电位线和/或电轴多变）。窦性心律时的心电图可能提供重要线索，需特别关注窦性心律时心电图有无 QT 间期延长或缩短，以及 Brugada 综合征、低钾血症、心室复极异常、心肌缺血和室性早搏（以下简称"室早"）等表现。

二、问诊与查体

（一）问诊和症状

详尽的病史询问常能提供诊断室速的线索，如有无晕厥史、是否合并器质性心脏病、以往用药史以及猝死的家族史。室速的临床症状多变，轻重取决于心室率的快慢、发作持续时间的长短及原有器质性心脏病的严重程度。NSVT 通常无明显症状，或仅有心悸等轻微症状。SVT 可出现心悸、呼吸困难、胸痛、心力衰竭、晕厥、晕厥先兆（presyncope）等症状，严重者可发生心室扑动、心室颤动，甚至猝死和心脏骤停。

（二）查体和体征

除原有疾病体征外，听诊心率轻度不规则，由于房室分离可出现第一心音和第二心音分裂、强弱不一，偶可闻及大炮音及颈静脉巨大 a 波。

三、辅助检查

（一）优先检查

1. 实验室检查　包括血尿便常规、电解质、肝肾功能、血糖、血脂、甲状腺功能、BNP/NT - proBNP、超敏肌钙蛋白 I（hs - cTnI）/hs - cTnT 等。

2. 标准 12 导联心电图　疑诊室速的所有患者均应进行此项检查。

3. 超声心动图　对于所有可疑器质性心脏病的室速患者或具有高室速风险的器质性心脏病患者，均应常规进行该项检查。

4. 动态心电图　除常规的 24～48h 动态心电图外，还包括植入式心电事件记录装置。

5. 其他心电图技术　如 T 波电交替、信号平均心电图和心率变异性等。

（二）可选检查

1. 运动负荷试验　疑似冠心病的患者可进行心电图负荷测试，包括运动负荷和药物负荷。其中，运动负荷试验最常用。

2. 冠状动脉造影或冠状动脉 CT　怀疑冠心病或冠状动脉异常者，应行冠状动脉造影或冠状动脉 CT 检查。

3. 电生理检查　包括食道和心内电生理检查。通过诱发和终止心动过速，进行鉴别诊断，明确心动过速发生机制，筛选和评价药物疗效，指导射频消融治疗，评价室速的预后。

4. 负荷超声心电图或者核素心肌灌注显像检查　主要适用于疑诊冠心病室速的患者，特别是无法进行普通运动负荷试验时。

（三）新检查

对器质性心脏病合并 SVT 或发生过室颤患者的评估和管理，强调在完成病史、体格检查、实验室检查及心功能等初步评估后，考虑进行 CMR 检查。CMR 除了能较为准确地对器质性心脏病患者心肌瘢痕的位置和数量进行判定，还可以了解心脏的炎症状况，如心肌炎。正电子发射断层扫描（PET）可用于怀疑有炎症反应（尤其是结节病）的患者，以指导抗炎、免疫抑制治疗。

四、诊断及其标准

（一）诊断标准

典型室速根据发作时的心电图或动态心电图结合其基础心脏情况即可诊断。

发作时典型的室速心电图特征（图 11 - 6 - 2）包括：①3 个或以上室性期前收缩连续出现。②QRS 波宽大畸形，时限常 ≥0.12s。③心室率为 100～250 次/分，节律规则或略不规则。④房室分离，P 波节律慢于 QRS 波节律。⑤偶有心室夺获和/或室性融合波。

图 11 - 6 - 2　室性心动过速心电图

（二）风险评估和危险分层

在对室速进行处理之前，除了解其发生机制、诊断和治疗要点，还应对其风险性进行评估，以便制定恰当的处理对策。针对血流动力学不稳定的室速患者，医生需立即终止心动过速，且均应积极寻找有无器质性心脏病的证据，并评估患者的心功能状态，以确定适合的治疗策略。

室速主要风险评价的措施见表 11 - 6 - 2。既往研究结果提示，左室舒张末径、年龄和心功能等因素与室速风险相关性较高。

表 11 - 6 - 2　室速主要风险评价的措施

具体措施	获取的信息
病史和体格检查	年龄、既往心脏病史、是否患有心力衰竭
心电图	当前是否存在心律失常，是否有陈旧性心肌梗死
心脏超声	获取 LVEF 具体数值
同位素显像	获取 LVEF 具体数值
动态心电图	获取室速、室早的发作特点和心率变异性
SaECG	获取晚电位
运动试验	是否存在运动诱发的心肌缺血或心律失常
冠状动脉造影	评估冠状动脉状况，获取 LVEF 具体数值（有创）
电生理检查	评估心律失常的可诱发性（有创）

注：LVEF 左心室射血分数；SaECG 信号叠加心电图。

1. 非持续性室速

（1）心脏结构正常的 NSVT：运动相关的 NSVT 十分常见，如果反复发作或发生在运动后恢复期则可能预后较差。多形性 NSVT 患者无论有无症状，均需要全面评估是否伴有冠状动脉疾病和心肌缺血。伴有 NSVT 的运动员应该重点检查是否存在心肌肥厚。

（2）伴有结构性心脏病的 NSVT：常见于缺血性心脏病患者，30%～80% 的患者在长时程心电图检查过程中发现 NSVT，且大多数患者无相关临床表现。DCM 患者发生 NSVT 的意义目前尚未完全清楚，也无相关研究提供针对性的治疗建议。在植入 ICD 的患者中，NSVT 与电击频率和全因死亡率的增加相关。

2. 持续性单形性室速

（1）对于无结构性心脏病患者来说，SMVT 预后通常较为良好。

（2）伴有结构性心脏病的 SMVT 患者最常见的病因是缺血性心脏病，大约 45%～59% 的缺血性心脏病室速患者需接受射频导管消融（radiofrequency catheter ablation）或植入 ICD 治疗。SMVT 与心功能不良患者的死亡风险增加有关，但对心功能正常患者死亡风险的影响尚未明确。

3. 多形性室速/室颤

（1）无结构性心脏病患者：发生在无结构性心脏病的 PVT 或室颤患者可能预示有遗传性心律失常综合征倾向，记录室性心律失常发生时的 12 导联心电图有助于诊断。动态监测有助于发现睡眠期间的 QT 间期延长。基因检测在评估疑有遗传性心律失常综合征患者方面发挥着重要作用，对于这类患者的家族成员筛查也具有重要价值。

（2）结构性心脏病患者：急性冠脉综合征（ACS）和陈旧性 Q 波心肌梗死是 QT 间期正常的 PVT/室颤患者的主要病因。若没有心肌缺血或损伤的心电图证据，可采用有创或无创检查评估冠状动脉病变和心肌灌注情况。

室速的危险分层主要根据为有无合并器质性心脏病、血流动力学异常、有无心肌缺血、心功能不全，有无晕厥、家族猝死史，合并上述情况者即为高危室速患者。

五、 鉴别诊断

典型的室速通过心电图表现诊断并不困难，不典型者常需与宽 QRS 型室上性心动过速相鉴别，包括室上性心动过速伴束支传导阻滞、室内差异性传导，沿房室旁道下传的室上性心动过速或非特异性 QRS 波群增宽（如电解质紊乱、药物中毒）等。临床表现上，可从以下几点进行鉴别。

（1）室速多合并器质性心脏病，室上性心动过速多见于无器质性疾病患者，但也有 IVT 及发生于肺原性心脏病的室上性心动过速。

（2）评估心电图有无预激、束支阻滞或室性早搏，特别是室性早搏 QRS 与宽 QRS 波心动过速形态相同者，室速的可能性大。

（3）心室率 <170 次/分时出现血流动力学障碍者多为室速。

（4）刺激迷走神经能终止者多为室上性心动过速。

Brugada 和 Vereckei 推荐的体表心电图鉴别方法具有实用价值，但进一步确诊室速仍依赖电生理检查。

（一）Brugada 流程（1991 年）

第 1 步 胸导联有无 RS 波形：胸前导联无一出现 RS 波形时诊断为室速，有 RS 波形者进入第 2 步鉴别。

第 2 步 胸导联 RS 间期：只要有一个导联 RS >100ms，即可诊断为室速，全部 <100ms 时进行第 3 步分析。

第 3 步 房室分离：有房室分离时诊断为室速，否则进入第 4 步分析。

第 4 步 V_1、V_2 及 V_6 导联的 QRS 波形态：当出现室速特征性心电图表现时诊断为室速，否则进入第 5 步分析。

第 5 步 V_4～V_6 导联以负向波为主时诊断室速，否则进入第 6 步。

第 6 步 V_4～V_6 导联有 qR 波时诊断为室速，如 V_4－V_6 导联无 qR 波，则进入第 7 步。

第 7 步 若可见房室分离，则诊断室速。

具体的诊断流程见图 11－6－3。

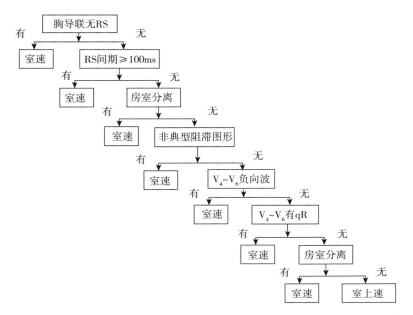

图 11-6-3　室速心电图诊断流程（Brugada 流程）

（二）Vereckei 诊断流程（2008 年）

第 1 步　若 aVR 导联起始部为 R 波，诊断为室速，否则进入第 2 步。

第 2 步　若 aVR 导联起始为 r 波或 q 波 > 40ms，则为室速，否则进入第 3 步。

第 3 步　若 aVR 导联主波为 QS 型时，前降支部分有顿挫，则诊断为室速，否则进入第 4 步。

第 4 步　测量 QRS 波的 Vi/Vt 值，≤1 为室速，>1 为室上速。

具体的诊断流程见图 11-6-4。

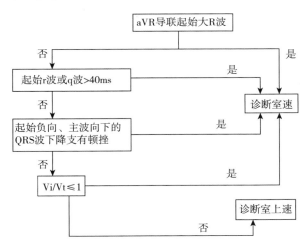

图 11-6-4　室速心电图诊断流程（Vereckei 流程）

六、　误诊防范

（一）易误诊疾病

室速的心电图诊断实质上是宽 QRS 波心动过速的鉴别诊断。主要涉及：①室上性心动过速伴束支传导阻滞。②室上性心动过速伴室内差异性传导。③逆向型房室折返性心动过速。④预激综合征合并房颤。⑤非特异性 QRS 波群增宽（如电解质紊乱、药物中毒）等情况。

（二）避免误诊的要点

（1）系统分析心电图，对比窦性心律与心动过速发作时的心电图，有助于鉴别。

（2）避免过分关注特异性强而敏感性差的指标，譬如房室分离，文献报道仅 50% 左右的室速有房室分离现象，应全面综合各种指标进行鉴别。

（3）过分依赖心动过速发作时是否出现血流动力学障碍来区分是否是室速，这是不可靠的。可通过与窦性心律时的心电图进行对比，若出现多种发作形式或图形不同，则有利于室速的诊断。

（4）客观原因：如原已存在束支阻滞，会使诊断标准的可靠性降低。

（5）当经过仔细分析后还不能肯定诊断，可将其称之为宽 QRS 波心动过速，按室速处理，待病情稳定后尽快做电生理检查明确诊断。

治疗

一、 治疗流程

血流动力学不稳定的室速需立即电复律，血流动力学稳定者应根据室速类型、是否合并结构性心脏病制定治疗策略。室速具体的治疗流程见图 11 - 6 - 5。

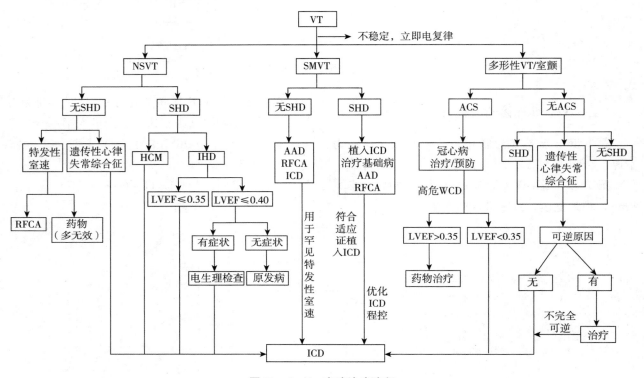

图 11 - 6 - 5　室速治疗流程

VT 室性心动过速；NSVT 非持续性室性心动过速；SMVT 持续性单形性室性心动过速；SHD 结构性心脏病；RFCA 射频导管消融；HCM 肥厚型心肌病；IHD 缺血性心肌病；LVEF 左室射血分数；ICD 埋藏式心脏复律除颤器；WCD 穿戴式心律转复除颤器；AAD 抗心律失常药物

二、 治疗原则

（1）评估血流动力学情况，血流动力学不稳定的患者尽快终止室速。

（2）消除或控制室速诱发原因：积极纠正电解质紊乱及酸碱失衡，改善心功能不全，及时停用致心律失常的药物或毒物。

（3）加强基础疾病治疗：重点治疗与室速发生和维持有关的、可逆性病因。

（4）预防室速复发。

（5）预防猝死。

三、 治疗细则

（一）具体治疗策略

1. 非持续性室速　NSVT 多数发生在结构性心脏病患者中，也可发生在心脏结构正常的人群中。多数 NSVT 患者在出现相关临床表现、持续性发作或心功能减退时才前往医院就诊。治疗措施主要包括：应用 I c 类抗心律失常药物、非二氢吡啶类钙通道阻滞剂、β 受体拮抗剂，或行射频导管消融治疗。

（1）无结构性心脏病的 NSVT：①表现为 MVT 的患者，无症状不主张特殊治疗。症状明显或具有增加左室功能不良风险者，可口服 β 受体拮抗剂、非二氢吡啶类钙通道阻滞剂、 I c 类抗心律失常药物，或行导管消融治疗。②表现为 PVT 的患者，需综合病史、家族史、实验室检查、心电图和影像学检查，并行电生理检查以明确心律失常性质，综合考虑，制定治疗方案。需注意除外离子通道或遗传性疾病。

（2）伴有结构性心脏病的 NSVT：针对伴有结构性心脏病的 NSVT 患者，应积极寻找并纠正可能存在的病因和诱因，治疗基础心脏疾病较治疗心律失常本身更为重要，根据患者的基础心脏疾病、LVEF、电生理检查结果来评估 ICD 的适应证。β 受体拮抗剂有助于改善患者的临床表现及预后。

2. 持续性单形性室速　血流动力学不稳定的 SMVT 患者需立即行电复律治疗；血流动力学稳定的 SMVT 患者可首先应用抗心律失常药治疗，也可行电复律治疗。血流动力学稳定的 SMVT 根据伴或不有结构性心脏病制定相应治疗策略。

（1）无结构性心脏病的 SMVT：IVT 导管消融成功率高，β 受体拮抗剂及非二氢吡啶类钙通道阻滞剂疗效中等且风险小，如上述两类药物无效，可选用其他抗心律失常药，如索他洛尔、美西律、普罗帕酮、胺碘酮等。

（2）有结构性心脏病的 SMVT：有结构性心脏病患者使用抗心律失常药物后发生致心律失常作用的风险增加，因此临床上常将其作为植入 ICD 后的辅助治疗，单用抗心律失常药并不能提高患者的生存率。ICD 可提高心功能不良室速患者的生存率，降低死亡率。导管消融是重要的非药物治疗措施，可降低缺血性心肌病患者 ICD 的电击率。对于导管消融失败后抗心律失常药物难治性患者，可行外科消融。

3. 多形性室速

（1）血流动力学不稳定的 PVT 患者应按室颤处理，应立即行电复律或电除颤。同时予以药物及非药物等综合措施的紧急处理，积极纠正可逆原

性因素，必要时予器械（主动脉内球囊反搏术、ICD 等）支持。发生电风暴时，应使用 β 受体拮抗剂治疗，首选非选择性 β 受体拮抗剂。

（2）短阵室速发作或血流动力学稳定的患者，根据其 QT 间期的变化，可分为 QT 间期正常、QT 间期延长及短 QT 间期的 PVT。急性缺血所致的持续性 PVT 患者，首选冠状动脉血运重建治疗。长期控制的药物主要包括胺碘酮和 β 受体拮抗剂。对于不可逆原因所致的持续性 PVT、室颤患者来说，ICD 是主要治疗措施。针对短时间内可能再发 PVT，但不适合植入 ICD 的患者，可考虑进行 WCD 治疗。

（二）药物治疗

不同类型室速药物指征及推荐药物见表 11 - 6 - 3，临床常用抗心律失常药物的用法用量及注意事项见表 11 - 6 - 4。

1. β 受体拮抗剂　为 II 类抗心律失常药物，通过竞争性阻断交感神经介导的肾上腺素受体，减慢窦房结心率，抑制过多的钙释放，能够有效地抑制心室异位激动和心律失常，明确减少猝死的发生，特别是对于有器质性心脏病（如冠心病、慢性心力衰竭、心肌病等）的患者。β 受体拮抗剂联合 ICD 治疗被推荐用于预防器质性心脏病患者再发室速及猝死。

2. 胺碘酮　为 III 类抗心律失常药物，对于减少已植入 ICD 的器质性室速患者复发是最有效的，其静脉剂量累计达 10g 左右，口服剂量累计到 20g 左右，才能达到稳态，发挥足够的抗心律失常效应。

3. 索他洛尔　为兼有 II 类和 III 类抗心律失常作用的药物。对于器质性室速治疗效果优于安慰剂，劣于胺碘酮；对于严重心力衰竭患者致心律失常作用较高，所以一般不用于严重心力衰竭患者的治疗。

4. 美西律　为 Ib 类抗心律失常药物。小样本研究中，美西律联合胺碘酮对器质性室速患者有效。然而，在使用较高剂量胺碘酮（＞300mg/d）的基础上加用美西律，疗效劣于导管消融。美西律慎用于合并心力衰竭的器质性心脏病患者的治疗。

5. 利多卡因　为 I b 类抗心律失常药物。室颤或 PVT 引起心脏骤停时，若心肺复苏、除颤和升

压药物治疗无效，可应用静脉利多卡因。对于疑似急性心肌梗死的患者，预防性应用利多卡因以预防室速有潜在危害。

6. 普罗帕酮 为 I c 类抗心律失常药物，不应用于严重肾脏或肝脏疾病、缺血性心脏病、左心室收缩功能减退或哮喘的患者。

7. 维拉帕米 为 IV 类抗心律失常药物，适用于无器质性心脏病的 MVT 患者。

表 11 - 6 - 3　不同类型室速药物指征及推荐药物

用药指征	药物种类	推荐药物
无器质性心脏病的单形性室速	I c 类（钠通道阻滞剂）抗心律失常药 IV 类（非二氢吡啶类钙通道阻滞剂）抗心律失常药	普罗帕酮 维拉帕米、地尔硫草
非持续性室速、多发性室速、反复发作单形性室速	II 类（β 受体拮抗剂）抗心律失常药	普萘洛尔、美托洛尔、艾司洛尔
血流动力学稳定的单形性室速、QT 间期正常的 PVT	III 类（钾通道阻滞剂）抗心律失常药	胺碘酮
血流动力学稳定的室速和室颤/无脉室速	I b 类（钠通道阻滞剂）抗心律失常药	美西律、利多卡因
预防室速复发	III 类广谱抗心律失常药	索他洛尔

注：PVT 多形性室速。

表 11 - 6 - 4　常用抗心律失常药物的用法用量及注意事项

分类	药物	途径	用药方法和剂量	注意事项
I b 类	美西律	口服	首次剂量：200 ~ 300mg，必要时 2h 后再服用该药物 100 ~ 200mg 维持剂量：150 ~ 200mg q6 ~ 8h	胃肠道反应常见，出现头晕、震颤等神经系统症状要注意
	利多卡因	静脉注射	负荷剂量：1 ~ 1.5mg/kg（一般应用 50 ~ 100mg），2 ~ 3min 内静脉注射，必要时 5 ~ 10min 后可重复应用，最大剂量不超过 3mg/kg 负荷剂量后以 1 ~ 4mg/min 静脉滴注维持治疗	心原性休克、心力衰竭、老年人或肝肾功能障碍时应减少用量 连续应用 24 ~ 48h 后，药物半衰期延长，应减少维持剂量
I c 类	普罗帕酮	口服	150 ~ 300mg，tid 或 225 ~ 425mg bid（普罗帕酮缓释剂）	不应用于严重肾脏或肝脏疾病、缺血性心脏病、左心室收缩功能减退或哮喘的患者 如 QRS 宽度超过基线 25% 以上，应停止使用该药物
		静脉注射	1.5 ~ 2mg/kg，10min	可能导致低血压、1:1 传导的心房扑动（3.5% ~ 5.0%）、QRS 轻度增宽
II 类	普萘洛尔	口服	10 ~ 60mg q6 ~ 8h	—
	美托洛尔	口服	25 ~ 50mg tid 或 100mg bid	—
		静脉注射	首次剂量：5mg，5min 缓慢静脉注射 必要时间隔 5 ~ 15min，可再给药 5mg，直至治疗效果满意，总剂量不超过 10 ~ 15mg（0.2mg/kg）	低血压、阻塞性肺部疾病、支气管哮喘、失代偿性心力衰竭、预激综合征伴房颤/房扑的患者，应避免使用该药物
	艾司洛尔	静脉注射	负荷剂量：0.5mg/（kg·min），1min 静脉注射，继以 0.05mg/（kg·min）静脉滴注维持治疗 疗效不满意者，间隔 4min 重复给予负荷剂量，可将维持剂量以 0.05 ~ 0.1mg/（kg·min）幅度递增，最大维持剂量可至 0.3mg（kg·min）	—

续表

分类	药物	途径	用药方法和剂量	注意事项
Ⅲ类	索他洛尔	口服	80~160mg bid	不应用于收缩性心力衰竭、严重左室肥厚、QT间期延长、哮喘、低钾血症、肌酐清除率<30ml/min的患者 如果QT间期极度延长（>500ms），应停止使用该药物
		静脉注射	1.5mg/kg，10min	不应用于不能控制的哮喘、先天性或获得性长QT、心原性休克或不能控制的心力衰竭 肾功能降低时应谨慎使用该药物（肌酐清除率降低可导致药物积聚和致心律失常作用）
Ⅲ类	胺碘酮	口服	3×200mg/d，4周 2×200mg/d，再4周 然后200mg/d	与其他QT间期延长药合用、与华法林或洋地黄类药物（剂量应减少）合用、与他汀类药物一起使用会增加肌病风险 如果QT间期极度延长（>500ms），应停止使用该药物
		静脉注射	起始剂量：5~7mg/kg，1~2h 后续剂量：50mg/h（最多1.2g，24h）	可能会引起静脉炎（使用大的外周静脉，避免静脉给药>24h，最好使用容积泵） 可能引起低血压、心动过缓或房室传导阻滞
Ⅳ类	维拉帕米	口服	80~120mg，q6~8h	有头晕、头痛和消化道反应，静脉注射时可引起心动过缓、房室传导阻滞、低血压等
		静脉注射	负荷剂量：5mg，2~3min内，必要时10~15min后重复一次 维持剂量：0.005mg/（kg·min）	

注：bid 每日2次；tid 每日3次；q6~8h 每6~8h 1次。

（三）导管消融

导管消融是经导管应用射频电流等使产生室速的局部心肌发生凝固性坏死，从而达到根治目的的一种治疗方法。经导管射频消融治疗对于部分室速效果明显，如 IVT、BBR-VT 等。对于心肌梗死后的室速，导管消融也有一定的近期疗效。对于既往心肌梗死和复发性症状性 SVT 患者或者表现为室速、室颤电风暴的患者，若治疗失败或不能耐受胺碘酮或其他抗心律失常药物，推荐导管消融。

1. 无结构性心脏病室速的导管消融 对于源于乳头肌的局灶性 NSVT、左室折返性 NSVT、运动诱发的特发性 NSVT、右室流出道室速、分支型室速和非流出道起源的局灶室速（如左室或右室乳头肌室速），多首选射频消融。

2. 结构性心脏病室速的导管消融 对于缺血性心肌病合并下列情况之一者，导管消融可考虑为减少室速复发的一线治疗手段。①SMVT 引起 ICD 反复电除颤。②有症状且反复发作的 SMVT。

3. 反复发作的 PVT、室颤患者 如果触发室速、室颤的室早形态仅有 1 种或少数几种，可考

虑导管消融治疗。

（四）埋藏式心脏复律除颤器

ICD 能有效防治严重室速或室颤引起的猝死。研究结果证实，对于心肌梗死后和非缺血性心肌病伴有左室功能不全的高危患者来说，ICD 治疗可使患者死亡率降低 23%~55%。2017 年，美国心脏协会（AHA）、美国心脏病学会（ACC）和美国心律学会（HRS）室性心律失常患者的管理和猝死预防指南指出，ICD 植入是预防高危患者发生心脏性猝死最重要的治疗方式。针对结构性心脏病患者，经最佳药物治疗后，LVEF 下降（<45%），预期生存时间超过 1 年，经电生理检查可诱发 SVT、室颤，或患有 NSVT，或因非可逆原因的室速、室颤诱发不明原因晕厥或心脏骤停，推荐前往专科进一步评估有无 ICD 植入指征。

（五）心脏交感神经切除术

针对常规消融失败的难治性器质性室速患者，可考虑行双侧交感神经节切除治疗（条件性推荐，低证据水平）。越来越多的证据表明，心脏双侧交

感神经切除有利于器质性心脏病患者的长期控制，以及器质性心脏病患者难治性室速、室颤的急性期治疗。这种治疗方式可以是单独治疗策略，也可以是患者临床综合管理治疗策略中的一个环节。

作者：马建新（解放军第三〇五医院）
审稿：周荣（山西医科大学第二医院）

参考文献

第七节　预激综合征

预激综合征（pre - excitation syndrome）是指心脏房室之间存在除传导系统以外的旁路（accessory pathway），可经前传或者逆传提前激动心室或者心房的综合征。其中 W－P－W 综合征（wolff - parkinson - white syndrome）是指心房发放的冲动经房室旁路前传提前激动心室，在心电图上出现预激波，并引起房室折返性心动过速（atrioventricular reentry tachycardia，AVRT）的一种综合征。旁路可分为显性（overt）旁路和隐匿性（concealed）旁路，显性旁路心电图上有预激波，可前传或者逆传，而隐匿性旁路窦律时心电图无预激波，一般只能逆传。1930 年，Wolff、Parkinson 及 White 报道了 11 名阵发性心动过速患者，这些患者窦律下心电图表现为短 PR 间期合并束支阻滞，之后将这种现象命名为 W－P－W 综合征。1944 年，Ohnell 首次用"pre - excitation"一词来描述心房冲动经旁路下传较正常通路下传提前激动心室的现象。W－P－W 综合征心电图的特征表现为：窦性心律下 PR 间期缩短（≤120ms）、QRS 时限延长（＞120ms）、QRS 起始部顿挫（δ 波）。W－P－W 综合征患者中最常见的心律失常为 AVRT。

诊断

一、　诊断流程

W－P－W 综合征患者如果发作心动过速，行心电图检查可确诊。若为无症状 W－P－W 综合征患者，则需要行心电图筛查。一些特殊表现的 W－P－W 综合征，如间歇性预激综合征等，患者需行动态心电图检查才有可能发现。心电图发现特征性的改变，则诊断明确。

二、　问诊与查体

（一）问诊和症状

1. 现病史及症状　有症状的 W－P－W 综合征患者会出现心慌、胸闷、气短等，当心动过速频率过快或持续时间较长时会出现头晕、黑矇、晕厥，甚至猝死。当 W－P－W 综合征患者合并冠心病时，心动过速发作的同时还可能会出现胸痛。

2. 既往史　心慌症状往往在患者年轻时就出现。患者一般不合并其他器质性心脏疾病，心脏结构及功能多正常。在合并的器质性疾病中，Ebstein 畸形最为常见，其他的疾病还有肥厚性心肌病、二尖瓣脱垂、房间隔缺损、室间隔缺损、大动脉转位、主动脉缩窄、右位心等。

3. 个人史　无特殊。

4. 家族史　家族性 W－P－W 综合征极少。早期的一些研究指出，3.4% 的 W－P－W 综合征患者至少有一个一级亲属存在预激综合征，W－P－W 综合征亲属存在预激综合征的概率为 0.5%，高于一般人群。

（二）查体和体征

W－P－W 综合征患者查体一般无特殊体征。

合并 Ebstein 畸形的患者在三尖瓣区可出现柔和的收缩期杂音及短促的舒张中期杂音。

三、 辅助检查

（一）优先检查

优先行心电图检查。间歇性预激综合征可行动态心电图检查。部分患者可通过心内电生理检查评估其风险性。

（二）可选检查

心动过速发作时需评估患者血流动力学是否稳定，包括患者的精神状态、血压、心率等。如果血流动力学稳定，可进一步评估患者的胸片、心脏彩超、血常规、肾功能、电解质、心肌酶、BNP、甲状腺功能等。也可行经食管电生理检查或心腔内电生理检查，明确心动过速的类型，为射频消融治疗提供依据。

四、 诊断及其标准

（一）诊断标准

W－P－W 综合征的诊断依赖于心电图。

1. 典型预激综合征心电图的表现 ① PR 间期缩短（PR < 0.12s）。② QRS 波起始部有顿挫，即 δ 波。③ QRS 波增宽（> 0.12s）。④继发性 ST－T 改变。

A 型预激综合征心电图上 V$_1$ 导联预激波多为正向波，B 型预激综合征 V$_1$ 导联预激波往往为负向波。预激综合征合并房颤时兼有预激和房颤的心电图表现（图 11－7－1）：P 波消失；RR 间期

图 11－7－1 预激综合征心电图表现

绝对不等；心动过速为宽 QRS 心动过速，QRS 波因融合成份不同宽度不一致。RR 间期越小，预激成份越明显，QRS 波型相对越宽，各导联极性与显性预激综合征极性越一致。

2. 变异性预激综合征

（1）LGL 综合征：① PR 间期缩短。②QRS 波时限正常。③起始部无 δ 波。

（2）Mahaim 预激综合征：① PR 间期正常。② QRS 起始部可有 δ 波，但 δ 波不明显。③ QRS 波时限正常或稍大于 0.12s。

（二）风险评估和危险分层

在无症状 W－P－W 综合征患者中进行风险评估有利于识别高危患者。但任何一种风险评估的方法都不能完全识别高危患者。无创的风险评估方法主要是运动试验及动态心电图监测。如果心率增快时预激波消失，说明旁路传导较弱，这类患者出现恶性心律失常的概率较低。有创评估手段主要是心内电生理检查。指南建议以下情况属于高风险患者：合并房颤时最短 RR 间期 ≤250ms；旁路前传有效不应期 ≤250ms；多旁路、静息状态下或静脉应用异丙肾上腺素后可诱发旁路参与的心动过速。这类患者应积极行射频消融治疗。

（三）并发症诊断

W－P－W 综合征可能的并发症为心原性猝死。另外，有研究发现，年轻的预激综合征患者因旁路传导引起的心室不同步收缩会出现左室功能的下降。

五、 鉴别诊断

W－P－W 综合征可出现多种类型的心动过速，需要鉴别，具体如下。

（一）规则的窄 QRS 波心动过速

1. 窦性心动过速 可见到窦性 P 波，频率超过 100 次/分。生理状态下可因运动、紧张、情绪焦虑引起，病理状态下可因发热、贫血、甲亢、恶性肿瘤、心力衰竭、呼吸功能不全、血容量不足等引起。

2. 房性心动过速 可见到房性 P 波规整地出现在 QRS 波前，心房率通常在 150～200 次/分。其机制为局部兴奋灶或者微折返。心动过速发作时常有温醒（warm－up）与冷却（cool－down）现象。刺激迷走神经和静脉注射腺苷往往不能终止。

3. 房扑 房扑按一定比例下传时会出现规整的节律。心电图可见较为明显的扑动波或 F 波，尤以 Ⅱ、Ⅲ、aVF 导联明显。房扑发作时心室率通常在 150 次/分左右（2：1 下传）。房扑多见于器质性心脏病患者。

4. 房室结折返性心动过速 ①房室结折返性心动过速（atrioventricular node reentrant tachycardia, AVNRT）发作时难以见到逆行 P 波。②易出现 V$_1$

导联假 r 波或者下壁导联假 s 波。③ aVL 导联 QRS 波顿挫及 aVR 导联出现 r 波也是 AVNRT 的心电图表现。④体表心电图表现为 RP′≤90ms，腔内心电图 VA≤70ms。旁路参与的 AVRT 体表心电图表现为 RP′>90ms，腔内心电图 VA>70ms。窄 QRS 波心动过速鉴别诊断流程如下（图 11 -7 -2）。

（二）规则的宽 QRS 波心动过速

约 80% 规则的宽 QRS 波心动过速为室速。室速的诊断需要综合判断，以下标准可供参考。①房室分离，心室率 >心房率。②不同形态的室性融合波。③所有胸前导联负向波。④无人区电轴，即电轴为 -90°~180°。⑤ aVR 单导联判断：aVR 起始 R 波、起始 r 波或 q 波 >40ms、主波负向时降支有顿挫、Vi/Vt≤1。⑦胸前导联无 RS 图形，任何一个导联 RS >100ms。除此之外，还有一些其他的流程和指标可以参考，较为复杂，不再赘述。

如果上述标准不符合，那么就要进一步考虑室上速伴束支阻滞或者逆向型 AVRT。在有些双腔起搏器植入患者中也会发生起搏器介导的心动过速，也是一种宽 QRS 心动过速。

（三）不规则窄 QRS 波心动过速

1. 房颤 心电图表现为 P 波消失，可见快速、大小不等、形态不同的心房颤动波（f 波）。

2. 房扑 不等比下传时心室率不规整。心电图可见扑动波。

（四）不规则宽 QRS 波心动过速

房颤伴预激前向传导时可出现不规则宽 QRS 波心动过速，需与尖端扭转室速、多形性室速相鉴别。房颤伴预激前传时，心室率较快且不规整，因为房颤同时经旁路和房室结下传，QRS 形态因融合程度不同而多变。尖端扭转室速心电图可见宽大畸形、振幅不同的 QRS 波围绕基线不断扭转其主波的方向。房颤患者窦性心律时 QT 间期延长。而多形性室速患者窦律时 QT 间期往往正常。

房颤伴预激前向传导时，还需与房颤或房扑不等比下传合并传导阻滞鉴别。预激伴房颤前向传导时，宽 QRS 波形与预激时心电图类似，与束支阻滞图形不同。

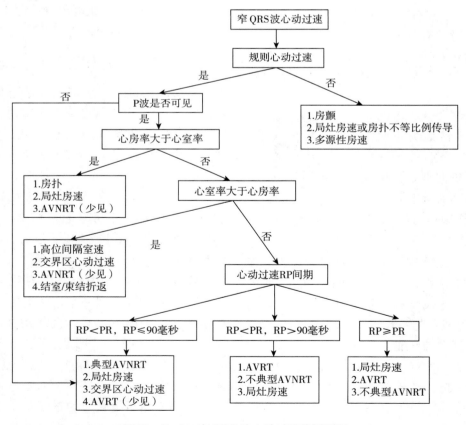

图 11 -7 -2 窄 QRS 波心动过速鉴别流程

治疗

一、治疗流程

对于无症状 W－P－W 综合征患者，若为从事高危职业或者经电生理评估风险较大者，建议行射频消融术治疗。针对 W－P－W 综合征患者发作心动过速的治疗可分为物理治疗、药物治疗、射频消融治疗，也可以根据疾病的急缓，分为急性期治疗和稳定期治疗。

二、治疗原则

急性期的治疗目标为控制患者症状，避免血流动力学障碍，多采用静脉应用抗心律失常药物、电复律或食道调搏的方法。

稳定期的治疗目标为根治疾病、减少疾病的复发和相关风险。射频消融术是稳定期治疗的重要方式。

三、治疗细则

（一）急性期治疗

1. 血流动力学不稳定　心动过速频率 > 200次/分，或房颤合并预激综合征时，血流动力学容易不稳定。当血流动力学不稳定时，需紧急行同步直流电复律。所用能量可选择双向波 50 ~ 100J、单向波 100 ~ 200J。

2. 血流动力学稳定　可试用迷走神经刺激法。刺激迷走神经的方法包括：按压眼球、按压颈动脉窦、诱导恶心、Valsava 动作及改良的 Valsava 动作。按压颈动脉窦建议按压一侧，年纪较大患者不建议按压。Valsava 动作是指半卧位状态下，用力吹气 15s，在 40mmHg 压力水平下维持 15s。改良的 Valsava 动作做法是半卧位用力吹气 15s，吹气结束后立即仰卧，同时助手举起患者双腿 45 ~ 90°，维持 15s。改良的 Valsava 动作终止心动过速的概率较大。

其他供选择的治疗方式如下述。

（1）药物转复：顺向型 AVRT 药物治疗首选腺苷（6 ~ 18mg）弹丸式注射。如果无效可考虑维拉帕米或地尔硫䓬。无心力衰竭患者还可选用 β 受体拮抗剂（图 11 - 7 - 3）。

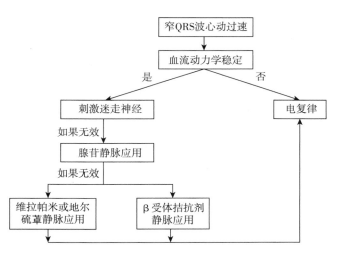

图 11 - 7 - 3　窄 QRS 波心动过速的急诊一般处理流程

逆向型 AVRT 在腺苷无效时可选择伊布利特、普罗帕酮或电复律治疗。对一些难治性病例或合并心功能不全时，可考虑静脉应用胺碘酮。

当房颤合并预激前传时，洋地黄类、β 受体拮抗剂、地尔硫䓬、维拉帕米、静脉应用胺碘酮等会阻断房室结传导，有增加旁路前传的风险，不推荐应用。可选择作用于旁路的药物如伊布利特。普罗帕酮也可以考虑，但有致房扑及诱发 1 : 1 传导的风险，推荐级别低于伊布利特。

（2）食道调搏：室上性心动过速药物复律有禁忌或效果差时，在有条件的医院，可急诊行食道调搏来终止。

（3）射频消融：患者如反复发作 AVRT，可考虑射频消融治疗。如果经药物、电复律及食道调搏等方式不能有效维持窦律，可考虑急诊导管消融治疗。

（二）慢性期治疗

对于有症状的 W－P－W 综合征患者，推荐行射频消融术。射频消融术治疗旁路已经很成熟，成功率高且并发症少。研究发现，约 60% 的旁路位于二尖瓣环游离壁，约 25% 的旁路位于二尖瓣或三尖瓣环间隔部，约 15% 的旁路位于三尖瓣环游离壁。有 ≤12% 的显性 W－P－W 综合征患者或约一半的 Ebstein 畸形患者为多旁路。起源于前间隔或中间隔的旁路，消融出现房室传导阻滞的风险相对较高，需慎重评估收益和风险。如果不选择或不适合射频消融术，在静息状态下心电图未发现预激的前提下，β受体拮抗剂可以选用，患者无射血分数下降的心力衰竭时，非二氢吡啶类钙通道阻滞剂也可选用。对于无器质性心脏病的显性预激综合征及逆向型AVRT患者，Ⅰc类药物如普罗帕酮等主要作用于旁路，可以考虑选用。器质性心脏病患者稳定期可选用胺碘酮口服。

对于无症状W-P-W综合征患者，经评估风险较大者，建议行射频消融术治疗。对于高风险职业及竞技运动从事者，如学校班车司机、飞行员、水下作业人员等，建议进行射频消融。一项关于无症状显性预激综合征患者的前瞻性随机对照试验纳入了37名经射频消融治疗的患者及35名不治疗的患者，随访5年后发现，射频消融可明显降低心律失常事件的发生（7% vs 77%，$P <$ 0.001）。其中一名不治疗的患者发生了室颤。临床医生对于这类无症状预激综合征患者采用射频消融治疗的态度应该更加积极。

儿童W-P-W综合征患者如果症状比较明显，例如发生过晕厥或反复发作的心动过速，可行射频消融治疗。体重≥15kg的W-P-W综合征患儿，射频消融应更为积极；体重<15kg的W-P-W综合征患儿，若出现反复发作的室上速，首先应用抗心律失常药物治疗，效果不佳者再考虑行射频消融术治疗。对于体重<15kg无症状的心室预激的患儿，不建议应用药物或射频消融治疗。

四、常用药物及剂量（表11-7-1）

表11-7-1　旁路参与的心动过速的静脉用药[*]

疾病药物		常用剂量	给药时间	备注
无旁路前传的窄QRS心动过速	腺苷	6～12mg弹丸式静脉注射	1～3s	哮喘及传导阻滞或病窦综合征患者禁用有诱发房颤的风险
	维拉帕米	5～10mg	≥2min	10min后可重复推注
	地尔硫䓬	10mg	3min内缓慢推注	用5ml以上的生理盐水或葡萄糖注射液溶解
	普罗帕酮	1～1.5mg/kg或70mg用葡萄糖液稀释	10min内缓慢推注	10～20min后可重复，总量不超过210mg
	盐酸胺碘酮注射液	第一个24h内给药1000mg	10min内静推150mg，之后6h内给药360mg（1mg/min），之后按照0.5mg/min静脉给药	应用时间长易出现静脉炎，不良反应较多
	去乙酰毛花苷	5%葡萄糖注射液稀释后缓慢注射，首剂0.4～0.6mg，以后每2～4h可再给药0.2～0.4mg，总剂量为1～1.6mg	首剂推注时间≥10min	本药终止心动过速效果不佳，多用于室上速伴心力衰竭时的节律控制和改善心功能
旁路前传的宽QRS心动过速	伊布利特	体重≥60kg者，1mg/次体重<60kg者，0.01ml/kg	缓慢静脉注射≥10min，必要时10min后可重复，最大累积剂量2mg	心动过速终止时，立即停用注射完后应当连续心电图监测观察至少4h，或者等到QTc间期恢复到基线，以防止发生尖端扭转性室性心动过速

注：[*] 妊娠患者出现室上速时，应尽量避免应用抗心律失常药物治疗；室上速发作时，药物应用可选择腺苷，无效或存在禁忌者应选择应用β受体拮抗剂（阿替洛尔除外）治疗；稳定期患者可选择β受体拮抗剂或普罗帕酮预防心动过速发作；儿童W-P-W综合征患者可选择β受体拮抗剂和普罗帕酮；有研究发现，<1岁的患儿应用维拉帕米会出现严重的低血压，此类人群应避免使用。

作者：臧小彪（阜外华中心血管病医院，河南省人民医院心脏中心）

审稿：周荣（山西医科大学第二医院）

参考文献

第十二章 心包疾病

第一节 急性心包炎

急性心包炎（acute pericarditis）是心包的急性炎症，通常病程小于 6 周，可作为心脏的独立疾病，也可合并其他心肌或心内膜炎症。心包积液（pericardial effusion）指各种心血管内外的病因致心包腔内液体积聚的量超过正常的 10 ~ 50ml，造成液体积聚的现象。心包积液可以是渗出液（exudate）、漏出液（transudate）、血液、淋巴液等。根据心包积液的性质不同，心包积液可被称为心包渗液、心包积水、心包积血、乳糜心包等。

急性心包炎多数存在心包积液，心包积液也多数存在心包炎症，故临床上常认为二者概念相似，但病毒性心包炎心包穿刺引流治疗后可有心包炎而无心包积液，主动脉夹层破裂造成的心包积血早期仅有心包积液而无心包炎症，因此二者存在一定区别。急性心包炎更强调心包急性炎症的过程，心包积液则更强调液体聚集的过程。本章节所述心包炎定义多用于强调心包炎症的过程，而心包积液定义多用于描述心包液体积聚量。

诊断

一、诊断流程

典型的急性心包炎依据典型的胸痛（急性发作的典型的锐痛，立位前倾后症状加重）和心包摩擦音即可作出诊断。不典型胸痛则须进一步完善炎症指标、心电图、心脏彩超，甚至胸部 CT、心脏磁共振等检查，以明确诊断（图 12 - 1 - 1）。

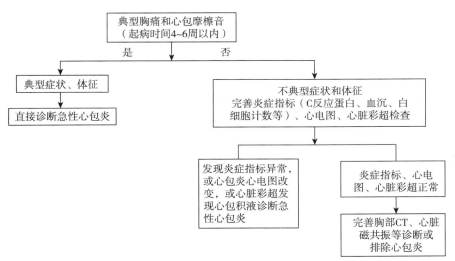

图 12 - 1 - 1　急性心包炎诊断流程

二、问诊与查体

（一）问诊与症状

胸痛症状常见于心包炎症的急性渗出期。胸痛多位于胸骨后、心前区，疼痛性质多为锐痛、剧痛、刀割样痛，也可以是钝痛或压迫样疼痛。疼痛可放射至颈部、左肩、左上臂，也可达上腹部，与呼吸运动相关性大，常常因咳嗽、深呼吸、变换体位、吞咽、扩张胸廓等加重。如为感染性心包炎，可合并发热症状，如致病菌同时累及其他脏器，可有肺炎、胸膜炎等症状。

心包积液增多可出现心脏压塞症状，如呼吸困难、面色苍白、水肿等。心包渗液可压迫邻近器官，如压迫肺可引起肺淤血、肺活量减少，导致呼吸困难；压迫气管、支气管，可引起咳嗽、呼吸困难、声音嘶哑等；压迫食管，可引起吞咽困难等。

（二）查体与体征

急性心包炎最具诊断价值的体征为心包摩擦音（pericardial friction rub），呈抓刮样粗糙的高频音，多位于心前区，以胸骨左缘第3、4肋间最为明显。典型的心包摩擦音为心房收缩、心室收缩、心室舒张三相一致的三相摩擦音。取身体前倾坐位，深吸气，听诊器胸件加压后摩擦音增强。心包摩擦音可持续数小时、数天不等，当心包积液增多至心包脏壁层完全分开时，心包摩擦音消失。

当心包积液量增多至200~300ml以上时，可出现心尖搏动减弱、消失，或者心尖搏动位于心脏相对浊音界内侧。此时心脏浊音界向两侧扩大、增宽，心率增快，心音遥远。少数患者可在胸骨左缘第3、4肋间闻及舒张早期的额外心音。由于心室舒张时受到心包积液的限制，回心血流突然中止，形成漩涡及涡流，冲击心室壁，产生心室壁的振动，听诊此振动音多在第二心音后约0.1s左右出现，声音较响亮，呈拍击样，故称之为心包叩击音。

心包积液进一步增多或心包积液迅速积聚，可产生急性或慢性心脏压塞征象，此时可出现明显心动过速、血压下降、静脉压升高（颈静脉充盈或怒张、肝颈静脉回流征或腹颈静脉回流征阳性、肝脏肿大伴触痛、腹腔积液、全身皮下水肿）。吸气时，颈静脉充盈更明显，称之为Kussmaul征；吸气时，右心排血量不能相应增加，胸腔负压使得左心排血量减少，动脉收缩压降低（常常下降超过10mmHg），称之为奇脉（pulsus paradoxus）。部分大量心包积液患者心脏向后压迫肺部，可引起左肺下叶肺不张，左肩胛下区常常有浊音区，语颤可明显增强，并可闻及支气管呼吸音，称之为Ewart征。

心包积液量进一步增加，超过心包的适应能力后，心包腔压力接近心室内压力，可造成回心血量明显下降，心排血量将进一步减少，典型者出现Beck三联征（动脉压下降、静脉压升高和心音减弱或遥远），即发生了心脏压塞。

三、辅助检查

（一）优先检查

1. 血清学检查 取决于原发病。如感染性心包炎常有白细胞、中性粒细胞增加，红细胞沉降率、CRP、降钙素原（PCT）、内毒素等炎症指标水平升高，病原学检查有助于感染性心包炎的诊断；自身免疫性心包积液可有免疫抗体阳性；尿毒症性心包炎可见肌酐明显升高等。

2. 心电图 约60%~80%患者有心电图改变，多数在胸痛后数小时或数日内出现，心电图P波、PR段、QRS波、ST段、T波等均有典型表现（图12-1-2）。心电图主要表现如下所示。

（1）典型急性心包炎心电图演变可分为四期。心电图改变最明显的是ST段和T波。①一期，发病最初2天内，可见广泛导联（avR和V_1除外）ST段呈弓背向下抬高，缺乏急性心肌梗死时对称部位的ST段压低规律，T波高尖。部分不典型病例ST段抬高导联仅局限于肢体导联，持续时间可延长至2周。②二期，几天后，ST段回复到基线水平，T波减低、变平。③三期，多导联T波倒置并达到最大深度，可持续数周、数月或长期存在。④四期，一般在3个月内，T波恢复直立。

（2）除avR和V_1导联外，PR段可压低，其本质是心包炎症累及心包膜下心房肌。

（3）QRS波低电压，肢体导联R波振幅小于0.5mV，胸导联R波振幅小于1mV。QRS波低电压可能与心包渗液的电短路相关，多数患者在心包渗液引流后低电压改善，部分患者心包引流后低电压仍存在，其原因可能与心包炎症后纤维素绝缘作用及周围组织水肿有关。

（4）P波、QRS波、T波电交替，可表现为部分性或完全性电交替，完全性电交替为心包积液较特征性的心电图改变。

（5）心律失常，窦性心动过速是心包炎最常见的心律失常表现，部分病例可单独或合并发生房性心律失常，如心房颤动、心房扑动、房性期前收缩和房性心动过速等。在合并心肌炎的患者中，可出现室性心律失常；在风湿性心包炎患者中，可出现不同程度的房室传导阻滞。

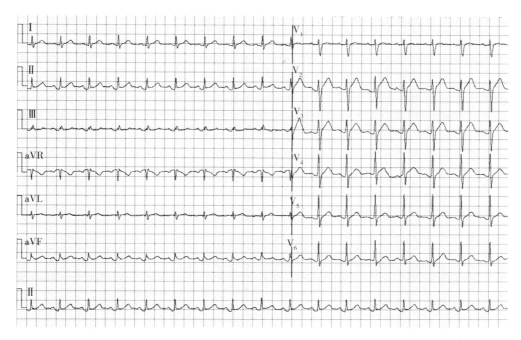

图 12 - 1 - 2　急性心包炎心电图

窦性心动过速；除 avR 和 V₁ 导联外其余导联 PR 段压低；

部分肢体导联电压减低；Ⅱ、Ⅲ、avF 导联 ST 段呈弓背向下抬高

3. 胸部 X 线检查　对无明显心包积液的急性心包炎诊断价值不大。但当心包积液超过 250ml 以上时，可出现心影增大，右侧心膈角变锐，心缘正常轮廓消失，呈水滴状或烧瓶状（图 12 - 1 - 3），心影可随体位变化而改变，部分可伴胸腔积液。透视下可见心脏搏动减弱或消失。心影增大伴有清晰的肺野，或短期内几次 X 线摄片心影迅速扩大，可作为诊断心包积液的可靠线索。

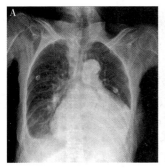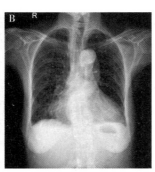

图 12 - 1 - 3　大量心包积液胸部 X 线表现（心影明显增大，正常心缘消失，呈烧瓶状）

A 治疗前；B 治疗后

4. 超声心动图　当心包积液量超过 50ml，可确定为心包积液，舒张末期在相对较低压的右心房及右心室游离壁容易见到，心脏压塞时可见右心房、右心室明显塌陷（图 12 - 1 - 4）。超声心动图可在床边进行检查，灵敏度及特异度高，是无创诊断心包积液及心脏压塞的有效方法，同时有助于心脏结构、心包肿块、心外膜脂肪垫等的诊断。超声心动图也常常用于心包积液的简单半定量评估。

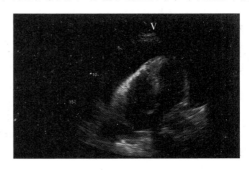

图 12 - 1 - 4　大量心包积液超声心动图

四腔心切面显示心脏周围大量液性暗区，

右心室及右心房明显受压

（二）可选检查

1. 胸部 CT 检查　通过测定 CT 值有助于鉴别心包积水、心包积血及心包脂肪垫。CT 亦有助于心包厚度的测量和心包钙化的识别。心包积液的 CT 值一般在 10 ~ 40HU 之间，密度随积液的性质可有不同，漏出液和乳糜液的 CT 值较低，而渗出性及血性积液 CT 值较高。

按心包积液量及分布范围可分为少量心包积

液、中量心包积液、大量心包积液和包裹性心包积液。①少量心包积液：积液量少于100ml，卧位时积液首先聚集在最低垂部位，常见积液聚集在左心室背侧和左心房的左侧部位，呈环弧状或略呈椭圆形液体密度影，积液厚度一般小于15mm。②中量心包积液：积液量在100～500ml，液体从左心室后缘向上伸展至右心房和右心室的前缘，或环绕大血管根部，积液厚度为15～24mm之间。③大量心包积液：积液量500ml以上，心包液充满心包腔，大量积液可见环带状液体密度影包绕整个心脏和大血管根部。如积液量很大，可使心尖向头端倾斜，同时压迫横膈，造成腹部脏器向下移位，积液厚度多＞25mm。④包裹性心包积液：心包积液并心包增厚或粘连时，可引起包裹性积液，表现为一个或多个孤立性液性腔隙，常位于心脏后方和右前方。

2. 放射性核素检查 用^{131m}铟或^{99m}锝标记的人血清蛋白进行心血池扫描检查，心包积液时显示心腔周围有空白区，心脏外缘不规整。对合并心肌炎的心包积液有较高的诊断价值，可出现花斑样的心肌缺损影像。

3. 心包穿刺及活检 对病因诊断不明或合并心脏压塞者可行心包穿刺及活检，将明显提高对病因诊断的正确率。

（1）心包积液细胞学检查：白细胞计数、多个核白细胞分类计数、单个核白细胞分类计数、淋巴细胞计数对诊断感染性心包积液，尤其是化脓性心包积液意义重大。

（2）心包积液病原学及病理学检查：心包积液离心后，对沉渣直接进行革兰染色涂片有助于化脓性心包积液的诊断，抗酸染色涂片对结核性心包积液诊断有很高价值，但阳性率低，敏感性差。心包积液T细胞斑点试验、心包积液结核菌PCR检测，可用于结核性心包积液检测。真菌涂片如果能发现真菌或其菌丝，对诊断真菌性心包积液有意义。细胞病理学检查是诊断恶性心包积液的金标准，但阳性率低，敏感性常不足50%，部分病理学检查结果仅为可疑阳性报告。

（3）心包积液生化检查：参照胸腔积液性质判定的Light标准，将心包穿刺液的性质依据生化检查结果分为渗出液和漏出液，符合以下3项条件中的任意1项即可诊断为渗出液。①心包积液乳酸脱氢酶（LDH）/血清LDH比值＞0.6。②心包积液白蛋白/血清白蛋白比值＞0.5。③心包积液LDH水平＞血清LDH正常值上限的2/3。

上述3项条件均不符合，则为漏出液。心包积液的腺苷脱氨酶（adenosine deaminases，ADA）活性＞20～30U/L有助于结核性心包积液的诊断。心包积液的胆固醇检测、乳糜实验对乳糜性心包积液诊断有重要意义。

近年来心包积液的肿瘤标志物指标逐年增多，因恶性心包积液最常见的肿瘤为肺癌、乳腺癌、淋巴瘤等，故癌胚抗原（carcinoembryonic antigen，CEA）、细胞角蛋白19片段、血管内皮生长因子对恶性心包积液的意义较大。有报道显示，心包积液CEA水平超过5ng/ml，对恶性心包积液诊断的敏感性可达80%以上，超过10ng/ml，对恶性心包积液诊断的敏感性可达90%以上；心包积液血管内皮生长因子超过3000pg/ml，对恶性心包积液诊断的敏感性和特异性都可达80%以上。

心包活检对一些不明原因心包积液的诊断有一定价值。

（三）新检查

1. 心脏磁共振 能排除不同检查者对心包积液量判断的差异，能有效区分脂肪和液体成分，并在一定程度上对心包积液性质，如出血性、非出血性等作出判断。

2. 心包镜检查 临床上相对少用。对较大量心包积液需手术引流者可以行心包镜检查，直视下窥见心包，对可见异常区域做心包活检，大大提高心包活检异常的阳性率，对病因疑难或反复心包积液者诊断有意义。

四、 诊断及其评估

（一）诊断标准

急性心包炎的诊断相对容易，但其病因诊断相对困难，临床上依据以下条件①及其他各项中的一个或多个可以确定急性心包炎的诊断。①有典型急性心包炎临床症状及心包摩擦音。②有典型的急性心包炎心电图变化。③超声心动图显示心包积液。④CT或MRI显示心包积液。⑤心包镜或心包穿刺证实心包积液。

（二）风险评估和危险分层

急性心包炎的不良预后与以下因素相关。
（1）发热超过38℃。
（2）亚急性病程或没有清晰的发作过程。
（3）大量心包积液（超过20mm）。

（4）心脏压塞。

（5）非甾体类抗炎药物治疗 1 周以上无反应。

（6）心肌心包炎（myopericarditis）（急性心肌炎并发的心包炎）。

（7）免疫抑制状态。

（8）正在口服抗凝药物治疗。

（三）并发症诊断

1. 心包心肌炎 急性心包炎如果向深部蔓延累及心肌，血清心肌酶学出现异常（如肌钙蛋白增高超过 99% URL），提示心包炎症明显累及心肌，应诊断为心包心肌炎。

2. 心脏压塞 急性心包炎渗出造成心包积液短时间大量积聚，出现心动过速、心音遥远、血压下降、脉压减小、静脉压升高、脉搏细弱、休克表现的，应考虑本病。心电图提示低电压及电交替；心脏 X 线可见心影向两侧明显扩大，呈烧瓶样外观；超声心动图显示心脏摆动、舒张期的右心房、右心室塌陷，甚至右心室不张。以上有助于心脏压塞诊断。

（四）常见特定病因心包炎的诊治（表 12 - 1 - 1）

一些特定病因的心包炎有特定的病因学内容和临床表现，掌握这类心包炎的诊治，对疑难心包炎的病因诊断和预后判断有重要意义。

表 12 - 1 - 1 常见特定病因心包炎的诊治

疾病名称	诊断	治疗
病毒性心包炎	最常见的感染性心包炎，柯萨奇病毒被认为和病毒性心包炎的发生关系最密切，柯萨奇病毒 A4、A14、A16、B1～6 型引起的心包炎相对常见 血清病毒抗体阳性有助于病毒性心包炎的诊断，血清病毒 IgM 抗体检测有助于病毒性心包炎的早期诊断，血清病毒 IgG 抗体增加 4 倍以上可高度提示病毒性心包炎。心包积液和（或）心包组织检查是确诊的必要条件，病原学诊断主要依据病毒核酸 PCR 或原位杂交技术，宏基因组测序及目标基因测序技术亦有助于病原学的诊断	治疗目的是缓解患者的临床症状，预防心包炎并发症的发生
细菌性心包炎	一旦怀疑或确诊细菌性心包炎应立即行心包穿刺，并在抗生素使用前查心包积液的革兰染色、心包积液及血液的细菌培养	建议经静脉全身应用抗生素，抗生素使用时间建议 4～6 周以上。经心包局部使用抗生素对心包炎控制可能有效；经剑突下行心包切开引流并持续冲洗心包腔亦可能有效，但缺乏临床对照研究证实；有效的引流及抗感染治疗是避免细菌性心包炎发展为缩窄性心包炎的重要措施 针对纤维隔形成、小脓腔的患者，首选心包腔内注射纤溶药物治疗，当纤溶药物注射治疗失败时，心包切除术可作为治疗的主要方法 对于难以控制的感染、局限的脓性渗液、严重粘连和复发的细菌性心包炎患者，建议行心包切除术，手术的死亡率约为 8%
结核性心包炎	诊断主要依据心包积液或心包组织中找到结核分支杆菌和/或干酪样肉芽肿，PCR 找到结核菌 DNA。如结核性心包炎出现心包填塞、血性心包积液、心包积液纤维素样物质漂浮三项指标之一，可称之为快速进展型结核性心包炎，容易在 3 个月内进展为缩窄性心包炎	确诊与高度可疑的结核性心包积液患者应用抗结核治疗，多数报道常用抗结核治疗方案选择 2HRZEA/1HRZE/15HRE 共 18 个月的方案（H 异烟肼，R 利福平，Z 吡嗪酰胺，E 乙胺丁醇，A 丁胺卡那霉素）。即使规范使用抗结核治疗，进展为缩窄性心包炎的发生率仍有 30%～50%。对急性结核性心包炎的皮质激素应用还存在争议，荟萃分析显示，联合应用皮质激素可减少进展为缩窄性心包炎，减少手术治疗的需求与缓解症状，但并未减少结核性心包炎所致的死亡终点，应用剂量为泼尼松 1～2mg/（kg·d），5～7 天后逐渐减量，疗程共 6～8 周，出现心包缩窄的患者应尽早进行手术治疗
尿毒症性心包炎	尿毒症患者出现心前区疼痛、心包摩擦感及心包摩擦音	多数尿毒症性心包炎患者透析治疗后心包积液迅速减少，尿毒症性心包炎患者存在大量心包积液时应避免使用肝素进行血液透析治疗，以免发生血性心包积液及心脏压塞。加强血液透析治疗可加速心包积液的吸收，必要时可加用或换用腹膜透析治疗。顽固性大量心包积液透析治疗无效或心脏压塞的患者可行心包穿刺引流治疗。反复难治性尿毒症性心包炎伴严重症状的患者可行心包切除术治疗，但死亡率较高

疾病名称	诊断	治疗
免疫性心包炎	免疫性心包炎也称作风湿性心包炎、自身反应性心包炎或全身免疫性疾病合并心包炎。自身免疫性疾病如系统性红斑狼疮、类风湿性关节炎等可合并心包炎，以系统性红斑狼疮最常见，心脏损害是系统性红斑狼疮最常见的临床表现之一	免疫性心包炎的治疗在于控制原发病，对心脏压塞患者可予对症治疗和心包积液引流
心包切开术后综合征	也称心脏损伤后综合征，常见于心脏直视术后数天到数周内，也可继发于任何导致心包或胸膜损伤的临床操作，包括心内起搏器植入、胸部钝挫伤、经皮冠状动脉介入手术、心腔内射频消融以及胸外科手术等，多见于心脏术后 1～3 周，急性起病，一般不超过 3 个月 其特征为发热、胸膜炎样胸痛、心包积液及胸膜腔积液等。患者多在术后 1 周左右开始发热，发热持续 1～2 周后消退。胸痛位于胸骨后或前胸，胸痛的性质类似胸膜炎，具有刺痛性特征，于深吸气、吞咽、仰卧时加重，常弥散放射至头颈部和外侧胸廓，可伴肌肉或关节痛 心脏听诊部分可闻及心包摩擦音 心包切开术后综合征是排除性诊断，在诊断前应充分考虑并排除引起发热、不适和胸痛的其他原因，同时需要鉴别急性冠状动脉综合征、心力衰竭、肺动脉栓塞、肺炎等疾病	治疗上可应用非甾体类抗炎药与秋水仙碱，顽固性患者可给予口服或心包内皮质激素治疗。心包切开术后综合征是一种预后较好的自限性疾病，少数可表现为迁延性病变。该病使患者住院时间显著延长，再入院率升高，治疗费用明显增加，因此，有必要开展预防治疗。预防药物主要为秋水仙碱、糖皮质激素及阿司匹林
心肌梗死后心包炎	又称 Dressler 综合征，发生于心肌梗死后 1 周至数月，少见于 1 周以内，发生率为 0.5%～5% 不等，表现为心肌梗死后的心包炎、心包积液 临床上急性心肌梗死后心电图 T 波持续倒置无动态演变则提示出现心肌梗死后心包炎，超声心动图检查心包积液量 >1cm 的患者多为心包积血，其中 2/3 的患者可能发生心脏游离壁破裂或心脏压塞	一旦诊断为心脏游离壁破裂或心脏压塞，应立即进行心包引流或手术治疗。内科治疗药物为阿司匹林 600mg 每 4～6h 1 次，疗程为 2～5 天，建议停用抗凝药物，皮质激素多用于大量或顽固性积液患者
外伤性心包积液与主动脉夹层伴心包出血	冠脉介入或心律失常介入治疗相关的医源性损伤是近年来外伤性心包积液的常见原因，患者可出现大量心包积液，甚至心脏压塞	外伤性心包积液多为心包积血，此病患者应立即行手术治疗 患者一旦心脏压塞诊断成立，应立即行心包穿刺治疗；冠状动脉穿孔的患者可进行覆膜支架植入治疗。升主动脉夹层合并心包积血的患者并不少见，应禁用抗凝剂、抗血小板药物治疗，鉴于心包穿刺引流可使夹层扩展，加重心包出血，因此，心包穿刺为禁忌，上述患者应尽快行外科手术治疗
肿瘤性心包炎	间皮瘤是最常见的原发性肿瘤，目前无法根治。任何恶性肿瘤都可以向心包转移，临床上转移性肿瘤比原发性肿瘤的发生率高 40 倍，常见病因为乳腺癌、肺癌、白血病和淋巴瘤等，男性以肺癌、女性以乳腺癌转移至心包最为常见 恶性心包积液可以是全身肿瘤的最早期临床表现，且可呈无症状性，如出现无痛性血性大量心包积液，或反复大量血性心包积液，经抗感染、抗结核治疗无效的患者应考虑本病 在临床上怀疑肿瘤性心包炎的患者中，约 2/3 患者的心包积液为肿瘤相关化疗及放射治疗所致，而非肿瘤所致，积极进行心包穿刺液检查是必要的，具体诊疗情况详见本章第三节"心包肿瘤"	具体诊疗情况详见本章第三节"心包肿瘤"
真菌性心包炎	真菌性心包炎多见于免疫功能障碍患者，如人类免疫缺陷病毒（human immunodeficiency virus，HIV）感染、多脏器功能衰竭等，诊断依据心包组织或心包积液的培养和涂片，以及血清抗真菌抗体检测	治疗可应用抗真菌药物，建议医生根据真菌培养药敏选择有效的抗真菌药物。组织胞浆菌病无需抗真菌治疗，可选择非甾体类抗炎药物治疗，疗程为 2～12 周；诺卡菌感染可选择磺胺类药物治疗；放线菌病患者可选择包括青霉素在内的三联抗生素治疗。多数真菌性心包炎可发展为缩窄性心包炎，真菌性缩窄性心包炎患者建议行心包切除术治疗
放射性心包炎	放射性心包炎可发生在照射过程中或之后的数月、数年，甚至潜伏 15～20 年，多发生于胸部肿瘤的放射性治疗，在临床上怀疑肿瘤性心包炎的患者中，约 2/3 患者的心包积液与肿瘤化疗及放射治疗相关	其心包积液多为渗出性或血性改变，可呈进行性加重，无心脏压塞者选择大量激素保守治疗，超过 20% 的患者可发生心包缩窄，需外科手术治疗，手术死亡率高达 21% 以上，术后 5 年的存活率 <1%。因此，本病重在预防，应严格明确胸部疾病放射治疗的适应证，并严格控制心脏照射体积，保持心脏照射体积 <60%，剂量 <50Gy

疾病名称	诊断	治疗
乳糜性心包积液	乳糜性心包积液多继发于全身淋巴系统异常、创伤、纵隔肿瘤放疗以及胸部手术等，也可发生于结核病、先天性淋巴管扩张、丝虫病、上腔静脉血栓和锁骨下静脉血栓等疾病。截至目前，最直接最特异明确乳糜性心包积液的诊断方法为心包穿刺。若穿刺液为乳白色，生化检查提示含高浓度的三酰甘油及低浓度的胆固醇，细胞分类以淋巴细胞为主，蛋白质含量 > 35g/L，镜下可见脂肪颗粒，乳糜实验为阳性，则可以确诊	治疗的最基本措施为调整饮食结构，减少乳糜液的产生。医生应建议患者低脂、高蛋白饮食，必要时禁饮，给予静脉高营养治疗，可减少淋巴液的产生，从而达到减少心包腔乳糜液蓄积的目的 针对大量心包积液的患者，可辅以心包穿刺引流治疗，约半数以上的患者可从心包穿刺引流中获益 治疗手段的选择取决于积液量和具体病因，手术后淋巴管破坏产生的乳糜性心包积液可选择饮食治疗（中链甘油三酯）联合心包穿刺引流治疗。若漏出持续，建议进行外科手术治疗。针对低脂饮食、反复心包穿刺但引流效果不佳或合并营养障碍，持续引流超过7～10天，每天引流量在250ml以上以及心脏压塞者，应该尽早进行外科手术治疗。手术方式多选择心包开窗引流术和胸导管结扎术。心包开窗可确保术后引流较充分，避免缩窄性心包炎的发生
药物与毒素相关性心包炎	一些引起狼疮样反应、血清病、自身免疫的药物会导致心包炎。如引起狼疮样综合征药物（普鲁卡因胺、水杨酸、甲基多巴、异烟肼、苯妥英钠），抗肿瘤药物（通常合并心肌炎，如阿霉素、柔红霉素），胺碘酮、美沙拉嗪、氯氮平、米诺地尔、丹特罗林、普拉克托洛尔、苯丁氮酮、噻嗪类、链霉素、硫氧嘧啶、链激酶、对氨基水杨酸、磺胺、环孢素、溴隐亭、疫苗、粒细胞刺激因子、抗肿瘤坏死因子药物	中断该种药物的使用是治疗这类疾病的有效措施
甲状腺疾病合并心包积液	指南建议，所有心包积液患者应常规排除甲状腺功能减退，甲状腺功能减低的患者9%～33%可发生心包积液，但很少发生心脏压塞，桥本氏甲状腺炎引起甲状腺功能低下较中枢性甲状腺功能低下者更易出现心包积液。患者往往合并甲状腺功能减退的其他临床表现，如高脂血症、贫血和基础代谢率降低等。诊断甲状腺疾病合并心包积液主要依据血清甲状腺激素水平与促甲状腺素水平的测定，并排除其他原因引起的心包积液	临床上给予甲状腺激素替代治疗后，心包积液可减少甚至消失，其预后相对较好
妊娠合并心包积液	不少健康妇女在妊娠后3个月出现轻到中度的心包积液	心包积液的治疗同非妊娠者，但应注意大剂量阿司匹林会导致动脉导管未闭，秋水仙碱禁用，无症状者的治疗更趋于保守
消融术后心包积液	近年来，随着心房颤动经导管消融技术的广泛开展，导管射频消融及冷冻球囊消融术后心包积液的发生率逐步增加，尤其是初步开展房颤消融术的中心，其消融术后心包积液的发生率高	心脏压塞时心包穿刺引流是首选治疗方案，如出血不能停止，应进一步开胸行心房修补术。无症状的心包积液可等待观察或对症治疗，动态随访其心包积液情况，多数5～7天后可逐步减少至消失

五、鉴别诊断

（一）急性心肌梗死（表12-1-2）

表12-1-2　急性心包炎和急性心肌梗死鉴别诊断要点

鉴别诊断要点	心包炎	心肌梗死
前驱症状或诱因	近期内多有上呼吸道、消化道等感染表现	多为情绪激动、体力活动、饱食等诱发
临床特点	年轻人常见，多无明显心血管危险因素，胸痛多持续数天，与活动关系小，无明显诱发、缓解因素，放射性胸痛少见	老年人多见，多有高血压、糖尿病、吸烟等心血管危险因素，胸痛持续时间数分钟至数小时，可有放射痛，多为活动诱发，休息或服用硝酸甘油，胸痛可缓解或减轻胸痛
体征	心界可扩大，心音低钝遥远，可闻及心包叩击音或心包摩擦音，肺部多无干湿性啰音	心界多正常，大面积梗死可出现心音低钝，多数无心包叩击音及心包摩擦音，肺部可闻及干湿性啰音
心肌坏死标志物	多数正常	多明显升高
心电图	可见肢体导联低电压，除 avR 及 V_1 导联外，广泛导联的 PR 段压低，ST 段抬高及 T 波倒置	典型表现为相应梗死部位导联的病理性 Q 波、ST 段抬高、T 波倒置改变
心脏彩超	可见心包增厚或心包积液，心包积液量较多，室壁运动多正常	可见节段性室壁运动异常，部分可见少量心包积液
冠脉 CTA 或冠脉造影	正常冠脉	冠脉多有狭窄或堵塞

（二）急腹症

一些不典型心包炎的疼痛发生在上腹部，容易误诊为急腹症，详细询问病史、规范的体格检查和腹部 X 线等影像学检查有助于鉴别。

（三）急性肺动脉栓塞

急性肺动脉栓塞者多有长期久卧、少动等血栓形成危险因素，胸痛多伴有明显呼吸困难及低氧血症、咯血、晕厥等症状，查体可闻及 P_2 增强，$P_2 > A_2$，心电图表现为右室负荷过重的 I 导联 S 波加深、III 导联 Q 波显著、III 导联 T 波倒置、V_1 导联有右束支传导阻滞图形或 R 波明显增高等表现，D - 二聚体多明显升高。

（四）急性主动脉夹层

对中老年明显持续性胸痛患者，要注意鉴别急性主动脉夹层，因为主动脉夹层患者最早可表现为血液渗入心包腔，形成心包积液、心包炎。持续性剧烈胸痛，放射至肩背部，双侧上肢血压不等或上下肢血压明显差异，心前区闻及明显心脏或血管杂音者，应警惕急性主动脉夹层。心脏超声心动图对升主动脉累及的主动脉夹层的敏感性可达 77% ~ 80%，并且可识别心包积血、主动

脉瓣关闭不全等表现，是鉴别该病的重要检查，但对降主动脉夹层的敏感性低。主动脉 CTA 检查有助于明确诊断，其诊断的敏感性在 95% 以上。

六、 误诊防范

（一）易误诊人群

中老年人群，尤其合并有高血压病、糖尿病、高脂血症、吸烟等心血管病危险因素的人群，易误诊为急性心肌梗死。

（二）本病被误诊为其他疾病

本病易被误诊为急性心肌梗死、心绞痛、急腹症、急性肺动脉栓塞、急性主动脉夹层等，注意鉴别诊断。

（三）其他疾病被误诊为本病

急性心肌梗死、心绞痛、急腹症、急性肺动脉栓塞、急性主动脉夹层等易被误诊为本病，注意鉴别。

（四）避免误诊的要点

详见鉴别诊断。

治疗

一、 治疗流程

由于治疗的过程相对简单，需要流程式的工作模式相对少，所以此处不提供治疗流程。

二、 治疗原则

急性心包炎的治疗原则为积极寻找并针对病因治疗，预防和解除心脏压塞，避免反复发作进展为慢性心包炎，酌情适当对症治疗。

三、 治疗细则

（一）病因治疗

对于结核性心包炎，应尽早开始多种药物联合抗结核治疗，并给予足够剂量和较长的疗程，直至结核活动停止后 1 年左右停药；化脓性心包

炎，应选用足量对致病菌有效的抗生素治疗，及时心包穿刺引流排脓，如疗效不显著可考虑心包切开引流，如心包增厚可考虑心包切除术；风湿性心包炎，应使用糖皮质激素抗炎治疗；特发性心包炎、病毒性心包炎常常具有自限性，但易反复发作，有近 1/4 患者反复发作，对反复发作的特发性心包炎，可考虑秋水仙碱（1 ~ 2mg/d）治疗。

（二）对症治疗

胸痛对症治疗 出现胸痛者宜卧床休息，直至胸痛消失或改善，避免剧烈活动。胸痛时可给予非甾体类抗炎药如阿司匹林（325 ~ 650mg，每日 3 次口服）、吲哚美辛（25 ~ 50mg，每日 3 次口服）、布洛芬（300 ~ 800mg，每 6 ~ 8h 口服）。如疼痛仍不能缓解，可予阿片类药物镇痛治疗。对

症药物使用的剂量和间隔建议根据症状的严重程度和对药物的敏感程度选择，直到疼痛症状消失。对症治疗药物的剂量相对较大，要注意胃肠道保护，预防消化道出血等。非甾体类抗炎药是急性心包炎治疗的基石，首选布洛芬。秋水仙碱单用或与非甾体类抗炎药合用对初发心包炎及预防复发有效。

对病因不明或无法针对病因治疗的急性心包炎患者，可采用秋水仙碱治疗。2015 年《欧洲心脏病学会心包疾病诊断和管理指南》将秋水仙碱作为急性心包炎治疗的 Ⅰa 类推荐药物。秋水仙碱口服后在胃肠道迅速吸收，血浆蛋白结合率低，仅 10% ~34% 左右，服药后 0.5 ~2h 血药浓度迅速达到峰值，并经肝脏代谢，从胆汁及肾脏（10% ~20%）排出，肝肾功能不全者应注意调整剂量，停药后药物排泄持续约 10 天。较常见的药物不良反应是腹痛、腹泻、恶心、呕吐、心悸、肌无力、骨髓抑制等。该药物抑制细胞正常有丝分裂，有致畸作用，育龄女性或其配偶在开始治疗前 3 个月、治疗期间及停药后 3 个月内应采用有效避孕措施，避免妊娠。秋水仙碱药物减量或停药过程中有出现心包炎复发的风险，应注意监测及随访。

CRP 可作为对症抗炎治疗疗程判断的一个指标。研究表明，治疗 1 周后的持续性 CRP 阳性提示急性心包炎的高复发或发展为复发性心包炎（recurrent pericarditis），抗炎治疗的疗程应持续到 CRP 转阴后的 1 ~2 周。药物治疗方案详见表 12 - 1 - 4。

如非必要，不建议使用抗凝药物如华法林、利伐沙班等，因为其可能引起心包内出血、心脏压塞等情况，但继发于急性心肌梗死等疾病的心包炎除外。

四、药物治疗方案（表 12 - 1 - 3）

表 12 - 1 - 3　急性心包炎常用对症治疗药物使用方法

药物	剂量	疗程	药物减停
阿司匹林	325 ~650mg 口服，每日 3 次	1 ~2 周	每周每次剂量减少 250 ~500mg
布洛芬	300 ~800mg 口服，每 6 ~8h	1 ~2 周	每周每次剂量减少 200 ~400mg
吲哚美辛	25 ~50mg 口服，每日 3 次	1 ~2 周	每周每次剂量减少 25mg
秋水仙碱	0.5mg 口服，每天 1 次（体重小于 70kg） 0.5mg 口服，每天 2 次（体重大于 70kg）	可达 3 ~6 个月	可无须减量停药，也可减量为 0.5mg 口服，隔天 1 次（体重小于 70kg） 0.5mg 口服，每天 1 次（体重大于 70kg）

注：胸痛症状和 CRP 可作为对症药物治疗疗程判断的一个重要指标；大剂量的非甾体抗炎药物必须考虑胃肠道损害；秋水仙碱用药过程可不减量，达疗程后直接停药。

作者：余鹏（福建省立医院）
审稿：周荣（山西医科大学第二医院）

参考文献

第二节　慢性心包炎

慢性心包炎（chronic pericarditis）常常由急性或亚急性心包炎发展而来，通常指心包炎症持续 3 个月以上。病理过程上，急性心包炎症之后心包可发生瘢痕粘连和钙质沉积。其病理学分型包括慢性粘连性心包炎、慢性渗出性心包炎和慢性缩窄性心包炎。多数患者只有轻微的瘢痕形成，伴有局部较为疏松的粘连，心包无明显增厚，不影响心功能，称为慢性粘连性心包炎，临床上可能无特殊表现；部分患者心包渗出持续存在，形成慢性渗出性心包炎，主要临床表现是心包积液；

少数患者由于形成了坚而厚的疤痕组织，心包失去伸缩性，明显地影响心脏的收缩和舒张功能，称为缩窄性心包炎，包括典型的慢性缩窄性心包炎（chronic constrictive pericarditis）和在心包渗出的同时发生心包缩窄的慢性渗出缩窄性心包炎，

后者临床上既有心包积液又有心包缩窄，多数在炎症不断活动和演变中转化为典型的慢性缩窄性心包炎。

因慢性缩窄性心包炎有其特殊的诊断过程和治疗方案，所以本节重点阐述慢性缩窄性心包炎。

诊断

一、诊断流程

慢性缩窄性心包炎多数为慢性病程，常有急性、亚急性或复发性心包炎病史，多数以全身液体积聚为表现，其心脏本身多无明显结构异常。

典型者结合心电图、心脏 X 线、心脏彩超、心脏 CT 等可以诊断，不典型者须要行心脏磁共振、心导管检查等明确诊断。慢性缩窄性心包炎的诊断流程如图 12 - 2 - 1。

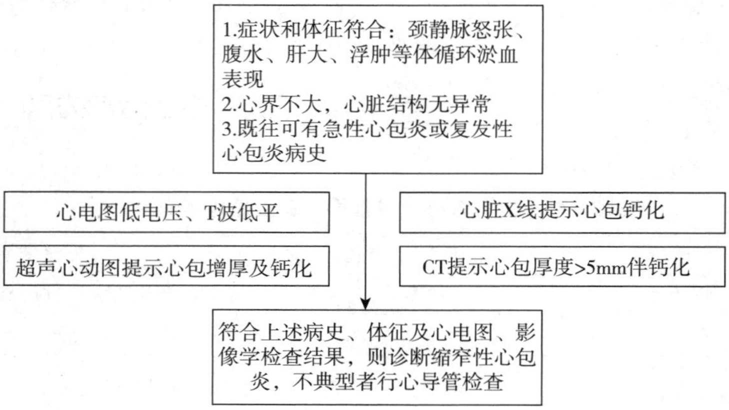

图 12 - 2 - 1　慢性缩窄性心包炎诊断流程

二、问诊与查体

（一）问诊和症状

缩窄性心包炎的起病常常较隐匿，心包缩窄出现在急性心包炎的数月至数年之间，一般为 2 ~ 4 年。在缩窄性心包炎发展的早期，体征常比症状更显著，即使在后期，出现明显的循环功能不全的患者也可以仅有轻微症状，其症状和体征类似于右心衰竭，具体表现如下。

1. 呼吸困难　劳累后呼吸困难常为缩窄性心包炎的最早期表现，是由于心排血量的相对固定，活动时不能相应增加所致。后期可出现大量的胸腔积液、腹腔积液、肺水肿等，静息状态下也可发生呼吸困难，甚至端坐呼吸。

2. 咳嗽　主要因为肺静脉压力升高，渗出的液体进入小气道所致。

3. 乏力　心排血量的下降是造成乏力的重要原因。

4. 水肿　由于静脉回流受阻，液体积聚在腔静脉系统，引起胸腔积液、大量腹腔积液和下肢水肿，可伴有肝脏肿大，压迫腹腔内脏器，产生腹部膨胀感。

5. 全身症状　包括食欲减退、衰弱、头晕、心悸等。

（二）查体和体征

1. 心脏体征　心脏浊音界正常或稍增大，心尖搏动减弱或消失，收缩期心尖部负性搏动，心音轻而遥远，第二心音肺动脉瓣成分可增强。部分患者在胸骨左缘第 3 ~ 4 肋间闻及心包叩击音。心率多较快，一般呈节律规则的窦性心律，有时也可闻及期前收缩、心房扑动、心房颤动等节律。

2. 心脏受压体征　心脏不能充分舒张，体循环受阻，出现颈静脉怒张、肝脏肿大、全身水肿、腹腔积液、胸腔积液等。缩窄性心包炎的腹腔积液较皮下水肿出现得早，且多数腹腔积液量大，与多数心衰的双下肢水肿表现不一致。其可能原

因为静脉压缓慢而持续性的升高，使皮下小动脉痉挛而内脏小动脉不痉挛，并且腹膜毛细血管比皮下毛细血管的通透性大，使皮下水肿发生时间晚于腹腔积液。心排血量减少使动脉收缩压降低，放射性引起周围小动脉痉挛，使舒张压升高，脉压变小。

三、辅助检查

（一）优选检查

1. 血常规及生化检查　多数无特征性改变，可有轻度贫血，病程较久者可出现淤血性肝功能损害，肾脏淤血可有持续性蛋白尿。

2. 胸腔积液及腹腔积液检查　通常为漏出液。

3. 心电图检查　QRS 波呈低电压，尤其是肢体导联，可伴有 T 波低平或倒置。两者同时存在是诊断缩窄性心包炎的有力证据，心电图改变常常提示心肌受累的范围和程度。

4. X 线检查　约半数的缩窄性心包炎患者存在心包钙化，心影可轻度增大或正常。心影增大、心包增厚，心包内有残余积液，膈肌升高，可使心影呈向两侧均扩大的三角形或球形，心缘变直或形成异常心弓，如主动脉结缩短或隐蔽不见，左右心房、右心室、肺动脉圆锥增大，上腔静脉扩张，肺门影增大，肺血管充血。

5. 心脏超声心动图　是最常用的诊断缩窄性心包炎的无创检查手段。可见心包增厚、粘连、回声增强，心房增大而心室不大，室壁运动受限，室间隔舒张期矛盾运动，上下腔静脉增宽，肝静脉增宽。超声心动图还可以了解残余心包积液的量等信息。

6. 心脏 CT 显像　对心包增厚具有相当高的特异性和分辨率。一般正常心包厚度小于 3mm，而缩窄性心包炎的厚度可达 6mm 以上，并可见心包明显钙化（图 12 - 2 - 2、图 12 - 2 - 3）。

7. 心脏 MRI 显像　可分辨心包增厚及有无缩窄存在。

（二）可选检查

1. 心导管检查　是一种有创的检查手段，但可明确诊断。右心导管检查的主要特点为肺微血管压、肺动脉舒张压、右心室舒张末期压、右心房平均压和腔静脉压均显著增高和趋向相等，心排血量降低。右心室压力曲线呈现舒张早期下陷和舒张晚期的高原平台波（图 12 - 2 - 4）。右心室的舒张末压常常是收缩压的 1/3，有轻微的肺动脉高压。右心房压力呈 M 型，a 波与 V 波几乎同等高度。吸气后屏气时，右心房压力曲线升高。限制型心肌病者右心室收缩压明显升高达 60mmHg 以上，左心室舒张压超过右心室舒张压 5mmHg 以上。

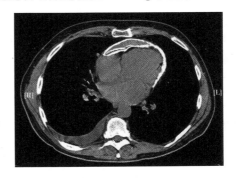

图 12 - 2 - 2　慢性缩窄性心包炎心尖部钙化

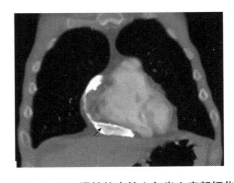

图 12 - 2 - 3　慢性缩窄性心包炎心底部钙化

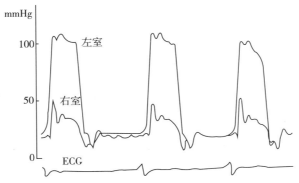

图 12 - 2 - 4　慢性缩窄性心包炎心导管检查压力曲线（右心室舒张早期压力曲线下陷波，舒张晚期高原平台波，舒张晚期收缩压及舒张压相差小于 5mmHg）

2. 心包活检 利用心包腔的纤维内镜活检，对了解缩窄性心包炎有一定帮助。

（三）新检查

基于结核感染是慢性缩窄性心包炎的最常见病因，结核感染 T 细胞斑点试验及近年来新开展的分子检测方法 Xpert 结核分枝杆菌/利福平试验（Xpert MTB/RIF 试验）可对慢性心包炎的病因诊断提供一定的帮助。

四、 诊断及其标准

（一）诊断标准

患者有明显腹腔积液、肝大、颈静脉怒张（Kussmaul 征）等体循环淤血表现，而无显著心脏扩大或心脏结构异常，应考虑缩窄性心包炎。结合患者慢性疾病过程，既往有急性心包炎病史，心电图 QRS 低电压、T 波低平，心脏 X 线发现心包钙化，CT、超声心动图等出现心包增厚、钙化，进一步支持缩窄性心包炎。不典型病例需进一步行右心导管检查。

（二）风险评估和危险分层

慢性缩窄性心包炎多为慢性起病，有较长的就诊时间，多数容易明确诊断。其风险更多的是不规范的诊治过程导致的血管内容量不足及电解质紊乱，及时监测及手术治疗能减少慢性缩窄性心包炎的风险及并发症。

（三）并发症诊断

1. 心原性恶液质（cardiac cachexia） 患者长期患慢性缩窄性心包炎（心原性原因），导致全身浮肿，食物吸收消化障碍，进而体内氧化代谢过程障碍，营养物质不能被有效利用，生活逐步不能自理，长期卧床，全身多个脏器功能逐步发生障碍，极度消瘦、浮肿、乏力。

2. 心肌萎缩 患者增厚钙化的心包、心包积液等长期对心肌应力压迫及慢性炎症的长期刺激，

导致心肌舒张受限，进而发生心肌细胞废用性、炎症性坏死及凋亡的过程，可进一步导致心脏收缩功能下降及全心功能衰竭。故诊断明确的慢性缩窄性心包炎应尽早行心包切除术治疗。

3. 心房颤动 慢性缩窄性心包炎患者因心室舒张受限及心外膜反复炎症，早期可出现心房期前收缩，此后逐步发展为阵发性或持续性心房颤动。心包切除术后，部分房颤患者可维持窦性心律。

五、 鉴别诊断

（一）肝硬化失代偿期伴腹腔积液

肝硬化失代偿期可出现腹腔积液、肝脏肿大、浮肿，与缩窄性心包炎类似，但无颈静脉怒张等上腔静脉回流静脉压升高的表现，无奇脉，心尖搏动正常，心脏影像学无明显心包增厚钙化表现。肝硬化患者有肝掌、蜘蛛痣，肝脏影像学明显异常，食管胃底静脉曲张等表现亦有助于鉴别。

（二）肺心病

肺原性心脏病出现右心衰竭时可出现肝脏肿大、腹腔积液、浮肿、颈静脉怒张等表现，需与慢性心包炎鉴别。肺心病多有慢性肺部疾病基础，合并感染多有感染表现及肺部啰音等，血气分析可见明显缺氧及代偿改变，甚至出现呼吸性酸中毒等，心电图提示右室肥厚等，X 线可见肺动脉干增宽、心影增大等改变，心脏彩超提示肺动脉压明显升高及心脏结构改变。

（三）限制性心肌病

原发性或继发性限制性心肌病由于心内膜或心肌浸润或纤维瘢痕形成，心肌顺应性丧失，心室充盈受限，可出现类似缩窄性心包炎症状和体征，临床鉴别常常较困难（表 12-2-1），必要时可行心内膜或心包活检鉴别。

表 12-2-1 缩窄性心包炎和限制型心肌病的鉴别

鉴别项目	缩窄性心包炎	限制型心肌病
呼吸困难	逐步发生，逐步进展	初始即较明显
吸气时颈静脉扩张	有	无
奇脉	常有	无
二尖瓣及三尖瓣杂音	无	常有
舒张期心音	第二心音后早期出现心包叩击音	第二心音晚期出现第三或第四心音
X线	心包钙化，心脏轻度增大	心包无钙化，心脏明显增大
心电图	QRS 低电压和广泛性 T 波改变，多数无传导阻滞	也可有 QRS 波低电压和 T 波改变，常有房室和心室内传导阻滞
收缩时间间期测定	正常	射血前间期延长、左心室射血时间缩短
超声心动图	心房轻度扩大或正常 舒张早期二尖瓣血流速度随呼吸运动变化大	心房显著扩大 舒张早期二尖瓣血流速度随呼吸运动变化小
血流动力学检查	左右心室舒张末期压相等或差异小于 5mmHg 右心室收缩压≤50mmHg 右心室舒张末期压 >1/3 右心室收缩压	左右心室舒张末期压差异大于 5mmHg 右心室收缩压 >50mmHg 右心室舒张末期压 <1/3 右心室收缩压
CT	心包增厚钙化	心包正常
心内膜活检	正常	异常
洋地黄类药物治疗反应	静脉压不变	静脉压下降

（四）心脏瓣膜病局限性心包缩窄

部分心脏瓣膜病可出现心脏瓣膜附近心包粘连和缩窄，形成类似缩窄性心包炎的症状和体征，如二尖瓣及三尖瓣瓣膜病合并局限于房室沟的慢性心包炎，可出现体循环淤血的体征，类似缩窄性心包炎，但瓣膜性心脏病多数有特征性的心脏杂音及心脏瓣膜改变。心脏彩超有助于心脏瓣膜病诊断。心导管检查有特征性的压力曲线改变，有助于缩窄性心包炎诊断。

治疗

一、治疗流程

（1）明确诊断慢性缩窄性心包炎者，拟行心包剥离术（pericardiectomy），尽量行心导管检查。

（2）术前应改善患者的一般状态，严格休息，低盐饮食，使用利尿剂或抽出过多的胸腹腔积液，纠正可能的贫血和心力衰竭。

（3）结核性心包炎术前应尽量控制活动的结核感染。

（4）术前适当使用洋地黄类药物控制心率，避免使用 β 受体拮抗剂、钙离子通道拮抗剂。

（5）慢性缩窄性心包炎诊断明确者，应建议及早施行心包剥离术。

二、治疗原则

慢性渗出性心包炎如已知相关病因，则积极处理病因及原发病；慢性缩窄性心包炎明确诊断者，应建议及早施行心包剥离术。如出现心力衰竭症状，适当对症治疗。

三、治疗细则

慢性缩窄性心包炎行心包剥离术 术前常规放置上腔静脉及下腔静脉测压管，术中取胸骨正中切口（胸骨正中切口径路是外科治疗慢性缩窄性心包炎最佳的手术径路，应尽量避免左胸前外侧切口），左室前侧心包上作牵引线，在牵引线间十字切开心包，暴露心肌，钝性分离心包和心肌，防止心肌撕裂。剥离顺序应该遵从逆血流方向的原则，先开放流出道，然后流入道，先左心后右心。自左室流出道开始，然后剥离右室流出道，逐步扩展至整个右心室。心房、膈面及心尖部表面心包应尽量切除，心包切除范围两侧至膈神经，上至主动脉及肺动脉根部，下至心包膈面及心尖部，彻底切除上下腔静脉缩窄环。

术后中心静脉压力降至 $10 \sim 14cmH_2O$，提示手术效果满意。术后如证实为活动性结核感染，应进行抗结核治疗 1 年以上。因水钠潴留及心脏长期受到束缚，心肌常有萎缩和纤维变性，术后需适当使用利尿剂及强心药物。静脉补液必须谨慎，否则易导致急性肺水肿。

作者：余鹏（福建省立医院）

审稿：周荣（山西医科大学第二医院）

参考文献

第三节　心包肿瘤

图 12 - 3 - 1　心包肿瘤
思维导图

解剖学上发生在心包的肿瘤即心包肿瘤（pericardial tumor），包括原发性与继发性心包肿瘤。按照国际疾病分类第十一次修订本（ICD - 11）心包肿瘤的定义，原发性心包肿瘤包括恶性间皮瘤（malignant mesothelioma）、血管肉瘤、滑膜肉瘤、生殖细胞肿瘤、孤立性纤维性肿瘤、畸胎瘤、血管瘤等。

▷ 诊断

一、　症状和体征

心包肿瘤起病隐匿，因肿瘤或者恶性心包积液形成缓慢，早期一般无症状。当心包积液量超过 500ml 后的心包肿瘤晚期逐渐出现心包积液的呼吸困难、心悸、水肿等症状。当肿瘤造成心脏压塞或累及传导系统或心肌时，可引起心律失常甚至猝死（详见本章第一节"急性心包炎"、第四章第四节"心脏压塞"的临床表现）。因症状和体征非特异性，临床上容易漏诊和误诊。以下几点对临床上原发性心包肿瘤的诊断有参考价值。

（1）反复发生心包渗液，经抗结核治疗不但无好转，病情反而逐渐加重，穿刺排液后迅速再发，应考虑有心包肿瘤的可能。

（2）心影轮廓异常，局部呈不规则的凸出或结节，不能用心脏疾患加以解释时，要高度怀疑心包肿瘤的可能。

（3）无明显诱因而难以控制的心力衰竭，特别是对静脉压显著升高、肝脏肿大、腹腔积液和持久性水肿者，应怀疑心包肿瘤。

（4）不可解释的胸痛伴脉压减小，有奇脉和上腔静脉阻塞等。

（5）临床排除继发性心包肿瘤，又持续有肿瘤标志物异常、心包占位等肿瘤证据的。

二、　辅助检查

1. 心电图　心包肿瘤的心电图改变非特异性，出现明显心包积液可出现心包积液心电图改变，如窦性心动过速、肢体导联低电压，以及广泛导联（aVR 导联除外）的 ST 段下移、T 波低平或倒置。

2. 超声心动图　是最常见的检查手段，对大量心包积液和心脏压塞患者可以实现床边探查和动态探查。心包肿瘤多表现为占位效应和心包积液，良性心包肿瘤以占位效应表现为主，恶性心包肿瘤以合并心包积液的多见。

不同心包肿瘤有不同的特点。如心包脂肪瘤：超声下表现为圆形或半圆形，密度均质性，肿块病变区均匀回声，边缘光整规则。心包畸胎瘤：畸胎瘤见于任何器官组织，但好发于前纵隔中下部，发生于心包者极为罕见。畸胎类肿瘤通常分为两类：囊性畸胎瘤和实质性畸胎瘤。由于肿瘤内含有多数不同组织，超声下表现为密度均匀或不均匀密度影，囊壁可见半环或环状钙化，瘤内可见骨影或牙齿状高密度回声阴影。心包间皮瘤：是一种少见的心包恶性肿瘤，超声下可见心包肿块和中大量心包积液。

3. 胸部CT 胸部CT是诊断心包肿瘤的重要手段，对心包肿块及心包周边情况判断起重要作用，能够清楚显示纵隔、心包腔的横断面解剖，对鉴别肿块是囊性还是实质性有独到之处。同时，胸部CT还能判断有无合并肺部、乳腺等邻近器官肿瘤，可更为详尽地提供解剖学方面的资料。其对心包肿瘤诊断敏感性和特异性可达90%以上。原发性心包恶性间皮瘤CT下依肿瘤生长方式分为肿块型和弥漫型两种表现方式。弥漫型心包间皮瘤可见心包弥漫增厚，伴有大量心包积液，部分易误诊为缩窄性心包炎；肿块型表现为心包占位改变，边界欠清晰，密度可不均匀，CT值在40～50U左右，增强后可有轻中度强化，CT值可升高至50～60U以上。

4. 心脏磁共振 心脏磁共振是对超声心动图和胸部CT诊断心包肿瘤的重要补充，对判断肿瘤的良恶性有重要意义。如心包间皮瘤可呈结节、团块样生长，T1加权像呈等低信号，T2加权像呈稍高信号。

5. 全身PET-CT检查 其对不明性质的心包肿瘤及起源不明的继发性心包肿瘤原发病灶的判断有重要作用，特别是对淋巴瘤、黑色素瘤等疾病的诊断，有临床指导意义。^{18}F-FDG PET-CT除了能反映普通CT平扫和增强的表现外，最大标准化摄取值（maximum standard uptake value，SUV_{max}）还能评估病灶的葡萄糖代谢情况，对病灶的良恶性判断有指导意义。一般来说，SUV_{max}越高，则病变的恶性程度越高，间皮瘤的SUV_{max}可达5～10倍以上。

6. 心包积液分析 心包穿刺后，心包积液肿瘤标志物、心包积液乳酸脱氢酶、心包积液细胞学检查对心包肿瘤的诊断均有一定帮助。有研究显示，联合检测心包积液癌胚抗原及糖肽类抗原72-4（CA 72-4）对恶性心包积液的诊断的灵敏度可达96.8%，特异度可达93.2%。

7. 心包活检或肿瘤穿刺检查 其可以明确肿瘤的病理学改变，确诊心包肿瘤。但肿瘤穿刺有造成肿瘤扩散或转移风险。

三、 诊断及其标准

（一）诊断标准

病理诊断 原发性心包肿瘤的确诊依赖病理学结果，不同心包肿瘤的病理学特点不一。如原发性恶性心包间皮瘤（primary malignant pericardial mesothelioma，PPM）在病理上大体观呈"鱼肉"样肿物，大小不一；HE染色肿瘤细胞呈上皮样形态，部分排列成乳头状，肿瘤细胞核浆比增大，核深染，核仁明显；免疫组化结果显示，肿瘤细胞的CK（钙结合蛋白）、Vimentin（中间丝蛋白）、D2-40、WT-1（肾母细胞瘤抗原-1）及抗间皮细胞抗原均呈阳性表达。

继发性心包肿瘤的诊断需要明确原发病灶及转移病灶的病理学后诊断。

（二）风险评估及危险分层

影响心包肿瘤风险判断的是心包肿瘤对心包和心脏的浸润程度，以及是否存在心脏压塞，心包积液产生的速度和产生的总量是判断是否容易引起心脏压塞的关键因素。

（三）并发症诊断

1. 心脏压塞 是心包肿瘤最常见的并发症。巨大心包肿瘤或肿瘤性心包积液是造成心脏压塞的常见原因，可出现呼吸困难、水肿、胸痛、心悸等症状，心界常明显扩大。当心包积液量逐步增加至500～1000ml以上，可出现心脏压塞。

2. 慢性心包炎 慢性心包炎（chronic pericarditis）常常由急性或亚急性心包炎发展而来，通常指心包炎症持续3个月以上。部分良性心包肿瘤或恶性程度较低的恶性心包肿瘤可发生反复心包积液，最终进展为慢性心包炎。对不明原因的反复心包积液应积极寻找病因，必要时进行心包活检等检查以明确心包肿瘤诊断，避免进展为慢性心包炎。

四、 鉴别诊断

（一）心包囊肿

心包囊肿是一种罕见的先天性心包发育异常性疾病。心包囊肿的形成原因是胚胎时期在心包形成过程中，胚胎间质有一些隐窝出现，如果这些隐窝融合在一起就形成了原始的心包腔，一旦其中一个隐窝不能与其他的融合，且独立存在，便形成心包囊肿。临床上大多数系偶然发现，50%～75%心包囊肿无症状，表现为良性的过程，但当囊肿发生肿块效应，压迫邻近结构如心脏、大血管、食管、气管等，抑或伴随并发症如破裂、炎症和出血等，则可出现相应症状。超声心动图是诊断心包囊肿最常用的手段，超声上表现为单房（偶有多房）、壁薄、平均大小1～5cm（最大径可达到28cm）、球形或泪滴形、紧贴心包或经蒂与心包相连（与心包腔不相通）的囊性结构。影像上心包囊肿多为囊性低密度结构，可与心包肿瘤鉴别。

（二）胸腺瘤

胸腺瘤指起源于胸腺的肿瘤，多位于前上纵隔，不典型者可位于中纵隔，毗邻心包。胸部CT、心脏彩超等显示胸腺瘤多位于心包外或由心包外向心包内浸润生长，可与心包肿瘤相鉴别。

（三）缩窄性心包炎

早期的弥漫性生长的原发性心包间皮瘤可表现为心包的弥漫增厚，应注意与缩窄性心包炎鉴别。

治疗

一、治疗流程

首先，要确定患者是否为原发性心包肿瘤，如系原发性心包肿瘤，则进一步区分肿瘤的良恶性。良性原发性心包肿瘤如出现压迫症状，建议手术切除治疗，预后多数较好；恶性原发性心包肿瘤治疗应兼顾症状的缓解和肿瘤，多途径、多方法综合治疗（图12-3-2）。

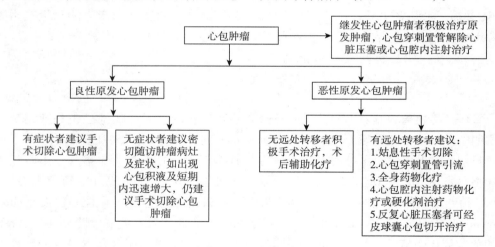

图 12-3-2 心包肿瘤治疗流程

二、治疗原则

原发性心包肿瘤相对少见，对原发性有症状的心包肿瘤的治疗应采取积极手术切除。无法手术切除的原发性心包肿瘤及继发性心包肿瘤多见。如为继发性心包肿瘤，多数为恶性肿瘤的中晚期，其治疗是以缓解心脏压塞和症状为目的，同时应积极治疗恶性肿瘤的原发灶。可予心包穿刺及心包积液置管引流，缓解心包积液症状。心包内药物化疗（如肺癌、乳腺癌可选择顺铂治疗）与全身化疗结合，被认为可能对继发性心包肿瘤有效，最终能尽量提高患者生活质量，延长有效生存时间。

三、治疗细则

（一）手术治疗

有症状的良性原发性心包肿瘤或无远处转移的原发性恶性心包肿瘤一经明确诊断，应尽早手术切除。无法完全切除病灶或全身其他脏器功能差是手术的相对禁忌症。有效手术方法与缩窄性心包炎的手术方法相同。术前应给予必要的支持、利尿等处理,以改善症状和提高对手术的耐受能力。手术切除范围要适宜,以防止术后心衰的发生。良性心包肿瘤的预后较好。

存在远处转移的原发性恶性心包肿瘤无法控制症状或反复心脏压塞时,可考虑行姑息性手术切除肿瘤或剑突下心包切开术治疗。经皮球囊心包切开术使心包腔直接和胸腔相通,使心包积液引流到胸腔,可有效改善(有效率可达90%以上)反复心脏压塞,但该方法存在肿瘤扩散的风险。

(二)心包穿刺置管引流

对于有症状的继发性心包肿瘤或无法手术的原发性心包肿瘤,可行心包穿刺和/或置管引流,防止心脏压塞。

(三)化学药物治疗

对不能手术切除的恶性心包肿瘤患者,可以考虑全身化疗或心包腔内注射化疗药物治疗。有报道,培美曲塞 $500mg/m^2$ 或者培美曲塞 $500mg/m^2$ + 顺铂 $75mg/m^2$ 化疗 4~6 次对治疗有效。心包腔内注射细胞生长抑制剂、硬化剂或免疫调节剂可能对该类患者有效。顺铂对继发于肺癌的心包肿瘤最有效,塞替派对继发于乳腺癌的心包肿瘤较有效,且上述两种药物不易出现缩窄性心包炎。对大量心包积液患者,还可选用四环素作为硬化剂注射入心包腔。该药物可控制约85%的恶性心包积液,但会出现发热、心律失常、胸痛等不良反应,远期可出现缩窄性心包炎。上述化疗及心腔内注入药物治疗方案均未得到系统的临床试验证实有效。

(四)放射治疗

有学者认为,放射治疗可改善无法手术切除的原发性恶性心包肿瘤患者的生存率。但多数学者认为,放射治疗对于改善患者症状和提高患者生存率有限,放射治疗仅对放射敏感的淋巴瘤或白血病引起的继发性心包肿瘤患者使用,其不良反应是易引起心包炎及心肌炎。

作者:余鹏(福建省立医院)

审稿:周荣(山西医科大学第二医院)

参考文献

第十三章 感染性心内膜炎

感染性心内膜炎（infective endocarditis，IE）是指由病原微生物循血行途径引起的心内膜、心脏瓣膜或临近大动脉内膜的感染，伴赘生物形成（vegetation），可以指1个或多个心脏瓣膜感染，也可指心内装置感染。

诊断

一、诊断流程

2015年，ESC指南提出的IE诊断流程如图13-1-1所示，对于临床怀疑IE的患者，结合临床表现、超声心动图、血培养根据改良的Duke标准进行初步诊断。血培养阴性时，需行进一步的微生物学检查；当TEE/TTE结果为阴性或可疑时，MRI、CT、正电子发射断层显像（PET-CT）等影像学技术有助于发现瓣膜损害和栓塞事件，提高Duke标准的敏感性。此外，Duke标准仍存在局限性，尤其对人工瓣膜和心脏装置相关IE，不能代替医生的临床判断。

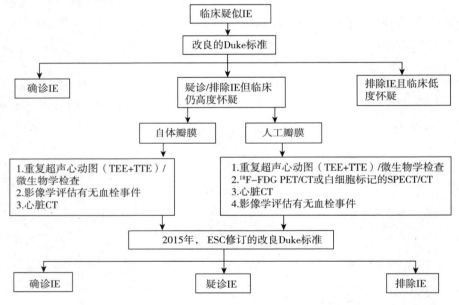

图 13-1-1 2015 ESC 指南中 IE 的诊断流程

二、问诊与查体

（一）危险因素

既往由于缺乏抗生素，该病多见于风湿性瓣膜病、先天性心脏病等结构性心脏病的年轻患者。随着医疗卫生水平的不断提高、风湿性瓣膜病的患病率逐渐降低，人工心脏瓣膜、血液透析、血管内装置（静脉置管、血管内操作）、免疫抑制治疗（如糖皮质激素）等多种医源性因素及静脉注射吸毒等已成为IE的主要危险因素。本世纪以来，心脏植入电子装置（cardiac implantable electronic device，CIED）和经导管主动脉置换术的应用也被认为与IE的发生有关。

（二）症状

IE患者的临床常见症状包括：①感染症状（发热、畏寒、乏力、盗汗、肌肉关节痛、纳差、体重下降及骨髓炎、脾脓肿相关局部疼痛等）。②心脏方面的症状（因心脏受累导致的乏力、活动后心悸、胸痛、气短、端坐呼吸、腹胀、浮肿）。③栓塞症状（腰痛、血尿、腹痛、便血、胸痛、咳血、头痛、恶心、呕吐、偏瘫、一过性失语等可能提示肾、肠系膜、肺动脉以及脑栓塞的表现）。此外，还应注意牙痛及胃肠道、泌尿道感染等提示菌血症来源的局部症状。

（三）体征

除发热（90%）外，心脏杂音是 IE 最常见的临床表现（85%），其他常见体征包括肝脾大、线状出血、瘀点等。皮肤黏膜的特殊体征（Roth 斑、Janeway 损害或 Osler 结节）高度提示 IE 但相对少见，心力衰竭、卒中、菌栓栓塞或迁移性感染（如脊椎骨髓炎、周围脓肿）等全身并发症的体征更为常见。病程较长者可能出现杵状指/趾。具体内容见表 13-1-1。

表 13-1-1 IE 相关症状及体征

类型	临床表现
全身性感染	①发热：热型不规则，老年、心力衰竭、尿毒症、体质差和已用过抗生素者体温可正常 ②乏力，纳差，肌肉关节酸痛，进行性贫血 ③继发于菌栓栓塞的迁移感染病灶
心脏病变	①心脏杂音（85%）：新发或发生变化的杂音为本病的特征性体征，与基础心脏疾病和赘生物的部位有关 ②心力衰竭：多见于治疗不及时或治疗无效者，常出现心力衰竭或心力衰竭加重，是死亡的重要原因 ③心律失常：感染性心内膜炎引起的心律失常除心房颤动外，多数为期前收缩。累及主动脉瓣的感染较易蔓延至传导系统，出现房室传导阻滞 ④心肌炎：常表现为胸痛及心力衰竭相关症状体征 ⑤心包炎（化脓或非化脓性）：可引起胸痛或心包填塞 ⑥心脏内瘘：感染播散至心肌还可致主动脉心房瘘或主动脉心室瘘，少数情况可导致动脉瘤、主动脉夹层或心肌穿孔
全身免疫反应	①Osler 结节：手指或足趾末端掌面较大的皮内或皮下栓塞损害，约如青豆大小，略微隆起，多呈紫红色，有明显压痛 ②指甲下可出现条纹状出血，有压痛 ③杵状指：部分患者晚期可出现杵状指 ④脾肿大：质软有轻压痛
血管损害或栓塞	①脑栓塞：可导致缺血性卒中、出血性卒中、短暂性脑缺血、无症状性脑梗死、细菌性动脉瘤、脑脓肿、脑膜炎，表现为癫痫、偏瘫、失语等神经系统定位体征 ②肾栓塞：可表现为急性肾衰，可有菌尿、血尿及腰痛 ③肺栓塞：常发生于右心 IE，表现为胸膜炎性胸痛、呼吸困难、发绀、咯血或休克，可合并细菌性肺炎、肺脓肿、胸腔积液、气胸 ④脾栓塞：患者可出现左上腹急性腹痛、脾大、脾区摩擦音 ⑤冠状动脉栓塞：导致急性心肌梗死，表现为缺血性胸痛 ⑥肠系膜动脉栓塞：表现为腹部剧烈疼痛、腹肌紧张等 ⑦肢体动脉栓塞：导致肢体缺血，出现疼痛、麻木、皮温低、皮肤苍白、血管搏动消失 ⑧视网膜中心动脉栓塞：表现为突发偏盲或失明 ⑨皮肤淤点：多分布在上腔静脉引流区、下肢、眼结膜和口腔处，中心呈灰色或白色 ⑩Roth 斑：视网膜棉絮状出血区，中心呈白色 ⑪Janeway 损害：手掌或足底部无痛性出血性斑疹

三、辅助检查

（一）优先检查

1. 超声心动图 经胸超声心动图（transthoracic echocardiography，TTE）及经食管超声心动图（transesophageal echocardiography，TEE）是诊断 IE 的主要检查手段。超声心动图可用于评价瓣膜功能障碍、栓塞风险和血流动力学异常的严重性、心功能、异常分流等，是 IE 重要的随访监测手段。IE 患者实施超声诊断的推荐意见见表 13-1-2，临床怀疑 IE 患者的超声检查流程见图 13-1-2。

表 13 − 1 − 2　2015 年，欧洲心脏病学会指南中 IE 患者实施超声诊断的推荐意见

	推荐意见	推荐级别[a]	证据水平[b]
疾病诊断	所有临床怀疑 IE 者推荐行 TTE 作为一线检查手段	I	B
	所有临床怀疑 IE 但 TTE 结果阴性或无法诊断 IE 时推荐行 TEE	I	B
	临床怀疑 IE 且有人工瓣膜植入或心内器械者推荐行 TEE	I	B
	初始超声阴性而临床仍高度疑似 IE 者应 5~7 天后复查 TTE 和（或）TEE	I	C
	金黄色葡萄球菌血症者应考虑行 TEE	II a	B
	孤立的右心自体瓣膜 IE 如 TTE 图像质量清晰、诊断明确时可不行 TEE，其余 IE 患者即使 TTE 阳性也应考虑行 TEE	II a	C
药物治疗期间	临床怀疑新出现 IE 并发症（新的杂音、栓塞、持续发热、心力衰竭、脓肿、房室传导阻滞）时应立即复查 TTE/TEE	I	B
	无 IE 并发症者应考虑定期复查 TEE 或 TTE 筛查无症状的新发并发症，根据既往表现、微生物类型、初始治疗反应等确定复查频率和方式	II a	B
外科手术期间	所有 IE 外科手术中均推荐行超声心动图检查	I	B
治疗结束	抗感染治疗结束时应行 TTE 评估心脏及瓣膜的结构和功能	I	C

注：[a] 推荐类别 I 类为推荐应用，已证实和（或）一致认为有益和有效；II 类为疗效的证据尚不一致或有争议，其中相关证据倾向于有效的为 II a 类，应该考虑应用，尚不充分的为 II b 类，可以考虑应用；III 类为不推荐应用，已证实或一致认为无用和无效，甚至可能有害；[b] 证据来自多项随机对照临床试验或多项荟萃分析为 A 级；证据来自单项随机对照临床试验或非随机研究为 B 级；证据来自小型研究或专家共识为 C 级。

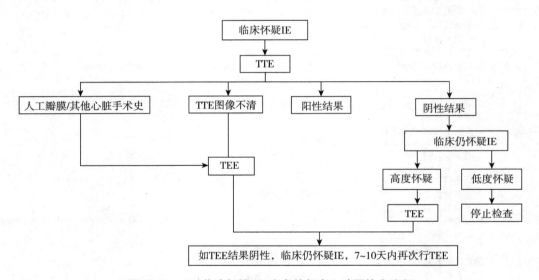

图 13 − 1 − 2　临床怀疑 IE 患者的超声心动图检查流程

TTE 经胸超声心动图；TEE 经食管超声心动图；IE 感染性心内膜炎

2. 血培养　血培养是诊断 IE 的重要方法。在抗生素治疗开始前应该在严格无菌操作下，从两个不同部位，每隔 30min 采集至少 3 份外周静脉血标本，每份至少 10ml，同时进行需氧菌和厌氧菌培养。IE 通常为持续菌血症，不需要一定在发热或畏寒时采集血培养，发热间歇期采集血培养的阳性率与发热期比较无差异，也无需一定要取动脉血送血培养（图 13 − 1 − 3 和图 13 − 1 − 4）。

血培养阴性在 IE 中的发生率约为 31%。最常见的原因为血培养前应用了抗生素，此时需要停用抗生素并复查血培养；另一类常见的原因是病原体为真菌、苛养微生物等非典型病原体，相对常见于留置静脉导管、人工瓣膜、植入起搏器、免疫抑制状态或肾功能衰竭的患者。血培养阴性时应根据患者的基础疾病、当地的病原学流行情况调整检测方法，使用特殊培养基、血清学检测、聚合酶链反应（PCR）、质谱鉴定等微生物鉴定技术（表 13 − 1 − 3）。

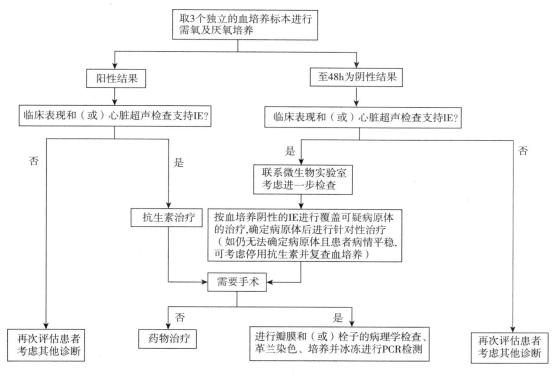

图 13 - 1 - 3　2014 年中国专家共识推荐的 IE 血培养微生物学诊断流程

PCR 聚合酶链反应

血培养结果需要结合患者的临床表现和心脏超声检查来进行综合判断。对于血培养阴性但临床提示 IE 的患者来说，应考虑非典型病原体、抗生素治疗影响等可能，进一步完善微生物学检查，治疗上覆盖可疑病原体，必要时停用抗生素后复查血培养。

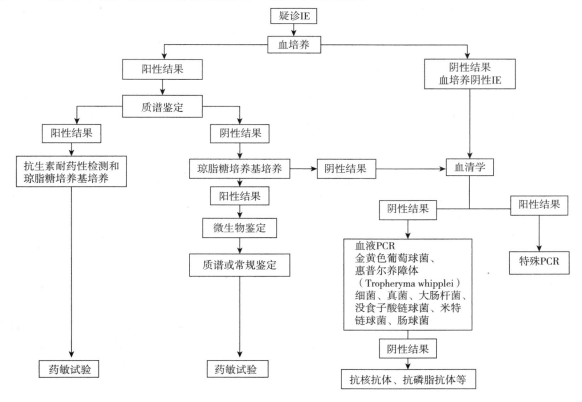

图 13 - 1 - 4　2015 年 ESC 指南推荐的 IE 血培养微生物学诊断流程

PCR 聚合酶链反应

2015 年 ESC 指南建议，对于血培养阳性的样本来说，除常规的微生物鉴定和药敏试验外，应用质谱技术检测培养液/培养基内的肽类，有助于病原微生物的快速鉴定。如血培养阴性而临床疑诊 IE，建议进行系统的病原血清学（包括伯纳特立克次体、巴尔通体菌属、曲霉菌、肺炎支原体、布鲁氏菌、军团菌等）、血液 PCR 以及自身抗体检测（图 13 - 1 - 4）。

表 13 - 1 - 3　血培养阴性 IE 的少见病原体检测

病原体	诊断步骤
布鲁菌属	血培养；血清学；手术切除样本的组织培养、免疫组织化学及 PCR
伯纳特立克次体	血清学（Ⅰ期 IgG 抗体滴度 >1∶800）；手术切除样本的组织培养、免疫组织化学及 PCR
巴尔通体菌属	血培养；血清学；手术切除样本的组织培养、免疫组织化学及 PCR
惠普尔养障体	手术切除样本的组织病理和 PCR
支原体	血清学；手术切除样本的组织培养、免疫组织化学及 PCR
军团菌属	血培养；血清学；手术切除样本的组织培养、免疫组织化学及 PCR
真菌	血培养；血清学；手术切除样本的 PCR

注：PCR 聚合酶链反应；IgG 免疫球蛋白 G。

（二）可选检查

1. 实验室检查　实验室化验主要用于反映疾病严重程度，是微生物学和影像学检查的补充，不作为 IE 诊断标准。血常规、CRP、血沉、炎症因子等炎症指标及降钙素原可反映感染严重程度；肌钙蛋白、血 BNP 或 NT - proBNP 等心脏标志物提示心肌损伤及心功能不全程度；乳酸、谷丙转氨酶、胆红素、血肌酐、血小板计数等反映因心力衰竭、炎症或菌栓栓塞所致的器官功能障碍。

2. 组织学、免疫学及分子生物学技术　手术切除的瓣膜或栓子样本的组织病理检查是诊断 IE 的金标准，除此之外，还可用于指导药物的选择。

手术切除的瓣膜或赘生物应完整的保存在无菌容器中，进行组织匀浆培养，以便尽可能鉴定细菌种类。组织培养阴性的病例，可通过 PCR 快速检测组织样本中的苛养及无法培养的病原体，原位 PCR 技术能够在组织切片上直接对病原体进行定性、定位检测，但组织样本的固定处理可能降低其敏感性。此外，PCR 方法亦可用于血液样本的检测，临床上可作为血培养的补充方法（图 13 - 1 - 4）。

3. 心电图　IE 患者心电图可检出各种心律失常。心肌受累者可出现非特异性 ST - T 改变甚至急性心肌梗死样改变；IE 时瓣周组织受累尤其是主动脉瓣环处局限心肌炎或脓肿，可出现房室传导阻滞、室内传导阻滞。

4. X 线检查　胸部 X 线所见肺纹理情况可用于判断 IE 患者瓣膜或心肌损伤所致肺淤血、肺水肿的程度及治疗反应性，可发现人工瓣膜移位、肺部感染所致多发片状肺部浸润、胸腔积液、右心瓣膜 IE 菌栓脱落所致脓毒性肺栓塞病灶等。

5. 其他影像学检查　其他影像学检查技术可作为超声心动图的补充，用于评估感染播散、瓣周脓肿形成及扩散、隐匿感染灶、人工瓣膜病变，以及对全身性栓塞的评估。

CT 检出脓肿、假性动脉瘤的精确性与 TEE 相近，评价瓣周脓肿的扩散情况可能优于 TEE；对于主动脉瓣 IE，有助于外科术前评估瓣膜和主动脉的内径、解剖结构、钙化情况；对于肺动脉瓣/右心系统 IE，有助于发现肺部合并症，如肺脓肿、肺梗死；CT 评价人工瓣膜 IE 相关的瓣膜病变可能优于超声心动图。此外，CT 检查可全面快速的评估神经系统并发症及脾梗死等脏器栓塞。

核磁共振（magnetic resonance imaging，MRI）有助于对未确诊及无神经症状的脑栓塞 IE 患者的临床诊断，以及对有神经症状患者脑部病变的进一步评估。

^{18}F - FDG 正电子发射断层显像（PET - CT）及同位素标记的白细胞 SPECT/CT 显像等核医学检查可降低 IE 的误诊率，有助于发现外周栓塞和转移性脓肿，可用于监测抗感染治疗的反应。但需注意，^{18}F - FDG 在大脑皮质、近期心脏手术部位，及新鲜栓子、软斑块、血管炎、肿瘤等病理状态下存在本底或局灶性高摄取。同位素标记的白细胞 SPECT/CT 显像特异性更高，但制剂准备要求高、检查耗时长，临床应用受限。

（三）新检查

质谱快速细菌鉴定　该技术可通过检测血培养阳性标本的肽谱显著提高微生物鉴定速率，是目前最新的微生物鉴定技术。

四、诊断及其标准

（一）诊断标准

1. IE 诊断　现有指南推荐基于 Li 等改良的 Duke 标准，根据病理和临床标准进行诊断，2015 年的 ESC 指南在此基础上对影像学主要标准进行了补充（表 13 - 1 - 4）。

表 13 - 1 - 4　2015 年，ESC 修订的改良 Duke 诊断标准中的条目

标准	具体内容
主要标准	1. IE 血培养阳性（任意一条） ①两次独立的血培养均检出典型的 IE 病原微生物：牛链球菌、草绿色链球菌、金黄色葡萄球菌和 HACEK 组社区获得性肠球菌，但未发现原发感染灶 ②血培养持续检出符合 IE 的病原微生物： 至少 2 次血培养阳性，采血间隔时间 >12h 至少 4 次独立的血培养中大多数为阳性或全部 3 次血培养均为阳性（首次和末次采血时间间隔 >1h） ③ I 期 IgG 抗体滴度 >1∶800 或单次血培养检出伯纳特立克次体 2. IE 影像学阳性（任意一条） ①IE 超声心动图阳性： 赘生物 脓肿、假性动脉瘤、心脏内瘘 瓣膜穿孔或动脉瘤 新发人工瓣膜部分裂开 ②¹⁸F - FDG PET - CT（人工瓣膜植入 3 个月以上）或放射性标记的白细胞 SPECT/CT 发现人工瓣膜植入部位周围组织的异常活性 ③心脏 CT 发现确定的瓣周病灶

续表

标准	具体内容
次要标准	易感因素：易发生 IE 的心脏疾病或静脉吸毒 发热：体温 >38℃ 血管损害（包括影像学检查发现的无症状损害）：感染性动脉瘤、脓毒性肺梗死、大动脉栓塞、结膜出血、颅内出血或 Janeway 损害 免疫反应：肾小球肾炎、Roth 斑、Osler 结节或类风湿因子阳性 微生物学证据：血培养阳性但未达到上述的主要诊断标准，或血清学检测结果提示符合 IE 病原体的活动性感染

根据改良的 Duke 标准诊断，IE 的诊断如下所示。

（1）确诊 IE：①病理标准，病理学发现赘生物和（或）心脏脓肿等活动性心内膜炎的典型组织学改变；或细菌培养或组织学检查证实在原位赘生物、栓塞赘生物或心脏脓肿内存在微生物。②临床标准（表 13 - 1 - 5），满足 2 条主要标准，或 1 条主要标准 + 3 条次要标准，或 5 条次要标准。

（2）疑诊 IE：临床标准满足 1 条主要标准 +1 条次要标准，或 3 条次要标准。

（3）排除 IE：①确诊为其他疾病。②抗菌治疗 4 天内症状消失。③抗菌治疗 4 天内的外科术后病理或尸检无 IE 病理学证据。④不符合确诊或疑诊 IE 的临床标准。

2. IE 分型　IE 诊断明确后，应根据感染部位（NVE、PVE、右心 IE、CDRIE）、起病病程（ABE、SBE）等对 IE 进一步分型（表 13 - 1 - 5）。需注意，Duke 标准是基于左心自体瓣膜 IE 制定，因而该标准在人工瓣膜 IE、右心 IE 和器械感染性 IE 患者中敏感性降低，需结合诊断标准和临床特点综合判断。同时应结合临床表现，评估患者是否存在这些特殊类型 IE（PVE、右心 IE、CDRIE）。

表 13 - 1 - 5　根据感染部位及病程分类

疾病		具体表现
按部位分类	自体瓣膜感染性心内膜炎（native valve endocarditis, NVE）	几乎所有种类的细菌和真菌等微生物均能导致感染性心内膜炎。常见的致病菌为链球菌属、葡萄球菌属、肠球菌。在我国，链球菌和葡萄球菌感染位居前列，而在欧美国家，金黄色葡萄球菌已成为最常见的致病菌 NVE 的发生大致分为三个阶段：菌血症、细菌黏附、细菌定植。具体机制包括：细菌通过破损的黏膜皮肤、静脉导管或有创操作进入血液；受损的心瓣膜内膜上发生非细菌性血栓性心内膜炎、血小板聚集形成赘生物；菌血症时，血液中的细菌通过黏附素等分子与瓣膜基质分子蛋白、血小板相互作用，在黏附的基础上，细菌定植促进了内皮损伤、炎症反应、血栓形成，最终形成感染性赘生物 NVE 导致的局部后果包括：心肌脓肿形成伴组织破坏，传导系统异常（多见于主动脉瓣瓣周脓肿累及室间隔），瓣膜严重损伤如突发二尖瓣或主动脉瓣严重反流，感染散播引起主动脉炎、压迫冠状动脉等

疾病		具体表现
按部位分类	人工瓣膜感染性心内膜炎（prosthetic valve endocarditis，PVE）	分为早期 PVE（手术后 1 年内发生）和 1 年后发生的晚期 PVE。前者主要微生物是葡萄球菌、真菌和革兰阴性杆菌，而晚期 PVE 病原学与 NVE 相似，常见葡萄球菌、口腔链球菌、牛链球菌和肠球菌。围手术期的 PVE 感染通常涉及缝线环和瓣环的连接处，导致瓣周脓肿、缝合处开裂、假性动脉瘤和瘘管。晚期 PVE 感染常位于人工瓣膜的瓣叶处，导致赘生物形成、瓣叶开裂和植入的生物瓣穿孔。PVE 是最严重的 IE 类型，常导致人工瓣膜功能障碍、新发瓣膜反流，较大赘生物还可导致瓣口阻塞
	右心感染性心内膜炎（right - sided infective endocarditis）	最常见于静脉吸毒者，尤其是伴有人类免疫缺陷病毒（HIV）血清阳性的患者或免疫抑制患者，亦可发生于起搏器、ICD、中心静脉导管植入者，各种腔镜检查治疗、肿瘤患者介入栓塞治疗后，以及先心病患者。最常累及三尖瓣，亦可同时累及左心瓣膜。主要致病微生物是金黄色葡萄球菌，且耐甲氧西林菌株越来越普遍
	心脏器械相关感染性心内膜炎（cardiac device - related IE，CD-RIE）	定义为延伸至电极导线、心脏瓣叶或心内膜表面的感染。发生机制包括：囊袋感染沿血管内电极导线累及起搏器的心内部分，或远处感染灶所致的菌血症导致起搏器囊袋或心内部分感染，最终导致植入路径的静脉到上腔静脉、电极、三尖瓣以及右心房室内膜等各处赘生物形成。脓毒血症性肺梗死是该病常见并发症。约 60% ~ 80% 的致病菌为葡萄球菌，尤其是凝血酶阴性的葡萄球菌
按病程分类	急性细菌性心内膜炎（acute bacterial endocarditis，ABE）	定义为数日内突然发生且快速进展的 IE。往往有明确的感染来源和侵入途径，通常由金黄色葡萄球菌、A 型溶血性链球菌、肺炎球菌或淋球菌所引起。当细菌致病力强或细菌的暴露量大时，ABE 可累及正常心脏瓣膜
	亚急性细菌性心内膜炎（subacute bacterial endocarditis，SBE）	指数周至数月隐匿缓慢发展的 IE，常常无明确感染来源或侵入途径的证据。SBE 最常由链球菌引起，特别是草绿色、微需氧、厌氧、非肠群 D 组链球菌和肠球菌，比较少见的有金黄色葡萄球菌、表皮葡萄球菌、麻疹双球菌、软弱贫养菌（原软弱链球菌）。针对有病变的瓣膜，病原微生物常来源于牙周、胃肠道、泌尿道感染

（二）风险评估和危险分层

IE 的院内死亡率在 15% ~ 30% 之间，影响预后的四个主要因素为：患者特征、是否存在心脏和非心脏并发症、感染赘生物和超声心动图严重表现（表 13 - 1 - 6）。早期风险评估发现复杂高危的 IE 患者应尽早转诊至有外科手术条件的转诊中心，最好由 IE 多学科团队进行管理。

表 13 - 1 - 6　IE 患者不良预后危险因素

因素	具体内容
患者特征	①高龄 ②人工瓣膜 IE ③糖尿病 ④并存情况（衰弱、免疫抑制、肾脏疾病、肺部疾病等）
IE 临床并发症	①心力衰竭 ②肾衰 ③＞中等面积的缺血性卒中 ④脑出血 ⑤感染性休克

因素	具体内容
微生物学	①金黄色葡萄球菌 ②真菌 ③非 HACEK 组的革兰阴性杆菌
超声心动图检查	①瓣周并发症 ②重度左心瓣膜反流 ③左心室射血分数减低 ④肺动脉高压 ⑤大型赘生物 ⑥重度人工瓣膜功能障碍 ⑦二尖瓣提前关闭及舒张压升高的其他征象

（三）并发症诊断

并发症包括心脏并发症、迁移性感染、神经系统并发症、肾脏并发症、肌肉骨骼并发症、肺部并发症、血液系统并发症及治疗相关并发症（表 13 - 1 - 7）。

表 13 - 1 - 7　并发症诊断

并发症	具体描述
心脏并发症	1. 心力衰竭 常见原因为瓣膜损伤继发瓣膜功能不全，少数情况下赘生物脱落引起冠脉栓塞或赘生物、心肌脓肿引起冠脉阻塞，导致心肌梗死、心力衰竭 2. 瓣周脓肿 多见于主动脉瓣及其相邻瓣环。心电图出现传导阻滞、抗生素规范治疗后持续菌血症或发热时应考虑此并发症，TEE 比 TTE 更敏感 3. 其他心脏并发症 心包炎可表现为胸痛甚至心包填塞，心脏内瘘如主动脉心房瘘/心室瘘，少数情况下可导致动脉瘤、主动脉夹层或心肌穿孔

并发症	具体描述
迁移性感染	1. 脓毒性栓塞 体循环栓塞多见于左心 IE 或存在右向左分流的右心 IE，肺栓塞多见于右心 IE；对于年轻的患者如同时存在脑动脉栓塞和其他部位的体循环栓塞应考虑 IE 可能 2. 迁移性脓肿 是脓毒性栓塞的后遗症，可能发生于脾、肾、脑和/或软组织 3. 感染性动脉瘤 通常位于血管分叉处，破裂可导致严重出血
神经系统并发症	包括卒中、脑脓肿、脑炎、脑膜炎、脑出血、癫痫等。高达 15%~30% 的 IE 患者存在症状性神经系统并发症，此外，尚有约 35%~60% 的 IE 患者存在无症状的缺血和微出血等神经系统并发症，MRI 对于脑栓塞的检出率高于仅靠症状和体征
肾脏并发症	包括脓毒性肾梗死、与炎症因子相关的免疫性肾小球肾炎、药物诱导急性间质性肾炎、严重心力衰竭低灌注所致的肾脏损伤
肌肉骨骼并发症	脊柱骨髓炎、化脓性关节炎等，金黄色葡萄球菌感染需警惕脊柱脊髓炎
肺部并发症	多见于右心 IE，临床表现包括肺炎、肺栓塞、肺脓肿、胸腔积液、气胸等
血液系统并发症	IE 严重感染可导致贫血，出、凝血异常
治疗相关并发症	氨基糖苷类耳毒性或肾毒性（尤其联合万古霉素治疗者）、药物热、药物过敏、术后纵隔炎、早期 PVE、静脉导管相关血栓、抗凝相关出血等

五、 鉴别诊断

（一）其他部位感染导致的脓毒血症

IE 急性起病者，需与其他部位的金黄色葡萄球菌、肺炎球菌、革兰阴性杆菌感染所致脓毒血症鉴别。

（二）不明原因发热

IE 亚急性起病者，需与风湿热、结核、结缔组织病、淋巴瘤等疾病相鉴别。

（三）其他菌血症

导管相关感染、心脏装置感染、人工骨关节感染、感染性动脉瘤、血栓性静脉炎、血源性骨髓炎可导致菌血症，患者一般有相应器械操作或病变基础，根据感染部位炎症症状体征、影像学异常发现、病变处血培养或组织学检查可鉴别。但以上感染亦可能导致 IE，故诊断时应注意先排除 IE。

（四）其他瓣膜赘生物

IE 需与血培养阴性心内膜炎（如前所述）以及非感染性病因或抗磷脂综合征所致无菌性赘生物鉴别。

六、 误诊防范

（一）易误诊人群

血培养前已使用抗生素、微生物学技术不足、苛氧菌或非细菌性病原体（多见于人工瓣膜、留置静脉导管、植入起搏器、肾功能衰竭或免疫抑制状态的患者）所致 IE 容易因血培养阴性而被误诊。

（二）本病被误诊为其他疾病

血培养阴性 IE 易被误诊为其他疾病。

（三）其他疾病被误诊为本病

1. 血培养假阳性　可能是痤疮丙酸杆菌、棒状杆菌属、芽孢杆菌属、凝固酶阴性葡萄球菌等污染菌导致的。

2. 影像学假阳性　心脏肿瘤、心内血栓、腱索断裂、瓣膜退行性病变、狼疮相关 Libman - Sacks 赘生物等可误诊为赘生物。

3. 其他导致发热及瓣膜病变的疾病　自身免疫系统疾病如白塞氏病可表现为发热，如同时因微血管病导致心脏瓣叶穿孔，易被误诊为 IE；易栓症抗磷脂抗体异常导致多发血栓附着在瓣膜上，如果同时伴有肺栓塞、感染，极易被误诊为 IE。

（四）避免误诊的要点

近期接受抗生素治疗的患者，建议停用抗生素并复查血培养，数日内采集 2~3 套血样有助于提高血培养阳性。

（1）使用血清学检测、PCR 等微生物鉴定技术有助于检出苛氧菌或非细菌性病原体。

（2）不同部位多个血培养标本发现同一微生物有助于确定微生物及其致病性，避免血培养假阳性。

（3）对于临床表现不支持 IE 的疑似瓣膜赘生物患者，需结合免疫指标、全身状况等综合判断。

（4）另一个关键点是广大医务人员需要不断学习，提高对 IE 的诊治。早期识别，合理检查，认真鉴别诊断。

治疗

一、治疗流程

IE 患者明确诊断后，应尽快确定有无急性期手术指征。内科治疗主要包括规范抗菌治疗和并发症管理。在外科术后抗菌及内科治疗期间，应结合瓣膜、心功能及全身状况，动态评估限期及择期手术指征。在内外科治疗结束后，注意康复治疗及预防 IE 再发。具体的 IE 治疗流程见图 13 - 1 - 5。

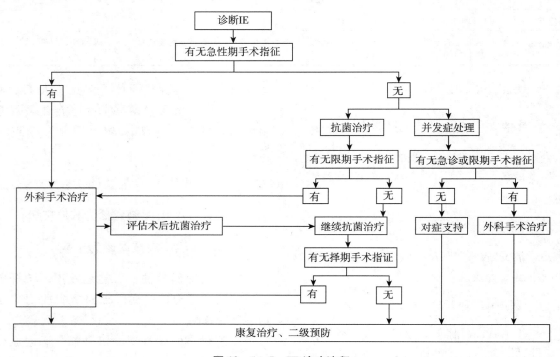

图 13 - 1 - 5　IE 治疗流程

二、治疗原则

IE 的治疗原则为快速有效地清除赘生物中的细菌或其他微生物。有效的抗生素治疗是关键。如果感染不能有效控制，瓣膜毁损导致心功能受损出现心力衰竭，以及赘生物巨大、栓塞高风险情况，即为外科手术指征，应积极手术治疗。手术可清除赘生物病灶，同时可修复瓣膜功能。

抗生素治疗原则如下述。

（1）应用具有杀菌作用的抗菌药物。

（2）联合应用具有协同作用的抗菌药物。

（3）足量应用抗菌药物，使感染部位达到有效浓度。

（4）静脉使用抗菌药物。

（5）长疗程用药：疗程一般为 4 ~ 6 周，PVE 及真菌感染等特殊情况者的疗程为 6 ~ 8 周或更长。

三、治疗细则

（一）抗生素治疗

1. 经验性治疗　IE 诊断后应立即开始经验性抗生素治疗。经验性治疗也适用于怀疑或疑似 IE、病情较重且不稳定的患者。根据感染严重程度、受累心瓣膜的类型、有无少见或耐药菌感染危险因素等决策。治疗应覆盖 IE 最常见的病原体。

2. 针对性抗生素治疗 具体请参见"药物治疗方案"。

(二)外科手术治疗

外科适应证与手术时机 大约一半的 IE 患者

由于存在严重并发症需手术治疗。活跃期（即患者仍在接受抗生素治疗期间）早期手术指征是心力衰竭、感染无法控制以及预防栓塞事件。推荐的外科手术指征见表 13-1-8。

表 13-1-8 IE 的外科手术指征

手术指征		手术时限	推荐级别*	证据水平*
心力衰竭	自体或人工主动脉瓣或二尖瓣心内膜炎，伴严重的急性瓣膜关闭不全、阻塞或动脉瘘，导致顽固性肺水肿或心原性休克	急诊手术	I	B
	自体或人工主动脉瓣或二尖瓣心内膜炎，伴严重的急性瓣膜反流、阻塞或动脉瘘，导致心力衰竭相关症状或超声检查提示血流动力学不稳定	限期手术	I	B
感染无法控制	局部感染无法控制（例如假性动脉瘤、脓肿、赘生物增大、瘘管等）	限期手术	I	B
	真菌或多重耐药菌导致的感染	限期手术、择期手术	I	C
	积极抗感染治疗、充分控制脓毒性转移病灶后血培养仍持续提示阳性	限期手术	IIa	B
	由葡萄球菌或非 HACEK 组革兰染色阴性菌感染所致的人工心脏瓣膜心内膜炎	限期手术、择期手术	IIa	C
预防栓塞	自体或人工主动脉瓣或二尖瓣心内膜炎，经积极抗感染治疗、发生至少 1 次栓塞事件后仍存在永久赘生物 >10mm	限期手术	I	B
	主动脉瓣或二尖瓣自体心脏瓣膜心内膜炎，赘生物 >10mm 且导致瓣膜严重狭窄和反流，手术风险低危	限期手术	IIa	B
	自体或人工主动脉瓣或二尖瓣心内膜炎伴孤立的巨大赘生物（>30mm）	限期手术	IIa	B
	人工或自体主动脉瓣或二尖瓣心内膜炎伴赘生物 >15mm，且没有其他手术指征	限期手术	IIb	C

注：急诊手术 24h 内手术；限期手术 几天之内手术；择期手术 1~2 周抗感染治疗后手术；* 请参见表 13-1-3。

(三)特殊类型 IE 的治疗

PVE 的抗菌治疗和外科手术流程与 NVE 类似，如 PVE 的致病菌为金黄色葡萄球菌，则需要更长的抗生素疗程（≥6 周，特别是与氨基糖苷类药物联合使用）和更常使用利福平。如果不行手术治疗，复杂的 PVE 和葡萄球菌性 PVE 的预后较差，须严格管理。无并发症、非隐球菌性的晚期 PVE 患者，可通过密切随访进行保守管理。

治疗 CDRIE，必须延长抗生素治疗时间并完全移除植入物。

右心 IE 的治疗见表 13-1-9。

(四)并发症的治疗

1. 心脏并发症 由于瓣膜毁损导致的心力衰竭、感染导致瓣周脓肿等的根本性治疗是紧急或及时手术。无条件者设法创造条件手术，否则失

去手术时机而无法挽救患者。关注术前术后，评估抗生素治疗符合 IE 药物治疗方案，避免术后再发 IE。其他心力衰竭的治疗请参见第十章"心力衰竭"。

表 13-1-9 右心瓣膜心内膜炎的手术指征与时机

推荐意见	级别	等级
出现以下情况之一时考虑手术治疗： 难以根除的微生物感染（如持续性真菌感染）或积极抗生素治疗后菌血症仍持续 >7 天（如金黄色葡萄球菌、铜绿假单胞菌） 反复肺栓塞后持续存在三尖瓣赘生物 >20mm，伴或不伴右心衰竭 继发于严重三尖瓣反流的右心衰竭，对利尿治疗反应不佳	IIa	C

2. 迁移病灶相关并发症 如菌栓栓塞、迁移性脓肿、感染性动脉瘤等因单纯抗生素治疗而多数难于控制者，需争取手术清除菌栓、脓肿病灶。早期有效抗感染治疗可避免赘生物进行性增大，对于栓塞高风险（左心赘生物、赘生物较大、微

生物学为金黄色葡萄球菌感染、抗磷脂抗体、糖尿病等）的患者应尽早手术治疗。

3. 神经系统并发症 根据具体情况采取相应治疗。颅内感染性动脉瘤若有增大或破裂迹象，应考虑外科手术或血管内介入治疗。

4. 肾脏并发症 最常见为急性肾功能衰竭。需关注相应环节有：在考虑强有效抗生素治疗同时避免使用存在肾毒性药物，如氨基糖苷类、万古霉素类（尤其二者联用时毒性增强）；及时外科手术清除赘生物、修复瓣膜功能；纠正心力衰竭，维持血流动力学稳定，改善肾灌注治疗；如需要影像学检查时，尽可能选用肾毒性低的对比剂，并减少剂量，造影术后尽可能水化；任何原因严重肾衰竭，必要时及时血滤替代治疗。

5. 其他方面并发症 依据具体情况，结合患者状态，综合评估、权衡风险获益后，作出治疗决策。

四、 药物治疗方案

（一）经验治疗方案

对于疑似 IE、病情较重且不稳定的患者来说，获得血培养阳性结果之前，可采用经验性治疗方案。根据感染部位及受累瓣膜的类型（NVE、PVE、心内器械相关心内膜炎）、感染严重程度、有无少见或耐药菌感染危险因素等制订经验性治疗方案。经验治疗应覆盖 IE 最常见的病原体（表13 - 1 - 10）。

表 13 - 1 - 10　IE 的经验治疗（等待血培养结果）

病种及抗生素		剂量及给药途径	注意事项
NVE，轻症患者	阿莫西林*	2g，每4h 1 次静脉滴注	病情稳定者，应等待血培养结果
	氨苄西林*	3g，每6h 1 次静脉滴注	对肠球菌和较多 HACEK 组微生物的抗菌活性优于青霉素
	青霉素	每日 1200 ～ 1800 万 U，分 4 ～ 6 次静脉滴注	青霉素过敏者，可选用头孢曲松每日 2.0g 静脉滴注或选用万古霉素（见下述方案）治疗
	联合庆大霉素*	1mg/kg 实际体重静脉滴注	在取得培养结果前，庆大霉素的作用尚存争议
NVE，严重脓毒血症（无肠杆菌、铜绿假单胞菌感染的危险因素）	万古霉素*	15 ～ 20mg/kg，每 8 ～ 12h 1 次静脉滴注	应覆盖葡萄球菌（包括甲氧西林耐药菌株），万古霉素过敏者，可选用达托霉素 6mg/kg，每 12h 1 次，静脉滴注
	联合庆大霉素*	1mg/kg 理想体重，每 12h 1 次静脉滴注	为减少肾毒性或急性肾损伤的风险，可使用环丙沙星治疗
NVE，严重脓毒血症（有多重耐药肠杆菌、铜绿假单胞菌感染的危险因素）	万古霉素*	15 ～ 20mg/kg，每 8 ～ 12h 1 次静脉滴注	应覆盖葡萄球菌（包括甲氧西林耐药菌株）、肠球菌、链球菌、HACEK 组微生物、铜绿假单胞菌及肠杆菌
	联合美罗培南*	1g，每8h 1 次静脉滴注	—
PVE，等待血培养结果或血培养阴性	万古霉素*	万古霉素 1g，每 12h 1 次静脉滴注	肾功能严重损伤者，应使用小剂量利福平治疗
	联合庆大霉素*和利福平*	庆大霉素 1mg/kg，每次 12h 1 次静脉滴注；利福平 300 ～ 600mg，每12h 1 次口服或静脉滴注	—

注：* 根据肾功能调整；NVE 轻症患者推荐起始方案为阿莫西林、氨苄西林或青霉素，联合庆大霉素；NVE 严重脓毒症及 PVE 患者推荐以万古霉素为基础的联合用药方案。

（二）针对性治疗方案

1. 葡萄球菌心内膜炎 治疗方案主要根据对甲氧西林、万古霉素、达托霉素等药物的药敏情况确定（表 13 - 1 - 11）。由于葡萄球菌对青霉素的耐药率已达 90% 以上，故在获知药敏试验结果

前，首选耐酶青霉素类药物用于经验性治疗。对于人工瓣膜的葡萄球菌心内膜炎患者来说，包含利福平的联合抗菌方案有助于抑制浮游的复制状态的细菌和生物膜中的休眠细菌，预防利福平耐药性，故如无禁忌均应选用。

表 13-1-11 葡萄球菌心内膜炎的治疗

病种及抗生素		剂量及给药途径	疗程（周）	注意事项
NVE，甲氧西林敏感	氟氯西林	2g，每4~6h 1次静脉滴注	4	体重 >85kg 的患者，应采用每4h 1次的给药方案
NVE，青霉素过敏且甲氧西林耐药，万古霉素（MIC≤2mg/L）和利福平敏感	万古霉素	1g，每12h 1次静脉滴注	4	根据肾功能调整并且维持药物谷浓度在15~20mg/L 之间
	联合利福平	300~600mg，每12h 1次口服	4	肌肝清除率 <30ml/min 的患者，应使用小剂量利福平治疗
NVE，甲氧西林、万古霉素耐药（MIC>2mg/L）或不能耐受万古霉素，达托霉素敏感（MIC≤1mg/L）	达托霉素	6mg/kg，每日1次静脉滴注	4	每周监测肌酸激酶，根据肾功能调整用药剂量
	联合利福平或庆大霉素	利福平 300~600mg，每12h 1次口服或庆大霉素 1mg/kg，每12h 1次静脉滴注	4	肌肝清除率 <30ml/min 的患者，应使用小剂量利福平治疗
PVE，甲氧西林、利福平敏感	氟氯西林	2g，每4~6h 1次静脉滴注	6	体重大于 >85kg 的患者，应采用每4h 1次的给药方案
	联合利福平和庆大霉素	利福平 300~600mg，每12h 1次口服庆大霉素 1mg/kg，每12h 1次静脉滴注	6	肌酐清除率 <30ml/min 的患者，应使用小剂量利福平治疗
PVE，青霉素过敏且甲氧西林耐药、万古霉素敏感（MIC≤2mg/L）	万古霉素	1g，每12h 1次静脉滴注	6	根据肾功能调整并维持药物谷浓度在15~20mg/L 之间
	联合利福平	300~600mg，每12h 1次口服	6	肌肝清除率 <30ml/min 的患者，应使用用小剂量利福平治疗
	联合庆大霉素	1mg/kg，每12h 1次静脉滴注	≥2	若未出现药物毒性表现，则完成全部6 周疗程
PVE，甲氧西林耐药、万古霉素耐药（MIC>2mg/L）、达托霉素敏感（MIC≤1mg/L）葡萄球菌或不能耐受万古霉素者	达托霉素	6mg/kg，每日1次静脉滴注	6	肌酐清除率 <30ml/min 的患者，延长达托霉素给药间隔至每48h
	联合利福平	300~600mg，每12h 1次口服	6	肌酐清除率 <30ml/min 的患者，采用小剂量利福平治疗
	联合庆大霉素	1mg/kg，每12h 1次静脉滴注	≥2	若未出现药物毒性表现，完成全部6 周疗程

注：MIC 最小抑菌浓度；甲氧西林敏感的 NVE 患者推荐应用氟氯西林；甲氧西林耐药或存在过敏的患者，可根据药敏情况选用万古霉素或达托霉素，与利福平、庆大霉素组成的两联或三联方案。

2. 链球菌心内膜炎 治疗方案需根据对青霉素的药敏试验结果进行选择（表 13-1-12）。

表 13-1-12 链球菌心内膜炎的治疗

病种及抗生素		剂量及给药途径	疗程（周）	注意事项
敏感菌株（MIC≤0.125mg/L）	青霉素	1.2g，每4h 1次静脉滴注	4~6	窄谱方案，首选，尤其是艰难梭菌感染或肾毒性高风险的患者
	头孢曲松	2g，每日1次静脉滴注或肌内注射	4~6	不建议用于艰难梭菌感染风险的患者；适用于门诊治疗
	青霉素*联合庆大霉素	青霉素 1.2g，每4h 1次静脉滴注庆大霉素 1mg/kg，每12h 1次静脉滴注	2	不建议用于存在心外感染病灶、有手术指征、肾毒性高风险以及有艰难梭菌感染风险的患者
	头孢曲松联合庆大霉素	头孢曲松 2g，每日1次静脉滴注或肌注庆大霉素 1mg/kg，每12h 1次静脉滴注	2	见上述"青霉素联合庆大霉素"方案
相对敏感菌株（0.125mg/L <MIC≤0.5mg/L）	青霉素*联合庆大霉素	青霉素 2.4g，每4h 1次静脉滴注庆大霉素 1mg/kg，每12h 1次静脉滴注	青霉素 4~6庆大霉素 2	首选方案，尤其是艰难梭菌感染风险的患者
营养不足和苛养颗粒链球菌的治疗（营养变异链球菌）	青霉素*联合庆大霉素	青霉素 2.4g，每4h 1次静脉滴注庆大霉素 1mg/kg，每12h 1次静脉滴注	4~6	首选方案，尤其是艰难梭菌感染风险的患者

病种及抗生素		剂量及给药途径	疗程（周）	注意事项
耐药菌株（MIC > 0.5mg/L）及青霉素过敏患者	万古霉素联合庆大霉素	万古霉素1g，每12h 1次静脉滴注 庆大霉素1mg/kg，每12h 1次静脉滴注	万古霉素4~6 庆大霉素≥2	根据当地微生物流行情况给药
	替考拉宁联合庆大霉素	替考拉宁10mg，每12h 1次，给予3次后继以10mg/kg，每日1次静脉滴注 庆大霉素1mg/kg，每12h 1次静脉滴注	替考拉宁4~6 庆大霉素≥2	肾毒性高危患者的首选方案

注：MIC 最小抑菌浓度；敏感菌株可选用青霉素或头孢曲松单药，或与庆大霉素联合；相对敏感菌株及营养变异菌株推荐青霉素与庆大霉素联合；耐药菌株及青霉素过敏者推荐万古霉素或替考拉宁，与庆大霉素组成的联合方案；应根据肾功能调整药物剂量；应监测万古霉素、庆大霉素及替考拉宁的血药浓度；* 阿莫西林2g，每4~6h 1次给药可用于替代青霉素1.2~2.4g，每4h 1次给药。

3. 肠球菌心内膜炎 肠球菌对多种抗菌药物天然耐药，治疗时需采用联合用药方案以达到杀菌目的，并减少复发机会。部分粪肠球菌对青霉素及氨苄西林敏感，但敏感性不及草绿色链球菌。具体方案见表13-1-13。

表13-1-13 肠球菌心内膜炎的治疗

抗生素方案	剂量及给药途径	疗程（周）	注意事项
阿莫西林或青霉素联合庆大霉素[a]	阿莫西林2g，每4h 1次静脉滴注 青霉素2.4g，每4h 1次静脉滴注 庆大霉素1m/kg，每12h 1次静脉滴注	4~6	用于阿莫西林（MIC≤4mg/L）或青霉素（MIC≤4mg/L）敏感，且庆大霉素敏感（MIC≤128mg/L）的菌株 如为PVE，则疗程应为6周
万古霉素[a]联合庆大霉素[a]	万古霉素1g，每12h 1次静脉滴注 庆大霉素1mg/kg，每12h 1次静脉滴注	4~6	用于青霉素过敏的患者，或青霉素或阿莫西林耐药菌株的患者，需满足万古霉素MIC≤4mg/L 如为PVE，则疗程应为6周
替考拉宁[a]联合庆大霉素[a]	替考拉宁10mg/kg，1次/24h静脉滴注 庆大霉素1mg/kg，1次/12h静脉滴注	4~6	用于替考拉宁MIC≤2mg/L，余参见"万古霉素联合庆大霉素"方案
阿莫西林[ab]	2g，每4h 1次静脉滴注	≥6	用于阿莫西林敏感（MIC≤4mg/L）且庆大霉素耐药（MIC > 128mg/L）菌株

注：敏感菌株可选用阿莫西林或青霉素，与庆大霉素联合；耐药菌株及青霉素过敏者，可根据药敏情况选用万古霉素或替考拉宁，与庆大霉素联合；如庆大霉素耐药、阿莫西林敏感，可仅用阿莫西林；[a] 根据肾功能调整剂量；[b] 链霉素敏感的菌株可增加链霉素至7.5mg/kg，1次/12h肌内注射；MIC 最小抑菌浓度。

4. 需氧革兰阴性杆菌心内膜炎 应选用具有抗假单胞菌活性的β内酰胺类联合氨基糖苷类药物治疗。由于此类细菌的不同菌株对抗菌药物敏感性差异较大，故需根据药敏结果选择用药。治疗疗程至少6周，常需6~8周或更长（表13-1-14）。

表13-1-14 需氧革兰阴性杆菌心内膜炎的治疗

抗生素方案	剂量及给药途径	疗程（周）	注意事项
哌拉西林联合庆大霉素	哌拉西林3~4g，每4~6h 1次，静脉滴注 庆大霉素1mg/kg，1次/12h，静脉滴注	6~8	根据细菌药敏结果选择
头孢他啶联合庆大霉素	头孢他啶1~2g，每8~12h 1次，静脉滴注 庆大霉素1mg/kg，每12h 1次，静脉滴注	6~8	—

注：根据药敏结果，选用哌拉西林或头孢他啶，与庆大霉素组成联合方案。

5. HACEK 组细菌 IE HACEK 是对嗜血杆菌属（H）、放线菌属（A）、人心杆菌属（C）、埃肯菌属（E）及金氏杆菌属（K）等五类革兰阴性杆菌的总称。这类微生物在标准血液培养基中生长缓慢，是IE的典型致病菌，占社区获得性NVE病原学的5%~10%。近年来，该细菌中产β内酰胺酶菌株逐渐增多，少数非产β内酰胺酶菌株对氨苄西林天然耐药，但基本都对头孢菌素敏感，故可选择头孢噻肟或头孢曲松等第三代头孢菌素治疗。针对非产酶株，也可选用氨苄西林、阿莫西林联合氨基糖苷类抗生素治疗，疗程应为4周，如为PVE者，疗程至少为6周，治疗初始联合庆大霉素2周[需注意的是，由于可能存在肾毒性，美国心脏协会（AHA）指南已不推荐使用庆大霉素治疗]。环丙沙星可考虑作为替换药物，详见表13-1-15。

表 13 - 1 - 15 HACEK 组细菌心内膜炎的治疗

抗生素方案	剂量及给药途径	疗程（周）	注意事项
头孢曲松	2g，每日 1 次静脉滴注	4	适用于产 β 内酰胺酶菌株
氨苄西林 联合庆大霉素	氨苄西林 2g，每 4h 1 次静脉滴注 庆大霉素 3mg/kg，每日分 2~3 次静脉滴注或肌注	4~6	仅适用于非产酶菌株
环丙沙星	750mg，每 12h 1 次/口服 或 400mg，每 8~12h 1 次静脉滴注	4	—

注：推荐选用头孢曲松（产 β 内酰胺酶菌株）或氨苄西林（非产酶菌株），与庆大霉素组成联合方案，或使用环丙沙星代替庆大霉素。

6. 真菌性 IE 对于念珠菌心内膜炎患者，可选择棘白菌素类药物、两性霉素 B 脂质体或两性霉素 B 去氧胆酸盐作为初始治疗，还可联合氟胞嘧啶提高疗效。建议疗程为 6~10 周，待患者病情稳定、血培养阴性后，如菌株对康唑敏感，可降级为氟康唑 400~800mg（6~12mg/kg）每日治疗。尽早行瓣膜置换术，术后继续抗真菌治疗至少 6 周，如存在瓣周脓肿或其他并发症，则应适当延长疗程。

曲霉菌心内膜炎患者，首选伏立康唑作为初始治疗，疗程应在 4 周以上，监测并维持足够的血药浓度。对伏立康唑耐药或不耐受的患者，可选用两性霉素 B 脂质体。在患者病情稳定后应口服伏立康唑维持治疗至少 2 年，详见表 13 - 1 - 16。此外，曲霉菌心内膜炎患者应积极行瓣膜置换术。

表 13 - 1 - 16 真菌性心内膜炎的治疗

方案		抗生素	剂量及给药途径	疗程	注意事项
念珠菌	初始	卡泊芬净或两性霉素 B 脂质体	卡泊芬净 50~150mg，每日 1 次，静脉滴注 两性霉素 B 脂质体 3~5mg/kg，每日 1 次，静脉滴注	6~10 周	—
		联合氟胞嘧啶	氟胞嘧啶 25mg/kg，每日 4 次，口服	6~10 周	—
	维持	氟康唑	400~800mg（6~12mg/kg），每日 1 次，口服	至术后≥6 周	敏感菌株、病情稳定、血培养阴性后
曲霉菌	初始	伏立康唑	首日 6mg/kg，每 12h 1 次静脉滴注，之后 4mg/kg，每 12h 1 次静脉滴注或 100（体重<40kg）~200（体重≥40kg）mg，每 12h 1 次口服	≥4 周	治疗中需监测血药浓度，保证达到足够的血药浓度
		两性霉素 B 脂质体	3~5mg/kg，每日 1 次静脉滴注	≥4 周	伏立康唑不能耐受或耐药
	维持	伏立康唑	100（体重<40kg）~200（体重≥40kg）mg，每 12h 1 次口服	≥2 年	—

注：念珠菌感染可选用卡泊芬净或两性霉素 B 脂质体联合氟胞嘧啶作为初始方案，维持阶段可选用氟康唑；曲霉菌感染可选用伏立康唑或两性霉素 B 脂质体作为初始方案，维持阶段推荐伏立康唑口服。

7. 血培养阴性的 IE 血培养阴性 IE 首先应注意排除既往应用抗生素的影响，应根据 NVE 患者病程和临床表现经验性覆盖常见致病菌。血培养阴性 IE 的常见病原体包括伯纳特立克次体（coxiella burnetii）、巴尔通体（bartonella）等，好发于免疫力低下人群，具体治疗方案见表 13 - 1 - 17。

表 13 - 1 - 17 血培养阴性心内膜炎的治疗

病种及抗生素方案		剂量及给药途径	疗程	注意事项
伯纳特立克次体（导致 Q 热）	多西环素 联合羟氯喹	多西环素 100mg，每 12h 1 次口服 羟氯喹 200mg，每 8h 1 次口服	≥18 个月	部分文献推荐疗程≥3 年
	多西环素 联合环丙沙星	多西环素 100mg，每 12h 1 次口服 环丙沙星 200mg，每 12h 1 次口服	≥3 年	—

续表

病种及抗生素方案		剂量及给药途径	疗程	注意事项
巴尔通体	庆大霉素联合阿莫西林或头孢曲松	庆大霉素1mg/kg，每8h1次，静脉滴注	4周	—
		阿莫西林2g，每4h1次，静脉滴注；头孢曲松2g，每日1次，静脉滴注	6周	

注：伯纳特立克次体感染可选用多西环素联合羟氯喹治疗至少18个月，或多西环素联合环丙沙星治疗3年；巴尔通体感染可选用庆大霉素与阿莫西林或头孢曲松组成两联方案。

五、转诊

（一）转诊原则

IE患者应该转诊到具备条件的医疗中心，由专门的多学科IE团队进行管理。

（二）转诊要点

1. 转诊时机

（1）出现并发症的IE患者（包括心内膜炎合并心力衰竭、脓肿、栓塞，或神经系统并发症，或先心病）应早期转诊至有急诊手术条件的转诊中心。

（2）无并发症的IE患者可在非转诊中心进行初始治疗，定期接受转诊中心的多学科IE团队会诊，必要时至转诊中心门诊就诊。

2. 转诊中心要求

（1）可随时进行诊断性检查，包括TTE、TEE、CT、MRI和核医学显像。

（2）在疾病早期有条件行急诊心脏手术，尤其是出现并发症的IE（心力衰竭、脓肿、大块赘生物、神经系统和栓塞并发症）。

（3）多学科IE团队应至少包括心外科、心内科、麻醉科、感染科以及微生物学专家，如条件允许，还应包括瓣膜病、先心病、起搏器移除、超声心动图及其他心脏影像学检查、神经内科、神经外科手术以及神经放射介入专家。

作者：吴雪怡　谭慧琼（中国医学科学院阜外医院）
审稿：董秋婷（中国医学科学院阜外医院）

参考文献

第十四章　心脏瓣膜病

第一节　瓣膜性心脏病总论

图 14 – 1 – 1　瓣膜性心脏病总论思维导图

正常人的心脏内部有四个瓣膜，即二尖瓣、主动脉瓣、三尖瓣和肺动脉瓣。在左心房、左心室、主动脉之间，以及右心房、右心室、肺动脉之间发挥单向阀门作用，使血液只能从一个方向流向另一个方向而不能逆流。二尖瓣由前瓣和后瓣两叶组成，连结左心房和左心室；主动脉瓣由 3 个半月形瓣叶组成，连结左心室和主动脉；三尖瓣由前瓣、后瓣和隔瓣 3 个瓣叶组成，连结右心房和右心室；肺动脉瓣由 3 个半月形瓣叶组成，连结右心室和肺动脉。

心脏瓣膜功能的维持除了瓣叶以外，还与瓣膜附属结构（如腱索、乳头肌、瓣环）的结构和功能，以及邻近的心腔大小、心肌功能、血管的扩张与狭窄等有关。瓣膜性心脏病（valvular heart disease，VHD）是指心脏瓣膜（二尖瓣、主动脉瓣、三尖瓣和肺动脉瓣）及其附属结构出现解剖结构或功能的异常，造成单个或多个瓣膜狭窄和/或关闭不全，进而造成血流动力学紊乱，并伴随一系列临床症状。临床许多药物可引起 VHD（表 14 – 1 – 1）。

瓣膜狭窄（stenosis）是指瓣膜开放受限，开放的瓣膜口较正常变小。瓣膜关闭不全（regurgitation）是指瓣膜不能完全闭合，血液通过瓣膜口反流。

表 14 – 1 – 1　引起瓣膜性心脏病的药物

诊断

一、诊断流程

评估 VHD 主要是通过病史、查体和超声心动图等的量化指标来进行。VHD 的症状并不典型，往往被忽略，心脏杂音和其他 VHD 相关体征有助于 VHD 的诊断。超声心动图是明确 VHD 诊断的最重要的无创检查。如果初步的病史、查体和检查结果不能吻合，则需要进一步检查。VHD 的诊断流程见图 14 – 1 – 2。

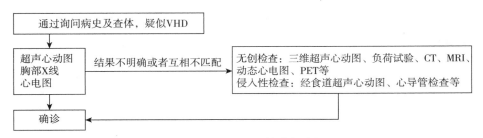

图 14 – 1 – 2　VHD 的诊断流程

二、问诊与查体

（一）问诊与症状

需要了解 VHD 的潜在风险，包括遗传因素、感染因素和左心疾病。与老年退行性 VHD 相关的危险因素包括年龄较大、男性、高血压、高脂血症、吸烟、糖尿病和肾功能不全。

在 VHD 早期可无症状，或者症状比较轻微，如运动耐量降低、头晕或劳力性呼吸困难等，严重时可有明显的心力衰竭症状、心绞痛和晕厥等。心内膜炎、腱索破裂或主动脉夹层等引起的急性瓣膜关闭不全通常进展速度快，表现为心原性休克、肺水肿或急性心力衰竭。

临床上发现 VHD 通常是由于查体发现心脏杂音，进一步检查评估确诊 VHD。详细的病史很重要，因为是否有临床症状会在很大程度上影响治疗策略。详见 VHD 的各论部分。如果患者既往有心力衰竭且伴随 VHD 相关症状，现由于药物控制而没有症状，那么诊断 VHD 的时候应当考虑为有症状的 VHD。

（二）查体与体征

心脏查体有助于诊断 VHD。当听到心脏杂音时，要注意杂音所处的心动周期、最响部位、音调、强度、形态和传导方向，以及呼吸和体位等对杂音的影响。详见 VHD 的各论部分。

需要注意的是，在心力衰竭患者中，即使存在严重的 VHD，心脏杂音的强度也可能很低，因此，不能因为心脏杂音强度低而认为不存在 VHD。

三、辅助检查

超声心动图是 VHD 明确诊断、评估血流动力学和确定治疗策略的重要检查方式。对可疑或明确的 VHD 应当行超声心动图检查，包括对 VHD 机制的评估、对反流和狭窄进行定性和定量的评估，以及对心腔大小、心功能和血流动力学的评估。

如果初步的病史、查体和检查结果不能吻合，则应当开展进一步检查。

四、诊断及其标准

VHD 的诊断以及严重程度应通过症状、瓣膜解剖结构、血流动力学和心肺功能来评估。详见 VHD 的各论部分。

五、鉴别诊断

详见 VHD 的各论部分。

六、误诊防范

关于 VHD 误诊的文献主要集中在 2010 年以前，自 2011 年以后仅有少量报道，说明随着超声心动图以及其他辅助检查手段的发展，VHD 的误诊率明显降低。误诊原因主要有：①病史采集和查体不仔细。②VHD 的体征不明显（心脏杂音弱或无、心脏杂音位置不典型）。③多个瓣膜病变存在时，互相掩盖或混淆症状和体征，造成漏诊或误诊。④VHD 的症状被其他常见疾病（冠状动脉粥样硬化性心脏病、肺原性心脏病等）的症状掩盖和混淆。⑤对老年退行性 VHD 的认识不足。⑥缺少超声心动图等辅助检查。

文献报道中的大多数误诊病例都可以通过超声心动图来确诊，极少数需要进一步检查和在手术中明确。当多个疾病存在时，要通过病史、查体和辅助检查来仔细识别 VHD，甄别病因，病因的解除有可能明显改善 VHD 的病情演变，而不需要再针对 VHD 进行治疗。

治疗

一、治疗流程 （图14－1－3）

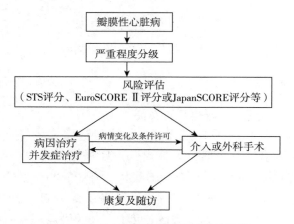

图14－1－3　瓣膜性心脏病的治疗流程

二、治疗原则

VHD 的治疗目的是改善患者的症状和心肺功能情况，提高生活质量，增加预期寿命，将 VHD 相关并发症（心力衰竭、肺动脉高压、卒中和 AF 等）的风险降至最低。

三、治疗细则

临床应根据 VHD 的严重程度进行药物、介入和外科手术治疗。

（一）AF 的治疗

1. 复律和心室率的控制　详见第十一章第三节"心房颤动"。

2. 抗凝管理　对有持续性 AF、栓塞病史、心房有血栓的患者，为降低血栓栓塞及卒中风险，应当进行抗凝治疗。口服抗凝药物有维生素 K 拮抗剂（VKA）和非维生素 K 拮抗剂口服抗凝药（NOAC）。VKA 通常为华法林，需要监测国际标准化比率（INR）在 2~3 之间。NOAC 包括阿哌沙班、达比加群、艾多沙班和利伐沙班等。详见第十一章第三节"心房颤动"、第十六章"静脉血栓栓塞"。

3. 2021 年欧洲"VHD 管理指南"对 VHD 合并 AF 的建议

（1）对于主动脉瓣狭窄、主动脉瓣关闭不全或二尖瓣关闭不全合并 AF 患者，优先推荐使用 NOAC。

（2）对中度和重度的二尖瓣狭窄或使用机械人工瓣膜的 AF 患者，不推荐使用 NOAC，建议使用 VKA。

（3）二尖瓣手术联合 AF 手术消融可有效降低 AF 的发生率，提高生活质量，但对调整后的短期生存率没有影响。

（4）考虑到消除 AF 后生活质量的提高以及 AF 复发的危险因素（如年龄、左房扩张、AF 年数、肾功能不全和其他心血管危险因素），接受心脏手术的患者可以考虑同时进行 AF 手术消融。

（5）对于 CHA$_2$DS$_2$-VASc 评分 ≥2 分的 AF 患者，应考虑左心耳封堵联合瓣膜手术，以降低血栓栓塞风险。

（二）介入和外科手术治疗

传统的 VHD 治疗方式主要依赖外科手术（瓣膜置换或修补），随着医疗技术的发展，心脏瓣膜的经皮导管介入治疗也逐渐进入历史舞台。心脏瓣膜手术前的风险评估对于确保"手术质量控制"（提高心脏手术质量和患者医疗安全）非常重要，可以使用现有的风险计算器计算预测的手术死亡率，推荐美国的胸外科医师协会（the society of thoracic surgeons，STS）评分、欧洲的心脏手术风险评估系统 2（European system for cardiac operative risk evaluation 2，EuroSCORE Ⅱ）和日本的 JapanSCORE 评分。目前认为，评分 >8% 有高风险，<4% 风险较低。2020 年美国的"VHD 患者管理指南"和 2021 年欧洲的"VHD 管理指南"均认为，术前除了进行死亡率预测评估之外，还应当包括虚弱、主要器官损伤和手术特定因素的评估。详见有关章节。

四、药物治疗方案

针对病因和并发症进行治疗。详见相关章节。

作者：靳鹏（中国人民解放军联勤保障部队第九四〇医院）
审核：靳文英（北京大学人民医院）

参考文献

第二节　二尖瓣狭窄

图 14-2-1　二尖瓣狭窄思维导图

二尖瓣狭窄（mitral stenosis，MS）是指二尖瓣的瓣叶、腱索、乳头肌和瓣环等解剖结构或功能异常导致舒张期瓣口开放受限，左心房血液排空受阻，从而引起一系列血流动力学改变的临床综合征。

▶诊断

一、诊断流程

见本章第一节"瓣膜性心脏病总论"。

二、问诊与查体

（一）问诊和症状

1. 病史和既往史

（1）风湿热是 MS 最常见的病因，其余病因见表 14-2-1。

（2）老年、女性均为危险因素。

（3）系统性红斑狼疮等也可引起瓣膜性心脏病。

表 14-2-1 二尖瓣狭窄的病因

（4）既往心血管系统药物以及其他药物的使用也有参考价值。

2. 主要症状

（1）呼吸困难：左心衰竭的表现，由左房排空受限，低心输出量和肺淤血所致。

①劳力性呼吸困难：早期症状，进行一定的体力活动（既往无明显感觉）后出现呼吸困难（气短、胸闷、喘憋），休息后可消失，进行性加重。

②端坐呼吸：平卧时出现呼吸困难而需要采取高枕、半卧或者坐位，通过减少回心血量以缓解呼吸困难。

③夜间阵发性呼吸困难：夜间入睡后，突因胸闷、气急而惊醒，被迫坐起，通过减少回心血量缓解症状，十余分钟至数十分钟后缓解。

（2）乏力：主观上疲乏无力，由左房排空受限、低心输出量所致。

（3）运动耐量下降：活动量较既往下降，以往可以活动的限度现在不能达到，由左房排空受限、低心输出量和肺淤血所致。

（4）端坐呼吸：为了缓解呼吸困难，被迫采取半卧位或坐位，通过减少回心血量减轻症状。

（5）咳嗽、咳痰：多为干咳，可能与支气管黏膜水肿、左房增大压迫刺激左支气管有关。并发支气管或肺部感染时，咳黏液样痰或浓痰。

（6）咯血：①严重 MS 者可突然出现咯鲜血，由心房、肺血管压力突然升高诱发的支气管静脉破裂所致。②发生急性肺水肿时，咳粉红色泡沫样痰。③痰中带血，由肺泡毛细血管破裂所致。

（7）胸痛：不典型，可与心绞痛症状类似。

（8）心悸：发生心律失常时可出现，房颤时可出现明显心悸。

（9）栓塞事件：感染引起的瓣膜赘生物（二尖瓣狭窄少见）脱离、房颤伴血栓脱落，随血流至全身各处动脉栓塞。

3. 其他症状

（1）左心房显著扩张、气管支气管淋巴结肿大和肺动脉扩张压迫左侧喉返神经，可能导致声音嘶哑（Ortner 综合征）。

（2）右心衰竭引起的食欲不振、恶心、呕吐、上腹饱胀感、黄疸、脚踝和小腿肿胀等。

（二）查体和体征

1. 心脏查体

（1）典型体征为心尖区第一心音（S_1）亢进，可闻及局限于心尖区的舒张中晚期递增型隆隆样杂音，左侧卧位明显，可伴震颤。

（2）心尖搏动内侧或胸骨左缘 3~4 肋间可闻及紧跟第二心音（S_2）后的高调、响亮而短促的二尖瓣开瓣音，呼气时明显。

（3）胸骨左缘可扪及收缩期抬举样搏动。

（4）胸骨左缘第 3 肋间心浊音界扩大，提示右室扩大。

（5）肺动脉高压时可闻及第二心音（S_2）分裂（肺动脉瓣区、二尖瓣区）。

（6）肺动脉扩张产生肺动脉瓣相对性关闭不全时，肺动脉瓣区可闻及高调吹风样递减型的舒张早中期杂音（Graham-Steel 杂音），可向三尖瓣区传导，吸气时增强。

（7）右心室压力升高、腔室扩大造成三尖瓣关闭不全时，可在三尖瓣听诊区闻及全收缩期吹风样杂音，吸气时明显。

2. 二尖瓣面容 两颧呈紫红色，口唇轻度发绀，见于严重 MS。

3. 发绀 口唇、四肢末梢皮肤黏膜可呈青紫色，由 MS 导致肺淤血时气体交换障碍诱发缺氧，使血液中还原血红蛋白增多所致。

4. 心衰体征 合并左心力衰竭和右心力衰竭的患者可见相应的体征。

三、 辅助检查

（一）优先检查

1. 超声心动图 诊断和评估瓣膜病变严重程度的首选检查手段。

图 14 - 2 - 2 二维超声示风湿性 MS 的二尖瓣开放受限，舒张期二尖瓣前叶呈圆顶样运动

（1）二维超声：风湿性 MS 瓣叶增厚以瓣尖为著，瓣叶交界处黏连，开放受限，舒张期二尖瓣前叶呈圆顶样运动（图 14 - 2 - 2），短轴切面二尖瓣开口"鱼口"样改变（图 14 - 2 - 3）。退行性 MS 可表现为瓣叶或瓣环的钙化。

（2）M 型超声：二尖瓣增厚，EF 斜率减低甚至消失，呈"城墙"样改变，前后叶同向运动（图 14 - 2 - 4）。

图 14 - 2 - 3 二维超声示在短轴切面上，风湿性 MS 的二尖瓣开口呈"鱼口"样改变

（3）多普勒超声：彩色多普勒可见舒张期通过二尖瓣口进入左室的高速血流信号，连续多普勒测定二尖瓣口血流速度加快，可以测量跨瓣压差来评估二尖瓣口面积。

（4）其他继发表现：左房扩大，左房血栓形成，右室扩大等。

（5）临床意义：①识别病因。②检查、测量和评价 MS 的严重程度、心脏结构、肺动脉收缩压等。③评估左右心室功能状态。④评估血栓。

图 14 - 2 - 4 M 型超声示 MS 的"城墙"样改变

2. 胸部 X 线检查

（1）结果：二尖瓣狭窄的胸部 X 线检查可见以下改变。①左心缘变直，肺动脉干突出，肺静脉增宽。②左房和右室明显增大时可见右心缘的双重影。③可见二尖瓣环和瓣叶的钙化。④肺间质水肿是严重阻塞的征兆，表现为 Kerley B 线（密集、短、水平线，最常见于肋膈角）。⑤严重的长期二尖瓣梗阻通常会导致 Kerley A 线（长达

4cm 的直、密线，朝向肺门）。⑥长期肺淤血引起含铁血黄素沉积，双下肺野可以见到散在点状影。

（2）临床意义：了解心肺结构，初步判断。

3. 心电图

（1）结果：从体表记录心脏电活动变化图形，可见左房扩大，二尖瓣 P 波和右室肥厚。房颤较多见。

（2）临床意义：了解心律、心率以及心电变化。

（二）可选检查

1. 运动负荷试验 采用平板运动或蹬车运动，以确定身体状况的水平，并引发隐蔽的心脏症状。

（1）适用人群：①无症状的严重 MS 患者。②当静息超声心动图结果与临床症状严重程度之间存在差异时，建议进行运动负荷的超声心动图检查。

（2）临床意义：①可与超声心动图结合以评估运动时肺血管压力，通常在平板运动试验结束时即刻进行超声心动图检查，有条件的可在蹬车运动期间进行。②运动负荷试验的有用参数包括运动持续时间、血压和心率反应、二尖瓣峰值和（特别是）平均跨瓣压差的变化，以及运动时肺动脉收缩压与预期正常变化的比较。

2. 经食道超声心动图

（1）目的：将超声探头置于食道内，从心脏后面观察心脏内部病变，排除肺部气体的影响，使图像更加清晰。可以识别二尖瓣结构的异常，以及左心房、左心耳有无血栓和左心耳排空速度。

（2）临床意义：①若普通经胸超声心动图二尖瓣图像显示不佳，可行经食道超声心动图检查进一步评估。②尤其适用于拟行介入治疗及既往有栓塞史的患者，可进一步明确左心房、左心耳有无血栓及左心耳排空速度。

3. 三维超声心动图

（1）目的：对超声心动图形成的图形经过计算机处理具象化，可立体地显示心脏形态，以了解瓣膜、心室形态及相关参数。

图 14 - 2 - 5 三维超声示二尖瓣口呈"鱼口"样改变

（2）临床意义：相对二维超声心动图来说，对了解二尖瓣形态、测量二尖瓣瓣口面积、心脏结构更有优势（图 14 - 2 - 5）。

4. CT 和 MRI

（1）目的：在多平面重建后，通过平面测量法提供 MS 中的二尖瓣口面积估计值，评估二尖瓣钙化情况。心脏 MRI 可用于检测和量化心肌纤维化。

（2）临床意义：不仅可以了解心脏结构，还可以提供有关左心房和附件血栓的信息。有助于诊断二尖瓣钙化。

（三）新检查

心导管检查

（1）目的：在 X 线透视下将导管送入心脏或大血管，对血流动力学进行测量评估，可基于导管压力测量评估血流动力学指标，以及测量二尖瓣平均跨瓣压差，并结合二尖瓣体积流量的测量，使用 Gorlin 公式计算瓣口面积。

（2）临床意义：当超声心动图无法诊断或结果与临床发现不一致时，需要进行诊断性心导管检查。有助于瓣膜置换前、中、后的评估。

四、 诊断及其标准

（一）诊断标准

典型的体征和超声心动图表现可明确诊断 MS。二尖瓣口面积（MVA）是评估 MS 严重程度的主要指标，$MVA < 1.5 cm^2$ 时就会出现症状，当 $MVA < 1.0 cm^2$ 时大多数患者会出现严重症状。超声心动图诊断 MS 的严重程度分级见表 14 - 2 - 2。

表 14 - 2 - 2　超声心动图诊断 MS 的严重程度分级

指标	轻度	中度	重度
MVA（cm^2）	1.5 ~ 2.0	1.0 ~ 1.5	< 1.0
mPG（mmHg）	< 5	5 ~ 10	> 10
PHT（ms）	< 150	150 ~ 220	> 220
PASP（mmHg）	< 30	30 ~ 50	> 50

注：MVA 二尖瓣口面积，分级的主要指标；mPG 平均跨瓣压差；PHT 压力减半时间；PASP 肺动脉收缩压。

（二）并发症诊断

1. 心律失常　房性心律失常最常见，随疾病进展出现房性期前收缩、房性心动过速、心房扑动、阵发性心房颤动，直至持续性心房颤动。心房颤动伴快速心室率时，心尖区舒张期杂音可减弱或消失，心率减慢时又明显。

2. 栓塞　房颤时，左房失去有效收缩，血液在左房淤积形成血栓，血栓脱落后随血流至全身各处（脑血管、冠状动脉、肾动脉等），形成栓塞，以脑栓塞最常见。超声心动图尤其是食管超声可协助诊断左心房血栓。

3. 充血性心力衰竭和急性肺水肿　是 MS 的主要死因。急性肺水肿是重度 MS 的急重并发症。详见相关章节。

4. 肺部感染　肺血管压力升高和肺淤血容易导致肺部感染。血常规、胸片、胸部 CT 等可明确诊断。

5. 感染性心内膜炎　少见，可有发热、乏力等感染征象，瓣膜处形成细菌赘生物，赘生物脱落随血流至全身各处，形成栓塞。血常规、超声心动图等可协助诊断。详见相关章节。

五、 鉴别诊断

（一）主动脉瓣关闭不全

主动脉瓣关闭不全可见心力衰竭症状和体征。主动脉瓣关闭不全时，反流束冲击二尖瓣前叶，引起相对性 MS，可闻及心尖区柔和低调的隆隆样舒张期杂音（Austin - Flint 杂音），用力握拳时杂音可增强。超声心动图等检查可鉴别诊断。详见本章第五节"主动脉瓣关闭不全"。

（二）左心房黏液瘤

左心房黏液瘤患者心尖区可闻及舒张期杂音，可从以下方面进行鉴别诊断。

1. 问诊与症状

（1）病史：多无风湿热病史，病程较短，可突发。

（2）症状：发热（多为低热）、食欲不振、体重减轻、关节痛、乏力、心悸、呼吸困难、咯血、胸痛等。

（3）栓塞征象：①脑栓塞的偏瘫、意识障碍。②急性心肌梗死的胸痛。③肺栓塞的发绀、呼吸困难、胸痛、咯血等。④肢体栓塞的肢体疼痛、感觉障碍、组织坏死等。

2. 查体与体征　可闻及心尖区舒张期杂音，

随体位变化。

3. 辅助检查

（1）超声心动图：可见左心房内边界清楚、形态不规则的团块。

（2）心导管介入检查：左心房内可见分叶充盈缺损的肿瘤相。

六、误诊防范

（一）易误诊人群

（1）心力衰竭患者。

（2）右位心患者。

（3）右旋心患者。

（4）心脏听诊杂音不典型的患者。

（二）本病被误诊为其他疾病

MS 易被误诊为其他瓣膜性心脏病、肺原性心脏病、冠状动脉粥样硬化性心脏病。

（三）其他疾病被误诊为本病

其他瓣膜性心脏病、左心房黏液瘤、左侧三房心易被误诊为 MS。

（四）避免误诊的要点

（1）重视查体，一般情况下，通过病史和查体可初步判断瓣膜性心脏病。

（2）在重度心力衰竭和其他一些特殊情况下，查体不能准确判断瓣膜性心脏病者可及时通过超声心动图予以明确诊断。

治疗

一、治疗流程

见本章第一节"瓣膜性心脏病总论"。

二、治疗原则

MS 的治疗原则为改善患者的症状和心肺功能情况，控制并发症，提高生活质量，增加预期寿命。

三、治疗细则

MS 的治疗细则为去除病因；避免过度的体力劳动及剧烈运动；青少年患者应控制风湿活动；控制心力衰竭；合并房颤时，控制心室率及抗凝治疗，狭窄解除前复律效果差。

（一）药物治疗

1. 针对病因和并发症进行治疗 详见相关章节。

2. 抗凝治疗

（1）合并房颤的 MS 患者需要进行抗凝治疗。中度、重度 MS 合并房颤患者应当使用华法林抗凝，并监测国际标准化比率（INR）是否在 2~3 之间，不能使用非维生素 K 拮抗剂口服抗凝剂。详见第十一章第三节"心房颤动"。

（2）对于有栓塞病史、左心房有血栓或左心房扩大（左心房直径 >50mm 或左心房体积指数 >60ml/m²）的患者，也需要口服抗凝剂治疗。详见第十一章第三节"心房颤动"、第十六章"静脉血栓栓塞"。

3. 咯血 管理咯血需要降低肺静脉压，患者取坐位，可应用镇静剂（如地西泮）和利尿剂（如呋塞米）等。参见相关章节。

（二）介入和手术治疗

Horstkotte 等的研究发现，MS 有手术指征但被患者拒绝时，药物治疗的生存率为 5 年后 44%、10 年后 32%、15 年后仅为 19%。结果表明，如果 MS 没有通过机械手段缓解的话，与不良预后相关。

2020 年，美国的"VHD 患者管理指南"指出，钙化性 MS 患者的介入和手术治疗指征与风湿性 MS 不同。首先，因为钙化涉及瓣环和瓣叶基部，没有交界融合，所以经皮二尖瓣交界分离术（percutaneous mitral commissuromy，PMC）或外科交界分离术没有作用。其次，严重的二尖瓣环钙化时，外科手术很难使人工瓣膜很牢固地连接，并且人工瓣膜的放置可能导致孔口变窄，因此外科手术可能相当具有挑战性。最后，钙化患者通常是老年人，有多种合并症，手术风险高。由于这些原因，应推迟介入或手术治疗，直到症状特别严重且不能通过利尿剂和控制心率等药物控制时，为改善生活质量和预后，增加预期寿命，可由外科手术团队评估手术的风险，判断是否要行手术治疗。针对这些高手术风险患者的经导管介入疗法正在开发和评估中。

1. 二尖瓣狭窄的介入或手术治疗的指征 由症状和二尖瓣口面积决定（图 14-2-6）。

（1）对于中度和重度 MS，在药物治疗后仍存在呼吸困难等症状者，建议进行介入或手术治疗。

（2）对于有症状的轻度 MS 并且在运动负荷测试期间满足某些标准（平均跨瓣压差 >15mmHg 或肺动脉收缩压 >60mmHg）者，可以考虑进行介入或手术治疗。

（3）对于无症状的中度或重度 MS 患者，尽管进行了适当的抗凝治疗，但仍出现新发房颤或复发性栓塞，介入或手术治疗是合理的。

（4）对于出现症状或平均跨瓣压差 >15mmHg 或肺动脉收缩压 >60mmHg 的无症状中度或重度 MS 患者，介入或手术治疗是合理的。

（5）对于接受其他心脏手术的患者，可考虑同时进行二尖瓣的手术治疗。

2. 经皮二尖瓣交界分离术（PMC） 治疗 MS 的首选方法是 PMC，推荐用于二尖瓣瓣膜形态良好，无或轻度反流，无左房血栓证据的患者，也可考虑用于手术具有较高不良事件或预后的有症状患者，即使瓣膜形态不理想。PMC 术后如出现交界粘连为主的再狭窄，可再次介入行 PMC。

评估二尖瓣形态是否适合 PMC 的常用客观方法是 Wilkins 评分（表 14-2-3）。如果分数低于 8 分，则适合 PMC。但是，Wilkins 评分的缺点是缺少关于瓣膜的交界融合信息，因此评分 >8 分并不一定表示不能进行 PMC。

行 PMC 治疗的禁忌证：①二尖瓣口面积 >1.5cm²。②左房血栓。③中度以上的二尖瓣关闭不全。④严重或双侧交界的钙化。⑤二尖瓣结合部缺失。⑥合并需要手术的严重主动脉瓣或三尖瓣病变。⑦合并需要旁路移植术的冠状动脉疾病。在排除其他疾病后，症状仅由 MS 引起，二尖瓣口面积 >1.5cm²也可行 PMC。

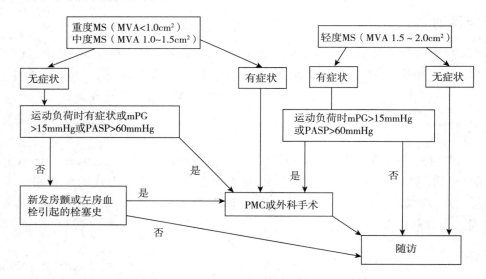

图 14-2-6 二尖瓣狭窄的介入或手术治疗的指征

MS 二尖瓣狭窄；MVA 二尖瓣口面积；mPG 平均跨瓣压差；PASP 肺动脉收缩压；PMC 经皮二尖瓣交界分离术

表 14-2-3 Wilkins 评分

评分（分）	活动度	瓣叶厚度	瓣叶钙化	瓣下结构
1	仅瓣尖活动受限	基本正常（4~5mm）	单区域回声增强	仅瓣下与瓣叶紧邻的部分结构轻度增厚

续表

评分（分）	活动度	瓣叶厚度	瓣叶钙化	瓣下结构
2	瓣叶中部和基底部活动正常	中部正常，边缘部显著增厚（5～8mm）	瓣叶边缘回声增强	腱索结构增厚仅限于近端1/3
3	瓣叶舒张期前向运动，主要是基底部	全瓣叶增厚（5～8mm）	瓣叶回声增强扩展至瓣叶中部	腱索增厚累及远端1/3
4	瓣叶舒张期无或较小前向运动	所有瓣叶组织均明显增厚（>8mm）	瓣叶组织回声广泛增强	所有腱索结构广泛增厚并挛缩，延至乳头肌

3. 外科手术　当患者存在 PMC 禁忌证且手术风险较小时，可选择外科手术治疗。手术方式包括闭式交界分离术、直视下交界分离术和二尖瓣置换术。手术方式的选择和风险应当由外科手术团队来评估。

四、药物治疗方案

MS 的药物治疗是针对病因和并发症进行治疗。详见相关章节。

作者：靳鹏（中国人民解放军联勤保障部队第九四〇医院）
审稿：靳文英（北京大学人民医院）

参考文献

第三节　二尖瓣关闭不全

二尖瓣关闭不全（mitral regurgitation，MR）是指左室、乳头肌、腱索、瓣叶、瓣环和左心房的解剖或功能异常，导致收缩期二尖瓣不能完全关闭，使左心室的血流反流进入左心房，从而引起一系列血流动力学改变。

表 14 - 3 - 1　二尖瓣关闭不全的病因

MR 二尖瓣关闭不全按发病机制可分为原发性（器质性，二尖瓣结构异常）MR 和继发性（功能性，继发于左室扩张和功能减退）MR，发病原因见表 14 - 3 - 1。根据病程，可分为急性和慢性 MR，相关病因见表 14 - 3 - 2。

图 14 - 3 - 1　二尖瓣关闭不全思维导图

表 14 - 3 - 2　急性和慢性二尖瓣关闭不全的发生原因

▶ 诊断

一、 诊断流程

见本章第一节"瓣膜性心脏病总论"。

二、 问诊与查体

（一）问诊和症状

1. 病史和既往史

（1）危险因素：老年、女性，以及风湿热、感染、冠心病、酒精等常见病因。

（2）既往心血管系统药物、5－羟色胺 2B 受体激动剂和其他药物的使用也有参考价值。

（3）急性 MR 的并发症会危及生命，需要了解外伤、手术史等。

2. 主要症状

（1）乏力：主观上疲乏无力、虚弱，可能是孤立性 MR 的特征性表现，由低心输出量所致。

（2）呼吸困难：左心衰竭的表现，由左心房排空受限、低心输出量和肺淤血所致。

①劳力性呼吸困难：早期症状，进行一定的体力活动（既往无明显感觉）后出现呼吸困难（气短、胸闷、喘憋），休息后可消失，进行性加重。

②端坐呼吸：平卧时出现呼吸困难而需要采取高枕、半卧或者坐位，通过减少回心血量以缓解呼吸困难。

③夜间阵发性呼吸困难：夜间入睡后，突因胸闷、气急而惊醒，被迫坐起，通过减少回心血量缓解症状，十余分钟至数十分钟后缓解。

（3）运动耐量下降：活动量较既往下降，以往可以活动的限度现在不能达到，由低心输出量和肺淤血所致。

（4）端坐呼吸：严重肺淤血时，为了缓解呼吸困难，被迫采取半卧位或坐位。

（5）咳嗽、咳痰：由肺淤血所致，心衰急性加重、肺水肿时可出现咯血，较二尖瓣狭窄少见。

（6）心悸：非特异症状，尤其房颤等心律失常发作时明显。

3. 其他症状　如右心衰竭引起的食欲不振、恶心、呕吐、上腹饱胀感、黄疸、脚踝和小腿肿胀等。

（二）查体和体征

1. 心脏查体

（1）典型体征为心尖区全收缩期吹风样杂音，吸气时减弱，可伴震颤。

（2）反流量小时音调高，瓣膜增厚时，杂音性质比较粗糙。

（3）杂音可向左腋和左肩胛下传导（前叶损害为主），也可向心底部传导（后叶损害为主）。

（4）心尖区第一心音（S_1）减弱。

（5）第二心音（S_2）可分裂，由于射血期缩短，主动脉瓣提前关闭所致。

（6）左室扩大和肥厚时，心界可向左下扩大，心尖区可触及收缩期抬举样搏动。

（7）肺动脉高压时，肺动脉瓣区第二心音（P_2）可亢进。

2. 心衰体征　合并左心力衰竭、右心力衰竭的患者可见相应的体征（详见相关章节）。

三、 辅助检查

（一）优先检查

1. 超声心动图　诊断和评估反流程度的首选检查手段。

图 14 – 3 – 2　多普勒超声示收缩期通过二尖瓣口流入左心房的血流信号

（1）二维超声：风心病可见瓣叶增厚以瓣尖为著，瓣叶交界处融合，瓣叶挛缩对合不良；老年退行性变瓣叶、瓣环及腱索钙化，活动度僵硬；功能性瓣膜反流者瓣叶本身无异常，可有瓣环的扩张或局部室壁运动障碍；Barlow 综合征者二尖瓣叶黏液样变性，瓣叶及腱索冗长，活动度变大；先心病者可有二尖瓣裂、双孔畸形等。腱索断裂时，二尖瓣尖朝向左心房，呈"连枷样"运动。

（2）多普勒超声：彩色多普勒超声可见收缩期通过二尖瓣口流入左心房的血流信号（图 14 – 3 – 2）。

（3）其他继发改变：左心房、左心室扩大，早期左心室高动力状态，晚期左心功能减低。

（4）临床意义：①识别 MR 的病因。②检查、测量和评价 MR 的严重程度，以及心脏结构、肺动脉收缩压等。③评估左右心室功能状态。④评估血栓。

2. 胸部 X 线检查

（1）二尖瓣关闭不全的胸部 X 线检查表现：①左心房增大，可推移和压迫气管使之移位。②左心室明显增大。③可见二尖瓣环和瓣叶的钙化。④长期肺淤血引起含铁血黄素沉积，双下肺野可以见到散在点状影。⑤肺间质水肿，表现为 Kerley B 线（密集、短、水平线，最常见于肋膈角）。

（2）临床意义：了解心肺结构，初步判断。

3. 心电图

（1）结果：心电图从体表记录心脏电活动变化图形。慢性 MR 导致左心房左心室扩大，房颤较为常见，少数有右室肥厚。

（2）临床意义：了解心律、心率以及心电变化。

（二）可选检查

1. 运动负荷试验 通过平板运动或蹬车运动，确定身体状况的水平，并引发隐蔽的心脏症状。

（1）适用人群：①无症状的 MR 患者。②当静息超声心动图结果与临床症状严重程度之间存在差异时，建议进行运动负荷的超声心动图检查。

（2）临床意义：①可与超声心动图结合以评估运动时肺血管压力，通常在平板运动试验结束时即刻进行超声心动图检查，有条件的可在蹬车运动期间进行。②运动负荷试验的有用参数包括运动持续时间、血压和心率反应、二尖瓣峰值和（特别是）平均跨瓣压差的变化，以及运动时肺动脉收缩压与预期正常变化的比较。

2. 经食道超声心动图

（1）目的：应用超声测距原理，脉冲超声波经食道测量各心壁、心室及瓣膜等结构的周期性活动。识别二尖瓣结构异常，以及评估左心房、左心耳有无血栓和左心耳排空速度。

（2）临床意义：①若普通经胸超声心动图二尖瓣图像显示不佳，可行经食道超声心动图检查进一步评估。②有助于左心房血栓的评估等。

3. 三维超声心动图

（1）目的：对超声心动图形成的图形经过计算机处理具象化，可立体地显示心脏形态，了解瓣膜、心室形态及相关参数。

（2）临床意义：相对二维超声心动图来说，对了解瓣膜形态和心脏结构更为直观更有优势。

4. CT 和 MRI

（1）目的：心脏 CT 和 MRI 可准确评估瓣膜形态和相关参数，心脏 CT 可以评估二尖瓣的钙化，心脏 MRI 可用于检测和量化心肌纤维化。

（2）临床意义：①了解心脏结构。②了解左心房和附件血栓的信息。

（三）新检查

心导管检查

（1）目的：在 X 线透视下将导管送入心脏或大血管，对血流动力学进行测量评估，基于导管压力测量评估血流动力学指标，并可以测量二尖瓣平均跨瓣压差。

（2）临床意义：①当超声心动图无法诊断或结果与临床发现不一致时，需要进行诊断性心导管检查。②有助于瓣膜置换前、中、后的评估。

四、 诊断及其标准

（一）诊断标准

结合病史、体征和超声心动图表现可明确诊断 MR。MR 的严重程度分级见表 14-3-3。

表 14-3-3 超声心电图诊断二尖瓣关闭不全的严重程度分级

分类	指标	轻度	中度	重度
结构	二尖瓣结构	无异常或轻微病变	中度异常	严重且明显的瓣膜结构病变
	心房、心室大小	正常	正常或轻度扩大	扩大
多普勒定性参数	彩色反流束面积	小、中心性、窄、短促	适中	大，中心性 >50% 左心房面积，偏心性较大面积冲击左心房壁
	反流信号	汇聚不明显	中等	明显，持续全收缩期
	反流频谱	信号淡、不完整	中等信号	浓密、全收缩期、倒三角形

分类	指标	轻度	中度	重度
半定量参数	缩流颈宽度（cm）	<0.3	0.3~0.69	≥0.7
	肺静脉频谱	收缩期为主	正常或收缩期减弱	小或无收缩期波或收缩期逆流
	二尖瓣前向频谱	A峰为主	不定	E峰为主（>1.2m/s）
定量参数	有效反流口面积（cm²）	<0.20	0.20~0.39	≥0.40
	反流容积（ml）	<30	30~59	≥60
	反流分数（%）	<30	30~49	≥50

（二）风险评估和危险分层

急性 MR 通常病情危重，伴急性心力衰竭和心原性休克。二尖瓣本身的器质性病变通常需要介入或外科手术紧急干预，而心肌缺血、心室功能障碍等引起的继发性（瓣膜功能正常的）MR 在纠正原发病以后可迅速改善，不需要手术治疗。

（三）并发症诊断

1. 心律失常 房性心律失常最常见，多合并持续性房颤。

2. 栓塞 少见。房颤时，左心房失去有效收缩，血液在左心房淤积，形成血栓，血栓脱落后随血流至全身各处，形成栓塞，脑栓塞最为多见。

3. 心力衰竭和急性肺水肿 急性 MR 可迅速出现心衰和急性肺水肿，危及生命。慢性 MR 出现心衰和急性肺水肿，则表明病情严重。详见相关章节。

4. 肺部感染 肺血管压力升高和肺淤血容易导致肺部感染。血常规、胸片、胸部 CT 等可明确诊断。

5. 感染性心内膜炎 相对于二尖瓣狭窄较多见，可有发热、乏力等感染征象，瓣膜处形成细菌赘生物，赘生物脱落随血流到全身各处，形成栓塞。血常规、超声等可明确诊断。详见相关章节。

五、 鉴别诊断

（一）二尖瓣脱垂综合征

二尖瓣脱垂综合征可有一过性的心悸、乏力、呼吸困难和不典型的胸痛，可闻及心尖区收缩中晚期非喷射性喀喇音，或收缩晚期吹风样递增型杂音，可从以下方面进行鉴别诊断。

1. 问诊与症状

（1）家族史：常染色体显性遗传。

（2）病史：起病缓慢，年轻女性多见。

（3）症状：①常无症状。②可有一过性的心悸、乏力、呼吸困难和不典型的胸痛。

2. 查体与体征 可闻及心尖区收缩中晚期非喷射性喀喇音，或收缩晚期吹风样递增型杂音。

3. 辅助检查 超声心动图可见二尖瓣叶突入左心房，明确诊断。

（二）室间隔缺损

室间隔缺损可有乏力、劳力性呼吸困难、心悸等症状，胸骨左缘第3、4肋间可闻及全收缩期响亮而粗糙的吹风样杂音，常伴震颤，超声心动图和心导管检查可明确诊断。鉴别要点如下。

1. 问诊与症状

（1）病史：先天性。

（2）症状：①缺损小的可无症状，生长发育也不受影响。②缺损大的患者可有发育不良、乏力、劳力性呼吸困难、心悸、咳嗽、肺部感染等，后期可并发心力衰竭。③由右向左分流时，可有发绀、杵状指。

2. 查体与体征

（1）胸骨左缘3、4肋间全收缩期可闻及响亮而粗糙的吹风样杂音，常伴震颤。

（2）缺损大的患者可有发育不良，心浊音界增大，心尖搏动增强，肺动脉瓣区第二心音（S₂）亢进、分裂。

3. 辅助检查

（1）胸部 X 线检查：①缺损小的可无异常。②缺损大的有肺充血、肺血管增粗影，左右心室增大影。

（2）心电图：①缺损小的可无异常。②缺损大的可表现为左右心室增大、右束支传导阻滞等。

（3）超声心动图：可见心室间隔连续性中断，彩色多普勒可见过隔血流信号，明确诊断。

（4）心导管检查：左心室造影可见左右心室均显影，清楚显示室间隔缺损的形态和大小。

（三）三尖瓣关闭不全

三尖瓣关闭不全可有右心衰竭症状和体征，胸骨左下缘可闻及舒张期隆隆样杂音。超声心动图等检查可鉴别诊断。详见本章第六节"三尖瓣疾病"。

（四）扩张型心肌病

扩张型心肌病指心腔扩大引起相对性 MR 或相对性三尖瓣关闭不全，可闻及心尖区或三尖瓣区收缩期吹风样杂音，根据病史和超声心动图、核素心肌显像等检查鉴别诊断。

六、 误诊防范

（一）易误诊的人群

（1）心力衰竭患者。

（2）右位心患者。

（3）右旋心患者。

（4）心脏听诊杂音不典型的患者。

（二）本病被误诊为其他疾病

MR 易被误诊为其他瓣膜性心脏病、扩张型心肌病。

（三）其他疾病被误诊为本病

其他瓣膜性心脏病、二尖瓣脱垂综合征、室间隔缺损、扩张型心肌病易被误诊为 MR。

（四）避免误诊的要点

（1）要重视查体，一般情况下，通过病史和查体可初步判断瓣膜性心脏病。

（2）在重度心力衰竭和其他一些特殊情况下，查体不能准确判断瓣膜性心脏病者可及时通过超声心动图予以明确诊断。

▶ 治疗

一、 治疗流程

见本章第一节"瓣膜性心脏病总论"。

二、 治疗原则

MR 治疗原则为改善患者的症状和心肺功能情况，控制并发症，提高生活质量，增加预期寿命。

三、 治疗细则

MR 的治疗细则为：去除病因；避免过度的体力劳动及剧烈运动；青少年患者应控制风湿活动；控制心力衰竭；合并房颤时，控制心室率及抗凝治疗。

（一）药物治疗

（1）针对病因和并发症进行治疗。详见相关章节。

（2）对于急性 MR，血压正常的患者可使用减轻心脏后负荷的血管扩张药（硝普钠、硝酸甘油等），血压低和血流动力学不稳定的患者可使用正性肌力药物，作为介入和手术前的过渡治疗。详见第四章"心血管疾病的急诊急救"、第十章"心力衰竭"。

（3）对于慢性 MR，合并持续性房颤、有栓塞病史、左心房有血栓的患者，需要口服抗凝剂治疗。2021 年，欧洲"VHD 管理指南"优先推荐使用非维生素 K 拮抗剂口服抗凝剂。详见第十一章第三节"心房颤动"、第十六章"静脉血栓栓塞"。

（二）介入和手术治疗

1. 由症状和左室功能决定 MR 的介入和手术治疗指征

（1）慢性原发性 MR 的介入和手术治疗的指征（图 14 - 3 - 3）：①左室射血分数（LVEF）>30% 的、有症状的重度 MR 适合二尖瓣修复或置换。②在 LVEF≤30% 的严重左室功能不全的情况下，经过充分的药物治疗后无明显缓解，且二尖瓣手术有望改善症状时，二尖瓣手术是合理的。③在 LVEF≤60% 和/或 LVESD（左室收缩末期内径）≥40mm（LVESD 指数≥24mm/m^2，LVESD 指数 = LVESD/体表面积，可适用于体表面积 <

1.7m² 的人群）的情况下，需要手术治疗。④在左室功能正常的情况下，新发房颤或静息时肺动脉高压（PASP > 50mmHg）是二尖瓣手术的指征。⑤对于 LVEF > 60%、LVESD < 40mm（LVESD 指数 < 24mm/m²）、没有新发 AF 和静息 PASP > 50mmHg 的无症状患者，当可以安全地完成持久修复时，二尖瓣修复是合理的。⑥当连续超声心动

图检查发现左室功能进行性减退（持续的 LVEF 逐渐降低或 LVESD 逐渐增大）或有显著的左心房扩张（容积指数 > 60ml/m² 或内径 > 55mm）时，即使不满足 LVEF ≤ 60% 或 LVESD ≥ 40mm 的标准，也可以考虑手术。⑦对于因其他适应证而接受心脏手术的患者，建议同时进行二尖瓣修复或置换。

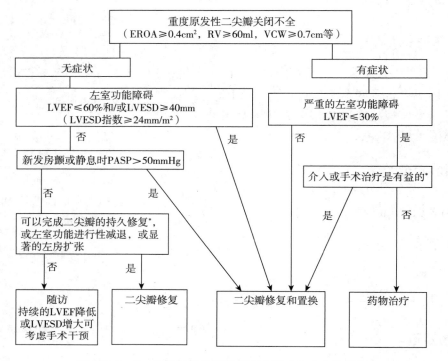

图 14 - 3 - 3　原发性二尖瓣关闭不全手术和介入的指征

* 应当由心脏瓣膜（介入和手术）团队讨论形成结论；EROA 有效反流口面积；RV 反流容积；

VCW 缩流颈宽度；LVEF 左室射血分数；LVESD 左室收缩末期内径；PASP 肺动脉收缩压

（2）继发性 MR 的介入和手术治疗指征：通常因是左心功能障碍所致，MR 属于功能性损害，消除 MR 可能不是治疗继发性 MR 的完美解决方案，必须对心力衰竭进行充分的药物治疗，如有指征应当行心脏再同步治疗，详见相关章节。对于血运重建可恢复左室功能的缺血性心肌病，可以采取血运重建的方式来改善病情，冠状动脉旁路移植（CABG）可以同时进行瓣膜手术和其他外科手术，而经皮冠状动脉介入治疗（PCI）只能改善心肌缺血。

继发性 MR 的介入和手术治疗的指征包括：①对于有 CABG 指征的重度 MR 和 LVEF > 30% 的患者，推荐进行二尖瓣手术。②对于有 CABG 指征的重度 MR 和 LVEF ≤ 30% 的患者，可考虑进行二尖瓣手术。③对于有 CABG 指征且后下壁没有

活力的中度 MR 患者，可考虑进行二尖瓣手术。④对于有 CABG 指征且后下壁有存活心肌的中度 MR 患者，可考虑行单独的 CABG，不需要行二尖瓣手术。⑤对于 LVEF > 30% 的重度 MR 且无冠状动脉血运重建指征的患者，可考虑行二尖瓣手术或导管介入治疗。⑥对于接受其他心脏手术，且二尖瓣的手术可以获益的患者，可考虑同时进行二尖瓣的手术治疗。

（3）急性 MR 的介入和手术治疗指征：对于病情危重，伴急性心力衰竭和心原性休克的患者，其原发性瓣膜病变或损伤通常需要外科手术紧急干预，功能正常的继发性 MR 在纠正原发病以后可以缓解。低血压和血流动力学不稳定的患者可以采取经皮主动脉内球囊反搏（IABP）治疗，有助于稳定病情并过渡到介入或外科手术治疗。

2. 外科手术 外科手术包括二尖瓣修复术和二尖瓣置换术。二尖瓣修复术通常是 MR 治疗的首选，其手术方式的选择和风险应当由外科手术团队来评估。

3. 经导管二尖瓣钳夹术 经导管二尖瓣钳夹术（MitraClip）是经导管介入治疗 MR 应用最广泛的方法，是一种基于导管的经皮边缘到边缘修复技术。在多中心随机 EVEREST Ⅱ 试验中比较了经导管二尖瓣边缘对边缘修复手术和传统手术的疗效及不良反应，结果表明，二者 4 年随访死亡率无明显差异（17.4% vs 17.8%），但经导管治疗后 1 年内因复发或残留 MR 导致二尖瓣手术的发生率为 20.4%，而传统手术仅为 2.2%。因此，对于围手术期风险较低的患者，手术是首选，经导管治疗不能代替手术，但作为可选择的一种方案，高危患者可以采用经导管介入治疗。

四、 药物治疗方案

MR 的药物治疗是针对病因和并发症进行治疗。详见相关章节。

作者：靳鹏（中国人民解放军联勤保障部队第九四〇医院）
审稿：靳文英（北京大学人民医院）

参考文献

第四节 主动脉瓣狭窄

图 14 - 4 - 1　主动脉瓣狭窄思维导图

主动脉瓣狭窄（aortic stenosis，AS）是指主动脉瓣的瓣叶或瓣环等解剖结构或功能异常导致收缩期瓣口开放受限，左心室排出血液受阻，从而引起一系列的血流动力学改变。

诊断

一、 诊断流程

见本章第一节"瓣膜性心脏病总论"。

二、 问诊与查体

（一）问诊和症状

1. 病史和既往史

（1）发病隐匿，可长时间没有症状。

（2）危险因素：风湿热、老年、吸烟、饮酒、高脂饮食等（表 14 - 4 - 1）。

（3）既往心血管系统药物和其他药物的使用也有参考价值。

表 14 - 4 - 1　主动脉瓣狭窄的病因

2. 主要症状

（1）劳力性呼吸困难：体力活动（既往无明显感觉）后出现呼吸困难（气短、胸闷、喘憋），休息后可消失，进行性加重，由肺淤血所致。

（2）胸痛：表现为心绞痛，通常由劳累诱发，休息后缓解，由心肌缺血引起。

（3）黑矇和晕厥：由低心输出量导致脑灌注减少所致。

（4）乏力：主观上疲乏无力、虚弱，由低心输出量所致。

（5）心悸：非特异症状，尤其房颤等心律失常发作时明显。

（6）运动耐量下降：活动量较既往下降，以往可以活动的限度现在不能达到，由低心输出量和肺淤血所致。

（7）咳嗽、咳痰：肺淤血所致，心衰急性加重、肺水肿时，可出现咯血、咳粉红色泡沫痰。

3. 其他症状 还可见左心衰竭引起端坐呼吸、夜间阵发性呼吸困难等，右心衰竭引起食欲不振、恶心、呕吐、上腹饱胀感、黄疸、脚踝和小腿肿胀等。

（二）查体和体征

1. 心脏查体

（1）典型体征为主动脉瓣区低调、粗糙的喷射样递增递减型收缩期杂音，可伴震颤，向颈动脉及锁骨下动脉传导，可伴颈动脉震颤。

（2）主动脉瓣区第二心音（A_2）可减弱或消失，可出现第二心音（A_2）反常分裂。

2. 心衰体征 合并左心力衰竭和右心力衰竭的患者可见相应的体征（详见相关章节）。

三、辅助检查

（一）优先检查

1. 超声心动图 无创的超声心动图技术是诊断和随访观察 AS 的重要手段。利用多普勒技术监测血流动力学变化，根据连续方程所计算的瓣口面积、跨瓣压差均是重要的判断指标。

（1）结果如下所示。

①二维超声：风湿性 AS 表现为交界粘连，瓣叶（边缘）增厚、钙化，瓣口呈三角形。钙化性 AS 表现为瓣叶硬化、增厚、钙化，瓣口开放呈星型（图 14 – 4 – 2）。先天性均有其相应表现，如二叶式主动脉瓣开放呈椭圆形。

图 14 – 4 – 2 钙化性主动脉瓣狭窄超声图像

②多普勒超声：彩色多普勒可见主动脉瓣口收缩期高速血流信号（图 14 – 4 – 3），连续多普勒超声可测量跨瓣压差。

③其他继发改变：重度 AS 且病程长者可见左心室肥厚，主动脉内径增宽。晚期左心功能下降，肺动脉压力升高。

图 14 – 4 – 3 彩色多普勒可见主动脉瓣口收缩期高速血流信号，连续多普勒超声可测量跨瓣压差

（2）临床意义：①识别 AS 的病因。②检查、测量和评价 AS 严重程度、心脏结构、肺动脉收缩压等。③评估左右心室功能状态。④评估血栓。⑤简单评估钙化水平。

2. 胸部 X 线检查

（1）结果：①可见主动脉瓣钙化、升主动脉扩张。②可见左心房和左心室扩大。③长期肺淤血引起含铁血黄素沉积，双下肺野可以见到散在点状影。④肺间质水肿，表现为 Kerley B 线（密集、短、水平线，最常见于肋膈角）。

（2）临床意义：了解心肺结构，初步判断。

3. 心电图 从体表记录心脏电活动变化图形。

（1）结果：左心室肥厚伴 ST – T 继发性改变，可有房室传导阻滞和室内传导阻滞、房颤或室性心律失常。

（2）临床意义：了解心律、心率以及心电变化。

（二）可选检查

1. 运动负荷试验

（1）方式：平板运动或蹬车运动。

（2）目的：确定身体状况的水平并引发隐蔽的心脏症状。

（3）适用人群：无症状 AS 患者。

（4）禁忌证：绝对避免用于有症状的 AS 患者。

（5）当静息超声心动图结果之间或与其他检查结果之间存在差异时，建议进行运动负荷的超声心动图检查。

（6）临床意义：因为患者往往将劳力性呼吸困难和乏力等症状归因于年龄、活动等因素而隐瞒症状，因此运动负荷试验可能有助于揭露无症状患者的症状，或表现出运动能力受限或血压异常。

2. 多巴酚丁胺负荷的超声心动图 超声心动图能测量数据，评估心功能。

（1）方式：通过注入多巴酚丁胺，增加心脏做功，用超声心动图评估心脏及瓣膜情况。

（2）适用人群：不宜剧烈活动的低流量、低压差重度 AS 患者。

（3）禁忌证：急性心肌缺血、全身感染、失代偿性心力衰竭、不能控制的伴血流动力学异常的心律失常、急性心肌炎或心包炎、急性肺栓塞、肺梗死、深静脉血栓、急性主动脉夹层等。

（4）需要生命体征和心电监测，以及相应的急救设备和药品。

（5）方法：静息时记录生命体征、心电图、超声心动图等资料，然后连续静脉注入多巴酚丁胺，起始剂量为 $5\mu g/(kg\cdot min)$，每隔 $3\sim5min$ 增加一级剂量，使总剂量分别达到 10、20、30、$40\mu g/(kg\cdot min)$，在每级剂量滴注时记录和比较生命体征、心电图、超声心动图室壁变化等资料。

（6）终止标准（达到任一标准即终止）：①达到年龄预测的目标心率的 85%。目标心率（次/分）=220－年龄（岁）。②达到最大负荷剂量。③出现室壁异常运动或原有的异常运动加重（不小于 2 个相邻室壁节段）。④出现心绞痛、心电图改变、室性心律失常。⑤收缩压大于 200mmHg 或小于 100mmHg，或舒张压大于 120mmHg。⑥出现不能耐受多巴酚丁胺的不良反应或难以忍受的症状。

（7）临床意义：在低流量、低压差重度 AS 中，用于区分真性重度 AS 和假性重度 AS（图 14 - 4 - 4）。

3. 经食道超声心动图　应用超声测距原理，用脉冲超声波经食道测量各心壁、心室及瓣膜等结构的周期性活动。

（1）目的：①识别主动脉瓣结构异常。②评估左心房、左心耳有无血栓及左心耳排空速度。

（2）临床意义：①若普通经胸超声心动图的图像显示不佳，可行经食道超声心动图检查进一步评估。②有助于左心房血栓的评估等。

4. 三维超声心动图　对超声心动图形成的图形经过计算机处理具象化，可立体地显示心脏形态。

（1）目的：了解瓣膜、心室形态及相关参数。

（2）临床意义：相对二维超声心动图来说，三维超声心动图对了解瓣膜形态和心脏结构更为直观，更有优势。

5. CT 和 MRI

（1）目的：①准确评估瓣膜形态和相关参数。②心脏 CT 可测量主动脉瓣的钙化，通过钙化评分判断严重 AS 的可能性（Agatston 单位）：极有可能，男性 >3000、女性 >1600；可能，男性 >2000、女性 >1200；不太可能，男性 <1600、女性 <800。③心脏 MRI 可用于检测和量化心肌纤维化。

（2）临床意义：①了解心脏结构，还可以提供钙化、纤维化和附件血栓的信息。②基于心脏 CT 的钙化评分可用于确定严重程度。③心脏 CT 通常用于术前检查，尤其是经导管主动脉瓣植入/置换术前的首选检查。

（三）新检查

心导管检查　在 X 线透视下将导管送入心脏或大血管，对血流动力学进行测量评估。

（1）目的：基于导管压力测量评估血流动力学指标，评估冠状动脉疾病。

（2）临床意义：心导管检查对于 AS 的术前诊断很重要，在确定治疗策略时，应密切评估伴有 AS 的冠状动脉疾病，冠状动脉造影是实现这一目标的标准诊断方法。

四、诊断及其标准

（一）诊断标准

典型的体征和超声心动图表现可明确诊断 AS。

单项判断 AS 的指标即可提示严重程度。同一分级的各指标数据应当吻合，如果指标数据彼此不吻合的话，应当与其他检查和临床评估相对照，总体评估其严重程度。需要注意的是，高血压患者中除了瓣膜阻塞引起的压力负荷，还有高血压对心脏的压力负荷，因此可能会错误评估 AS 的严重程度。控制血压和心率对超声心动图的评估至关重要，应当控制血压后行超声心动图等检查，以准确评估 AS 的严重程度（表 14 - 4 - 2）。

表 14 - 4 - 2　超声心动图诊断主动脉瓣狭窄的严重程度分级

指标	轻度	中度	重度	极重度
V_{max}（m/s）	2.6～3.9	3.0～3.9	≥4.0	≥5.0
mPG（mmHg）	<20	20～39	≥40	≥60
AVA（cm²）	>1.5	1.0～1.5	<1.0	<0.6
AVAi（cm²/m²）	>0.85	0.60～0.85	<0.6	—
速度比*	>0.50	0.25～0.50	<0.25	—

注：V_{max} 最大跨瓣血流速度；mPG 平均跨瓣压差；AVA 主动脉瓣口面积；AVAi 体表面积指数化的主动脉瓣口面积；* 速度比 左室流出道血流速度与 V_{max} 的比值。

特殊类型的 AS（主动脉瓣严重程度评估流程见图 14 - 4 - 4）如下所示。

1. 高压差 AS（最大血流速度 ≥4m/s，平均跨瓣压差 ≥40mmHg）　可能表现为主动脉瓣口面积 >1.0cm²，需要评估高流量状态是否可逆。可逆的高流量状态的原因有发热、贫血、甲状腺功能亢进、动静脉瘘等。如果存在这些情况，应当在处理这些情况造成的高流量状态后，重新评估。

2. 低流量/低压差重度 AS　如果重度 AS 的每搏输出量低（每搏输出量指数 ≤35ml/m²），则跨瓣压差不会增加。低流量包括两种情况：①后负荷增加、心肌损伤和伴随的心脏疾病导致左室射血分数＜50％。②左室射血分数＞50％，但由于本身左心室小（比如身材矮小的人），导致每搏输出量减少（矛盾的低流量重度 AS）。

（1）左室射血分数降低（＜50％）的低流量/低压差严重 AS：对于因左心室收缩功能障碍而导致每搏输出量低且主动脉瓣口面积＜1.0cm² 的患者，多巴酚丁胺负荷超声心动图有助于区分真性重度 AS 和假性重度 AS。当多巴酚丁胺输注使每搏输出量增加＞20％ 时，如果主动脉瓣口面积＜1.0cm²，且最大血流速度＞4.0m/s 或平均跨瓣压差＞30~40mmHg，则诊断为真性重度 AS，如果主动脉瓣口面积＞1.0cm² 且血流增加，则诊断为假性严重度 AS。如果多巴酚丁胺给药后每搏输出量增加不超过 20％，则表明没有收缩储备，这种情况很难区分真性还是假性重度 AS，即使进行主动

脉瓣置换手术，预后也很差。

（2）左室射血分数保留（≥50％）的低流量/低压差重度 AS（矛盾的低流量重度 AS）：指主动脉瓣口面积＜1.0cm²、最大血流速度＜4.0m/s 和平均跨瓣压差＜40mmHg 的 AS 患者。左心室肥厚和左心室体积小是该组患者的特征，导致每搏输出量低。这类 AS 患者的每搏输出量指数是维持或者降低，预后差异很大。为了准确诊断这组患者，重要的是确保每搏输出量指数或主动脉瓣口面积的测量没有误差。许多患者都伴有高血压病史，需要控制血压后重新评估。应根据钙化评分、左心室肥厚程度、相对较高的平均跨瓣压差（30~40mmHg）、小主动脉瓣口面积（＜0.8cm²）综合判断是否为真性重度 AS。

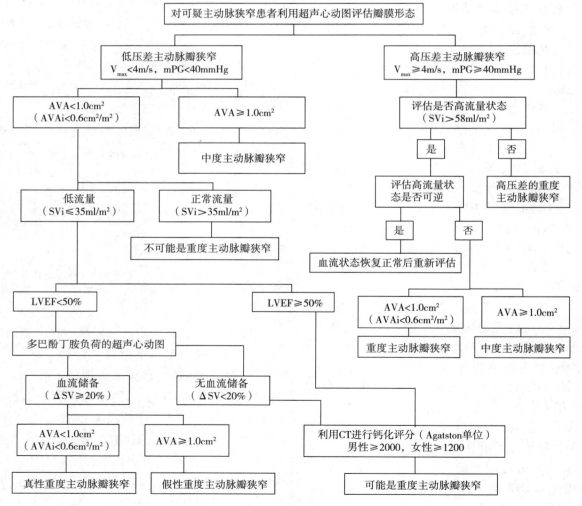

图 14-4-4　主动脉瓣狭窄严重程度评估流程

V_{max} 最大血流速度；mPG 平均跨瓣压差；AVA 主动脉瓣口面积；AVAi 体表面积指数化的主动脉瓣口面积；Svi 每搏输出量指数（每搏输出量与体表面积比值）；ΔSV 每搏输出量增加量；LVEF 左室射血分数

（二）风险评估和危险分层

约80%的 AS 患者从出现症状到死亡的时间不超过4年，从症状出现后到死亡的平均时间如下：①心绞痛，3年。②晕厥，3年。③呼吸困难，2年。④充血性心力衰竭的症状，1.5~2年。

（三）并发症诊断

1. 栓塞 多见于钙化性 AS，常见脑部栓塞，主要与疾病发展过程中的动脉斑块有关。

2. 心力衰竭和急性肺水肿 是大部分 AS 的主要死亡原因。详见相关章节。

3. 感染性心内膜炎 感染性心内膜炎在 AS（特别是二尖瓣畸形）患者中发生的风险增加。可有发热、乏力等感染征象，瓣膜处形成细菌赘生物，赘生物脱落随血流到全身各处形成栓塞。血常规、超声心动图等可协助诊断。详见相关章节。

4. 主动脉夹层 二叶瓣畸形 AS 合并主动脉瘤的患者发生主动脉夹层分离和破裂的风险较大。

5. 猝死 AS 的绝大多数猝死发生在有症状的患者身上，无症状 AS 的猝死发生率大约为每年1%。心输出量减少，但心肌耗氧量增加时，可引起各种心律失常。由室上性心动过速、室性心动过速和心室颤动等心律失常引起心输出量突然减少导致的猝死发生率为10~20%。

五、 鉴别诊断

梗阻性肥厚型心肌病

梗阻性肥厚型心肌病的症状有劳力性呼吸困

难、不典型心绞痛、乏力、晕厥、心悸、猝死等，查体胸骨左缘3、4肋间可闻及收缩期粗糙的喷射样杂音，需鉴别诊断。超声心动图对明确诊断有重要价值。详见相关章节。

六、 误诊防范

（一）易误诊的人群

（1）心力衰竭患者。
（2）右位心患者。
（3）右旋心患者。
（4）心脏听诊杂音不典型的患者。

（二）本病被误诊为其他疾病

AS 被误诊为其他瓣膜性心脏病、梗阻性肥厚型心肌病、冠状动脉粥样硬化性心脏病、缺血性心肌病。

（三）其他疾病被误诊为本病

其他瓣膜性心脏病、梗阻性肥厚型心肌病易误诊为 AS。

（四）避免误诊的要点

（1）要重视查体，一般情况下，通过病史和查体可初步判断瓣膜性心脏病。

（2）在重度心力衰竭和其他一些特殊情况下，查体不能准确判断瓣膜性心脏病者可及时通过超声心动图予以明确诊断。

▶ 治疗

一、 治疗流程

见本章第一节"瓣膜性心脏病总论"。

二、 治疗原则

AS 的治疗原则为改善患者的症状和心肺功能情况，控制并发症，提高生活质量，增加预期寿命。

三、 治疗细则

AS 的治疗细则为去除病因；避免过度的体力劳动及剧烈运动；青少年患者应控制风湿活动；控制心力衰竭；合并房颤时，控制心室率及抗凝治疗，狭窄解除前复律效果差。

（一）药物治疗

药物治疗主要是针对病因和并发症进行治疗。详见相关章节。

（二）介入和手术治疗

1. 主动脉瓣狭窄的介入和手术指征　由严重程度和症状决定，治疗方式应当由患者和瓣膜性心脏病医疗团队根据患者意愿、手术风险、治疗获益等因素共同决定。

（1）有症状的重度 AS 患者，建议行介入或手术治疗。

（2）无症状的重度 AS 和左室射血分数 <50% 的患者，建议行介入或手术治疗。

（3）接受其他心脏手术的无症状重度 AS 患者，可同时行外科手术治疗。

（4）无症状的重度 AS 和运动负荷试验有症状的患者，建议行介入或手术治疗。

（5）无症状的重度 AS 和运动负荷试验血压降低（>20mmHg）的患者，介入或手术治疗是合理的。

（6）手术风险低的无症状的极重度 AS 患者，介入或手术治疗是合理的。

（7）合并重度肺动脉高压（静息时肺动脉收缩压≥60mmHg）且手术风险较低的无症状重度 AS 患者，介入或手术治疗是合理的。

（8）无症状但是进展迅速（主动脉瓣口最大血流速度每年增加≥0.3m/s）且手术风险较低的 AS 患者，可考虑介入或手术治疗。

（9）接受其他心脏手术的无症状中度 AS 患者，同时行外科手术治疗是合理的。

2. 经皮主动脉球囊扩张术　经皮主动脉球囊扩张术对钙化性 AS 效果不明显。其主要适用范围如下。

（1）儿童与青少年非钙化性的先天性 AS。

（2）缓解左室流出道梗阻。

（3）可以作为主动脉瓣置换之前的桥梁手段。

（4）也可以在某些情况下作为不适合主动脉瓣植入或置换的姑息治疗手段，获得生存和生活质量的短期改善。

3. 经导管主动脉瓣植入/置换术　经导管主动脉瓣植入/置换术通过介入的方式将人工瓣膜送入主动脉瓣区，使之发挥主动脉瓣的作用（图 14 - 4 - 5）。主要用于因为高风险或者禁忌证不能进行外科手术的重度 AS 患者。在手术死亡风险中或高的 AS 患者中，TAVI 和外科主动脉瓣置换术的主要结局相似。

PARTNER 3 临床试验比较了两者在手术死亡风险低的重度 AS 患者中的治疗效果，研究结果证实，TAVR 组患者在 1 年内的主要复合终点（死亡、卒中或再住院）方面优于外科主动脉瓣置换术组。

图 14 - 4 - 5　经导管主动脉瓣植入/置换术示意图

TAVI/TAVR 禁忌证：①左心室内血栓。②左心室流出道梗阻。③入径或者主动脉根部解剖形态上不适合植入（如冠状动脉堵塞风险高）者。④主动脉瓣植入/置换术纠治 AS 后，患者的预期寿命少于 12 个月。

欧洲的"2021 瓣膜性心脏病管理指南"指出，有两种新的风险评分系统可用于 TAVI 的风险评估，准确性和区分度优于手术评分，包括 PARTNER 风险评分和 FRANCE 2 风险评分（表 14 - 4 - 3、表 14 - 4 - 4）。

4. 外科手术　主动脉瓣置换术一直是重度 AS 的标准治疗，也是手术风险较低的年轻患者的首选，具有良好的长期预后。手术风险应当由外科手术团队来评估。

表 14 - 4 - 3　PARTNER 和 FRANCE 2 风险评分模型

	PARTNER 风险评分	FRANCE 2 风险评分
非心血管因素	①高血清肌酐 ②依赖氧气的慢性肺疾病 ③小型精神状态检查结果不佳	①年龄不小于 90 岁 ②体重指数 <30kg/m² ③透析 ④呼吸功能不全 ⑤非经股动脉途径介入
心血管因素	①严重心律失常（房颤） ②较低的主动脉瓣跨瓣压差 ③6min 步行试验距离缩短	①NYHA 心功能Ⅳ级 ②严重的血流动力学状态：每年发生不少于 2 次肺水肿 ③肺动脉高压
高风险因素	6 个月时 >50% 的死亡风险或生活质量不能改善	30 天死亡风险 >15%

注：单项计 1 分。NYHA 纽约心脏协会。

表 14 - 4 - 4　综合评估经导管主动脉瓣植入/置换术的风险分层

指标	低风险	中风险	高风险	禁止
PARTNER * 或 FRANCE 2 风险评分	6 个月时 <25% 的死亡风险或生活质量不能改善 风险评分 0（30 天死亡风险 <15%）	6 个月时 25%～50% 的死亡风险或生活质量不能改善 风险评分 1～5（30 天死亡风险 5%～15%）	6 个月时 >50% 的死亡风险或生活质量不能改善 风险评分 6～7（30 天死亡风险 15%～25%）	风险评分 ≥8（30 天死亡风险 >25%）
虚弱#	无	1 项	≥2 项	≥4 项
主要器官损害在 TAVI 后不能得到改善@	无	1 个	2 个	≥3 个

注：TAVI　经导管主动脉瓣植入术；* http://h - outcomes. com/tavi - risk - calculator/；#基于 Katz 指数（独立进食、洗澡、穿衣、转移、入厕、控制排便）和独立行走（6s 内行走 5m）评估。
@ 主要器官系统受损的例子有：①心脏（严重的左室收缩或舒张功能障碍或右室功能障碍，以及固有的肺动脉高压）。②慢性肾脏病 3 期以上。③FEV_1 <50% 或肺一氧化碳弥散量 <50% 预测值的肺功能障碍。④中枢神经系统功能障碍（痴呆、阿尔茨海默病、帕金森病和脑血管意外伴有持续的身体活动受限）。⑤胃肠道功能障碍（克罗恩病、溃疡性结肠炎、营养不良或血清白蛋白 <30g/L）。⑥癌症（活动性恶性肿瘤）。⑦肝脏［在没有维生素 K 拮抗剂治疗的情况下有肝硬化、静脉曲张出血或国际标准化比值（international normalized ratio，INR）升高的病史］。

作者：靳鹏（中国人民解放军联勤保障部队第九四〇医院）

审稿：靳文英（北京大学人民医院）

参考文献

第五节　主动脉瓣关闭不全

图 14 - 5 - 1　主动脉瓣关闭不全思维导图

主动脉瓣关闭不全（aortic regurgitation，AR）是指主动脉瓣叶或主动脉根部或升主动脉先天性或后天性出现结构或功能异常，导致舒张期 3 个瓣叶闭合不充分，使主动脉内血液反流进入左心室，进而引起一系列血流动力学改变。

诊断

一、诊断流程

见本章第一节"瓣膜性心脏病总论"。

二、问诊与查体

（一）问诊和症状

1. 病史和既往史

（1）急性 AR 突然发作，可短时间内出现心力衰竭和心原性休克。

（2）慢性 AR 发病隐匿，可长时间没有症状。

（3）风湿热、老年等均为危险因素。

（4）既往心血管系统药物、5 - 羟色胺 $β_2$ 受体激动剂和其他药物的使用也有参考价值。

（5）注意了解外伤、手术史以及冶游史。

AR 病因见表 14 - 5 - 1。

表 14 - 5 - 1　主动脉瓣关闭不全的病因

2. 主要症状

（1）劳力性呼吸困难：指体力活动（既往无明显感觉）后出现呼吸困难（气短、胸闷、喘憋），休息后可消失，进行性加重，由肺淤血所致。

（2）端坐呼吸：指为了缓解呼吸困难，被迫采取半卧位或坐位。

（3）乏力：主观上疲乏无力、虚弱，由低心输出量所致。

（4）运动耐量下降：活动量较既往下降，以往可以活动的限度现在不能达到，由低心输出量和肺淤血所致。

（5）胸痛：表现为心绞痛，通常由劳累诱发，休息后缓解，由心肌缺血引起。

（6）黑蒙和晕厥：由低心输出量导致脑灌注减少所致。

（7）心悸：房颤或其他心律失常发作时明显。

（8）咳嗽、咳痰：由肺淤血所致，心衰急性加重、急性肺水肿时，可出现咯血、咳粉红色泡沫痰。

（9）栓塞事件：少见，感染引起的瓣膜赘生物、房颤引起的血栓等脱落通过血流至全身各处，造成栓塞。

3. 其他症状 常见右心衰竭引起的食欲不振、恶心、呕吐、上腹饱胀感、黄疸、脚踝和小腿肿胀等。

（二）查体和体征

1. 心脏查体

（1）典型体征为主动脉瓣区可闻及舒张期高调哈气样递减型杂音，坐位、前倾、呼气末明显，多伴舒张期震颤。

（2）主动脉瓣第二听诊区杂音可向心尖区下传。

（3）AR反流束冲击二尖瓣前叶，引起相对性MS，可闻及心尖区柔和低调的隆隆样舒张早中期杂音（Austin-Flint杂音），用力握拳时杂音可增强。

（4）严重时，心界向左下扩大，心尖搏动向左下移位，主动脉瓣区第二心音（A2）减弱或消失。

2. 周围血管征 可有水冲脉、毛细血管搏动征、杜氏双重杂音、股动脉枪击音、点头运动、腹主动脉波动增强引起的肝脾等实质器官搏动等，主要由于舒张压下降、脉压增加所致。详见第二章第十节"周围血管征"。

3. 心衰体征 合并左、右心力衰竭的患者可见相应的体征（详见相关章节）。

三、辅助检查

（一）优先检查

1. 超声心动图 诊断AR及评估其严重程度的首选检查手段

（1）结果：①二维超声，老年退行性变时瓣环及瓣叶钙化，回声增强，活动受限；风湿性

图14-5-2 彩色多普勒可见舒张期左心室腔内起自主动脉瓣的反流信号

瓣叶增厚变形，交界处融合黏连，活动度变小。②多普勒超声，彩色多普勒可见舒张期左心室腔内起自主动脉瓣的反流信号（图14-5-2）。③其他继发表现，可有主动脉根部的扩张。左心室容量负荷加重，导致左心室扩大，晚期左心功能下降。

（2）临床意义：①识别AR的病因。②检查、测量和评价AR的严重程度。③评估主动脉根部及升主动脉近端病变情况。④评估左右心室功能状态。⑤评估血栓。⑥简单评估钙化水平。

2. 胸部X线检查

（1）结果：①可见左心室明显扩大，呈"靴型心"。②可见主动脉瓣钙化、升主动脉扩张。③后期左心房扩大。④长期肺淤血引起含铁血黄素沉积，双下肺野可以见到散在点状影。⑤肺间质水肿，表现为Kerley B线（密集、短、水平线，最常见于肋膈角）。

（2）临床意义：了解心肺结构，初步判断。

3. 心电图 从体表记录心脏电活动变化图形。

（1）结果：急性AR多表现为窦性心动过速和非特异ST-T改变。慢性失代偿期可见左心室肥大、左心房扩大、房性或室性心律失常。

（2）临床意义：了解心律、心率以及心电变化。

（二）可选检查

1. 运动负荷试验

（1）方式：平板运动或蹬车运动

（2）目的：确定身体状况的水平，并引发隐蔽的心脏症状。

（3）适用人群：①无症状AR患者。②当静息超声心动图结果与临床症状严重程度之间存在差异时，建议进行运动负荷的超声心动图检查。

（4）临床意义：可能有助于揭露无症状患者的症状，或表现出运动能力受限或血压异常。

2. 经食道超声心动图 应用超声测距原理，通过脉冲超声波经食道测量各心壁、心室及瓣膜等结构的周期性活动。

（1）目的：①识别主动脉瓣结构异常的机制。②评估左心房、左心耳有无血栓及左心耳排空速度。

（2）临床意义：①若普通经胸超声心动图图像显示不佳，可行经食道超声心动图检查进一步评估。②有助于左心房血栓的评估。

3. 三维超声心动图 对超声心动图形成的图形经过计算机处理具象化，可立体地显示心脏形态。

（1）目的：了解瓣膜、心腔形态。

（2）临床意义：相对二维超声心动图来说，

对了解心脏结构更为直观，更有优势。

4. CT 和 MRI

（1）目的：①评估主动脉瓣、主动脉弓、升主动脉、冠状动脉和心脏形态及功能。②心脏 CT 可评估瓣膜的钙化。③心脏 MRI 可用于检测和量化心肌纤维化。

（2）临床意义：①超声心动图图像欠佳的情况下，CT 和 MRI 可评估 AR 的病因，了解心脏结构。②还可以提供钙化、纤维化和附件血栓的信息。

（三）新检查

心导管检查 在 X 线透视下将导管送入心脏或大血管，对血流动力学进行测量评估。根据主动脉造影结果，使用 Sellers 等的方法对 AR 的严重程度分级（表 14 - 5 - 2）。

（1）结果：①基于导管压力测量评估血流动力学指标。②评估冠状动脉疾病。

（2）临床意义：当超声心动图评估不理想或临床评估与超声心动图结果存在差异时，心导管检查可用于评估 AR 的严重程度以及血流动力学的变化。

表 14 - 5 - 2 主动脉瓣关闭不全的 Sellers 分级

Sellers 分级	严重程度	描述
I	轻度	左心室无浑浊，可见造影剂反流束
II	中度	左心室微弱混浊，可见造影剂反流束
III	中重度	左心室有浓密的造影剂，没有明显的反流束
IV	重度	造影剂在左心室比主动脉更浓密

四、 诊断及其标准

（一）诊断标准

典型的体征和超声心动图表现可明确诊断 AR。超声心动图可以进行定性、半定量和定量评估，最终结合每个结果确定严重程度。然而，如果这些指标的结果不同，并且单独的超声心动图不足以确定 AR 的严重程度，则应结合其他方式（如经食道超声心动图、心脏 MRI 和心导管检查）的结果来明确严重程度。AR 的严重程度分级见表 14 - 5 - 3。

表 14 - 5 - 3 主动脉瓣关闭不全的严重程度分级

检查	分类	指标	轻度	中度	重度
超声心动图	结构	主动脉瓣	正常或轻度异常	正常或轻度异常	异常、连枷或宽对合间隙
		左室尺寸	正常	正常或增大	增大（急性 AR 不增大）
		反流束宽度（彩色血流）	小中央束	中等	大中央束；偏心束可变
	定性参数	反流束汇聚（彩色血流）	无或很小	中等	明显
		反流束连续多普勒频谱密度	不完全或淡	密集	密集
		压力减半时间	>500ms	200~500ms	<200ms
		降主动脉舒张期逆流	短暂，舒张早期逆流	介入中间	显著的全收缩期逆流
	半定量参数	缩流颈宽度	<0.3cm	0.3~0.6cm	>0.6cm
		中央反流束/LVOT 宽度	<25%	25%~64%	≥65%
		中央反流束/LVOT 横截面积	<5%	5%~59%	≥60%
	定量参数	反流容积	<30ml	30~59ml	≥60ml
		反流分数	<30%	30~49%	≥50%
		有效反流口面积	<0.10cm^2	0.10~0.29cm^2	≥0.30cm^2
经食道超声心动图	半定量参数	3D 缩流颈宽度	<0.3cm	0.3~0.6cm	>0.6cm
心脏 MRI	—	反流分数	<30%	30~49%	≥50%
心导管检查	主动脉造影	Sellers 分级	I	II	III~IV

注：AR 主动脉瓣关闭不全；LVOT 左室流出道。

（二）风险评估和危险分层

急性 AR 可迅速造成血流动力学不稳定，出现急性心力衰竭和休克，通常需要尽快手术，不能因为扩血管药物和正性肌力药物等治疗后症状有所缓解而延缓手术。

（三）并发症诊断

1. 心力衰竭和急性肺水肿 是大部分晚期 AR 患者的主要死亡原因。详见相关章节。

2. 感染性心内膜炎 可有发热、乏力等感染征象，瓣膜处形成细菌赘生物，赘生物脱落随血流到全身各处，形成栓塞。血常规、超声心动图等可明确诊断。详见相关章节。

3. 主动脉夹层 二叶瓣畸形合并主动脉瘤的患者发生主动脉夹层分离和破裂的风险较大。

4. 猝死 可见于急性 AR 和有症状的 AR。

5. 栓塞 少见。感染引起的瓣膜赘生物、房颤引起的血栓等脱落通过血流到达全身各处，造成栓塞。

五、 鉴别诊断

（一）肺动脉瓣关闭不全

肺动脉瓣关闭不全可出现右心衰竭的症状和体征，肺动脉瓣区有舒张早期杂音，听诊需鉴别诊断。详见本章第七节"肺动脉瓣疾病"。

（二）主动脉窦瘤破裂

主动脉窦瘤破裂可迅速出现右心衰竭症状和体征，胸骨旁第 3、4 肋间可出现连续性杂音，可有周围血管征。鉴别诊断要点如下。

1. 问诊与症状

（1）病史：突发主动脉窦瘤破裂，可迅速恶化，出现右心衰竭。

（2）症状：突然出现的心前区或上腹部心绞痛，伴随心悸、胸闷和呼吸困难。

2. 查体与体征

（1）胸骨左缘（或中线、右缘）第 3、4 肋间可闻及粗糙连续性杂音，伴震颤，向心尖区传导。

（2）可有周围血管征（详见第二章第十节"周围血管征"）。

（3）伴随右心衰竭的可见相应体征（详见相关章节）。

3. 辅助检查

（1）胸部 X 线检查：①破裂至右心室，可见右心室增大，右心房轻中度增大，左心室增大。②破裂至右心房，可见右心房显著增大。③破裂至肺动脉，可见肺动脉主干及肺门血管增粗。

（2）心电图：可见左心室肥大或左右心室肥大表现，有 ST 段和 T 波变化。

（3）超声心动图：可见受累部位的主动脉窦瘤破裂口，可见破裂进入心腔扩张。

（4）心导管检查：升主动脉造影可见造影剂从主动脉窦破裂口进入心腔或肺动脉，明确破裂口的位置所在。

（三）冠状动脉瘘

冠状动脉瘘有胸前连续性杂音，严重者可有周围血管征，需鉴别诊断。鉴别要点如下：

1. 问诊与症状 可无症状，或可有心悸、胸痛等症状。

2. 查体与体征

（1）胸前可闻及连续性杂音。

（2）严重者可有周围血管征（见第二章第十节"周围血管征"）。

3. 辅助检查

（1）超声心动图：可见扩张的冠状动脉及走行，冠状动静脉瘘导致的心腔扩大等。

（2）经食道超声心动图：可清晰显示冠状动脉扩张的部位，以及冠状动静脉瘘走行、开口等。

（3）心导管检查：选择性冠状动脉造影能明确其起源和诊断。

（四）扩张型心肌病

扩张型心肌病患者可有心力衰竭症状和体征，心尖区和三尖瓣区可有收缩期杂音，可有左心室扩大征象，根据病史和超声心动图、核素心肌显像等检查鉴别诊断。

六、 误诊防范

（一）易误诊的人群

（1）心力衰竭患者。

（2）右位心患者。

（3）右旋心患者。

（4）心脏听诊杂音不典型的患者。

（二）本病被误诊为其他疾病

AR 易被误诊为其他瓣膜性心脏病、冠状动脉粥样硬化性心脏病、扩张型心肌病。

（三）其他疾病被误诊为本病

其他瓣膜性心脏病、扩张型心肌病、主动脉窦瘤破裂、冠状动脉瘘、主动脉夹层易被误诊为 AR。

（四）避免误诊的要点

（1）要重视查体，一般情况下，通过病史和查体可初步判断瓣膜性心脏病。

（2）在重度心力衰竭和其他一些特殊情况下，查体不能准确判断瓣膜性心脏病者可及时通过超声心动图及其他辅助检查予以明确诊断。

▶ 治疗

一、 治疗流程

见本章第一节"瓣膜性心脏病总论"。

二、 治疗原则

AR 的治疗原则为：改善患者的症状和心肺功能情况，控制并发症，提高生活质量，增加预期寿命。

三、 治疗细则

AR 的治疗细则为：去除病因；避免过度的体力劳动及剧烈运动；青少年患者应控制风湿活动；控制心力衰竭；合并房颤时，控制心室率及抗凝治疗。

（一）药物治疗

1. AR 药物治疗是针对病因和并发症进行治疗。详见相关章节。

2. 对于急性 AR，血压正常的患者可使用减轻心脏后负荷的血管扩张药（硝普钠、硝酸甘油等），血压低和血流动力学不稳定的患者可使用正性肌力药物，作为手术前的过渡治疗。详见第四章"心血管疾病的急诊急救"、第十章"心力衰竭"。

（二）介入和手术治疗

根据 Detaint 等的一项对 251 名左室射血分数保留（≥50%）的无症状孤立性 AR 患者（平均年龄 60±17 岁）的前瞻性研究，轻度 AR 和重度 AR 的 10 年生存率分别为 92±4% 和 69±9%，调整后风险比为 4.1 [95% CI：1.4～14.1]，表明老年重度 AR 患者预后不良，需要及时手术治疗。

1. 急性 AR 往往难以通过药物治疗，需要考虑尽快手术，术前禁用经皮主动脉内球囊反搏（IABP）治疗。

2. 慢性 AR 的手术指征取决于严重程度、症状、左室射血分数降低和左心室扩张程度（图 14－5－3）。

（1）对于有症状的重度 AR 患者，建议进行手术治疗。

（2）对于左室射血分数 <50% 的无症状重度 AR 患者，推荐手术治疗。

（3）对于接受冠状动脉旁路移植或升主动脉或其他心脏瓣膜手术的严重 AR 患者，推荐进行手术治疗。

（4）对于左室射血分数保留（≥50%）但左心室收缩末期内径 >50mm 的无症状重度 AR 患者，手术是合理的。

（5）对于接受冠状动脉旁路移植或升主动脉或其他心脏瓣膜手术的中度 AR 患者，手术是合理的。

（6）对于左室射血分数保留（≥50%）但左心室舒张末期内径 >65mm 的无症状重度 AR 患者，可考虑手术。

（7）左室射血分数 ≥50% 但左室收缩末期内径指数（左室收缩末期内径与体表面积比值）>25mm/m^2 的无症状重度 AR 患者在仔细随访后，如进展比较快，可考虑手术。

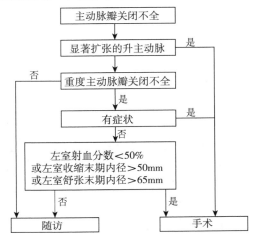

图 14－5－3　主动脉瓣关闭不全的手术治疗指征

3. 经导管主动脉瓣植入术 关于经导管主动脉瓣植入术治疗 AR 患者的安全性和有效性的证据仍然有限。J - Valve 瓣膜对单纯孤立性 AR 有效，可用于不能行外科手术的患者。华西医院 Liu 等的研究中，134 名患者接受了使用 J - Valve 瓣膜的经导管主动脉瓣植入术，30 天时的累积全因死亡率为3%，6 个月时为 3.7%。平均射血分数在 30 天时从52.1% 提高到 57.1%，在 6 个月时提高到 58.7%；平均估计肺动脉压在 30 天时从 29.3mmHg 降到 23.1mmHg，6 个月时降到 21.5mmHg。结果表明，经导管主动脉瓣植入术对 AR 患者具有可接受的早期和中期临床结果。

4. 外科手术 外科手术包括主动脉瓣置换术和主动脉瓣修复术。主动脉瓣置换术是标准术式，如合并主动脉根部和主动脉病变，需要同时处理。主动脉瓣修复术主要用于主动脉瓣质地良好、无钙化或单纯主动脉瓣瓣环扩张的 AR 患者。手术方式的选择和手术风险应当由外科手术团队来评估。

作者：靳鹏（中华人民解放军联勤保障部队第九四〇医院）
审稿：靳文英（北京大学人民医院）

参考文献

第六节　三尖瓣疾病

图 14 - 6 - 1　三尖瓣疾病
思维导图

三尖瓣疾病指三尖瓣的瓣膜、腱索、乳头肌和瓣环，以及右心房和右心室出现解剖结构和功能异常导致的血流动力学改变。三尖瓣不能完全闭合为三尖瓣关闭不全（tricuspid regurgitation，TR），三尖瓣开放受限则为三尖瓣狭窄（tricuspid stenosis，TS）。

▶ 诊断

一、 诊断流程

见本章第一节"瓣膜性心脏病总论"。

二、 问诊与查体

（一）问诊和症状

1. 病史和既往史

（1）TR 可长期无症状，TS 早期即可出现症状。

（2）危险因素：风湿热、老年、房颤、左心疾病（冠心病、心肌病、二尖瓣和主动脉瓣病变等）等。三尖瓣疾病病因见表 14 - 6 - 1。

（3）既往心血管系统药物、5 - 羟色胺 2B 受体激动剂和其他药物的使用也有参考价值。

表 14 - 6 - 1　三尖瓣疾病的病因

2. 主要症状 体循环淤血：①TR 晚期发生右心衰竭，TS 早期即可出现。②表现为食欲不振、恶心、呕吐、上腹饱胀感、黄疸、脚踝和小腿肿胀等（详见相关章节）。

（二）查体和体征

1. 心脏查体

（1）TR 典型体征为三尖瓣区全收缩期杂音，吸气和压迫肝脏后杂音可增强；三尖瓣脱垂可闻及三尖瓣区非喷射样喀喇音。

（2）TS 典型体征为三尖瓣区舒张中晚期低调隆隆样杂音，吸气末增强，呼气或 Valsalva 动作（吸气后做屏气动作）时减弱，可伴震颤。

2. 右心衰竭体征 合并体循环淤血、右心衰竭的患者可见相应的体征。

三、　辅助检查

（一）优先检查

1. 超声心动图

（1）检查描述：诊断和评估 TS 和 TR 反流程度的首选检查手段。

（2）结果如下所示。

M 型超声：①TR，室间隔运动幅度低平或与左心室后壁呈同向运动，瓣叶活动曲线开放和关闭速度增快。②TS，EF 斜率减低，前后叶同向运动，后叶运动下降明显，瓣叶增厚，曲线增粗。

二维超声：①TR，三尖瓣原发性损害时，瓣缘增厚，呈"鼓槌状"（图 14 - 6 - 2）；功能性改变时瓣环扩大，瓣叶活动幅度增强；还可见收缩期瓣叶关闭对合不拢和裂隙。②TS，风湿性可见瓣尖增厚和交界粘连，回声增强。舒张期开放受限，呈圆顶状改变。

多普勒超声：①TR，彩色多普勒超声可见收缩期通过三尖瓣口流入左房的血流信号。连续多普勒可测定收缩期三尖瓣跨瓣反流峰速，简单计算三尖瓣跨瓣峰压差，并通过简化伯努利方程推算右心室收缩压及肺动脉收缩压。在诊断 PH 时，若将肺动脉收缩压的阈值设定为 36mmHg，此方法的特异度为 79%，敏感度为 87%。目前指南推荐，可以利用三尖瓣跨瓣反流峰速和其他支持肺动脉高压的超声心动图征象来评估肺动脉高压的可能性。②TS，彩色多普勒超声可见舒张期通过三尖瓣口的射流信号。连续多普勒测定三尖瓣口血流速度加快，可以测量跨瓣压差，评估三尖瓣口面积。

（3）其他继发改变：右心房和右心室增大，上腔静脉增宽。

（4）临床意义：①评价三尖瓣疾病的病因和机制。②评价三尖瓣疾病严重程度。③评估肺动脉压力、左右心室功能状态。④评估血栓。

图 14 - 6 - 2　严重三尖瓣关闭不全的超声心动图

2. 胸部 X 线检查

（1）结果：①TR 可见右心房、右心室增大，以及奇静脉扩张、胸腔积液和腹腔积液引起的横膈上移。②TS 可见右心房增大，下腔静脉和静脉扩张，无肺动脉扩张。

（2）临床意义：了解心肺结构，初步判断。

3. 心电图

（1）结果：①TR 可见右心室肥大伴劳损、右心房扩大，常伴右束支传导阻滞表现。②TS 可见右心房扩大等。

（2）临床意义：了解心律、心率以及心电变化。

（二）可选检查

1. 运动负荷试验

（1）方式：平板运动或蹬车运动。

（2）目的：确定身体状况的水平，并引发隐蔽的心脏症状。

（3）适用人群：无症状和症状轻微的 TR 患者可考虑进行运动负荷试验。

（4）临床意义：可能有助于揭露无症状患者的症状，评估运动能力。

2. 经食道超声心动图

（1）目的：①识别三尖瓣结构异常的机制。②测量和评估三尖瓣相关参数。

（2）临床意义：①若普通经胸超声心动图图像显示不佳，可行经食道超声心动图检查进一步评估。②有助于血栓的评估。

3. 三维超声心动图

（1）目的：对超声心动图形成的图形经过计算机处理具象化，可立体地显示心脏形态，了解瓣膜、心腔形态，测量相关参数。

（2）临床意义：相对二维超声心动图来说，对了解心脏结构更为直观更有优势。

4. CT 和 MRI

（1）目的：①评估瓣膜和心脏功能。②评估血流动力学参数。

（2）临床意义：①心脏 MRI 可以准确评估右心室容积和收缩功能，是当前的金标准。②超声心动图图像欠佳的情况下，CT 和 MRI 可评估三尖瓣疾病的病因，了解心脏结构。③提供钙化、纤维化和附件血栓的信息。

（三）新检查

心导管检查

（1）检查描述：在 X 线透视下将导管送入心脏或大血管，对血流动力学进行测量评估。

（2）临床意义：当超声心动图评估不理想或临床评估与辅助检查结果存在差异时，心导管检查可用于评估肺动脉压力、右心室压力、肺血管阻力等血流动力学的变化。

四、 诊断及其标准

(一) 诊断标准

典型的体征和超声心动图表现可明确诊断。

1. 超声心动图的单个参数并不能准确评估 TR 的严重程度，要使用多个参数对 TR 严重程度进行综合评估，尤其是在怀疑中度或重度 TR 的情况下。TR 的严重程度分级见表 14 - 6 - 2。

表 14 - 6 - 2　超声心动图诊断三尖瓣关闭不全的严重程度分级

	项目	轻度	中度	重度
结构	三尖瓣形态	正常或轻度异常	中度异常	重度异常（连枷样运动、严重挛缩）
	右心径线	正常	正常或轻度扩张	通常增大（急性患者右心大小可能正常）
	三尖瓣环内径	-	-	≥40mm（或 >21mm/m²）
	下腔静脉内径（cm）	正常 <2.0	正常或轻度扩张 2.1~2.5	扩张 >2.5
多普勒定性	反流束面积	小、窄、中心性	中量、中心性	大量中心性或偏心性贴壁反流束
	连续多普勒频谱	频谱较透明、不完整、抛物线形	致密频谱、抛物线形或三角形	致密，通常为三角形
半定量法	反流束面积（cm²）	<5	5~10	>10
	反流束与右室面积比	—	—	≥50%
	缩流颈宽度（cm）	<0.30	0.30~0.69	≥0.70
	肝静脉血流	收缩期血流为主	收缩期圆钝血流	收缩期反向血流
	三尖瓣血流	A 峰为主	变化较多	E 峰 >1.0m/s
	等速球面至缩流颈半径（cm）	≤0.6	0.6~0.9	>0.9
定量法	有效反流口面积（cm²）	<0.2	0.2~0.39	≥0.4
	反流量（ml）	<30	30~44	≥45

2. 几乎没有证据表明孤立性 TS 的严重程度与预后之间存在关联，且 TS 严重程度的分类尚未得到充分验证。重度 TS 可以根据以下指标进行判断。

(1) 存在增厚、硬化、钙化的瓣叶。

(2) 瓣叶的运动受限。

(3) 三尖瓣平均跨瓣压差 ≥5mmHg。

(4) 三尖瓣速度 - 时间积分 >60cm。

(5) 压力减半时间 ≥190ms。

(6) 三尖瓣口瓣口面积 ≤1.0cm²。

(7) 伴右心房扩大或者下腔静脉明显扩张。

(二) 并发症诊断

体循环淤血和右心衰竭　临床可见颈静脉充盈和搏动、水肿、腹腔积液、肝脾肿大、消化道症状等。

五、 鉴别诊断

(一) 室间隔缺损

室间隔缺损可有心力衰竭症状和体征，胸骨左缘第 3、4 肋间可闻及全收缩期响亮而粗糙的吹风样杂音，需鉴别诊断。超声心动图和心导管检查可明确诊断。

(二) 右心房肿瘤（黏液瘤）

右心房肿瘤（黏液瘤）可有右心衰竭症状和体征，可闻及三尖瓣区舒张期隆隆样杂音和全收缩期杂音，可随体位和呼吸变化，需鉴别诊断。超声心动图和心导管检查可见右心房内存在边界清楚、形态不规则的团块，明确诊断。

(三) 扩张型心肌病

扩张型心肌病可有心力衰竭症状和体征，心尖区和三尖瓣区可有收缩期杂音，可有心腔扩大征象。根据病史和超声心动图、核素心肌显像等检查鉴别诊断。

六、 误诊防范

(一) 易误诊的人群

(1) 心力衰竭患者。

（2）右位心患者。

（3）右旋心患者。

（4）心脏听诊杂音不典型的患者。

（二）本病被误诊为其他疾病

三尖瓣疾病被误诊为其他瓣膜性心脏病。

（三）其他疾病被误诊为本病

其他瓣膜性心脏病、右心房黏液瘤易被误诊为三尖瓣疾病。

（四）避免误诊的要点

（1）要重视查体，一般情况下，通过病史和查体可初步判断瓣膜性心脏病。

（2）在重度心力衰竭和其他一些特殊情况下，查体不能准确判断瓣膜性心脏病者可及时通过超声心动图予以明确诊断。

治疗

一、治疗流程

见本章第一节"瓣膜性心脏病总论"。

二、治疗原则

三尖瓣疾病的治疗原则为改善患者的症状和心肺功能情况，控制并发症，提高生活质量，增加预期寿命。

三、治疗细则

三尖瓣疾病的治疗细则为：去除病因；避免过度的体力劳动及剧烈运动；青少年患者应控制风湿活动；控制心力衰竭；合并房颤时，控制心室率及抗凝治疗。

（一）病因和并发症治疗

继发性 TR 通常可通过药物治疗改善。与左心衰竭或肺动脉高压相关的继发性 TR 的严重程度随着血流动力学的变化而变化，并且可能随着左心衰竭的改善而改善。故首先应当积极改善左心衰竭和肺动脉高压。

但是即使经过积极的治疗，继发性 TR 引起的右心衰竭也可能频繁恶化和复发。

（二）介入和手术治疗

1. 原发性 TR 的手术指征

（1）对于接受心脏手术的重度 TR 患者，建议同时进行三尖瓣修复（或置换）。

（2）对于药物治疗后仍因重度 TR 发生复发性右心衰竭的患者，建议进行三尖瓣修复（或置换）。

（3）对于重度 TR 伴随进行性右心室扩张和/或收缩功能障碍的患者，不管有没有症状，三尖瓣修复（或置换）是合理的。

（4）对于接受左心手术的中度 TR 患者，同时三尖瓣修复是合理的。

2. 对于左侧瓣膜性心脏病（主动脉瓣和/或二尖瓣病变）引起的 TR，即使在左侧瓣膜（特别是二尖瓣）手术后，TR 也进展迅速，并且与右心衰竭和不良预后相关。因此在药物治疗的同时需要考虑最佳手术时机，对于接受左侧瓣膜手术或其他心脏手术的继发性 TR 患者应当同时进行治疗 TR 的手术，可以促进右心室的逆向重塑，改善右心功能。继发性 TR 的手术指征如下。

（1）对于接受心脏手术的重度 TR 患者，建议同时进行三尖瓣修复（或置换）。

（2）对于接受心脏手术的中度 TR 患者，同时进行三尖瓣修复是合理的。

（3）对于接受心脏手术的轻度 TR 和三尖瓣环扩张（>40mm 或 21mm/m²）的患者，可考虑同时进行三尖瓣修复。

（4）对于接受心脏手术的轻度 TR 和持续性房颤患者，可考虑同时进行三尖瓣修复。

（5）对于既往心脏手术后孤立的继发性重度 TR 患者，如果在药物治疗后仍出现反复心力衰竭，但没有严重的右心室功能障碍、不可逆的肺动脉高压或不可逆的肝功能障碍，三尖瓣修复（或置换）是合理的。

（6）对于继发于房颤的孤立性重度 TR 患者，如果接受药物治疗但仍反复出现心力衰竭，三尖瓣修复（或置换）是合理的。

（7）对于继发于房颤的孤立性重度 TR 患者，如果接受药物治疗后仍然存在进行性右心室功能障碍和/或扩张，可考虑进行三尖瓣修复。

3. 极少数 TS 病例需要进行手术治疗，TS 的手术指征如下。

（1）对于有症状的重度 TS 患者，建议进行手术治疗。

（2）对于接受药物治疗仍有症状的 TS 患者，通常在对其他瓣膜进行手术治疗的同时对三尖瓣进行手术。

4. 经导管三尖瓣修复 经导管瓣环成形术技术如今已被废弃，受到二尖瓣 MitraClip 的启发，TriClip 作为一种经导管三尖瓣修复系统正在研究，但目前尚缺乏有关安全性和有效性的数据。TS 可在接受其他瓣膜治疗时同时接受经皮球囊三尖瓣扩张，但经常引起明显的 TR，且缺乏长期结果的数据。生物瓣膜的植入目前尚有待研究。

5. 外科手术 外科手术包括三尖瓣修复术和三尖瓣置换术，目前仍是治疗三尖瓣疾病的常规手段。瓣膜修复优于瓣膜置换术，瓣环成形术是继发性 TR 手术的关键。只有当三尖瓣瓣叶活动明显受限且瓣环严重扩张时，才应考虑瓣膜置换。手术方式的选择和风险应当由外科手术团队来评估。

四、 药物治疗方案

三尖瓣疾病患者的药物治疗是针对病因和并发症进行治疗。详见相关章节。

作者：靳鹏（中国人民解放军联勤保障部队第九四〇医院）

审稿：靳文英（北京大学人民医院）

参考文献

第七节 肺动脉瓣疾病

图 14 - 7 - 1 肺动脉瓣疾病思维导图

肺动脉瓣疾病指肺动脉瓣的瓣叶和瓣环出现解剖结构和功能异常导致的血流动力学改变，肺动脉瓣不能完全闭合则为肺动脉瓣关闭不全（pulmonary regurgitation，PR），肺动脉瓣开放受限则为肺动脉瓣狭窄（pulmonary stenosis，PS）。

▶ 诊断

一、 诊断流程

见本章第一节"瓣膜性心脏病总论"。

二、 问诊与查体

（一） 问诊和症状

1. 病史和既往史

（1）先天性心脏病病史、左心疾病病史等。

（2）既往心血管系统药物以及其他药物的使用也有参考价值。

2. 主要症状 主要为体循环静脉压力升高和体循环淤血的临床表现。

PR 和 PS 晚期发生右心衰竭，表现为：颈静脉充盈和搏动，食欲不振、恶心、呕吐、上腹饱胀感、黄疸、脚踝和小腿肿胀等。

3. 其他症状 重度 PS 可表现出运动耐量下降，可有胸痛、头晕、晕厥、发绀等症状。

（二） 查体和体征

1. 心脏查体

（1）PR 典型体征为肺动脉瓣区舒张早期哈气

样递减型杂音，可下传至第4肋间。瓣膜活动度良好时，右心室每搏输出量增加导致肺动脉突然扩张，可出现肺动脉瓣区收缩期喷射样杂音。伴随肺动脉高压时，肺动脉瓣区第二心音（P₂）可亢进和分裂。

（2）PS典型体征为肺动脉瓣区收缩期喷射样杂音，随PS程度加重而加重，吸气时明显，但在重度PS患者中，杂音反而减弱或消失。肺动脉瓣区第二心音（P₂）可减弱和分裂。

2. 右心衰竭体征 合并体循环淤血、右心衰竭的患者可见相应的体征。

三、辅助检查

（一）优先检查

1. 超声心动图

（1）检查描述：诊断和评估肺动脉瓣疾病的首选检查手段。

（2）结果如下所示。

二维超声：因为声窗的限制，二维超声不能很好地完全显示肺动脉瓣的情况，评价肺动脉瓣疾病的作用有限。①PR：原发性可见瓣叶增厚变形，交界处融合粘连，活动度变小；先天性可见瓣叶数量异常，瓣叶发育不良等；继发性可见瓣环扩张等。②PS：可见肺动脉瓣增厚，瓣环内径缩小，开放受限，收缩期呈圆顶样改变，开放间距缩小。

多普勒超声：①PR，彩色多普勒可见舒张期右心室腔内起自肺动脉瓣的反流信号。连续多普勒可测量肺动脉瓣最大反流压差，进而估测肺动脉收缩压。还可利用舒张早期肺动脉瓣跨瓣反流峰速推算平均肺动脉压，利用舒张末期肺动脉瓣跨瓣反流峰速推算肺动脉舒张压。②PS，彩色多普勒可见过瓣后血流颜色的突然变化及瓣口部位血流宽度的变窄。连续多普勒可见肺动脉瓣口血流速度增快，可测量峰值流速和跨瓣压差，评估狭窄程度。

其他继发改变：右心室增大。

（3）临床意义：①评价肺动脉瓣疾病的病因和机制。②测量和评价肺动脉瓣疾病严重程度。

③评估肺动脉压力、左右心室功能状态。④评估瓣膜钙化情况。⑤评估血栓等。

2. 胸部X线检查

（1）结果：①可见右心室增大。②肺动脉高压时可见肺动脉扩张。③单纯PS可见肺动脉表现为狭窄后扩张。

（2）临床意义：了解心肺结构，初步判断。

3. 心电图

（1）结果：可见右心室肥大伴劳损、右心房扩大，可见房性及室性心律失常。

（2）临床意义：了解心律、心率以及心电变化。

（二）可选检查

1. 经食道超声心动图

（1）目的：①识别肺动脉瓣结构异常的机制。②测量和评估肺动脉瓣相关参数。

（2）临床意义：①若普通经胸超声心动图图像显示不佳，可行经食道超声心动图检查进一步评估。②有助于血栓的评估。

2. 三维超声心动图

（1）目的：对超声心动图形成的图形经过计算机处理具象化，可立体地显示心脏形态。

（2）临床意义：相对二维超声心动图来说，对了解心脏结构更为直观更有优势。

3. CT和MRI

（1）目的：①评估瓣膜和心脏形态及功能。②评估血流动力学参数。

（2）临床意义：①心脏MRI是PR最可靠的无创定量评估方法，与超声心动图相比，可以更好地评估心外病变（远端肺动脉狭窄、升主动脉扩张等）。②超声心动图图像欠佳的情况下，CT和MRI可以评估病因，了解心脏结构，还可以提供钙化、纤维化和附件血栓的信息。

（三）新检查

心导管检查 临床意义：当超声心动图评估不理想或临床评估与辅助检查结果存在差异时，心导管检查可用于评估肺动脉压力、右心室压力、肺血管阻力等血流动力学的变化。

四、 诊断及其标准

（一）诊断标准

典型的体征和超声心动图表现可明确诊断。

日本"2020 VHD 管理指南"指出，超声心动图评估 PR 严重程度的证据很少，用途有限，其最可靠的方法是评估反流束宽度与肺动脉瓣环直径之间的比值，比值≥0.7 表示严重 PR。PR 和 PS 的严重程度分级分别见表 14 - 7 - 1 和表 14 - 7 - 2。

表 14 - 7 - 1　肺动脉瓣关闭不全的严重程度分级

指标	轻度	中度	重度
肺动脉瓣叶结构	正常	正常或异常	异常或可能显示不清
右心室大小	正常	正常或扩张	扩张（右室舒张末期基底直径≥42mm，右室舒张末期中部内径≥35mm）
缩流颈起源	窄	介于中间	起源宽
反流束宽度与肺动脉瓣环直径比值	—	—	>0.7
反流频谱密度和轮廓	弱或不完整	强	强；舒张期血流提前终止
反流频谱压力减半时间	—	—	<100ms
肺动脉瓣反流指数	—	<0.77	<0.77
肺动脉主干或分支舒张期反向血流	—	—	显著
$RVOT_{VTI}$ 与 $LVOT_{VTI}$ 的比较	略有增加	介于中间	明显增加
心脏 MRI 测量的反流分数	<20%	20%～40%	>40%

注：$RVOT_{VTI}$ 右室流出道速度－时间积分；$LVOT_{VTI}$ 左室流出道速度－时间积分。

表 14 - 7 - 2　超声心动图诊断 PS 的严重程度分级

指标	轻度	中度	重度
多普勒峰值跨瓣压差（mmHg）	<36	36～64	>64
多普勒峰值速度（m/s）	<3	3～4	>4

（二）风险评估和危险分层

1. 高危 PR

（1）合并症状的中重度 PR。

（2）合并右心室扩张和右心室收缩功能障碍的中重度 PR。

（3）合并恶性室性心律失常的 PR。

（4）高龄。

2. 高危 PS

（1）重度 PS。

（2）合并症状（心力衰竭、右向左分流引起的发绀和/或运动不耐受）的 PS。

（3）高龄。

（三）并发症诊断

1. 心律失常　可见房性、室性心律失常等。

2. 右心衰竭　可见颈静脉充盈和搏动、水肿、腹腔积液、肝脾肿大、消化道症状等。

五、 鉴别诊断

（一）二尖瓣狭窄

二尖瓣狭窄可出现心力衰竭症状和体征，肺动脉扩张导致肺动脉瓣相对性关闭不全时，肺动脉瓣区可闻及高调吹风样递减型的舒张早中期杂音（Graham - Steel 杂音），可向三尖瓣区传导，吸气时增强。需鉴别诊断。

（二）室间隔缺损

室间隔缺损可有心力衰竭症状和体征，胸骨左缘第 3、4 肋间可闻及全收缩期响亮而粗糙的吹风样杂音，需鉴别诊断。超声心动图和心导管检查可明确诊断。

（三）房间隔缺损

房间隔缺损可出现右心衰竭症状和体征，肺动脉瓣区可闻及收缩期吹风样、喷射样杂音，需鉴别诊断。鉴别要点如下。

1. 问诊与症状

（1）病史：先天性。

（2）症状：①劳累后心悸、乏力、咳嗽、咯血等。②有右向左分流的情况可出现发绀。③后期出现右心衰竭。

2. 查体与体征 肺动脉瓣区可闻及收缩期吹风样、喷射样杂音，肺动脉瓣区第二心音（P_2）多数增强、固定分裂，部分患者可闻及肺动脉瓣区收缩早期喀喇音（短促的喷射音）；可右向左分流，并发生发绀，P_2分裂不明显；出现相对性 PR 时，可闻及肺动脉瓣区舒张期吹风样递减型杂音。

3. 辅助检查

（1）胸部 X 线检查：①肺野充血、肺动脉增粗。②右心房和右心室增大。

（2）心电图：①可见右束支传导阻滞。②可见右心室肥大等。③P 波可高尖，PR 间期可延长。

（3）超声心动图：可见心房间隔中断，明确诊断。

六、 误诊防范

（一）易误诊的人群

（1）心力衰竭患者。

（2）右位心患者。

（3）右旋心患者。

（4）心脏听诊杂音不典型的患者。

（5）先天性心脏病患者。

（二）本病被误诊为其他疾病

肺动脉瓣疾病易被误诊为其他瓣膜性心脏病、房间隔缺损、室间隔缺损。

（三）其他疾病被误诊为本病

其他瓣膜性心脏病、室间隔缺损、房间隔缺损易被误诊为肺动脉瓣疾病。

（四）避免误诊的要点

（1）要重视查体，一般情况下，通过病史和查体可初步判断瓣膜性心脏病。

（2）在重度心力衰竭和其他一些特殊情况下，查体不能准确判断瓣膜性心脏病者可及时通过超声心动图予以明确诊断。

（3）先天性心脏病患者要仔细甄别各种合并症状和合并的畸形。

▶ 治疗

一、 治疗流程

见本章第一节"瓣膜性心脏病总论"。

二、 治疗原则

肺动脉瓣疾病的治疗原则为：改善患者的症状和心肺功能情况，控制并发症，提高生活质量，增加预期寿命。

三、 治疗细则

肺动脉瓣疾病的治疗细则为：去除病因；避免过度的体力劳动及剧烈运动；控制心力衰竭；控制其他心律失常。

（一）药物治疗

肺动脉瓣疾病的药物治疗主要是针对病因和并发症进行治疗。

（二）介入和手术治疗

1. PR 的手术治疗指征

（1）对于有症状的中度或重度 PR 患者，推荐肺动脉瓣置换术。

（2）对于伴有右心室扩张和/或右心室功能障碍的中度或重度 PR 的无症状患者，肺动脉瓣置换术是合理的。

（3）对于无症状的中度或重度 PR 伴室性心动过速心律失常患者，可考虑肺动脉瓣置换术。

2. PS 的介入和手术治疗指征

（1）对于有症状的重度 PS 患者（心力衰竭、右向左分流引起的发绀和/或运动不耐受），建议进行球囊扩张成形。

（2）对于不适合球囊扩张成形，或球囊扩张成形失败，或需要进行其他心脏手术的有症状的重度 PS 患者，建议进行手术修复。

（3）对于有症状的中度 PS 患者（心力衰竭、右向左分流引起的发绀和/或运动不耐受），球囊扩张成形或手术修复是合理的。

（4）对于无症状的重度 PS 患者，球囊扩张成形或手术修复是合理的。

3. 经导管球囊扩张成形术和经导管肺动脉瓣植入术 经导管球囊扩张成形适合于大部分瓣膜形态和质地良好的 PS 患者（除外瓣膜发育不良或合并严重 PR），安全可靠，死亡率和主要并发症

发生率均低于 1%，但需要注意术后可能发生 PR。经导管肺动脉瓣植入术适用于需要手术置换瓣膜的单纯的中重度 PS 和 PR 患者，与手术相比，创伤更小，术后更快恢复，但中长期效果不如外科手术。

4. 外科手术 外科手术包括肺动脉瓣修复和肺动脉瓣置换术。手术方式的选择和风险应当由外科手术团队来评估。

作者：靳鹏（中国人民解放军联勤保障部队第九四〇医院）
审稿：靳文英（北京大学人民医院）

参考文献

第八节　联合瓣膜病

图 14 - 8 - 1　联合瓣膜病思维导图

表 14 - 8 - 1　联合瓣膜病的病因

联合瓣膜病（combined valvular disease，CVD）又称多瓣病（Multivalvular disease），指同时存在两个或两个以上瓣膜病变，不同的瓣膜异常组合可以产生各种临床和血流动力学综合征。复合瓣膜病指同一瓣膜同时存在狭窄和关闭不全，也属于 CVD 的范畴。联合瓣膜病可分为获得性、先天性和混合性，常见病因见表 14 - 8 - 1。

▶ 诊断

瓣膜病变的诊断标准及严重程度分级详见 VHD 的各论部分。负荷超声心动图非常适合评估多瓣膜疾病，当患者的症状与静息血流动力学不成比例时可能特别有用。常见的瓣膜病变组合为左心瓣膜病变组合。

一、AS 和 MS

AS 合并 MS 多由风湿性心脏病引起，大约 1/3 的风湿性 MS 患者存在主动脉瓣受累（狭窄、关闭不全，或狭窄和关闭不全并存）。但随着人口老龄化，退行性（钙化性）AS 和 MS 患者数量不断增加。MS 可引起左室充盈减少，主动脉瓣前向流量减少，而 AS 往往被低估。此外，由于严重 AS 引起左室舒张末期压力增加，导致二尖瓣跨瓣压差

被低估，因此 MS 往往被低估。主动脉瓣区收缩期杂音和心尖区舒张期杂音均可减弱。

二、AR 和 MS

由于 AR 的原因，MS 的心尖区舒张期杂音可减弱或消失，如可闻及第一心音增强和开瓣音，应当考虑 MS 的存在。重度 MS 患者因为前向血流减少，脉压增宽可能不明显，可能会低估或漏诊明显的 AR。

三、AS 和 MR

通常 AS 伴有由二尖瓣脱垂、环状钙化、风湿性心脏病或功能性病变引起的 MR。AS 引起左室流出道梗阻和左室压力增加，可能会增加 MR 流

量，进而高估 MR；而 MR 的存在可能会减少维持左室每搏输出量所需的心室前负荷，导致前向心输出量减少，左心房和肺静脉压力明显增加。房颤会使血流动力学改变更加显著，心输出量减少更明显，乏力等症状更加突出。严重的 MR 可能导致低流量、低压差型 AS，使 AS 的严重程度评估产生误判。

四、AR 和 MR

AR 合并 MR 可见于风湿性心脏病，继发于黏液样退行性变的主动脉瓣和二尖瓣同时脱垂，或继发于结缔组织疾病患者的主动脉瓣和二尖瓣的瓣环同时扩张。AR 和 MR 都会导致左室容量超负荷，从而导致左室明显扩张，左室功能障碍的进程加快。左室压力超负荷的程度取决于 MR 和 AR 二者中，哪个是主要因素。

五、AS 和 AR

因为 AS 通过压力负荷引起向心性肥大，而 AR 通过容量负荷引起离心性肥厚，故 AS 合并 AR

左心室肥厚程度明显大于单 AS 或单 AR，预后不良的可能性明显升高。严重 AR 会导致跨瓣压差和流速升高，进而高估 AS 的严重程度。中度 AS 和中度 AR 合并的预后与重度 AS 相同，因此要认真随访、仔细评估心肌质量和左室舒张功能。

六、MS 和 MR

MS 合并 MR 常见于风湿性心脏病和老年退行性的瓣环钙化。在老年患者中，退行性改变和风湿性改变的鉴别有时可能很困难，可以使用 CT 以及超声心动图来评估钙化。MR 增加了二尖瓣舒张期血流，导致高估 MS 的严重程度。

七、左心瓣膜病变和 TR

左心瓣膜病变晚期形成 PH，进而发生继发性 TR 是非常常见的。继发性 TR 引起的右心衰竭即使经过治疗，也可能频繁恶化和复发，从症状出现到死亡仅有数年时间。针对继发性 TR，主要是去除病因、对症治疗和纠治右心衰竭，当有其他原因需要心脏手术时，可同时进行三尖瓣手术。

治疗

2021 年，欧洲"VHD 管理指南"指出，CVD 的管理取决于主要的 VHD，其治疗方式由 VHD 治疗团队共同评估决定。治疗 CVD 的一般原则如下。

1. 当瓣膜病变的狭窄或关闭不全占主导地位时，管理需要遵循有关主要 VHD 的建议。当狭窄和关闭不全的严重程度平衡时，介入和手术治疗的指征应基于症状和客观后果，而不是根据狭窄或关闭不全的严重程度。在这种情况下，评估疾病严重程度时，能够反映血流动力学改变的跨瓣压差比瓣口面积和测量反流的数据更为重要。

2. 除了对每个瓣膜病变进行单独评估外，还需要考虑不同瓣膜病变之间的相互作用。例如，

MR 可能导致低估 AS 的严重程度。这需要结合不同的测量方法，包括瓣口面积的评估，尽可能少使用依赖血流动力学条件的方法。

3. 手术治疗的指征要基于对不同瓣膜病变后果的整体评估（即症状、存在左室扩张或功能障碍）。对于与症状相关或导致左室损伤的非严重多发病变，可以考虑同时进行手术治疗。

4. 对多个瓣膜进行手术的决定应考虑到联合手术的额外手术风险。

5. 手术方式的选择应考虑到其他 VHD 的存在，修复仍然是理想的选择。

作者：靳鹏（中国人民解放军联勤保障部队第九四〇医院）

审稿：靳文英（北京大学人民医院）

参考文献

第十五章 主动脉疾病

第一节 主动脉夹层

图15-1-1 主动脉夹层思维导图

主动脉夹层（aortic dissection，AD）属于急性主动脉综合征（acute aortic syndrome，AAS），由于各种原因导致主动脉内膜和中膜撕裂，血液通过撕裂破口进入中膜，使主动脉中膜剥离，主动脉被分隔成真假腔，血液可以在真、假腔之间流动或形成血栓。

目前，AD 主要根据病变的解剖部位和发病时间进行分类。DeBakey 根据原发破口的位置及夹层累及范围将其分为三种类型（图 15-1-2）：①DeBakey Ⅰ型，原发破口位于升主动脉或主动脉弓，夹层累及大部分或全部升主动脉、主动脉弓、胸降主动脉和腹主动脉。②DeBakey Ⅱ型，原发破口位于升主动脉，夹层累及升主动脉，少数情况下可累及主动脉弓。③DeBakey Ⅲ型，原发破口位于左锁骨下动脉以远，范围累及降主动脉和（或）腹主动脉。为了手术需要，可以使用更简单的分类法：①Stanford A 型是指夹层病变累及升主动脉（包括 DeBakey Ⅰ、Ⅱ型），或破口位于左弓并逆行剥离至升主动脉的情况。③Stanford B 型是指夹层仅累及胸降主动脉及其以远（相当于 DeBakey Ⅲ型）。国内学者根据我国 AD 的发病特征，在 Stanford 分型的基础上提出了 AD 细化分型（孙氏分型），对于医师评估风险、制订治疗方案、选择手术方式和初步判断预后具有很好的指导作用。

一般根据发病时间，起病在 2 周以内为急性 AD，超过 2 周则为慢性 AD。也有人提出了新的 AD 发病分期标准，即发病时间 <14 天为急性期，14~90 天为亚急性期，>90 天为慢性期。

图 15-1-2 主动脉夹层 DeBakey 分类与 Stanford A 和 B 分类的对应关系

▶ 诊断

一、诊断流程

急性胸痛疑似 AD 的患者诊断流程参考图 15-1-3，具体诊断决策应根据临床医师的经验和医疗机构条件综合考虑。

AD 诊断流程：对于临床表现疑似 AD 的急性胸痛患者，先进行实验室、ECG、心脏和血管超声检查进行初步筛查。如仍不能除外或已确诊 AD，需行主动脉 CTA、MRA 或经食道心脏超声进一步明确和评估病变累及情况。

二、问诊与查体

（一）问诊和症状

1. 典型疼痛症状

（1）先兆和诱因：无明显诱因。

（2）部位：Stanford A 型 AD 常表现为前胸痛和背痛，Stanford B 型夹层表现为背痛或腹痛，但两者疼痛部位可存在交叉。

（3）性质：撕裂样或刀割样疼痛。

（4）时间：持续性，进行性加重。

（5）缓解：含服硝酸甘油或休息均不能缓解。

（6）警惕：6.4%~17.0% 的患者可无明显胸痛症状，老年人和糖尿病患者尤为常见。

Imamura 等的研究发现，在纳入的 98 例 AD 患者中，16 例（17%）患者无明显胸痛症状，与有胸痛症状患者相比，无明显胸痛症状的患者常表现为持续性意识丧失（44% vs6%，$P<0.001$）、晕厥（25% vs1%，$P<0.001$）或局灶性神经功能缺损（19% vs2%，$P=0.006$）。

Park 等的研究发现，在纳入的 977 例 AD 患者中，63 例（6.4%）患者无明显胸痛症状，与有胸痛症状患者相比，无明显胸痛症状患者年龄更大　　（66.6±13.3 vs 61.9±14.1 岁，P = 0.01），合并

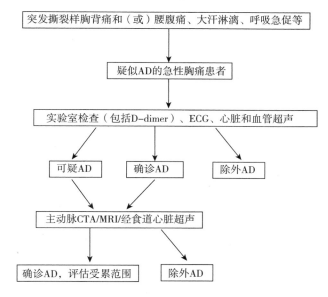

图 15 - 1 - 3　主动脉夹层的诊断流程

AD 主动脉夹层；ECG 心电图；CTA 计算机断层扫描血管造影；MRA 磁共振血管造影

糖尿病（10.2% vs 4.0%，P = 0.04）、主动脉瘤（29.5% vs 13.1%，P < 0.001）以及心血管外科手术史（48.1% vs19.7%，P < 0.001）者更常见。

2. 伴随症状

（1）心脏受累：心脏是 Stanford A 型 AD 最常受累的器官。AD 可导致心脏正常解剖结构破坏或心脏活动受限，从而引起相关症状。

①主动脉瓣关闭不全：AD 可导致主动脉根部扩张、主动脉瓣对合不良等，引起主动脉瓣关闭不全，轻者无明显临床表现，重者可出现心力衰竭甚至心原性休克。

②急性心肌梗死：夹层累及冠状动脉开口可导致急性心肌梗死，进而发展为心力衰竭或恶性心律失常，患者可有典型急性冠状动脉综合征的表现，如胸痛、胸闷和呼吸困难，心电图 ST - T 波改变。

③心包积液：夹层假腔渗漏或夹层破入心包可引起心包积液或心包压塞。

④心力衰竭：急性主动脉瓣关闭不全、急性心肌缺血或梗死及心包压塞患者常有心力衰竭的症状。

（2）其他脏器受累：AD 累及主动脉的其他重要分支血管，可导致脏器缺血或灌注不良的临床表现。

①中枢神经系统症状：AD 累及弓上动脉可出现中枢神经系统症状，3% ~ 6% 患者发生脑血管

意外，表现为晕厥或意识障碍；夹层影响脊髓动脉灌注时，引起脊髓局部缺血或坏死，导致下肢轻瘫或截瘫。

②肾脏缺血症状：AD 累及肾动脉可有血尿、无尿、严重高血压，甚至引起急性肾功能衰竭。

③胃肠道缺血症状：AD 累及腹腔干、肠系膜上及肠系膜下动脉时可引起胃肠道缺血表现，如急腹症和肠坏死，部分患者表现为黑便或血便。

④下肢动脉缺血症状：夹层累及下肢动脉时可出现急性下肢缺血症状，如疼痛、皮温减低、无脉，甚至会出现下肢缺血坏死等。

（二）查体和体征

疑似 AD 的患者出现以下体征有助于临床诊断。

1. 血压异常　AD 常可引起夹层远端肢体血流减少，四肢血压差别较大。若测量的肢体是夹层受累一侧，将会误诊为低血压，从而导致误诊误治。故对于 AD 患者，应常规测量四肢血压。

2. 主动脉瓣区舒张期杂音　患者既往无心脏病史，主动脉瓣区舒张期杂音提示夹层所致急性主动脉瓣关闭不全可能。

3. 胸部体征　AD 大量渗出或者破裂出血时，可出现气管向右侧偏移，左胸叩诊呈浊音，左侧呼吸音减弱。若出现双肺湿啰音，提示急性左心衰。

4. 腹部体征　AD 导致腹腔脏器供血障碍时，可引起肠麻痹甚至坏死，表现为腹部膨隆，叩诊呈鼓音，出现腹膜炎三联征（压痛、反跳痛及肌紧张）等。

5. 神经系统体征　AD 导致脑供血障碍时，出现神情淡漠、嗜睡、昏迷或偏瘫；导致脊髓供血障碍时，可有下肢肌力和感觉减弱，甚至截瘫。

三、辅助检查

（一）优先检查

1. D - 二聚体　目前常用检测方法为免疫比浊法和酶联免疫吸附法。前者快速，可满足急诊标本的检测要求；后者是目前公认的检测方法，但耗时长，不适于急诊检测要求。D - 二聚体正常参考范围：$< 500 \mu g/L$。D - 二聚体水平与 AD 累及范围相关。

临床意义：①D - 二聚体明显升高（$> 500 \mu g/L$），诊断急性 AD 的敏感度可达 95% 以上，D - 二聚体阴性有助于排除 AD。②在 50 岁以上的患者中，使用年龄 $\times 10 \mu g/L$ 作为诊断 AD 的截断值（cut - off value），可提高诊断的特异性，使假阳性减少了 13%。

2. 超声检查　二维超声可直观动态地观察到主动脉剥脱内膜漂动和扩大的主动脉腔，也可观察是否有心包积液和胸腔积液；彩色多普勒血流显像可以观察真假腔内血流，有助于破口的观察。超声检查优点在于能床旁进行，操作简便、快捷、无创，可重复观察，无需造影剂，是评估 AD 较为简便准确的技术。

3. CT 血管造影　具有无创、简便、快捷、敏感性和特异性高的优点，已成为 AD 首选的检查方法。其敏感性超过 95%，特异性达 87% ~ 100%，还能确定破口的位置和累及范围，可给外科手术医师制定治疗方案提供有效的信息。

（二）可选检查

1. X 线检查　胸部 X 片诊断 AD 的特异性不高，不能作为确诊手段，但可作为筛选手段。胸片可见主动脉及上纵隔增宽。

2. MR 血管造影（MRA）　是一种特别适用于诊断 AD 的无创性诊断方法，门控 MR 血管造影能够精确确定破口部位和内膜片，是确定主动脉各段血栓形成和破口部位的理想方法。MRA 检查的缺点包括费用比较昂贵、耗时较长，且有对 MRA 检查的禁忌证。

3. 主动脉造影　是传统的确诊 AD 的方法，可以分辨夹层起源的部位、描述夹层累及的范围和生命器官的灌注情况。主动脉造影的诊断特征包括假腔暗区和由于假腔压迫造成真腔残缺的征象、主动脉增宽、主动脉及其分支的狭窄或闭塞、内膜片等表现。主动脉造影的缺点包括：有创操作固有的风险、暴露于辐射、造影剂的使用，以及操作费时造成的诊断延迟。当真腔和假腔同时存在相同的密度或假腔非常微弱透明时，主动脉造影片会产生假阴性结果。

（三）新检查

其他有助于 AD 诊断及评估的生物标记物包括：反映血管内皮或平滑肌细胞受损的特异性标记蛋白（平滑肌肌球蛋白重链和弹性蛋白降解产物）及反映血管间质受损的钙调蛋白和基质金属蛋白酶 - 8 等。

四、诊断及其标准

（一）诊断标准

AD 的诊断依据　①病因和诱因。②临床表现：突发的持续剧烈疼痛，呈刀割或者撕裂样，向前胸和背部放射，亦可以延伸至腹部、腰部、下肢和颈部，还有夹层累及主动脉及主要分支的临床表现和体征。③辅助检查：CTA、MRA 或组织多普勒超声证实 AD。医师可根据病因/诱因、临床表现疑诊 AD，但需辅助检查证实有夹层瓣从血管真腔中分隔出假腔，以确诊 AD。

（二）风险（临床可能性）评估

国际主动脉夹层注册研究（International Registry of Acute Aortic Dissection，IRAD）基于疑诊 AD 的高风险因素、胸痛特征和体征提出了 AD 风险（临床可能性）评分，根据患者符合风险因素分类（高风险易感因素、高风险疼痛特征及高风险体征）的类别数计 0 ~ 3 分（0 分为低度临床可能，1 分为中度临床可能，≥2 分为高度临床可能），该评分≥1 分诊断 AD 的敏感度高达 96%（见表 15 - 1 - 1）。此风险评分可结合 D - 二聚体用于可疑 AD

患者的初步筛查：对于低度临床可能患者，D－二聚体阴性可以认为除外 AD；对于中度临床可能患者，D－二聚体阳性则应该考虑进一步检查；对于高度临床可能患者，D－二聚体检查无额外意义，不建议常规检查，建议行影像学检查。

表 15－1－1　主动脉夹层的高风险易感因素、疼痛特征和体征

分类	具体内容
高风险因素	①马方综合征 ②主动脉疾病家族史 ③已知的主动脉瓣疾病 ④近期主动脉介入或外科操作 ⑤已知的胸主动脉瘤
高风险疼痛特征	①突发胸背或腹部疼痛 ②剧烈疼痛 ③撕裂样或刀割样锐痛
高风险体征	①动脉搏动消失或无脉 ②四肢收缩压差异明显 ③局灶性神经功能缺损 ④新发主动脉瓣关闭不全杂音 ⑤低血压或休克

（三）并发症诊断

AD 引起心脏和其他器官并发症的诊断见上述问诊和查体部分。

五、　鉴别诊断

AD 主要需与其他引起急性胸背痛和腰腹痛的疾病相鉴别。

（一）急性心肌梗死

1. 问诊/症状

（1）病史：冠心病心绞痛病史

（2）疼痛：①性质，压榨性疼痛或闷痛。②部位，多局限于胸骨后，可有左上肢和后背放射。③伴随症状，恶心、呕吐、大汗淋漓或（和）濒死感。

2. 查体/体征

（1）查体：胸部常无明显体征。

（2）发病时血压偏高，后逐渐降低，休克时血压明显降低，双侧上肢和下肢血压对称。

（3）如出现并发症（心脏破裂、室间隔穿孔、恶性心律失常等）可有相应体征。

3. 辅助检查　心电图和肌钙蛋白呈规律性动态演变，有助于明确诊断。

（二）肺动脉栓塞

1. 问诊/症状

（1）病史：有下肢静脉血栓或存在易栓因素

（外伤、手术、肿瘤、制动、妊娠等）。

（2）疼痛：①性质，胸膜样疼痛或心绞痛样疼痛，随呼吸运动而加重。②部位，常位于患侧或胸骨后。③伴随症状，呼吸困难、气促、晕厥、咳嗽及咯血等。

2. 查体/体征　指端或口唇发绀、颈静脉充盈，肺部可闻及哮鸣音和（或）湿啰音。

3. 辅助检查

（1）血气分析：低氧血症、低碳酸血症和肺泡－动脉血压分压差增大。

（2）心电图：当肺动脉高压和右心压力升高，可出现 $V_1 - V_4$ 导联的 T 波倒置和 ST 段改变、右束支传导阻滞和 $S_I Q_{III} T_{III}$ 征。

（3）肺动脉 CTA 和肺动脉造影可明确诊断。

（三）急性胆囊炎

1. 问诊/症状

（1）病史：胆囊结石病史

（2）疼痛：①性质，多为饱餐后持续性疼痛，阵发性加剧。②部位，位于右上腹，向右肩部放射。③伴随症状，发热、恶心、呕吐和黄疸。

2. 查体/体征　Murphy 征阳性，可触及肿大的胆囊。

3. 辅助检查　超声多普勒、CT 或 MRI 可予鉴别。

六、　误诊防范

（一）易误诊的人群

（1）老年或糖尿病患者，胸腹痛不典型或无明显疼痛。

（2）神经系统受累致昏迷的患者。

（3）有基础心脏病的患者。

（4）既往有急腹症发作者。

（二）本病被误诊为其他疾病

（1）本病被误诊为心脏疾病，如急性心肌梗死、主动脉瓣关闭不全、心力衰竭等。

（2）本病被误诊为急腹症，如急性胆囊炎、胆囊结石、胰腺炎、阑尾炎等。

（3）本病被误诊为神经系统疾病，如短暂脑缺血发作、脑梗死等。

（4）本病被误诊为急性下肢动脉疾病。

（三）其他疾病被误诊为本病

神经系统疾病，如蛛网膜下腔出血、硬膜外出血易被误诊为本病。

急性肺栓塞、急性胰腺炎、异位食管囊肿、横纹肌溶解也易被误诊为本病。

（四）避免误诊的要点

（1）充分认识 AD 临床表现的复杂性和不典型表现患者，对不典型症状提高警惕。

（2）AD 常合并多个器官系统的损害，如单一疾病无法解释，需考虑该病可能。

（3）切忌过度依赖 D - 二聚体阴性来排除 AD，慢性 AD 或 AD 累及范围局限者，D - 二聚体可为阴性。

（4）全面细致的病史询问、查体，结合有针对性的辅助检查，有助于及时发现 AD 的线索，减少误诊的可能。

治疗

一、 治疗流程 （图15-1-4）

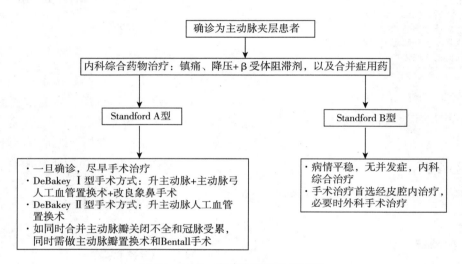

图 15-1-4　主动脉夹层治疗流程

二、 治疗原则

一旦确诊 AD，应当立即开始内科治疗。根据影像学检查结果，对于患有 DeBakey Ⅰ型和Ⅱ型夹层的患者，为防止夹层恶化和破裂，应当尽早行外科手术治疗。对于 DeBakey Ⅲ型夹层的患者，如病情稳定，且不伴有并发症，可选择内科综合治疗。

三、 治疗细则

（一） 止痛

对持续剧烈疼痛的患者，可选用吗啡、哌替啶、非甾体类抗炎药等（见表15-1-2），镇痛有助于控制血压和心率。

（二） 控制血压和心率

AD 通常伴有高血压和心率快，药物治疗包括硝普钠、乌拉地尔、β 受体拮抗剂，也可选用钙离子拮抗剂，以减低心肌收缩力、减慢左心室收缩速度、降低外周动脉压（见表15-1-3）。合并有休克者应抗休克治疗，如静脉输注全血、血浆或液体。血压明显低于正常时可用升压药如多巴胺等，应从小剂量开始，以防血压升高过快。内科治疗的目标为使收缩压控制在 $100 \sim 120mmHg$，心率 <60 次/分，以便有效地稳定或终止夹层继续解离，使症状缓解，疼痛消失。

（三） 手术治疗

1. Stanford A 型主动脉夹层　Stanford A 型

AD 一经确诊，均应积极行手术治疗。急诊外科手术是急性 Stanford A 型 AD 首选的治疗方法。出血性卒中、持续性昏迷、持续心肺复苏及合并严重伴随疾病是紧急手术治疗的相对禁忌证。年龄不是急性 Stanford A 型 AD 患者手术的禁忌。IRAD 研究显示，年龄 ＞70 岁是患者术后死亡的独立危险因素，但患者手术相关死亡率明显低于药物保守治疗。DeBakey Ⅰ型可采用升主动脉＋主动脉弓人工血管置换术＋改良象鼻手术；DeBakey Ⅱ型可采用升主动脉人工血管置换术，如同时合并主动脉瓣关闭不全和冠脉受累，同时需做主动脉瓣置换术和 Bentall 手术。如 Stanford A 型 AD 患者出现器官灌注不良，推荐采用杂交手术方案（升主动脉和/或弓部置换同时考虑经皮主动脉或分支动脉腔内治疗）。

2. Stanford B 型主动脉夹层 对于 Stanford B 型 AD 患者，如病情稳定，不伴有并发症，可选择内科综合治疗，择期再考虑经皮腔内治疗。覆膜支架治疗 Stanford B 型夹层患者的调查研究（IN-STEAD）显示，腔内治疗 Stanford B 型夹层（发病＞14 天）患者的主动脉重构率明显高于药物治疗（91.3% vs 19.4%，$P < 0.001$），但两种治疗措施生存率相似（88.9% vs 95.6%，$P = 0.015$）。对于伴有并发症（持续或再发疼痛、药物难以控制的高血压、存在破裂征象或已经破裂等）的 Stanford B 型夹层患者，推荐首选腔内治疗，外科手术亦可考虑。

四、药物治疗方案（表 15 - 1 - 2、表 15 - 1 - 3）

表 15 - 1 - 2 常用镇痛药物的用法用量

药物	常用剂量	最大剂量	注意事项
对乙酰氨基酚	口服：0.3 ~ 0.6g，6 ~ 8h 1 次	不宜超过 2.0g	可能引起肝脏毒性，老年人或肝功能不全应减少剂量
吗啡	静脉：2 ~ 5mg，2 ~ 4h 1 次 口服：10 ~ 30mg，4h 1 次	逐渐增加剂量至疼痛缓解	有恶心、呕吐等不良反应，肾功能不全的患者应减少剂量
哌替啶	肌注：25 ~ 100mg	每日不超过 600mg	肝肾功能不全的老年人药物代谢速度减低，有发生癫痫的风险

表 15 - 1 - 3 常用控制血压和心率药物的用法用量

药物	常用剂量	最大剂量	注意事项
硝普纳	起始剂量 0.5μg/（kg·min），可根据治疗反应，以 0.5μg/（kg·min）逐渐递增	极量 10μg/（kg·min）	维持应用警惕氰化物中毒，代偿性高血压如动静脉分流或主动脉缩窄时禁用
乌拉地尔	缓慢静脉注射 10 ~ 50mg，如 5min 降压效果欠佳，可重复用药；初始输入速度可达 2mg/min，维持给药速度为 9mg/h	—	对本品中成分过敏，主动脉峡部狭窄或动静脉分流的患者（肾透析时分流除外）及哺乳期妇女禁用
艾司洛尔	负荷剂量 0.5mg/kg，维持剂量 0.05 ~ 0.2mg/（kg·min）	最大剂量 0.3mg/（kg·min）	支气管哮喘、慢性阻塞性肺疾病、二和三度房室传导阻滞、心原性休克、难治性心功能不全禁用
维拉帕米	起始剂量 5 ~ 10mg 缓慢静推 2min 以上，如效果欠佳，15 ~ 30min 再给 5 ~ 10mg；静脉滴注给药，5 ~ 10mg/h	每日不超过 50 ~ 100mg	严重低血压、心原性休克、二和三度房室传导阻滞、重度充血性心力衰竭、房扑或房颤合并房室旁道患者禁用
地尔硫草	5 ~ 15μg/（kg·min）泵入	—	严重低血压、心原性休克、二和三度房室传导阻滞、重度充血性心力衰竭、严重心肌病患者禁用

作者：谭慧琼 董徽（中国医学科学院阜外医院）

审稿：靳文英（北京大学人民医院）

参考文献

第二节　主动脉瘤

主动脉瘤（aortic aneurysm，AA）包括胸主动脉瘤（thoracic aortic aneurysm，TAA）和腹主动脉瘤（abdominal aortic aneurysm，AAA）。胸主动脉瘤是指胸主动脉血管壁全层节段性扩张，其直径比预期的正常动脉直径增加了至少 50%。腹主动脉瘤是指腹主动脉局限性扩张至 3.0cm 以上，或较原直径增大 1.5 倍以上。根据 Safi 修订的 Crawford 分类法，对累及胸主动脉和腹主动脉的动脉瘤进行了分型，具体如下。

（1）Ⅰ型起自第 6 肋间隙以上，通常在左锁骨下动脉附近，并延伸至腹腔干和肠系膜上动脉的起始处。虽然动脉瘤也可累及肾动脉，但不会延伸至肾下主动脉段。

（2）Ⅱ型动脉瘤也起自第 6 肋间隙以上，可能累及升主动脉，但会向远端延伸至肾下主动脉段，通常可达主动脉分叉水平。

（3）Ⅲ型动脉瘤起自胸降主动脉的远半段，第 6 肋间隙以下，延伸至腹主动脉。

（4）Ⅳ型动脉瘤通常累及从膈水平到主动脉分叉水平的腹主动脉全段。

（5）Ⅴ型动脉瘤起自胸降主动脉的远半段，第 6 肋间隙以下，延伸至腹主动脉，但只累及主动脉内脏段。

诊断

一、诊治流程（图 15 - 2 - 2）

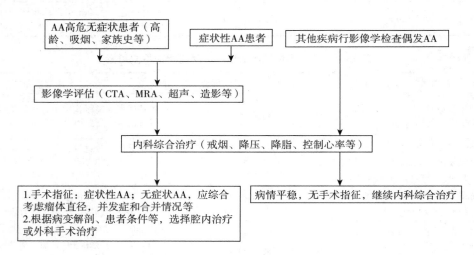

图 15 - 2 - 2　AA 诊治流程图

二、问诊与查体

（一）问诊和症状

AA 通常无症状，除非出现并发症，如夹层、破裂、压迫或栓塞症状。

1. 疼痛　患者可在动脉瘤逐渐增大时出现疼痛，性质为深部钻孔样。TAA 疼痛多位于上胸部或者背部，向左肩、颈部、上肢放射。AAA 则主诉中腹部或腰背痛。如果疼痛强度加剧，则预示瘤体即将破裂。腹主动脉瘤体破裂可出现三联征：剧烈腹痛或腰背部疼痛、低血压或休克、腹部搏动性肿大。

2. 压迫症状　瘤体压迫邻近组织，如上腔静脉、肺动脉、气管、支气管、肺、喉返神经、食管等，可引起上腔静脉综合征、呼吸困难、咳嗽、喘鸣，甚至继发感染、咯血、声音嘶哑、吞咽困难、呕血等。AA 亦可侵袭椎体，压迫脊髓引起截瘫。

3. 下肢动脉栓塞　由于 AA 内的血栓脱落致下肢动脉栓塞，可引起下肢动脉急性缺血的表现。

（二）查体和体征

TAA 可在胸骨上窝触及异常搏动，如 TAA 影响主动脉根部，可引起主动脉瓣关闭不全，听诊主动脉瓣区可闻及舒张期杂音，如压迫上腔静脉可出现颜面、颈部及上肢水肿。AAA 可在腹部正中偏左触及一韧性包块，搏动明显，在瘤体部可闻及收缩期杂音。

三、　辅助检查

（一）优先检查

CT 血管造影（CTA）　CTA 是目前疑似 AA 筛查和确诊 AA 患者术前评估最常用的方法。CTA 检查能清晰显示主动脉腔内、主动脉壁、动脉周围组织情况，以及胸腹主动脉及其分支血管的解剖学特征等，其诊断 AA 的敏感性达 100%，特异性达 98% ~99%。CTA 的主要缺点是对比剂引起的不良反应和主动脉搏动产生的伪影干扰。

（二）可选检查

1. 超声　超声心动图可较好地显示主动脉根部、升降主动脉及远端结构；腹部超声可直接测量腹主动脉各段直径。经食道超声心动图及腹部超声对于筛查 TAA 与 AAA 的敏感性及特异性均可达 95% 以上。该方法的优点是无创、经济、便捷，是筛查 AA 常用的检查方法。

2. 磁共振　MRI 对主动脉分支受累的显示优于经食道超声心动图，但劣于 CTA 和主动脉造影，且判断冠状动脉受侵情况欠准确。磁共振血管造影（MRA）能够精确地显示 AA 全貌，对主动脉夹层动脉瘤内膜瓣的显示及真假腔的识别较为可靠。缺点是：扫描时间较长，不适合病情不稳定的急诊患者；磁场周围有金属时干扰成像，不适用于体内有金属植入物的患者。

3. 主动脉造影　主动脉造影可精确显示 AA 及/或夹层部位、受累分支及真假腔的情况。缺点是：其为有创性检查，需要经验丰富的医生操作，

存在一定并发症；当假腔内形成血栓时可能出现假阴性结果。

（三）新检查

PET – CT　PET – CT 是利用 PET 和 CT 联合成像，通过 ^{18}F – FDG 的显影剂进行显像，然后再联合 CT 解剖结构进行诊断，可用于探测主动脉炎症、人工血管感染，并评估抗炎效果。其在 AA 上的应用价值尚需进一步研究。

四、　诊断及其标准

（一）诊断标准

1. AA 的诊断依据
（1）病因和诱因。
（2）有动脉瘤及其并发症（夹层、破裂、压迫或栓塞症状）的临床表现。
（3）影像学检查：CTA、MRA 或组织多普勒超声证实 AA。

2. 诊断标准　临床医师可根据病因、诱因、临床表现疑诊 AA，但需影像学检查予以确诊。

（二）风险评估和危险分层

一般来说，累及降主动脉的 TAA（3mm/年）瘤体直径进展快于累及升主动脉的 TAA（1mm/年），而家族性 TAA 瘤体直径每年进展 2.1mm。升主动脉瘤瘤体直径大于 60mm 及降主动脉瘤瘤体直径大于 70mm 时，患者发生夹层或瘤体破裂的风险明显升高。AAA 瘤体的进展与瘤体直径相关：瘤体直径 <4cm 时，年增长约 1 ~4mm；瘤体直径在 4 ~5cm 时，年增长 4 ~5mm；瘤体直径 >5cm，年增长 >5mm，而瘤体破裂率达 20%；如果瘤体直径 >6cm，瘤体年增长 7 ~8mm，瘤体最终破裂率也增加到 40%。因此，对于 AA 患者，应根据瘤体情况制定个体化复查和随访计划。

（三）并发症诊断

主动脉瘤引起心脏和其他器官并发症的诊断见上述问诊和查体部分。

五、　鉴别诊断

（一）需要与 TAA 鉴别的疾病

1. 胸主动脉假性动脉瘤　此病可累及升主动

脉、主动脉弓及降主动脉，但假性动脉瘤往往有创伤史或感染史，超声心动图、CT 和 MRI 检查可帮助鉴别。

2. 中心型肺癌 此病不易与 TAA 相鉴别，但此病有咳嗽、咳痰带血史，痰瘤细胞检查呈阳性，纤维气管镜取病理标本检查可以确诊。

3. 食管癌 中下段食管癌与降主动脉瘤在 X 线平片上易混淆。但食管癌有进行性吞咽困难史，食管钡餐造影和食管镜检查可以确诊。

（二）需要与 AAA 鉴别的疾病

1. 急腹症 急腹症如肾绞痛、肠梗阻、腹部脏器炎症等患者会出现腰背部、腹部剧烈的疼痛，但这种疼痛一般较局限。而 AAA 破裂的患者除了腹部疼痛，腰部也会出现剧烈疼痛，还会伴随严重的失血性休克。

2. 腹部肿瘤 腹部肿瘤患者腹部会出现包块，肿瘤的包块本身不会搏动，而 AAA 是搏动性的包块，可以通过影像学检查予以鉴别。

3. 动脉硬化 尤其是伴有高血压的患者，由于腹部血管迂曲拉长，亦可扪及腹部搏动性包块，B 超或 CT 检查有助于鉴别。

六、 误诊防范

（一）易误诊的人群

（1）无症状或胸腹痛不典型患者。

（2）高龄或体质衰弱患者。

（3）既往有心绞痛或心肌梗死者。

（4）既往有腹腔疾病者。

（二）本病被误诊为其他疾病

（1）误诊为冠心病心绞痛或心肌梗死。

（2）误诊为急腹症，如胆囊结石、肾结石、胰腺炎、肠梗阻等。

（3）误诊为肺癌、食道癌、胃癌、结肠癌等肿瘤。

（4）误诊为腰椎间盘突出。

（三）其他疾病被误诊为本病

纵隔肿瘤和脓肿、中央型肺癌、消化道肿瘤（如食道癌、胃癌、肠癌等）易被误诊为本病。

（四）避免误诊的要点

（1）详细询问病史并细致查体，熟练掌握 AA 的临床和影像学表现，对不典型症状患者提高警惕。

（2）AA 临床相对少见，其主要症状与临床多见的肺癌、纵隔肿瘤、急腹症等相似，临床医师应提高诊断意识，医疗机构应制定相关的诊治流程，组织并加强相关知识的培训学习。

（3）AA 如发生瘤体夹层、破裂，病情迅速进展，临床医师应注意动态监测病情，及早行相关影像学检查明确诊断。

▶ 治疗

一、 治疗原则

AA 的治疗包括内科药物治疗和手术治疗。内科治疗的治疗原则为控制 AA 进展和并发症发生的病因和危险因素。对已发生破裂的 AA，应急诊尽快行手术治疗；对未破裂的 AA，如出现胸痛、腹痛、腰背痛等脏器压迫症状，具有手术干预的指征；对未破裂且无症状的 AA，如直径增大至一定程度或增长速率较快，破裂风险增加，亦具有手术干预的指征。

二、 治疗细则

（一）药物治疗

AA 药物治疗的主要目的是通过控制患者血压及心肌收缩力，减轻患者主动脉病变处的层流剪切力损伤，延缓疾病的进展。控制血压和心率是 AA 治疗的重点，血压宜控制在 140/90mmHg 以下。对于症状性 AA，目标血压是 110/70mmHg 以下，心率 60～70bpm，可联合应用血管扩张剂和 β 受体拮抗剂，多静脉给予硝普纳、艾司洛尔，同时加用口服药物治疗，迅速把血压和心率控制在目标范围内（见表 15 - 2 - 1）。AA 患者常伴有冠心病、心功能不全、外周动脉狭窄、糖尿病、高脂血症等疾病和危险因素，应予以针对性治疗。

（二）手术治疗

对于 AA 手术指征的界定需要综合考虑有无症状、瘤体直径、并发症及合并症情况。

1. 无症状 TAA 其手术治疗的指征如下所示。

（1）主动脉根部瘤且升主动脉直径≥50mm，或主动脉根部瘤且升主动脉直径≥45mm，同时合并高危因素的马方综合征患者。

（2）主动脉根部瘤且升主动脉直径≥50mm，同时合并高危因素的二叶瓣患者。

（3）主动脉瘤直径≥55mm 的患者。

2. 症状性（非破裂）或破裂性 TAA 均需进行手术治疗。

需要指出的是，如果合并主动脉瓣反流、AA 进展迅速或患者预期怀孕，结合患者意愿，升主动脉瘤手术治疗的指征可适当放宽。对于降主动脉瘤，如解剖条件合适，或动脉瘤直径≥55mm，建议行胸主动脉腔内修复术；如果因解剖或技术限制不能行胸主动脉腔内修复术，而降主动脉瘤直径≥60mm，需考虑手术治疗；合并马方综合征或其他结缔组织疾病的降主动脉瘤患者，如果有干预指征，建议首选外科手术治疗。

3. 无症状的 AAA 如果动脉瘤直径 > 50mm 或进展快速（ > 5mm/6 个月），建议手术干预。

（1）如果适合腔内修复术，建议行腔内修复术或手术治疗。

（2）若不适合腔内修复术，建议行外科手术治疗。

4. 症状性 AAA 均应考虑手术治疗。

（1）如瘤体已经破裂，建议行急诊手术修复术。

（2）如患者存在症状，但瘤体未破裂，推荐行紧急修复术。

（3）如患者存在症状且解剖状态适宜行腔内修复术，则行腔内修复术或手术治疗均可。

四、药物治疗方案（表 15 - 2 - 1）

表 15 - 2 - 1 常用控制血压和心率的静脉药物用法用量

药物	常用剂量	最大剂量	注意事项
硝普纳	起始剂量 0.5μg/（kg·min），可根据治疗反应，以 0.5μg/（kg·min）逐渐递增	极量 10μg/（kg·min）	维持应用警惕氰化物中毒，代偿性高血压如静脉分流或主动脉缩窄时禁用
艾司洛尔	负荷剂量 0.5mg/kg，维持剂量 0.05 ~ 0.2mg/（kg·min）	最大剂量 0.3mg/（kg·min）	支气管哮喘、慢性阻塞性肺疾病、二和三度房室传导阻滞、心原性休克、难治性心功能不全禁用
维拉帕米	起始剂量 5 ~ 10mg 缓慢静脉注射 2min 以上，如效果欠佳，15 ~ 30min 再给 5 ~ 10mg；静脉滴注给药，5 ~ 10mg/h	每日不超过 50 ~ 100mg	严重低血压、心原性休克、二和三度房室传导阻滞、重度充血性心力衰竭、房扑或房颤合并房室旁道患者禁用
地尔硫䓬	5 ~ 15μg/（kg·min）泵入	—	严重低血压、心原性休克、二和三度房室传导阻滞、严重充血性心力衰竭、严重心肌病，妊娠或可能妊娠的患者禁用

作者：董徽 邹玉宝（中国医学科学院阜外医院）

审稿：靳文英（北京大学人民医院）

参考文献

第十六章　静脉血栓栓塞

第一节　静脉血栓栓塞症的风险评估与预防

静脉血栓栓塞症（venous thromboembolism，VTE）是一种可防可治的疾病，而风险评估是预防的关键。静脉血栓栓塞症风险评估的目的在于识别高危个体，指导临床有针对地进行预防。

血栓风险评分表是 VTE 风险评估工具，通过分析患者的各种信息以获得对血栓风险的总体印象。这类评分工具覆盖了生理、病理、医源性和遗传性等方面的常见血栓风险因素，并对这些风险因素（变量）进行权重赋值，从而对患者的危险度进行量化分层。

常见的静脉血栓风险评分工具包括 Caprini 评分、Padua 评分和 Khorana 评分以及多种适用于特殊人群的评分。需注意的是，任何血栓风险评分量表在临床应用之前，均需进行充分的临床验证和本地化适用性评价和优化，以适合该地域患者的特点并在实践中不断完善。若患者被评为中危、高危组后，需同时行大出血风险评估。

➤VTE风险评估方法

一、Caprini 评分

Caprini 评分（表 16-1-1）最初是用于外科手术患者的评估工具，目前已成为住院患者包括肿瘤患者的通用 VTE 风险评估工具，对个体化血栓预防起着积极的作用。Caprini 评分表包括 40 多种常见 VTE 风险因素，可将危险层级分为极低危、低危、中危和高危（不同专业的危险分层定值标准略有差异）。总体而言，中危、高危患者应主动进行预防措施。

在无高度出血风险时，1~2 分的低危患者应采取机械预防，3~4 分的中危患者建议应用药物或机械预防，而 5 分及以上的高危患者推荐应用药物预防或药物联合机械预防。在实际临床工作中，若患者被评为中危、高危组，需行大出血风险评估。同时有研究表明，Caprini 评分为 7~8 分的患者抗凝获益较大，≤6 分的患者抗凝获益不大，反而可能使出血风险增加。故临床工作者应在权衡患者出血与 VTE 风险后，制定个体化的治疗方案。

表 16-1-1　Caprini 评分表

危险因素	分数（分）
年龄 41~60 岁；下肢水肿；静脉曲张；体质指数（BMI）>25kg/m²；小型外科手术；脓毒症（<1 个月）；严重肺部疾病（<1 个月）；口服避孕药或激素替代治疗；妊娠期或产后；急性心肌梗死；慢性心力衰竭（<1 个月）；卧床的内科患者；炎症性肠病；大手术史（<1 个月）；慢性阻塞性肺疾病；不明死胎病史、早产伴新生儿毒血症或胎儿发育受限、习惯性流产（≥3 次）	1
年龄 61~74 岁；关节镜手术；恶性肿瘤（既往或现病史）；腹腔镜手术（>45min）；患者需要卧床（>72h）；石膏固定（<1 个月）；中心静脉置管；大手术（>45min）	2
年龄≥75 岁；深静脉血栓形成/肺栓塞病史；因子 V Leiden 阳性；凝血酶原 G20210A 阳性；血栓家族史；狼疮抗凝物阳性；高同型半胱氨酸血症；肝素诱导的血小板减少症；抗心磷脂抗体增高；其他易栓症	3
卒中（<1 个月）；择期下肢关节置换术；髋关节、骨盆或下肢骨折（<1 个月）；急性脊髓损伤（瘫痪<1 个月）；多发性创伤（<1 个月）	5

注：低危 1~2 分；中危 3~4 分；高危 ≥5 分。

二、 Padua 评分

Padua 评分主要用于非手术患者的 VTE 风险评估（表 16 - 1 - 2）。根据 Padua 评分表，＜4 分为低风险，≥4 分为高风险。研究表明，低风险患者 90 天内的静脉血栓发生率仅为 0.3%，而高风险患者的发生率可达 11%。

相比于 Caprini 评分，Padua 评分在国内应用较少，这是因为一个医院内同时使用 Caprini 和 Padua 两套评分会造成临床使用不便。

表 16 - 1 - 2　Padua 评分

危险因素	评分（分）
活动性恶性肿瘤［患者先前有局部或远端转移和（或）6 个月内接受过和放疗］	3
既往静脉血栓栓塞病史（不包括浅表性静脉血栓）	3
制动（患者身体原因或遵医嘱需卧床休息至少 3 天）	3
血栓形成倾向（抗凝血酶、蛋白 C 或蛋白 S 缺乏、因子 V Leiden 阳性、凝血酶原 G20210A 阳性、抗磷脂综合征）	3
近期（＜1 个月）创伤或外科手术	2
年龄≥70 岁	1
心力衰竭和（或）呼吸衰竭	1
急性心肌梗死和（或）缺血性卒中	1
急性感染和（或）风湿性疾病	1
肥胖（BMI≥30kg/m²）	1
正在进行激素治疗	1

注：低危 0~3 分；高危 ≥4 分；BMI 体质指数。

三、 Khorana 评分

2015 年，美国国家综合癌症网络（National Comprehensive Cancer Network，NCCN）将 Khorana 评分纳入（表 16 - 1 - 3）《癌症相关静脉血栓栓塞症指南》，用于门诊癌症患者接受化疗期间的 VTE 风险评估。Khorana 评分将 VTE 风险分为低危（0 分）、中危（1~2 分）和高危（≥3 分）。在推导和验证队列研究中，VTE 的发生率分别为低危组 0.8% 和 0.3%、中危组 1.8% 和 2%、高危组 7.1% 和 6.7%。

Khorana 评分非常简单，风险因素包括肿瘤的位置、血常规指标和体质指数，可有效识别 VTE 高危患者，指导预防性抗凝治疗。欧洲有研究对 Khorana 评分进行了改良，将 D - 二聚体和 P - 选择素加入了 Khorana 评分（分值各为 1 分），将高危又细分为"中高危"和"高危"，显著提高了对

VTE 风险评价的阴性预期值。结果显示，0 分患者 6 个月 VTE 累积风险概率为 1.5%，1 分患者为 3.8%，2 分患者为 9.6%，≥3 分患者为 17.7%。Khorana 评分对门诊癌症患者 VTE 风险的识别能力进一步增强。虽然门诊癌症患者的血栓危险因素较住院患者少，但仍需关注其 VTE 风险。对于 Khorana 评分为高危的患者，进行抗凝预防可获得显著效果，且联合 D - 二聚体效果更好。需要注意的是，Khorana 评分并不适用于癌症住院患者。

表 16 - 1 - 3　Khorana 评分

患者特征	分值（分）
肿瘤部位	
极高危：胃、胰腺和高分级胶质瘤	2
高危：肺、淋巴、妇科、胆囊、睾丸	1
化疗前血小板计数＞350×10⁹/L	1
血红蛋白＜100g/L 或使用促红细胞生成素	1
化疗前白细胞计数＞11.0×10⁹/L	1
BMI≥35kg/m²	1
维也纳 VTE 风险研究	
D - 二聚体≥1.44 μg/ml	1
可溶性 P - 选择素≥53.1mg/ml	1

注：Khorana 评分 0 分为低风险，1~2 分为中风险，≥3 分为高风险；经维也纳 VTE 风险研究改良后，0 分为低风险，1 分为中风险，2 分为中高风险，≥3 分为高风险；BMI 体质指数。

四、 应用沙利度胺和来那度胺的多发性骨髓瘤患者的 VTE 风险评分

骨髓瘤患者血栓风险来源分为三类，包括个人风险因素、骨髓瘤相关的风险因素和骨髓瘤治疗过程中引发的风险因素，目前临床多采用阿司匹林、LMWH 和华法林进行血栓预防（表 16 - 1 - 4）。许多抗肿瘤药物可增加癌症患者 VTE 的风险，特别是抗血管生成药物，包括沙利度胺、来那度胺和贝伐珠单抗等。沙利度胺和来那度胺是两个结构相似但功能不同的药物，本身不增加多发性骨髓瘤患者 VTE 的风险，但当沙利度胺与地塞米松、美法仑氟苯酰胺、盐酸阿霉素/地塞米松或多种药物联合化疗时，VTE 发生率显著增高。尽管来那度胺与沙利度胺结构相似，但尚未发现直接导致多发性骨髓瘤患者 VTE 风险增加的证据。但如来那度胺合并地塞米松或环磷酰胺，或与促红细胞生成素合并使用时，可引发患者 VTE 风险。

根据美国临床肿瘤学会关于癌症患者 VTE 预

防和治疗的建议，在接受联合治疗时，如沙利度胺或来那度胺合并地塞米松，应使用低分子肝素或华法林进行 VTE 的预防。贝伐单抗对 VTE 的影响目前尚存争议。

表 16-1-4　沙利度胺和来那度胺治疗多发性骨髓瘤患者相关 VTE 风险模型

风险类型	风险因素	治疗策略
个人风险因素	BMI≥30kg/m²	≤1 个风险因素：阿司匹林 81~325mg/d
	VTE 病史	
	中心静脉置管或起搏器	
	心血管疾病、慢性肾病、糖尿病、急性感染、制动	≥2 个风险因素：LMWH（相当于 40mg 依诺肝素每天 1 次）或全剂量华法林（INR 2~3）
	普外手术、麻醉、创伤	
	使用促红细胞生成素	
	凝血紊乱	
多发性骨髓瘤相关风险因素	已明确多发性骨髓瘤诊断	—
	血黏度高（hyperviscosity）	
多发性骨髓瘤治疗	沙利度胺或来那度胺联合使用：大剂量地塞米松（480mg/月）、盐酸阿霉素、多种药物联合化疗	LMWH（相当于 40mg 依诺肝素每天 1 次）或全剂量华法林（INR 2~3）

五、妊娠期和产后阶段 VTE 风险评估

该人群血栓风险大致可分为三类，包括：①已知的既往风险因素，包括遗传性抗凝血酶缺乏、蛋白 C 缺乏和蛋白 S 缺乏，以及获得性的狼疮抗凝物、中滴度和高滴度的抗心磷脂抗体或 β₂ 糖蛋白 1 抗体阳性、年龄超过 35 岁、癌症、心力衰竭、系统性红斑狼疮活动期、炎症性肠病、肾病综合征、糖尿病合并肾病、镰状细胞病、孕前或妊娠早期时 BMI 超过 30kg/m²、吸烟以及瘫痪等。②妊娠相关风险，包括多胎妊娠、子痫前期、剖宫产、分娩时间超过 24h、死胎、早产、产后大出血等。③新发或短暂风险，例如呕吐、脱水、辅助生殖技术相关的卵巢过度刺激综合征、长时间制动、系统性炎症（例如肺炎、肾盂肾炎、产后伤口感染）等。虽然上述风险因素被广泛认可，但迄今为止仍未形成临床广泛接受的评分系统。

Caprini 评分表在妊娠期高血压疾病、不良孕产史、妊娠期及产褥期等与妊娠相关的静脉血栓栓塞疾病（pregnancy associated venous thromboembolism，PA-VTE）发病危险因素方面有所涵盖。然而，该评分表并未将许多其他妊娠相关的危险因素纳入考虑，如双胎妊娠、早产、产次≥3 次、产后出血、产程延长、产程中中转剖宫产、辅助生殖技术、卵巢过度刺激综合征及妊娠剧吐等。忽略这些因素会影响 Caprini 评分表在产科人群中的有效性和敏感度。

北京大学第三医院产科联合英国皇家妇产科医师学会（Royal College of Obstetricians and Gynaecologists，RCOG）在 2015 年发布的妊娠期及产褥期 VTE 诊治指南将 Caprini 评分表进行改良，在 PA-VTE 的预测中取得较好的效果。改良 Caprini 评分表见表 16-1-5。

表 16-1-5　改良 Caprini 评分表

危险因素	分数（分）
1. 一般情况 ①年龄≥35 岁。②肥胖（BMI≥25kg/m²） 2. 产科因素 ①产次≥3 次。②辅助生殖技术助孕（仅限妊娠期）。③多胎妊娠（中孕期后）。④早产（分娩孕周 24~36 周的非医源性）。⑤复发性流产或死胎病史（除外染色体异常）。⑥妊娠期高血压疾病。⑦胎儿生长受限（除外胎儿异常）。⑧择期剖宫产。⑨产程延长（>24h）。⑩阴道分娩手术助娩（产钳/胎吸/转胎头）。⑩产后出血>1000ml。⑪输血。⑫卧床（产前出血、先兆流产、宫颈缩短）。⑬妊娠期小手术（宫颈息肉摘除、经阴道宫颈环扎术、胎儿镜等）。⑭产褥期感染（炎症、伤口感染、肾盂肾炎等） 3. 其他因素 ①下肢静脉曲张。②不明原因血栓家族史（非遗传性凝血功能异常、雌激素等）	1
①中心静脉置管。②分娩中转紧急剖宫产	2
①妊娠期卵巢过度刺激综合征。②妊娠剧吐或其他原因所致严重呕吐。③妊娠期及产褥期外科手术（阑尾炎、胆囊炎等）。④抗磷脂综合征。⑤遗传性易栓症（抗凝血酶、蛋白 S、蛋白 C 缺乏等）。⑥其他原因所致血栓形成。⑦内科合并症（恶性肿瘤、心力衰竭、炎症性肠病、肾病综合征、全身感染状态）	3
①深静脉血栓史。②肺栓塞史	4

六、创伤患者的 VTE 风险评分

重大创伤患者是发生 VTE 的高危人群,如无抗凝禁忌,应给予积极预防。静脉血栓形成危险度评分(risk assessment profile for thromboembolism,RAPT)可有效评估创伤患者发生 VTE 的风险。根据创伤类型及患者自身 VTE 危险因素,对未发生 DVT 的创伤骨科住院患者进行分析和综合考虑,有助于临床选择恰当的预防措施(表16-1-6)。

表 16-1-6　RAPT 评分表

项目		分值(分)
病史	肥胖	2
	恶性肿瘤	2
	凝血异常	2
	VTE 病史	3
医源性损伤	中心静脉导管 >24h	2
	24h 内输血 >4 个单位	2
	手术时间 >2h	2
	修复或结扎大血管	3
创伤程度	胸部 AIS >2 分	2
	腹部 AIS >2 分	2
	头部 AIS >2 分	2
	脊柱骨折	3
	GCS <8 分持续 4h 以上	3

续表

项目		分值
创伤程度	下肢复杂骨折	4
	骨盆骨折	4
	脊髓损伤(截瘫、四肢瘫痪)	4
年龄	40~60 岁	2
	60~75 岁	3
	>75 岁	4

注:AIS 简明损伤分级;GCS 格拉斯哥昏迷评分(Glasgow Coma scale);RAPT 评分 <5 分为低度风险(DVT 发生率 3.6%),5~14 分为中度风险(DVT 发生率 16.1%),>14 分为高度风险(DVT 发生率 40.7%)。

七、关于评分表的误区

Wells 评分和 Geneva 评分是用于评估疑似患者已发生 VTE 的临床可能性,通过分析病史、临床表现和体征等指标,为进一步检查或治疗提供依据,是一种诊断性评分工具。

Caprini 评分和 Padua 评分是用于评估尚未发生血栓(复发)的患者,以评估将来发生 VTE 的危险程度,并指导医生实施预防性用药和/或物理预防,属于风险分层的预测工具。

有些医生错误地把 Wells 评分和 Geneva 评分当作 VTE 风险预测评估工具,来指导预防性干预。这种做法非常不安全,可能导致漏诊有风险的患者。

基于VTE风险评估的预防措施

一、一般预防措施

一般预防措施主要有下肢主动或被动活动、尽早下床活动、避免脱水、手术者操作精细微创。

二、物理预防措施

物理预防措施亦称为机械性预防,主要适用于凝血功能异常、出血或大出血高风险、不能使用抗凝药物治疗的 VTE 高危患者。物理预防方法主要包括间歇充气加压装置、抗栓弹力袜、足底静脉泵,其作用原理是利用压力迫使下肢静脉血流速度加快回流,减少血流淤滞,降低下肢深静脉血栓形成风险。肝脏、胰腺等腹部手术后,创面及吻合口存在出血风险的患者,建议优先使用物理预防措施。

在使用物理预防措施前,应排除已发生的 VTE 及物理预防禁忌证,包括:①充血性心力衰竭所致的严重肺水肿或下肢水肿。②下肢皮肤开放性或引流性伤口。③下肢皮肤或软组织病变。④下肢蜂窝织炎。⑤下肢血栓性静脉炎。⑥对物理预防的材质过敏。

此外,尽早恢复大腿和小腿及踝关节活动对于预防 DVT 有重要意义。当出血或出血风险已降低且 VTE 风险持续存在时,可调整为抗凝药物预防或药物预防联合物理预防。

三、药物预防措施

在进行药物预防之前,需要对患者进行全面评估以及风险控制。

评估内容包括凝血功能、血常规、肝功能、

肾功能等指标，需特别关注肥胖、低体重、高龄、肝功能不全、肾功能不全、创伤、烧烫伤以及长期卧床的患者。

此外，还要注意控制患者的基础疾病，如控制活动性出血（如消化性溃疡）、出血性疾病或倾向等；有颅内出血史或其他大出血史的患者需要稳定 1 个月；控制高血压，收缩压小于 130mmHg 或舒张压小于 90mmHg；关注可能引起严重出血的颅内疾病（例如急性卒中）以及严重颅脑或急性脊髓损伤等。

VTE 预防的抗凝药物主要包括以下几类。

1. 肝素类药物

（1）普通肝素：起效快，半衰期约为 1h，一般给药剂量为 500IU/次，使用时应密切注意患者出血并发症，一旦发生，需立即停药。《中国血栓性疾病防治指南》中推荐，对于关节置换手术、髋部骨折手术、胸外手术、普通外科，及腹、盆腔手术等患者可给予小剂量普通肝素抗凝治疗，以预防 VTE。

（2）低分子肝素：参照药品说明书给药，低分子肝素用药相对方便，出血并发症较少，无需密切监测患者凝血功能。《中国血栓性疾病防治指南》中推荐，对于关节置换手术、髋部骨折手术、骨盆髋臼骨折手术、胸外手术、普通外科，及腹、盆腔手术等患者可给予低分子肝素抗凝治疗。

注意，对于活动性出血、凝血功能障碍、严重肝肾功能损害或有肝素诱导的血小板减少症（heparin - induced thrombocytopenia，HIT）既往病史的患者，慎用或禁用肝素类药物。

2. 华法林 华法林临床上用于下肢深静脉血栓的预防，因个体差异较大，使用时应频繁监测国际标准化比值（INR）以调整剂量。仅关节置换手术患者可应用华法林预防围手术期 VTE，在其他手术的围手术期 VTE 预防中缺乏足够循证依据。

3. 磺达肝癸钠 该药半衰期较长，不推荐手术前应用，不适用于严重肾功能不全及过敏患者，但可应用于 HIT 患者。《欧洲泌尿协会指南》推荐，磺达肝癸钠可用于泌尿外科肿瘤患者的 VTE 预防。

4. 非维生素 K 拮抗剂口服抗凝药 非维生素 K 拮抗剂口服抗凝药（non - vitamin K antagonist oral anticoagulants，NOACs）包括直接 Xa 因子抑制剂（阿哌沙班、利伐沙班、艾多沙班等）和直接

Ⅱa 因子抑制剂（达比加群）。两类药物均针对单个有活性的凝血因子，口服起效快。《中国血栓性疾病防治指南》推荐，利伐沙班、阿哌沙班可应用于骨科关节置换术后患者的 VTE 预防。

NOAC 使用中应注意以下情况。

（1）对于肾功能不全患者，不建议使用或减量使用。

（2）对于同时使用抗凝药物、抗血小板药物或溶栓药物的患者，应酌情减量或尽早启动桥接治疗。

（3）关注接受侵入性操作的患者，对于需接受手术、腰穿、硬膜外麻醉的患者，应注意操作前及时停用抗凝药物。

（4）对于无抗凝禁忌的 VTE 中危、高危患者进行风险分级，根据病因、体重、肾功能等选择药物类型，确定剂量、药物预防开始和持续时间。对长期药物预防的患者，应评估预防的获益和风险，并征求患者和/或家属的意见。

四、 出血评估与预防

据 2018 年《中国血栓性疾病防治指南》，VTE 中高风险患者预防 VTE 需要评估出血风险：①对于出血风险较低的患者，仅需采用药物抗凝预防 VTE。②对于出血风险较高的患者，建议机械预防 VTE，直至出血风险减少或消失，再给予药物抗凝预防。内科住院患者出血危险因素见表 16 - 1 - 7。

外科住院患者基础疾病相关危险因素为：①活动性出血。②3 个月内有出血事件。③严重肾功能或肝功能衰竭。④血小板计数 $< 50 \times 10^9/L$。⑤未控制的高血压。⑥腰穿、硬膜外或椎管内麻醉。⑦术前 4h ～ 术后 12h。⑧同时使用抗凝药、抗血小板治疗或溶栓药物。⑨凝血功能障碍。⑩活动性消化道溃疡。⑪已知的未治疗的出血疾病。

外科住院患者手术相关的危险因素包括：①腰部手术，术前出现的贫血和复杂手术（如联合手术、分离难度高或超过 1 个吻合术）。②胰十二指肠切除术中出现败血症、胰瘘和手术部位出血。③肝切除术中出现原发性肝癌以及术前的血红蛋白或血小板计数低。④心脏手术中出现体外循环时间较长。⑤胸部手术中的全肺切除术或扩张切除术。⑥开颅手术、脊柱手术、脊柱外伤和游离皮瓣重建手术。

表 16-1-7　内科住院患者出血危险因素

类型	内容
基础疾病相关危险因素	活动性消化道溃疡 入院前 3 个月内有出血事件 血小板计数 <50×10^9/L
手术相关危险因素	年龄≥85 岁 肝功能不全（INR >1.5） 入住 ICU 或 CCU 中心静脉置管 风湿性疾病 现患恶性肿瘤 男性

五、　VTE 预防细则

基于 VTE 与出血风险综合评估后，近年来针对不同患者，指南推荐以下预防措施。

1. 外科手术患者　外科手术患者均有较高 VTE 发生风险，建议采用 Caprini 评分进行风险评估后实施相应的预防措施。

（1）对于存在高出血风险的外科手术患者：若出血会导致严重后果（如颅脑、脊柱外伤），建议采用物理预防；如出血风险降低，可考虑改为药物联合物理预防。

（2）对于不存在高出血风险的外科手术患者：

如 VTE 为低风险，单纯物理预防即可；如为中度风险，物理或者药物预防，均首选药物预防；如为高度风险，应采用药物预防或者药物联合物理预防措施。

（3）对于合并恶性肿瘤的外科手术和骨科大手术患者：建议延长预防时间。

2. 内科住院患者　采用 Padua 评分对内科住院患者进行 VTE 风险分级，同时推荐住院患者早期活动。对于 VTE 高风险同时出血低风险的患者，推荐抗凝药物预防；如出血风险高，推荐单纯物理方法预防，同时动态评估出血风险。

3. 恶性肿瘤患者　对于活动期恶性肿瘤患者，推荐以下预防方案。

（1）接受单纯化疗的门诊患者，如为 VTE 低度风险，可不进行预防。

（2）单纯留置中心静脉导管的患者，不推荐常规预防。

（3）如为 VTE 中、高危风险，在充分评估出血风险后，应采用积极预防措施。

（4）如为手术患者，参照 Caprini 评分进行风险评估后实施相应预防措施。

作者：任静（天津医科大学总医院）

审稿：叶绍东（中国医学科学院阜外医院）

参考文献

第二节　急性肺栓塞

肺栓塞（pulmonary embolism，PE）是指源自全身静脉系统的栓子（如血栓、脂肪、羊水、肿瘤和空气等）经静脉系统回流到右心，阻塞肺动脉系统，引起以肺循环障碍为基础的一系列临床病理生理综合征。其中，以血栓栓子引起的肺血栓栓塞症（pulmonary thromboembolism，PTE）为最常见的临床类型。

在 PE 诊断过程中，应首先利用评分量表（如 Wells 评分和/或 Geneva 评分）和辅助检查（如血气分析、心电图、X 线胸片、D - 二聚体、超声检查）初步判断临床可能性，在此基础上实施确诊检查，如 CT 肺动脉造影（CTPA）、肺通气/关注核素扫描（V/Q 显像）、肺血管核磁共振（MRA）、肺动脉造影等。在急诊科或住院患者中，对于疑似 PE 患者采用临床评估、血浆 D - 二聚体检测与影像学检查的组合已被广泛应用于 PE 的诊断。但在不同医院和临床环境中，有效利用特定检查和运用专业知识的程度存在差异。

根据 PE 是否合并低血压进行危险分层，选择不同的诊疗策略。可利用 PE 严重指数评分（pulmonary embolism severity index，PESI）协助判断患者近期死亡风险，为下一步治疗方案提供依据。

▶ 诊断

一、诊断流程

疑似 PE 患者（伴或不伴血流动力学不稳定）的基本诊断流程见图 16 - 2 - 1、图 16 - 2 - 2。

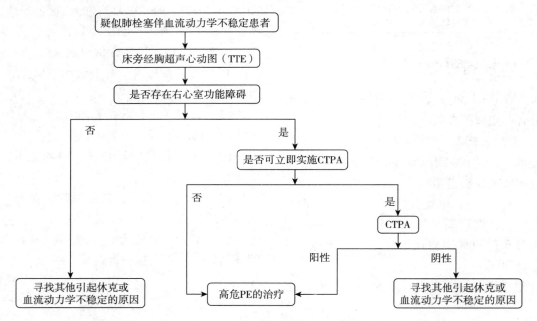

图 16 - 2 - 1　疑似高危肺栓塞伴血流动力学不稳定患者的诊疗流程

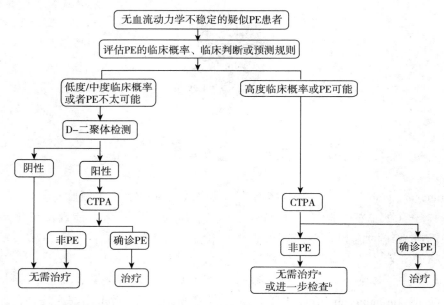

图 16 - 2 - 2　无血流动力学不稳定的疑似肺栓塞患者的诊疗流程

PE 的临床概率评估可以使用两种分类方案，即三分法（低度、中度或高度）或两分法（PE 不太可能或 PE 可能）。如 D - 二聚体定量检测为中度灵敏时，仅限于低度临床概率或 PE 不太可能的患者；如 D - 二聚体定量检测为高度灵敏时，由于其灵敏度更高且有良好的阴性预测值，可进一步用于中度临床概率的患者。

a 图中的治疗是指对 PE 患者实施抗凝治疗；b 如高度临床概率的患者 CTPA 呈阴性，则在停止 PE 治疗前，再次行进一步影像学检查辅助床旁影像学检查包括经食道超声心动图检查（transoesophageal echocardiography，TOE），可检测肺动脉及其主要分支中的栓子；双侧静脉加压超声检查（compression ultrasonography，CUS）可确诊深静脉血栓（deep vein thrombosis，DVT）。在患者病情非常危急以至于只允许床边诊断的情况下，右心室功能障碍的超声心动图结果可证实高风险 PE，并为实施紧急再灌注治疗提供依据。

二、 问诊与查体

急性 PE 的临床表现缺乏特异性，易被忽视或误诊。其严重程度亦有很大差别，轻症者无症状，重症者可出现血流动力学不稳定，甚至猝死。在 PTE 的诊断过程中，应注意是否存在 DVT，特别是下肢 DVT。典型的 PE "三联征" 为呼吸困难、胸痛和咯血，但在临床上约仅 1/3 的患者有上述表现。急性 PE 的临床表现见表 16－2－1。

表 16－2－1　急性肺血栓栓塞症的临床表现

临床表现	具体表现
症状	呼吸困难及气促（80%～90%） 胸膜炎性胸痛（40%～70%） 晕厥（11%～20%） 烦躁不安、惊恐甚至濒死感（15%～55%） 咳嗽（20%～56%） 咯血（11%～30%） 心悸（10%～32%） 低血压和（或）休克（1%～5%） 猝死（<1%）
体征	呼吸急促（52%） 哮鸣音（5%～9%）；细湿啰音（18%～51%）；血管杂音 发绀（11%～35%） 发热（24%～43%），多为低热，少数患者可有中度以上的发热（11%） 颈静脉充盈或搏动（12%～20%） 心动过速（28%～40%） 血压变化，血压下降甚至休克 胸腔积液体征（24%～30%） 肺动脉瓣区第二心音亢进（$P_2 > A_2$）或分裂（23%～42%） 三尖瓣区收缩期杂音

呼吸困难是最为常见的症状，其程度与栓塞面积相关。当栓塞面积大时，呼吸困难严重，伴有烦躁不安、惊恐甚至濒死感，且持续时间长。呼吸困难常于活动后加重。

胸痛包括胸膜性胸痛和心绞痛性胸痛，临床多见前者。胸膜性胸痛可合并胸腔积液，提示栓塞部位靠近外周且范围较小。心绞痛性胸痛发生率较低，患者多伴随低血压、冠状动脉痉挛、右室室壁张力增加等，低氧血症可引发心肌缺血，重症患者可发生右心室梗死。

导致咯血最常见的原因是出血性肺不张，少数为肺梗死。出血量通常较小。如在治疗过程中发生咯血，需鉴别是与病情相关，还是与抗栓药物治疗相关。

PE 患者的晕厥多表现为一过性意识丧失。如为休克所致晕厥，提示预后不良，甚至可发生猝死。

三、 临床可能性评估 （验前概率）

临床应将临床表现、症状与静脉血栓风险因素相结合，对疑似 PE 患者进行验前概率评估，以提高疑诊 PTE 的准确性。目前常用的验前概率评分包括 Wells 评分（见表 16－2－2）和 Geneva 评分（表 16－2－3）。

表 16－2－2　Wells 评分表

Wells 评分	原始版本（分）	简化版本（分）
PTE 或 DVT 病史	1.5	1
4 周内制动或手术	1.5	1
活动性肿瘤	1	1
心率（次/分）≥100	1.5	1
咯血	1	1
DVT 症状或体征	3	1
其他鉴别诊断的可能性低于 PTE	3	1

原始版 Wells 评分表为三分法，将临床可能性分为低度可能（0～1 分）、中度可能（2～6 分）和高度可能（≥7 分）。简化 Wells 评分表为二分法，将临床可能性分为不太可能（0～1 分）和可能（≥2 分）。

表 16－2－3　Geneva 评分表

Geneva 评分		原始版本（分）	修订版本（分）
PTE 或 DVT 病史		3	1
1 个月内手术或骨折		2	1
活动性肿瘤		2	1
心率 （次/分）	75～94	3	1
	≥95	5	2
咯血		2	1
单侧下肢疼痛		3	1
下肢深静脉触痛及单侧下肢水肿		4	1
年龄 >65 岁		1	1

原始版 Geneva 评分表包括三分法和二分法。三分法：0~3 分为低度可能，4~10 分为中度可能，≥11 分为高度可能。二分法：0~5 分为不太可能，≥6 分为可能性大。

修订版 Geneva 评分三分法：0~1 分为低度可能，2~4 分为中度可能，≥5 分为高度可能。二分法：0~2 分为不太可能，≥3 分为可能。

无论使用何种评分，低度可能的患者确诊 PE 的比例 <10%，中度可能约为 30%，高度可能约为 65%。当使用二分法时，评分为不太可能的患者确诊 PE 的比例 <12%，在评分为可能的患者中确诊 PE 的比例为 30%。

四、辅助检查

（一）优先检查

1. 实验室检查

（1）血气分析：急性 PE 常表现为低氧血症、低碳酸血症和肺泡-动脉血氧分压差 $[P_{(A-a)}O_2]$ 增大。但部分患者的结果可以正常，其中 40% 的 PE 患者动脉血氧饱和度正常，20% 的 PE 患者肺泡-动脉氧分压差正常。值得注意的是，动脉血氧饱和度与 PE 有无、严重程度和预后相关性并不好。

（2）血浆 D-二聚体：可应用临床可能性评分（如简化版 Wells 评分、修订版 Geneva 评分）联合 D-二聚体筛查急性 PE。对于评分为高度可能的患者，应直接行确诊检查。D-二聚体对急性 PE 诊断的灵敏度在 92%~100%，对于低度或中度可能性的患者有较高的阴性预测价值，若 D-二聚体含量 <500μg/L，可基本排除急性 PE。需注意，评分为低度可能或单纯 D-二聚体检测结果阴性均不能除外 PE。恶性肿瘤、炎症、出血、创伤、手术和组织坏死等情况可引起血浆 D-二聚体水平升高，因此 D-二聚体对于诊断 PE 的阳性预测价值较低，不能用于确诊。

老年人血浆 D-二聚体水平随年龄逐渐增高，导致 D-二聚体诊断 PE 的特异性随年龄升高而逐渐下降。通过年龄调整的方式上调 D-二聚体临界值（50 岁以上的低度或中度可能性患者，年龄 × 10 μg/L），不但可保持高度诊断灵敏度，还提高了诊断特异度。与根据年龄调整的 D-二聚体临界值相比，传统的 D-二聚体临界值有较高的假阳性率，而经年龄调整后在排除诊断急性 PE 时假阳性率降低。

D-二聚体片段相对分子量的异质性很大，基于不同原理的试验方法检出 D-二聚体片段的灵敏度和特异度差异显著。由于检测 D-二聚体的试验类型有多种，且各种 D-二聚体检测方法间没有实现标准化，其定量检测结果的定义并不一致，常见纤维蛋白原等量单位（fibrinogen equivalent units，FEU）和 D-二聚体单位（D-dimer units，DDU）两种形式。二者间无明确相关性，故不应进行不同方法和不同报告方式之间的数据换算和比较，对同一患者进行连续监测时，应采用来源于相同检测系统的数据。临床研究显示，采用酶联免疫吸附分析、酶联免疫荧光分析、高敏微粒凝集分析和化学发光法等技术的高敏 D-二聚体检测方法对非高度可能的患者，可有效排除诊断急性 PE。上述方法也被欧洲 ESC 指南、美国胸科医师学会（The American College of Chest Physicians，ACCP）指南以及美国临床和实验室标准化协会（Clinical and Laboratory Standards Institute，CLSI）指南所推荐。需注意，没有高质量证据支持 D-二聚体的即时检测（post-of-care testing，POCT）方法（多为定性或半定量）能安全用于排除诊断 VTE。与源自实验室的 D-二聚体数据相比，POCT 检测的灵敏度较低，仅在初级医疗保健机构中对低度可能患者排除诊断急性 PE 可能有价值。2019 年，欧洲 ESC 与欧洲呼吸学会（ERS）联合制定的《急性肺栓塞诊断和管理指南》认为，采用 POCT 模式的 D-二聚体检测适用于社区或初级医疗保健机构，医生应了解本医疗机构使用的 D-二聚体检测试验的诊断性能，以降低漏诊风险。

（3）肌钙蛋白：肌钙蛋白是 PE 危险分层的重要指标。肌钙蛋白 I（cTnI）及肌钙蛋白 T（cTnT）是评价心肌损伤的指标，急性 PE 可引起肌钙蛋白升高，水平越高提示心肌损伤程度越严重。

（4）脑钠肽和 N-末端利钠肽前体：BNP 和 NT-proBNP 是心室肌细胞在心室扩张或压力负荷增加时合成和分泌的心源性激素，急性 PE 患者右心室后负荷增加，室壁张力增高，血 BNP 和 NT-proBNP 水平升高，与右心功能不全及血流动力学紊乱的严重程度相关。

2. 心电图 大多数病例表现有非特异性的心电图异常，较为多见的表现为 $V_1 \sim V_4$ 的 T 波改变和 ST 段异常，部分病例可出现 $S_I Q_{III} T_{III}$ 征（即 I 导 S 波加深，III 导出现 Q/q 波及 T 波倒置）。其他心电图改变包括完全或不完全右束支传导阻滞、肺型 P 波、电轴右偏和顺钟向转位等。心电图改变多在发病后即刻开始出现并随病程的发展演变而呈动态变化。心电图的动态改变比静态异常对于提示 PE 更具意义。

3. 超声心动图　超声心动图在提示 PE 诊断和排除其他心血管疾患方面有重要价值。超声心动图检查可发现右心室后负荷过重的征象，包括右心室扩大、右心室游离壁运动减低、室间隔平直、三尖瓣收缩期反流峰值压差 > 30mmHg、下腔静脉扩张和吸气塌陷率减低等。超声心动图可作为危险分层的重要依据。在少数患者中，若超声发现右心系统（包括右心房、右心室及肺动脉）血栓，同时临床表现符合 PE，即可诊断 PE。超声心动图检查可在床旁进行，在血流动力学不稳定的疑似 PE 患者中有诊断及排除诊断的价值。如果超声心动图检查显示没有右心室负荷过重或功能不全的征象，应该寻找其他导致血流动力学不稳定的原因。

对于血流动力学不稳定的疑诊 PE 患者，如条件允许，建议完善 CTPA 检查，以确诊或排除 PTE。如无条件或不适合行 CTPA 检查，建议行床旁超声心动图检查。如发现右心室负荷增加和（或）发现肺动脉或右心腔内血栓证据，排除其他疾病的可能性后，可先按照 PE 进行治疗，在临床情况稳定后行相关检查明确诊断。

4. 计算机断层扫描肺动脉造影　计算机断层扫描肺动脉造影（computerized tomography pulmonary angiography，CTPA）可直观地显示肺动脉内血栓形态、部位及血管堵塞程度，对 PTE 诊断的敏感性和特异性均较高，且过程便捷，目前已成为确诊 PTE 的首选检查方法。CTPA 直接征象为肺动脉内充盈缺损，部分或完全包围在不透光的血流之间（轨道征），或呈完全充盈缺损，远端血管不显影；间接征象包括肺野楔形、条带状密度增高影或盘状肺不张、中心肺动脉扩张及远端血管分支减少或消失等。CTPA 可同时显示肺及肺外的其他胸部病变，具有重要的诊断和鉴别诊断价值。PIOPED II 研究观察到 CTPA 在 PE 诊断中的灵敏度为 83%，特异度为 96%。在验前概率为低度或中度可能的患者中，CTPA 阴性对 PE 的阴性预测值较高（分别为 96% 和 89%）；如验前概率为高度可能，则其阴性预测值仅为 60%。在验前概率为中度或高度可能的患者中，CTPA 阳性对 PE 的阳性预测值较高（92%～96%），在验前概率为低度可能的患者中较低（58%）。因此，如果临床判断与 CTPA 结果不一致，临床医生应考虑行进一步检查。

CTPA 能够清晰显示肺动脉内栓子的形态、范围，有助于判断栓塞的急慢性，测量肺动脉及心腔内径，评估心功能状态，结合肺窗还可观察肺内病变，评价合并症及并发症。需注意，受 CT 空间分辨率影响，CTPA 对于亚段以下肺动脉栓子的评估价值有限。

对于血流动力学稳定的 PTE 疑诊患者，推荐将 CTPA 作为首选的确诊检查手段，如存在 CTPA 检查相对禁忌（如造影剂过敏、肾功能不全、妊娠等），可选择核素肺通气/灌注（V/Q）显像、磁共振肺动脉造影等其他影像学确诊检查技术。

（二）可选检查

1. 胸部 X 线片　PE 患者胸部 X 线检查常有异常表现，如广泛性肺血管纹理变细、稀疏或消失，肺野透亮度增加。肺野局部可见浸润性阴影，尖端指向肺门的楔形阴影提示肺不张、肺膨胀不全或肺梗死。右下肺动脉干可增宽或伴截断征，可见肺动脉段膨隆以及右心室扩大征。但由于这些表现均缺乏特异性，因此仅凭胸部 X 线检查不能确诊或排除 PE。

2. 核素肺通气/灌注（V/Q）显像　核素肺通气/灌注显像是 PTE 重要的诊断方法。典型征象是呈肺段分布的肺灌注缺损，并与通气显像不匹配。但是，由于许多疾病可以同时影响患者的肺通气和血流状况，致使 V/Q 显像在结果判定上较为复杂，需密切结合临床进行判读。

核素肺通气/灌注平面显像结果分为 3 类，包括：①高度可能，2 个或 2 个以上肺段通气/灌注不匹配。②正常。③非诊断性异常，非肺段性灌注缺损或小于 2 个肺段范围的通气/灌注不匹配。V/Q 断层显像（SPECT）发现 1 个或 1 个以上肺段 V/Q 不匹配即为阳性。SPECT 检查很少出现非诊断性异常，如果 SPECT 阴性可基本除外 PE。

核素肺通气/灌注显像辐射剂量低，示踪剂使用少，较少引起过敏反应。因此，V/Q 显像可优先应用于临床可能性低的门诊患者、年轻患者（尤其是女性患者）、妊娠、对造影剂过敏以及严重肾功能不全患者等。

如果患者胸部 X 线片正常，可以仅行肺灌注显像。SPECT 结合胸部低剂量 CT 平扫（SPECT - CT）可有效鉴别引起肺血流或通气受损的其他因素（如肺部炎症、肺部肿瘤、慢性阻塞性肺疾病等），避免单纯肺灌注显像造成的误诊。

3. 磁共振肺动脉造影 磁共振肺动脉造影（magnetic resonance pulmonary angiography，MRPA）可以直接显示肺动脉内的栓子及 PTE 所致的低灌注区，从而确诊 PTE，但对肺段以下水平的 PTE 诊断价值有限。MRPA 无 X 线辐射，不使用含碘造影剂，可以任意方位成像，但对仪器和技术要求高，检查时间长，肾功能严重受损、对碘造影剂过敏或妊娠患者可考虑选择 MRPA。

4. 肺动脉造影 选择性肺动脉造影为 PTE 诊断的"金标准"，其敏感度约为 98%，特异度为 95%~98%。PTE 的直接征象有肺血管内造影剂充盈缺损，伴或不伴轨道征的血流阻断；间接征象有肺动脉造影剂流动缓慢、局部低灌注、静脉回流延迟等。如缺乏 PTE 的直接征象，不能诊断 PTE。肺动脉造影是一种有创性检查，发生致命性或严重并发症的可能性分别为 0.1% 和 1.5%。随着 CTPA 的发展和完善，肺动脉造影已很少用于急性 PTE 的临床诊断，故应严格掌握适应证。

五、 危险分层

PE 危险分层主要是基于患者血流动力学状态、心肌损伤标志物及右心室功能等指标进行综合评估，以便于医师对 PTE 患者病情严重程度进行准确评价，从而采取更加个体化的治疗方案，并根据不同危险分层指导后续的治疗。血流动力学不稳定的 PTE 为高危，血流动力学稳定的 PTE 可根据是否合并右心功能不全（right ventricular dysfunction，RVD）和心脏生物学标志物异常分为中危和低危。需注意，对于 PTE 高危患者，在等待进一步检查结果时应尽早启动临床干预（如抗凝治疗）。

（一）血流动力学不稳定

高危 PTE 以休克和低血压为主要表现，即体循环收缩压 <90mmHg 或较基础值下降幅度 ≥40mmHg，且持续 15min 以上。须除外新发生的心

律失常、低血容量或感染中毒症所致的血压下降。

在对高危 PE 患者即时制定治疗策略时，不需要检测实验室生物标志物（如心肌肌钙蛋白或利钠肽）。

（二）血流动力学稳定

国外指南推荐将 PE 严重程度指数（pulmonary embolism severity index，PESI）或其简化版本（sPESI）作为划分中危和低危的标准，用于评估患者预后，决定患者是否早期出院，临床可参考应用。PESI 是目前已被广泛验证的评分工具，其主要优势在于能有效识别 30 天内低死亡风险的患者（PESI Ⅰ级和Ⅱ级）。近年来，sPESI 开始应用于临床，同样能有效识别 30 天内低死亡风险患者（表 16-2-4、表 16-2-5）。

表 16-2-4　原始和简化的肺栓塞严重程度指数

参数	原始版本	简化版本
年龄	年龄分（以年为单位）	1分（如果年龄>80岁）
男性	+10 分	—
癌症	+30 分	1分
慢性心力衰竭	+10 分	1分
慢性肺病	+10 分	
脉率 ≥110 bpm	+20 分	1分
收缩压 <100mmHg	+30 分	1分
呼吸频率>30 次/分	+20 分	—
温度 <36℃	+20 分	—
精神状态改变	+60 分	—
动脉氧合血红蛋白饱和度 <90%	+20 分	1分

表 16-2-5　根据 PESI 评分预测 30 天死亡

原始版本	简化版本
Ⅰ级：≤65 分，30 天死亡风险极低（0~1.6%） Ⅱ级：66~85 分，低死亡风险（1.7%~3.5%）	0 分 = 30 天死亡风险 1.0%（95% CI 0~2.1%）
Ⅲ级：86~105 分，中度死亡风险（3.2%~7.1%） Ⅳ级：106~125 分，高度死亡风险（4.0%~11.4%） Ⅴ级：>125 分，极高度死亡风险（10%~24.5%）	≥1 分 = 30 天死亡风险 10.9%（95% CI 8.5%~13.2%）

注：CI 置信区间。

1. 中危 PTE 血流动力学稳定，但存在 RVD 的影像学证据和/或心脏生物学标志物升高者，为中危 PTE。根据病情严重程度，可以将中危 PTE 进行再分层。其中，中高危为 RVD 和心脏生物学

标志物升高同时存在，中低危为单纯存在 RVD 或心脏生物学标志物升高。

RVD 的诊断标准：影像学证据包括超声心动图或 CT 提示 RVD。超声检查应符合下述其中 2 项指标：①右心室扩张（右心室舒张末期内径/左心室舒张末期内径 >1.0 或 0.9）。②右心室前壁运动幅度减低（<5mm）。③吸气时下腔静脉不萎陷。④三尖瓣反流速度增快，估测三尖瓣反流压差 >30mmHg。CTPA 检查应符合以下条件：四腔心层面发现右心室扩张（右心室舒张末期内径/左心室舒张末期内径 >1.0 或 0.9）。

心脏生物学标志物包括 BNP、NT - proBNP、肌钙蛋白，其升高与 PTE 短期预后显著相关。

除临床参数外，中度危险患者如同时出现右心室功能障碍和血中心脏生物标志物水平升高（特别是肌钙蛋白），则被归类为中高风险。对这些患者进行密切监测，有助于及早发现血流动力学失代偿或衰竭，从而实施挽救性再灌注治疗。右心室超声心动图或 CTPA 显示正常和/或心脏生物标志物水平正常的患者属于中低度风险，可考虑结合临床、影像学和实验室参数做进一步预后评分，以评估 PE 发作的严重程度，并区分中高度风险 PE 和中低度风险 PE。

2. 低危 PTE　指血流动力学稳定，不存在 RVD 和心脏生物学标志物升高的 PTE 患者。

六、　鉴别诊断

（一）冠心病

在发生急性 PE 或复发性 PE 的高龄患者中，心电图可出现 Ⅱ、Ⅲ、aVF 导联的 ST 段、T 波改变，甚至 $V_1 \sim V_4$ 导联也会呈现冠状 T 波，同时存在胸痛、气短，在临床上易被诊断为冠状动脉供血不足或心肌梗死。通常 PE 心电图除 ST 段、T 波改变外，还会出现心电轴右偏明显或出现 S_1、Q_{III}、T_{III} 及"肺型 P 波"心电图改变，常在 1 ~ 2 周内明显好转或消失。与冠心病比较，PE 的放射性核素心肌显像截然不同，PE 缺少典型的心肌灌注缺损或再灌注表现。急性心肌梗死患者多有基础心血管疾病病史，发病时，胸痛剧烈、持久，伴休克征象，无呼吸系统症状，少数患者轻度发绀，血压下降缓慢（休克除外），心电图呈特征性改变和演变过程，可通过 ECG 和心肌损伤标志物实现诊断。PE 发生时，胸痛剧烈但持续时间不定，多伴休克样症状且随呼吸加重，常有呼吸困难、呼

吸频率加快、咳嗽、咯血、哮鸣音，发绀明显，血压急剧下降，早期多有右心室负荷加重的改变（变化快，易恢复），可通过肺动脉造影和灌注/通气扫描确诊。64 层螺旋 CT 应用特殊的扫描方式可一次扫描同时显示肺动脉、胸主动脉、冠状动脉，可准确诊断 PE、急性冠脉综合征和主动脉夹层。

（二）心力衰竭

PE 和左心衰竭的临床症状均包括咯血和呼吸困难等。左心衰竭是指因心脏瓣膜疾病、长期高血压心肌损害、左室前后负荷过重、心律失常等，使得患者心脏收缩功能、舒张功能发生障碍，患者因肺循环淤血而出现呼吸困难、咳嗽咳痰、咯血等症状，严重者出现缺氧和意识模糊症状。

（三）心包填塞

心包填塞患者常伴低血压、心音低弱、颈静脉怒张、脉压变小、心动过速、奇脉等，超声心动图检查有助诊断。

（四）肺炎

肺炎时出现的发热、胸痛、咳嗽、白细胞增多、X 线胸片浸润阴影等易与 PE 混淆，通过肺灌注/通气扫描等检查可鉴别和确诊。

（五）肺不张

肺不张与 PE 在胸部 X 线和胸部 CT 上均可表现为阴影，动脉血气分析改变类似，可能与 PE 混淆。但肺不张患者较少合并右心功能不全征象，D - 二聚体多为正常，周围静脉功能正常，有助于鉴别。必要时可做放射线核素肺灌注扫描或肺动脉造影进行鉴别。

（六）支气管哮喘

继发于 PE 的支气管痉挛有时需与支气管哮喘鉴别。PE 患者虽可发生哮鸣音，但不多见，且为一过性发作，患者无哮喘既往史。此外，尽管支气管哮喘患者的动脉血气功能可出现异常，但放射线核素肺灌注扫描多正常。临床如怀疑 PE，可采用肺动脉造影进行鉴别诊断。

（七）胸膜炎

约有 1/3 的 PE 患者可发生胸腔积液，易被误诊为病毒性或结核性胸膜炎。并发胸腔积液的 PE

患者缺少结核病全身中毒症状，胸腔积液多为血性、量少、吸收较快，动脉血气分析异常，下肢静脉功能异常，X线胸片可同时发现吸收较快的肺浸润或梗死等阴影，区别于结核性胸膜炎。

（八）主动脉夹层

急性 PE 患者胸痛剧烈、上纵隔阴影增宽伴休克时，需与主动脉夹层鉴别。后者多有高血压病史，疼痛部位广泛，与呼吸无关，发绀不明显，超声心动图检查有助于鉴别。

七、误诊防范

（一）易误诊人群

PE 患者临床表现多样，以肺部表现为主者常被误诊为其他胸肺疾病，以肺动脉高压和心脏病表现为主者易被误诊为其他类型心脏病。其中，最易被误诊的疾病包括急性心肌梗死、肺炎、术后肺不张、支气管哮喘、胸膜炎和主动脉夹层。

（二）本病被误诊为其他疾病

以胸痛、胸腔积液、肺部阴影、咯血为主要表现的患者，易被误诊为胸膜炎、肺炎、肺部感染、支气管哮喘、支气管扩张和慢性阻塞性肺疾病。

（三）其他疾病被误诊为本病

易被误诊为急性肺栓塞的疾病包括急性心肌梗死、冠状动脉供血不足、主动脉夹层。

（四）避免误诊的要点

仔细询问患者病史、全面细致的体格检查，结合实验室检查结果，多数情况可以鉴别。必要时选择肺动脉造影、肺灌注/通气扫描等检查进行鉴别诊断。

➡ 治疗

一、治疗流程

PE 确诊后，应根据血流动力学状态对患者进行危险分层，血流动力学不稳定者定义为高危，血流动力学稳定者定义为非高危。根据危险度结合患者病情特点，选择个体化的急性期治疗方案和长期治疗策略。高危 PE 患者存在低血压或休克，随时有生命危险，应立即进入紧急诊断流程，迅速启动再灌注治疗（无抗凝禁忌者应尽早启动抗凝治疗）。对于不伴有休克或低血压的非高危患者，根据 PESI 或 sPESI 进一步区分为中危和低危患者。对于中危患者，进一步行心动超声或 CT 等检查以评估右心功能。存在右心功能障碍，同时伴有肌钙蛋白升高者为中高危，给予抗凝治疗，同时密切监测，以早期发现血流动力学失代偿，一旦出现即启动补救性再灌注治疗。无右心功能不全者为低高危，应给予抗凝治疗，对于 PE 已确诊或肌钙蛋白升高者，需密切监测。低危患者可安排出院，院外定期随访观察。

二、治疗原则

急性 PE 发病后经过积极治疗，血栓栓塞开通后，血流动力学显著改善，右心功能可以逆转。急性 PE 的治疗包括一般的对症治疗和针对血栓的特殊治疗。患者确诊后，应根据实际情况对患者进行一般处理，如监测呼吸、心率和血压，如有胸痛、咳嗽等应对症治疗，保持大便通畅、血压稳定。对于氧合障碍者予以氧疗，必要时进行无创通气，保证氧合，尽量避免影响血流动力学的操作。应对患者进行危险分层以指导治疗（首先根据血流动力学状态区分其危险程度），对于合并血压下降甚至休克者，应用升压药物但禁止大量补液。针对血栓的初始治疗包括溶栓治疗、单纯抗凝治疗、介入治疗和外科手术治疗。介入治疗和外科手术治疗多在患者出血风险较大时采用，多数情况下临床采用的治疗方法是溶栓治疗和抗凝治疗。

三、治疗细则

（一）一般支持治疗

对高度疑诊或确诊急性 PTE 的患者，应严密监测呼吸、心率、血压、心电图及血气的变化，并给予积极的呼吸与循环支持。

对于高危 PTE，如合并低氧血症，应使用经鼻导管或面罩吸氧；当合并呼吸衰竭时，可采用经鼻/面罩无创机械通气或经气管插管行机械通气。

当进行机械通气时,应注意避免其对血流动力学的不利影响,机械通气造成的胸腔内正压可以减少静脉回流、加重 RVD,应该采用低潮气量 (6~8 ml/kg),使吸气末平台压 <30cmH₂O (1cmH₂O = 0.098 kPa)。应尽量避免做气管切开,以免在抗凝或溶栓过程中发生局部大出血。

对于合并休克或低血压的急性 PE 患者,必须进行血流动力学监测,并予支持治疗。血管活性药物的应用对于维持有效血流动力学至关重要。去甲肾上腺素仅限于急性 PE 合并低血压的患者,可以改善右心功能,提高体循环血压,改善右心冠脉的灌注;肾上腺素也可用于急性 PE 合并休克患者;多巴酚丁胺以及多巴胺可用于心指数较低的急性 PE 患者。

对于焦虑和有惊恐症状的患者应予安慰,可适当应用镇静剂;胸痛者可予止痛剂;对于有发热、咳嗽等症状的患者可予对症治疗,以尽量降低耗氧量;对于合并高血压的患者,应尽快控制血压。另外,应注意保持大便通畅,避免用力,以防止血栓脱落。

对于急性 PTE,若血流动力学稳定,在充分抗凝的基础上,建议尽早下床活动。对于近端 DVT 与高危 PTE,考虑其血栓脱落及再次加重的风险,建议在充分抗凝治疗之后,尽早下床活动;对于远端 DVT 与低危 PTE,建议尽早下床活动。

(二)胃肠外抗凝

对于 PE 临床高度或中度可能的患者,应在等待诊断性检查结果的同时开始抗凝治疗。通常使用皮下注射体重调整的低分子肝素(low molecular weight heparin, LMWH)或磺达肝癸钠,或者静脉注射普通肝素(unfractionated heparin, UFH)。近年来数据显示,LMWH 和磺达肝癸钠因大出血和肝素诱导的血小板减少症风险较低,在 PE 初始抗凝治疗中优于 UFH,且 LMWH 和磺达肝癸钠不需常规监测抗因子 Xa 活性。目前,UFH 的使用主要限于存在明显血流动力学不稳定或即将发生血流动力学失代偿的患者(需进行初次再灌注治疗)。对于严重肾功能损害,如肌酐清除率(CrCl)≤ 30 ml/min,或严重肥胖的患者,推荐使用 UFH。如使用 LMWH 时患者的 CrCl 处于 15~30ml/min,则应调整给药方案。UFH 的剂量应根据活化部分凝血活酶时间(activated partial thromboplastin time, APTT)进行调整。

(三)急性 PE 的溶栓治疗

溶栓治疗可迅速溶解部分或全部血栓,恢复肺组织再灌注,减小肺动脉阻力,降低肺动脉压,改善右心室功能,减少严重 VTE 患者的病死率和复发率。溶栓的时间窗一般为 14 天以内,但鉴于可能存在血栓的动态形成过程,对溶栓的时间窗不作严格规定。溶栓治疗的主要并发症为出血。用药前应充分评估出血风险,必要时应配血,做好输血准备。溶栓前宜留置外周静脉套管针,以方便溶栓中取血监测,避免反复穿刺血管。溶栓治疗的禁忌证分为绝对禁忌证和相对禁忌证(表 16-2-7)。对于致命性高危 PTE,绝对禁忌证亦应被视为相对禁忌证。

对于急性高危 PE,如无溶栓禁忌,推荐溶栓治疗。对于急性非高危 PE 患者,不推荐常规溶栓治疗。对于急性中高危 PE,建议先给予抗凝治疗,并密切观察病情变化,一旦出现临床恶化,且无溶栓禁忌,建议给予溶栓治疗。急性高危 PE 患者溶栓治疗前如需初始抗凝治疗,推荐首选 UFH。

表 16-2-7 溶栓禁忌证

禁忌症	临床表现
绝对禁忌证	结构性颅内疾病 出血性卒中病史 3 个月内缺血性卒中 活动性出血 近期脑或脊髓手术 近期头部骨折性外伤或头部损伤 出血倾向(自发性出血)
相对禁忌证	收缩压 >180mmHg 舒张压 >110mmHg 近期非颅内出血 近期侵入性操作 近期手术 3 个月以上缺血性卒中 口服抗凝治疗(如华法林) 创伤性心肺复苏 心包炎或心包积液 糖尿病视网膜病变 妊娠 年龄 >75 岁

常用的溶栓药物有尿激酶、链激酶和阿替普酶(recombinant tissue - type plasminogen activator, rt - PA)。三者溶栓效果相仿,临床上可根据条件选用,具体用法见表 16-2-8。rt-PA 可能对血栓有更快的溶解作用,与 FDA 推荐剂量(100mg rt - PA) 相比，低剂量溶栓（50mg rt - PA）疗效相似，而安全性更好。对急性 PTE 应用溶栓药物，建议 rt - PA 50mg、尿激酶 2 万 U/kg 或重组链激酶 150 万 U，2h 持续静脉滴注。

溶栓治疗结束后，应每 2~4h 测定 1 次 APTT，当其水平 < 正常值的 2 倍，即应重新开始规范的抗凝治疗。考虑到溶栓相关的出血风险，更安全的给药模式为溶栓治疗结束后，可先应用 UFH 抗凝，然后再切换到 LMWH、磺达肝癸钠或利伐沙班等。

（四）急性 PE 的介入治疗

急性高危 PE 患者如果存在溶栓禁忌证，在条件允许情况下，建议行介入治疗或手术治疗。介入治疗的目的是清除阻塞肺动脉的栓子，以利于恢复右心功能，并改善症状和生存率。介入治疗包括：经导管碎解和抽吸血栓，或同时进行局部小剂量溶栓。介入治疗的并发症包括远端栓塞、肺动脉穿孔、肺出血、心包填塞、心脏传导阻滞或心动过缓、溶血、肾功能不全以及穿刺相关并发症。

对于有抗凝禁忌的急性 PE 患者，为防止下肢深静脉大块血栓再次脱落阻塞肺动脉，可考虑放置下腔静脉滤器，建议应用可回收滤器，通常在 2 周之内取出。由于与下腔静脉滤器相关的并发症较常见且严重，故一般不考虑永久植入下腔静脉滤器。主要适应证包括：患者发生静脉血栓栓塞的同时存在抗凝治疗的绝对禁忌证、充分抗凝后仍复发性 PE 等。

对于急性高危 PE 或伴临床恶化的中危 PE 患者，若有肺动脉主干或主要分支血栓，并存在高出血风险或溶栓禁忌，或经溶栓或积极的内科治疗无效，在具备介入专业技术和条件的情况下，可行经皮导管介入治疗。对低危 PE 不建议行导管介入治疗。对于已接受抗凝治疗的急性 DVT 或 PE 患者，不推荐放置下腔静脉滤器。

经皮导管介入治疗最常用于出血风险高的高危或中危 PE 患者，应在有经验的中心机构进行，可以在经皮导管介入治疗同时辅以肺动脉内溶栓治疗。对于系统性溶栓出血风险高的患者，如果有导管直接溶栓的设备和人员，导管直接溶栓优于系统性溶栓。导管溶栓时溶栓剂量可以进一步减低，从而降低出血风险。

（五）急性 PE 手术治疗

肺动脉血栓切除术可以作为全身溶栓的替代补救措施，适用于经积极内科或介入治疗无效的急性高危 PE 患者，但要求医疗单位有施行手术的条件与经验。

急性高危 PE 患者若有肺动脉主干或主要分支血栓，如存在溶栓禁忌、溶栓治疗或介入治疗失败、其他内科治疗无效的情况，在具备外科专业技术和条件的情况下，可考虑行肺动脉血栓切除术。

对于顽固性低氧、循环不稳定的高危 PE 患者，如内科或介入治疗效果不佳，准备手术之前，可尝试用体外膜肺氧合（ECMO）以加强生命支持。ECMO 对高危 PE 患者来说是一项有效的治疗措施，但治疗效果仍有待进一步研究探讨。

四、药物治疗方案（表 16 - 2 - 8）

表 16 - 2 - 8 溶栓药物治疗方案

药物名称	给药途径	常用剂量	备注
链激酶	静脉滴注	负荷量 25 万 U，静脉注射 30min，继以 10 万 U/h 持续静脉滴注 12~24h	—
	静脉滴注	150 万 U 持续静脉滴注 2h	快速给药
尿激酶	静脉滴注	负荷量 4400 U/kg，静脉注射 10min，继以 2200U/（kg·h）持续静脉滴注 12h	—
	静脉滴注	2 万 U/kg 持续静脉滴注 2h	快速给药
rt - PA	静脉滴注	50mg 持续静脉滴注 2h	—

作者：任静（天津医科大学总医院）

审稿：叶绍东（中国医学科学院阜外医院）

参考文献

第十七章　肺动脉高压

肺动脉高压（pulmonary hypertension，PH）是指由多种异源性疾病（病因）及不同发病机制导致肺血管结构和（或）功能改变，引起肺动脉压力及肺血管阻力（pulmonary vascular resistance，PVR）升高的临床和病理生理综合征。

根据病因、发病机制等，PH 在临床上被分为 5 大类（表 17-1-1），包括：①动脉性肺动脉高压（pulmonary arterial hypertension，PAH）。②左心疾病所致 PH（PH due to left heart disease，PH-LHD）。③肺部疾病和/或低氧所致 PH（PH due to chronic pulmonary disease and/or hypoxia，CLD-PH）。④肺动脉阻塞所致 PH（PH due to pulmonary artery obstructions）。⑤多因素所致 PH（PH with unclear and/or multifactorial mechanisms）。部分疾病所致 PH 可同时包含多种大类的发病机制。根据右心导管所测得的血流动力学参数，PH 分类见表 17-1-2：①毛细血管前 PH，即单纯因肺动脉系统病变导致压力升高。②单纯毛细血管后 PH（isolated post-capillary PH，Ipc-PH），或称肺静脉高压，即由于肺静脉和毛细血管系统改变导致压力升高。③混合性毛细血管前后 PH（combined post- and precapillary PH，Cpc-PH），即同时存在肺动脉和肺静脉/毛细血管病变。单纯毛细血管后 PH 和混合性毛细血管前后 PH 统称为毛细血管后 PH（post-capillary PH）。这一分类也对应了病变在肺循环（肺动脉→毛细血管→肺静脉）的定位。

表 17-1-1　PH 的临床分类

分类	亚类
动脉性肺动脉高压	特发性肺动脉高压（idiopathic pulmonary arterial hypertension，IPAH）
	遗传性肺动脉高压（heritable pulmonary arterial hypertension，HPAH）：包括遗传性出血性毛细血管扩张症
	药物和毒物相关肺动脉高压（drug-induced pulmonary hypertension，DPAH）
	疾病相关的肺动脉高压
	结缔组织病相关肺动脉高压（connective tissue disease-pulmonary arterial hypertension，CTD-PAH）：系统性红斑狼疮、系统性硬化症、混合性结缔组织病等
	HIV 感染相关肺动脉高压（human immunodeficiency virus-pulmonary arterial hypertension，HIV-PAH）
	门静脉高压（portal hypertension，PHT）：肝硬化、门静脉血栓、门静脉周围纤维化等
	先天性心脏病（congenital heart disease-pulmonary hypertension，CHD-PAH）：房间隔缺损、室间隔缺损、动脉导管未闭等
	血吸虫病
	对钙通道阻滞剂长期有效的 PH
	有明显肺静脉/肺毛细血管受累的 PH：肺静脉闭塞症/肺毛细血管瘤病（pulmonary veno-occlusive disease，PVOD/pulmonary capillary hemangiomatosis，PCH）
	新生儿持续性 PH
左心疾病相关性肺动脉高压	射血分数保留的心力衰竭：高血压、限制性心肌病、缩窄性心包炎等
	射血分数降低的心力衰竭
	瓣膜性心脏病：二尖瓣狭窄、二尖瓣反流等
	导致毛细血管后 PH 的先天性/获得性心血管病：左室流入/流出道狭窄、肺静脉狭窄等
肺部疾病和/或低氧所致肺动脉高压	阻塞性肺疾病：慢性阻塞性肺疾病、支气管扩张症等
	限制性肺疾病：间质性肺病、胸廓畸形、神经肌肉疾病等
	其他阻塞性和限制性并存的肺疾病：肺纤维化伴肺气肿、重叠综合征等
	非肺部疾病导致的低氧血症：睡眠呼吸障碍、肥胖等
	肺发育障碍性疾病：支气管肺发育不良、先天性大叶性肺气肿等

分类	亚类
肺动脉阻塞所致肺动脉高压	慢性血栓栓塞性肺动脉高压（pulmonary hypertension due to chronic thrombotic and/or embolic disease，CTEPH）
	其他肺动脉阻塞性疾病：肺血管炎、动脉肉瘤、先天性肺动脉狭窄等
未明原因和（或）多因素所致肺动脉高压	血液系统疾病：骨髓增殖性疾病、慢性溶血性贫血等
	系统性和代谢性疾病：结节病、糖原储积症、戈谢氏病
	复杂性先天性心脏病：单侧肺动脉起源异常、单心室发育等
	其他：纤维性纵隔炎、慢性肾功能衰竭等

表 17-1-2　肺动脉高压的血流动力学分类

血流动力学分类	定义	临床分类
肺动脉高压	mPAP≥25mmHg^C（20mmHg^E）	—
毛细血管前肺动脉高压	mPAP≥25mmHg^C（20mmHg^E）且 PAWP≤15mmHg 且 PVR>3WU^C（2WU^E）	PAH 动脉性肺动脉高压 CLD-PH 肺部疾病所致肺动脉高压 CTEPH 慢性血栓栓塞性肺动脉高压 未明和（或）多因素所致肺动脉高压 PH
毛细血管后肺动脉高压	mPAP≥25mmHg^C（20mmHg^E）且 PAWP>15mmHg	
单纯性毛细血管前后 PH（Ipc-PH）	PVR≤3WU^C（2WU^E）	PH-LHD 左心疾病相关肺动脉高压 未明和（或）多因素所致肺动脉高压 PH
混合性毛细血管前后 PH（Cpc-PH）	PVR>3WU^C（2WU^E）	
运动性肺动脉高压 PH	静息和运动之间 mPAP/CO 斜率>3mmHg/（L·min）^{E}	—

注：mPAP 肺动脉平均压；PAWP 肺动脉楔压；PVR 肺血管阻力；WU Wood 单位；^{C} 中国指南；^{E} 欧洲心脏病学会/欧洲呼吸协会指南。

诊断

一、诊断流程

PH 的诊断流程包括疑诊、血流动力学诊断（确诊）、病因诊断和严重程度评估四个部分。四部分可能相互交叉，而病因诊断贯穿 PH 诊断的全过程（图 17-1-1）。

二、问诊和查体

（一）问诊和症状

1. PH 相关症状　PH 临床症状缺乏特异性，常见劳力性呼吸困难、疲乏和咳嗽等。随病情进展，右心功能不全加重，可出现水肿、腹胀、纳差、肝区疼痛等典型右心衰症状，并可发生晕厥和猝死。长期 PH 导致主肺动脉扩张/瘤压迫左喉返神经、气道、左冠状动脉主干，出现单侧声带麻痹、干咳、心绞痛等症状。肺动静脉畸形破裂、扩张的支气管动脉破裂、肺动脉夹层时，可出现胸痛、咯血等症状。

2. 基础病/原发病症状　导致 PH 的基础疾病，如左心疾病、慢性肺病、CTD 等有相应的临床表现，详细询问各系统症状有助于 PH 病因的鉴别。

（二）查体和体征

PH 患者因肺动脉压力高常见肺动脉第二心音（P_2）亢进，伴或不伴 P_2 分裂。随右心扩大、衰竭，可出现剑突下抬举性搏动、右室奔马律、三尖瓣和肺动脉瓣反流性杂音、颈静脉充盈或怒张、肝大、腹胸腔积液、外周性水肿等体征。PH 基础疾病也可出现相应的提示性体征。

三、辅助检查

（一）优先检查

1. 血液检查　血液检查通常对诊断 PH 无帮助，但自身抗体、药物毒物检测、病原学检测等可辅助鉴别 PH 病因（表 17-1-1），也可反映

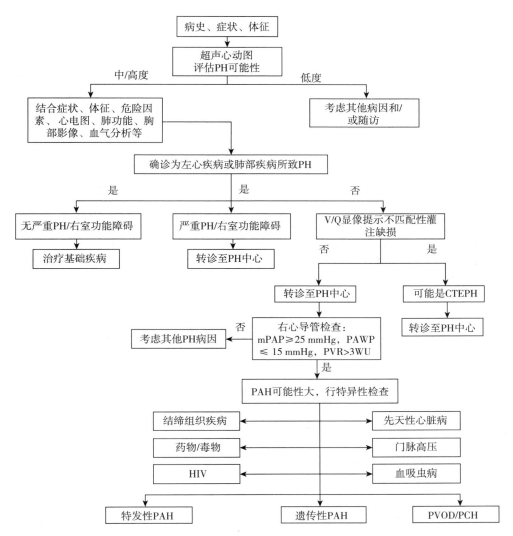

图 17 - 1 - 1 肺动脉高压诊断流程

CTEPH 慢性血栓栓塞性肺动脉高压；HIV 人免疫缺陷病毒；mPAP 肺动脉平均压；PAH 动脉性肺动脉高压；PAWP 肺动脉楔压；
PH 肺动脉高压；PVR 肺血管阻力；PVOD/PCH 肺静脉闭塞病/肺毛细血管瘤病

PH 终末期各脏器损伤情况。如右心衰竭、体循环淤血时可见肝功能异常；血 BNP 和 NT - proBNP 能一定程度反映右心负荷情况，用于评估病情和疗效。

2. 心电图 PH 早期心电图可无异常，随病情进展出现右房扩大、右室肥厚及劳损表现，包括肺性 P 波、电轴右偏、右室高电压、右束支传导阻滞、QT 间期延长等。但对于 PH 早期筛查意义不大。

3. 胸部影像学 PH 患者典型的 X 线胸片表现包括肺动脉段凸出、中心肺动脉扩张、右心房和右心室扩大。胸部平扫及增强 CT 可见右心扩大、肺动脉扩张（肺动脉主干横径≥29mm 或超过同水平主动脉）、外周肺动脉显影稀疏。典型胸部影像

学表现提示可能存在 PH，且有助于筛查肺部疾病、CHD、肺动脉阻塞等 PH 病因，并指导治疗，但影像学正常不能排除 PH。

4. 超声心动图 超声心动图是 PH 筛查、诊断、评估的最重要的无创检查。通过三尖瓣反流速度和右房压（right atrial pressure，RAP）估测的肺动脉收缩压（estimated pulmonary artery systolic pressure，ePASP）可反映 PH 严重程度。超声心动图可发现 CHD、左心疾病等征象，用于鉴别 PH 病因。

超声心动图也是评估右心功能的重要工具，反映右心功能衰竭的常见征象包括右室壁增厚、右室扩大、室间隔移位、下腔静脉增宽及吸气塌陷率减低（直径 >21mm、塌陷率 <50%）、三尖

瓣环收缩期位移（tricuspid annular plane systolic excusion，TAPSE）<17mm、三尖瓣收缩速度 s′<9.5cm/s、右室面积变化分数（fractional area change，FAC）<35%、右室射血分数<45%、右室游离壁长轴应变<20%，及右室心肌表现指数（right ventricular index of myocardial performance，RIMP）>0.54 等。

5. 右心导管 右心导管是 PH 诊断、病因分析、指导治疗的重要检查。通过右心导管可直接测得右房压（RAP）、右室压（RVP）、肺动脉压力（PAP）、肺动脉楔压（PAWP）等压力指标，其中 mPAP 是 PH 诊断的金标准。术中可在心腔及大血管内的不同部位（上下腔静脉、右房、右室）取血，测量各部位的混合静脉血氧饱和度（mixed venous oxygen saturation，SvO_2），判断有无各水平分流，提示是否存在 CHD。通过上述指标计算可得肺循环血量（the amount of pulmonary blood flow，Qp）、体循环血量（the amount of systemic blood flow，Qs）、CO、心指数（CI）和 PVR 等指标。右心导管术中进行急性血管反应试验（acute vaso-reactivity testing）可预测口服高剂量钙通道阻滞剂（CCBs）的疗效，主要用于 IPAH、DPAH 和 HPAH 患者。急性血管反应试验也用于 PH-LHD 患者的移植前评估，及 CHD-PAH 患者缺损闭合可能性的评估。术中予患者吸入 NO（10~80ppm，10min）、吸入伊洛前列素（20μg，10~15min）或静脉用依前列醇[2~10ng/（kg·min）]，用药后测量 mPAP 下降幅度≥10mmHg，且绝对值下降至≤40mmHg，同时 CO 增加或不变，则为阳性。CHD-PAH 患者吸入纯氧 15~20min（吸氧试验）后，mPAP 下降达到上述标准提示 CCBs 治疗有效，吸氧后的 PVR、PVRI 等参数也被用于判断矫治手术的指征。

运动右心导管检查（right heart catheterization，RHC）是诊断运动性 PH 的金标准，也可甄别静息时血流动力学参数正常的劳力性气促患者的病因、识别早期的肺血管疾病及左心功能不全。在渐进式运动（即心肺运动试验）同时使用 RHC 反复测量血流动力学参数，并与静息时参数做对比，可计算出 mPAP/CO 斜率及 PAWP/CO 斜率。运动时 mPAP 迅速升高、运动与静息之间的 mPAP/CO 斜率>3mmHg/（L·min），可诊断运动性 PH。运动时 mPAP 和 PAWP 均迅速升高，可进一步提示心原性运动受限，仅 mPAP/CO 斜率升高则提示 PH

是由早期肺血管疾病所致。

（二）可选检查

1. 血气分析 轻症动脉性肺动脉高压（PAH）患者的动脉血气分析可正常，严重患者可出现低氧血症和因过度通气导致的低碳酸血症。基础的肺部疾病可导致低氧血症及高碳酸血症。严重、与病情不符的低氧血症提示可能存在右向左分流。

2. 铁代谢 因 PAH 患者铁缺乏比例较高，且与病情严重程度和预后相关，推荐 PAH 患者进行铁代谢检测。

3. 运动耐量评价

（1）6min 步行试验：6min 步行试验（6-minute walk test，6MWT）可与 Borg 呼吸困难指数（borg dyspnea scale）联合用于评估 PAH 患者的心肺功能。但其结果受多种因素影响。

（2）心肺运动试验：心肺运动试验（cardiopulmonary exercise test，CPET）可用于评估 PH 患者的病情和预后，并能反映治疗效果。PAH 患者的有氧代谢能力、运动耐量及通气效率均明显受损，行 CPET 可见 CO_2 通气量（VE/VCO₂）升高、呼气末 CO_2 分压降低、氧脉搏（VO₂/HR）及峰值氧摄取量（PeakVO₂）降低。对于 PAH 患者来说，若 PeakVO₂<10.4 ml/（min·kg），则提示病死率明显升高。

4. 肺功能检查 PAH 患者的肺功能检查可表现为轻度限制、阻塞和轻中度弥散功能障碍，不具有特异性。肺功能检查可分辨阻塞性、限制性以及混合性通气功能障碍，并评估其严重程度，有助于 CLD-PH 的诊断。严重的弥散功能下降[一氧化碳弥散量（diffusion lung capacity of carbon monoxide，DLCO）<60% 预计值]提示 PVOD/PCH 可能。用力肺活量（forced vital capacity，FVC）%/DLCO% 可用来预测 CTD 患者 PAH 发生风险。

5. 核素肺通气/灌注显像 PAH 患者可正常或出现非肺段性灌注缺损。核素肺通气/灌注显像（V/Q 显像）在 PH 中的最重要作用是筛查第 4 类 PH——肺段分布的通气/灌注不匹配（通气正常而灌注减低）提示相应肺段动脉狭窄或闭塞。与低剂量 CT 联合能进一步提升对 APE 和 CTEPH 诊断的灵敏度。

6. 肺动脉造影 是肺血管病变诊断的金标准，

并对 CTEPH 的治疗方式选择具有重要意义，目前已部分被 CT 肺动脉造影（CTPA）所替代。

7. 心血管磁共振　心血管磁共振（CMR）可用于评估心脏形态及功能、血管结构、血流动力学参数等，尤其适用于孕妇或碘造影剂应用禁忌患者。

8. 腹部超声　合并右心衰竭的 PH 患者可出现肝脾肿大、肝淤血、肝静脉和门静脉扩张及腹腔积液。腹部超声还可用于筛查肝硬化等 PH 病因。

9. 基因检测　基因筛查可在 16.9% 和 89% 的散发和家族性 PAH 患者中发现有意义突变，因此推荐对所有 PAH 患者进行基因检测，尤其是怀疑 IPAH 或有家族史的患者。

四、诊断及其标准

具有前述劳力性呼吸困难、右心衰等 PH 临床表现的患者，应怀疑 PH；已诊断 CHD、COPD、CTD 等各类可引起 PH 疾病的患者，也应定期筛查 PH 及右心衰的相关症状，以尽早发现可能的 PH。对可疑 PH 的患者，应先进行 PH 可能性的评估，根据评估结果对部分患者进行进一步确诊及明确病因。确诊患者需动态评估危险程度以提示预后。

（一）PH 的可能性评估及标准

1. 评估依据及标准　可疑 PH 的患者应首先进行超声心动图检查以评估 PH 可能性（表 17 - 1 - 3、表 17 - 1 - 4）。

表 17 - 1 - 3　可疑肺动脉高压患者超声心动图推断肺动脉高压的可能性

TRV（m/s）	其他支持肺动脉高压的超声心动图征象	肺动脉高压的可能性
≤2.8 或测不出	无	低
	有	中
2.9~3.4	无	中
	有	高
>3.4	无/有	高

表 17 - 1 - 4　其他支持肺动脉高压的超声心动图征象

征象	具体内容
心室征象	右心室/左心室内径比 >1.0 室间隔扁平［收缩期和（或）舒张期左室偏 心指数 >1.1］
肺动脉征象	多普勒右室流出道加速时间 <105ms，和（或）收缩中期切迹 舒张早期肺动脉反流速度 >2.2m/s 主肺动脉直径 >25mm
下腔静脉和右心房征象	下腔静脉增宽（直径 >21mm）伴吸气塌陷不足（深吸气时塌陷率 <50% 或平静呼吸时塌陷率 <20%） 收缩末期右心房面积 >18cm^2

注：至少存在 3 类指标中的 2 类，可判定为有支持 PH 的超声心动图征象。

根据超声心动图峰值三尖瓣反流流速（TRV），可估测肺动脉收缩压。当不存在右室流出道狭窄时，收缩期右室与肺动脉压力可视为相同，而三尖瓣反流的流速可反映右室 - 右房压力梯度，因此将峰值 TRV 与 RAP 相加，根据伯努利方程，可估测肺动脉收缩压：$ePASP = 4 \times TRV^2 + RAP$（图 17 - 1 - 2）。RAP 通常通过下腔静脉（inferior vena cava，IVC）直径和吸气塌陷率估计：IVC 直径 <2.1cm 且吸气塌陷 >50%，提示 RAP 正常（3mmHg）；IVC 直径 >2.1cm 且吸气塌陷 <50%，提示 RAP 升高（15mmHg）；中间情况提示 RAP 为 8mmHg。

2. 评估结果及意义　PH 可能性低时应积极寻找其他导致症状的原因。PH 可能性中/高时，应首先寻找能解释 PH 的左心疾病和肺部疾病证据（第 2、3 型 PH），如不能完全解释，或已有线索支持 PAH 或 CTEPH，则需进一步完善 RHC 等检查，以明确 PH 诊断及血流动力学分型。

图 17 - 1 - 2　通过超声心动图 TRV 估测肺动脉收缩压（PSAP）

（二）PH 的确诊及标准

1. 直接诊断 虽 PH 有严格的血流动力学定义，但并非所有患者均需经 RHC 确诊。对于 PH - LHD 和 CLD - PH 的诊断，如通过病史和辅助检查已确诊左心疾病和慢性肺病/缺氧，且基础疾病严重程度足以解释 PH，可直接进行临床诊断。但目前尚无判断 LHD 和 CLD 程度与 PH 程度对应关系的具体标准。

2. 右心导管诊断 对于超声心动图考虑 PH 可能性高且无法用左心疾病或肺部疾病解释的患者，应进行 RHC 检查。mPAP ≥ 25mmHg（中国指南）或 mPAP ≥ 20mmHg（欧洲指南），可确诊为 PH。根据 PAWP 和 PVR 的水平可进行进一步的血流动力学分型（表 17 - 1 - 2）。

（三）PH 的病因诊断

1. PH - LHD 的诊断 判断 PH 病因需首先鉴别 PH - LHD，左心疾病常见的劳力性气促等症状常与 PH 症状混淆，肺淤血及胸腔积液的存在提示 PH 可能与 LHD 相关。第 6 届世界肺动脉高压大会提出了根据临床线索及超声心动图等检查判断 LHD 导致 PH 可能性的体系，可协助临床诊断。PH - LHD 诊断通常不需 RHC，如经过利尿等治疗后仍存在 PH，或怀疑合并毛细血管前 PH 时，应该行 RHC 进一步评估血流动力学，以鉴别其他 PH 原因。心脏移植前也应进行 RHC 检查。PH - LHD 属于毛细血管后 PH，以 Ipc - PH 为主，PVR > 3WU（中国指南）或 PVR > 2WU（欧洲指南）提示 Cpc - PH。PH - LHD 患者 PVR 升高与不良预后相关，PVR > 5WU 提示存在严重毛细血管前病变，应转诊至肺动脉高压中心进一步诊治。

2. CLD - PH 的诊断 存在 CLD 和/或低氧血症的患者若有与病情不符的劳力性呼吸困难或存在右心衰竭表现等，应行超声心动图检查，以筛查 PH，并辅助 PH 诊断，需注意鉴别 CTEPH 和 PAH。确诊 3 型 PH 不需常规进行 RHC 检查，除非合并重度 PH、怀疑为其他类型 PH 或考虑肺移植。

3. CTEPH 的诊断 多数 CTEPH 患者有深静脉血栓及 APE 的危险因素或病史，APE 患者规范抗凝 3 个月后，若劳力性气短等症状持续不改善，或出现右心衰竭相关症状，提示 CTEPH 可能，应行进一步检查。所有病因未明的 PH 患者均应筛查 CTEPH。

V/Q 显像是筛查首选，阴性基本可排除 CTEPH。检查可见阻塞肺动脉相关的肺段/叶灌注缺损而通气正常（V/Q 不匹配），但不能分辨肺动脉阻塞的原因。CTPA 的典型表现为肺动脉偏心性/线性/带状充盈缺损、血管壁不规则增厚、肺动脉狭窄伴狭窄后扩张及肺动脉闭塞等，也可见马赛克征、肺梗死灶等间接征象。CTPA 可鉴别肺动脉阻塞范围及原因，但敏感性低于 V/Q 显像，阴性不能排除 CTEPH，且对段以下水平的病变显示不佳。数字减影血管造影（DSA）可见肺动脉充盈缺损（带状、网状等）及狭窄、动脉内膜不规则，病变远端灌注减少或消失。DSA 虽是诊断金标准，但其地位逐渐被无创检查所替代，现主要用于明确病变范围，以评估手术指征和方案。

右心导管血流动力学表现符合毛细血管前 PH，影像学检查证实存在慢性肺血栓栓塞，并除外其他 PH 和肺动脉阻塞原因时，可诊断 CTEPH。具有 CTEPH 相似的症状及影像学表现，但静息时未达到 PH 血流动力学标准的，被称为慢性血栓栓塞性疾病（chronic thromboembolic disease, CT-ED），关于其自然病程、最优治疗等尚不确定。部分静息时肺动脉高压不明显的患者在运动试验后可出现 PVR 明显升高。

4. 其他 PH 病因的诊断 PH 患者，尤其是有多系统受累表现的患者，应注意筛查血液疾病、系统性疾病及代谢性疾病等多因素所致 PH。存在相应基础疾病的患者应关注 PH 及右心衰相关症状，以早期诊断和治疗。

5. PAH 的诊断 右心导管血流动力学表现符合毛细血管前 PH，且已除外第 2、3、4 型 PH 时，考虑 PAH 的诊断。PAH 包括以下病因。

（1）CHD - PAH 的诊断：除前述 PH 相关症状外，存在右向左分流的 CHD - PAH 患者可出现发绀及杵状指/趾，部分患者可仅在运动等升高肺循环阻力的情境下出现右向左分流及发绀。体格检查需关注心内及心外的分流性杂音、发绀及分布情况（应测定手指和脚趾的血氧饱和度以筛查差异性发绀）。存在右向左分流及发绀的患者可见红细胞增多，伴或不伴铁缺乏。超声心动图、增强 CT/MRI 及发泡试验可用于发现心内和心外的体肺分流。

对于已明确诊断的 CHD 患者，当出现发绀及右心衰相关症状时，应怀疑出现 PH，并完善右心导管和血管扩张试验以确诊。定期复查超声心动图可早期发现肺动脉压升高，但对复杂性 CHD 可能难以评估，需通过心导管检查确诊。对于 PH 合并小缺损，或分流纠正后的 PH，还需完善相关检查鉴别肺部疾病、肺栓塞、CTD 等其他原因所致 PH。

（2）CTD-PAH 的诊断：由于 PH 早期症状非特异，易被 CTD 症状掩盖，其诊断常延迟，约一半 CTD 患者确诊 PH 时已处于世界卫生组织（WHO）所规定的心功能Ⅲ～Ⅳ级。因此，对于存在 PAH 危险因素（如 SLE 患者病情活动、雷诺现象等，SSc 患者存在毛细血管扩张、DLCO 下降等）的 CTD 患者，应主动筛查 PAH，包括询问症状及复查超声心动图，并根据结果进行 RHC 确诊。对已确诊的 PAH 患者，应详细询问各多系统症状，完善免疫相关检查，并请风湿免疫科医师参与诊断 CTD。

CTD-PAH 的血流动力学诊断需满足 PAH 标准，同时由于 CTD 有多器官系统受累特点，CTD-PAH 并不仅限于 PAH，还可能包括 PH-LHD（心肌纤维化等所致）、CLD-PH（SSc、炎性肌病常导致 ILD）、CTEPH（抗磷脂抗体阳性是 CTEPH 的高危因素）和 PVOD/PCH 等原因所致 PH，应注意鉴别。

（3）PHT-PAH 的诊断：从门静脉高压发病到诊断 PHT-PAH 的间隔为 2～15 年不等，出现可疑 PH 症状或拟行肝移植的患者应行超声心动图评估，必要时行 RHC 证实，其血流动力学表现应符合 PAH 标准。同时应注意鉴别其他 PH 原因及肝肺综合征。

（4）人类免疫缺陷病毒感染相关肺动脉高压的诊断：HIV 患者多于确诊感染后 2 年出现 PH 症状，诊断时需排除其他 PH 病因。对于以 PH 症状起病的患者，尤其是有静脉注射毒品、高危性行为等危险因素的患者，应注意筛查 HIV 感染。

（5）PVOD/PCH 的诊断：目前以临床诊断为主，其特点是符合 PAH 的血流动力学，并伴非左心疾病所致的肺静脉淤血。较为特征性的高分辨 CT 表现为纵隔淋巴结肿大、小叶间隔增厚和小叶中心型磨玻璃影的三联征。阳性家族史、*EIF2AK4* 基因突变、严重的静息性低氧、肺弥散功能显著下降（DLCO<55% 预计值）、使用肺血管扩张剂进行血管反应试验时引起肺水肿，均支持 PVOD 诊断。肺活检虽是确诊金标准，但因患者通常一般情况较差，不推荐常规进行。

（6）IPAH/HPAH 的诊断：除外前述 PH 原因后，可考虑 IPAH 诊断，应详细询问家族史并建议进行基因筛查，以确诊 HPAH。

（四）PH 危险评估及标准

1. 严重程度评估

（1）PH 程度评估：超声心动图测得的 ePASP 和 RHC 测得的 mPAP 可一定程度反映肺动脉压升高程度，但对 PH 患者的预后提示意义有限，目前虽已不被指南所推荐，但临床中仍有应用，常用定义标准见表 17-1-5。

表 17-1-5　PH 程度分级 *

分级	超声心动图（ePASP）(mmHg)	右心导管（mPAP）
轻度	30～50	25～30mmHg
中度	50～70	30～35mmHg
重度	≥70	≥35mmHg 或 ≥25mmHg 伴 CI<2L/m²

注：ePASP 估测肺动脉收缩压；mPAP 肺动脉平均压；CI 心指数；* 由于超声心动图对 PASP 的估测准确程度有限，以及 PASP、mPAP 等指标对 PH 患者的预后提示意义有限，目前指南已不推荐根据肺动脉压力对肺动脉高压程度进行分级。

（2）运动耐量评估：主要包括 WHO 功能分级（表 17-1-6）、6MWT 和 CPET，均可评价患者运动表现，反映病情严重程度及治疗效果，并有预后提示意义。WHO 功能分级与 NYHA 分级相似，但增加了晕厥症状的描述，在病程中需动态评估。

表 17-1-6　PH 运动耐量的 WHO 功能分级

分级	分级标准
Ⅰ级	体力活动不受限，日常体力活动不会导致症状
Ⅱ级	体力活动轻度受限，休息时无不适，但日常活动会出现呼吸困难、乏力、胸痛或接近晕厥的症状
Ⅲ级	体力活动明显受限，休息时无不适，低于日常活动会出现上述症状
Ⅳ级	不能进行任何体力活动，休息时即可出现呼吸困难等，任何体力活动均可加重症状，有右心衰竭表现

（3）右心功能的评估：右室适应不良、右心衰竭是急性 PH 或长期慢性 PH 所导致的结果，也是导致 PH 患者死亡的主要原因。右心室功能及其与肺循环的耦合是决定 PH 患者预后的重要因素，下文危险分层中的多种指标本质上是提示右心室功能状态如何。

2. 危险分层及预后　应对 PAH 患者进行病情严重程度和死亡风险的评估（即危险分层），以预测风险并指导治疗。2022 年，ESC/ERS 肺动脉高压诊治指南推荐使用三分层模型（表 17 - 1 - 7）对确诊 PAH 的患者进行初始评估，将其分为低危、中危及高危，对应的 1 年死亡率分别为 < 5%、5% ~ 20% 和 > 20%。

在随访期间，建议使用包含 WHO 功能分级、6min 步行距离及 BNP/NT - proBNP 水平三个具有最佳预后提示价值指标的简化四分层模型（表 17 - 1 - 8）进行动态评估，将其分为低危、中低危、中高危及高危，对应的 1 年死亡率分别为 1% ~ 3%、2% ~ 7%、9% ~ 19% 和 > 20%。

相对低/中危患者，高危患者的右心功能更差、活动耐量更低、临床进展更快、更常发生晕厥，死亡率明显升高。

表 17 - 1 - 7　肺动脉高压的全面危险分层（三分层模型）

预后因素	低危	中危	高危
右心衰表现	无	无	有
临床症状进展	无	缓慢	迅速
晕厥	无	偶发（重体力活动时偶发晕厥，或稳定患者偶发直立性晕厥）	反复（轻微或日常体力活动时反复发生晕厥）
WHO 功能分级	Ⅰ、Ⅱ	Ⅲ	Ⅳ
6MWD	>440m	165 ~ 440m	< 165m
心肺运动试验	峰值 VO_2 > 15 ml/（min·kg）（> 65% 预计值）VE/VCO_2 斜率 < 36	峰值 VO_2 11 ~ 15 ml/（min·kg）（35% ~ 65% 预计值）VE/VCO_2 斜率 36 ~ 44	峰值 VO_2 < 11ml/（min·kg）（< 35% 预计值）VE/VCO_2 斜率 > 44
NTproBNP 或 BNP	BNP < 50ng/ml，NT - proBNP < 300ng/ml	BNP 50 ~ 800ng/ml，NT - proBNP 300 ~ 1100ng/ml	BNP > 800ng/ml，NT - proBNP > 1100ng/ml
超声心动图	RA 面积 < 18cm²，TAPSE/PSAP > 0.32mm/mmHg，无心包积液	RA 面积 18 ~ 26cm²，TAPSE/PSAP 0.19 ~ 0.32mm/mmHg，少量心包积液	RA 面积 > 26cm²，TAPSE/PSAP < 0.19mm/mmHg，中/大量心包积液
CMR	RVEF > 54%，SVI > 40ml/m²，RVESVI < 42ml/m²	RVEF 37% ~ 54%，SVI 26 ~ 40ml/m²，RVESVI 42 ~ 54ml/m²	RVEF < 37%，SVI < 26ml/m²，RVESVI > 54ml/m²
血流动力学参数	RAP < 8mmHg，CI ≥ 2.5L/（min·m²），SVI > 38ml/m²，SvO_2 > 65%	RAP 8 ~ 14mmHg，CI 2.0 ~ 2.4L/（min·m²），SVI 31 ~ 38ml/m²，SvO_2 60% ~ 65%	RAP > 14mmHg，CI < 2.0L/（min·m²），SVI < 31ml/m²，SvO_2 < 60%

注：6MWD 6min 步行距离；VO_2 氧摄取量；VE/VCO_2 二氧化碳通气当量；BNP　B 型利钠肽；NTproBNP N 末端 B 型利钠肽前体；CI 心指数；RA 右心房；TAPSE 三尖瓣环收缩期位移；PSAP 肺动脉收缩压；CMR 心血管磁共振；RVEF 右心室射血分数；SVI 每搏指数；RVESVI 右心室收缩末期容积指数；SvO_2 混合静脉血氧饱和度

表 17 - 1 - 8　肺动脉高压患者的简化危险分层（四分层模型）

预后因素	低危	中低危	中高危	高危
分值（分）	1	2	3	4
WHO 功能分级	Ⅰ、Ⅱ	—	Ⅲ	Ⅳ
6MWD（m）	>440	320 ~ 440	165 ~ 319	< 165
BNP 或 NT - proBNP（ng/L）	<50 <300	50 ~ 199 300 ~ 649	200 ~ 800 650 ~ 1100	> 800 > 1100

注：6MWD 6min 步行距离；BNP B 型利钠肽；NT - proBNP N 末端 B 型利钠肽前体。

在缺乏靶向药物的传统治疗时代，IPAH 自然预后差，早期中位生存期仅为 2.8 年。随着靶向药物治疗进展，患者预后明显已改善。

五、鉴别诊断

PH 的早期表现以劳力性呼吸困难为主，无特异性，需鉴别呼吸系统疾病（COPD、ILD、APE

等）、心血管疾病（左心功能不全、冠状动脉疾病、主动脉瓣疾病等）及其他疾病（如贫血、累及呼吸肌的神经肌肉病等）。部分上述疾病本身就可导致肺动脉高压。

通过完善病史、体格检查，及肺功能测定、胸片、胸部CT、V/Q显像、血常规、肌酶、肌电图等，以及最重要的超声心动图，可鉴别诊断。PH晚期出现水肿、少尿、腹胀等右心功能不全症状，则需鉴别心功能不全、肝脏疾病、肾脏疾病等，超声心动图、RHC、肝功能检测、腹部超声、尿液检查、肾功能检测等可辅助鉴别。

治疗

对于诊治经验不够丰富的基层医院，在完善初步检查和评估后可将患者转诊至更有经验的PH中心进一步诊疗。PH的治疗包括利尿、抗凝、氧疗、康复等一般治疗，针对原发疾病的治疗，以及以靶向药物为主的特异性治疗。有关PAH治疗的研究最多，可作为其他类型PH治疗的参考。

一、1型-PH的治疗

（一）治疗流程

所有确诊PAH的患者均应接受一般治疗（利尿剂、氧疗、抗凝等）。急性血管反应试验阳性的IPAH、HPAH和DPAH患者可应用高剂量钙离子通道阻滞剂（calcium channel blockers，CCBs）治疗。急性血管反应试验阴性的患者需启动靶向药物治疗，根据危险分层决定初始用药方案，即高危患者初始应采用包括静脉前列腺素类药物在内的联合用药方案，中低危患者可选择单药或联合用药。每3~6个月全面评估，如危险分层未降至低危，应升级靶向药物方案，持续不能降至低危则应考虑肺移植（图17-1-3）。

2022年，ESC/ERS肺动脉高压诊治指南建议，有心肺合并症（左室舒张功能障碍、肥胖、高血压、糖尿病、冠心病、轻度肺实质病变、肺弥散功能下降）的PAH患者可初始进行单药治疗，随后密切监测疗效和不良反应，进行个体化调整。

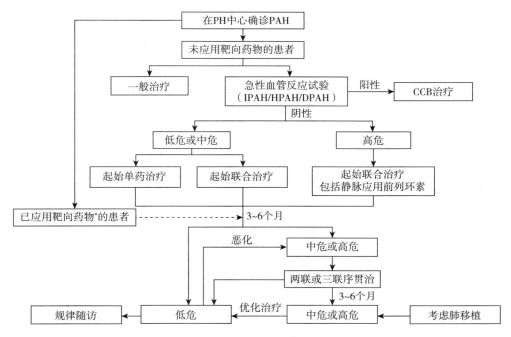

图 17-1-3　1 型肺动脉高压的治疗流程

PH 肺动脉高压；PAH 动脉性肺动脉高压；CCBs 钙通道阻滞剂；IPAH 特发性肺动脉高压；HPAH 遗传性肺动脉高压；DPAH 药物和毒物相关性肺动脉高压；* 靶向药物（PAH-targeted drug）指针对 PAH 发病的某些关键途径进行干预，以改善 PAH 患者症状并延缓病情进展的药物，包括内皮素受体拮抗剂（endothelin receptor antagonists，ERA）、可溶性鸟苷酸环化酶（soluble guanylate cyclase，sGC）激动剂、磷酸二酯酶 5 型抑制剂（phosphodiesterase type 5 inhibitors，PDE5i）、前列环素类似物（prostacyclin analogues）和前列环素受体激动剂（prostacyclin receptor agonists，PCA）几大类

（二）治疗原则

1. 药物治疗 急性血管反应试验阳性的 IPAH、HPAH 和 DPAH 患者可初始应用高剂量钙离子通道阻滞剂治疗。其他 PAH 患者推荐早期起始应用靶向药物联合治疗，以尽快使危险分层降至低危，其中分层为高危患者应联合静脉前列环素类药物。

2. 随访及调整 每 3~6 个月全面评估患者情况，如危险分层未降至低危，应调整靶向药物方案，如三药联合、联用静脉前列环素类药物等。

3. 手术治疗 包括前列环素类药物在内的靶向药物联合治疗至少 3 个月后，危险分层仍为中危、高危的患者应进行肺移植评估。球囊房间隔造口术（balloon atrial septostomy，BAS）可作为姑息治疗或移植前桥接治疗。

（三）治疗细则

1. 一般治疗

（1）利尿剂：可改善右心衰竭患者液体潴留症状，可用药物包括袢利尿剂（呋塞米、托拉塞米）、醛固酮受体抑制剂（螺内酯）和血管加压素 V2 受体拮抗剂（托伐普坦）。但对于容量不足，尤其是左心室严重受压且血压偏低者，应谨慎使用利尿剂，以免进一步降低 CO。

（2）氧疗：虽针对 PAH 证据不足，但根据 COPD 的临床证据外推，建议对动脉血氧分压低于 60mmHg 的 PAH 患者进行氧疗。目标为维持外周血氧饱和度在 90%~96%，以减轻缺氧性肺血管收缩和肺血管重塑。

（3）抗凝：对不存在明确抗凝指征（如房性心律失常、机械瓣膜、心腔/肺动脉血栓等）的 PAH 患者应用抗凝治疗存在争议，CHD-PAH、门脉高压相关性肺动脉高压（portopulmonary hypertension，PoPH）、PVOD/PCH 等具有高出血风险的患者应更加谨慎。

（4）强心苷等左心疾病常用药物：地高辛对 PAH 的长期疗效尚不确切，可用于降低快速房性心律失常时的心室率。除合并 LHD 的患者外，不建议应用 ACEI、ARB、β 受体拮抗剂、硝酸酯类或伊伐布雷定等药物。

（5）补铁：补铁治疗可改善铁缺乏的 PAH 患者的运动耐量，静脉补铁为优选，其利用率和疗效优于口服。

2. 特异性治疗（表 17-1-9） PAH 的特异性治疗（specific drug therapy）包括高剂量 CCBs 和靶向药物。目前靶向药物共有 4 大类，针对 3 个途径，包括针对内皮素途径的 ERA、针对 NO 途径的 sGC 激动剂及 PDE5i，以及针对前列环素途径的前列环素类似物和 PCA。

表 17-1-9 特异性治疗药物用法、临床证据及常见不良反应

分类	常用药品	剂量	临床证据	不良反应
CCBs	地尔硫䓬	目标 240~720mg/d	—	低血压、心动过缓
	硝苯地平	目标 120~240mg/d	—	低血压、水肿、心动过速
	氨氯地平	目标 20mg/d	—	低血压
内皮素受体拮抗剂（ERA）	波生坦	口服，62.5~125mg，1 天 2 次	可改善 PAH 患者运动耐量、血流动力学参数，减少临床恶化事件	转氨酶升高、外周水肿、贫血
	安立生坦	口服，5~10mg，1 天 1 次	可改善 PAH 患者运动耐量和血流动力学参数，联合他达拉非可进一步降低临床恶化事件	头痛、外周水肿、贫血
	马昔腾坦	口服，10mg，1 天 1 次	可改善 PAH 患者运动耐量，降低疾病恶化/死亡风险	贫血
磷酸二酯酶 5 型抑制剂（PDE5i）	西地那非	口服，20mg，1 天 3 次	可改善 PAH 患者运动耐量、血流动力学参数及生存率	头痛、脸红、视觉障碍等
	他达拉非	口服，20~40mg	可改善 PAH 患者运动耐量，降低疾病恶化风险	头痛、脸红、肌痛
	伐地那非	口服，5mg，1 天 2 次	可改善 PAH 患者运动耐量	头痛、脸红、肌痛
可溶性鸟苷酸环化酶（sGC）激动剂	利奥西呱	口服，1mg，1 天 3 次起始，目标 2.5mg，1 天 3 次	可改善 CTEPH 患者运动耐量、血流动力学指标	消化道症状、低血压、咯血

续表

分类	常用药品	剂量	临床证据	不良反应
前列环素类似物和前列环素受体激动剂	依前列醇（Epoprostenol）	静脉泵入，2~4ng/（kg·min）起始，逐渐增加至目标剂量	可改善心功能Ⅲ~Ⅳ级的PAH患者的运动耐量、血流动力学参数和生存率	头痛、消化道症状、输注路径感染
	伊洛前列素	吸入，10~20μg/次，6~9次/天	可改善PAH患者运动耐量、血流动力学参数及生存率	头痛、脸红、低血压
	曲前列尼尔	静脉或皮下注射，1.25ng/（kg·min）起始，逐渐增加至目标剂量	可改善PAH患者运动耐量和血流动力学参数	输注部位疼痛、头痛、腹泻
	司来帕格	口服，200μg，1天2次起始，目标1600μg，1天2次	可改善PAH患者运动耐量和血流动力学参数，降低疾病恶化/死亡风险，在ERA、PDE5i基础上仍可降低疾病恶化/死亡风险	头痛、腹泻、恶心呕吐、下颌疼痛

注：PAH 肺动脉高压；CTEPH 慢性血栓栓塞性肺动脉高压。

（1）钙离子通道阻滞剂：推荐且仅推荐急性血管反应试验阳性的IPAH、HPAH和DPAH患者应用足量CCBs治疗，可选药物包括地尔硫草、硝苯地平和氨氯地平。使用CCBs治疗的PAH患者应在治疗后12个月评估CCBs的疗效，判断是否继续使用CCBs。

ERA可选药物包括波生坦、安利生坦和马昔腾坦，其中马昔腾坦有RCT支持，可降低死亡风险。

（2）磷酸二酯酶5型（PDE5）抑制剂：可选药物包括西地那非、他达拉非和伐地那非，其中西地那非有明确证据可改善生存率。

（3）sGC激动剂：代表药物为利奥西呱，可降低临床恶化事件发生率。

（4）前列环素途径药物：包括前列环素类似物（依前列醇、伊洛前列素和曲前列尼尔）和PCA（司来帕格）。其中依前列醇为静脉制剂，伊洛前列素为吸入制剂，曲前列尼尔可静脉或皮下注射，司来帕格则为口服制剂。

（5）靶向药物的选择及联合治疗：除急性血管反应试验阳性或怀疑PVOD/PCH的患者，所有初诊PAH患者均应起始采用靶向药物联合治疗。对于无心肺合并症的患者，建议初始联合治疗，以尽快使危险分层降至低危并长期维持。其中基线低危、中危患者可应用两种或三种不同作用途径的靶向药物（首选ERA联合PDE5i），高危患者则应三药联合并包含静脉前列环素类药物。推荐安立生坦与他达拉非联用，可进一步降低临床恶化事件发生率。在ERA和PDE4i的基础上加用司来帕格也可进一步降低死亡率。不推荐利奥西呱与西地那非联用，因其可导致低血压发生增加而有效性不改善。

3. 手术治疗

（1）球囊房间隔造口术：BAS通过人工建立心房水平右向左分流通道，可降低右心压力，但仅作为经充分内科治疗效果不佳等待肺移植的桥接治疗。

（2）肺移植和心肺移植：CHD、埃森曼格综合征患者可选择双肺移植+心脏缺损修补术或心肺联合移植。目前采用2014年国际心肺移植协会的标准评估肺移植指征。经充分内科治疗后仍为WHO功能分级Ⅲ或Ⅳ级、疾病进展迅速、需使用静脉前列环素类似物治疗，或考虑疑似PVOD/PCH的患者，应开始进行移植评估。

移植标准为：①应用包括前列环素类似物在内的靶向药物联合治疗至少3个月，仍为WHO功能分级Ⅲ或Ⅳ级。②CI<2L/（min·m²）。③RAP>15mmHg。④6MWD<350m。⑤出现明显咯血、心包积液或进行性右心衰竭的征象。

（四）其他类型PAH的治疗

1. CHD-PAH 除前述一般治疗外，CHD-PAH的治疗包括手术阻断分流及PAH特异性治疗。

（1）特异性治疗：包括ES患者在内的多数CHD-PAH患者需特异性治疗，用药原则与IPAH类似。部分药物（波生坦、西地那非、他达拉非）可改善6MWT结果和血流动力学数据，因此更推荐使用，但尚无证据表明可改善临床结局。CCBs仅可用于无ES、分流已阻断且急性血管反应试验阳性的患者。

（2）阻断分流：是否阻断分流需综合考虑缺损类型、PVR 水平、患者的整体情况及阻断的可行性，并由多学科团队做出决定。对于左向右分流为主且 PVR 正常（<3WU）的患者，应考虑纠正缺损；如 PVR 3～5WU 且左向右分流量较大（Qp：Qs>1.5），可考虑纠正；如 PVR 已明显升高（>5WU）且分流减少（Qp：Qs≤1.5），或已出现 ES，则不建议纠正缺损，否则会进一步增加右心后负荷，加重右心衰竭。其他情况应个体化评估决定。由于 CHD 患者围术期风险高，可采用针对性评分系统评估围术期风险。

（3）移植：药物治疗效果不佳的患者可考虑心肺联合移植或肺移植同时修补心内缺损。

2. CTD－PAH

（1）诊疗原则具体如下所述。

①多学科合作：CTD－PAH 诊治复杂，应由风湿免疫科、心内科、呼吸科、影像科等多学科合作进行诊疗。

②危险分层：除针对 PAH 进行病情评估及危险分层外，CTD－PAH 患者还需进行原发疾病的活动度评估（SLE 的 SLEDAI、BILAG 评分，SS 的 ESSDAI 评分，SSc 的皮肤改良 Rodnan 评分，及反映整体病情的 PGA 评分）及损伤程度评估（SLE 的 SLICC/ACR 损伤指数）。

③治疗原则：CTD－PAH 需早期、个体化治疗，最大程度的延缓疾病进展、降低器官损害，最终延长患者生存期，提高生活质量。治疗目标应是"双重达标"，即 CTD 达临床缓解、PAH 危险分层达低危。

（2）治疗细则具体如下所述。

①CTD 特异性治疗：应根据 CTD 类型、疾病活动度、病程、受累器官及严重程度制定个体化的免疫抑制治疗方案。

②PAH 特异性治疗：与 IPAH 用药原则相同。目前所有靶向药物均已被证实可单独或联合治疗尚未达标的 CTD－PAH。

③肺移植：CTD－PAH 患者可以接受肺移植术，且与 IPAH 患者肺移植后预后相当。但由于 CTD－PAH 患者多长期处于免疫抑制状态，围术期感染风险显著增加，需加强监测。

3. PHT－PH PHT－PH 的治疗（包括靶向药物使用）与其他 PAH 相似。由于许多患者存在基础肝病，出血风险高，抗凝治疗应非常谨慎，同时应注意靶向药物代谢途径和肝毒性（尤其是波生坦）。针对门脉高压的治疗，如 β 受体拮抗剂和肝内门体分流术，可能加重 PH。肝移植可能改善 PH，但未治疗的严重 PH 是肝移植的禁忌。PoPH 患者预后与其他 PAH 相似或更差。

4. 人类免疫缺陷病毒感染相关肺动脉高压 HIV－PAH 的一般和特异性治疗原则与 IPAH 相似，但 CCBs 通常对 HIV－PAH 患者无效。应用多药联合逆转录治疗的患者应注意所用药物与 PAH 靶向药物的相互作用。其他有 HIV 感染患者进行肺移植存在相对禁忌。

5. PVOD/PCH 目前尚无有临床证据的药物疗法，肺移植是其主要的治疗方式，诊断后应立即进行肺移植评估。移植后生存情况与 IPAH 相似。由于 PAH 靶向药物诱发肺水肿风险高，仅推荐在重症或合并毛细血管前 PH 的患者中尝试使用，且应单药小剂量起始，密切监测不良反应。

二、2 型－PH－LHD 的治疗

以治疗基础左心疾病为主，包括控制心血管病危险因素、通过药物和器械纠正心力衰竭、血运重建及手术治疗瓣膜病等结构性心脏病。不推荐常规应用靶向药物。心脏移植术后患者有残余毛细血管前 PH 和/或右心室功能障碍时，术后可吸入 NO 及口服西地那非治疗。

三、3 型－CLD－PH 的治疗

以基础疾病治疗最为重要，针对基础病的特异性治疗及氧疗能改善肺泡缺氧，从而延缓 PH 进展。靶向药物治疗效果有限。仅吸入性曲前列尼尔有临床证据，并获批用于治疗 ILD 相关 PH 患者。

四、4 型－CTEPH 的治疗

（一）治疗原则

1. 抗凝 如无禁忌，CTEPH 患者应终身抗凝，以预防再发肺栓塞和肺动脉原位血栓形成。

2. 手术 是 CTEPH 最重要的治疗方式。肺动脉内膜切除术（pulmonary thromboendarterectomy, PEA）是首选术式，所有确诊的 CTEPH 患者应先评估手术可行性。

3. 药物及介入治疗　无法手术或术后残余 PH 的患者可使用靶向药物治疗，同时可考虑行经皮肺动脉球囊血管成形术（balloon pulmonary angioplasty，BPA）。靶向药物也可作为手术的补充或重症患者的术前过渡治疗，但不应因此延误手术。

（二）治疗细则

1. 药物治疗

（1）抗凝：华法林仍是目前首选的抗凝药物，国际标准化比值（INR）目标为 2.0 ~ 3.0。直接口服抗凝药物（direct oral anticoagulants，DOACs）在 CTEPH 中的应用证据有限。

（2）靶向药物：sGC 激动剂利奥西呱是 CTEPH 患者的优选药物，适用于 NYHA 或 WHO 分级 Ⅱ ~ Ⅲ 级的患者，可改善不能手术或术后残余 PH 患者的血流动力学指标和运动能力。重症患者则应使用前列腺素类药物。

2. 手术治疗　PEA 适用于有症状或血流动力学异常、血栓位置可及、可耐受外科手术的 CTEPH 患者，为治愈性手术。约 40% 的患者由于各种原因无法进行手术。

手术需在深低温停循环下进行，70% 的患者术后可出现肺动脉窃血，30% 的患者可出现再灌注性肺水肿，两者也可同时出现，导致严重的低氧血症，通过氧疗、机械通气、利尿等治疗多数患者可恢复。术后 10% ~ 35% 的患者可残存 PH，术后 PVR 下降程度与预后相关。术前是否需要植入下腔静脉滤器仍有争议。

3. 介入治疗　因血栓位置靠近远端、手术风险高等原因无法进行 PEA（约 40% 的患者），或 PEA 术后残存 PH 的患者可行 BPA 以改善症状及 PH 程度。BPA 相关并发症包括再灌注肺水肿，以及操作所致的肺动脉穿孔和夹层等，随技术改善并发症已明显减少。

五、 5 型 – 多因素所致 PH 的治疗

5 型 – 多因素所致 PH 以原发病治疗为主，不推荐针对 PH 应用靶向药物等。

作者：刘晓妍（中国医学科学院阜外医院）
审稿：叶绍东（中国医学科学院阜外医院）

参考文献

第三篇　多学科交叉疾病

第十八章 妊娠与心血管疾病

第一节 妊娠与心脏病总论

妊娠合并心脏病（cardiac diseases in pregnancy）指的是妊娠女性既往有心脏病史或妊娠期间新发心脏病。根据 2018 年欧洲心脏病学会妊娠期间心血管疾病管理指南分类，将妊娠合并心脏病分为结构异常性心脏病、无心血管结构异常心脏病及妊娠期特有的心脏病等（表 18 - 1 - 1）。

表 18 - 1 - 1　妊娠合并心脏病的分类

疾病分类	疾病名称
妊娠合并结构异常性心脏病	先天性心脏病、瓣膜性心脏病、心肌病、心包病和心脏肿瘤等
妊娠合并无心血管结构异常心脏病	各种无心血管结构异常的心律失常，包括快速型和缓慢型心律失常
妊娠期特有的心脏病	妊娠期高血压疾病性心脏病、围产期心肌病

▶ 诊断

一、诊断流程

孕期和产后女性的心血管疾病评估（图 18 - 1 - 1）是基于患者的症状、生命体征、有无高危因素，以及查体有无心音亢进或肺底湿啰音等心脏负荷增加体征进行的。

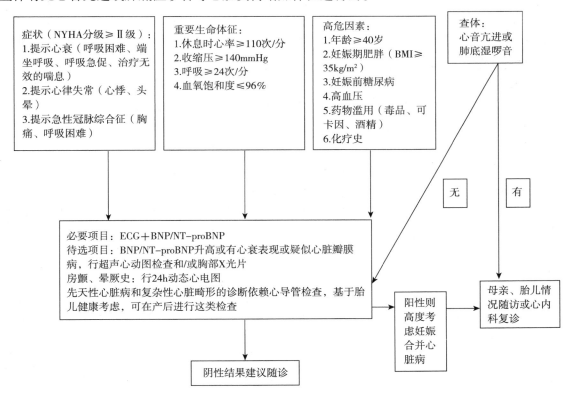

图 18 - 1 - 1　孕期和产后女性的心血管疾病评估

NYHA 美国纽约心脏病学会；BMI 体重指数；ECG 心电图；BNP B 型利钠肽；NT - proBNP N 末端 B 型利钠肽原

二、 问诊与查体

（一）问诊与症状

1. 医生首先需问询患者既往有无心血管疾病史。

2. 医生还应询问有无呼吸短促、呼吸困难、胸痛、心悸、晕厥、疲劳等症状。

（二）查体与体征

1. 正常妊娠后生理变化 因为心脏的移位，在多数孕妇的心尖区听诊可闻及Ⅰ～Ⅱ级柔和吹风样收缩期杂音，这种杂音可以在产后逐渐消失。80%以上孕妇有第一心音分裂或第三心音。由于血容量增加、负荷增加，妊娠晚期心率每分钟约增加10～15次。

妊娠期间心电图表现可有 PR 间期、QT 间期的缩短，电轴改变（轻度右偏多于左偏出现）、非特异性 ST－T 改变（左胸导联多见，下壁导联常出现 Q 波及 T 波倒置），P 波、QRS 波、T 波振幅多无明显改变。上述改变分娩后多能恢复，再次妊娠时会再次发生。

由于血容量增加，妊娠期间左心室舒张末期容积增加约 10%，左室、右室质量分别增加约50% 和 40%，射血分数可正常或轻度减低。约20% 的孕妇在足月生产时有舒张功能障碍。孕妇心脏结构改变在产后 1 年内可恢复到基线状态。

妊娠期间，总胆固醇、甘油三酯和低密度脂蛋白逐渐升高，并可在分娩时达到峰值水平。但甘油三酯和胆固醇均不超过 250mg/dl。分娩后，低密度脂蛋白水平在 3 个月内下降至接近孕前。

2. 需要警惕的体征 心率在 90～119 次/分，收缩压在 140～159mmHg，呼吸频率在 16～25 次/分，氧饱和度在 95%～97%，心脏听诊可闻及收缩期杂音，中度水肿。

3. 确切异常的体征 心率在 120 次/分以上；收缩压在 160mmHg 以上，或者出现有症状的低血压；呼吸频率在 25 次/分以上；氧饱和度小于95%；可见颈静脉怒张；心脏听诊可闻及舒张期杂音，可闻及 S4；肺部听诊可闻及爆裂音、下肺呼吸音低（胸腔积液）；中重度水肿。

三、 辅助检查

（一）优先检查

因孕妇的特殊性，因此优选血液化验及无放射性的检查，如：血常规、肌钙蛋白、BNP/NT－proBNP、D－二聚体、肝肾功能，以及心电图、超声心动图、动态心电图等。

（二）可选检查

1. 胸部 X 线检查。

2. 心肺功能试验 对于计划怀孕的确诊心脏病患者，应进行运动负荷测试；对如果已经怀孕的疑似心脏病无症状患者，2018 年欧洲心脏病学会妊娠期间心血管疾病管理指南推荐亚极量运动测试（即达到 80% 的预测最大心率），亦有相关文献推荐控制心率上限为最大预计心率的 70%。

3. 长时程心电事件记录仪 是心电图、动态心电图检查的有效补充。

4. 心内电生理检查 可明确心律失常性质，必要时可结合检查结果行导管消融治疗。

5. 心血管 CT 检查 可帮助明确冠状动脉有无狭窄及夹层等情况，可明确有无肺栓塞、主动脉夹层。因其存在 X 线辐射，需注意对胎儿的保护；同时碘造影剂可通过胎盘屏障，需警惕新生儿出现甲状腺功能减退。

6. 冠状动脉造影检查 应在需要明确冠状动脉解剖时谨慎使用，必要时可结合检查结果行经皮冠状动脉介入治疗。

7. 右心导管检查 用于合并先心病、肺动脉高压等疾病的患者，如 Swan－Ganz 导管测量，可测量心搏出量、肺动脉楔压等血流动力学参数。因其不需要透视，无 X 线辐射，因此，推荐患有严重心脏病的孕妇在围产期进行持续性血流动力学监测。

（三）新检查

心脏磁共振 CMR 平扫可不应用对比剂成像，目前已从研究阶段逐步进入临床应用阶段。必要时可考虑行心肌灌注及心肌活性检查（因为钆显影剂可通过胎盘屏障，需评估获益与风险）、基因筛查等。

四、 诊断及其标准

(一) 风险评估和危险分层

目前，临床上推荐应用改良的世界卫生组织风险分级（modified World Health Organization，mWHO）危险分层对心脏病女性妊娠风险进行分级及分层管理（表 18 - 1 - 2）。此分级主要基于疾病种类和疾病状态分级，并提出相应的管理措施。

表 18 - 1 - 2　mWHO 妊娠女性心血管风险分级

基础信息	mWHO Ⅰ级	mWHO Ⅱ级	mWHO Ⅱ~Ⅲ级	mWHO Ⅲ级	mWHO Ⅳ级
疾病状况	①微小或轻度的肺动脉狭窄、动脉导管未闭以及左房室脱垂②房间隔缺损、室间隔缺损、动脉导管未闭以及肺静脉畸形引流等一些已经成功行手术治疗的单纯心脏病③房性期前收缩或室性期前收缩	①尚未接受手术治疗的房间隔缺损或室间隔缺损患者②已完成法洛四联症修补手术的患者③大部分心律失常（室上性心律失常）④无主动脉扩张表现的特纳综合征患者	①射血分数高于45%的轻度左心功能不全②肥厚型心肌病③不符合 mWHO Ⅰ、Ⅳ级的瓣膜病（轻度左房室狭窄和中度主动脉瓣狭窄）④无主动脉扩张的马方综合征或其他胸主动脉疾病 [如遗传性胸主动脉疾病（heritable thoracic aortic disease，HTAD]⑤主动脉直径 <45mm 的二叶式主动脉瓣膜疾病⑥主动脉缩窄矫正术后⑦房室间隔缺损	①中度左心功能不全（射血分数 30% ~45%）②既往围生期心肌病史，且没有任何残留的左心功能受损③机械瓣膜置换术后④右心室体循环⑤Fontan 循环⑥未行手术治疗的发绀型心脏病⑦复杂型心脏病⑧中度左房室狭窄⑨部分主动脉疾病：马方综合征或其他 HTAD 主动脉直径 40 ~45mm；二叶式主动脉瓣主动脉直径 45 ~50mm；特纳综合征主动脉大小指数 20 ~25mm/m² ；法洛四联症主动脉直径 <50mm⑩室性心动过速	①肺动脉高压②严重的心功能不全（射血分数 <30% 或者 NYHA 心功能分级Ⅲ~Ⅳ级）③既往围生期心肌病史，左心功能受损④严重的左房室狭窄⑤严重的、有症状的主动脉瓣狭窄⑥右心室功能中、重度受损⑦严重的主动脉扩张（马方综合征或 HTAD 主动脉直径 >45mm，左房室、主动脉瓣主动脉直径 >50mm，特纳综合征主动脉大小指数 >25mm/m² ，法洛四联症主动脉 >50mm）⑧血管型 Ehlers - Danlos⑨严重的主动脉狭窄⑩有并发症的 Fontan
母亲心血管事件发生概率	2.5% ~5%	5.7% ~10.5%	10% ~19%	19% ~27%	40% ~100%
妊娠风险	孕妇病死率未增加，母儿并发症无或轻度增加	孕妇病死率轻度增加，母儿并发症中度增加	孕妇病死率中度增加，母儿并发症中、重度增加	孕妇病死率和严重并发症发生风险显著增加	孕妇病死率和严重并发症发生风险极高，属妊娠禁忌证，一旦妊娠应讨论终止妊娠
分娩医院	当地医院	当地医院	中心医院	具备产科和心脏科的医疗中心	具备产科和心脏科的医疗中心
妊娠期随访频率（至少）	1 ~2 次	妊娠早、中、晚期各 1 次	每 2 个月 1 次	每月 1 次/每 2 个月 1 次	每月 1 次
是否可以妊娠	可以	根据具体情况考虑	根据具体情况考虑	根据具体情况考虑	不建议妊娠

2016 年，由中华医学会妇产科学分会产科学组制定的《妊娠合并心脏病的诊治专家共识》中的妊娠风险分级参考了 mWHO 妊娠风险分级法，并且结合我国国情，规定了不同分级的孕妇的管理方案（表 18 - 1 - 3）。该共识与 mWHO 分级方法最大的区别在于其将轻度肺动脉高压（ <50mmHg）、中度肺动脉高压（50 ~80mmHg）、重度肺动脉高压（ >80mmHg）分别归属于Ⅲ、Ⅳ、Ⅴ级，而 mWHO 分级方法将所有的肺动脉高压患者均列为最高危险等级。

表 18-1-3 2016 年，《妊娠合并心脏病的诊治专家共识》中的妊娠风险分级及分层管理

妊娠风险分级	疾病种类	就诊医院级别
Ⅰ级（孕妇死亡率未增加，母儿并发症未增加或轻度增加）	无合并症的轻度肺动脉瓣狭窄和二尖瓣脱垂；小的动脉导管未闭（内径≤3mm）；已手术修补的不伴有肺动脉高压的房间隔缺损、室间隔缺损、动脉导管未闭和肺静脉畸形引流；不伴有心脏结构异常的单源、偶发的室上性或室性早搏	二、三级妇产科专科医院或者二级及以上综合性医院
Ⅱ级（孕妇死亡率轻度增加或者母儿并发症中度增加）	未手术的不伴有肺动脉高压的房间隔缺损、室间隔缺损、动脉导管未闭、法洛四联症修补术后且无残余的心脏结构异常；不伴有心脏结构异常的大多数心律失常	二、三级妇产科专科医院或者二级及以上综合性医院
Ⅲ级（孕妇死亡率中度增加或者母儿并发症重度增加）	轻度二尖瓣狭窄（瓣口面积>1.5cm²）；马方综合征（无主动脉扩张），二叶式主动脉瓣疾病，主动脉疾病（主动脉直径<45mm），主动脉缩窄矫治术后，非梗阻性肥厚型心肌病，各种原因导致的轻度肺动脉高压（<50mmHg），轻度左心功能障碍或者左心射血分数40%~49%	三级妇产科专科医院或者三级综合性医院
Ⅳ级（孕妇死亡率明显增加或者母儿并发症重度增加；需要专家咨询；如果继续妊娠，需告知风险；需要产科和心脏科专家在孕期、分娩期和产褥期严密监护母儿情况）	机械瓣膜置换术后，中度二尖瓣狭窄（瓣口面积1.0~1.5cm²）和主动脉瓣狭窄（跨瓣压差≥50mmHg），右心室体循环患者或Fontan循环术后，复杂先天性心脏病和未手术的发绀型心脏病（氧饱和度85%~90%），马方综合征（主动脉直径40~45mm）；主动脉疾病（主动脉直径45~50mm），严重心律失常（房颤、完全性房室传导阻滞、恶性室性早搏、频发的阵发性室性心动过速等），急性心肌梗死，急性冠状动脉综合征，梗阻性肥厚型心肌病，心脏肿瘤，心脏血栓，各种原因导致的中度肺动脉高压（50~80mmHg），左心功能不全（左心射血分数30%~39%）	有良好心脏专科的三级甲等综合性医院或者综合实力强的心脏监护中心
Ⅴ级（极高的孕妇死亡率和严重的母儿并发症，属妊娠禁忌证；如果妊娠，须讨论终止问题；如果继续妊娠，需充分告知风险；需由产科和心脏科专家在孕期、分娩期和产褥期严密监护母儿情况）	严重的左室流出道梗阻，重度二尖瓣狭窄（瓣口面积<1.0cm²）或有症状的主动脉瓣狭窄，复杂先天性心脏病和未手术的发绀型心脏病（氧饱和度<85%），马方综合征（主动脉直径>45mm），主动脉疾病（主动脉直径>50mm），先天性的严重主动脉缩窄，有围产期心肌病病史并伴左心功能不全，感染性心内膜炎，任何原因引起的重度肺动脉高压（≥80mmHg），严重的左心功能不全（左心射血分数<30%），纽约心脏病协会心功能分级Ⅲ~Ⅳ级	有良好心脏专科的三级甲等综合性医院或者综合实力强的心脏监护中心

（二）并发症诊断

妊娠妇女需警惕血栓栓塞、流产、胎儿生长受限、出血、感染、先兆子痫等情况，与产科医生建立紧密沟通，必要时进行多学科诊疗。

五、鉴别诊断

妊娠期女性出现呼吸短促、心悸、疲劳等症状时，需要与正常妊娠状态下活动量增加、休息欠佳、疲劳相鉴别，同时需警惕妊娠合并肺炎、支气管哮喘等呼吸道疾病导致气促等情况。

突发低血压、急性低氧血症、凝血功能障碍亦需与妊娠羊水栓塞相鉴别。

另外，妊娠期女性出现心悸，亦需与妊娠合并甲状腺功能亢进相鉴别。可以通过完善相关辅助检查等进行鉴别，如 BNP、心电图、心脏彩超等检查。

六、误诊防范

（一）易误诊人群

本病为有心脏病病史的女性合并妊娠，或妊娠期间新发的心脏病的，诊断较为明确。部分患者因为不清楚既往病史或未能在产前诊断相关心脏疾病，而妊娠时周围血管阻力降低，使原有的二尖瓣和主动脉瓣关闭不全的杂音减轻，甚至消失，掩盖了原有心脏疾病。

（二）本病被误诊为其他疾病

（1）孕妇出现心悸、呼吸困难、下肢浮肿等症状，往往被误认为是妊娠期活动量增加、疲劳等导致的正常反应，未能在早期诊断心脏病，常等到病情加重、出现明显症状时才发现。

（2）部分孕妇产后出现的乏力、气促等围生期心肌病症状容易被误诊为产后的恢复阶段。

（3）部分围生期心肌病患者因低氧和D－二聚体升高，容易被误诊为妊娠合并肺栓塞。

（三）其他疾病被误诊为本病

部分妊娠合并肺栓塞的患者因其发生在围生期，且有低氧、乏力、呼吸困难等症状，容易被误诊为妊娠合并心力衰竭或围生期心肌病。

（四）避免误诊的要点

（1）详细的病史问询：妊娠合并肺栓塞患者多可能有卧床、既往下肢静脉血栓等肺栓塞高危因素。既往心脏病史及家族史（尤其心肌病、遗传性心律失常、先心病病史）的问询有助于鉴别。

（2）仔细的查体及重视相关辅助检查：如存在双侧血压不一的胸痛者，需警惕妊娠合并主动脉夹层。

（3）在针对现有诊断进行积极治疗后，症状仍未能改善者，需要考虑误诊的存在。

治疗

一、治疗流程（图18－1－2）

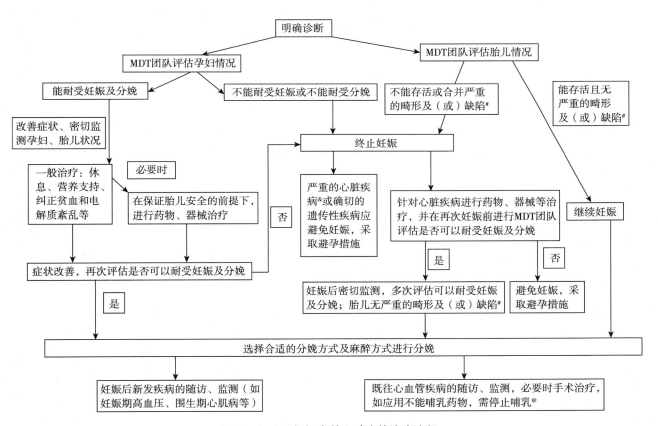

图18－1－2　妊娠合并心脏病的治疗流程

@ 其他需要停止哺乳的情况还包括围生期心肌病者；& 严重的心脏疾病包括重度肺高压、严重的心室功能障碍、严重的左室流出道梗阻和主动脉扩张等；# 严重的畸形及（或）缺陷主要包括3种情况。①现阶段有治疗方法，但需多次手术、花费巨大、远期预后不确定的，如无法解剖矫治还原的先心病。②合并多器官畸形。③染色体检查异常，明确有不可治疗的病变。

（1）对于产前已经合并心脏病的患者，需要在怀孕前进行心脏科、产科、麻醉科等多学科诊疗（multi－disciplinary treatment，MDT）的联合咨询，以决定是否能够进行妊娠、分娩。

（2）建议在怀孕前对已发现的心脏病进行积极治疗，治疗后再由 MDT 团队评估胎儿情况，重新评估是否可以妊娠、分娩。

（3）对于在妊娠期间发现的心脏病患者，在休息、吸氧、纠正贫血、电解质紊乱等治疗基础上，必要时可在保证胎儿安全的前提下，进行药物、器械治疗。

（4）对可以妊娠的心脏病患者（如已行手术治疗的先心病患者等），要充分告知妊娠风险，并于妊娠期动态进行风险评估。

（5）对严重心脏病患者（如重度肺高压、严重的心室功能障碍、严重的左室流出道梗阻和主动脉扩张等），要明确告知避免妊娠。

（6）在对母体进行评估的同时，需要 MDT 团队对胎儿情况进行评估。

（7）如胎儿存在严重的畸形及（或）缺陷，需要终止妊娠：①现阶段有治疗方法，但需多次手术，花费巨大且远期预后不确定者，如无法行解剖矫治还原的先心病。②合并多器官畸形。③通过染色体检查发现异常，明确有不可治疗的病变。

（8）既往因胎儿存在遗传性疾病而终止妊娠的女性，再次妊娠后应密切监测，多次评估，如可以耐受妊娠及分娩，且胎儿无严重畸形及（或）缺陷的情况下，可以继续妊娠。

（9）针对合并心脏病的妊娠女性，应选择合适的分娩方式及麻醉方式进行分娩。

（10）分娩后需针对妊娠后新发疾病（如妊娠期高血压、围生期心肌病等）进行随访、监测。

（11）分娩后应继续针对既往心血管疾病进行随访、监测，必要时行手术治疗。

（12）分娩后如应用不能哺乳的药物，需停止哺乳（如围生期心肌病）。

二、治疗原则

（1）保证母婴安全。

（2）多学科会诊，结合孕妇家庭情况，给出最优方案。

（3）进行特殊检查、治疗时，问询孕妇家庭意见，由孕妇及家属做最后决定。

三、治疗细则

（一）妊娠心脏病的一般处理

1. 孕妇需充分休息，睡眠在 10h 以上，避免过度体力活动，保持情绪稳定、精神放松；预防血栓形成；预防呼吸道感染；定期随诊，酌情复查 BNP 等化验及心脏彩超。

2. 加强孕期营养补充，予高蛋白、高纤维素、低脂饮食，少食多餐，防止体重过快增长（控制孕期体重增加在 12kg 之内），预防便秘；适当限制钠的摄入（≤4 ~5g/d）；补充铁剂，预防妊娠期贫血。

（二）妊娠期心脏病非药物治疗

1. 电复律 电流诱发胎儿心律失常机率小，在妊娠任何时期，电复律对胎儿都是安全的，但应紧密检测胎儿情况，必要时需考虑插管或全身麻醉（妊娠晚期时）。

2. 起搏及植入式心脏除颤器（ICD）治疗 部分存在器质心脏病的妊娠女性需要 ICD 或起搏器治疗，但考虑到妊娠疾病的特殊性及心脏植入式电子设备（cardiac implantable electronic device, CIED）治疗的永久性，建议多次评估后再行植入。

3. 导管消融治疗 传统上的导管消融治疗需要在 X 线指导下进行。近 10 余年，随着三维导航系统的应用，目前国内较大的电生理中心均可以应用零 X 射线法有效地执行对孕妇阵发性室上性心动过速（paroxysmal supraventricular tachycardia, PSVT）或 PVC/VT 的导管消融，从而消除电离辐射对胎儿的致畸和致癌风险。三维导航系统有可能改变孕妇临床严重心律失常的传统治疗策略，使妊娠期心律失常远离药物治疗并得到治愈。

4. 冠脉造影检查及必要时行经皮冠状动脉介入术治疗 对于 ST 段抬高型心肌梗死或情况不稳定的非 ST 段抬高型心肌梗死患者或冠状动脉粥样硬化斑块负荷较高的患者，建议及时行经皮冠状动脉介入术（percutaneous coronary intervention, PCI）进行冠脉血运重建治疗。术中应该通过铅屏蔽与一些减少辐射的措施对胎儿进行辐射防护。

5. 先心病封堵 包括经皮二尖瓣球囊扩张成形术、经皮肺动脉瓣球囊扩张成形术、房间隔封堵术等。但考虑到放射线暴露对胎儿及母体的潜在影响，建议在怀孕 4 ~7 个月（16 ~28 周）之间进行。因此时胎儿器官原型基本形成，但甲状腺尚未运作，畸形风险小，甲状腺受影响可能小；且处于孕中期，子宫体积仍小，距离放射源（球管）远，减少了放射量。现有 B 超引导下的房间隔缺损封堵术、室间隔缺损封堵术、动脉导管未闭封堵术等治疗，临床效果良好，其创伤小、安全、无 X 线辐射的特点使其在临床上得到广泛应用，充满了前景。

（三）药物治疗

1. 抗凝治疗

（1）分娩前需要暂时停止抗凝（华法林停用 3~5 天，低分子肝素停用 12~24h，普通肝素停用 4~6h 以上）。

（2）病情紧急者，未于分娩前停用肝素抗凝的，如术中有出血倾向，可以谨慎使用鱼精蛋白拮抗，如为口服华法林者，可以使用维生素 K1 拮抗。

（3）分娩 24h 后若产妇情况良好、出血量不多，可恢复抗凝治疗。因华法林起效缓慢，应在最初几天同时使用低分子肝素桥接，待华法林起效后停用低分子肝素。预防血栓者，分娩 24h 后可以使用低分子肝素。抗凝治疗的药物选择见表 18-1-4。

表 18-1-4　抗凝治疗的药物选择

药物名称	给药途径	使用时机及剂量
华法林（FDA 分级 D 级）	口服	孕 12 周内，停用华法林或减量，尽量应用低分子肝素抗凝；如维持剂量在 ≤5mg/d，孕 12 周后可继续使用华法林抗凝；如果华法林剂量 >5mg/d，或者因患者原因不愿意应用华法林抗凝，可应用低分子肝素（目标范围为 0.8~1.2U/ml）或调整剂量的普通肝素抗凝；临产前调整为普通肝素或低分子肝素
普通肝素	皮下注射	孕期全程
低分子肝素	皮下注射	孕期全程

注：FDA 美国食品药品监督管理局。

2. 抗血小板治疗

（1）使用低剂量的阿司匹林（FDA 分级 B 级）是安全的。

（2）氯吡格雷（FDA 分级 B 级）应该在最短的时间内慎重地使用。

（3）其他抗血小板药物（如替格瑞洛）目前未被允许在妊娠期使用。

3. 调脂治疗

（1）妊娠期相关并发症，如急性胰腺炎、子痫前期、妊娠期糖尿病及早产，均与妊娠期脂代谢异常相关。因此，对于妊娠前已有高甘油三酯血症或家族性高胆固醇血症的孕妇，应考虑在孕前加用调脂治疗，并尽可能控制血脂达标。

（2）当有妊娠计划时，建议提前至少 1 个月（如可能，建议妊娠前 3 个月）停止除胆酸螯合剂以外的调脂药物治疗。他汀类药物（FDA 分级 X 级）在妊娠期间是禁忌使用的，建议停药 3 个月后妊娠。烟酸类（FDA 分级 A 级）、依折麦布（FDA 分级 C 级）至少停药 4 周后妊娠。

（3）有严重的高甘油三酯血症（TG ≥ 11.4mmol/L 时）或伴有急性胰腺炎的情况下，可以使用 ω-3 脂肪酸、胃肠外营养、血浆置换等降脂治疗。孕中晚期可以考虑使用非诺贝特（FDA 分级 C 级）或吉非贝齐（FDA 分级 C 级）。

4. 降压治疗

（1）可考虑应用拉贝洛尔（FDA 分级 C 级）、硝苯地平片或缓释片（FDA 分级 C 级）（控释片禁用）。

（2）如口服药物控制不佳，可考虑静脉用拉贝洛尔、尼卡地平（FDA 分级 C 级）。

（3）一般不应用利尿剂，禁止应用 ACEI（FDA 分级 D 级）、ARB（FDA 分级 D 级）、ARNI 类（有致畸形报道）药物。

（4）合并急性冠脉综合征或心力衰竭时，可应用硝酸甘油（FDA 分级 C 级）。

（5）硝普钠（FDA 分级 C 级）不宜长期应用。

5. 抗心律失常治疗

（1）如通过迷走神经终止室上性心动过速失败，可以考虑静注腺苷（FDA 分级 C 级）治疗。

（2）β 受体拮抗剂在妊娠期及产后均可使用。推荐使用美托洛尔（FDA 分级 C 级）、拉贝洛尔。

（3）利多卡因（FDA 分级 C 级）应用安全，普罗帕酮（FDA 分级 C 级）、美西律（FDA 分级 C 级）可以考虑应用。

（4）可以应用地高辛（FDA 分级 C 级）和钙通道阻滞剂，如维拉帕米（FDA 分级 C 级）、地尔硫䓬（FDA 分级 B 级）；索他洛尔（FDA 分级 B 级）慎用（可能导致胎儿生长受限）；应该尽量避免使用胺碘酮（FDA 分级 D 级）（可引起胎儿甲状腺功能减退）。

（5）多非利特（FDA 分级 C 级）可以考虑用于转律治疗，但需警惕尖端扭转性室速。

作者：张凯（天津市胸科医院）
审核：刘睿方（首都医科大学附属北京安贞医院）

参考文献

第二节　妊娠合并先天性心脏病

先天性心脏病（congenital heart disease, CHD）指胚胎时期心脏和大血管发育异常或发育障碍所形成的一类疾病。胎儿时期先天性心血管发育异常得到矫治或没有矫治而存活至成年期或中老年期的患者被定义为成人先天性心脏病（adult congenital heart disease, ACHD）。妊娠合并CHD是指孕妇在怀孕期间发现患有CHD，或者成人CHD患者经孕前评估或未评估后妊娠。

➡ 风险评估

CHD患者的妊娠风险主要取决于其心脏病的类型、严重程度、医疗条件等，对妊娠合并CHD患者进行风险评估，实行分层管理，能够有效降低妊娠风险和心血管不良事件发生率。

一、　妊娠合并心脏病风险等级评估

《2018 ESC妊娠期心血管疾病管理指南》建议，对育龄期心脏病妇女进行风险评估，使用改良版世界卫生组织孕产妇心血管风险分类法（mWHO）作为评估工具。结合国情，2016年我国发布了妊娠合并心脏病的诊治专家共识，制订了我国的心脏病妇女妊娠风险分级表。

（一）mWHO风险分级

mWHO风险评估系统将妊娠合并心脏病人群分为4个风险等级（Ⅰ、Ⅱ、Ⅲ、Ⅳ级）。

1. Ⅰ级　低危，未发现孕产妇死亡风险增加，并发症没有或轻微，可以妊娠。

2. Ⅱ级　中危，孕产妇死亡风险轻度增加，根据具体情况考虑妊娠。

3. Ⅱ～Ⅲ级　患者病死率中度增加或并发症发生率中至重度增加，应就诊于具备产科和心脏科的医疗中心，并增加妊娠期产检次数。

4. Ⅲ级　高危，孕产妇死亡风险或严重并发症发生率显著增加，一旦妊娠，建议转诊至拥有产科和心血管专家的医疗中心。

5. Ⅳ级　孕产妇死亡或严重并发症发生风险极高，属于妊娠禁忌证，一旦妊娠，需讨论终止妊娠。

（二）我国妊娠合并心脏病风险分级

2016年我国发布的妊娠合并心脏病的诊治专家共识，在参考mWHO风险评估系统的基础上，结合我国育龄期妇女心脏病疾病谱特点，将妊娠风险分为5级（Ⅰ、Ⅱ、Ⅲ、Ⅳ、Ⅴ级）。

其中，Ⅴ级代表极高的孕妇病死率和严重母儿并发症发生风险，属于妊娠禁忌证，一旦妊娠需考虑终止妊娠。若继续妊娠，需转诊至有良好心脏专科的三级甲等综合性医院或者综合实力强的心脏监护中心，并由产科和心脏科专家在孕期、分娩期和围产期严密监护母儿情况。

二、　无分流CHD患者风险评估

轻度狭窄、心脏代偿功能良好的CHD患者，可以进行妊娠及分娩；严重狭窄、心室肥厚的CHD患者，可出现室壁顺应性进行性下降，进而出现心力衰竭。左向右分流的CHD患者在未出现肺动脉高压时，能较好地耐受妊娠和分娩；右向左分流的CHD孕妇及胎儿死亡率较高，不宜妊娠，若已妊娠也应尽快终止。

➡ 妊娠期管理

一、　母体监测

（一）检查与随访

妊娠合并CHD的心功能随访频率取决于疾病的严重程度及风险评估（图18-2-1）。

低危患者能够较好地耐受妊娠，可以经多学科评估后建立完善的定期检查与随访制度。

复杂CHD合并妊娠的评估尤为重要，首先应结合其原发病史、手术治疗史，以及与特定病变

或手术相关的并发症、残余病变进行评估。建议转诊至具有良好心脏专科的三级综合性医院，由具有经验丰富的多学科管理团队进行管理。复杂

CHD 患者的辅助检查主要包括动脉血氧饱和度检测、心电图和超声心动图等。

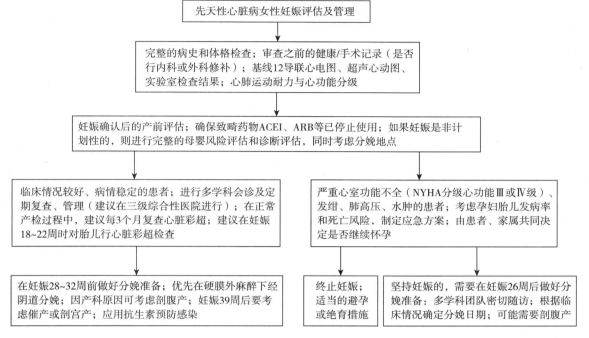

图 18 - 2 - 1　妊娠合并 CHD 妊娠期管理

（二）心脏病管理

1. 心律失常的处理　持续的、症状严重的心律失常一般需住院观察，并行必要的药物、非药物治疗（详见心律失常治疗）。

2. 心力衰竭的处理　①建议卧床休息，吸氧改善缺氧情况，保持液体平衡。②洋地黄可用于心力衰竭的治疗，对胎儿无害。③可酌情使用利尿剂改善肺淤血，需警惕子宫胎盘的血流灌注减少。④β受体拮抗剂可能导致胎儿宫内发育迟缓（intrauterine growth retardation，IUGR）、心动过缓。

3. 发绀　CHD 妊娠母体发绀可增加胎儿死亡、早产等风险，母体的氧饱和度越低，胎儿风险越大。在进行心脏修复手术（同时包括内、外科治疗）之前，不建议存在发绀的患者妊娠。应监测孕妇的氧饱和度、血红蛋白等化验情况，并检测胎儿情况，可考虑补充铁剂治疗。

4. 安装机械心脏瓣膜的孕妇　该类患者血栓栓塞事件发生风险增高，妊娠期和围产期抗凝非常重要。但是，抗凝治疗有可能造成胎盘下出血，从而导致妊娠失败。因此，安装机械心脏瓣膜的孕妇应在三级医疗中心的高危妊娠单元由多学科

团队共同管理。

二、胎儿监测

因 CHD 患者子代再发 CHD 风险高，所有的 CHD 女性在妊娠时均需对其胎儿进行有无心脏缺陷的诊断，在孕 24 周前可考虑将患有严重 CHD 的子代进行引产。

CHD 患者的心功能级别和发绀程度对于胎儿预后尤为重要。当母亲的心功能为Ⅲ～Ⅳ级，或危险分层为高危时，需尽早进行分娩。合并发绀的妊娠患者的胎儿通常在足月妊娠前出现发育迟缓或停止，妊娠≥32 周患者应该尽快进行分娩。

三、妊娠终止时机与方式

心血管疾病女性妊娠风险分级Ⅲ级且心功能Ⅰ级者，可以在妊娠 34～35 周终止妊娠，最晚可妊娠至 37 周再终止，如监测期间出现严重心脏并发症或出现心功能下降，则需提前终止妊娠。

妊娠风险分级Ⅳ级但选择继续妊娠者，即使心功能良好，也建议在妊娠 32～34 周时终止妊娠；部分患者经过临床多学科评估后，建议在妊娠至 32 周前终止妊娠。妊娠风险分级Ⅴ级属妊娠禁忌

证，一旦诊断需要尽快终止妊娠。

妊娠风险分级Ⅲ级及以上，且心功能Ⅲ～Ⅳ级者，需早期终止妊娠，在妊娠12周之前，宜行钳刮术或无痛人工流产术终止妊娠。若妊娠孕周已超过12周者，终止妊娠需行较复杂的手术，危险性较大，临床需要谨慎对待。

孕中期心功能Ⅲ～Ⅳ级者，可采用剖宫产或羊膜腔内注射依沙吖啶进行引产。孕晚期终止妊娠应根据患者实际情况，选择阴道分娩或剖宫产。

分娩期管理

一、分娩方式的选择

（一）阴道分娩

目前研究表明，对于心功能受损较小的未行修补治疗的CHD孕妇，多数可首选阴道分娩，可以减少出血量、降低感染及静脉血栓形成的风险。分娩过程中尽量选择侧卧位，并需全程进行心电监护，严密监测患者的心肺情况。

（二）剖宫产

对妊娠风险高，或者有剖宫产手术指征、口服抗凝药物、严重肺动脉高压等情况的孕妇，分娩方式首选剖宫产。由于CHD患者易出现出血情况，因此在剖宫产术中应采用子宫压迫缝合、宫腔填塞等方法对子宫进行预防性止血举措。

二、剖宫产麻醉方式的选择

妊娠合并CHD者经评估后如需行剖宫产手术，要在术中进行有创动脉压和血气分析监测，并同时行颈内静脉置管术，以便及时应用血管活性药物。全身麻醉可改善合并肺动脉高压的孕产妇的预后，但全身麻醉使用的药物可能会抑制心肌收缩、增加感染风险，并可影响新生儿评分。目前妊娠合并CHD患者麻醉方式多采用连续硬膜外麻醉，其相较全身麻醉对血流动力学干扰小，可扩张外周血管，减低心脏负荷，降低心肌耗氧。

一项纳入45例妊娠合并CHD患者行剖宫产术的回顾分析表明，包括15例合并中、重度肺动脉高压或艾森曼格综合征的患者在内的绝大多数（44/45）患者均接受了硬膜外麻醉方式，手术期间可维持循环平稳，1例重症患者采用全麻，后期死于肺部感染。因此，对于合并CHD的孕妇进行剖宫产时，麻醉方式的选择应综合多方因素，慎重选择。

作者：张凯（天津市胸科医院）
审稿：刘睿方（首都医科大学附属北京安贞医院）

参考文献

第三节　妊娠与心律失常

概述

女性妊娠可出现多种心律失常，尤其在妊娠晚期，但严重心律失常并不多见。心律失常可以是首发，也可以是既往心律失常加重。对于有器质性心脏病患者，妊娠可以加重发生心律失常的风险。目前针对妊娠心律失常药物治疗的安全性缺乏循证医学证据，多是经验性治疗。

一、流行病学

来自美国全国超过1200家医院，2000—2012年出院的5700多万名孕妇的数据表明，越来越多的孕妇因心律失常而住院治疗，研究分析可能与高龄孕妇（41~50岁的妇女）的增多有关。同时，由于产妇心血管危险因素增加、先心病患者寿命延长、育龄女性生活习惯不健康，妊娠期心律失常越发常见。

二、分类

妊娠期心律失常分类与非妊娠期心律失常相似，包括以下几类。

1. 窦性心动过速 包括继发性窦性心动过速（secondary sinus tachycardia）和不恰当的窦性心动过速（inappropriate sinus tachycardia，IST）、窦性心律不齐。

2. 室上性快速心律失常 是妊娠期最常见的心律失常（妊娠人群中发病率为0.02%~0.5%），包括房室结折返性心动过速、房室折返性心动过速、房性心动过速、心房扑动、心房颤动。

3. 房性期前收缩（房早）、室性期前收缩（室早，是最常见的心律失常）。

4. 室性心动过速（VT） 最常见于结构性心脏病、缺血、遗传性心律失常综合征药物或电解质异常引起的QT间期延长。

5. 缓慢性心律失常 包括窦性心动过缓、房室传导阻滞（AVB）。该类心律失常在妊娠期不常见，大多数患有AVB的女性可以成功怀孕和分娩。妊娠期和产后应密切监测二度Ⅱ型AVB患者和三度AVB患者。分娩前临时起搏似乎对三度AVB女性有利，建议由多学科团队进行准确诊断和护理。

6. 心原性猝死 常见于遗传性心律失常，包括长QT综合征（LQTs）、儿茶酚胺敏感性多形性VT（CPVT）、Brugada综合征（BrS）和致心律失常性右室心肌病（ARVC）、短QT综合征、特发性室颤和早期复极综合征。

一项1993—2014年的回顾性资料分析显示，在877例分娩的无结构性心脏病心律失常患者中，妊娠合并心律失常以室性期前收缩最为常见，其次为窦性心动过速。具体分类为：室性期前收缩456例，占52.0%；房性期前收缩80例，占9.1%；窦性心动过速182例，占20.8%；预激综合征74例，占8.4%；AVB 45例，占5.1%；室上性心动过速32例，占3.7%；窦性心动过缓6例，占0.7%；心房颤动2例，占0.2%。研究发现，妊娠前具有心律失常病史者，妊娠后心律失常的复发率为44%。

三、病理生理

1. 血容量增加 正常妊娠会出现血容量增加，妊娠中晚期时体液潴留更为显著，血流动力学的变化会造成心排出量增加。由于血容量增加，心脏负荷增加，心率于妊娠晚期每分钟约增加10%~25%。目前，妊娠期女性心率的理想数值尚无确定的结论。研究提示，妊娠18周时，有超过10%的妊娠女性心率>100次/分，从妊娠28周开始，心率>105次/分的发生率超过了10%。通常认为，妊娠期妇女心率上限在100~120次/分之间，但这个上限也与患者未妊娠时心率情况及既往心脏病史相关，可能需要个性化调整。

2. 心律失常 妊娠的致心律失常还可能与心血管、自主神经和激素变化有关。血浆儿茶酚胺浓度升高、松弛素的变时效应、心房拉伸的机械效应、血管内容积扩张引起的心室舒张末期容积增加以及激素和情绪变化都会导致心律失常。雌激素和松弛素刺激一氧化氮的产生，增加外周动脉顺应性，并降低血管阻力。正常妊娠时发生的心律失常与副交感神经减少和休息时交感神经活动增加有关。交感神经活动增加可能导致异常自律性、折返或触发活动。

▶ 诊断

一、初步评估

（一）明确是否存在与心律失常相关的心脏病

如存在基础心脏病（风湿性心脏病、先天性心脏病等），建议针对基础心脏病进行治疗。

（二）除外其他系统疾病

1. 甲状腺功能异常 甲状腺功能亢进可能与心动过速有关，甲状腺功能减退可能与心动过缓有关。

2. 病理性出血 病理性出血导致贫血者会出现窦性心动过速。

3. 肺栓塞 会有心动过速、低血压等表现，可结合 D－二聚体等化验及心脏彩超等辅助检进行鉴别。

4. 感染或炎症 可有窦性心动过速等心律失常出现。

（三）病史及体格检查

1. 病史

（1）既往是否有心律失常发作、心脏外科手术史。

（2）是否有晕厥或晕厥前兆。

（3）是否有心脏骤停病史。

（4）心律失常发作时血压是否正常。

（5）明确有无猝死家族史。

2. 体格检查 听诊可闻及异常心脏节律、心动过速情况，可有脉搏短绌等表现（详见第十一章"心律失常"）。

二、辅助检查

（一）一般检验

妊娠妇女通常需进行血常规、肌钙蛋白、BNP/NT－proBNP、D－二聚体、肝肾功能等检查，以明确有无贫血、肺栓塞、心肌梗死、心力衰竭、肝肾功能不全等可能引起心律失常的情况。

（二）一般检查

1. 心电图、动态心电图 可明确有无心律失常和心律失常类型。

2. 超声心动图 可明确心脏结构、大小及功能。

（三）特殊检查

1. 植入式心电事件记录仪（implantable loop recorders，ILR） 可用于发作不频繁的、隐匿的心律失常的监测。

2. 心内电生理检查 可明确心动过速类型。

三、诊断及其标准

具体可以参考第十一章第一节"心律失常总论"。

治疗

一、治疗流程

（一）妊娠期快速性心律失常

多数快速性心律失常（窦性心动过速、房性期前收缩、室性期前收缩）是良性、自限性的，是否需要特殊治疗需明确有无以下情况：①发作频繁。②发作持续时间长。③患者耐受性差。必须考虑心动过速的治疗对孕妇和胎儿的潜在不良反应，权衡利弊，慎重选择治疗方法。妊娠期快速性心律失常的处理原则见图 18－3－1。

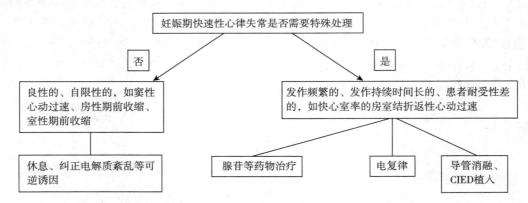

图 18－3－1 妊娠期快速性心律失常的处理原则
CIED 心血管植入型电子器械

（二）妊娠期缓慢性心律失常

缓慢性心律失常在妊娠期不常见，必要时可

能需要起搏治疗。妊娠期缓慢性心律失常的处理原则见图 18 - 3 - 2。

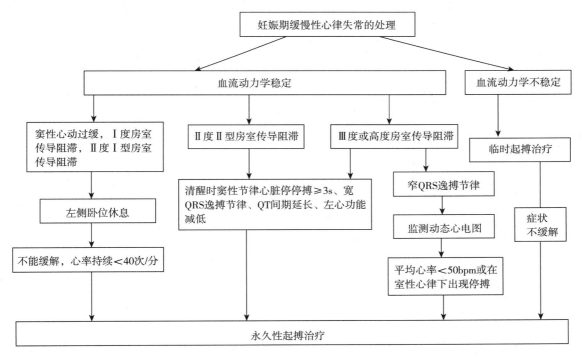

图 18 - 3 - 2　妊娠期缓慢性心律失常的处理原则

二、治疗细则

（一）一般治疗

一般治疗包括休息，保持水电解质平衡，解除焦虑、紧张情绪。

（二）药物治疗

妊娠合并心律失常的治疗推荐见表 18 - 3 - 1。需要注意抗心律失常药物对胎儿的潜在不良影响，

包括低出生体重儿、死胎、致畸和致心律失常作用。应根据患者病情个性化定制治疗方案，并由整个治疗团队讨论。通常应该首先应用最低推荐剂量，并定期监测临床反应。用药时机、具体用药、参见本章第一节"妊娠与心脏病总论"治疗细则 - 药物治疗 - 抗心律失常治疗，FDA 妊娠期药物安全等级参见表 18 - 3 - 2。

表 18 - 3 - 2　妊娠期、哺乳期心血管药物安全性评估

表 18 - 3 - 1　妊娠合并心律失常治疗推荐

	疾病	首选治疗方法	次选治疗方法	最终治疗方法
ST	窦性心动过速	纠正可逆病因	β 受体拮抗剂	分娩后改善
SVT	房室结折返性心动过速	刺激迷走神经	静脉腺苷	β 受体拮抗剂
	房室折返性心动过速（不含预激综合征）	β 受体拮抗剂/维拉帕米	导管消融	—
	预激综合征	普罗帕酮	—	—
	房性心动过速	静脉腺苷	导管消融	—
	心房扑动	β 受体拮抗剂 *	导管消融	—
	心房颤动	β 受体拮抗剂 *	地高辛/维拉帕米	—

疾病		首选治疗方法	次选治疗方法	最终治疗方法
VT	维拉帕米敏感性室速（左室特发性室速）	维拉帕米	导管消融	—
	儿茶酚胺敏感性多形性室速	β 受体拮抗剂	ICD	—
	先天性长 QT 间期综合征	β 受体拮抗剂	—	—
	获得性长 QT 间期综合征	纠正病因	β 受体拮抗剂	—
	稳定的单形性 VT	索他洛尔	利多卡因	导管消融
	血流动力学不稳定的 VT	同步直流电复律	胺碘酮（慎用）	同步直流电复律 + 胺碘酮
VF	心室颤动	非同步直流电复律	ICD	—

注：* 在抗凝治疗基础上；ST 窦性心动过速；SVT 室上性心动过速；VT 室性心动过速；VF 心室颤动；ICD 植入式心律转复除颤器。

（三）非药物治疗

非药物治疗包括电复律、心脏起搏器和 ICD 植入、导管消融治疗，为非首选治疗，由于担心电离辐射对胎儿造成伤害，所以仅在孕妇及胎儿受到生命威胁且药物治疗无效的心律失常情况下才考虑使用（参见本章第一节"妊娠与心脏病总论"治疗细则）。

（四）各类心律失常的治疗

1. 心动过缓 窦性心动过缓，如患者可通过休息、左侧卧位缓解，则无需特殊治疗；如患者的心率持续 <40 次/分，则需要心脏起搏治疗。一度 AVB 妊娠期常见，无需治疗；二度 AVB 妊娠期较罕见，室间隔缺损修补术后可出现，合并法洛四联症等器质性心脏病的患者也可出现；先天性心脏病外科矫正术后可出现完全性 AVB。

无症状先天性 AVB 患者一般预后较好，多数患者无需临时起搏便可耐受分娩。有明显症状并伴有血流动力学不稳定的患者，需植入永久起搏器。现有临床实践结果提示，妊娠时在超声、三维电生理标测系统等指导下植入永久起搏器是可行的，可将电离辐射对孕妇及胎儿的影响降低。

2. 室上性心动过速 既往曾有室上性心动过速病史的孕妇，在妊娠期症状通常会进一步加重，其治疗主要包括一般对症、药物和导管消融治疗。

（1）一般对症：可通过刺激孕妇的迷走神经来终止心动过速的发生，如诱发恶心、屏气和冷水浸脸等。

（2）药物治疗：刺激迷走神经无效的孕妇，可选择腺苷转复窦律治疗。除此之外，β 受体拮抗剂、地高辛、普罗帕酮亦有较好的疗效及安全性。

（3）导管消融手术治疗：药物治疗无效的孕妇，可选择在三维电生理标测系统指导下行导管消融手术治疗，可降低电离辐射所造成的损伤。

3. 心房颤动及心房扑动

（1）节律控制：心房颤动及心房扑动患者出现快速心室率时，如血流动力学不稳定，首选电复律治疗。若患者血流动力学稳定，且不合并器质性心脏病时，可选择伊布利特治疗。在其他治疗无效的情况下，可尝试应用普罗帕酮和 Vernakalant（一般翻译为维纳卡兰，尚未在我国上市）治疗。胺碘酮因其对胎儿有毒性作用，建议在上述治疗无效时方可使用。

（2）抗凝治疗：同非妊娠期心房扑动、心房颤动患者抗凝原则相同，在转律治疗前需行经食管超声心动图（transesophageal echocardiography，TEE）检查以除外左心房血栓的可能。若无法明确有无左心房血栓，应在转律治疗前 3 周给予抗凝治疗。转复窦律后应再至少抗凝 4 周。鉴于非维生素 K 拮抗剂口服抗凝药对胎儿有毒性，因此，不推荐在妊娠期使用。小剂量阿司匹林是可以使用的（FDA 安全分级 B 级，≥100mg/d 的剂量长期应用的安全性缺乏研究支持）。

4. 室性期前收缩 对于无器质性心脏病患者的室性期前收缩，若无症状或症状较轻，不需特别治疗。症状明显者，可使用普罗帕酮、β 受体拮抗剂等药物治疗。

伴有器质性心脏病患者，其治疗主要针对原发病。若患者同时存在心原性猝死的危险因素，可考虑行 ICD 治疗。

5. 室性心动过速 对维拉帕米敏感的 VT 是最常见的特发性 VT，占人群 90% 以上。推荐使用维拉帕米治疗，发作频繁者可考虑进行导管消融治疗。

儿茶酚胺敏感性多形性室速应首选 β 受体拮抗剂治疗，若不能耐受大剂量 β 受体拮抗剂剂量，可考虑加用氟卡尼（我国未上市）治疗。如充分的药物治疗后仍有因室速导致晕厥者，可考虑应用 ICD 治疗。

合并先天性长 QT 综合征的孕妇，应首选 β 受体拮抗剂治疗；而合并获得性长 QT 综合征的孕妇，应积极寻找病因，进行对症治疗，同时应用 β 受体拮抗剂预防猝死。

伴有器质性心脏病的 VT 孕妇，因其心律失常的机制和猝死风险不同，其预后亦不相同。继发于心肌缺血的 VT 孕妇，可应用 β 受体拮抗剂缓解症状，除此之外，医生还需积极进行血运重建。发生于妊娠 6 个月后或产后的 VT，应警惕围生期心肌病的可能。

在没有可逆诱因的情况下（如电解质紊乱、药物中毒、急性缺血等），植入 ICD 可用于血流动力学不稳定的 VT 患者的二级预防。

作者：张凯（天津市胸科医院）

审稿：刘睿方（首都医科大学附属北京安贞医院）

参考文献

第十九章　内分泌疾病与心血管疾病

第一节　甲状腺功能减退症与心血管疾病

图 19-1-1　甲状腺功能减退症与心血管疾病思维导图

▶ 概述

一、定义

甲状腺是人体最大的内分泌器官，其分泌的甲状腺素具有促进生长发育、产热、增强心肌收缩力等作用。甲状腺功能减退症（hypothyroidism）简称甲减，是一种由于甲状腺激素合成及分泌减少，或其生理效应不足，导致机体代谢降低的疾病。

二、分类

根据患者促甲状腺激素（thyroid-stimulating hormone，TSH）水平和游离甲状腺素（free thyroxine，FT_4）水平，可分为临床甲减及亚临床甲减（subclinical hypothyroidism）。临床甲减的患者 TSH 升高同时伴有 FT_4 减低，而亚临床甲减患者仅有 TSH 升高。甲减也可根据病变发生的部位或者病因分为原发性甲减（primary hypothyroidism）、中枢性甲减（central hypothyroidism）、甲状腺激素抵抗（resistance to thyroid hormones，RTH）。

三、危险因素

由于缺乏甲状腺激素或甲状腺激素抵抗，甲减患者体内的代谢减慢，表现出乏力、嗜睡、怕冷、便秘等症状。心脏是甲状腺激素的主要靶器官，心脏代谢受抑制后会出现心肌收缩力降低，心输出量减少。许多甲状腺疾病的临床表现，如心脏扩大、心包积液、心律失常（以窦性心动过缓、房性心律失常多见），甚至心力衰竭、心绞痛等，都是甲状腺激素降低影响心血管系统的结果。随着治疗后甲状腺功能的恢复，这些变化具有一定可逆性。

在诊断为甲减的患者中，心房颤动、缺血性心脏病、心力衰竭等心血管疾病的发病率会明显升高，死亡率也会显著提升。甲减现已成为心血管疾病发展的新危险因素。此外，胺碘酮作为治疗心律失常的常见药物，在代谢过程中会释放出大量的碘，由于可利用的无机物碘化物水平急剧升高，导致甲状腺碘有机化的急性抑制，继而影响甲状腺激素的生物合成，导致甲减。一项针对美国成年人的队列研究表明，TSH 水平升高与全因死亡风险增加有关。与 TSH 正常的患者相比，亚临床甲减会增加心血管疾病全因死亡率。

四、病理生理

（一）甲减与心血管系统

1. 甲减与血压的关系　大多数情况下，甲减患者的血压会因甲状腺激素水平降低、基础代谢降低及迷走神经反应性增高等因素降低。甲状腺激素替代治疗可逆转上述病变。

2. 甲状腺激素与心脏血流动力学的关系　甲状腺激素直接作用于血管平滑肌，可降低外周动脉阻力和平均动脉压，并可反射性激活肾素-血管紧张素-醛固酮系统（RAAS 系统），降低体循环阻力，增加静息心率、左室收缩力和血容量。甲减发生时，心输出量降低 30%～50%。甲减治疗后，心脏血流动力学会恢复，但不一定有静息心率的增加。

3. 甲减与脂质代谢的关系　甲减患者由于副交感神经系统功能低下，常伴有高胆固醇血症，尤其是低密度脂蛋白胆固醇（LDL-C）和载脂蛋白 B 会显著升高，从而增加心血管事件的发病率。使用甲状腺激素替代治疗后，LDL-C 水平可恢复正常。

（二）甲减与心血管疾病

1. 甲减与冠心病的关系　血清胱抑素 C（CysC）是内源性半胱氨酸蛋白酶抑制剂之一，参与动脉粥样硬化的形成和发展。研究发现，甲减患者体内 CysC 水平显著升高，会加剧冠心病的发生与发展。此外，甲减时常伴有同型半胱氨酸增高，后者参与人体内多种能量代谢，可导致血管内皮损伤，从而激活血小板的聚集与黏附，加速患者动脉粥样硬化的进展。

2. 甲减与心包积液　如甲减治疗不及时或进入晚期，患者常会出现心包积液。由于患者体内甲状腺激素缺乏，引起心肌 $Na^+ - K^+ - ATP$ 酶的活性下降，导致细胞内 Na^+ 滞留以及毛细血管通透性上升，从而引发心肌细胞间质水肿。心肌黏液性水肿会使心肌收缩力减弱、心率减慢、心脏排血量下降、左心室扩张，以及心包积液产生。多数情况下，甲减患者心包积液增长缓慢，极少会引起心包填塞。

3. 甲减与心力衰竭　心肌作为甲状腺激素主要的靶器官之一，甲减时心肌收缩力减弱，顺应性降低，外周血管阻力增加。同时甲减时心肌对能量的摄取和利用能力减弱，最终导致心力衰竭。

4. 甲减与心房颤动　甲减会提高心血管疾病的发生率，其中包括心房颤动。研究发现，甲减可引起心肌细胞 L 型钙电流减少及肌浆网钙 ATP 酶活性减低，即致心律失常性离子重塑。根据 Biondi 等的研究，甲减可通过增加心房间质的纤维化程度，从而提高心房颤动的发生概率。Liu 等的研究则指出，甲减可以上调神经生长因子的表达，并刺激心房交感神经的重构，进而增加心房颤动的风险。

此外，有研究分析显示，亚临床甲减会增加心房颤动的发生风险，而临床甲减与心房颤动的发生并无关联。这可能是因为临床甲减的患者通常能够得到及时有效的治疗，而亚临床甲减往往不被重视。临床甲减患者接受左旋甲状腺素的治疗，可以在一定程度上逆转心血管风险因素，并降低引发动脉粥样硬化的脂蛋白水平，从而降低心房颤动的发生率。

诊断

一、甲减的诊断流程

对于伴有原因不明的高血压、心脏扩大、高脂血症、心前区疼痛、心包积液等心血管疾病的患者，需考虑是否有"甲减性心脏病"的可能性。

根据病因、临床表现、甲状腺功能检查等即可做出诊断。具体诊断流程详见图 19 - 1 - 2。

1. 具有典型的甲减症状和体征。

2. 辅助检查

（1）甲状腺功能检查：血清总甲状腺素（total thyroxine，TT_4）、FT_4、总三碘甲腺原氨酸（total triiodothyronine，TT_3）、游离三碘甲腺原氨酸（free triiodothyronine，FT_3）值低于正常值。

（2）血清 TSH 值：①TSH 增高和 FT_4 减低是诊断原发性甲减的首选指标，若同时合并甲状腺过氧化物酶抗体（thyroid peroxidase antibody，TPOAb）阳性，可考虑自身免疫性甲状腺炎导致的甲减。②TSH 减低或正常，TT_4、FT_4 减低，则考虑中枢性甲减。

（3）多伴有血脂、血糖增高。

（4）X 线检查：心脏扩大、心包积液、颅骨平片示蝶鞍可增大。

（5）心电图和心脏超声检查：心电图可见心动过缓、心房颤动、低电压，以及 QT 间期延长、ST - T 异常等；超声心动图可见心肌增厚，心包积液。

甲减导致的心血管疾病的诊断，均应在确诊甲减之后结合心血管系统表现，且排除其他心血管因素后方可确定。

二、问诊和查体

（一）询问病史

询问患者是否有甲状腺手术、甲亢^{131}I 治疗史、Graves 病史、桥本甲状腺炎家族史及家族甲状腺疾病史。

（二）症状和体征

1. 症状　甲减患者临床一般表现为畏寒、乏力、手足肿胀感、体重增加、便秘、行动迟缓、女性月经紊乱等。严重患者可出现心悸、气短、心脏扩大。

2. 体征　甲减患者可见反应迟钝、面色苍白、颜面水肿、胫前黏液性水肿、心率减慢、心音遥远、心脏搏动减弱、低血压等，亦有不少患者缺乏特异症状和体征。

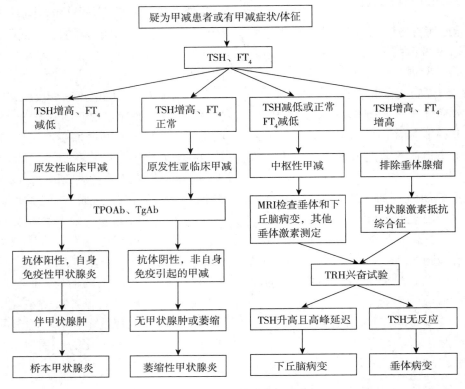

图 19 - 1 - 2　甲减诊断思路

TSH 促甲状腺激素；FT4 游离四碘甲状腺原氨酸；TPOAb 甲状腺过氧化物酶抗体；
TgAb 甲状腺球蛋白抗体；TRH 兴奋试验 促甲状腺素释放激素兴奋试验

三、　辅助检查

（一）　优先检查

甲减患者优先选择血清 TSH、血清总四碘甲状腺原氨酸（TT_4）、FT_4、心脏彩超等检查。影像学检查可见患者出现不同程度的心脏扩大，胸部透视可见患者心脏搏动减弱而缓慢。

甲减患者最常见的心电图改变包括：窦性心动过缓、传导阻滞、QRS 低电压和 ST - T 改变。甲减所伴发的心动过缓、传导阻滞、心房颤动等心律失常，与心房、房室结、旁路、希 - 浦系统的有效不应期延长有关。此外，甲减患者较甲状腺功能正常者更易伴发室性心律失常。

除室性心律失常外，其他常见心电图变化如下所述。

1. 窦性心动过缓　甲状腺激素水平的降低导致儿茶酚胺受体减少或活性降低，最终导致心动过缓。

2. QRS 低电压　甲减导致心包积液后，使得心肌激动产生的电流发生"短路"，出现低电压的心电图改变。

3. 传导阻滞　甲减患者心电图多出现房室阻滞及分支阻滞，这是由于心肌细胞间质水肿使心脏传导系统发生传导障碍所致。

4. ST - T 改变　甲减患者心肌酶数量减少或活性受抑制，出现心肌非特异性心肌缺血及心肌复极异常，心电图表现为 ST - T 改变（ST 段下移、T 波低平或倒置）及 QT 间期延长。此外，甲减患者合并的心包积液或心包炎产生的液体及纤维素使心外膜下心肌损伤，心电图亦可出现 ST - T 改变。

（二）　可选检查

甲减患者可选检查包括甲状腺过氧化物酶抗体（TPO - Ab）、甲状腺球蛋白抗体（thyroglobulin antibody，TgAb）、血清总三碘甲状腺原氨酸（TT_3）、血清游离三碘甲状腺原氨酸（FT_3）。其中 TPO - Ab 和 Tg - Ab 是确定原发性甲减病因和诊断自身免疫甲状腺炎的重要指标。TT_3 和 FT_3 早期正常，晚期减弱，一般不作为诊断原发性甲减的必备指标。

（三）　其他检查

部分甲减患者会出现轻中度的贫血、血清总胆固醇升高、心肌酶异常升高等，少数患者可出现血清泌乳素水平升高。

四、诊断及其标准

甲状腺功能减退症的诊断可根据相应指南进行，本书不做详述。相关心血管疾病的诊断参见本书对应疾病章节诊断。

上海医科大学的钟学礼教授对甲减性心脏病进行了定义：①患者甲状腺功能低下。②除外其他原因引起的心脏扩大，患者心电图表现为心动过缓、低电压、T 波低平和/或倒置。③甲状腺激素替代治疗后，心脏病变好转或消失。

五、鉴别诊断

（一）心包积液

甲减导致的心包积液应与其他原因导致的心包积液相鉴别。其他原因引起（如感染等）的心包积液一般不会出现甲状腺功能的异常，可以借助甲状腺功能相关检查进行鉴别。

（二）水肿

甲减导致的水肿多为非凹陷性水肿，应与其他原因导致的水肿相鉴别。

（三）低 T_3 综合征

低 T_3 综合征也称甲状腺功能正常的病态综合征。主要是因有营养不良、饥饿、糖尿病、肝病、严重创伤等导致的循环甲状腺激素水平减低，可表现为 TT_3、FT_3 水平降低，T_4 及 TSH 正常，是机体的一种保护性反应。

治疗

一、治疗流程

甲减导致的心血管疾病的治疗主要是针对原发病（甲减）的治疗，治疗过程中要注意药物对冠状动脉供血、心功能不全或者快速型心律失常的影响及其他不良反应，要注意定期对甲状腺激素水平进行监测。

（一）原发性临床甲减的治疗

治疗目标：甲减的症状和体征消失，TSH、TT_4、FT_4 值维持在正常范围。

左旋甲状腺素钠（主要成分就是左旋 T_4）是本病的主要替代治疗药物，药物的起始剂量和达到完全替代剂量所需的时间要根据病情、年龄、体重及心脏功能状态确定，要个体化治疗。对于成年甲减的患者，其 L - 左旋甲状腺素（levothyroxine，T_4）替代疗法的剂量范围是每日 50 ~ 200μg，平均每日 125μg。如果根据体重来计算剂量，则是每日 1.6 ~ 1.8μg/kg。儿童需要更高的剂量，大约为每日 2.0μg/kg；而老年患者则需要较低的剂量，约为每日 1.0μg/kg。妊娠时替代疗法的剂量需要增加 30% ~ 50%。对于甲状腺癌术后的患者，需要的剂量约为每日 2.2μg/kg，以抑制 TSH 水平，防止肿瘤复发。

在治疗初期，由于重新建立下丘脑 - 垂体 - 甲状腺轴的平衡通常需要 4 ~ 6 周的时间，因此建议每隔 4 ~ 6 周测定一次血清 TSH 和 FT_4 的水平。

并根据 TSH 及 FT_4 水平来调整左旋甲状腺素的剂量，直至达到治疗目标。在治疗达到标准后，建议至少每 6 ~ 12 个月复查一次上述指标（图 19 - 1 - 3）。

（二）亚临床甲减的治疗

甲减患者同时伴有高脂血症或者血清 TSH > 10mIU/L 时，需要给予甲状腺激素治疗，治疗的目标、方法与临床甲减一致。轻度亚临床甲减（TSH < 10mIU/L）患者若伴有甲减症状、TPOAb 阳性、血脂异常或患有动脉粥样硬化性疾病，也应予 L - T_4 治疗。不伴有上述情况者，需定期监测 TSH 水平（图 19 - 1 - 3）。

（三）继发性甲减或 RTH

继发性甲减或 RTH 应立即转诊治疗原发病（图 19 - 1 - 3）。

（四）甲减危象的治疗

甲减危象（hypothyroid crisis）是由于甲状腺素分泌减少导致的一系列临床综合征，主要表现为严重的低体温（体温低于 35℃）、心动过缓、黏液性水肿昏迷（myxedema coma），严重者可导致死亡。

甲减危象的治疗包括：①补充甲状腺激素。左旋甲状腺素首次静脉注射 300 ~ 500μg，以后每日 50 ~ 100μg，至患者清醒后改为口服。②如果患者在 24h 内无改善，可以给予三碘甲状腺原氨酸

（triiodothyronine，T_3）10μg，每 4h 一次，或者 25μg，每 8h 一次。③保温、供氧、保持呼吸道通畅，必要时行气管切开、机械通气等。④氢化可的松 200～300mg/d 持续静脉滴注，患者清醒后逐渐减量。⑤根据需要补液，但是入水量不宜过多。⑥控制感染，治疗原发疾病。

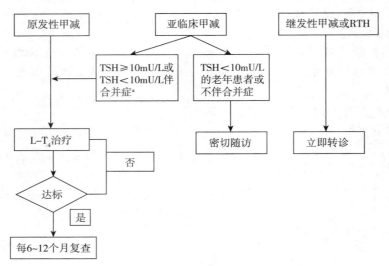

图 19 - 1 - 3　甲减的治疗流程

甲减 甲状腺功能减退症；TSH 促甲状腺激素；FT_4 游离甲状腺素；$L - T_4$ 左旋甲状腺素；
RTH 甲状腺激素抵抗；[a] 甲减症状、TPOAb 阳性、血脂异常或动脉粥样硬化性疾病

二、　治疗原则及注意事项

（一）治疗原则

甲减导致的心血管疾病的治疗原则为以治疗原发病（甲减）为主。

（二）注意事项

（1）T_3 水平的升高是判断药物过量的一个有效指标，比 T_4 水平的升高更为可靠。根据药物过量的程度，建议停药并进行检查。

（2）药物过量的症状包括强烈的 β-拟交感神经效应，如心动过速、焦虑、激动和无意识运动，使用 β 受体拮抗剂能够缓解这些症状。极度药物过量的情况可以使用血浆去除法。

（3）左旋甲状腺素过量可能导致甲状腺功能亢进，也可能导致急性精神病症状，尤其是在存在精神障碍风险的患者中。

三、　甲减与心血管疾病的相互影响

对合并冠状动脉供血不足、心功能不全或者快速型心律失常的患者，必须注意避免应用左旋甲状腺素引起的甲亢症状，即便症状是轻度的也要避免。因此，应该经常对这些患者进行甲状腺激素水平的监测。美国心脏协会建议，老年患者或确诊/疑似缺血性心脏病或心功能不全患者在进行甲状腺素治疗时应进行监测，从低剂量开始，逐渐谨慎调整剂量。

（一）合并冠心病的治疗

此类患者需谨慎进行甲状腺激素替代治疗，甲状腺素片从 10mg/d 起逐渐加量，必要时给予患者吸氧及心电图监护。

（二）合并心绞痛的治疗

一般认为，用甲状腺激素治疗可增加心率、心肌收缩力和心肌耗氧量，从而加重患者症状。因此，合并心绞痛时患者的甲状腺激素替代治疗建议以左甲状腺素为主，从小剂量 25μg/d 起，若无症状加重可逐渐加量至 150μg/d。

心绞痛的治疗可在应用左甲状腺素之前或同时进行，无严重心动过缓时可使用普萘洛尔，或硝酸甘油/长效硝酸酯。对于部分严重心绞痛导致甲减控制不满意患者，可给予冠状动脉旁路移植术，配合左甲状腺素治疗。

（三）合并心包积液及心包压塞的治疗

此类患者单用甲状腺素替代治疗效果良好，但对于出现心脏压迫症状的大量心包积液患者应行反复心包穿刺抽液。若甲状腺功能恢复正常后心包积液症状仍未减退或加重，可行心包切开术。

（四）合并心力衰竭的治疗

甲减合并心力衰竭患者对洋地黄和利尿剂反应不佳，同时患者对洋地黄分解代谢变慢，极易中毒，因此使用洋地黄治疗时需慎重、小量。

作者：姚飞 易忠（航天中心医院）

审稿：马晓（首都医科大学附属北京积水潭医院）

参考文献

第二节 原发性醛固酮增多症和心血管疾病

原发性醛固酮增多症（primary aldosteronism, PA）简称原醛症，指肾上腺皮质自主分泌醛固酮增多，导致体内潴钠排钾，血容量增多，同时肾素和血管紧张素活性受抑制的一组临床症候群。其临床典型表现为高血压、低血钾、高醛固酮和低肾素。

高血压和低钾血症是原醛症主要的临床表现。早期为血压轻度升高，以舒张压增高为主，逐渐发展为中重度或难治性高血压，常规降压药物往往治疗效果不佳。低钾血症并不是筛查原醛症的敏感指标，只有9%~37%的原醛症患者存在低钾血症。长期低血钾可导致烦渴、多尿、夜尿增多，严重时可引起周期性肌无力、呼吸肌麻痹，合并代谢性碱中毒时可出现肢端麻木、手足搐搦及肌肉痉挛等表现。

大多数原醛症患者因主要表现为高血压及其心血管并发症（如房颤、心衰、卒中、冠心病等）而就诊于心血管科。临床上有不少原醛症患者因长期误诊误治而发生严重的心血管并发症。

原醛症在心血管科是容易被忽视的疾病，过去认为原醛症在高血压人群中不到1%。随着对原醛症的认识水平和诊断技术的提高，越来越多原来被当做"原发性高血压"治疗的原醛症患者得到确诊。国外报道，在1、2、3级高血压患者中，原醛症患病率分别为1.99%、8.02%和13.2%；

而在难治性高血压患者中，其患病率更高，约为17%~23%。在亚洲普通高血压人群中，原醛症患病率约为5%。根据国内最近的研究报道，原醛症在社区新诊断高血压患者中的发病率超过4%。整体来说，原醛症在高血压人群中的患病率约为5%~13%。由于我国高血压患病人群基数庞大（2.45亿左右），由此可以推断在我国原醛症患病人数至少应在1000万以上，可以说原醛症是"被忽视"的常见病。

原醛症根据病因的不同可分为6型（表19-2-1），其中醛固酮瘤和特发性醛固酮增多症最为常见。

表 19-2-1 原醛症病因分类及构成比

分型	构成比（%）
醛固酮瘤（aldosterone-producing adenoma, APA）	30~35
特发性醛固酮增多症（idiopathic hyperaldosteronism, 简称特醛症）	60~65
原发性肾上腺皮质增生（又称单侧肾上腺增生；primary or unilateral hyperplasia, PAH/UAH）	2~3
家族性醛固酮增多症（familial hyperaldosteronism, FH）	<1
分泌醛固酮的肾上腺皮质癌（aldosterone-producing adrenocortical carcinoma）	<1
异位醛固酮分泌瘤（ectopic aldosterone-producing adenoma）	<0.1

→ 诊断

一、筛查对象

根据目前国内外指南/专家共识意见，患者如果出现以下心血管表现，需考虑原醛症的可能并进行原醛筛查。

（1）无伦是否服用降压药物，血压持续高于

150/100mmHg。

（2）难治性高血压：服用含利尿剂在内的3种及3种以上降压药超过1个月，血压仍不能达标，或者需服用4种以上降压药物血压才能达标。

（3）所有新诊断的高血压患者在服用降压药物之前应先进行原醛症的筛查。

（4）无明显诱因出现低钾血症或服用少量利尿剂（例如氢氯噻嗪12.5mg/d）就导致低钾血症，尤其是反复补钾都无法纠正的顽固性低血钾患者。

（5）不能用器质性心脏病或其他情况（如甲亢）解释的房颤患者。

（6）出现与血压升高程度和时间不匹配的高血压靶器官损害（如室间隔增厚），或者卒中、冠心病、心力衰竭等心血管事件。

（7）高血压合并中重度阻塞性呼吸睡眠暂停（obstructive sleep apnea，OSA）的患者。

（8）如果高血压患者的一级亲属（包括父母、子女、兄弟姐妹）明确诊断原醛症，或者一级亲属有高血压伴低钾血症，或一级亲属小于40岁出现卒中，则该高血压患者也需要进行原醛症的筛查，必要时行基因检测除外家族性醛固酮增多症。

二、诊断流程

原醛症的诊断分为初筛、确诊和分型三步（图19-2-1）。

（一）初筛试验

血浆醛固酮与肾素比值（aldosterone-to-renin ratio，ARR）是目前最公认的原醛筛查指标。原醛症的病理生理学基础是非肾素依赖的醛固酮增高，ARR是反映这一病理生理学改变的最佳指标。

1. 醛固酮肾素的检测方法及对应的ARR切点值　肾素的检测方法目前分为血浆肾素活性（plasma renin activity，PRA）和直接肾素浓度（direct renin concentration，DRC）检测。由于PRA、DRC及醛固酮检测方法和结果单位各不相同，因此在计算ARR时，必须在不同单位间进行换算，再对照常用的ARR切点值（表19-2-2）来判断初筛试验结果。当PRA和醛固酮浓度单位分别是ng/（ml·h）和ng/dl时，最常用的ARR切点值为30；当DRC和醛固酮浓度单位分别是mU/L和ng/dl时，最常用的ARR切点值为3.7。为提高诊断敏感度、减少漏诊率，一般采用较低的切点值；相反，为提高诊断特异度、避免不必要的确诊试验，则需较高的切点值。但如果患者

肾素水平很低［如PRA为0.1ng/（ml·h）］，醛固酮水平也低（如5ng/dl），会导致ARR结果假性升高，所以有研究者建议在筛查标准中增加醛固酮>15ng/dl这一条件，以提高ARR筛查的准确性。

表19-2-2　血浆醛固酮与肾素比值的常用切点值

醛固酮	PRA		DRC	
	ng/（ml·h）	pmol/（L·min）	mU/L	ng/L
ng/dl				
20	1.6		2.4	3.8
30	2.5		3.7	5.7
40	3.1		4.9	7.7
pmol/L				
750	60		91	144
1000	80		122	192

注：PRA 血浆肾素活性；DRC 直接肾素浓度。

2. 影响ARR结果的因素（表19-2-3）

（1）年龄：老年患者因肾素较醛固酮降低更明显，可导致ARR假阳性。

（2）性别：女性月经周期对醛固酮、肾素检测有影响，黄体期的女性如检测DRC，可导致ARR假阳性。

（3）摄入钠的情况：饮食中摄入钠的含量会影响醛固酮及肾素分泌，导致ARR假阴性或假阳性，可通过测定24h尿钠水平来反映患者钠盐负荷的情况。

（4）采血时间、体位：人体内醛固酮及肾素分泌存在时间节律，体位对肾素水平的影响尤其明显，故建议患者在清晨起床后保持非卧位（坐位、站立或者行走）至少2h，再静坐5~15min后采血检测醛固酮肾素。

（5）药物因素：服用二氢吡啶类钙离子拮抗剂（CCB）、血管紧张素转换酶抑制剂（ACEI）和血管紧张素受体拮抗剂（ARB）可导致肾素活性或浓度升高，醛固酮水平降低或不变，从而导致ARR假阴性，故检测者最好停用上述药物至少2周后再检测ARR。若服用上述降压药时患者的血浆肾素活性<1ng/（ml·h）或低于正常检测下限，同时ARR升高，则考虑原醛症的可能性大，可继续应用原有药物治疗。

因醛固酮受体拮抗剂（螺内酯、依普利酮）、保钾利尿剂（阿米洛利、氨苯喋啶）、排钾利尿剂（氢氯噻嗪、呋塞米）及甘草提炼物等对ARR影响较大，故需停用至少4周再进行ARR检测。

停用上述降压药物期间如患者血压控制不佳，建议使用α受体拮抗剂（多沙唑嗪、哌唑嗪、特拉唑嗪）及非二氢吡啶类CCB（维拉帕米缓释片）

或血管扩张剂（肼屈嗪）等对 ARR 影响较小的药物。

使用 α 受体拮抗剂时注意从小剂量起始，监测血压、心率，避免体位性低血压。心率偏慢、房室传导阻滞或心功能不全患者慎用或禁用非二氢吡啶类 CCB。

（6）血钾水平：低血钾或高血钾会导致 ARR 假阴性或假阳性，测定 ARR 时应尽量维持血钾在正常水平。

（7）血肌酐水平：肾功能不全会导致 ARR 假阳性。

总之，ARR 的影响因素较多，分析 ARR 结果时需综合考虑多种因素的影响，必要时应在尽量去除各种影响因素后重复进行 ARR 测定。

表 19-2-3　影响 ARR 结果的因素

因素		对醛固酮影响	对肾素影响	对 ARR 影响
药物因素	保钾利尿剂	↑	↑↑	↓（假阴性）
	排钾利尿剂	↑	↑↑	↓（假阴性）
	ACEI	↓	↑	↓（假阴性）
	ARB	↓	↑	↓（假阴性）
	二氢吡啶类 CCB	→↓	↑	↓（假阴性）
	β 受体拮抗剂	↓	↓↓	↑（假阳性）
	非甾体类抗炎药	↓	↓↓	↑（假阳性）
	中枢 α2-受体拮抗剂	↓	↓↓	↑（假阳性）
	SGLT2 抑制剂	→	↑	↓（假阴性）
血钾状态	低血钾	↓	→↑	↓（假阴性）
	高血钾	↑	→↓	↑（假阳性）
钠盐摄入	低钠饮食	↑	↑↑	↓（假阴性）
	高钠饮食	↓	↓↓	↑（假阳性）
年龄增长		↓	↓↓	↑（假阳性）
其他因素	肾功能不全	→	↓	↑（假阳性）
	妊娠	↑	↑↑	↓（假阴性）
	肾血管性高血压	↑	↑↑	↓（假阴性）
	恶性高血压	↑	↑↑	↓（假阴性）

注：ACEI 血管紧张素转换酶抑制剂；ARB 血管紧张素 Ⅱ 受体及抗剂；SGLT2 钠-葡萄糖协同转运蛋白 2；CCB 钙通道阻滞剂。

（二）确诊试验

对于 ARR 阳性患者，推荐进行 ≥1 种确诊试验以明确原醛症的诊断。目前主要有 4 种确诊试验，包括生理盐水试验、卡托普利试验、口服高钠饮食及氟氢可的松试验。我国多数临床机构采用前两种确诊实验，具体试验方法、结果判读及优缺点见表 19-2-4。国内外不同医学中心对于各种确诊试验的服药后切点值的推荐差异较大。

以卡托普利试验为例，有国内学者研究显示，采用卡托普利试验服药后 2h 血醛固酮浓度 11ng/dl 作为切点，其诊断灵敏度和特异度均为 90%，优于美国指南推荐的以卡托普利试验后血醛固酮浓度抑制率 30% 作为切点。在临床中，如有条件应建立符合自己医院情况的确诊试验切点值，或者选择国内外指南或专家共识推荐的参考值。对于合并自发性低钾血症、血浆肾素水平低于可检测水平且醛固酮 >20ng/dl 的患者，建议直接诊断原醛症而无需进行确诊试验。无法进行确诊试验的怀疑原醛症患者，也可考虑螺内酯试验性治疗。

表 19-2-4　原醛症确诊试验的方法及结果判断

试验	方法	结果判断	注意事项
生理盐水试验	试验前卧床休息 1~4h，试验在晨 8：00~9：00 开始，在 4h 内静滴 2000ml 生理盐水，全程需监测患者的心率、血压，在输注生理盐水前及输注后分别采血检测患者的血钾、醛固酮、肾素和皮质醇	①生理盐水试验后血醛固酮浓度 >10ng/dl，考虑原醛症诊断明确 ②生理盐水试验后血醛固酮浓度 <5ng/dl，除外原醛症 ③生理盐水试验后血醛固酮浓度在 5~10ng/dl 之间，需结合患者的临床表现、影像学或其他确诊试验来进行综合评价	①该试验可导致血容量急剧增加，诱发心力衰竭和高血压危象，因此，心功能不全、血压明显升高和严重低钾血症的患者应避免行此项检查 ②既往研究结果提示，坐位生理盐水试验较卧位生理盐水试验诊断原醛症的灵敏度更佳
卡托普利试验	站位或坐位 1h 后口服卡托普利 50mg，服药前及服药后 1.5~2h 测定患者的血浆醛固酮、皮质醇和肾素等，试验期间患者需始终保持站位或坐位	①正常人卡托普利试验后，血醛固酮浓度下降 >30%，而原醛症患者醛固酮水平不受抑制 ②国内学者提出，卡托普利试验后 2h 醛固酮浓度 >11ng/dl，诊断原醛的特异度及灵敏度均较高	该试验安全性好、操作简单，准确性与生理盐水试验类似

（三）分型诊断

原醛症的分型诊断目的是判断单侧还是双侧肾上腺自主分泌醛固酮增多，并指导下一步治疗。

1. 肾上腺计算机断层扫描　所有确诊原醛症

患者必须行肾上腺 CT 扫描以排除肾上腺巨大肿瘤或肾上腺皮质癌，分泌醛固酮的肾上腺皮质癌直径常大于 4cm。醛固酮瘤和特发性醛固酮增多症影像学表现对比见表 19－2－5。但是肾上腺 CT 不能区分肾上腺无功能腺瘤和醛固酮瘤，且不能发现肾上腺微小腺瘤，故临床医生不能仅依靠肾上腺 CT 等影像学来判定病变的类型，而要结合生化指标、影像学表现及双侧肾上腺静脉取血结果综合分析。

表 19－2－5　醛固酮瘤和特发性醛固酮增多症CT 影像学表现对比

疾病	CT 表现
醛固酮瘤	单侧肾上腺腺瘤（直径多 <2cm），呈圆形或椭圆形，边界清楚，周边环状强化，中央为低密度，腺瘤同侧及对侧肾上腺无萎缩性改变
特发性醛固酮增多症	①单侧肾上腺孤立性结节，密度类似正常或稍低 ②单侧或双侧肾上腺增大，密度不均，或呈颗粒状 ③双侧肾上腺的大小及形态基本正常 ④双侧肾上腺均有多个小结节

2. 肾上腺静脉取血　肾上腺静脉取血（adrenal venous sampling，AVS）是目前区分单侧和双侧肾上腺分泌醛固酮最可靠、最准确的方法，灵敏度和特异度均可达到 90% 以上。AVS 的方法和结果判读见表 19－2－6。

表 19－2－6　双侧肾上腺静脉取血方法及评价标准

采血方法	操作方法	评价标准
非同步双侧肾上腺静脉取血	无促肾上腺皮质激素，一般先进行右侧取血，后进行左侧肾上腺静脉取血	①SI≥2∶1 插管成功 ②CI<1∶1 对侧被抑制 ③LI≥2∶1 有优势分泌
$ACTH_{1-24}$ 持续静脉输注下，非同步双侧肾上腺静脉取血	插管开始前 30min 输注 $ACTH_{1-24}$，输注速度为 50ug/h，持续整个取血操作过程	①SI≥3∶1 插管成功 ②LI≥4∶1 有优势分泌
负荷剂量 $ACTH_{1-24}$ 静脉输注后，非同步双侧肾上腺静脉取血	插管开始前静脉注射 250ug $ACTH_{1-24}$，而后进行双侧肾上腺静脉取血	①SI≥3∶1 插管成功 ②LI≥4∶1 有优势分泌

注：SI 肾上腺静脉与下腔静脉皮质醇比值；LI 优势侧肾上腺静脉醛固酮皮质醇比值与对侧肾上腺静脉醛固酮皮质醇比值之比；CI 非优势肾上腺静脉醛固酮皮质醇比值与下腔静脉醛固酮皮质醇比值之比；$ACTH_{1-24}$ 人工合成的 ACTH，含有天然 ACTH 的 39 个氨基酸中从 N 端开始的前 24 个氨基酸。

由于 AVS 属于有创检查且价格昂贵，应在确诊原醛症后，且有手术意愿的患者中进行。根据 2016 年美国内分泌协会《原发性醛固酮增多症的临床诊疗指南》，以下情况不需进行 AVS 而可直接行单侧肾上腺切除手术：年轻（<35 岁）患者合并自发性低钾血症、醛固酮大量分泌且 CT 扫描符合单侧肾上腺腺瘤表现。同时，肾上腺手术高风险患者、怀疑肾上腺皮质癌的患者以及已经证实为家族性醛固酮增多症 Ⅰ 型或 Ⅲ 型的患者也不适宜行 AVS 检查。

治疗

一、治疗原则

原醛症的治疗方案取决于原醛症的分型和患者对药物的反应（表 19－2－7）。其中，单侧肾上腺分泌的原醛症首选手术治疗，双侧肾上腺分泌的原醛症首选以螺内酯为代表的药物治疗。

表 19－2－7　不同原醛症治疗方法

分型	一线治疗	二线治疗
单侧原醛症（包括醛固酮瘤和单侧肾上腺增生）	腹腔镜下单侧肾上腺切除	螺内酯、依普利酮、阿米洛利
双侧原醛症（特发性醛固酮增多症）	螺内酯、依普利酮、阿米洛利	腹腔镜下单侧肾上腺切除

不同盐皮质激素受体拮抗剂（mineralocorticoid receptor antagonist，MRA）的临床应用差别见表 19－2－8。阿米洛利、氨苯喋啶等保钾利尿剂可阻断肾小管上皮细胞钠通道，可以缓解高血压、低血钾症状，但作用较弱，仅作为原醛症的二线药物治疗。单用醛固酮受体拮抗剂疗效不佳时，可加用 CCB、β 受体拮抗剂、ACEI 及 ARB 类药物协同降压，与 ACEI 及 ARB 类药物合用时，需注意监测血钾和肾功能。

表 19 - 2 - 8　不同盐皮质激素受体拮抗剂的临床应用差别

药物	用法	不良反应	注意事项
螺内酯	20mg，每天1次起始，最大剂量一般至100mg，每天1次	男性乳房发育等不良反应呈明显剂量相关性	监测血钾及肾功，CKD 3 期慎用，CKD 4 期及以上禁用
依普利酮	25mg，每天1次起始，最大剂量一般至 50～100mg/d，建议1日分2次给药	不拮抗雄激素和孕激素受体，不导致严重的内分泌紊乱	禁止用于严重肝功能障碍的患者，CKD 3 期慎用，CKD 4 期及以上禁用

二、原醛症相关心血管疾病的治疗

对于原醛症相关的心血管损害，除了针对原醛症本身的靶向治疗（醛固酮受体拮抗剂或肾上腺手术）以外，其余治疗原则与常规的心血管疾病治疗并无显著差异，包括调脂、抗血小板、改善心衰等治疗。需要指出的是，原醛症患者一旦发生心血管并发症（包括房颤、冠心病、心功能衰竭、肾功能损害、卒中等），则原醛症的诊断将会变得困难，因为这时影响醛固酮和肾素检测结果的因素较多，且无法将这些混杂因素完全去除。比如：为避免血压波动，患者无法停用原有降压药物，且心功能或肾功能衰竭本身就会影响肾素－血管紧张素系统活性。同时，心血管并发症的发生也会影响原醛症的靶向治疗，比如 CKD4 期以上的肾功能损害患者禁用醛固酮受体拮抗剂，心衰和肾衰的患者行肾上腺切除手术的风险比较高。因此，尽早识别、筛查、诊断和治疗原醛症，才是减少原醛症相关心血管损害的根本措施。

三、治疗评价及随访

原醛症手术治疗效果可根据血压、抗高血压药物使用情况、血钾、醛固酮以及肾素活性或血浆肾素浓度加以评价，评价标准见表 19 - 2 - 9。

四、原醛症的心血管预后

（一）未经靶向治疗的原醛症心血管结局

大量观察性研究一致表明，原醛症患者在靶向治疗（包括肾上腺切除手术或醛固酮受体拮抗剂治疗）之前，与同样血压水平的原发性高血压患者相比，不良心血管事件发生率明显升高，包括充血性心衰/左室肥厚、房颤、卒中、心肌梗死、糖尿病和代谢综合征等。其中，糖尿病和代谢综合征发病率升高可能与原醛症导致皮质醇共分泌增加有关。

表 19 - 2 - 9　原醛症手术结果研究的评价标准

缓解程度	临床评价	生化评价
完全缓解	未服降压药物情况下血压正常	ARR 和血钾恢复正常，或 ARR 升高，但确诊试验醛固酮水平可被抑制
部分缓解	应用与术前相同剂量的降压药物，血压下降或血压维持正常，但降压药物的剂量较前有所减少	血钾正常，ARR 仍升高，但醛固酮较术前下降50%以上，或确诊试验中醛固酮水平较术前明显下降
未缓解	应用与术前相同剂量的降压药物或剂量增加，血压无明显下降	持续性低血钾和（或）ARR 升高，确诊试验中醛固酮水平未被抑制

（二）靶向治疗能否改善原醛症的心血管结局

对于大多数单侧原醛症患者，单侧肾上腺切除手术可治愈高血压或降低高血压的严重程度（如降压药物数量减少），同时血钾水平和 ARR 可恢复正常。一项回顾性队列研究比较了 205 例接受肾上腺切除手术的单侧原醛症患者和 41853 例血压控制程度与之匹配的原发性高血压患者的心血管结局，结果显示，与原发性高血压患者相比，接受肾上腺切除手术的原醛症患者在 10 年内发生心血管事件（包括心肌梗死、心衰或卒中的复合事件）的风险更低。另有回顾性研究表明，单侧原醛症患者接受肾上腺切除手术可以有效地将房颤发生的风险降低到与原发性高血压相似的水平，糖尿病和死亡风险也可能降低。总之，单侧原醛症患者接受单侧肾上腺切除手术可有效地减少心血管事件发生，改善长期预后，但多是基于回顾性研究得出的结论。

关于 MRA 治疗原醛症患者的疗效证据并不那么令人鼓舞。MRA 能有效地降低原醛症患者的血压，改善低钾血症和酸碱平衡。然而，回顾性队列研究结果显示，与血压水平类似的原发性高血压患者相比，接受 MRA 治疗的原醛症患者发生心血管疾病（包括心肌梗死、心力衰竭或卒中）的风险仍增高近 2 倍，但是这些心血管事件和死亡的额外风险增加仅限于接受 MRA 治疗后肾素活性仍受抑制［$<1\mu g/(L·h)$］的原醛症患者，而接受更高 MRA 剂量且肾素未受抑制［$\geqslant 1\mu g/(L·h)$］的患者没有显著的额外风险。所以，对于接受螺

内酯等药物治疗的原醛症患者，除了通过血压、血钾水平评价治疗情况，肾素水平可能也是评判醛固酮是否被充分阻断的重要指标，未来仍需要前瞻性研究来进一步验证肾素水平作为原醛症治疗有效的生物标志物的临床应用价值。

总之，未来还需要高质量的临床研究来证实不同靶向治疗方法在改善原醛症患者心血管预后的作用，并为原醛症患者定制个体化治疗方法，最终达到改善心血管预后、降低死亡风险的治疗目标。

总结

原醛症的筛查和诊治流程见图 19 - 2 - 1。

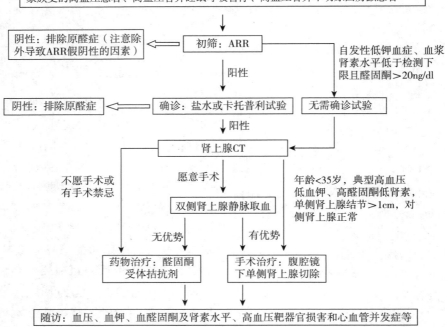

图 19 - 2 - 1 原醛症的筛查和诊治流程
ARR 血浆醛固酮与肾素比值

作者：娄莹（中国医学科学院阜外医院）
审稿：叶绍东（中国医学科学院阜外医院）

参考文献

第三节 嗜铬细胞瘤和副神经节瘤与心血管疾病

图19-3-1 嗜铬细胞瘤和
副神经节瘤与心血管
疾病思维导图

嗜铬细胞瘤和副神经节瘤（pheochromocytoma and paraganglioma，PPGL）是分别起源于肾上腺髓质和肾上腺外嗜铬组织，并具有激素分泌功能的神经内分泌肿瘤，主要合成、分泌和释放大量儿茶酚胺（catecholamine，CA），包括去甲肾上腺素（norepinephrine，NE）、肾上腺素（epinephrine，E）和多巴胺（dopamine，DA），会引起患者血压升高和代谢改变等一系列临床症候群，并造成心、脑、肾、血管等严重并发症，甚至导致患者死亡。

在 PPGL 中，起源于肾上腺髓质的肿瘤称为嗜铬细胞瘤（pheochromocytoma，PCC），占 PPGL 的 80%～85%；起源于肾上腺外的肿瘤统称为副神经节瘤（paraganglioma，PGL），占 PPGL 的 15%～20%，其中绝大多数 PGL 起源于胸、腹部和盆腔的交感神经节，极少数起源于头颈部的副交感神经节。

▶ 诊断

一、临床表现

PPGL 患者的主要临床表现为 CA 分泌增多所致的高血压及心血管并发症和代谢改变。由于 PPGL 分布在不同部位，可持续或间歇性分泌不同比例类型的 CA，并与不同亚型的肾上腺素能受体结合，导致不同的病理生理过程，故 PPGL 临床表现常常累及多个系统，呈现多样、复杂、凶险等特点，不仅可以自发发生，也可能由于触发因素引起，包括运动、腹压增高、饱餐、药物（糖皮质激素、麻黄素、苯丙胺、ACTH、安非他明、胃复安、抗抑郁药、某些麻醉药等）、应激、酒精和食物（如奶酪中的酪胺）等。

（一）心血管系统表现

1. 高血压 高血压是 PPGL 患者的主要临床表现，可为阵发性、持续性或在持续性高血压基础上阵发性加重，甚至发生高血压危象（hypertensive crisis）。约70%的患者还合并体位性低血压（orthostatic hypotension），还有少数患者血压可完全正常。PPGL 患者的动态血压检测可能表现出较大的血压变异性，夜间血压可明显下降，也可升高。

阵发性头痛、心悸、出汗是 PPGL 患者高血压发作时常见的三联征，对 PPGL 诊断具有重要意义。最近一项荟萃分析显示，PPGL 患者中分别有60%、59%和52%出现头痛、心悸和出汗症状，而其他症状出现的频率要低得多。如患者同时有高血压、体位性低血压，并伴头痛、心悸、多汗三联征，则诊断 PPGL 的特异度为95%。高血压发作时还可有心悸、胸闷、濒死感等。

2. 其他心血管系统表现 既往尸检研究发现，58%的 PPGL 患者存在 CA 相关的心肌损害。其原因除了长期高血压以外，还包括高 CA 血症可直接导致心肌损伤及心肌纤维化、心肌缺血和心律失常等。故 PPGL 患者可出现多种危及生命的心血管表现，包括高血压危象、急性心肌梗死、心动过缓和心动过速、应激性心肌病（Takotsubo 心肌病）、急性心力衰竭、低血压或休克等。

若 PPGL 患者出现心力衰竭、胸痛的临床表现，心电图出现持续≥3 个导联 ST-T 的改变或明显心律失常，超声心动图提示室壁运动异常、心肌肥厚、左室舒张/收缩功能减低，并且待肿瘤切除后，上述情况明显改善或消失，可考虑诊断为儿茶酚胺心肌病（catecholamine cardiomyopathy）。

Takotsubo 心肌病是儿茶酚胺心肌病的一个特殊类型，是极罕见的 PPGL 心肌病变。其临床症状和心电图表现与急性心肌梗死非常相似，但冠状动脉造影提示冠状动脉无明显狭窄，左室造影常提示特征性室壁运动异常，如左室心尖部和中部的运动障碍，以及心底部的过度收缩。

手术切除 PPGL 肿瘤后，CA 心肌病患者的心律失常、心肌缺血症状消失，心功能大多恢复正常，心室肥厚可逆转，但心电图陈旧心肌梗死表现可长期存在。

（二）嗜铬细胞瘤危象

约 10% 的 PPGL 患者可发生嗜铬细胞瘤危象（pheochromocytoma crisis），临床表现包括严重高血压、高血压和低血压反复交替发作、休克等。患者还可出现全身多个系统功能障碍，如心肌梗死、心肌病、严重心律失常、肺水肿、心原性休克以及急性呼吸窘迫综合征（ARDS）等心肺功能障碍，还可导致脑病、脑血管意外、癫痫等神经系统功能障碍，以及肠缺血、麻痹性肠梗阻、肝肾功能衰竭等消化系统功能障碍。医生如不能及时识别及处理，可导致患者死亡。

PPGL 危象可自发产生，也可因术前或术中挤压触碰肿瘤、创伤、服用某些药物（糖皮质激素、β-受体拮抗剂、胃复安、麻醉药）或其他应激等诱发，故临床上怀疑 PPGL 的患者应注意尽量避免上述诱因。同时，临床上遇到上述诱因引发的血压剧烈波动等情况时，需警惕 PPGL 可能。

（三）其他系统的临床表现

1. 消化系统　可见恶心/呕吐、腹痛、便秘、肠梗阻、胆石症等。

2. 泌尿系统　膀胱 PGL 患者多表现为排尿时阵发高血压发作，伴心悸、出汗、头痛等。

3. 精神/神经系统　可见失眠、头痛、紧张、焦虑等，严重时可出现脑血管疾病（缺血性或出血性卒中）及意识障碍等。

4. 血液系统　可出现白细胞增多、发热等。

5. 内分泌代谢系统　可出现糖、脂代谢紊乱，检查提示糖尿病或糖耐量受损。合并糖尿病的 PPGL 患者常有体重指数（BMI）偏低、心率快、面色苍白、出汗、心悸、震颤和恶心等临床表现。

6. 肿物占位效应　查体时可触及到腹部包块，并因压迫肿瘤而致血压升高。还可表现为疼痛、神经压迫等症状。

（四）头颈部副神经节瘤的临床表现

头颈部副神经节瘤（head and neck paragangliomas，HNPGLs）约有 40% 表现为 PPGL 遗传综合征的一部分，也有部分散发病例。由于大多数 HNPGLs 不产生大量的 CA，因此很少出现 CA 过量的症状。HNPGLs 经常在影像学检查中发现，比如颞骨或颈部肿物，导致邻近组织的压迫或浸润，从而出现听力下降、搏动性耳鸣、吞咽困难和颅神经麻痹等症状。

（五）PPGL 遗传综合征的其他临床表现

1. 家族性副神经节瘤遗传综合征　家族性副神经节瘤遗传综合征是由于琥珀酸脱氢酶（succinate dehydrogenase，SDH）不同亚型基因的胚系突变导致，患者除发生 PPGL 肿瘤外，还可伴发其他实体瘤，如胃肠道间质瘤、肾细胞癌、甲状腺癌和垂体腺瘤。家族性 PGL 遗传综合征为常染色体显性遗传性疾病，依据不同的 SDH 基因亚型分为 PGL-1（SDHD 基因）、PGL-2（SDHAF2 基因）、PGL-3（SDHC 基因）、PGL-4（SDHB 基因）和 PGL-5（SDHA 基因）五种亚型。

2. 多内分泌腺瘤病 2A 型　除 PPGL 外，还可合并甲状腺髓样癌、原发性甲状旁腺功能亢进症、皮肤淀粉样变性苔藓。

3. 多发性内分泌腺瘤 2B 型　除 PPGL 外，还可合并甲状腺髓样癌、黏膜多发神经纤维瘤（以口腔黏膜多见，亦可累及眼、皮肤、消化道等，肠黏膜神经瘤还会导致巨结肠、肠憩室等病变）。

4. 希佩尔-林道综合征（Von Hippel-Lindau，VHL 综合征）　是一种罕见的常染色体显性遗传病，表现为多器官、多发的良性或恶性肿瘤症候群，由位于染色体 3P25-26 区的 *VHL* 基因突变引起，常表现为血管母细胞瘤，累及小脑、脊髓、肾脏以及视网膜。其他器官病变包括 PCC、肾脏血管瘤、肾透明细胞癌以及胰腺神经内分泌肿瘤等。

5. 神经纤维瘤病 1 型　表现为全身多发神经纤维瘤、多发牛奶咖啡斑、腋窝和腹股沟斑点、虹膜错构瘤、骨异常、中枢神经系统神经胶质瘤、巨头畸形、认知障碍等。

总之，患者如果出现其他系统肿瘤合并 PPGL 的临床表现，需高度怀疑 PPGL 遗传综合征，进行相应的基因检测，以进一步明确诊断。

二、 筛查和诊断

（一）可疑病例的筛查指征

1. 有阵发性高血压发作，尤其是伴心悸、头痛、出汗、面色苍白以及体位性低血压的患者。

2. 应用某些药物（NE、5-羟色胺再摄取抑制剂、DA 受体拮抗剂、拟交感神经类或阿片类药物）可诱发 PPGL 症状发作的患者。

3. PPGL 家族史或 PPGL 相关的遗传综合征家族史的患者。

4. 肾上腺意外瘤。

5. 既往有 PPGL 史。

（二）辅助检查

1. 定性检查　CA 及其中间或终末代谢产物浓度测定是 PPGL 定性诊断的主要依据（表 19 - 3 - 1）。

（1）甲氧基肾上腺类物质的测定：甲氧基肾上腺素（metanephrine，MN）和甲氧基去甲肾上腺素（normetanephrine，NMN）分别是 E 和 NE 的中间代谢产物，3 - 甲氧基酪胺（3 - methoxytyramine，3 - MT）是多巴胺的中间代谢产物。

目前国内外 PPGL 诊断指南和共识首先推荐的 PPGL 特异性标志物是 NMN 和 MN（合称 MNs）。NMN 和 MN 分别是 NE 和 E 的中间代谢产物，仅在肾上腺髓质嗜铬细胞或 PPGL 肿瘤体内代谢生成，并且以高浓度水平持续存在。且 MNs 的半衰期较 CA 长，也更加稳定，能反映 PPGL 肿瘤的功能状态。测定血浆游离或尿 MNs 水平对诊断 PPGL 的敏感性为 97% ~ 99%，特异性为 82% ~ 96%，适用于高危人群的筛查和监测，阴性者几乎能有效排除 PPGL。但是需要注意的是，应激状态、剧烈运动、吸烟、摄入咖啡因、酒精类和含酪胺/CA 类食物等，均可导致 CA 及 MNs 测定呈假阳性结果，故检测前至少 8h 内应避免上述情况。严重全身性疾病患者在重症监护室也可由于应激出现 CA 及 MNs 检测假阳性。

3 - MT 是 DA 的中间代谢产物，检测 3 - MT 可提高筛查头颈部 PGL 的灵敏度。PPGL 患者血浆 DA 及 3 - MT 浓度明显增高，高度提示为转移性 PPGL。

（2）CA 原型的测定：当检测血或尿 MNs 水平不能完全除外 PPGL 时，测定 CA 原型也有助于确诊。但是需要注意的是，血浆 CA 测定结果可受环境、活动等因素影响，应激状态和焦虑患者的血浆 CA 水平亦可升高。此外，利尿剂、α 受体拮抗剂、β 受体拮抗剂、扩血管药、钙通道阻滞剂、外源性拟交感药物及甲基多巴、左旋多巴等药物均可导致血/尿 CA 假阳性结果，故检测前应停用。

血及 24h 尿 CA 联合 MNs 测定诊断 PPGL 的灵敏度和特异度更高。如血浆或 24h 尿 CA 和 MNs 水平均高于正常参考值上限的 1.5 ~ 2 倍，则高度提示 PPGL；如果仅略高于正常参考值上限，则应多次复查，并注意排除其他可能导致上述指标升高的原因。同时，还可对比患者基础状态下及阵发高血压发作时的血/尿 CA 及 MNs 水平，如高血压发作时的血/尿 CA 及 MNs 水平明显升高，也可提示 PPGL。

（3）CA 终末代谢产物的测定：香草扁桃酸是 NE 及 E 的最终代谢产物，诊断 PPGL 灵敏度仅为 46% ~ 77%，但特异度相对高，为 86% ~ 99%。高香草酸是 DA 的最终降解产物，分泌 DA 的 PPGL，该项指标可明显升高。

表 19 - 3 - 1　CA 相关实验室检查项目及诊断意义

原型	中间代谢产物	诊断意义	终末代谢产物	诊断意义
肾上腺素（E）	甲氧基肾上腺素（MN）	血或尿游离的 MNs 是诊断 PPGL 的首选指标，阴性预测价值及灵敏度均较高 血 3 - MT 对于产生多巴胺的 PPGL 灵敏度高（头颈部 PGL 或转移性 PPGL）	香草扁桃酸	香草扁桃酸诊断 PPGL 灵敏度差，特异度相对高；分泌 DA 的 PPGL 患者中，高香草酸可明显升高
去甲肾上腺素（NE）	甲氧基去甲肾上腺素（NMN）			
多巴胺（DA）	3 - 甲氧基酪胺（3 - MT）		高香草酸	

2. 定位诊断

（1）解剖定位：对怀疑 PPGL 患者行腹部＋盆腔 CT 或 MRI 检查，可检出大多数位于肾上腺和（或）肾上腺外的病灶。PGL 病灶最常见的部位为腹主动脉旁、主动脉周围区域和下腔静脉旁等，也可见于肾脏、膀胱及心脏的交感神经丛，位于后纵隔交感神经节及头颈的 PGL 较为少见。

首选 CT 作为 PPGL 肿瘤定位的影像学检查：PPGL 瘤体在 CT 片上显示为密度不均匀的圆形或类圆形软组织影，肿瘤内常有坏死、出血或钙化，瘤体可被造影剂增强。转移性 PPGL 瘤体较大、密度不均、外形不规则，可有周围组织浸润或远处非嗜铬组织转移。

MRI 定位诊断 PPGL 的灵敏度为 85% ~ 100%，

特异度为 67%。主要适用于探查头颈部及颅底 PGL 或体内存留金属异物、儿童、孕妇等需减少放射性暴露以及对 CT 显影剂过敏的人群。

（2）功能影像学定位：包括生长抑素受体（somatostatin receptor）显像、间碘苄胍（metaiodo-benzylguanidine，MIBG）显像以及 ^{18}F FDG - PET - CT 显像等。

MIBG 是肾上腺能受体拮抗剂，其分子结构与 NE 类似，可被 PPGL 肿瘤组织的囊泡摄取并储存。用放射性 ^{131}I 标记 MIBG 后进行全身扫描，可明确 PPGL 肿瘤位置及分泌功能。患者静脉注射 ^{131}I - MIBG 后 24h、48h 进行融合显像，如为高分泌功能的肿瘤，则表现为显影阳性，可确定 PPGL 诊断。对于不能手术治疗的转移性 PPGL 患者，如 ^{131}I - MIBG 显影阳性，则可进行 ^{131}I - MIBG 同位素治疗。

（3）基因检测：所有 PPGL 患者均应到有条件的正规实验室进行基因检测。其中转移性 PPGL 患者应检测 SDHB 基因；对有 PPGL 家族史和其他遗传综合征表现的患者可直接检测相应的致病基因

突变。PPGL 进行基因筛查的价值在于：①主动监测肿瘤复发或多发。②及早发现其他受累系统病变。③监测无症状的亲属，早期发现肿瘤。④致命性肿瘤的预防，如 RET 突变患者可行甲状腺预防性切除。

三、鉴别诊断

（一）阵发性血压升高的鉴别诊断

阵发性血压升高（paroxysmal hypertension）是一种常见的临床现象，其发作的共同病理生理机制为交感神经的过度激活和 CA 的释放，引起该病理生理变化的病因非常多（表 19 - 3 - 2）。有学者认为，只有不到 2% 的阵发性高血压患者最终诊断为 PPGL，并将除 PPGL 以外的阵发性高血压统称为"伪嗜铬细胞瘤"或"假性嗜铬细胞瘤"，此类患者的血尿 CA 水平可以正常或者轻度升高，提示其发病机制与交感神经系统的过度激活有关。

表 19 - 3 - 2   临床上可引起阵发性血压升高的疾病和情况

类别	疾病名称
内分泌系统	PPGL、甲状腺功能亢进、肾上腺髓质增生、低血糖、胰岛素瘤、类癌综合征、肥大细胞增生症、绝经期综合征
心血管系统	冠心病（心绞痛、急性心肌梗死）、阵发性心动过速、急性心力衰竭、压力反射功能受损、肾动脉狭窄
神经系统	卒中、丛集性头痛及偏头痛、脑膜瘤、癫痫、脑血管痉挛
精神心理	惊恐发作、焦虑障碍、抑郁、过度通气、应激状态
呼吸系统	重症支气管哮喘发作、呼吸性酸中毒
药物	拟交感神经类药物、毒品（可卡因、甲基苯丙胺）、酚苄明、单胺氧化酶抑制剂、三环类抗抑郁药、抗帕金森药物、酒精戒断、可乐定突然撤药
其他	先兆子痫、阻塞性睡眠呼吸暂停综合征、急性间歇性卟啉病、速发型变态反应、颈椎病、铅和汞中毒

（二）PPGL 心血管表现的鉴别诊断

PPGL 可表现多种为危及生命的心血管表现，包括高血压危象、急性心肌梗死、心动过缓和心动过速、应激性心肌病和急性心力衰竭。患者常常以胸闷、胸痛、呼吸困难、心悸、高血压急症等为主要表现，就诊于心血管科。其临床表现与冠心病导致的急性冠脉综合征、其他心肌病导致的心力衰竭以及急性心肌炎等很难鉴别。

作为心血管医生，临床上遇到以下情况应考虑到 PPGL 可能。

（1）患者平时血压正常，甚至由于心功能较差血压偏低，但是有阵发血压升高现象，尤其是某些特殊体位（比如弯腰、平卧位到坐起）或者

排尿后出现，同时伴心悸、出汗、头晕、头痛等症状，数分钟后症状可自行缓解，常提示肿瘤受到挤压导致 CA 阵发释放。

（2）不明原因心力衰竭：比如年轻患者没有基础病史突然出现心力衰竭症状，伴心电图广泛导联 ST - T 改变，及肌钙蛋白升高。

（3）不明原因出现血压剧烈波动。

（4）急性冠状动脉综合征患者的冠状动脉病变程度与心肌梗死不匹配，比如心肌梗死范围较大但冠状动脉造影未发现严重狭窄，或狭窄部位与心肌梗死部位不一致。

四、诊疗流程

PPGL 的整体筛查和诊治流程包括：对于有

PPGL 临床表现或者疑诊 PPGL 的患者，首先通过血和/或尿 CA 及代谢产物检测进行定性诊断，然后通过 CT、MRI、MIBG 等影像学检查进行定位诊断，明确 PPGL 的部位后基本可以确诊，手术或药物治疗后需要终身随访管理（图 19-3-2）。

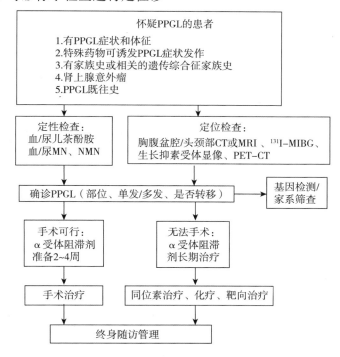

图 19-3-2　嗜铬细胞瘤和副神经节瘤诊疗流程

治疗

一、治疗原则

PPGL 是涉及到多学科的内分泌复杂疑难性疾病，常常由内分泌科或高血压门诊进行筛查和诊断，治疗则需要组建多学科团队分工协作，进行分阶段协同诊治。PPGL 总的治疗原则是能手术尽早手术，术前需进行充分的药物准备，无法手术或手术风险高者可考虑同位素治疗或药物治疗。

二、治疗细则

（一）手术治疗

PPGL 在定性和定位诊断明确后，应尽早手术切除肿瘤。非转移性 PPGL 经切除肿瘤可得到治愈；转移性 PPGL 如能被早期发现，及时手术也可延缓生命。

1. 术前准备　因 PPGL 是功能性肿瘤，手术前应做好充分的药物治疗准备，避免麻醉和术中、术后出现血压大幅度波动，或因致命的高血压危象发作、肿瘤切除后出现顽固性低血压而危及生命。

首选选择性 α1 受体拮抗剂（哌唑嗪、特拉唑嗪、多沙唑嗪）或非选择性 α-受体拮抗剂（酚妥拉明、酚苄明、乌拉地尔）控制血压。如治疗后血压未能控制，再加用钙通道阻滞剂。使用 α 受体拮抗剂后，如患者心率较快或发生心动过速，则加用 β 受体拮抗剂。绝对不能在未用 α 受体拮抗剂之前先用 β 受体拮抗剂，以免引起血压异常升高或发生急性心功能不全。需要注意的是，即便血压正常的 PPGL 患者，也可能增加术中血流动力学不稳定的风险，术前也应接受 α 受体拮抗剂治疗。

术前准备还包括补充血容量，保证足够钠盐和液体摄入，防止 PPGL 肿瘤切除后因有效循环血量不足引起严重低血压。

术前准备充分的标准如下。

（1）有效控制血压：阵发性高血压发作频率减少、血压≤140/90mmHg 或血压升高幅度减低。

（2）血容量充足：体重增加、肢端温暖、无明显体位性低血压、红细胞压积降低。

（3）糖代谢异常得以改善，心悸、多汗等高代谢症状得到改善。

术前准备时间一般为 2~4 周。

2. 手术选择 对大多数 PCC，可行腹腔镜微创手术。对肿瘤直径 > 6cm 的 PCC 或者侵袭性 PPGL 进行开放式手术，以确保完整切除肿瘤，术中应注意防止肿瘤破裂，并避免局部复发或种植复发。对肾上腺外 PGL 应行开放式手术，对小肿瘤、非侵袭性 PGL 也可行腹腔镜手术。双侧 PCC 应采取保留皮质的肾上腺切除术，以免发生永久性肾上腺皮质功能减退。

（二）转移性 PPGL 的治疗

转移性 PPGL 如能早期发现，及时手术也能延缓生命。若不能进行手术切除，可选择病灶局部放疗、同位素治疗、化疗（包括^{131}I – MIBG 和 ^{177}Lu – Dotatate 同位素治疗）、抗肿瘤药物联合化疗、酪氨酸激酶抑制剂靶向治疗等。

（三）PPGL 危象的治疗

PPGL 危象发作时，常表现为高血压和低血压反复交替发作，需静脉泵入 α – 受体拮抗剂（酚妥拉明或乌拉地尔）治疗（纠正高血压），同时大量补液以纠正低血压、休克（纠正低血压）。PPGL 危象死亡率高，需密切监测血压及其他血流动力学指标，以调整血管活性药物的应用。

（四）PPGL 相关心血管损害的治疗

PPGL 相关心血管损害的治疗关键是识别和去除病因。完善定性及定位检查并明确 PPGL 诊断者，经术前准备后，尽早行手术切除肿瘤。

作者：娄莹（中国医学科学院阜外医院）
审稿：叶绍东（中国医学科学院阜外医院）

参考文献

第四节　库欣综合征与心血管疾病

库欣综合征（Cushing's syndrome，CS）又称皮质醇增多症，是由各种病因导致的高皮质醇血症，作用于相应靶器官，引起以向心性肥胖、高血压、糖代谢异常和骨质疏松为典型表现的一类临床综合征。

从病因上分类，CS 可以分为促肾上腺皮质激素（ACTH）依赖性和非 ACTH 依赖性两种。前者包括垂体疾病导致 ACTH 分泌过多和异位分泌 ACTH 的肿瘤；后者指肾上腺肿瘤（包括皮质腺瘤和皮质癌）或肾上腺增生，导致自主分泌过量皮质醇。其中垂体性库欣综合征又称为库欣病（Cushing's disease，CD），是 CS 最常见的类型，占患者总数的 70% 左右。

▶ 诊断

一、诊断流程

CS 的诊断流程主要分为三步：①明确是否为内源性皮质醇增多症。②明确是否为 ACTH 依赖的皮质醇增多症。③病灶定位评估。

具体 CS 定性和定位诊断流程见图 19 – 4 – 1。

二、临床表现

（一）一般临床表现

CS 主要是由于皮质醇长期分泌过多引起的蛋白质、脂肪、糖、电解质代谢紊乱，并干扰其他激素的分泌，导致多个器官系统受累。当患者的

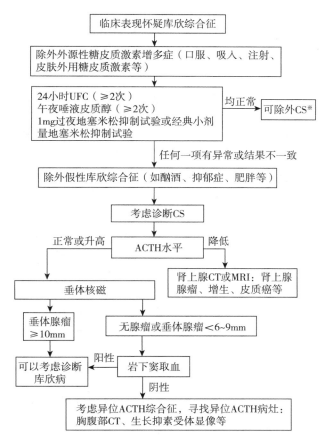

图 19－4－1　库欣综合征诊断筛查流程

※也可能是周期性 CS，如临床高度怀疑 CS，可重复上述检查；#《双侧岩下窦静脉采血在库欣综合征诊断中应用的专家共识（2023）》建议对于所有垂体影像学提示无明确病变或垂体占位 <6 mm 的 ACTH 依赖性 CS 患者，有必要行双侧岩下窦静脉采血检查；国际垂体协会《库欣病的诊断和管理共识（更新版）》建议垂体腺瘤 <6～9mm 可行岩下窦静脉采血以区分异位 ACTH 分泌综合征或库欣病。

临床表现典型时，识别和诊断相对容易，但一些患者临床表现不典型，诊断则有一定难度。

1. 皮肤改变　由于皮质醇促进蛋白质分解加速，机体处于负氮平衡，表现为：皮肤菲薄、皮下毛细血管清晰可见，呈多血质面容；皮肤弹力纤维断裂，形成宽大、梭形的紫色裂纹，皮肤紫纹多见于腹部、大腿内外侧、臀部等；还可出现皮肤愈合不良。

2. 肥胖及脂代谢紊乱　由于皮质醇水平升高引起脂肪代谢紊乱、体内胰岛素抵抗引起能量代谢异常，导致肥胖。早期可表现为均匀肥胖，但随病程进展，继发高胰岛素血症，使胰岛素敏感区脂肪堆积，呈现典型向心性肥胖，即头面部、颈后、锁骨上窝及腹部脂肪沉积增多，但四肢（包括臀部）正常或消瘦，呈现特征性的满月脸、水牛背、颈部及锁骨上窝脂肪垫和悬垂腹，而四肢相对瘦小。由于肝脏脂蛋白合成异常，导致胆固醇和甘油三酯水平均增加。

3. 糖代谢异常　高皮质醇血症使糖异生作用增强，引起糖耐量异常、糖尿病等。

4. 骨骼肌肉改变　可见四肢肌肉萎缩、乏力、近端肌无力、背痛。糖皮质激素抑制骨基质蛋白形成，增加胶原蛋白分解，抑制维生素 D 的作用，减少钙吸收，增加钙排泄，导致骨质疏松和病理性骨折。

5. 高血压　80% CS 患者有高血压，通常为持续性高血压，收缩压和舒张压均升高。

6. 电解质及酸碱平衡紊乱　由于过量皮质醇作用于盐皮质激素受体，使其激活，发挥潴钠、排钾、泌氢效应，导致低血钾。严重的低钾性碱中毒主要见于异位 ACTH 综合征、重症 CD 等。

7. 精神神经障碍　半数 CS 患者可有精神状态的改变，可表现为失眠、记忆力减退、注意力不集中、易激惹、食欲改变，少数表现抑郁、躁狂。

8. 性功能改变　CS 患者性腺功能均明显减退。女性可出现痤疮、多毛、月经稀少或闭经；男性可出现性欲降低、阳痿等。

9. 生长发育异常　CS 儿童常表现为体重增加，但身高增长速度减少、生长迟缓、性发育不足。

10. 机会感染　大量皮质醇分泌可抑制机体的免疫功能，导致真菌或细菌感染。

11. 其他　异位 ACTH 综合征患者由于肿瘤大量分泌 ACTH，可导致明显的皮肤色素沉着，具有一定的鉴别诊断意义。年龄较大的 CS 患者常常以并发症为主要表现，例如心衰、卒中、病理性骨折、精神症状异常或肺部感染等，而作为基础病的 CS 容易被忽略。

（二）库欣综合征导致心血管损害主要表现

1. 心脏结构和功能改变　CS 患者左心室肥厚发生率增加，多表现为向心性肥厚，导致左室舒张及收缩功能不全，少数情况下可导致扩张型心肌病。心脏结构和功能改变的原因除了高血压、血糖增高、向心性肥胖和代谢综合征以外，高皮质醇血症本身也可以造成心肌损害，过量皮质醇通过激活糖皮质激素受体和盐皮质激素受体介导了心肌纤维化、脂肪沉积和炎症反应。有多项研究表明，上述心脏结构和功能改变在纠正高皮质醇血症的治疗（手术或药物）后是可逆的。

2. 血栓形成　多为静脉血栓，动脉血栓少见。国外一项回顾性多中心研究显示，与普通人群相比，未经治疗的 CS 患者静脉血栓栓塞（venous thromboembolism，VTE）风险增加了 10 倍以上。多项研究结果显示，CS 患者可出现促凝因子的生成增加和凝血级联反应的激活，同时纤溶功能受损，具体表现为凝血因子Ⅷ（FⅧ）和血管性血友病因子（vWF）水平升高，活化部分凝血活酶时间（APTT）缩短，纤维蛋白原增加以及纤溶酶原激活物抑制物 - 1（plasminogen activator inhibitor type 1，PAI - 1）增加等。由于大多数血栓形成事件发生在 CS 患者围手术期，且完全逆转已经治愈 CS 患者的高凝状态需要较长时间，故有学者提出 CS 患者从明确诊断、等待手术到术后至少 4 周的时间内，均应考虑进行血栓预防治疗，但具体抗凝治疗的药物选择、最佳剂量和持续时间仍需进一步研究。

三、筛查与诊断

（一）筛查人群

结合目前相关指南和（或）专家共识的意见，推荐存在以下情况者进行 CS 的筛查。①存在皮肤紫纹、肌病、瘀斑、多血质及皮肤变薄等典型 CS 临床表现者。②难治性高血压患者；年龄 <40 岁的 2 级以上高血压或儿童高血压患者；非杓型高血压患者；出现广泛的高血压介导的靶器官损伤的患者。③与年龄不符的骨质疏松患者。④体重增加而身高增长停滞的肥胖儿童。⑤影像学提示肾上腺病变（结节或增生等）者。

（二）初筛试验确定是否为库欣综合征

在行 CS 筛查试验之前，必须除外由于外源性糖皮质激素的应用导致的医源性皮质醇增多症。CS 初筛试验包括以下几种。

1. 24h 尿游离皮质醇（24h urine free cortisol，24h UFC） 推荐各自实验室的正常上限作为阳性标准，但是需注意尿量过多（ >5L/d）、应激状态、应用外源性糖皮质激素类药物等情况均可导致该指标升高。周期性 CS 在疾病静止期或者轻症 CS 患者 24hUFC 也可正常。

2. 午夜唾液皮质醇 为避免应激状态，应嘱患者在家中安静状态下采集唾液。推荐采用液相色谱串联质谱的方法检测午夜唾液皮质醇。值夜班、抑郁症以及重症疾病患者该指标可假阳性，不推荐该项检查。

3. 血清皮质醇昼夜节律检查 需测定 8：00、16：00、0：00 血清皮质醇水平。如睡眠状态下，0：00 血清皮质醇水平高于 1.8μg/dl，或清醒状态下，0：00 血清皮质醇水平高于 7.5μg/dl，则诊断 CS 可能性大。但该项检查也会受应激、失眠等状态的影响。

上述检查结果有异常或检查结果不一致但临床怀疑 CS 的患者应进行 1mg 过夜地塞米松抑制试验或者经典小剂量地塞米松抑制试验进一步确诊。1mg 过夜地塞米松抑制试验方法为：第一天上午 8 点抽血测血清皮质醇水平。次日 0 点口服地塞米松 1mg，8h 后抽血检测药后血清皮质醇水平。正常人服药 8h 后血清皮质醇低于 1.8μg/dl；若服药后血清皮质醇 >5μg/dl，提示 CS 诊断；当药后皮质醇水平在 1.8 ~ 5μg/dl 之间时，应考虑亚临床 CS。经典小剂量地塞米松抑制试验方法是：口服地塞米松 0.5mg，每 6h 一次，连续服用 2 天，服药前和服药第 2 天分别留 24h 尿测定 24h UFC，或者服药前后抽血测血清皮质醇水平进行比较。如服药第 2 天 24h UFC 小于 27nmol 或药后皮质醇低于 1.8μg/d 为正常，反之则提示为 CS 可能。

（三）区分是否为 ACTH 依赖库欣综合征

通过初筛试验、1mg 过夜地塞米松抑制试验和/或经典小剂量地塞米松抑制试验诊断皮质醇增多症以后，下一步是测定血 ACTH 水平以区分是否为 ACTH 依赖的 CS。如早 8 ~ 9 点的 ACTH <10 pg/ml（2.2pmol/L），则提示为 ACTH 非依赖性 CS；如早 8 ~ 9 点的 ACTH >20 pg/ml（4.4pmol/L），则提示为 ACTH 依赖性 CS；如早 8 ~ 9 点的 ACTH 水平为 10 ~ 20 pg/ml，可以通过促肾上腺皮质激素释放激素（corticotropin releasing hormone，CRH）兴奋试验来明确，非 ACTH 依赖的 CS 表现为 ACTH 水平持续被抑制。

（四）病灶定位评估

1. 大剂量地塞米松抑制试验 明确为 ACTH 依赖性 CS 患者可以进行大剂量地塞米松抑制试验，协助鉴别 CD 和异位 ACTH 综合征。具体方法是：口服地塞米松 2mg，每 6h 1 次，服药 2 天，于服药前和服药第二天测定血皮质醇水平、24h UFC 或 24h 尿 17 羟类固醇（17 - OHCS）。如用药后 24h UFC、24h 尿 17 羟类固醇或血皮质醇水平被抑制超过对照值的 50%，则提示为 CD，反之提示可能为异位 ACTH 综合征。

也可以通过 CRH 兴奋试验或者去氨加压素试验鉴别 CD 和异位 ACTH 综合征。CRH 或去氨加压素给药后，血浆 ACTH 升高和皮质醇浓度升高通常提示 CD。上述检查互相结合可能会进一步提高临床诊断准确性。

2. 影像学评估

（1）非 ACTH 依赖性库欣综合征：肾上腺 CT 或 MRI 为疑似非 ACTH 依赖性 CS 患者的首选检查，以明确有无肾上腺腺瘤或增生等病变。单侧肾上腺腺瘤或腺癌常由于自身分泌大量皮质醇，而反馈抑制垂体分泌 ACTH，故影像学上常显示对侧肾上腺细小，甚至萎缩。

（2）ACTH 依赖性库欣综合征：所有 ACTH 依赖性 CS 患者应进行鞍区动态增强 MRI，该检查可显示 60% CD 患者的垂体腺瘤。对临床表现及各项功能试验均支持 CD 的患者，垂体病灶 >10mm 可确诊。但是需要注意的是，垂体腺瘤的大小并不一定与 CD 患者高皮质醇血症的程度相关。

ACTH 依赖性 CS 患者如难以鉴别是否为垂体病变（比如垂体腺瘤 <6～9mm），可以通过双侧岩下窦取血（bilateral inferior petrosal sinus sampling, BIPSS）明确是否为垂体疾病。如岩下窦与外周血 ACTH 比值基线≥2 倍或 CRH 刺激后≥3 倍提示 CD，否则考虑异位 ACTH 综合征。但该操作是有创操作，需要有经验的介入医生操作。

90% 异位 ACTH 分泌肿瘤常位于肺或纵隔内，故肺部 CT 有助于发现异位分泌 ACTH 的胸部原发肿瘤。这些肿瘤表达丰富的生长抑素受体，故生长抑素受体显像也可用于异位 ACTH 分泌肿瘤的定位。

四、 鉴别诊断

需要注意的是，临床上有 CS 的临床表现并不意味着都是持久自主皮质醇分泌增多引起，需要与假性 CS 和外源性皮质醇增多症相鉴别。

（一）假性库欣综合征

大量饮酒、肥胖、抑郁症以及严重应激状态均可导致下丘脑 - 垂体 - 肾上腺轴分泌功能异常，造成假性 CS。

（二）外源性皮质醇增多症

长期应用外源性糖皮质激素（口服、吸入、肠外、皮肤外用等）均可以导致 CS，在评估患者前需详细询问病史和用药情况。

（三）妊娠

妊娠期间血皮质醇水平会逐渐升高，甚至可有轻度皮质醇增多症的表现，这时需要和妊娠合并 CS 鉴别，必要时可通过腹部或颅脑 MRI 鉴别。

▶ 治疗

一、 治疗原则

CS 的治疗策略取决于其病因，主要包括手术切除产生 ACTH 或皮质醇的肿瘤，以及药物治疗。

二、 治疗细则

（一）针对血栓形成或者高凝状态

目前尚无 CS 患者术前或术后血栓预防的标准建议。对于有静脉血栓栓塞事件高风险（包括既往血栓栓塞史或凝血试验异常、术前重度皮质醇增多症、正在使用雌激素或口服避孕药、制动患者、术前或术后住院时间延长等）的患者，应考虑预防性抗凝治疗。

术后，应鼓励所有 CS 患者早期下床活动和使用弹力袜。术前如需抗凝治疗预防血栓形成，建议优先选择低分子量肝素而非口服抗凝药物。术前抗凝持续时间为术前 2～4 天至 1～2 周，术后抗凝持续时间建议为术后 1～2 天，必要时可延长至 2～4 周。

（二）针对心血管疾病

心肌梗死、中风和其他心血管事件是 CS 患者死亡率增加的主要原因。多数研究表明，CS 患者经过治疗后高皮质醇血症得到纠正，心血管事件风险可明显减低但难以完全恢复正常。因此，CS 患者在病因治疗前后应评估心血管疾病风险并予以相应的治疗，包括针对高血压及高脂血症的个体化治疗等。CS 患者由于肝脏脂蛋白合成异常，导致胆固醇和甘油三酯的水平均增加，可根据患者心血管疾病风险，给予他汀或贝特类药物治疗。

通过手术或药物治疗控制皮质醇的高分泌，

可以显著降低大多数 CS 患者的血压，50% 患者血压可完全正常。对治疗后仍长期存在高皮质醇血症的患者，血压通常也难以控制，其主要死亡原因仍是心血管并发症。降压药物可选择肾素－血管紧张素系统抑制剂、β 受体拮抗剂、钙离子拮抗剂等，如患者合并顽固低血钾或者血压难以控制，可加用醛固酮受体拮抗剂。

（三）针对骨病

建议对所有 CS 患者进行骨折的风险评估，推荐进行骨扫描仪或骨小梁评分或椎体形态评估。对于持续性 CD 患者，即使骨密度正常，也应考虑常规抗骨质疏松治疗。

三、 治疗目标和随访

治疗目标包括症状体征的改善、激素水平恢复或接近正常，同时治疗高血压、高血糖、低钾血症、骨质疏松等相关并发症，最后还要长期随访，防止复发。随访指标包括患者的症状（包括皮质醇增多及减低的症状）以及实验室检查指标（包括血清皮质醇、24h UFC、1mg 地塞米松抑制试验、午夜唾液皮质醇、ACTH 水平等），具体随访工作通常需要心内科、内分泌科甚至神经外科医生的配合。

作者：娄莹（中国医学科学院阜外医院）
审稿：叶绍东（中国医学科学院阜外医院）

参考文献

第二十章　风湿性疾病与心血管疾病

第一节　风湿热

风湿热（rheumatic fever）是一种与 A 组乙型溶血性链球菌感染（group A streptococcus，GAS）有关的全身性结缔组织炎症，主要累及关节、皮肤、心脏和皮下组织。

➡ 诊断

一、诊断流程

疑似 GAS 患者可按以下步骤作出诊断。

（1）细心问诊及查体。

（2）检查特异性免疫指标，如急性期红细胞沉降率（ESR）、C 反应蛋白（CRP）、免疫球蛋白（IgM、IgG）、循环免疫复合物（CIC）、补体 C_3 和抗心肌抗体（AHRA）等。

（3）其他辅助检查，如彩色多普勒超声心动图、心电图和心肌核素检查。

（4）排除其他可能的疾病。

二、问诊与查体

（一）问诊与症状

1. 常有发热等类似咽喉炎或扁桃体炎等上呼吸道链球菌感染表现的前驱症状。

（1）性质：发热、咽痛、颌下淋巴结肿大、咳嗽等。

（2）时间：在典型症状出现前 2~6 周。

（3）警惕：临床上超过半数患者前驱症状轻微或短暂而未能主诉此现病史。

2. 关节疼痛

（1）性质：游走性、多发性。

（2）多以膝、踝、肘、腕、肩等大关节受累为主，轻症及不典型病例可呈单关节、小关节受累，或累及一些不常见的关节，如指间关节等小关节。

（3）急性炎症消退后，关节功能完全恢复，不遗留关节强直和畸形，但可反复发作。

3. 心悸、气短、心前区不适。

4. 皮肤发红、瘙痒。

5. 不自主的活动　面部可表现为挤眉、摇头、伸舌，肢体表现为伸直和屈曲、内收和外展、旋前和旋后等无节律的交替动作，激动兴奋时加重，睡眠时消失。

6. 其他症状　多汗、鼻衄、瘀斑、腹痛。

（二）查体与体征

1. 需注意检查关节表现。

2. 需关注心尖区是否有高调、收缩期吹风样杂音或短促低调舒张中期杂音。主动脉瓣炎时在心底部可听到舒张中期柔和吹风样杂音。窦性心动过速（特别是入睡后心率仍 >100 次/分）常是心脏炎最早期的表现。

3. 需注意是否有淡红色环状红斑（erythema annulare）皮疹。红斑多数小时或 1~2 天消退，分布在四肢近端和躯干，不痛不痒，压之褪色。

4. 需注意皮下是否有稍硬、无痛性的小结节，部位多位于关节伸侧的皮下组织，观察与皮肤有无粘连，表面皮肤有无红肿炎症改变。

5. 查体可见一种无目的、不自主的躯干或肢体动作，面部可表现为挤眉眨眼、摇头转颈、呶嘴伸舌，肢体表现为伸直和屈曲、内收和外展、旋前和旋后等无节律的交替动作，称为风湿性舞蹈病（sydenham's chorea），也称为小舞蹈病（chorea minor），多发生于 5~12 岁儿童。

三、辅助检查

（一）优先检查

1. 咽拭子培养　临床意义：可发现 GAS。

2. 血清抗链球菌溶血素 O　结果：链球菌感

染1周后ASO滴度开始上升，2个月后逐渐下降。2023年指南细化了阳性标准，ASO滴度超过1：400为阳性。近年阳性率已低至50%。

3. 风湿热活动指标 包括白细胞计数和中性粒细胞增高、ESR增快、CRP、α_2球蛋白和黏蛋白增高等。

临床意义：①只可反映疾病活动的状况。②对于诊断本疾病没有特异性。

（二）可选检查

1. 心电图及影像学检查 对于风湿性心脏炎的诊断具有重要意义。心电图检查有助于检测心律失常。

2. 超声心动图 有助于发现早期、轻度或亚临床型的心脏炎，同时对轻度心包积液的敏感性也很高。

3. 心肌核素检查 心肌核素检查有助于检出轻症和亚临床型心肌炎。

四、诊断及其标准

此前临床多采用Jones诊断标准（1992年修订），2015年AHA再次对Jones诊断标准进行修订，2023年我国新版指南新增了此部分内容。

（一）Jones诊断标准（1992年修订）

表20-1-1 Jones诊断标准（1992年修订）

主要表现	次要表现	链球菌感染的证据
①心脏炎：杂音、心脏增大、心包炎 ②多发性关节炎 ③舞蹈病 ④环形红斑 ⑤皮下小结节	①临床表现：既往风湿热病史、关节痛、发热 ②实验室检查：ESR增快、CRP阳性、白细胞增多、贫血 ③心电图PR间期延长，QT间期延长	①近期患过猩红热 ②咽培养溶血性链球菌阳性 ③ASO或风湿热抗链球菌抗体增高

如果存在链球菌感染的前驱证据，并且出现2项主要表现或1项主要表现加2项次要表现，这很可能是风湿热的征兆。然而，在以下3种情况下，不必严格遵循上述诊断标准。①只有舞蹈病作为唯一的临床表现。②心脏炎发病隐匿或缓慢进行。③当再次感染GAS时，有较高的风险出现风湿热复发。

（二）Jones诊断标准（2015年修订）（表20-1-2）

表20-1-2 Jones诊断标准（2015年修订）

风险人群	主要表现	次要表现	前驱链球菌感染证据
低风险人群［发病率在学龄儿童（5~14岁）中小于2/10万人年，或所有风湿性心脏病发病率小于1/1000人年］	心脏炎症	多关节痛	1. ASO滴度或抗DNA酶-B滴度升高 2. 咽喉拭子培养溶血性链球菌阳性 3. 快速链球菌抗原试验阳性 满足上述任意一项即可
	关节炎（必须为多发性关节炎）	发热，体温≥38.5℃	
	舞蹈病	ESR≥60mm/h和/或CRP≥3.0mg/d	
	环形红斑	心电图：校正年龄后PR间期延长（如心脏炎症已列为主要表现，则心电图表现不能作为一项次要表现）	
	皮下结节		
中高风险人群	心脏炎症（临床或亚临床）	单关节痛	
	关节炎	发热，体温≥38.0℃	
	舞蹈病	ESR≥30mm/h和/或CRP≥3.0mg/d	
	环形红斑	心电图：校正年龄后PR间期延长	
	皮下结节		

注：临床或亚临床 临床心脏炎症指听诊闻及二尖瓣和主动脉瓣反流杂音，亚临床心脏炎症指瓣膜区听诊无反流杂音，但超声心动图提示有心脏瓣膜炎。

根据Jones诊断标准（2015年修订），临床风湿热诊断标准为：①初发风湿热，2项主要表现，或1项主要表现加2项次要表现。②复发风湿热，两项主要表现，或1项主要表现加2项次要表现，或3项次要表现。

对下述3种情况，又未知风湿热病因者，可不必严格遵循表20-1-2所示诊断标准，即可诊断风湿热。①以舞蹈病为唯一表现者。②隐匿发病或缓慢发生的心脏炎症。③有风湿热史或现患风湿性心脏病，当再感染 A 组链球菌时，有风湿热复发高度危险者。

五、 鉴别诊断

（一）幼年特发性关节炎

1. 病史与症状　幼年特发性关节炎通常发生在 3 岁的儿童中，常侵及指（趾）小关节，关节炎没有游走性的特点。

2. 查体　体格检查可显示关节畸形。

3. 辅助检查　通过 X 线骨关节摄影可以观察到关节表面的破坏、关节间隙的变窄以及邻近骨骼的骨质疏松。

（二）类风湿性关节炎

1. 病史与症状　多慢性起病，女性多见。患者晨僵，常侵犯远端对称关节。

2. 查体　3 个或 3 个以上的关节受累（≥6周），如手关节受累（≥6周）等。

3. 辅助检查　抗 CCP 抗体阳性；类风湿因子（RF）阳性。

（三）急性化脓性关节炎

1. 病史与症状　患者发热，精神差，中毒症状重。常侵犯大关节。

2. 查体　可见关节红肿。

3. 辅助检查　血培养阳性，常为金黄色葡萄球菌。

（四）急性白血病

1. 病史与症状　除发热、骨关节疼痛外，有贫血、出血倾向，常侵犯大关节。

2. 查体　贫血貌，肝、脾及淋巴结大。

3. 辅助检查　周围血涂片可见幼稚白细胞，可行骨髓检查确诊。

（五）感染性心内膜炎

1. 病史与症状　患者有发热、乏力、贫血、出血倾向，常侵犯大关节。

2. 查体　脾肿大、皮肤瘀斑或其他栓塞症状可辅助检查。

3. 辅助检查　血培养可获阳性结果，超声心动图可看到心瓣膜或心内膜有赘生物。

（六）病毒性心肌炎

1. 病史　发热、乏力。

2. 查体　可闻及心脏杂音。

3. 辅助检查　实验室检查可发现病毒感染的证据。

六、 误诊防范

（一）易误诊人群

（1）少儿患者。

（2）无明显上呼吸道感染病史者。

（3）主要症状不典型者。

（二）本病被误诊为其他疾病

（1）风湿热被误诊为单纯上呼吸道感染。

（2）误诊为其他免疫系统疾病，如类风湿关节炎、系统性红斑狼疮等。

（3）误诊为咽炎、亚急性感染性心内膜炎等。

（三）其他疾病被误诊为本病

（1）类风湿关节炎被误诊为风湿热。

（2）亚急性感染性心内膜炎被误诊为风湿热。

（3）系统性红斑狼疮被误诊为风湿热。

（四）避免误诊的要点

（1）病史采集非常重要，如有上呼吸道病史合并关节痛，要高度怀疑风湿热。

（2）当查体发现患儿同时合并心脏杂音、关节症状时，需警惕风湿热，一定要追问病史。

（3）免疫学检查非常关键，有助于免疫系统疾病鉴别。

治疗

一、治疗原则

（1）清除链球菌感染。

（2）控制临床症状。

（3）处理各种并发症。

（4）出院后进行科学合理的二级预防。

二、治疗细则

（一）一般治疗

风湿热患者应注意保暖，避免受寒和潮湿。风湿热活动期应卧床休息，控制活动量，直至症状消失，血沉正常。

（二）抗生素治疗

使用抗生素的目的是治疗咽部链球菌感染，避免风湿热反复发作或迁延不愈。2023版《风湿热诊疗规范》强调，单纯ASO滴度升高至1：800无须治疗。

目前，苄星青霉素被广泛认可为首选药物。对于初发链球菌感染，体重低于10kg的患者，可以肌内注射苄星青霉素45万单位/次，体重在10～20kg的患者，剂量为60万单位/次，体重在20kg以上的患者，剂量为120万单位/次，以上均每3周一次。

对于再发风湿热或风湿性心脏病的复发预防，则根据病情，每1～3周肌内注射上述剂量一次。

对于对青霉素过敏或耐药的患者，可以考虑口服红霉素0.25g，每日4次，或者口服罗红霉素150mg，每天2次，疗程为10天。2023版我国指南提出，如青霉素过敏，可改用头孢菌素类或大环内酯类抗生素和阿奇霉素等

对无法肌内注射者，可口服苯氧甲基青霉素，儿童为15mg/kg（最大剂量为500mg），成人为500mg/次，2次/天，疗程10天。

（三）抗风湿治疗

1. 水杨酸制剂 是治疗急性关节炎的首选药物。常见药物有乙酰水杨酸（即阿司匹林）和水杨酸钠。

阿司匹林效果最好，对单纯关节受累者初次剂量为：儿童每日80～100mg/kg；成人每日3～4g，分3～4次口服。单纯关节炎治疗疗程为6～8周。

水杨酸钠每日6～8g，分4次口服。治疗过程中注意逐渐增加剂量，直至获得满意的疗效，维持6～12周。

2. 糖皮质激素 当急性风湿热患者出现心脏受累表现时，应及时加用糖皮质激素。激素治疗的起始剂量要足量。常用泼尼松，成人每天剂量30～40mg，儿童每天1.0～1.5mg/kg，分3～4次口服。直到炎症指标控制、红细胞沉降率正常后逐渐减量，维持量为每天10～15mg。为防止停用激素后出现反跳现象，可于停用激素前2周或更早时间加用阿司匹林，待激素停用2～3周后再停用阿司匹林。有心包炎、心脏炎症并急性心力衰竭的严重病例可静脉注射地塞米松5～10mg/d或滴注氢化可的松200mg/d，至病情改善后口服激素治疗。心脏炎症使用激素治疗的疗程最少为12周，如病情迁延，应根据临床表现和实验室检查结果，延长疗程至病情完全恢复为止。

（四）舞蹈症的治疗

应避免强光及噪声刺激，将患者安置在安静的环境中，加用镇静药，如地西泮等，还可用睡眠疗法。

三、药物治疗方案 （表20－1－3）

表20－1－3 风湿热药物治疗方案

药物名称	给药途径	常用剂量	给药次数或持续时间	备注
苄星青霉素	肌内注射	体重10kg以下者45万U，体重在10～20kg者60万U，20kg以上用120万U	1次/3周	无青霉素过敏史

续表

药物名称	给药途径	常用剂量	给药次数或持续时间	备注
阿司匹林	口服	儿童每日 80 ~100mg/kg 成人 3 ~4g/d	每天分 3 ~4 次服用	—
泼尼松	口服	儿童每天 1.0 ~1.5mg/kg 成人 30 ~40mg/d	每天分 3 ~4 次服用	严重病例可静脉注射地塞米松 或静脉滴注氢化可的松

作者：唐超（成都市第三人民医院）
审稿：靳文英（北京大学人民医院）

参考文献

第二节　免疫性心脏病

自身免疫性风湿病（autoimmune rheumatic disease，ARDs）是一组具有共同发病机制且导致心脏在内等多个器官受累的疾病，包括类风湿关节炎（rheumatoid arthritis，RA）、系统性红斑狼疮（systemic lupus erythematosus，SLE）、银屑病关节炎（psoriatic arthritis，PsA）、强直性脊柱炎（ankylosing spondylitis，AS）、多发性肌炎/皮肌炎（polymyositis/dermatomyositi，PM/DM）、系统性硬化病（systemic sclerosis，SSc）、特发性炎症性肌病（idiopathic inflammatory myopathy，IIM）和原发性干燥综合征（primary sjögren's syndrome，pSS）等。研究显示，ARDs 人群较高的死亡率主要归因于心血管并发症，如心包炎、心肌炎和心肌纤维化、节律和传导障碍、冠状动脉炎合并缺血性心脏病、瓣膜疾病、肺动脉高压、舒张性或收缩性心力衰竭（heart failure，HF）等。其中，冠状动脉病变、HF 是 ARDs 死亡及致残的主要原因。

免疫性心脏病学是指研究 ARDs 累及心血管系统的一门新的交叉学科。在国外，免疫性心脏病学被称之为"Cardio - Rheumatology"，于 2020 年正式命名，是集心脏病预防实践、风险评估和症状性心血管疾病治疗于一体的新兴学科，主攻结缔组织疾病（connective tissue disease）、自身免疫疾病的心血管病变。近年来，该领域的进展较多，亟待将之系统化、理论化以及实践化。

▶ 诊断

免疫性心脏病必须同时满足 ARDs 的诊断和各类型心血管疾病的诊断。

一、临床表现

ARDs 是一类全身性、系统性疾病，除一般临床表现外，还常累及全身多个系统，如心血管系统、泌尿系统、神经系统、血液系统、消化及呼吸系统。在这些疾病中，尤其要注意皮肤和肌肉的症状、体征，因为这些症状常常是免疫性心脏病的首发表现。

（一）ARDs 本身临床表现

在 ARDs 中，最常见的一般症状是发热、关节痛、畏食乏力、体重减轻。另外，有的疾病还有其他一些特异性表现。需要特别注意的是以下几方面。

（1）27.9% ~70% 的 SLE 患者在病程中会累及肾脏，主要表现为蛋白尿、血尿、管型尿、水肿、高血压，乃至肾衰竭。

（2）各个 ARDs 均存在一些皮肤与肌肉的特异性病变，例如：①80% 的 SLE 患者在病程中会出现皮疹，包括颧部呈蝶形分布的红斑、盘状红斑、指掌部和甲周红斑、指端缺血、面部及躯干皮疹，其中以鼻梁和双颧颊部呈蝶形分布的红斑最具特征性。②RA 的主要临床表现为对称性、持续性关节肿胀和疼痛，常伴有晨僵，同为炎症性关节炎的 PsA 的特征性变化是远端指间关节炎，并常伴有指甲凹陷或松动。③对称性四肢近端肌无力是 PM/DM 的最重要的临床表现。④局限性或弥漫性皮肤增厚和纤维化是 SSc 的显著特征。

（二）心血管系统临床表现

免疫性心脏疾病的心血管并发症主要包括心包炎、心肌炎和心肌纤维化、心脏节律和传导障碍、冠状动脉炎合并缺血性心脏病、瓣膜疾病、肺动脉高压、舒张性或收缩性 HF。其临床表现具有以下 3 个特点。

1. 起病隐匿 各类免疫性心脏病的起病较为隐匿或症状不典型，早期通常无症状，随着病情的进展，可能出现相应的心血管症状，原因在于ARDs 多为慢性进展性炎症病变。例如，在 RA 中，冠状动脉炎可累及冠状动脉主干及其分支，临床上常无症状，而突发心绞痛或心肌梗死；再如自身免疫性风湿病合并肺动脉高压（autoimmune rheumatism disease - pulmonary arterial hypertension，ARDs - PAH），表现多与特发性肺动脉高压相似，早期通常无症状，仅在剧烈活动时感到不适，随着病情进展，可逐渐出现乏力、活动后心累、呼吸困难、胸痛、咯血及心悸，多数患者可能出现下肢水肿、胸闷、干咳、心绞痛、腹胀及声音嘶哑（Ortner's 综合征）。以上同时提示免疫性心脏病的漏诊可能并不在少数。

2. 亚临床心血管疾病多见 亚临床心血管疾病（subclinical cardiovascular disease，SCVD）即无严重心血管疾病的临床症状但血管已经发生病变的状态，是心肌梗死、脑梗死、猝死等不良心血管疾病发生的前期事件。在 ARDs 中，颈动脉粥样硬化、少量心包积液、轻度肺动脉高压、左心室舒张功能受损等较为常见。此外，心电图改变可能是 ARDs 患者中最常见的心血管表现，其中以窦性心动过速、房性期前收缩、非特异性的 ST 段改变、室性期前收缩以及房室传导阻滞最为常见，而房颤及致死性的心律失常并不多见，提示对ARDs 进行早期筛查不仅重要而且相当必要。

3. 独特表现 多数 ARDs 的心血管表现大致类似，但部分也存在独特表现（表 20 - 2 - 1）。

表 20 - 2 - 1　ARDs 患者心血管系统独特表现

疾病	独特表现
系统性红斑狼疮	①可伴发心内膜炎和瓣膜结节，经食道心脏超声发现超过 50% 患者有瓣膜的异常 ②心包炎及心包积液是系统性红斑狼疮患者最常见的心脏表现，有的患者有临床症状，有的无临床症状 ③胸痛是系统性红斑狼疮患者最典型的主诉 ④窦性心动过速、房扑和异位性早搏是系统性红斑狼疮患者最常见的电生理异常，QT 间隔延长和窦性心动过缓也可出现
强直性脊柱炎	①与正常对照相比，强直性脊柱炎患者发生冠状动脉粥样硬化和斑块的比例更高 ②出现主动脉瓣膜病和主动脉反流，主动脉瓣关闭不全很常见，手术治疗频率也较高 ③强直性脊柱炎患者最常见的电生理异常是房室传导阻滞
系统性硬化症	①心肌纤维化是系统性硬化患者重要的心脏表现，纤维化可引起冠状血管痉挛、左心室收缩和舒张功能降低 ②疾病累及心包，临床症状一般不重，如出现急性心包炎和心包积液等，但也会出现心脏压塞和限制性心包炎等严重的临床表现 ③系统性硬化患者常见的心律失常，包括房扑、房颤或阵发性室上性心动过速和室性心律失常等
干燥综合征	pSS 患者发生心血管疾病主要表现为动脉粥样硬化、肺动脉高压、心肌损伤、心瓣膜病变等，严重者甚至引发心力衰竭、心肌梗死等

二、辅助检查

（一）非侵入性检查

非侵入性检查主要包括心电图、经胸超声心动图及其衍生的新技术、计算机断层扫描和心脏磁共振。

1. 心电图 心电图可显示特异性和非特异性表现。一些研究发现，当存在室性心动过速或房室传导阻滞时，可能提示巨细胞性心肌炎和/或心脏结节病。

2. 经胸超声心动图 经胸超声心动图是一种可靠的非侵入性技术，其衍生的二维、三维斑点追踪成像技术（2D STI/3D STI）以及组织多普勒成像技术（TDI）可有效、客观地评估心脏功能。

（1）超声二维、三维斑点追踪成像技术：可以为心肌受累的早期诊断提供准确的数据，通过追踪超声图像上的斑点获取其空间运动上的信息。对局部心肌组织而言，这种斑点是唯一和均匀分布的，STI 通过识别这些斑点，追踪其在每一帧图像中的空间运动，从而获得心肌组织的应变、应变率等参数。左心室整体纵向应变（GLS）在 ARDs 中或可成为左心室收缩功能不全的早期评价指标，也可排除瓣膜或心包疾病、主动脉夹层，对左心室收缩功能不全进行风险评估。

（2）组织多普勒成像技术：使用高通滤波可以较敏感地测量振幅较大但是速度较低的心肌的运动，具有帧频高、收集数据量较大、操作简单等优点。临床上可以通过 TDI 检测心肌组织的运动速度，获得局部和总体的应变参数，用来评价心脏舒张和收缩功能更具客观性、敏感性和准确性。尤其是在早期判断系统性狼疮肾炎患者心肌受累方面具有较大的使用价值。

（3）计算机断层扫描和心脏磁共振：计算机断层扫描（CT）是一种具有高度敏感性的检测冠状动脉疾病的方法，并且接受的辐射剂量远低于血管造影。此外，正电子发射断层扫描成像（PET）和心脏磁共振可以通过观察组织表征来提供有关炎症/瘢痕的可靠诊断信息。与其他非侵入性成像技术相比，磁共振成像具有更大的通用性和更高的空间分辨率，可以早期发现 ARDs 引起的心脏与血管病变。

（二）半侵入性检查

半侵入性检查主要包括经胸负荷超声心动图、经食管超声心动图。

经胸双嘧达莫负荷超声心动图可用于评估冠状动脉血流储备（CFR），是一种具有高度敏感性的诊断冠状动脉疾病的方法。远端左前降支中的 CFR 能准确预测冠状动脉狭窄的存在。在没有心外膜冠状动脉狭窄的情况下，CFR 异常可能反映了再灌注心肌梗死以及冠状动脉微循环受损。经食道超声心动图在检测瓣膜病变和心脏内肿块方面，被广泛认为比经胸方法更敏感。

（三）侵入性检查

1. 冠状动脉造影　仍然是诊断冠状动脉狭窄的金标准，因为它可以检测动脉粥样硬化病变的存在、范围和位置。但仅用于排除冠状动脉疾病，且受到其侵入性和潜在高风险的限制，难以用于筛查。

2. 心内膜心肌活检　是一种侵入性方法，可以为组织病理学评估提供组织，被认为是诊断心肌炎和/或炎性心肌病的金标准。但尽管它的特异性很好，但由于许多因素，如采样错误和专家在标本解释方面缺乏共识，其敏感性较差。

（四）实验室指标

1. 生物标志物　利钠肽、心肌肌钙蛋白可用来评估 ARDs 患者亚临床动脉粥样硬化的情况。心肌肌钙蛋白对心肌受损的诊断具有特异性，但其也可在其他疾病状态下升高，如肾功能衰竭、败血症、肺栓塞和化疗后的心脏损伤。因此，诊断还需借助影像学检查进一步判断肌钙蛋白升高患者的心脏情况。

2. 不对称二甲基精氨酸（asymmetrical dimethyl arginine，ADMA）　是一氧化氮合成酶的内源性抑制剂。除了仪器诊断研究外，越来越多的证据表明血浆 ADMA 水平与自身免疫性疾病患者的心血管疾病之间存在密切关联。由内皮细胞释放的 ADMA 已被证明是动脉粥样硬化早期阶段的内皮功能障碍的标志物。

3. 红细胞分布宽度（RDW）和血小板平均体积（MPV）　心肌梗死、心房颤动和慢性 HF 的发生率在 RDW 和 MPV 均升高的患者中最高，可能是识别 PsA 患者心血管风险的一种经济有效的方法。

治疗

一、治疗原则

ARDs 患者的管理应有双重目标，既要控制危险因素及心血管疾病，又要控制 ARDs 的疾病活动性。早期阶段，需要积极管理和控制心血管危险因素（如戒烟、降压和降脂）。目前，ARDs 疾病活动性正在成为预防心血管疾病风险的关键目标。减少疾病活动性和炎症可能是减少心脏疾病和心、肺、肾纤维化的关键。积极的炎症治疗可能会显著改善患者的临床心血管预后。因此，ARDs 的治疗应包括心脏药物和抗风湿药物的组合。

二、 药物治疗

ARDs 治疗的主要思路为抗炎和调节免疫，主要药物包括非甾体类抗炎药、糖皮质激素等。免疫抑制剂包括改善病情的抗风湿药物和生物制剂。治疗的目的在于缓解症状，改变病程，尽可能保持和恢复器官的功能。

1. 非甾体抗炎药 可抗炎止痛，改善症状。常用药有布洛芬、双氯芬酸、美洛昔康、塞来昔布等。常见不良反应有胃肠道不适、消化道溃疡、心血管疾病等。为避免加大不良反应风险，不建议同时使用 2 种或以上非甾体抗炎药。值得注意的是，单独使用 NSAIDs 不能控制病情发展，常需与抗风湿药联合使用。

2. 糖皮质激素 由于糖皮质激素独特的抗炎、免疫抑制以及抗休克作用，在 ARDs 中被广泛运用。有证据表明，糖皮质激素在桥接治疗中是有效的，将糖皮质激素添加到标准的抗风湿药单一疗法或联合治疗，可产生临床益处，并抑制放射影像损伤的发展，其效果可能会持续多年。

3. 抗风湿药物 化学合成的改善病情的抗风湿药物（disease – modifying anti – rheumatic drugs，DAMRDs），主要包括甲氨蝶呤（MTX）、氯喹/羟氯喹（chloroquine/hydroxychloroquine，CQ/HCQ）、来氟米特、柳氮磺吡啶，均显示出降低免疫性心脏病发病率和死亡率的作用。

MTX 是一线抗风湿药物，广泛用于治疗自身免疫性和慢性炎症性疾病，特别是炎症性关节炎。一些体外和体内证据表明，MTX 可能发挥抗炎、降血压和保护血管的独特组合作用。近几十年来，因 MTX 的免疫抑制及抗炎作用，特别是在 RA 中的优异表现，几乎所有的回顾性研究、包括最新的一项大样本量的前瞻性队列研究都显示 MTX 不仅可以控制疾病的特征性表现，还可以降低 RA 患者的 CVD 风险以及死亡率。

HCQ 具有多种免疫调节和抗炎活性，也是临床上治疗风湿性疾病，特别是 SLE 和 RA 最常用的药物之一。近十年，越来越多的证据表明 HCQ 可以降低 ARDs 患者的动脉粥样硬化和 CVD 的风险。此外，HCQ 还对传统的 CVD 危险因素（特别是血脂异常和糖尿病）具有有益的作用。其机制与 HCQ 能改善内皮功能障碍、抗动脉粥样硬化以及改善胰岛素抵抗等相关。

除此之外，也有一些其他药物在治疗风湿免疫疾病时被推荐，常见的药物是柳氮磺吡啶、环孢素 – A、来氟米特、吗替麦考酚酯以及硫唑嘌呤。这些药物均属于改善风湿病情的药物，多数是治疗结缔组织疾病的一线药物，具有免疫抑制作用，部分药物还有一些心血管益处，但总体而言，这些药物预防或治疗心血管疾病的证据等级均不高。

4. 生物制剂 生物制剂是针对免疫细胞和细胞因子的靶向治疗药物，也是 RA 实现达标治疗的有效药物。生物制剂通过减少整体炎症似乎改善了 ARDs，而且由于动脉粥样硬化实际上是一种动脉粥样硬化 – 血栓 – 炎症疾病，生物制剂有望降低心血管疾病的发病率，因此可能为 ARDs 患者提供心脏保护。事实上，包括肿瘤坏死因子在内的诸多生物制剂，在未增加 ARDs 的全因死亡率的情况下降低了患者心脑血管风险，且与新发 HF、高血压无关。

总体来看，生物制剂是一类有希望同时针对 ARDs 以及心血管疾病的药物。事实上，研究也显示部分生物制剂可降低普通人群的心血管风险。目前，进一步的相关研究正在开展中。

5. 心血管疾病的常用药物 治疗心血管疾病的药物，如钙离子拮抗剂、β 受体拮抗剂、血管紧张素转换酶抑制剂和血管紧张素受体拮抗剂、醛固酮拮抗剂、利尿剂以及抗心律失常药物等，在治疗免疫性心脏疾病中几乎没有高质量证据。但是，他汀类药物的抗炎作用在所有 ARDs 中特别重要，不仅可以缓解 ARDs 相关的临床症状及体征，还可降低全因死亡率以及心血管死亡率。但关于他汀药物使用仍需解决的问题是：在不同的 ARDs 中，使用他汀的种类和他汀类药物使用后的 LDL – C 的达标水平；在 IIM 患者中是否应该使用他汀也值得关注。

作者：汪汉　张艺文（成都市第三人民医院）
审稿：阳全（香港大学深圳医院）

参考文献

第二十一章　感染与心血管疾病

图 21-1-1　感染与心血管
疾病思维导图

感染（infection）是指由细菌、真菌、病毒、衣原体、支原体、立克次体、螺旋体、原虫、蠕虫等微生物侵入人体并生长繁殖而引起的疾病，是微生物（microbe）和人体之间相互作用、相互斗争的过程。

心血管疾病（CVD）是全球最为严重的健康问题，除了非感染性原因外，一系列细菌、真菌、寄生虫和病毒会导致不同的 CVD，感染获得的微生物和体内本身存在的微生物均与 CVD 有关。很多微生物可引起全身系统性病变，心血管系统也会受到影响发生心血管事件。微生物可直接侵入导致心血管系统的感染，也可能参与 CVD 的发生发展过程，促进疾病的发展。而 CVD 患者也可能更容易并发感染，感染也会导致 CVD 加重。此外医源性感染也不容忽视（表 21-1-1）。

表 21-1-1　感染与心血管疾病

分类	相关疾病
感染性心血管病	感染性心内膜炎 感染性心包炎 感染性心肌炎 感染性血管炎 感染性血管堵塞或栓塞

续表

分类	相关疾病
感染相关的非感染性心血管疾病	风湿性心脏病 瓣膜性心脏病 冠状动脉性心脏病 动脉粥样硬化 扩张型心肌病 高血压 心力衰竭 多发性大动脉炎 血栓形成
心血管疾病并发感染	肺部感染 胸腔积液伴感染 腹腔积液伴感染 血管炎伴感染
心血管手术和植入装置相关的感染	切口感染 囊袋感染 植入起搏器或除颤器感染 人工瓣膜感染

诊断

一、诊断流程

感染与 CVD 的诊断可同步分别进行。如有原因不明的 CVD 且有感染史或感染征象，可考虑感染因素，尽量明确病原微生物后，根据时间、地域等关系综合分析感染与 CVD 的关系（图 21-1-2）。

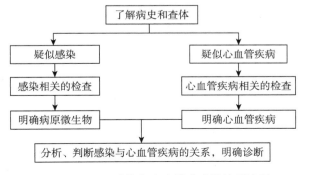

图 21-1-2　感染与心血管疾病的诊断流程

二、问诊与查体

（一）问诊和症状

1. 感染相关的问诊

（1）病史和既往史：常急性起病，慢性持续。需要注意了解既往（口腔、呼吸道、消化道、泌尿道、心血管等）感染史、插管史和手术史，以及外伤史、冶游史和疫区生活经历等，了解感染至发病的潜伏期。

（2）症状：①发热是感染的常见症状，可见多种热型，可伴或不伴寒战。不同微生物有不同的发热特点，但现在由于抗生素的广泛使用，发热可不典型。②全身症状，肌肉关节可有酸痛，全身可有乏力、不适感。③在感染相关部位会有相关症状，局部可见红、肿、热、痛和相应的功能障碍，口腔感染可见牙龈水肿、出血、溃疡、膜性附着物、脓疱等，呼吸系统可见胸闷、咳嗽、咳痰、呼吸困难等，心血管系统可见心悸、乏力、胸闷、胸痛、头晕、头痛等，消化系统可见乏力、纳差、恶心、反酸、腹胀、包块、大便异常等，泌尿系统可见尿频、尿急、尿痛、小便异常等，神经系统可见头痛、意识障碍等。

2. CVD 相关的问诊（详见相关疾病）

（1）病史和既往史：①CVD 相关危险因素，如年龄、性别、吸烟史、饮酒史、饮食等。②家族史。③既往心血管系统病史和其他系统病史（如呼吸系统疾病和肾脏病易导致 CVD）。

（2）症状：可有心悸、胸闷、胸痛、乏力、呼吸困难、头晕、头痛、水肿、栓塞事件等心血管相关症状。原有 CVD 的症状可加重或出现新的症状。

（二）查体和体征

1. 感染相关体征 不同感染可见不同类型的皮疹，以及淋巴结肿大、肝脏肿大、脾脏肿大等体征，感染波及不同系统也会有相关体征。

2. CVD 相关体征 可有心律、心率和血压的异常、心脏杂音、心包摩擦音、心浊音界扩大、水肿、胸腔积液、腹腔积液、血管杂音、皮疹、瘀斑等 CVD 相关体征。原有体征可加重或出现新的体征。部分 CVD 可有自身特定的体征。详见相关疾病部分。

三、辅助检查

（一）感染相关的辅助检查

（1）可通过血常规、红细胞沉降率、炎症标志物（C 反应蛋白、白介素 -6、前降钙素原、血清淀粉样蛋白 A 等）、凝血检测等检测初步判断感染性质和感染程度。

（2）可通过对感染相关部位的分泌物、体液、血液和活体组织的光学镜检、病原体培养和鉴定、抗原检测、抗体检测、免疫学标志物检测、核酸检测和定量分析等查明病原微生物，然后根据病原体性质可做药敏实验用来指导临床用药。

（3）特殊类型的免疫细胞（T 淋巴细胞的 CD4$^+$ 和 CD8$^+$ 亚型、B 淋巴细胞、NK 细胞和巨噬细胞等）检测。

（4）根据感染可能的相关部位可选择超声、X 线、CT、MRI 等检查明确感染情况。

（二）CVD 相关的辅助检查

根据疾病情况可选择心肌损伤标志物、心肌酶谱、BNP、动脉血气分析、心电图、心脏或血管超声、X 线、核素心肌显像、CT、MRI 等检查。详见相关疾病部分。

▶ 治疗

一、治疗流程

感染可以是感染性 CVD 的病因，也可以是诱发如心力衰竭等 CVD 的重要因素，而心力衰竭导致的肺淤血等更容易合并肺部感染。感染可以加重 CVD 的病情，而控制感染可以更好地治疗 CVD。通过病史、体征、辅助检查如血常规、前降钙素原等判断有感染时，应当尽早予以合适的抗感染治疗，尽早明确病原体并予以针对性治疗。在抗感染治疗的同时针对 CVD 进行药物治疗，治疗的同时需要维持水、电解质、酸碱平衡，维持血流动力学稳定。在完全控制感染后，可在患者病情稳定的情况下针对 CVD 予以合理的介入或手术治疗（图 21-1-3）。

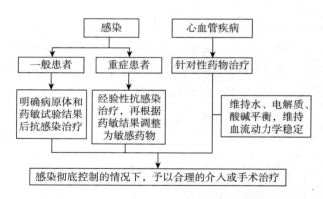

图 21-1-3 感染与心血管疾病的治疗流程

二、治疗原则

注意控制传染源，隔离与消毒，防止病原体

进一步传播。临床应控制感染，维持水、电解质、酸碱平衡，维持血流动力学稳定，积极纠治心血管功能异常及感染合并症。

三、治疗细则

（1）按病原体的传播途径和排出时间、方式等，实施呼吸道隔离、消化道隔离、接触隔离等，并做好环境的消毒工作。

（2）一般患者卧床休息，重症患者视情况给予吸氧、心电监护、开放静脉通道等措施。对发热的患者给予物理降温、药物降温等措施。

（3）没有明确病原体和药敏试验结果前，对于一般患者可予以对症治疗而暂不行抗感染治疗，明确病原体和药敏试验结果后再予以抗感染治疗。对于（水、电解质、酸碱平衡紊乱、血流动力学不稳定、败血症等）重症患者，应尽早给予抗感染药物，在能明确感染性质（微生物种类等）的前提下，可给予经验性广谱抗感染治疗，当病原体的药敏确定后，调整为病原体的敏感药物。

（4）寻找引起感染的原因并予以相应处理，如清创、更换长时间的静脉内导管、移除感染的植入装置等。

（5）视情况给予药物及措施，以维持水、电解质、酸碱平衡以及血流动力学稳定，可参见第四章"心血管疾病的急诊急救"。

（6）给予 CVD 相应的药物治疗，在感染彻底控制的情况下，予以合理的介入或手术治疗。

四、药物治疗方案

应当根据药敏试验结果给予抗感染治疗，对重症患者的经验性用药应当根据感染类型的常见微生物选择涵盖范围广的抗感染药物，详见第十三章"感染性心内膜炎"、第二十章第一节"风湿热"等相关部分。CVD 用药见相关疾病部分。

五、注意事项

治疗感染，不可避免地要使用抗感染药物，但是抗感染药物存在潜在的心血管风险，而且可以影响其他心血管药物代谢途径，增加不良事件风险。

（一）抗感染药物的心血管风险

（1）大环内酯类药物可引起 QT 间期延长

（阿奇霉素除外）。多项 Meta 分析表明，正在使用大环内酯类药物的患者的室性心律失常、心原性猝死、心血管病死亡和心肌梗死的发生率分别升高了142%、152%、31% 和 15%，使用红霉素、阿奇霉素和克拉霉素的患者发生心原性猝死或室性心律失常的风险较高，使用红霉素和克拉霉素者发生心肌梗死和心血管病死亡的风险较高。

（2）氟喹诺酮类药物的使用使发生主动脉瘤、主动脉夹层和主动脉破裂的风险升高126%，发生心律失常的风险升高85%，发生心血管病死亡风险升高71%，使用莫西沙星发生心血管不良事件的可能性最高。而 β-内酰胺酶类药物的使用引起的主动脉瘤、主动脉夹层和主动脉破裂发生的风险仅升高 56%。

（3）抗真菌药物氟康唑等与恶性心律失常有关。

（4）静脉注射喷他脒可造成低血压、低血糖或高血糖等。

因此，在以下人群中应用大环内酯类和氟喹诺酮类药物时，应当注意其引起恶性心律失常的潜在风险。①QT 间期延长、先天性长 QT 间期综合征、尖端扭转型室速病史人群。②正在使用延长 QT 间期的药物的人群。③患者处于心律失常危险状态，例如未纠正的低钾血症、低镁血症，临床上明显的心动过缓，以及正在服用Ⅰa类抗心律失常药物的人群。

（二）抗感染药物与心血管药物的相互影响

（1）在抗血小板药物之外，很多药物包括抗感染药物可以影响抗血小板的功能，造成血小板的异常聚集，引起出血倾向和出血，如 β-内酰胺类抗生素（包括青霉素类和头孢菌素类部分药物）、呋喃妥因、咪康唑等。

（2）抗感染药物会导致肠道菌群发生变化，影响维生素 K 的合成，从而增加使用华法林的患者的出血风险。大环内酯类、喹诺酮类和磺胺类药物等都会增加出血的风险。

（3）肝脏是药物代谢的主要部位，其中最重要的催化酶是肝微粒体细胞色素 P450（CYP450）酶系超家族，其命名为 CYP+家族数字+亚家族字母+单个酶的编号。如含量最多的 CYP3A4，催化底物很多，抑制剂和诱导剂也很多，在药物相互作用中起着最重要的作用，其他还有 CYP1A2、

CYP2B6、 CYP2C8、 CYP2C9、 CYP2C19、 CYP2D6、CYP2E1 等。CYP450 酶可促进部分药物氧化代谢，而 CYP450 酶的抑制剂可抑制 CYP450 酶的合成或活性，使代谢底物药物浓度增加，超出安全药物浓度，增加不良反应的发生风险，诱导剂作用则相反，可能使药物作用减弱或无效。如华法林主要通过 CYP2C9 代谢，胺碘酮可以抑制 CYP2C9 进而使华法林浓度升高。当患者因为某种原因（如房颤、血栓等）使用华法林时，加用胺碘酮或胺碘酮剂量增加时，凝血指标的国际标准化比率（INR）值会升高，增加患者出血风险，需要减少华法林的剂量。而当胺碘酮剂量减少或停用后，INR 值会降低，增加血栓形成的风险，需要增加华法林的剂量。

P-糖蛋白（P-glycoprotein，P-gp）是人类最重要的转运蛋白之一，负责在肠道、肝脏和肾脏等多个器官以及大脑中运输某些药物和代谢物。P-gp 可将作为底物的药物转运回肠腔，从而抑制药物的吸收，像 CYP450 酶一样，可以被抑制或诱导。

最常见的 CYP450 酶和 P-gp 的底物、抑制剂和诱导剂见表 21-1-2。对于此类药物联用要加强监测，避免出现意外。

表 21-1-2　最常见的 CYP450 酶和 P-糖蛋白的底物、抑制剂和诱导剂示例

CYP450 酶或 P-糖蛋白	底物	抑制剂	诱导剂
1A2	氯氮平 度洛西汀 丙咪嗪 奥氮平	胺碘酮 环丙沙星 * 氟伏沙明 *	卡马西平 依法韦仑 利福平 吸烟
2B6	氯胺酮 美沙酮	氯吡格雷 伏立康唑	卡马西平 苯妥英 利福平
2C9	塞来昔布 双氯芬酸 厄贝沙坦 氯沙坦 萘普生 丙戊酸盐 华法林	胺碘酮 * 氟康唑 * 甲硝唑 咪康唑 伏立康唑	卡马西平 双氯西林 依法韦仑 利福平 圣约翰草（贯叶连翘）
2C19	阿米替林 西酞普兰 氯吡格雷 拉贝洛尔	埃索美拉唑 氟西汀 口服避孕药	卡马西平 依法韦仑 利福平 圣约翰草（贯叶连翘）

续表

CYP450 酶或 P-糖蛋白	底物	抑制剂	诱导剂
2D6	阿立哌唑 阿替洛尔 卡维地洛 可待因 度洛西汀 氟卡尼 氟西汀 美托洛尔 帕罗西汀 普罗帕酮 利培酮 曲马多 文拉法辛	胺碘酮 塞来昔布 西酞普兰 度洛西汀 * 氟西汀 * 美沙酮 帕罗西汀 * 舍曲林 * 特比萘芬 *	地塞米松 利福平
3A4	胺碘酮 氨氯地平 阿哌沙班 阿托伐他汀 地尔硫卓 依度沙班 非洛地平 利伐沙班 西地那非 辛伐他汀 他莫昔芬 维拉帕米	胺碘酮 克拉霉素 * 红霉素 * 葡萄柚汁 * 伊曲康唑 * 酮康唑 * 维拉帕米 * 伏立康唑 *	卡马西平 依法韦仑 苯巴比妥 利福平 圣约翰草（圣约翰草）
P-糖蛋白	阿托伐他汀 卡维地洛 地高辛 地尔硫卓 氯沙坦 吗啡 辛伐他汀 维拉帕米 达比加群	胺碘酮 克拉霉素 红霉素 伊曲康唑 酮康唑 伏立康唑 维拉帕米	卡马西平 苯巴比妥 利福平 圣约翰草（圣约翰草）

注：详细的药物相互作用可参考 https://drug-interactions.medicine.iu.edu/MainTable.aspx 和 https://www.fda.gov/drugs/drug-interactions-labeling/drug-development-and-drug-interactions-table-substrates-inhibitors-and-inducers 以及其他资料。
* 强或中等抑制剂。

（三）药物使用注意事项

（1）使用相关药物前应了解药物注意事项、代谢途径、相互作用等信息，不使用禁忌的药物组合。

（2）识别治疗窗窄且不良反应可能严重的高风险药物，例如抗凝药物、抗心律失常药物、地高辛和抗精神病药物等患者。

（3）识别容易受到不良作用影响的患者，包括老年人和器官功能受损的患者，例如肝、肾功能障碍或精神异常等患者。

（4）增加药物监测的频次，例如 INR 和药物血浆浓度的测量，以及加强安全性监测，例如肝功能、肾功能、心电图、心电监测等。

（5）可以预先考虑减少药物剂量，减少药物不良事件的发生。

（6）定期进行药物复核并停用不再需要的药物。

（7）告知患者及家属和护理人员，应该注意和警惕哪些症状的出现，并将相关信息提供给该患者相关的医务人员。

作者：靳鹏（中国人民解放军联勤保障部队第九四〇医院）

审稿：靳文英（北京大学人民医院）

参考文献

第二十二章 心肾综合征

心脏和肾脏紧密联系，相互影响，共同调节及维持血压、血管张力，还可排钠利尿，维持正常的细胞外液容积及外周组织灌注等。当心脏和（或）肾脏中的某一器官发生急、慢性功能异常，导致另一器官也出现急、慢性功能异常，这种心、肾共病称为心肾综合征（cardiorenal syndrome, CRS）。根据原发病和起病，心肾综合征分为5种亚型（表22-1-1）。

表22-1-1 CRS的分型

分型	命名	定义
1型	急性心-肾综合征	心功能突然恶化，如急性心原性休克、失代偿性心衰等导致的急性肾功能减退。此型患者最常见
2型	慢性心-肾综合征	慢性心功能异常（如慢性心力衰竭）引起的进行性慢性肾功能损伤。约25%的慢性充血性心力衰竭患者合并肾功能减退
3型	急性肾-心综合征	指肾功能突然恶化（如急性肾小管坏死、急进性肾小球肾炎等）引起的急性心功能损害（如心力衰竭、节律紊乱和心肌缺血等）
4型	慢性肾-心综合征	慢性肾功能减退引起的心功能下降，心室肥厚、心室舒张功能不全和（或）心血管不良事件危险增加。此型患者也较常见
5型	继发性CRS	系统性疾病（如糖尿病、系统性红斑狼疮、淀粉样变及败血症等）引起的心脏及肾功能损害

诊断

一、诊断流程

CRS的早期识别非常重要，但是依赖于患者的临床症状、体征或血清肌酐水平升高，常常为时过晚，生物标志物可作为辅助和早期诊断CRS的重要依据。关于CRS的诊断目前主要研究方向包括心、肾两方面。

1. 心脏方面 提倡在患者出现液体负荷过重之前给予密切血流动力学监测。有研究认为，BNP或NT-proBNP可作为评估心衰和液体负荷的生物标记物，但对于合并肾功能受损患者，不宜使用NT-proBNP评估液体负荷。

2. 肾脏方面 除血肌酐水平外，风险、损伤、衰竭、失功能、终末期肾病（risk, injury, failure, loss, end stage renal disease, RIFLE）、急性肾损伤网络（acute kidney injury network, AKIN）和改善全球肾脏病预后组织（kidney disease: improving global outcomes, KDIGO）标准均可协助评估肾功能。另外，血/尿中性粒细胞明胶酶相关脂质运载蛋白（neutrophil gelatinase - associated lipocalin, NGAL）、Cys-C等也是评估肾脏损伤的重要生物标志物。

二、辅助检查

（一）优先检查

1. 生物标志物

（1）心脏标志物：包括肌钙蛋白、BNP或NT-proBNP。

①肌钙蛋白：心肌肌钙蛋白（cTn）为心肌损伤标志物之一，有助于医生诊断急性冠状动脉综合征（ACS），也有助于判断ACS、心衰以及慢性肾脏病（chronic kidney disease, CKD）患者预后。研究结果显示，心肌肌钙蛋白T（cTnT）或可成为无症状冠状动脉粥样硬化性心脏病的风险预测因子之一，特别是在即将进入肾脏替代治疗（renal replacement therapy, RRT）的人群中。

②BNP或NT-proBNP：通常情况下，BNP或NT-proBNP的检测有助于诊断或排除心衰。BNP <100pg/ml、NT-proBNP <300pg/ml 通常可排除

急性心衰。BNP＜35pg/ml、NT－proBNP＜125pg/ml时，通常可排除慢性心衰，但其敏感性和特异性较急性心衰低。同时，BNP有助于医生诊断CRS、ACS，判断心衰和CRS患者的预后。

诊断急性心衰时，NT－proBNP水平应根据年龄和肾功能不全进行分层。50岁以下患者NT－proBNP＞450pg/ml，50岁以上患者NT－proBNP＞900pg/ml，75岁以上患者NT－proBNP＞1800pg/ml，肾功能不全（GFR＜60ml/min）时，NT－proBNP应＞1200pg/ml，方可诊断心衰。

（2）肾脏标志物：常用的肾脏损伤标志物主要包括尿蛋白、尿微量白蛋白、血肌酐（SCr）、血/尿中性粒细胞明胶酶相关脂质运载蛋白（NGAL）、血Cys－C、金属蛋白酶2组织抑制剂（tissue inhibitors of matrix metalloproteinases－2，TIMP－2）与胰岛素样生长因子结合蛋白7（insulin－like growth factor binding protein 7，IGFBP7）的乘积、N－乙酰－β－D－氨基葡萄糖苷酶（（N－acetyl－β－D－glucosaminidase，NAG）以及肾损伤分子－1（kidney injury molecule－1，KIM－1）等。

尿蛋白、SCr和血Cys－C有助于临床医生诊断CRS及判断CRS患者预后；尿TIMP－2＊IGFBP7、血/尿NGAL、NAG和KIM－1有助于临床医生诊断急性肾损伤（acute kidney injury，AKI）。

2. 超声心动图　无创影像学检查在评价静脉淤血和前向血流受阻中具有重要价值，其中超声心动图能够评价血流动力学参数。高度怀疑存在CVD者，需完善超声心动图检查。

超声心动图的临床意义在于：辅助诊断CRS，评价收缩期肺动脉压力、肺毛细血管楔压、左房压力和CVP等血流动力学参数情况，辅助判断CRS患者预后情况。研究发现，LVEF降低、肺动脉压升高、右心室直径增大与较高的CRS发生率独立相关。与无CRS的CKD患者相比，急性CRS（1型和3型）患者与较高的死亡风险相关。

3. 肾脏超声　肾脏超声和肾静脉血流检查是鉴别肾静脉淤血的有力工具，在CRS中具有重要的临床意义。

高度怀疑存在肾脏疾病者，需完善肾脏超声检查。AKI患者肾脏超声可表现为肾脏体积正常或增大，皮髓质比例正常；CKD患者肾脏超声可表现为肾实质回声增强，皮髓质比例减低。肾脏超声能够协助了解患者肾脏大小、皮质厚度、异常皮质－髓质比例和回声强度等，帮助识别1型CRS向2型CRS的迁延进展情况。

肾内多普勒超声测得的肾静脉血流（intrarenalvenousflow，IRVF）或可用于评价心衰患者预后。研究发现，IRVF模式可根据心衰患者的病情变化而发生改变，长时间不连续的IRVF模式与肾功能损害进展和心衰患者预后不良相关。

（二）可选检查

1. 其他生物标志物

（1）可溶性ST2（soluble suppression of tumorigenicity2，sST2）：可作为纤维化进展和/或疾病严重程度的生物标记物，但缺乏器官特异性。研究表明，sST2水平对心衰的危险分层和预后评估有意义，而且在预测CKD方面不受年龄和肾功能的影响。

（2）半乳糖凝集素3（galectin－3，Gal－3）：对心衰的预后有较大价值，是独立于心衰病因及类型之外的预测因子。Gal－3直接参与心衰的病理生理过程，可诱发心肌纤维化和心室重构，临床应用抗Gal－3的药物治疗有可能成为心衰治疗的新靶点。

（3）其他可用于评估肾损伤的生物标志物还包括：肝型脂肪酸结合蛋白（l－FABP）、心型脂肪酸结合蛋白（h－FABP）、尿血管紧张素、α1微球蛋白等。

2. 腹腔内压监测　心衰患者可完善IAP监测。除床旁无创IAP监测外，临床上还应用有创血流动力学监测以及植入型血流动力学监测装置监测心衰患者IAP水平。持续IAP监测有助于医生评估心衰患者的容量负荷情况。

3. 心脏磁共振　CVD患者可完善心脏磁共振（cardiac magnetic resonance，CMR）检查。该检查为评价患者室壁运动情况及心室容积的无创性检查方式之一，是评价心室容积及室壁运动情况的金标准。除此之外，CMR还可用于评价患者的心功能、心肌厚度以及有无瓣膜疾病等。增强CMR可为心肌病、心肌梗死以及心肌炎提供诊断依据，有助于医生判断CRS患者的基础疾病。CMR尚未普遍应用于CRS的诊断，其在CRS的应用价值有待进一步研究。

（三）新检查

心衰患者可行生物阻抗矢量分析（Bioelectrical impedance vector analysis，BIVA）检查。该检查为基于电学原理的无创性人体成分分析方法，可检测心衰患者体内水分含量，最终结果以图像形式呈现。研究显示，BIVA 可用于鉴别心原性和非心原性呼吸困难。此外，BIVA 联合 BNP 检测指导心衰患者利尿治疗能减少 AKI 的发生。

三、 诊断及其标准

各型 CRS 的诊断需要依据器官衰竭的先后顺序、始动事件及其诊断标准、继发事件及其诊断标准综合判断后进行确诊（表 22 - 1 - 2）。

表 22 - 1 - 2　各型 CRS 的诊断依据

分型	CRS 1 型	CRS 2 型	CRS 3 型	CRS 4 型	CRS 5 型
器官衰竭顺序	先心后肾	先心后肾	先肾后心	先肾后心	心肾同步
始动事件	急性心衰、ACS、心原性休克	慢性心肌病变	AKI	CKD	系统性疾病，如脓毒血症、SLE 等
始动事件诊断标准	ESC 指南、AHA/ACC 指南	ESC 指南、AHA/ACC 指南	RIFLE - AKIN 标准	KDOQI 标准	原发疾病的诊断
继发事件	AKI	CKD	急性心衰、ACS、心律失常、休克	慢性心脏损害、AHF、ACS	AHF、ACS、AKI、CKD、慢性心脏损害
继发事件诊断标准	RIFLE - AKIN 标准、AHA/ACC 指南	KDOQI 标准	ESC 指南、AHA/ACC 指南	ESC 指南、AHA/ACC 指南	ESC 指南、RIFLE - AKIN 标准、KDOQI 标准
心脏生物标志物	cTn、BNP、NT - proBNP	BNP、NT - proBNP、C - 反应蛋白	BNP、NT - proBNP	BNP、NT - proBNP、C - 反应蛋白	BNP、降钙素原、C - 反应蛋白
肾脏生物标志物	SCr、Cys - C、NGAL、尿 KIM - 1、IL - 18、NAG	SCr、BUN、Cys - C、尿酸、C - 反应蛋白	SCr、Cys - C、NGAL、尿 KIM - 1、IL - 18、NAG	SCr、Cys - C、NGAL、尿酸	SCr、NGAL、KIM - 1、IL - 18、NAG
其他检查	为确诊或判断疾病进展可选择其他辅助检查，如影像学检查、IAP 监测、CMR 等				

治疗

一、 治疗原则

针对不同分型 CRS 的治疗原则是相通的。如改善心脏功能可采用正性肌力药物、血管扩张剂、心脏再同步化治疗、β 受体拮抗剂等；降低容量负荷可给予利尿剂、血管加压素受体拮抗剂；针对 RAAS 激活的拮抗治疗等。

CRS 临床治疗的难点在于需要同时兼顾心脏和肾脏。治疗心衰时需充分利尿，而循环体液的减少导致低灌注易引起肾功能恶化，如何维持二者之间的平衡是治疗的关键。

二、 治疗细则

（一）药物治疗

1. 利尿剂　利尿剂适用于有心衰症状和体征，尤其是伴有显著液体潴留的患者。但目前尚未有足够多的循证医学证据支持利尿剂在心衰治疗中的使用。应用利尿剂后，心衰患者症状较前有所缓解，但对患者的再住院率以及短期或长期死亡率没有明显改善。如果应用利尿剂过程中出现"利尿剂抵抗"现象，即患者对口服或静脉应用利尿剂的治疗反应降低或无反应，常常提示 CRS 患者预后不良。

（1）袢利尿药：袢利尿药是高效能利尿药，主要作用于髓袢升支粗段，可使肾小管对 Na^+ 的重吸收由原来的 99.4% 下降至 70% ~ 80%，从而达到增加患者尿量的目的。袢利尿药还可使尿液中 K^+、Cl^-、Mg^{2+} 和 Ca^{2+} 排出增多。除此之外，袢利尿药可通过对血管的调节作用而影响患者的血流动力学。常用袢利尿药主要包括呋塞米、托拉塞米和布美他尼等。40mg 呋塞米、20mg 托拉塞米和 1mg 布美他尼的利尿效果相当。

袢利尿剂为短效利尿剂，静脉注射可维持 2 ~

3h，口服可达 6h。口服呋塞米生物利用度约为 50%，因其生物利用度个体差异较大，因此口服制剂效果个体差异较大，而静脉或皮下注射生物利用度可达 100%。托拉塞米半衰期较长，生物利用度个体差异较小，因此托拉塞米较呋塞米在改善充血方面效果较好。

（2）保钾利尿药：保钾利尿药属低效能利尿药，主要在远曲小管末端和集合管产生作用，可拮抗醛固酮受体或抑制 Na^+ 通道，减少 K^+ 排出，常用药物为螺内酯。用药期间需注意监测血钾，通常不作为心衰治疗中主要的利尿剂。

（3）选择性血管加压素 V_2 受体拮抗剂：血管加压素的主要功能是收缩血管和通过作用于肾小管的水通道增加水分的重吸收，选择性阻滞肾脏血管加压素受体可减少肾脏对水分的重吸收。血管加压素 V_2 受体拮抗剂（普坦类药物）选择性与位于肾脏集合管血管面的血管加压素 V_2 受体结合，导致水通道蛋白 2 从集合管顶端膜脱落，阻断水的重吸收，增加水排泄，故称为排水利尿剂。普坦类的代表药物为托伐普坦，临床研究显示在传统治疗（包括袢利尿剂）基础上加用托伐普坦，可增加尿量、减轻体重、改善淤血症状，短期临床症状改善，且不影响神经激素、肾功能及电解质水平。

托伐普坦不需要被分泌至肾小管腔内发挥作用，作用效率提高，利尿作用也不依赖于血钠和白蛋白水平。该药对伴顽固性水肿或低钠血症者疗效显著。对于老年、低血压、低蛋白血症、肾功能损伤等高危人群，托伐普坦依然有效。长期应用托伐普坦能降低病死率，推荐用于常规利尿剂治疗效果不佳、有低钠血症或有肾功能损害倾向患者。其不良反应主要为高钠血症。

2. 血管扩张剂　奈西立肽是一种重组人 BNP，具有舒张血管的作用，可减少心脏后负荷，抑制 RAAS 激活。有研究表明，奈西立肽不会导致心衰患者肾功能恶化（eGFR 下降 >25%），奈西立肽组和安慰剂组肾功能恶化的比例分别为 31.4% 和 29.5%，但与患者低血压发生率增加相关。

3. 正性肌力药　正性肌力药在治疗 CRS 患者的长期疗效方面尚不明确，尚需更多临床证据的支持。

此类药物主要包括多巴胺、多巴酚丁胺、米力农、左西孟旦等，能够通过增加心肌收缩力提

高心输出量，改善和维持器官灌注而保护器官功能。

小剂量多巴胺可激动 D_1 和 D_2 受体，扩张冠状血管和肾脏血管，进而改善 GFR，增加肾血流量，促进 Na^+ 排泄；稍大剂量多巴胺可激动 β 受体，增加心输出量，加强心肌收缩性，增加外周血管阻力；大剂量多巴胺可激动 α 受体，增加心脏后负荷。

左西孟旦为钙离子增敏剂，通过与 cTnC 结合，使心肌丝对钙敏感，从而发挥正性肌力作用。除此之外，左西孟旦还具有血管舒张特性。鉴于左西孟旦在肾功能不全患者体内活性代谢产物消除的数据有限，因此，重度肾功能不全患者禁用。

4. 肾素－血管紧张素－醛固酮系统（RAAS）抑制剂

（1）血管紧张素转换酶抑制剂：血管紧张素转换酶抑制剂（angiotensin converting enzyme inhibitors，ACEI）通过抑制血管紧张素转换酶活性从而减少血管紧张素 Ⅱ（angiotensin Ⅱ，ATⅡ）的生成，进而抑制 RAAS；ACEI 通过抑制缓激肽的降解来发挥扩血管作用，改善患者血流动力学；ACEI 还可改善心室重塑。尽管 ACEI 类药物在 CRS 治疗中的应用较为广泛，但患者应用 ACEI 类药物治疗后，eGFR 下降多少时需要暂停应用此类药物，尚需进一步讨论。

SOLVD 试验中纳入了 6245 例 LVEF 降低的心衰患者的临床数据，进行了不同程度 eGFR 下降相关的假设。研究结果表明，与安慰剂组相比，依那普利降低了患者的死亡和心衰再住院风险。

（2）血管紧张素 Ⅱ 受体拮抗剂：血管紧张素 Ⅱ 受体拮抗剂（angiotensin Ⅱ receptor blocker，ARB）通过阻断经 ACE 和非 ACE 途径产生的 ATⅡ 与 AT Ⅰ 受体结合，从而达到阻断 RAAS 的目的，但无法抑制缓激肽的降解。心衰患者首选 ACEI 类药物进行治疗，ACEI 类药物不能耐受者可调整为 ARB 类药物治疗。已使用 ARB 类药物且症状控制良好者无须更换为 ACEI 类药物治疗。

ACEI/ARB 除控制高血压、延缓心肌重塑、改善心功能、降低死亡风险外，也能降低肾小球内压，减少蛋白尿，抑制肾组织硬化，延缓肾功能恶化。推荐心衰合并轻度肾功能不全或接受透析治疗的患者应用 ACEI 和 ARB。心衰患者开始应用 ACEI 或 ARB 以及递加药物剂量时，肾功能恶化比

较常见，如果患者 eGFR 无显著降低（降低幅度超过 30%），无需中断治疗或调整剂量，以保证心衰患者治疗获得最大的益处。如果出现血清肌酐水平升高超过 30%，需要对患者进行评估，包括潜在的肾动脉狭窄、血容量过高或过低等。

（3）血管紧张素受体脑啡肽酶抑制剂（AR-NI）：抑制脑啡肽酶是延缓心血管疾病和肾脏疾病进展的一种潜在治疗策略。研究表明，ARNI 用于治疗 LVEF 降低的心衰和 LVEF 保留的心衰患者是安全有效的。ARNI 对患者肾功能和尿蛋白的改善作用与厄贝沙坦相似。除此之外，ARNI 还具有降低 CKD 患者血压和心脏生物标志物的作用。研究显示，ARNI 组与厄贝沙坦组的严重不良反应事件发生率（29.5% 和 28.5%）、非严重不良反应事件发生率（36.7% 和 28.0%）和血钾升高发生率（血钾≥5.5mmol/l，32% 和 24%）未见明显差异。

5. β 受体拮抗剂　β 受体拮抗剂可抑制交感神经激活对心衰代偿的不利作用，常用药物主要包括卡维地洛、比索洛尔及美托洛尔等。研究显示，无论患者基线 eGFR 水平如何，比索洛尔对左心室收缩功能障碍所致心衰患者均有效。因此，不应限制比索洛尔在肾功能损害伴心衰患者中的应用。需要注意的是，重度急性心衰、严重心动过缓、二度及二度以上房室传导阻滞、支气管痉挛性疾病以及严重周围血管疾病（雷诺病）等为 β 受体拮抗剂的禁忌证。

6. 钠－葡萄糖共同转运蛋白 2 抑制剂（sodium glucose co - transporter 2 inhibitor，SGLT2i）

SGLT2i 可能通过利尿、代谢调节，减少氧化应激、炎症，以及心血管重塑在急慢性肾功能衰竭中具有肾脏保护作用，被认为是保护心衰患者肾功能最有效的药物。

（二）非药物治疗

1. 肾脏替代治疗　对于药物利尿效果欠佳的 CRS 患者，肾脏替代治疗（renal replacement therapy，RRT）是挽救性方案。目前常用的模式包括缓慢连续超滤（slow continuous ultrafiltration，SCUF）、连续性静脉－静脉血液滤过（continuous venovenous haemofiltration，CVVH）、连续性静脉－静脉血液透析（continuous venovenous hemodialysis，CVVHD）、连续性静脉－静脉血液透析滤过（con-

tinuous venovenous hemodiafiltration，CVVHDF）、腹膜透析等。

各种模式均有其不同的优势与特点：①对于由于难治性心衰或肾功能受损而水负荷过重的患者，可考虑超滤/SCUF，超滤可精确控制容量。但 SCUF 对小分子毒素清除能力较差，不适用于合并严重电解质紊乱、毒素代谢异常的患者。②对于合并 AKI 的患者，若出现威胁生命的尿毒症症状，可根据情况选择 CVVH、CVVHD、CVVHDF 模式开始血液净化治疗。③腹膜透析可缓慢、稳定地脱水、清除毒素、纠正电解质紊乱，更适合病情较为平稳的慢性 CRS 患者。

需注意的是，对于合并急性失代偿心力衰竭的 CRS 患者，在持续肾脏替代治疗（CRRT）过程中可能出现血压下降，需要更多的血管活性药物维持血压。且部分患者在 CRRT 过程中肾功能恶化，可能与持续性低血压、肾脏灌注不足、肾小管坏死增加有关。

2. 左心室辅助装置　左心室辅助装置（left ventricular assistant device，LVAD）适用于急性心衰的辅助治疗、严重心脏事件后的治疗以及拟行心脏移植术患者的短期过渡治疗等。有研究发现，植入前肾功能不全程度越高者，植入 LVAD 后患者存活率越低。因此研究者建议，CRS 患者可考虑在该疾病恶化前植入 LVAD。研究发现，在大多数植入 LVAD 的晚期心衰患者中，肾功能不全是可逆的。肾功能不全考虑与肾脏灌注不足、不可逆的肾损伤以及 LVAD 植入前药物治疗等因素相关。

3. 心脏再同步治疗　心脏再同步治疗（cardiac resynchronization therapy，CRT）通过改善室间、房室和（或）室内收缩同步性增加心排出量，改善心衰患者相应的症状和运动耐量。有研究显示，在基线 eGFR 中度降低 [eGFR 为 30 ~ 60ml/（min·1.73m²）] 的心衰患者中，CRT 可提高患者 eGFR 水平并降低血 BUN，CRT 可通过改善患者心功能，进而间接改善患者肾功能。

三、药物治疗方案

CRS 的常用药物治疗方案及注意事项见表 22 - 1 - 3。

表 22 - 1 - 3 CRS 常用药物的使用方法

药物种类	药物名称	使用方法	注意事项
利尿药	袢利尿剂	间断静脉推注和持续静脉泵入。首剂量相当于口服的 2.5 倍，间隔 6～8h 1 次或持续泵入；尿量 <1ml/（kg·h）时，剂量加倍，最大可加至 80～160mg/h	动态评估患者症状、尿量及容量状态进行剂量调整
正性肌力药	多巴胺	持续静脉注射 5～15μg/（kg·min）	与单胺氧化酶抑制剂相互作用
	多巴酚丁胺	持续静脉注射 2.5～20μg/（kg·min）	与单胺氧化酶抑制剂相互作用；亚硫酸盐过敏者禁用
	左西孟旦	首剂静脉注射 6～24μg/（kg·min）超过 10min，随后 0.05～0.2μg/（kg·min）持续静脉注射，根据反应调节剂量	不可同时使用其他血管扩张剂
选择性血管加压素 V₂受体拮抗剂	托伐普坦	口服每次 15mg，每日 1 次；至少在 24h 后可逐渐增加至 30～60mg，每日 1 次	具肝毒性，使用时间不超 30 天；密切监测血钠水平和神经功能
血管扩张剂	奈西立肽	首剂静脉注射 2μg/kg，之后剂量为 0.01μg/（kg·min）持续静注	密切监测血压
血管紧张素受体/脑啡肽酶抑制剂	沙库必曲 - 缬沙坦	口服开始剂量为 50mg，每天两次；如果患者能够耐受，2～4 周后剂量加倍	避免与 ACEI 类合用；避免与血管紧张素受体拮抗剂合用

作者：孔令锋 ［中国人民解放军白求恩国际和平医院（中国人民解放军联勤保障部队第九八〇医院）］

参考文献

第二十三章　睡眠呼吸暂停与心血管疾病

概述

一、定义

睡眠呼吸暂停（sleeping apnea，SA）是一种睡眠呼吸疾病，主要包括睡眠中反复出现上呼吸道部分或完全阻塞为特征的阻塞性睡眠呼吸暂停（obstructive sleeping apnea，OSA）和以神经肌肉功能异常而无明显气道塌陷为特征的中枢性睡眠呼吸暂停（central sleeping apnea，CSA）。

二、流行病学

欧美的流行病学调查研究显示，OSA 患病率在中年男性和女性中分别约为 34% 和 17%。但在高血压、心力衰竭、冠心病、肺动脉高压、心房颤动患者中，OSA 患病率高达 40% ~ 80%。研究表明，未经治疗的重度 OSA 患者病死率比普通人群高 3.8 倍。

CSA 在人群中患病率较 OSA 少见，男性 CSA 患病率为 1.8%，女性 CSA 患病率为 0.2%。在心力衰竭患者中，CSA 的患病率为 4.1%。一项纳入 5804 例 40 岁以上成人的人群研究数据证实，经多导睡眠图（polysomnography，PSG）确诊的 CSA 患病率为 0.9%。

三、危险因素

SA 与心血管疾病之间存在相关性，SA 不但可以影响导致心血管疾病的危险因素，也可直接影响心血管疾病的发生。OSA 可通过交感神经兴奋性升高、氧化应激与炎症促进、内皮功能紊乱、血液的高黏和高凝状态提升、睡眠片段化和睡眠剥夺等机制导致心血管疾病的发生；CSA 则可能通过间歇性低氧、动脉血二氧化碳分压水平波动等机制导致心血管疾病的发生。

（一）睡眠呼吸暂停的危险因素

1. 年龄和性别　成人 SA 患病率随年龄增长而增加。男性好发，男女患病率为 2 ~ 4 : 1，女性绝经后患病率明显增高。与男性相比，女性 SA 患者以低通气事件为主。

2. 肥胖　肥胖是 OSA 的重要危险因素，约 40% ~ 60% 的 OSA 患者为肥胖。与正常体重相比，中年肥胖的患者 OSA 患病率增加 4 倍。

OSA 也可以加重肥胖。体重每增加 10%，呼吸暂停低通气指数（apnea – hypopnea index，AHI）增加 32%，而体重每下降 10%，AHI 下降 26%。

3. 颅面部解剖异常　包括咽腔狭窄、小下颌或下颌后缩、悬雍垂过长或过粗、舌体肥大或巨舌、鼻甲肥大、鼻中隔偏曲等。

4. 饮酒或镇静催眠药物　二者因使呼吸中枢对缺氧及高 CO_2 敏感性下降、上气道扩张肌肉的张力下降以及抑制中枢唤醒而诱发或加重 SA。

5. 其他相关疾病　如充血性心力衰竭、内分泌相关疾病（肢端肥大症、甲状腺功能低下）、神经肌肉疾病和胃食管反流病等。

（二）睡眠呼吸暂停增加心血管疾病危险因素的发生风险

高血压、糖尿病和代谢综合征等为心血管疾病的危险因素，SA 往往会增加上述危险因素的发生风险。

1. 睡眠呼吸暂停与高血压　高血压和 OSA 是常见的共病。约 50% 的 OSA 患者并存高血压，通常有明显的晨峰血压；约 30% 的高血压患者合并 OSA，难治性高血压患者中并存 OSA 者高达 80%。

OSA 是高血压发病的独立危险因素。一项前瞻性流行病学队列研究纳入了 709 例受试者，随访 4 年后的结果表明，未经治疗的轻度 OSA（AHI 5 ~ 14.9）患者和中度以上 OSA（AHI ≥15）患者患高血压的概率分别是对照组（AHI = 0）的 2 倍（OR 2.03，95% CI 1.29 ~ 3.17）和 3 倍（OR 2.89，95% CI 1.46 ~ 5.64）。

2. 睡眠呼吸暂停与糖尿病、代谢综合征

OSA 也是 2 型糖尿病、代谢综合征发病的独立危险因素。OSA 和代谢综合征均与中心性肥胖（central obesity）有关，炎症、内皮功能障碍是上述疾病的发病机制。

（三）睡眠呼吸暂停增加心血管疾病的发生风险

1. 睡眠呼吸暂停与心律失常　与对照组相比，OSA 患者存在明显的心房结构改变和心电重构，表现为心房增大、电静止和心房电传导速度改变等。PSG 监测证实，SA 患者心房颤动的患病率较对照组增加 5 倍，独立于年龄、性别、体质指数（BMI）和心血管疾病（例如心力衰竭）等混杂因素之外。

心房颤动患者 SA 的患病率为 30% ~ 80%，重度 OSA 与抗心律失常药物的低反应率有关。OSA 也是心房颤动电复律或射频消融术后复发的危险因素之一。一项纳入 6 个观察性研究的荟萃分析结果提示，心房颤动合并 OSA 患者行导管消融术后，心房颤动的复发率增加 25%。

除心房颤动外，长间歇和缓慢性心律失常在 OSA 患者中比较常见，约 58% 因病态窦房结综合征行起搏器植入的患者存在术前漏诊 SA 现象。

2. 睡眠呼吸暂停与冠心病　OSA 是冠状动脉事件的独立危险因素，其可能通过反复低氧/复氧致氧化应激和系统性炎症，从而引发冠状动脉粥样硬化和急性心肌梗死事件。一项观察性队列研究纳入 1400 例患者，控制传统危险因素影响后，OSA 患者的心血管事件发生风险或死亡风险增加了 2 倍。

在 ST 段抬高型心肌梗死患者中，漏诊的重度 OSA 患者约占 40%。在 OSA 合并心肌梗死（MI）的患者中，MI 事件多发生于夜间，可能与夜间低氧、交感神经激活有关。OSA 与急性心肌梗死后或经皮冠状动脉介入治疗（PCI）术后主要不良心血管事件（MACEs）风险增加有关。

3. 睡眠呼吸暂停与心力衰竭　在有症状的心力衰竭患者中，SA 的患病率为 40% ~ 60%，CSA 约占 2/3。SA 是心力衰竭患者相关的再住院率、死亡率增加的独立危险因素，可能与神经内分泌激活、氧化应激、炎症以及胸腔内压改变致心脏前后负荷增加等有关。

4. 睡眠呼吸暂停与肺动脉高压　在 OSA 患者中，肺动脉高压（肺动脉平均压 ≥20mmHg）的患病率约为 20%；而在肺动脉高压患者中，OSA 的患病率则高达 70% ~ 80%。继发于 OSA 的肺动脉高压（不合并其他心肺疾病）患者，肺动脉平均压通常在 25 ~ 30mmHg 之间，很少超过 35mmHg。继发于其他原因的重度肺动脉高压患者，并存的 OSA 可加剧患者病情恶化、增加患者死亡风险。

（四）睡眠呼吸暂停增加心血管疾病的死亡风险

流行病学研究表明，OSA 患者心血管疾病死亡率增加。

重度 OSA（AHI > 30）与患者的全因死亡和心血管死亡增加相关性强，而轻中度 OSA 与患者的死亡风险关系尚不明确。

➡ 诊断

一、筛查

临床疑似有 SA 症状（日间思睡、乏力，夜间打鼾或呼吸暂停等）、体征和（或）伴有心脑血管疾病的患者，建议于专业睡眠中心评估 SA。

（一）相关心血管疾病患者的筛查

OSA 与许多心血管疾病之间存在很强的关联。美国心脏协会相关指南建议对顽固性/控制不佳的高血压、肺动脉高压、复发性心房颤动（心脏复律或消融术后）患者进行 OSA 筛查，对于 Ⅱ ~ Ⅳ 级心力衰竭（纽约心脏协会标准）、快 - 慢综合征、病态窦房结综合征、室性心动过速、有心原性猝死病史者、中风患者，建议进行全面的睡眠评估以筛查 OSA。

（二）对 SA 的筛查

SA 常用的筛查量表主要包括 Berlin 问卷、STOP 问卷、STOP - BANG 问卷（SBQ）以及 Epworth 嗜睡量表（epworth sleepiness scale，ESS），

不同量表敏感度、特异度、阳性预测值、阴性预测值不同（表 23 - 1 - 1），筛查具体内容可参见相应疾病指南。一项纳入 350 例疑似 OSA 患者的研究观察了筛查量表联合使用的情况。研究结果发现，在 OSA 患者中，4 种筛查量表联合使用时，诊断 OSA 的敏感度为 91.1%，特异度为 38.5%；Berlin 问卷以及 SBQ 问卷联合使用时，诊断 OSA 的敏感度为 91.5%，特异度为 33.3%；ESS 以及 SBQ 问卷联合使用时，诊断 OSA 的敏感度为 89.9%，特异度为 9.1%。由此可见，筛查量表的联合使用并不能显著提高诊断 OSA 的准确率。

1. Berlin 问卷（表 23 - 1 - 2） 疑似 OSA 的患者，可完善 Berlin 问卷筛查。

（1）结果：Berlin 问卷包括 3 部分，共 10 个问题，每部分分别计分，评定阴性和阳性。①3 部分中有 2 个或 2 个以上阳性者，则为 OSA 的高风险患者。②3 部分中仅有 1 个或无阳性者，则为 OSA 的低风险患者。

（2）临床意义：①Berlin 问卷为 OSA 的定性诊断工具之一。②Berlin 问卷诊断 OSA 的敏感度、特异度、阳性预测值以及阴性预测值见表 23 - 1 - 1。

2. STOP 问卷 疑似 OSA 的患者，可完善 STOP 问卷筛查。

（1）结果：STOP 问卷包括 4 个问题——打鼾、观察到的呼吸暂停、高血压和日间疲劳。患者回答"是"为 1 分，回答"否"为 0 分，得分 ≥2 分者，则为 OSA 的高风险患者。

（2）临床意义：①STOP 问卷为 OSA 的筛查工具之一。②STOP 问卷诊断 OSA 的敏感度、特异度、阳性预测值以及阴性预测值见表 23 - 1 - 1。

3. STOP - BANG 问卷（表 23 - 1 - 3） 疑似 OSA 的患者，可完善 SBQ 筛查。

（1）结果：低危，0~2 个问题回答"是"。中危，3~4 个问题回答"是"。高危，≥5 个问题回答"是"。

（2）临床意义：①SBQ 为 OSA 的筛查工具之一。②SBQ 诊断 OSA 的敏感度、特异度、阳性预测值以及阴性预测值见表 23 - 1 - 1。

4. Epworth 嗜睡量表（23 - 1 - 4） 疑似 OSA 的患者，可完善 ESS 筛查。

（1）结果：ESS 包括 8 个问题，疑似 OSA 的患者根据自己的情况对每个问题进行打分，从不 =0 分，很少 =1 分，有时 =2 分，经常 =3 分。分数越高则提示受试者嗜睡倾向越明显，总分 ≥16 分提示受试者重度嗜睡。

（2）临床意义：①ESS 为 OSA 的筛查工具之一，临床上常用 ESS 来评价患者的主观嗜睡程度。②ESS 诊断 OSA 的敏感度、特异度、阳性预测值以及阴性预测值见表 23 - 1 - 1。

表 23 - 1 - 1 不同程度 OSA 分组患者 4 种量表的各项预测结果

组别		敏感度 [%（95% CI）]	特异度 [%（95% CI）]	阳性预测值 [%（95% CI）]	阴性预测值 [%（95% CI）]
轻 - 中 - 重度 OSA 组	Berlin 问卷	69.2（63.8~74.3）	51.4（34.0~68.6）	92.8（88.7~95.7）	15.7（9.6~23.6）
	STOP 问卷	93.7（90.4~96.1）	17.1（6.6~33.7）	91.1（87.4~93.9）	23.1（9.0~43.7）
	SBQ	94.0（90.1~96.3）	25.7（12.5~43.3）	91.9（88.4~94.7）	32.1（15.9~52.4）
	ESS	43.2（37.6~48.9）	74.3（56.7~87.5）	93.8（88.5~97.1）	12.7（8.5~18.0）
中 - 重度 OSA 组	Berlin 问卷	71.6（65.8~76.9）	48.1（36.7~59.6）	82.6（77.1~87.2）	33.0（24.6~42.4）
	STOP 问卷	93.0（89.3~95.7）	8.9（3.6~17.4）	77.9（72.9~82.2）	26.9（11.6~47.8）
	SBQ	94.1（90.6~96.6）	15.2（8.1~25.0）	79.2（74.3~83.5）	42.9（24.5~62.8）
	ESS	44.7（39.6~50.8）	69.6（58.3~79.5）	83.5（76.4~89.1）	26.8（20.9~33.5）
重度 OSA 组	Berlin 问卷	76.6（70.4~82.1）	47.8（39.2~56.5）	69.8（63.5~75.6）	56.5（47.0~65.7）
	STOP 问卷	94.9（91.0~97.4）	11.0（6.3~17.5）	62.7（57.1~67.9）	57.7（36.9~76.7）
	SBQ	95.3（91.6~97.7）	13.2（8.0~20.1）	63.4（57.8~68.6）	64.3（44.1~81.4）
	ESS	48.1（41.3~55.0）	69.1（60.6~76.8）	71.0（62.9~78.3）	45.9（38.9~52.9）

注：轻度 OSA 5≤AHI＜15 次/小时；中度 OSA 15≤AHI＜30 次/小时；重度 OSA AHI≥30 次/小时。

表 23 - 1 - 2　Berlin 问卷

	条目	备注
基本资料	受试者的身高、BMI、年龄、性别	—
第一部分	您睡觉时打鼾吗？（最好问家人或同屋的人） A. 是　B. 否　C. 不知道 1. 如果您睡觉打鼾，您的鼾声有多响亮？ A. 比正常呼吸时响　B. 同说话时一样响　C. 比说话更响 D. 非常响，其他房间都能听到　E. 不知道 2. 您打鼾的次数多吗？ A. 几乎每天　B. 1 周 3～4 次　C. 1 周 1～2 次 D. 1 个月 1～2 次　E. 没有或几乎没有或不知道 3. 您的鼾声影响其他人吗？ A. 是的　B. 不影响　C. 不知道 4. 睡觉时，您的家人或朋友注意到您有呼吸间歇或停止的现象吗？ A. 几乎每天都有　B. 1 周 3～4 次　C. 1 个月 1～2 次　D. 1 周 1～2 次 E. 没有或几乎没有或不知道	①问题 1 回答 "A" 得 1 分 ②问题 2 回答 "C" 或 "D" 得 1 分 ③问题 3 回答 "A" 或 "B" 得 1 分 ④问题 4 回答 "A" 得 1 分 ⑤问题 5 回答 "A" 或 "B" 得 2 分 将所得分数相加，若总分≥2 分，则提示第一部分为阳性
第二部分	5. 早晨醒来后感觉睡觉不解乏吗？ A. 几乎每天都有　B. 1 周 3～4 次　C. 1 个月 1～2 次 D. 1 周 1～2 次　　E. 没有或几乎没有或不知道 6. 白天还会有疲劳、乏力或精力不够吗？ A. 几乎每天都有　B. 1 周 3～4 次　C. 1 个月 1～2 次 D. 1 周 1～2 次　　E. 没有或几乎没有或不知道 7. 开车的时候会打盹或睡觉吗？ A. 是　B. 否 8. 若开车的时候会打盹或睡觉，这种现象多吗？ A. 几乎每天　B. 1 周 3～4 次　C. 1 个月 1～2 次 D. 1 周 1～2 次　E. 没有或几乎没有或不知道	①问题 6 回答 "A" 或 "B" 得 1 分 ②问题 7 回答 "A" 或 "B" 得 1 分 ③问题 8 回答 "A" 得 1 分 将所得分数相加，如果总分≥2 分，则提示第二部分为阳性
第三部分	9. 您有高血压吗？ A. 有　B. 没有或不知道	问题 10 回答 "A" 或 BMI $>30kg/m^2$，则提示第三部分为阳性

表 23 - 1 - 3　STOP - BANG 问卷

条目	具体内容	是	否
打鼾	打鼾时大声吗？		
疲倦	是否经常在日间感到疲倦、疲劳或昏昏欲睡？		
观察到呼吸事件	是否有人察觉到您在睡眠中出现呼吸暂停或窒息？		
血压	是否患有高血压？或是否正在接受高血压治疗？		
BMI	BMI 是否 $>35kg/m^2$？		
年龄	年龄是否 >50 岁？		
颈围	颈围是否 >40cm？（测量喉结处的颈围）		
性别	是否为男性？		

表 23 - 1 - 4　Epworth 嗜睡量表

以下情况下有无打盹、瞌睡的可能性	从不	很少	有时	经常
坐着阅读时				
看电视时				
在公共场合坐着不动时（如在剧院或开会）				
长时间坐车中间不休息（超过 1h）				

续表

以下情况下有无打盹、瞌睡的可能性	从不	很少	有时	经常
坐着与他人谈话时				
饭后休息时（未饮酒时）				
开车等红绿灯时				
下午静卧休息时				

二、诊断流程

（一）OSA 的诊断流程

OSA 的诊断流程（图 23 - 1 - 1）主要分为 4 步：①明确患者是否存在严重的心肺疾病、神经肌肉疾病以及长期服用药物等。②明确患者的家庭睡眠呼吸暂停监测（home sleep apnea test，HSAT）和（或）PSG 检查是否存在异常。③需除外其他睡眠障碍疾病。④针对诊断为 OSA 的患者，医生还需进行鉴别诊断，并完善相关检查，明确患者是否合并心血管疾病。

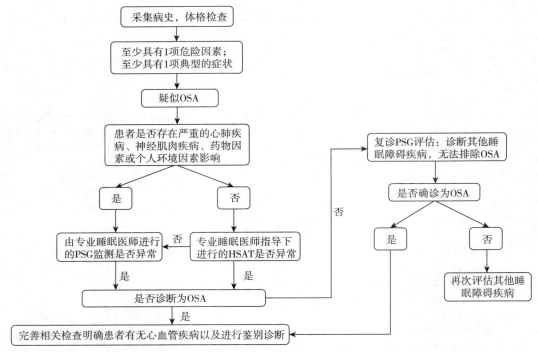

图 23 - 1 - 1　OSA 的诊断流程

（二）CSA 的诊断流程

CSA 诊断流程（图 23 - 1 - 2）主要分为 2 步：①明确患者的 PSG 检查是否存在异常。②诊断为 CSA 的患者，还需明确 CSA 的具体类型。

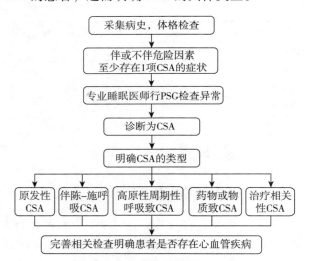

图 23 - 1 - 2　CSA 的诊断流程

三、问诊与查体

（一）问诊与症状

1. 问诊技巧

（1）现病史：医生可询问患者及其家属，患者是否出现睡眠时打鼾、他人目击的呼吸暂停、日间嗜睡以及心血管疾病相关症状。

（2）既往史：①医生可询问患者及其家属，患者既往是否患有严重的心肺疾病、神经肌肉疾病等。②医生可询问患者及其家属，患者是否有阿片类或其他呼吸抑制剂使用史等。③医生可询问患者及其家属，患者近期是否有登高原史。

2. 症状　合并高血压、冠心病、心律失常以及心力衰竭的 SA 患者，还可出现心血管疾病相关症状，具体请参见心血管疾病相关章节。

（1）阻塞性睡眠呼吸暂停的症状：OSA 的典型症状主要包括睡眠时打鼾、伴有鼾声间歇和呼吸暂停、夜尿增多、睡眠质量下降、日间困倦或嗜睡等。除此之外，患者还可出现记忆力下降、注意力不集中、焦虑、抑郁或易怒等症状。

（2）中枢性睡眠呼吸暂停的症状：CSA 的症状主要包括高碳酸 CSA 和非高碳酸 CSA 的症状。①高碳酸 CSA 的患者可表现为夜间睡眠质量差、打鼾、晨起头痛、日间嗜睡、周围性水肿以及肺功能异常等。②非高碳酸 CSA 的症状不尽相同，患者可表现为打鼾和日间嗜睡，也可表现为失眠和夜间睡眠质量差。

（二）查体与体征

1. 睡眠呼吸暂停的查体　医生可测量患者的

血压、心率，测量患者身高、体重并计算BMI。肥胖（BMI≥28kg/m²）患者，则推荐测量颈围、胸围，以及测量腹围、臀围并计算腰臀比。医生可检查患者颌面形态、鼻腔、口腔、咽喉部，进行心肺查体等。

2. 睡眠呼吸暂停的常见体征　SA患者典型的颌面部特征可表现为颈部粗短、小下颌或下颌后缩、悬雍垂过长或过粗、舌体肥大或巨舌、鼻甲肥大和（或）鼻中隔偏曲等。

合并高血压、冠心病、心律失常以及心力衰竭的SA患者，还可出现心血管疾病相关体征，具体请参见心血管疾病相关章节。

四、　辅助检查

合并高血压、冠心病、心律失常以及心力衰竭的SA患者，还需完善心血管疾病相关辅助检查，具体请参见心血管疾病相关章节。

（一）优先检查

1. 多导睡眠监测　疑似SA的患者应完善PSG检查。但需注意的是，医生在判读PSG结果时，需结合患者的睡眠习惯、年龄和基础疾病等情况进行个体化的分析和诊断。

临床意义：PSG有助于医生诊断SA，并评估该疾病的严重程度。

2. 家庭睡眠呼吸暂停监测

（1）HSAT设备一般测量4~7个生理学参数，包括1个心脏参数（心电图或心率）、2个呼吸参数（呼吸努力和气流）和脉氧饱和度（通过脉搏血氧测定），某些HSAT设备还可监测受试者的体位、鼾声或运动的生理信号。该设备通常无法获得其睡眠连续性和睡眠分期的信息。

（2）疑似SA的患者出现下列3种情况时，可行HSAT检查。①无进行PSG检查的条件，临床情况紧急者。②出于安全考虑或因行动不便不宜行PSG检查者。③高度疑似OSA，无复杂共患疾病者。

（3）对于具有严重的神经肌肉疾病、心肺疾病、使用阿片类药物或怀疑并存其他严重睡眠障碍的患者，应慎重应用HSAT检查诊断SA。

临床意义：HSAT的应用成本可能更低、效率更高，有助于医生诊断SA。HSAT还可用于OSA患者治疗效果的评估及随访。

（二）可选检查

气道评估　对于拟行外科治疗的患者或疑似存在气道占位性病变的患者，可行气道评估。

临床意义：医生通过鼻咽内镜、上气道MRI等检查对SA患者进行气道评估，有利于医生明确患者是否存在气道占位性病变。除此之外，气道评估还可作为外科治疗的常规术前评估项目。

五、　诊断及其标准

合并高血压、冠心病、心律失常以及心力衰竭的SA患者，其心血管疾病相关诊断标准请参见心血管疾病相关章节。

（一）诊断标准

1. 阻塞性睡眠呼吸暂停的诊断标准　满足下述（1）+（2），或单独满足（3）者，可诊断为OSA。

（1）出现以下至少1种情况：①患者主诉乏力、困倦、非恢复性睡眠或失眠。②同寝室或其他目击者报告患者在睡眠期间存在呼吸中断、习惯性打鼾或两者兼有。③患者因憋气或喘息从睡眠中醒来。④患者已确诊心境障碍（mood disorder）、认知功能障碍、高血压、冠心病、充血性心力衰竭、心房颤动、2型糖尿病或脑血管疾病。

（2）HSAT或PSG结果提示，监测期间发生阻塞性为主的呼吸事件，主要包括阻塞性呼吸暂停、阻塞性低通气、混合性呼吸暂停以及呼吸努力相关性觉醒（RERA），且≥5次/小时。

（3）HSAT或PSG结果提示，监测期间发生阻塞性为主的呼吸事件，主要包括阻塞性呼吸暂停、阻塞性低通气、混合性呼吸暂停以及呼吸努力相关性觉醒，且≥15次/小时。

注意：若呼吸暂停发生时伴矛盾胸腹呼吸运动，则定义为阻塞性呼吸暂停事件。

2. 中枢性睡眠呼吸暂停的诊断标准　包括原发性CSA、伴陈施呼吸CSA、高原性周期性呼吸致CSA、药物或物质致CSA和治疗相关性CSA的诊断标准。

（1）原发性中枢性睡眠呼吸暂停的诊断标准：同时满足下述所有条件者，可诊断为原发性CSA。

①PSG结果显示，患者每小时睡眠中至少出现5次中枢性呼吸暂停事件和（或）中枢性低通

气事件；中枢性呼吸暂停和（或）中枢性低通气事件的数量占呼吸暂停和低通气事件总数的50%以上；暂无CSR相关证据。

②患者存在嗜睡、因气促而憋醒、打鼾、呼吸暂停或失眠（睡眠起始或维持困难，频繁醒来或无恢复性睡眠）等症状。

③暂无日间或夜间通气不足的证据。

④该疾病不能用其他睡眠障碍、药物使用、内科或神经系统疾病等来解释。

注意：若呼吸暂停时无胸腹呼吸运动，则定义为中枢性呼吸暂停事件。

（2）伴陈施呼吸中枢性睡眠呼吸暂停的诊断标准：同时满足下述所有条件者，可诊断为伴陈施呼吸CSA。

①PSG结果显示，患者每小时睡眠中至少出现5次中枢性呼吸暂停事件和（或）中枢性低通气事件。

②出现至少3次连续的中枢性呼吸暂停和（或）中枢性低通气事件，由渐强－渐弱的呼吸间隔周期至少为40s（即陈施呼吸）。

③中枢性呼吸暂停事件和（或）中枢性低通气事件的数量占呼吸暂停和低通气事件总数的50%以上。

④患者存在嗜睡、因气促而憋醒、打鼾、呼吸暂停或失眠（睡眠起始或维持困难，频繁醒来或非恢复性睡眠）等症状。

⑤暂无日间或夜间通气不足的证据。

⑥该疾病不能用其他睡眠障碍、药物使用、内科或神经系统疾病等来解释。

（3）高原性周期性呼吸致中枢性睡眠呼吸暂停的诊断标准：同时满足下述所有条件者，可诊断为高原性周期性呼吸致CSA。

①近期去过高海拔地区（通常指海拔至少2500m的地区，有些人在海拔1500m以下的地区，仍会出现该疾病的相关表现）。

②患者存在嗜睡、因气促而憋醒、打鼾、呼吸暂停或失眠（睡眠起始或维持困难，频繁醒来或非恢复性睡眠）等症状。

③症状可归因为高原周期性呼吸。

④PSG结果显示，患者在非快速眼球运动期，以每小时至少5次的频率反复出现中枢性呼吸暂停事件或低通气事件。

⑤该疾病不能用其他睡眠障碍、药物使用、内科或神经系统疾病等来解释。

（4）药物或物质致中枢性睡眠呼吸暂停的诊断标准：满足下述所有条件者，可诊断为药物或物质致CSA。

①患者正在服用阿片类药物或其他呼吸抑制剂。

②患者存在嗜睡、因气促而憋醒、打鼾、呼吸暂停或失眠（睡眠起始或维持困难，频繁醒来或非恢复性睡眠）等症状。

③PSG结果显示，患者每小时睡眠中至少出现5次中枢性呼吸暂停事件和（或）中枢性低通气事件；中枢性呼吸暂停事件和（或）中枢性低通气事件的数量占呼吸暂停和低通气事件总数的50%。暂无CSR相关证据。

④该疾病不能用其他睡眠障碍、药物使用、内科或神经系统疾病等来解释。

（5）治疗相关性中枢性睡眠呼吸暂停的诊断标准：满足下述所有条件者，可诊断为治疗相关性CSA。

①PSG结果显示，患者每小时睡眠中至少出现5次以阻塞为主的呼吸事件。

②OSA患者在接受不设后备频率的持续正压通气（CPAP）治疗过程中，PSG结果显示患者阻塞性呼吸暂停事件显著消失后，新出现或持续存在中枢性呼吸暂停事件或低通气事件，伴中枢性呼吸暂停事件或低通气事件≥5次/小时，以及中枢性呼吸暂停事件和中枢性低通气事件的数量占呼吸暂停和低通气事件总数的50%。

③中枢性呼吸暂停不能用其他类型的CSA来解释。

（二）风险评估和危险分层

根据呼吸暂停低通气指数（AHI）（即平均每小时呼吸暂停与低通气的次数之和），参考夜间最低指氧饱和度（SpO_2），将SA分为轻度、中度和重度（表23-1-5）。

表 23 - 1 - 5　成人 SA 病情程度判断依据

程度	AHI（次/小时）[a]	最低 SpO$_2$（%）[b]
轻度	5 ~ 15	85 ~ 90
中度	15 ~ 30	80 ~ <85
重度	>30	<80

注：a 主要依据；b 辅助依据。

（三）并发症诊断

本节主要针对 SA 的心血管疾病相关并发症作介绍。

1. 高血压　SA 患者易合并高血压和顽固性高血压，患者血压的昼夜节律异常，呈"非杓型"，甚至呈"反杓型"曲线。

2. 心律失常　SA 患者睡眠时心律变异较大，易发生严重的窦性心动过缓、二至三度房室传导阻滞、心房颤动或窦性停搏等。

3. 心力衰竭　SA 并发心力衰竭，请参见前文"睡眠呼吸暂停与心力衰竭"。

4. 冠心病　SA 并发冠心病，请参见前文"睡眠呼吸暂停与冠心病"。

治疗

一、治疗流程（图 23 - 1 - 3）

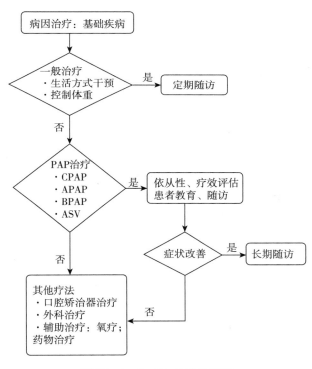

图 23 - 1 - 3　SA 的治疗流程

PAP 正压通气治疗；CPAP 持续气道正压通气；APAP 自动持续气道正压通气；BPAP 双水平气道正压通气；ASV 自适应伺服通气

关于 SA 的治疗流程，应根据患者病情特点，提倡实施多学科个体化联合治疗。首先，需排除或纠正引起 SA 或使之加重的基础疾病，其次是生活方式干预。

一般治疗方式（生活方式干预、控制体重）不适用或者定期随访效果不佳时，启用 PAP 作为一线治疗手段。建议在专业医务人员的指导下，依照患者具体情况，选择合适的工作模式并定期随访。

PAP 治疗不耐受者，可转选或联合口腔矫治器治疗、外科治疗或其他辅助治疗（图 23 - 1 - 3）。

二、治疗原则

确诊 SA 的患者，多学科评估制定治疗方案（PAP 治疗、外科治疗和口腔矫治器治疗），排除、纠正引起 SA 的基础疾病和诱因，改善生活方式、控制体重、避免过度劳累及睡眠剥夺。同时对 SA 并存心血管疾病的患者，在治疗 SA 的同时也要进行相关心血管疾病的专业治疗。

三、治疗细则

对于合并高血压、冠心病、心律失常以及心力衰竭的 SA 患者，其治疗细则参见心血管疾病相关章节。

（一）生活方式干预

1. 建议患者戒烟、忌酒，睡前避免使用镇静催眠类药物或其他可引起 SA 加重的药物。

2. 体位相关，即平卧位时症状加重的 SA 患者，建议侧卧睡眠，适当抬高床头。

3. 肥胖或超重的 OSA 患者，建议适当增加活动量。

（二）控制体重

1. 低碳水化合物饮食　低碳水化合物饮食有

多种形式，从适量的碳水化合物摄入饮食（每日碳水化合物摄入量占总热量的 26% ~45%）到非常低的碳水化合物摄入生酮饮食（每日碳水化合物摄入量 <2000 kcal 的 10% 或 20~50g）。一项荟萃分析结果表明，低碳水化合物饮食 6~24 个月，可使肥胖患者腹围下降 5.74cm（95% CI 6.07 ~5.41cm）。

2. 运动或外科手术减重　每日步行 30min，每周 5 天，为期 1 个月，可使 OSA 合并冠心病患者的 AHI 较基线下降 34%。为期 6 个月的运动，可使老年高血压患者体重减轻 2.2kg，腹部脂肪减少 12%，腹部内脏脂肪减少 18%。外科手术在 AHI 改善、减重效果方面与运动类似。

（三）正压通气治疗

正压通气治疗（positive airway pressure，PAP）作为 SA 的一线治疗手段，有助于改善患者间歇性低氧，纠正患者睡眠结构紊乱，提高患者的睡眠质量和生活质量，降低相关并发症的发生率和病死率。

一些观察性研究表明，PAP 治疗可以显著降低患者死亡率，合并心力衰竭时获益更明显。然而，较大样本量的 RCT 并未证实 PAP 治疗能降低患者死亡率，可能与 PAP 治疗依从性、相对较短的随访时间（3~5 年）等因素有关。Lisan 等研究发现，PAP 治疗可以使重度 OSA 患者的死亡率降低 42%，但该获益在随访 6~7 年时才显现。

PAP 主要适用于：①中重度 SA，AHI ≥15 次/小时。②轻度 SA，5 次/小时 <AHI≤15 次/小时，但有明显伴随症状，如嗜睡、认知障碍、抑郁或失眠等；或有伴随疾病，如高血压、缺血性心脏病或卒中病史等。PAP 主要工作模式有：CPAP、自动持续气道正压通气（auto CPAP，APAP）、双水平气道正压通气（bilevel positive airway pressure，BPAP）和自适应伺服通气（adaptive servo-ventilation，ASV）。

1. 持续气道正压通气　CPAP 为中重度 OSA 的一线治疗手段，可改善患者嗜睡症状和生活质量，也可改善患者的血压控制情况，但对血糖、血脂或其他心血管事件（如心力衰竭合并 CSA、MI 等）的获益尚不明确。CPAP 治疗可以减少 OSA 患者的心律失常事件。一项前瞻性队列研究纳入了 23 例中重度 OSA 患者，研究者通过体内植入式心电记录器对上述患者行长达 16 个月的心电连续监护（CPAP 治疗前 2 个月至 CPAP 治疗后 14 个月）。研究结果发现，CPAP 治疗前 11 例（47%）患者存在严重的心律失常，大多在夜间发生；开始治疗 8 周后，心电连续监护提示，患者心律失常的发作总数逐渐减少；而在随访的最后 6 个月，心电连续监护未再监测到患者心律失常的发作。

一些观察性研究表明，CPAP 治疗可以使患者肺动脉压力轻度降低约 5mmHg。一系列随机对照试验（RCT）和荟萃分析证实，CPAP 治疗的患者血压降低幅度在 2~3mmHg，主要降低患者夜间血压，对改善患者主要心脏不良事件（MACEs）、卒中和心力衰竭等预后有益。CPAP 的降压效果与患者 OSA 严重程度、是否伴有嗜睡及 CPAP 治疗依从性有关。CPAP 治疗可使患者夜间低氧情况得到改善，交感神经张力减低。

2. 自动持续气道正压通气　APAP 适用于 CPAP 不耐受，BMI 增减明显、体位改变、饮酒或睡眠时相相关的 OSA 患者。不推荐用于 OSA 伴血流动力学不稳定、CSA 或夜间低通气等疾病的治疗。

3. 双水平气道正压通气　BPAP 适用于不耐受 CPAP 治疗、CPAP 治疗压力 >15cmH₂O 或需额外通气支持的患者，如肺泡低通气疾病。

4. 自适应伺服通气　ASV 适用于治疗后出现 CSA，且左心室射血分数（LVEF）>45% 的 OSA 患者。SERVE-HF 研究发现，应用 ASV 治疗收缩性心力衰竭（LVEF <45%）患者，可使其病死率增加。

（四）口腔矫治器治疗

下颌前移器（mandibular advancement splint，MAS）适用于多位点阻塞的 OSA 患者，可作为单纯鼾症和轻中度 OSA 患者的一线治疗方法。MAS 可单独使用或与手术或 PAP 联合治疗重度 OSA 患者，其具有疗效稳定和便携等优点。在轻度患者中，MAS 与 CPAP 的疗效差异无统计学意义；但在重度患者中，MAS 的疗效不如 CPAP。

（五）外科手术

外科手术包括两种：①解除上呼吸道软组织增生、肥大所致梗阻的手术，如扁桃体及腺样体切除术、悬雍垂腭咽成形术（uvulopalatopharyngo-plasty，UPPP）等。②正畸为主的手术，如牵引成骨术、双颌前移术等。

其中以 UPPP 应用最为广泛，可用于成人 OSA 的治疗，适用于阻塞平面在口咽部、黏膜组织肥厚致咽腔狭小、悬雍垂肥大或过长、扁桃体肥大或腭部狭窄为主的患者。UPPP 手术在改善患者嗜睡症状和降低 AHI 方面部分有效，长期有效率（>6 个月）为 40%~50%。

（六）辅助治疗

1. 氧疗 大多数 OSA 患者在行 CPAP 治疗时无需辅助氧疗。若 CPAP 治疗消除患者所有呼吸事件之后，监测 SpO_2 仍有较大波动，尤其是在快速眼球运动睡眠期 $SpO_2 \leqslant 88\%$ 的患者，可适当辅以氧疗。

CSA 常见于慢性心力衰竭患者，增加了患者的发病及死亡风险。一项关于慢性心力衰竭－家庭氧疗的临床试验证实，对重度 CSA 患者予 3L/min 低流量氧疗可降低 AHI，改善 LVEF 和纽约心脏病协会（New York Heart Association，NYHA）心功能分级。

2. 药物治疗 半数 OSA 患者存在日间嗜睡症状，经 CPAP 有效治疗后，OSA 残余思睡的患者，可应用莫达非尼治疗。莫达非尼对 OSA 患者和发作性睡病导致日间思睡的患者均有效，长期治疗耐受性好。

对于合并心力衰竭的 SA 患者来说，心力衰竭的药物治疗如利尿剂，能有效缓解 SA 相关症状。对于 LVEF 减低伴 QRS 增宽的心衰患者来说，心脏再同步化治疗（CRT）有助于缓解 CSA 患者相关症状（但对 OSA 患者无效）。

作者：杨丹（中国医学科学院阜外医院）
审稿：周荣（山西医科大学第二医院）

参考文献

第二十四章 系统性红斑狼疮相关性心脏损害

系统性红斑狼疮（systemic lupus erythematosus，SLE）是一种可累及全身多系统多脏器的自身免疫性疾病，患者反复复发与缓解，体内存在大量自身抗体，临床表现极其多样。心脏是其最常见的损害器官之一，可累及心包、心肌、瓣膜、传导系统和冠状动脉在内的所有心脏结构和组织。

诊断

一、诊断流程

首先，根据2019年美国风湿病协会（American College of Rheumatology，ACR）和欧洲抗风湿病联盟（The European League Against Rheumatism，EULAR）联合制定的SLE分类标准进行SLE诊断，如果确诊的SLE患者出现心脏各结构组织损害的表现，需首先除外其他常见原因导致的心脏病变，方可考虑诊断为SLE相关心脏损害（图24-1-1）。

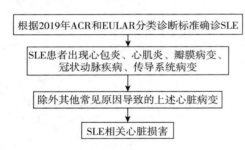

图24-1-1 诊断流程

二、问诊与查体

（一）问诊和症状

SLE是一种具有多种表型的多系统疾病，临床特征可能有所不同，范围从仅累及黏膜皮肤的非常轻微的疾病到累及多器官的严重危及生命的疾病，因此临床过程中病史的询问尤其重要。本文主要阐述SLE相关心脏损害症状。

1. SLE相关心包损害症状 导致渗出性心包积液的心包炎是其最常见的心脏表现，其中心包填塞很少见。一项由1400多名SLE患者组成的纵向多中心队列研究表明，可在11%～54%的患者的超声心动图检查中发现心包积液。最常见的典型症状包括胸痛、呼吸困难、心悸和疲劳。

2. SLE相关心肌病变症状 SLE相关心肌病变表现为心肌炎和心肌病，大多数与抗SSA抗体（anti-SSA antibody）有关。最近的研究表明，所有SLE病例中7%～10%存在心肌炎。一项针对29名SLE心肌炎患者的研究发现，平均随访36个月后，患者的死亡率为10.3%。症状可能包括胸痛、胸闷、呼吸困难、与体温不相符的心动过速、发热和心悸。

3. SLE相关瓣膜病变症状 SLE患者的心脏瓣膜损害可能与APS有关，包括瓣膜增厚、狭窄、关闭不全和非细菌性血栓性心内膜炎（nonbacterial thrombotic endocarditis，NBTE），其中瓣膜增厚和关闭不全最为常见。赘生物可以引起瓣膜功能障碍，最常见的也是瓣膜关闭不全。患者通常无症状，严重时可表现为呼吸困难、双下肢水肿、咳粉红色泡沫痰等急性左心HF表现。

4. SLE相关冠状动脉疾病症状 SLE患者患冠状动脉疾病的风险较高，可能是由于冠状动脉血管炎，或全身动脉粥样硬化所导致。Yazdany等在2020年进行了荟萃分析，纳入了26项研究，研究结果显示，SLE患者患心肌梗死和卒中的风险比一般人群高2～3倍。主要症状表现为活动时胸闷、胸痛、呼吸困难、黑矇、晕厥、濒死感等。

5. SLE相关心律失常症状 在一项涉及235名SLE患者的单中心研究中，18%的患者出现窦性心动过速，17%的患者出现QT间期延长，9%的患者出现心房颤动。据报道，缓慢性心律失常，包括不同程度的心脏传导阻滞，也与SLE相关。症状主要表现为心悸、漏搏感、黑矇、晕厥等。

（二）查体和体征

1. SLE心包损害体征 听诊常可闻及心包摩擦音，严重时也可出现心动过速、低血压、心音遥远、颈静脉压升高以及奇脉等心包填塞体征。

2. SLE 心肌炎体征　与体温不符的心动过速、心脏扩大，严重时也可出现颈静脉充盈怒张、双肺湿啰音、双下肢水肿等 HF 体征。

3. SLE 相关瓣膜病变体征　听诊可闻及明显心脏杂音。

4. SLE 相关冠状动脉疾病体征　一般无异常体征，心绞痛发作时可表现为心率增快、血压升高，严重时可出现急性心肌梗死并发症体征，如奔马律、心尖部收缩期杂音等。

5. SLE 相关心律失常体征　包括心律不齐、心动过速或心动过缓等。

三、　辅助检查

（一）优先检查

1. 血常规　SLE 患者可能出现白细胞减少、轻度贫血和/或血小板减少等表现。

2. 尿常规　可明确有无肾脏损害表现，可能提示血尿、脓尿、蛋白尿和/或细胞管型。

3. 肾功能　SLE 患者出现肾脏损害时，可能会出现血肌酐升高。

4. 炎症和免疫指标　如 SLE 处于活动期，可出现炎症指标如红细胞沉降率和 C 反应蛋白升高。几乎所有 SLE 患者在病程中都会出现抗核抗体（antinuclear antibody，ANA）阳性，虽然抗双链 DNA 抗体及抗 Sm 抗体对 SLE 诊断的特异性较高，但抗 Sm 抗体的敏感性较低。有的患者可能会出现抗心磷脂抗体、抗 - β_2 糖蛋白 1 抗体、抗干燥综合征抗原 A（sjögren's syndrome type A，SSA）及抗干燥综合征抗原 B（sjögren's syndrome type B，SSB）抗体阳性。

5. 心脏损害指标　SLE 相关心肌炎可表现为 CK、CK - MB 以及肌钙蛋白升高。SLE 相关心包炎在心电图上可表现为 PR 段压低，除 aVR 和 V_1 导联以外的所有常规导联可能出现 ST 段呈弓背向下型抬高，aVR 和 V_1 导联 ST 段压低。当出现大量心包积液，心电图可表现为窦性心动过速、低电压表现。SLE 相关冠状动脉疾病在心电图上可表现为 ST 段压低或抬高、T 波改变等心肌缺血改变。超声心动图可帮助诊断 SLE 相关瓣膜病变，如瓣膜增厚、瓣膜关闭不全等。

（二）可选检查

1. 其他免疫指标　类风湿关节炎（rheumatoid arthritis，RA）患者也可表现为关节疼痛，类风湿因子阴性有助于排除 RA。

2. 感染指标　SLE 相关心脏瓣膜病变血培养往往阴性，有助于与感染性心内膜炎相鉴别。

3. 其他心脏损害指标　BNP/NT - proBNP 可反映 SLE 相关心脏损害患者心功能情况；动态心电图有助于评估 SLE 相关心律失常风险；SLE 相关冠状动脉病变患者可应用冠状动脉 CTA 或 CAG 以及核素心肌显像来进一步评估冠状动脉病变以及心肌缺血情况；如有 SLE 相关心肌损害表现时，心脏磁共振、心肌活检有助于进一步鉴别。

四、　诊断及其标准

到目前为止，尚无公认的国际指南或专家共识制定统一的 SLE 心脏损害的临床诊断标准。2019 年美国风湿病协会（ACR）和欧洲抗风湿病联盟（EU-LAR）联合制定了 SLE 分类标准（表 24 - 1 - 1）。

表 24 - 1 - 1　SLE 的诊断标准

项目			评分（分）
	全身状态	发热	2
	血液学	白细胞计数减少（$<4 \times 10^9$/L）	3
		血小板计数减少（$<100 \times 10^9$/L）	4
		免疫性溶血	4
	神经精神症状	谵妄	2
		精神错乱	3
		癫痫	5
临床标准	黏膜与皮肤病变	非瘢痕性秃性脱发	2
		口腔溃疡	2
		亚急性皮肤红斑狼疮或盘状红斑狼疮	4
		急性皮肤红斑狼疮	6
	浆膜炎	胸膜或心包渗出液	5
		急性心包炎	6
	肌肉骨骼症状	关节受累	6
	肾脏病变	尿蛋白 >0.5g/24h	4
		肾脏病理 II 或 V 型狼疮肾炎	8
		肾脏病理 III 或 IV 型狼疮肾炎	10
临床标准评分总分			0 ~ 39
免疫学指标	抗磷脂抗体	ACA 或 a - β_2 - GPI/狼疮抗凝物（1 项及以上阳性）	2

续表

项目		评分（分）
补体	补体 C3 或 C4 下降	3
	补体 C3 和 C4 下降	4
SLE 特异性抗体	抗双链 DNA 抗体或抗 Sm 抗体阳性	6
免疫学评分总分		0～12

注：必须满足抗核抗体阳性（Hep2 免疫荧光法≥1∶80）；每项临床标准和免疫学指标中，只将最高评分计入总分；每条标准需排除感染、恶性肿瘤、药物等原因；至少符合一条临床标准；既往症状和现存临床表现均可评分；临床标准和免疫学指标评分相加≥10 分可分类诊断为系统性红斑狼疮。

五、 鉴别诊断

（一）其他自身免疫性疾病引起心脏损害

RA、成人 Still 病、结节病均可出现 SLE 相关表现，如关节痛、发热、淋巴结肿大等，也可以出现心脏损害表现，但三者均无 SLE 特异性皮疹，并且缺乏 SLE 特异性自身抗体。

（二）感染性心内膜炎

感染性心内膜炎主要以发热、动脉栓塞、关节痛、肌痛和心脏杂音为特征，与 SLE 心脏瓣膜病变表现类似，也可出现与 NBTE 相符的瓣膜赘生物，但后者瓣膜赘生物常见于二尖瓣后叶的心室侧，并且后者 SLE 特异性自身抗体阳性，血培养常为阴性。

（三）感染性心包炎

感染性心包炎所致心包积液性质为渗出液，与 SLE 相关心包损害所致心包积液类似，并且 SLE 患者长期应用激素及免疫抑制剂也容易合并感染，出现炎症指标升高以及特异性病原体阳性。但单纯感染性心包炎一般不会出现血清及积液 SLE 特异性自身抗体阳性。

（四）其他原因所致心肌病变

其他原因所致心肌炎/心肌病表现与 SLE 相关心肌炎/心肌病无明显差异。两者有共同的心电图、超声心动图表现，心脏磁共振也均可表现为心肌纤维化、心肌瘢痕形成。但 SLE 相关心肌炎/心肌病往往会出现 SLE 特异性自身抗体，尤其是抗 SSA 抗体。

➡ 治疗

一、 治疗原则

（1）早期、个体化治疗，最大程度地延缓疾病进展，降低心脏并发症发生，改善预后。

（2）保持健康的生活方式，控制 CVD 可改变的传统危险因素。

（3）短期目标为控制 SLE 心脏损害病情活动，改善其临床症状。

（4）长期目标为预防和控制 SLE 心脏损害疾病进展，减少药物不良反应，实现病情长期持续缓解，提高患者的生活质量，降低病死率。

二、 治疗细则

（一）生活方式干预

保持健康的生活方式，控制 CVD 的可改变的传统危险因素，如低盐低脂饮食、戒烟、适当进行体育锻炼，避免接触常见危险物质，防晒，注重心理支持，补充维生素 D。

（二）药物治疗

1. ACEI/ARB ACEI/ARB 是 SLE 合并高血压患者的一线治疗药物，使血压控制在 130/80mmHg 以下。

2. 他汀类药物 应用他汀类药物将血脂维持在正常范围内至关重要，尤其是低密度脂蛋白胆固醇，应根据 CVD 风险分层对低密度脂蛋白胆固醇目标值进行管理。SLE 出现心脏损害患者应用他汀类药物不仅有助于降低其心血管风险，而且有助于减少死亡和终末期肾病（end - stage renal disease，ESRD）的发生。

3. 二甲双胍 二甲双胍可以下调 SLE 发病机制中的一些重要炎症途径，并改善胰岛素抵抗，其已被证明可以减少轻度和中度严重 SLE 以及相关 CVD 的发作。

4. 羟氯喹 SLE 相关心脏损害治疗的主要目

标是通过减少疾病活动使患者处于缓解状态。羟氯喹是一种免疫调节剂，是所有 SLE 患者的标准治疗，这是因其能减少疾病的发作、其他器官损害、糖皮质激素剂量及其不良反应，以及 APS 患者的血栓形成。此外，研究发现羟氯喹具有抗动脉粥样硬化作用，并能改善血脂和血糖水平。根据 Ruiz-Irasrorza 等基于抗疟疾药物的随机对照试验和观察性研究所做的系统审查，有证据表明即使在怀孕期间应用羟氯喹也是安全的。

5. 糖皮质激素 在 SLE 活动度低的情况下，建议对 SLE 出现心脏损害患者应用尽可能低的糖皮质激素剂量来进行治疗，以尽量减少任何潜在的心血管危害。有学者对糖皮质激素治疗的平均剂量、累积暴露量和持续时间对 SLE 心血管事件的影响进行了研究。研究发现，较高剂量的糖皮质激素与动脉粥样硬化血栓事件、缺血性心脏病和（或）卒中的较高风险相关，但在一项研究中具有保护作用。

6. 免疫抑制剂 对于 SLE 患者而言，目前尚无特定的免疫抑制药物被推荐用于降低心血管事件的风险。在 SLE 患者中使用免疫抑制剂作为一线药物，与心血管事件的关系基本上是中性或有害的。来自多伦多狼疮队列的三项研究报告表明，SLE 患者应用免疫抑制剂与心血管事件的关系可能是保护性的或中性的。而另一项研究发现，在单变量分析中，接受免疫抑制剂治疗的 SLE 患者与未接受免疫抑制剂治疗的 SLE 患者相比，更有可能发生心血管事件。多变量分析中未见上述关系。在 LUMINA 队列和霍普金斯红斑狼疮队列中，免疫抑制治疗也与较高的缺血性心脏病和心血管事件发生有关。个别药物的研究表明，使用甲氨蝶呤、霉酚酸盐、环孢素或利妥昔单抗与心血管事件无关。

（三）SLE 心脏损害的治疗

1. SLE 相关心包损害治疗 一线治疗为羟氯喹联合 NSAID 或联合低至中等剂量糖皮质激素，如果出现复发性和严重心包炎，常需联合免疫抑制或生物制剂治疗，如硫唑嘌呤、吗替麦考酚酯或贝利尤单抗。

2. SLE 相关心肌炎治疗 糖皮质激素是治疗的基石，可联合应用免疫抑制剂，例如环磷酰胺、硫唑嘌呤、吗替麦考酚酯和静脉注射免疫球蛋白，

以控制疾病活动。难治性病例的治疗还可以尝试应用新型生物制剂，如卡那单抗、贝利尤单抗和利妥昔单抗，这些药物也显示出良好的临床结果的趋势。

尽管早期数据表明抑制免疫炎症反应治疗有良好的趋势，但仍需要进一步研究来明确 SLE 相关心肌炎的最佳治疗方式。心肌炎导致 HF 的治疗包括基于指南指导的药物治疗，例如 ACEI、ARB 或沙库巴曲缬沙坦钠、β 受体拮抗剂、醛固酮受体拮抗剂、钠-葡萄糖协同转运蛋白 2（sodium-glucose cotransporter 2，SGLT2）抑制剂等。严重患者可能还需要使用心脏再同步化治疗（cadiac re-syn-chronization，CRT）、主动脉内球囊反搏（intra-aortic balloon pump，IABP）、机械循环支持装置（MCS）、体外膜氧合（extracorporeal membrane oxygenation，ECMO）来增强左心室功能，心脏移植是最后的治疗手段。

3. SLE 相关瓣膜病变治疗 当 SLE 引起 NBTE 时，需要进行抗凝以及 SLE 原发病治疗。只有当患者发生严重瓣膜关闭不全或狭窄，引起明显的血流动力学异常，导致顽固性的 HF 时，才考虑心外科手术治疗，行瓣膜置换手术或修补术治疗。

4. SLE 相关心律失常治疗 目前，SLE 导致心律失常的机制未明，治疗上需积极抑制免疫炎症反应。窦性心动过速一般无需特殊处理，可随着 SLE 病情稳定逐渐缓解；房性心动过速、心房颤动因心率快可诱发 HF，需要积极治疗，持续性心房颤动则需要控制心室率，联合抗凝治疗，预防栓塞并发症。如传导阻滞得不到纠正，必要时可能需要植入永久性心脏起搏器治疗。

5. SLE 相关冠状动脉疾病治疗 SLE 相关冠状动脉疾病病因可能为冠状动脉血管炎、栓塞或传统危险因素所致动脉粥样硬化，不同病因所致治疗方法有所不同。血管炎、栓塞所致主要是抗炎、抗血小板/抗凝治疗。而动脉粥样硬化导致冠状动脉狭窄者，需积极行冠状动脉粥样硬化性心脏病二级预防，同时抗炎治疗。如果心肌缺血症状严重，血管狭窄病变重，可在积极抗炎基础上考虑经皮冠状动脉介入治疗，少数患者冠状动脉病变弥漫，需要冠状动脉旁路移植术，但术前术后都需要积极治疗免疫性炎症。另外，还可通过减少糖皮质激素剂量、加用羟氯喹等方式进一步

控制冠状动脉疾病进展。研究发现,羟氯喹不仅具有免疫调节作用,还具有抗动脉粥样硬化作用,能改善血脂和血糖水平,降低血栓风险,减少疾病发作。因此,其能够降低冠状动脉疾病事件的风险。

(四) 转诊

1. 转诊原则

(1) 患者全身多系统器官损害,病因未明,需进一步明确病因。

(2) 患者出现心脏损害表现,如心包炎、心肌炎、HF、传导阻滞、急性心肌梗死等。

(3) 患者出现其他危及生命的并发症。

(4) 存在 SLE 反复复发及活动。

(5) 合并其他重要脏器系统损害。

(6) 多种一线药物治疗后病情仍无法得到缓解、控制。

(7) 随访过程中出现新的严重临床疾患。

(8) 药物治疗过程中,虽 SLE 心脏损害病情控制稳定,但出现了严重药物相关不良反应。

2. 转诊要点 与上级医疗机构建立有效的转诊机制,识别符合转诊标准的患者以及危急症患者,应及时规范转至上级医院诊疗。确定转诊患者的同时应联系定点的上级医院,告知患者情况,开具转诊单并携带相关病历资料,配合尽快转诊至上级医疗机构。如出现呼吸困难、胸痛等,怀疑狼疮性心肌炎、急性 HF、急性心肌梗死等危及生命的并发症时,务必急救车紧急转诊。

作者:阳全(香港大学深圳医院)

参考文献

彩色图例

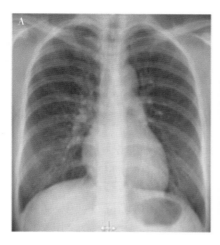
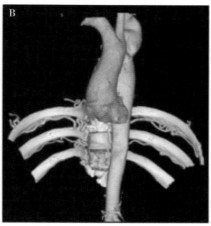

图 3 - 6 - 7　主动脉缩窄

A X 线正位片，主动脉结增宽，"漏斗征"；B CT 增强扫描 VR 重建主动脉峡部，"反 3 字"征

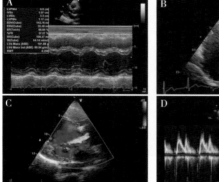
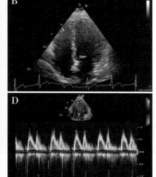
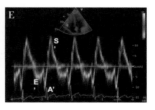

图 3 - 7 - 2　超声技术示例

A M 型超声心动图；B 二维超声心动图；C 彩色多普勒技术；D 二尖瓣频谱多普勒图像；
E 组织多普勒技术

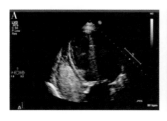
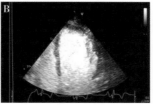
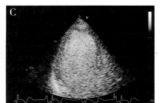

图 3 - 7 - 3　心脏声学造影示例

A 右心声学造影；B 左室声学造影；C 心肌声学造影

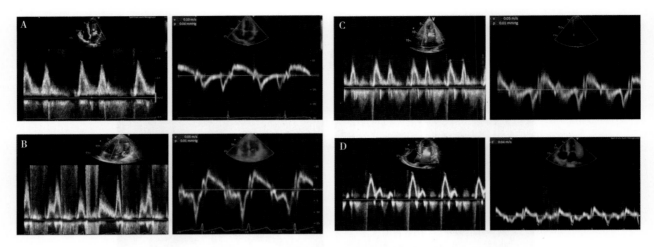

图 3 - 7 - 7　舒张功能分级的多普勒超声示例

A E/A = 1.12，E/E' = 9.2，舒张功能正常；B E/A = 0.52，E/E' = 14.2，舒张功能减退Ⅰ级；C E/A = 1.0，
E/E' = 16，舒张功能减退Ⅱ级（假性正常化）；D E/A = 2.45，E/E' = 21.5，舒张功能减退Ⅲ级

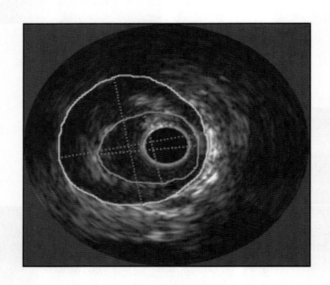

图 3 - 8 - 6　管腔的测量

黄色区域为 EEM 横截面积，绿色区域为病变处管腔横截面积

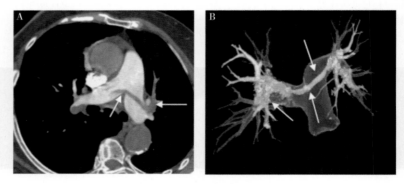

图 3 - 9 - 10　急性肺栓塞

A 横断扫描，肺栓塞，"马鞍征"（↑）；B 三维重建，显示白色条状血栓骑跨于
左右肺动脉（↑），红色为血流通畅血管，绿色为闭塞血管

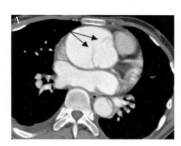
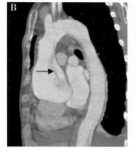
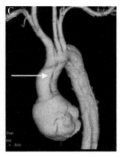

图 3 - 9 - 11　主动脉夹层（Ⅱ型）、马方综合征

A 横断扫描，主动脉根部瘤样扩张，可见内膜片（↑）；B 多层重组（MPR），升主动脉根部瘤样扩张，可见内膜片（↑），仅限于升主动脉；C 三维重建容积再现（VR），升主动脉根部瘤样扩张，可见内膜片，累及升主动脉

CT 诊断主动脉夹层（Ⅱ型），主动脉瓣关闭不全，马方综合征

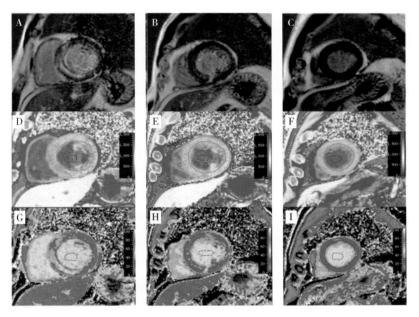

图 3 - 10 - 27　HFpEF 患者的 CMR 特征

A ~ C 分别为左心室短轴位基底段、中段、心尖段延迟强化序列图；D ~ F 对应层面 T1 mapping 图；G ~ I 对应层面细胞外容积（extracellular volume，ECV）mapping 图。延迟扫描室间隔近中段肌壁间浅淡强化，整体心肌初始 T1 值与 ECV 值升高，初始 T1 值约 1325.9ms，ECV 约 32.9%，在无延迟强化的心尖段，仍可见 ECV 增高，为 30.7%

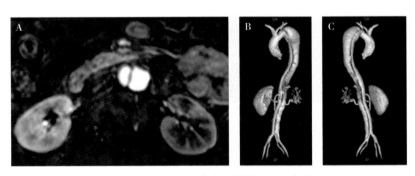

图 3 - 10 - 33　主动脉夹层的 MRA 表现

A MRA 轴位显示腹主动脉夹层，管腔内可见内膜片；B、C 容积再现技术（volume rendering technique，VRT）有助于观察主动脉全貌

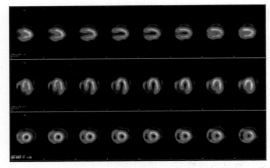

图 3 - 11 - 2　正常 SPECT 心肌灌注显像

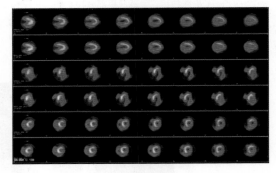

图 3 - 11 - 4　左心室下壁可逆性缺损（缺血）

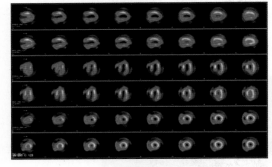

图 3 - 11 - 5　左心室下壁可逆性缺损（缺血），
心尖部部分可逆性缺损（缺血 + 梗死）

图 3 - 11 - 6　左心室侧壁不可逆性缺损（梗死）

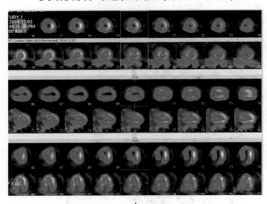

A

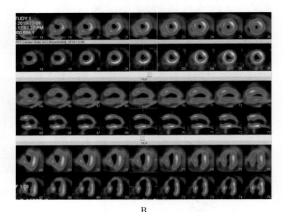

B

图 3 - 11 - 7　心肌灌注 SPECT 代谢 PET 显像

A 左心室前壁、心尖心肌灌注 - 代谢不匹配，表明心肌存活（冬眠心肌）；
B 左心室前壁、心尖和间壁心肌灌注 - 代谢匹配，表明心肌不存活（纤维化坏死）

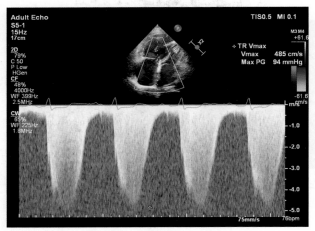

图 17 - 1 - 2　通过超声心动图 TRV 估测肺动脉收缩压（PSAP）

彩色多普勒超声可见三尖瓣口呈花彩的反流信号，使用连续多普勒可在该处采集到三尖瓣反流的血流频谱并测量峰值流速（峰值 TRV = 485cm/s），通过伯努利方程，计算出三尖瓣反流的峰值跨瓣压差（ΔP = 94mmHg）。假设该患者下腔静脉内径正常，且吸气塌陷率 > 50%，则估测右房压（RAP）为 3mmHg，估计的 PSAP = ΔP + RAP = 97mmHg。